Atualidades em
Alimentação e
Nutrição Hospitalar

NUTRIÇÃO

Outros livros de interesse

A Ciência e a Arte de Ler Artigos Científicos – **Braulio Luna Filho**
A Saúde Brasileira Pode Dar Certo – **Lottenberg**
Administração Aplicada às Unidades de Alimentação e Nutrição – **Teixeira**
Adolescência... Quantas Dúvidas! – **Fisberg e Medeiros**
Aleitamento Materno 2ª ed. – **Dias Rego**
Alergias Alimentares – **De Angelis**
Alimentos - Um Estudo Abrangente – **Evangelista**
Alimentos com Alegação Diet ou Light – **Freitas**
Alimentos e Sua Ação Terapêutica – **Andréia Ramalho**
Aspectos Nutricionais no Processo do Envelhecimento – **Busnello**
Avaliação Nutricional: Aspectos Clínicos e Laboratoriais – **Goulart Duarte**
Bioquímica da Nutrição – **Palermo**
Biossegurança em Unidade de Alimentação e Nutrição – **Valle e Marques**
Chefs do Coração – **Ramires**
Coluna: Ponto e Vírgula 7ª ed. – **Goldenberg**
Como Cuidar do Seu Coração – Mitsue **Isosaki** e Adriana Lúcia Van-Erven **Ávila**
Controle Sanitário dos Alimentos 3ª ed. – **Riedel**
Cuidados Paliativos – Diretrizes, Humanização e Alívio de Sintomas – **Franklin Santana**
Dicionário Brasileiro de Nutrição – **Asbran**
Dicionário Técnico de Nutrição – **Evangelista**
Dieta, Nutrição e Câncer – **Dan**
Epidemiologia 2ª ed. – **Medronho**
Fisiologia da Nutrição Humana Aplicada – **De Angelis**
Fome Oculta – **Andréia Ramalho**
Fome Oculta - Bases Fisiológicas para Reduzir Seu Risco através da Alimentação Saudável – **De Angelis**
Fundamentos de Engenharia de Alimentos - Série Ciência, Tecnologia, Engenharia de Alimentos e Nutrição - Vol. 5 – Maria Angela de Almeida **Meireles** e Camila Gambini **Pereira**
Fundamentos de Nutrição para Engenharia e Tecnologia em Alimentos – Ana Flávia **Oliveira** e Janesca Alban **Roman**
Guia Básico de Terapia Nutricional – **Dan**
Guia de Aleitamento Materno 2ª ed. – **Dias Rego**
Guia de Consultório - Atendimento e Administração – **Carvalho Argolo**
Importância de Alimentos Vegetais na Proteção da Saúde 2ª ed. – **De Angelis**
Integração Hormonal do Metabolismo Energético – **Poian e Alves**
Interpretação de Exames Bioquímicos – **Carvalho Costa**
Leite Materno - Como Mantê-lo Sempre Abundante 2ª ed. – **Bicalho Lana**
Liga de Controle do Diabetes – **Lottenberg**
Manual de Dietoterapia e Avaliação Nutricional do Serviço de Nutrição e Dietética do Instituto do Coração (HC-FMUSP) - 2ª ed. – Mitsue **Isosaki**
Manual de Estrutura e Organização do Restaurante Comercial – **Lobo**
Manual de Terapia Nutricional em Oncologia do ICESP
Microbiologia dos Alimentos – **Gombossy e Landgraf**

Nutrição do Recém-nascido – **Feferbaum**
Nutrição e Síndrome Metabólica – Fernanda Michielin **Busnello** e Catarina Bertaso Andreatta **Gottschall**
Nutrição Estética – Aline Petter **Schneider**
Nutrição Humana - Autoavaliação e Revisão – **Olganê**
Nutrição Oral, Enteral e Parenteral na Prática Clínica 4ª ed. (2 vols.) – **Dan** Linetzky Waitzberg
Nutrição, Fundamentos e Aspectos Atuais 2ª ed. – **Tirapegui**
Nutrição e Metabolismo Aplicados à Atividade Motora – **Lancha Jr.**
Nutrição, Metabolismo e Suplementação na Atividade Física – **Tirapegui**
Nutrição, Metabolismo e Suplementação na Atividade Física – segunda edição – **Tirapegui**
O Livro de Estímulo à Amamentação - Uma Visão Biológica, Fisiológica e Psicológico-Comportamental da Amamentação – **Bicalho Lana**
O que Você Precisa Saber sobre o Sistema Único de Saúde – **APM-SUS**
Os Chefs do Coração – **InCor**
Planejamento Estratégico de Cardápios para a Gestão de Negócios em Alimentação 2ª ed. – Márcia Regina **Reggiolli**
Política Pública de Saúde Interação dos Atores Sociais – **Lopes**
Protocolos Clínicos para Assistência Nutricional em Cardiologia e Pneumologia – HCFMUSP – **Isosaki, Vieira e Oliveira**
Puericultura - Princípios e Prática: Atenção Integral à Saúde da Criança 2ª ed. – **Del Ciampo**
Receitas para Todos - Economia Doméstica em Tempo de Crise - Bagaços, Cascas, Folhas, Sementes, Sobras e Talos – Sara Bella **Fuks** e Maria Auxiliadora Santa Cruz **Coelho**
Riscos e Prevenção da Obesidade – **De Angelis**
Série Atualizações Pediátricas – **SPSP (Soc. Ped. SP)**
  Vol. 2 - Gastroenterologia e Nutrição – **Palma**
  Vol. 4 - O Recém-nascido de Muito Baixo Peso 2ª ed. – Helenilce P.F. **Costa** e Sergio T. **Marba**
  Vol. 6 - Endocrinologia Pediátrica – **Calliari**
  Vol. 8 - Tópicos Atuais de Nutrição Pediátrica – **Cardoso**
Série Ciência, Tecnologia, Engenharia de Alimentos e Nutrição
  Vol. 3 - Fundamentos de Tecnologia de Alimentos – **Baruffaldi e Oliveira**
Série Manuais Técnicos para o Restaurante Comercial
  Vol. 1 - Estrutura e Organização do Restaurante Comercial – **Lôbo**
Série Terapia Intensiva – **Knobel**
  Vol. 6 - Nutrição
Sociedade Brasileira de Cirurgia Bariátrica – Cirurgia da Obesidade – **Garrido**
Tabela Centesimal de Alimentos Diet e Light – **Ribeiro Benevides**
Tabela de Bolso de Calorias para Dietas – **Braga**
Tabela de Composição Química dos Alimentos 9ª ed. – **Franco**
Tabela para Avaliação de Consumo Alimentar em Medidas Caseiras 5ª ed. – **Benzecry**
Técnica Dietética - Pré-preparo e Preparo de Alimentos - Manual de Laboratório - segunda edição – **Camargo**
Tecnologia de Alimentos 2ª ed. – **Evangelista**
Tecnologia de Produtos Lácteos Funcionais – Maricê **Nogueira de Oliveira**
Temas em Nutrição – **SPSP** – **Cardoso**
Terapia Nutricional do Paciente Crítico - Uma Visão Pediátrica – **Pons Telles**
Terapia Nutricional Pediátrica – Simone Morelo **Dal Bosco**
Transtornos Alimentares – **Natacci Cunha**
Um Guia para o Leitor de Artigos Científicos na Área da Saúde – **Marcopito Santos**

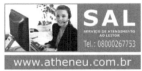

www.atheneu.com.br

Atualidades em Alimentação e Nutrição Hospitalar

EDITORES

ANDERSON MARLIERE NAVARRO
CAMILA CREMONEZI JAPUR
JULIANA MARIA FACCIOLI SICCHIERI
PAULA GARCIA CHIARELLO
ROSA WANDA DIEZ-GARCIA

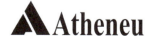

EDITORA ATHENEU

São Paulo — Rua Jesuíno Pascoal, 30
Tel.: (11) 2858-8750
Fax: (11) 2858-8766
E-mail: atheneu@atheneu.com.br

Rio de Janeiro — Rua Bambina, 74
Tel.: (21)3094-1295
Fax: (21)3094-1284
E-mail: atheneu@atheneu.com.br

Belo Horizonte — Rua Domingos Vieira, 319 — conj. 1.104

PRODUÇÃO EDITORIAL: Sandra Regina Santana
CAPA: Equipe Atheneu

CIP-Brasil. Catalogação na Publicação
Sindicato Nacional dos Editores de Livros, RJ

A898

    Atualidades em alimentação e nutrição hospitalar / Anderson Marliere Navarro ... [et al.]. - 1. ed. - Rio de Janeiro : Atheneu, 2017.
    : il. ; 24 cm.

    Inclui bibliografia
    ISBN 978-85-388-0738-4

    1. Nutrição - Administração. 2. Saúde - Aspectos nutricionais. 3. Hospitais - Administração. I. Navarro, Anderson Marliere.

16-35894
                               CDD: 613.2
                                 CDU: 613.2

NAVARRO, A. M.; JAPUR, C. C.; SICCHIERI, J. M. F.; CHIARELLO, P. G.; DIEZ-GARCIA, R. W.
Atualidades em Alimentação e Nutrição Hospitalar

© Direitos reservados à EDITORA ATHENEU – São Paulo, Rio de Janeiro, Belo Horizonte, 2017.

Editores

Anderson Marliere Navarro

Nutricionista pela Universidade Federal de Viçosa (UFV), professor doutor do Curso de Nutrição e Metabolismo, Divisão de Nutrição e Metabolismo do Departamento de Clínica Médica, Faculdade de Medicina de Ribeirão Preto da Universidade de São Paulo (FMRP-USP).

Camila Cremonezi Japur

Nutricionista. Mestre e doutora em Ciências Médicas pela Faculdade de Medicina de Ribeirão Preto da Universidade de São Paulo (FMRP-USP). Professora adjunta do Curso de Nutrição da Universidade Federal de Uberlândia (UFU) e integrante do Laboratório de Práticas e Comportamento Alimentares (PrátiCA) da FMRP-USP.

Juliana Maria Faccioli Sicchieri

Nutricionista, especialista em Nutrição Clínica pela Associação Brasileira de Nutrição (Asbran). Mestre em Enfermagem em Saúde Pública pela Escola de Enfermagem de Ribeirão Preto (EERP) da USP. Doutoranda em Investigação Biomédica pelo Departamento de Clínica Médica da Faculdade de Medicina de Ribeirão Preto (FMRP-USP). Nutricionista do Programa de Apoio ao Ensino da Divisão de Nutrição e Metabolismo do Departamento de Clínica Médica do Hospital das Clínicas (HC) da FMRP-USP e do Ambulatório de Oncologia e Nutrição do HCFMRP-USP.

Paula Garcia Chiarello

Nutricionista, com mestrado e doutorado pela Faculdade de Ciências Farmacêuticas da Universidade de São Paulo (FCF-USP), área de Ciência de Alimentos e Nutrição Experimental, professora do Curso de Nutrição e Metabolismo da Faculdade de Medicina de Ribeirão Preto da Universidade de São Paulo (FMRP-USP).

Rosa Wanda Diez-Garcia

Nutricionista. Mestre e doutora em Psicologia Social pelo Instituto de Psicologia da Universidade de São Paulo (IP-USP) e formação em Antropologia da Alimentação. Professora-associada da Divisão de Nutrição e Metabolismo do Departamento de Clínica Médica do Curso de Nutrição e Metabolismo da Faculdade de Medicina de Ribeirão Preto da Universidade de São Paulo (FMRP-USP). Coordenadora do Laboratório de Práticas e Comportamento Alimentares (PrátiCA) da FMRP-USP.

Colaboradores

Adriana Lelis Carvalho
Nutricionista pela Universidade Federal de Viçosa (UFV), mestre em Ciências pela Faculdade de Medicina de Ribeirão Preto da Universidade de São Paulo (FMRP-USP) e doutoranda em Ciências pela FMRP-USP.

Alceu Afonso Jordão Junior
Biólogo. Doutor em Alimentos e Nutrição Experimental pela Universidade de São Paulo (USP). Professor doutor do Departamento de Clínica Médica da Faculdade de Medicina de Ribeirão Preto da Universidade de São Paulo (FMRP-USP).

Amanda F. Canale
Especialista em Nutrição no Sistema Digestório pela Faculdade de Ciências Médicas da Universidade Estadual de Campinas (FCM/Unicamp). Mestre em Ciências pelo Departamento de Patologia da Faculdade de Medicina de Ribeirão Preto da Universidade de São Paulo (FMRP-USP).

Ana Carolina Rangel Port
Mestre em Ciências pela Faculdade de Medicina de Ribeirão Preto da Universidade de São Paulo (FMRP-USP). Docente do Curso de Nutrição do Centro Universitário Unifafibe Bebedouro.

Ana Paula Lança Bento
Nutricionista. Graduada pela Universidade Federal do Paraná (UFPR), especialista em Nutrição Clínica Hospitalar pelo GANEP, mestre e doutoranda pelo Departamento de Clínica Médica da Faculdade de Medicina de Ribeirão Preto da Universidade de São Paulo (FMRP-USP).

André Pereira dos Santos
Profissional de Educação Física. Mestre em Ciências Médicas, área de Investigação Biomédica pelo Programa de Clínica Médica da Faculdade de Medicina de Ribeirão Preto da Universidade de São Paulo (FMRP-USP).

Andresa Marques de Mattos
Nutricionista. Especialista em Nutrição Clínica pelo Grupo de Nutrição Humana (Ganep), mestre e doutoranda em Ciências Médicas pela Faculdade de Medicina de Ribeirão Preto da Universidade de São Paulo (FMRP-USP).

Bianca Bellizzi de Almeida

Graduação em Nutrição e Metabolismo pela Faculdade de Medicina de Ribeirão Preto da Universidade de São Paulo (FMRP-USP), mestrado pelo Departamento de Clínica Médica pela FMRP-USP e doutorado pelo Departamento de Clínica Médica da FMRP-USP.

Bruna Ramos Silva

Acadêmica do Curso de Nutrição e Metabolismo da Faculdade de Medicina de Ribeirão Preto da Universidade de São Paulo (FMRP-USP).

Carla Barbosa Nonino

Professora doutora do Curso de Nutrição e Metabolismo do Departamento de Clínica Médica da Faculdade de Medicina de Ribeirão Preto da Universidade de São Paulo (FMRP-USP).

Carolina Nicoletti Ferreira

Nutricionista. Mestre e doutoranda em Ciências Médicas pelo Departamento de Clínica Médica da Faculdade de Medicina de Ribeirão Preto da Universidade de São Paulo (FMRP-USP).

Cecília Helena Peinado de Sampaio Mattos

Nutricionista do Hospital das Clínicas da Faculdade de Medicina de Ribeirão Preto da Universidade de São Paulo (FMRP-USP). Especialização em Nutrição e Gerontologia pelo Hospital das Clínicas da Faculdade de Medicina da Universidade de São Paulo (HC-FMUSP). Mestrado pelo Departamento de Clínica Médica da FMRP-USP.

Cristiana Cortes de Oliveira

Nutricionista. Graduada pela Faculdade de Medicina de Ribeirão Preto da Universidade de São Paulo (FMRP-USP). Mestranda do Departamento de Clínica Médica da FMRP-USP.

Daiane Cristina Guerra

Nutricionista do Instituto Nacional de Câncer José Alencar Gomes da Silva (Inca). Especialista em Terapia Nutricional Parenteral e Enteral pela Sociedade Brasileira de Nutrição Parental e Enteral (SBNPE). Mestre em Ciências Médicas pela Universidade de São Paulo (USP, aprimoramento em Nutrição Hospitalar pelo Hospital das Clínicas da Faculdade de Medicina de Ribeirão Preto da Universidade de São Paulo (HCFMRP-USP). Graduada pela Universidade Federal de Ouro Preto (UFOP).

Daphne S. Leonardi de Carvalho

Nutricionista pela Faculdade de Medicina de Ribeirão Preto da Universidade de São Paulo (FMRP-USP), especialista em Nutrição pelo Hospital das Clínicas de Ribeirão Preto da Universidade de São Paulo (HCRP-USP) e mestre em Ciências Médicas pelo Departamento de Patologia e Medicina Legal da Faculdade de Medicina de Ribeirão Preto da Universidade de São Paulo (FMRP-USP).

Diana Ruffato Resende Campanholi

Nutricionista pela Faculdade de Medicina de Ribeirão Preto da Universidade de São Paulo (FMRP-USP), aprimoramento em Nutrição Hospitalar pelo Hospital das Clínicas de Ribeirão Preto, mestre em Ciências pelo Programa de Pós-graduação em Saúde da Criança e do Adolescente pela FMRP-USP e docente no Curso de Nutrição da Universidade de Franca (Unifran), grupo Cruzeiro do Sul.

Edith Martins de Castro Brandão

Nutricionista chefe da Divisão de Nutrição e Dietética do Hospital das Clínicas de Ribeirão Preto da Faculdade de Medicina da Universidade de São Paulo (HCFMRP-USP), Unidades de Hematologia e Transplante de Medula Óssea.

Erika Grasiela Marques de Menezes Barbosa

Nutricionista. Mestre em Ciências Nutricionais e doutoranda em Ciências Nutricionais pela Universidade Estadual Paulista "Júlio de Mesquita Filho" (Unesp).

Fernanda Rodrigues de Oliveira Penaforte

Nutricionista. Mestre e doutora em Ciências Médicas pela Faculdade de Medicina de Ribeirão Preto da Universidade de São Paulo (FMRP-USP). Professora adjunta do Curso de Nutrição da Universidade Federal do Triângulo Mineiro (UFTM) e Integrante do Laboratório de Práticas e Comportamento Alimentares (PrátiCA) da FMRP-USP.

Flávia Giolo de Carvalho

Doutoranda em Ciências Nutricionais pelo Departamento de Alimentos e Nutrição da Faculdade de Ciências Farmacêuticas de Araraquara – Universidade Estadual Paulista "Júlio de Mesquita Filho" (FCFAR/Unesp), mestre em Ciências Nutricionais pelo Departamento de Alimentos e Nutrição da FCFAR/Unesp, especialista em Fisiologia do Exercício pela Universidade Federal de São Carlos (UFSCar), graduada em Nutrição pela Universidade Federal de Alfenas (Unifal-MG).

Flavia Troncon Rosa

Nutricionista. Mestre em Alimentos e Nutrição pela Faculdade de Ciências Farmacêuticas de Araraquara – Universidade Estadual Paulista "Júlio de Mesquita Filho" (FCFAR/Unesp), doutora em Ciências Médicas pela Faculdade de Medicina de Ribeirão Preto da Universidade de São Paulo (FMRP- -USP), pós-doutoranda em Patologia Experimental pelo Centro de Ciências Biológicas da Universidade Estadual de Londrina (CCB-UEL).

Gabriel Carvalho Degiovanni

Nutricionista. Mestre em Ciências pelo Departamento de Clínica Médica da Faculdade de Medicina de Ribeirão Preto da Universidade de São Paulo (FMRP-USP). Nutricionista responsável técnico do Hospital Estadual de Ribeirão Preto.

Gabriela Pacheco Lopes

Assistente social, especialista em Políticas Públicas pela Universidade de Ribeirão Preto (Unaerp). Assistente social do Hospital das Clínicas de Ribeirão Preto (HCRP) e Prefeitura Municipal de Ribeirão Preto.

Gabriela Salim Ferreira de Castro

Graduação em Nutrição e Metabolismo pela Universidade de São Paulo (USP) (2007), mestrado (2010) e doutorado (2013) em Ciências Médicas – Investigação Biomédica pela USP.

José Abrão Cardeal da Costa

Médico. Professor doutor da Divisão de Nefrologia do Departamento de Clínica Médica do Hospital das Clínicas de Ribeirão Preto da Universidade de São Paulo (HCRP-USP).

Josiane Cheli Vettori

Nutricionista e metabologista pela Faculdade de Medicina de Ribeirão Preto da Universidade de São Paulo (FMRP-USP), mestranda pelo Departamento de Clínica Médica da FMRP-USP.

Késia Diego Quintaes

Graduada em Nutrição pela Universidade Federal de Ouro Preto (UFOP), mestre em Ciência da Nutrição e doutora em Alimentos e Nutrição, ambos pela Universidade Estadual de Campinas (Unicamp). Pós-doutorado pela Universidade de Valência, Espanha. Professora-associada do Departamento de Nutrição Clínica e Social da Escola de Nutrição da UFOP.

Larissa Rodrigues Neto Angéloco

Nutricionista. Especialista em Nutrição pelo Hospital das Clínicas de Ribeirão Preto (HCRP). Doutoranda pelo Programa de Pós-graduação da Faculdade de Medicina de Ribeirão Preto da Universidade de São Paulo (FMRP-USP).

Letícia Bertoldi Sanches

Nutricionista. Mestre em Saúde Pública pela Faculdade de Saúde Pública da Universidade de São Paulo (FSP-USP). Doutora em Clínica Médica pela Faculdade de Medicina de Ribeirão Preto da Universidade de São Paulo (FMRP-USP). Professora dos cursos de Nutrição do Centro Universitário de Rio Preto (UNIRP) e das Faculdades Integradas de Santa Fé do Sul – FUNEC.

Letícia Bizari

Mestre em Ciências Médicas pelo Departamento de Clínica Médica da Faculdade de Medicina de Ribeirão Preto da Universidade de São Paulo (FMRP-USP). Aprimoramento em Nutrição Hospitalar pelo Hospital Sírio-Libanês. Nutricionista pela FMRP-USP.

Lya Duchini

Formada em Nutrição e Metabolismo pela Faculdade de Medicina de Ribeirão Preto da Universidade de São Paulo (FMRP-USP). Especializada em Nutrição Clínica. Atualmente está atendendo em consultório particular na cidade de Santa Rosa de Viterbo – SP.

Marcela Boro Veiros

Professora do Departamento de Nutrição e do Programa de Pós-graduação em Nutrição da Universidade Federal de Santa Catarina (UFSC), nutricionista pela UFSC, mestre em Engenharia de Produção – Área de Ergonomia pela UFSC, doutora em Nutrição Humana – Área de Alimentação Coletiva pela Universidade do Porto, Portugal, pesquisadora do Núcleo de Pesquisa de Nutrição em Produção de Refeições (NUPPRE/UFSC).

Mariana Arruda Silva

Nutricionista, formada pela Faculdade de Nutrição da Universidade Federal de Goiás (UFG), com pós--graduação pelo Programa de Aprimoramento em Nutrição Hospitalar do Departamento de Clínica Médica da Faculdade de Medicina de Ribeirão Preto da Universidade de São Paulo (FMRP-USP), mestre em Ciências do Programa de Clínica Cirúrgica pela FMRP-USP.

Mariana dos Santos Bertagnolli

Nutricionista e chefe de produção da empresa Dona Sucré – Delícias Artesanais. Nutricionista pela Universidade Federal de Alfenas (Unifal), tecnóloga em Gastronomia pelo Centro Universitário Barão de Mauá, especialista em Terapêutica Nutricional pela Unifal, especialista em Nutrição pelo Programa de Aprimoramento Profissional do Hospital das Clínicas da Faculdade de Medicina de Ribeirão Preto da Universidade de São Paulo (HCFMRP-USP).

Mariana Palma Guimarães

Nutricionista. Mestre em Ciências Médicas, área de Investigação Biomédica, pelo Programa de Clínica Médica da Faculdade de Medicina de Ribeirão Preto da Universidade de São Paulo (FMRP-USP).

Mariana Rambelli Bibian Fadoni

Nutricionista. Mestre em Ciências Médicas pela Faculdade de Medicina de Ribeirão Preto da Universidade de São Paulo (FMRP-USP).

Marília Liotino dos Santos

Nutricionista. Mestre em Ciências Médicas e doutoranda em Educação em Saúde pela Faculdade de Medicina de Ribeirão Preto da Universidade de São Paulo (FMRP-USP), docente coordenadora da área de Nutrição do Senac Ribeirão Preto.

Marta Neves Campanelli Marçal Vieira

Nutricionista. Mestre e doutora em Enfermagem em Saúde Pública pela Escola de Enfermagem de Ribeirão Preto da Universidade de São Paulo (EERP-USP). Professora doutora do curso de Nutrição e Metabolismo da Faculdade de Medicina de Ribeirão Preto (FMRP) da USP.

Mirele Savegnago Mialich

Nutricionista graduada pelo Curso de Nutrição de Metabolismo da Universidade de São Paulo (USP). Mestre e doutora em Ciências Médicas: Investigação Biomédica pela Faculdade de Medicina de Ribeirão Preto da Universidade de São Paulo (FMRP-USP). Pós-doutoranda pelo Departamento de Clínica Médica da FMRP-USP.

Nilian Carla Silva Souza

Nutricionista do Instituto Nacional de Câncer José Alencar Gomes da Silva (Inca), mestre em Ciências pelo Departamento de Clínica Médica da Faculdade de Medicina de Ribeirão Preto da Universidade de São Paulo (FMRP-USP).

Patrícia Viganó Contri Degiovanni

Nutricionista do Hospital das Clínicas da Faculdade de Medicina de Ribeirão Preto da Universidade de São Paulo (FMRP-USP). Mestre em Ciências Biomédicas.

Paula Cristina Galati

Mestre em Ciências Biomédicas pela Faculdade de Medicina de Ribeirão Preto da Universidade de São Paulo (FMRP-USP) – Clínica Médica. Universidade de São Paulo (USP). Especialista em Terapia Nutricional e Nutrição Clínica. Grupo de Apoio de Nutrição Enteral e Parenteral (GANEP).

Rebeca Antunes Beraldo

Nutricionista graduada pela Faculdade de Ciências Farmacêuticas da Universidade de São Paulo (FCF-USP), mestre em Ciências Médicas pela Faculdade de Medicina de Ribeirão Preto da Universidade de São Paulo (FMRP-USP), doutoranda pelo Departamento de Clínica Médica da FMRP-USP.

Roberta de Souza Santos

Nutricionista pela Universidade de São Paulo (USP), doutora em Ciências Médicas pela USP e pós-doutora em Biologia Funcional e Molecular pela Universidade Estadual de Campinas (Unicamp).

Simara Paganini Donadelli

Graduação em Nutrição pela Universidade Federal de Santa Catarina (UFSC) e mestre em Ciências Médicas pela Faculdade de Medicina de Ribeirão Preto da Universidade de São Paulo (FMRP-USP).

Suzi Barletto Cavalli

Professora do Departamento de Nutrição da Universidade Federal de Santa Catarina (UFSC) e do Programa de Pós-graduação em Nutrição. Nutricionista pela Rede Metodista de Educação do Sul (IMEC). Mestre em Extensão Rural pela Universidade Federal de Santa Maria (UFSM). Doutora em Alimentos e Nutrição pela Universidade Estadual de Campinas (Unicamp). Pós-Doutorado em Nutrição pela Universidade de Buenos Aires (UBA, Argentina). Pesquisadora do Núcleo de Pesquisa de Nutrição em Produção de Refeições (NUPPRE) da UFSC. Membro do Grupo de Estudos da Agrobiodiversidade (GEA) do Ministério do Desenvolvimento Agrário (MDA) e da Comissão Técnica Nacional de Biossegurança (CTNBio) do Ministério de Ciência e Tecnologia e Inovação (MCTI).

Tatiane Trevilato de Brito D'Andréa

Nutricionista graduada em Nutrição e Metabolismo pela Faculdade de Medicina de Ribeirão Preto da Universidade de São Paulo (FMRP-USP), com especialização em *Diabetes Mellitus* e Hipertensão Arterial.

Vivianne Rêis Bertonsello

Graduada em Nutrição pela Universidade Federal de Santa Catarina (UFSC). Aprimoramento em Nutrição Hospitalar pelo Hospital das Clínicas da Faculdade de Medicina de Ribeirão Preto da Universidade de São Paulo (FMRP-USP). Mestrado em Ciências pela FMRP-USP na área de Nutrição em pacientes com hiperfosfatemia em hemodiálise. Doutoranda em Ciências pela FMRP-USP na área de Nutrição em Pacientes com Hiperfosfatemia em Hemodiálise.

xii

Agradecimentos

Agradecemos a participação essencial dos colaboradores e de todos que, direta ou indiretamente, apoiaram a construção deste livro.

Prefácio

Coube-me a honrosa oportunidade de apresentar o livro *Atualidades em Alimentação e Nutrição Hospitalar* que, nas atividades de edição e autoria de capítulos, conta com a participação majoritária de docentes, funcionários e ex-alunos de graduação e pós-graduação do curso de Nutrição e Metabolismo da Faculdade de Medicina de Ribeirão Preto da Universidade de São Paulo (FMRP-USP). Quero destacar um aspecto relevante deste livro que não será percebido ao folhear suas páginas e, muito menos, encontrado em seus rodapés. A edição tem um imenso valor simbólico ao representar uma qualificada prestação de contas dos docentes e alunos do curso de Nutrição e Metabolismo à comunidade acadêmica da USP e, em particular, da FMRP, passada uma década da criação desse curso.

Nessa perspectiva histórica, coloco-me como um observador privilegiado, pois era o diretor da FMRP por ocasião da criação desse curso e acompanhei a chegada dos docentes pioneiros e o ingresso das primeiras turmas de alunos. A criação do curso de Nutrição e Metabolismo, em 2003, fez parte de um processo de expansão do ensino de graduação da USP. A FMRP e a USP responderam à expectativa da sociedade brasileira e da paulista, em particular, aumentando, em dois anos, de 100 vagas oferecidas ao curso de Medicina para 260 vagas oferecidas para os cursos de Nutrição e Metabolismo, Fisioterapia, Terapia Ocupacional, Fonoaudiologia e Informática Biomédica, criando um ambiente de aprendizado multidisciplinar em saúde.

Essa expansão da universidade pública e gratuita teve como desafio crescer sem perder a reconhecida qualidade de ensino e da pesquisa. Nas democráticas discussões nos colegiados sobre a ampliação de vagas, não deixaram de haver legítimas preocupações sobre esses riscos. Os docentes e alunos egressos do curso de Nutrição e Metabolismo, ao editarem este livro, mostram que os riscos foram suplantados e soluções inovadoras surgiram da interação intelectual dos diversos campos do saber e da união das diversas profissões, dentro de uma mesma Faculdade.

Os problemas da Saúde, incluindo o ensino e a pesquisa em Nutrição, são de abordagem multidisciplinar, tanto no hospital universitário como nas unidades de atenção primária. O livro é dividido em três partes: Gestão de Alimentação e Nutrição Hospitalar, Atenção Nutricional ao Paciente Hospitalizado e Nutrição em Unidades Hospitalares Especiais. Os capítulos abordam modelos de atendimentos nutricionais em ambulatórios, enfermarias e unidades hospitalares especializadas. Ainda, integram os conhecimentos preexistentes com aqueles oriundos das próprias pesquisas e experiência docente dos autores em disciplinas e em estágios que foram criados para o treinamento de alunos de graduação, fazendo com que o conjunto da obra seja produto de uma reflexão crítica do conhecimento embasado na prática em Nutrição Hospitalar e não, simplesmente, uma revisão bibliográfica.

A combinação da atividade do investigador em Nutrição com a experiência do professor está refletida no texto e facilitará a utilização deste livro pelos interessados em aprender, tais como alunos de graduação e de pós-graduação, residentes multiprofissionais e de cursos de especialização, além de profissionais de saúde em geral. Portanto, a leitura do livro possibilitará ao leitor uma percepção multiprofissional da saúde atual e embasada na ciência, exibindo, assim, os valores mais genuínos da FMRP-USP.

Prof. Dr. Ayrton Custódio Moreira
Professor Titular do Departamento de Clínica Médica da Faculdade de Medicina de Ribeirão Preto da Universidade de São Paulo (FMRP-USP)

Apresentação

Este livro foi idealizado na lida com questões relacionadas com ações do campo da alimentação e nutrição hospitalar. O olhar dos organizadores e a motivação para concretizar, na forma de livro, a pretensão por uma área de saber bem desenhada, se originaram na necessidade de apresentar com clareza para o estudante de nutrição as ações desse campo do saber.

Nem sempre é bem compreendido que essa área do saber tem dois distintos segmentos na instituição hospitalar, o de produção de refeições e, portanto, diz respeito a um serviço de apoio, sem o qual não haveria alimentação para os pacientes e, outro segmento, que diz respeito a atividades fins, ou seja, de cuidado ao paciente hospitalizado. A proposta se afirmou na necessidade de sistematizar e agregar experiências. A atenção nutricional hospitalar é heterogênea e, até mesmo em uma mesma instituição, pode ter núcleos de atenção de diferentes níveis de qualidade. Esta não é uma particularidade nossa, pois em outros países muitos estudos foram desenvolvidos para chamar a atenção para os problemas alimentares e nutricionais e o seu impacto na evolução do paciente hospitalizado e nos custos de internação.

Fruto coletivo de profissionais que atuam como nutricionistas e também como docentes e pós-graduandos, o livro foi organizado em quatro partes. A primeira trata da Gestão de Alimentação e Nutrição Hospitalar, a qual pretende mostrar a complexidade desse serviço e as demandas de gestão que passam pela demanda de planejamento, indicadores e padrões de qualidade tanto de ações como de produtos e a emergência de engajamento desse serviço na agenda de sustentabilidade ambiental. Na segunda parte, são abordados diferentes aspectos da Atenção Nutricional ao Paciente Hospitalizado. Protocolos de atenção, triagem nutricional, suplementos nutricionais, nutrição enteral, educação nutricional intra-hospitalar e critérios e indicadores para avaliação nutricional de diferentes tipos de pacientes, como o idoso, o paciente com obesidade grave, entre outros, foram abordados pela necessidade de organizar a atenção nutricional considerando as particularidades de diferentes perfis de pacientes e enfermarias. Nutrição em Unidades Hospitalares Especiais é a terceira parte, que nasceu da experiência de segmentos de um hospital de alta complexidade. Após muitos ajustes e acertos, é justo partilhar o produto de condutas dietoterápicas de pacientes graves, como no caso de síndrome do intestino curto, transplante de medula óssea, cirurgia bariátrica, quadros de infecção aguda, câncer, cuidados paliativos e doenças raras. Por último, a quarta parte, Atenção Nutricional Ambulatorial, aborda desde a gestão de ambulatórios como o atendimento de diversos tipos de enfermidades fruto da vivência em um hospital de alta complexidade. São descritos procedimentos de ambulatórios nas seguintes condições: obesidade, esteatose hepática não alcoólica, síndrome da imunodeficiência adquirida, uremia, hiperfosfatemia da doença renal crônica, envelhecimento feminino e reprodutivo e dietas enterais manipuladas no domicílio.

Esperamos que este livro também possa ajudar os profissionais a refletirem sobre a estrutura e o funcionamento dos serviços de nutrição hospitalar em que estão inseridos e que eles encontrem nessas experiências um interlocutor para dialogar com o seu serviço.

Os Editores

Sumário

PARTE I – GESTÃO DE ALIMENTAÇÃO E NUTRIÇÃO HOSPITALAR

1. ALIMENTAÇÃO HOSPITALAR: DO PLANEJAMENTO À DISTRIBUIÇÃO 3
Patrícia Viganó Contri Degiovanni
Gabriel Carvalho Degiovanni

2. QUALIDADE DE DIETAS HOSPITALARES 17
Késia Diego Quintaes

3. CERTIFICAÇÃO DE QUALIDADE NA ALIMENTAÇÃO HOSPITALAR 27
Marta Neves Campanelli Marçal Vieira
Ana Carolina Rangel Port

**4. SUSTENTABILIDADE EM UNIDADE DE ALIMENTAÇÃO E NUTRIÇÃO
HOSPITALAR** 37
Marcela Boro Veiros
Suzi Barletto Cavalli

**5. INDICADORES DE QUALIDADE DA ATENÇÃO ALIMENTAR E NUTRICIONAL
HOSPITALAR** 51
Rosa Wanda Diez-Garcia
Camila Cremonezi Japur

**6. PROGRAMAS DE APOIO SOCIAL À AQUISIÇÃO DE GÊNEROS
ALIMENTÍCIOS PARA PACIENTES** 67
Gabriela Pacheco Lopes

PARTE II – ATENÇÃO NUTRICIONAL AO PACIENTE HOSPITALIZADO

7. ELABORAÇÃO DE PROTOCOLOS DE ATENÇÃO NUTRICIONAL HOSPITALAR 79
Camila Cremonezi Japur
Rosa Wanda Diez-Garcia
Paula Garcia Chiarello
Anderson Marliere Navarro

8. TRIAGEM NUTRICIONAL 85
Lya Duchini
Tatiane Trevilato de Brito D'Andréa

9. ATENDIMENTO NUTRICIONAL AO PACIENTE HOSPITALIZADO 97
Camila Cremonezi Japur
Rosa Wanda Diez-Garcia
Paula Garcia Chiarello
Anderson Marliere Navarro

10. PARTICULARIDADES DA ATENÇÃO NUTRICIONAL NO ENVELHECIMENTO 141
Bianca Bellizzi de Almeida
Gabriela Salim Ferreira de Castro

11. NOVOS RECURSOS PARA AVALIAÇÃO DA COMPOSIÇÃO CORPORAL DE PACIENTES HOSPITALIZADOS 155
Diana Ruffato Resende Campanholi
Rebeca Antunes Beraldo
Bruna Ramos Silva
Juliana Maria Faccioli Sicchieri

12. AVALIAÇÃO DO ESTADO NUTRICIONAL EM PACIENTES OBESOS 171
Mirele Savegnago Mialich
Flavia Troncon Rosa
Alceu Afonso Jordão Junior

13. ESTIMATIVAS DAS NECESSIDADES ENERGÉTICAS EM PACIENTES HOSPITALIZADOS: ABORDAGEM E MÉTODOS 185
Diana Ruffato Resende Campanholi
Vivianne Rêis Bertonsello
Juliana Maria Faccioli Sicchieri

14. VALORIZAÇÃO DA ALIMENTAÇÃO HOSPITALAR: EMPREGO DE ESTRATÉGIAS PARA MELHORAR A EDUCAÇÃO NUTRICIONAL 197

Rebeca Antunes Beraldo
Mariana dos Santos Bertagnolli
Juliana Maria Faccioli Sicchieri

15. SUPLEMENTOS NUTRICIONAIS E NUTRIÇÃO ENTERAL 215

Mariana Rambelli Bibian Fadoni
Juliana Maria Faccioli Sicchieri

PARTE III – NUTRIÇÃO EM UNIDADES HOSPITALARES ESPECIAIS

16. TRATAMENTO DIETÉTICO NA SÍNDROME DO INTESTINO CURTO 227

Adriana Lelis Carvalho
Mariana dos Santos Bertagnolli
Mariana Rambelli Bibian Fadoni
Juliana Maria Faccioli Sicchieri

17. ABORDAGEM NUTRICIONAL NO TRANSPLANTE DE MEDULA ÓSSEA ... 235

Paula Cristina Galati
Edith Martins de Castro Brandão

18. ACOMPANHAMENTO NUTRICIONAL NO PRÉ E PÓS-OPERATÓRIO DE CIRURGIA BARIÁTRICA 251

Carla Barbosa Nonino
Simara Paganini Donadelli
Carolina Nicoletti Ferreira

19. FUNDAMENTOS DE MOLÉSTIAS INFECCIOSAS E NUTRIÇÃO 269

Letícia Bizari

20. CUIDADO NUTRICIONAL NO TRANSPLANTE RENAL 287

Patrícia Viganó Contri Degiovanni

21. ATENÇÃO NUTRICIONAL EM PACIENTES COM CÂNCER 301

Nilian Carla Silva Souza
Daiane Cristina Guerra

22. ALIMENTAÇÃO E NUTRIÇÃO EM CUIDADOS PALIATIVOS 321

Cecília Helena Peinado de Sampaio Mattos
Josiane Cheli Vettori

23. PARTICULARIDADES DO ATENDIMENTO NUTRICIONAL ESPECIALIZADO DE PACIENTES COM DOENÇAS RARAS – DESCRIÇÃO DA ABORDAGEM NUTRICIONAL EM CITRULINEMIA TIPO II 333

Mariana Arruda Silva

Juliana Maria Faccioli Sicchieri

Anderson Marliere Navarro

PARTE IV – ATENÇÃO NUTRICIONAL AMBULATORIAL

24. GESTÃO DE AMBULATÓRIOS DE NUTRIÇÃO 341

Camila Cremonezi Japur

Fernanda Rodrigues de Oliveira Penaforte

Rosa Wanda Diez-Garcia

25. OBESIDADE: ENFRENTAMENTO DAS DIFICULDADES NA ABORDAGEM NUTRICIONAL AMBULATORIAL 363

Vivianne Rêis Bertonsello

Diana Ruffato Resende Campanholi

Mariana Rambelli Bibian Fadoni

Marília Liotino dos Santos

Juliana Maria Faccioli Sicchieri

26. ATENÇÃO NUTRICIONAL AMBULATORIAL EM ESTEATOSE HEPÁTICA NÃO ALCOÓLICA 383

Amanda F. Canale

Bianca Bellizzi de Almeida

Daphne S. Leonardi de Carvalho

Gabriela Salim Ferreira de Castro

Paula Garcia Chiarello

27. NUTRIÇÃO, EXERCÍCIO FÍSICO E ALTERAÇÕES METABÓLICAS NA SÍNDROME DA IMUNODEFICIÊNCIA ADQUIRIDA 403

Erika Grasiela Marques de Menezes Barbosa

André Pereira dos Santos

Mariana Palma Guimarães

Anderson Marliere Navarro

28. ATENÇÃO NUTRICIONAL AMBULATORIAL NA SÍNDROME URÊMICA ... 423

Andresa Marques de Mattos

Larissa Rodrigues Neto Angéloco

Letícia Bertoldi Sanches

Paula Garcia Chiarello

29. ESTRATÉGIAS NUTRICIONAIS NA HIPERFOSFATEMIA DA DOENÇA RENAL CRÔNICA 453

Vivianne Rêis Bertonsello
Mariana Rambelli Bibian Fadoni
José Abrão Cardeal da Costa
Paula Garcia Chiarello

30. SAÚDE ÓSSEA E ASPECTOS DIETÉTICOS NO PERÍODO DE ENVELHECIMENTO REPRODUTIVO FEMININO 463

Adriana Lelis Carvalho
Anderson Marliere Navarro

31. COMPOSTOS BIOATIVOS E O ENVELHECIMENTO REPRODUTIVO DA MULHER: QUAL SEU PAPEL NA INFLAMAÇÃO E NO ESTRESSE OXIDATIVO? 477

Anderson Marliere Navarro
Flávia Giolo de Carvalho
Roberta de Souza Santos

32. ALIMENTAÇÃO ENTERAL MANIPULADA E INDUSTRIALIZADA NO DOMICÍLIO 487

Ana Paula Lança Bento
Cristiana Cortes de Oliveira
Alceu Afonso Jordão Júnior

Índice Remissivo 499

PARTE I
GESTÃO DE ALIMENTAÇÃO E NUTRIÇÃO HOSPITALAR

ALIMENTAÇÃO HOSPITALAR: DO PLANEJAMENTO À DISTRIBUIÇÃO

Patrícia Viganó Contri Degiovanni

Gabriel Carvalho Degiovanni

INTRODUÇÃO

O planejamento adequado do serviço de nutrição na instituição hospitalar é essencial para a garantia da qualidade desse serviço, que deve ter como prioridade o atendimento nutricional ao paciente hospitalizado. A atenção nutricional envolve diferentes níveis de atendimento e intervenção, conforme as características particulares de cada paciente e sua condição clínica.

A literatura nacional e internacional tem ressaltado o impacto da hospitalização no estado nutricional de indivíduos internados. A desnutrição proteico-energética pode acometer entre 19% e 80% desses pacientes[1]. Na nossa realidade, os dados do Inquérito Brasileiro de Avaliação Nutricional Hospitalar (Ibranutri) evidenciaram que 48,1% dos indivíduos internados na rede pública encontravam-se desnutridos, e essa situação pode ser atribuída às condições alimentares anteriores à internação e/ou à deterioração do estado nutricional após hospitalização[2].

Dessa forma, a prevalência de subnutrição em hospitais pode estar diretamente relacionada às estratégias nutricionais elaboradas e implementadas na instituição[3]. O cuidado nutricional deve incluir desde a identificação precoce dos indivíduos que precisam de apoio nutricional especializado e individual por meio de ferramentas de triagem e avaliação nutricional, com definição de metas terapêuticas e intervenções nutricionais, até a elaboração de orientações nutricionais na alta hospitalar.

Portanto, o hospital deve possuir um Serviço de Nutrição e Dietética (SND) estruturado, organizado e integrado às outras áreas de atenção, tendo como função prestar assistência alimentar e nutricional por meio da prescrição de dietas com atributos de qualidade e segurança do ponto de vista higiênico-sanitário, aliado ao processo de monitoramento da aceitação alimentar e avaliação dos resultados, sendo necessário planejamento, métodos organizacionais, coordenação e controle[4].

DIETA HOSPITALAR

A comida de hospital está presente no imaginário das pessoas, recebendo conceitos determinados pelo senso comum, que nem sempre foram vivenciados na prática. Quando o assunto é dieta hospitalar, a maioria dos indivíduos idealiza uma alimentação monótona, sem sal e sem temperos, fria, de apresentação pouco agradável, com função quase exclusivamente terapêutica[5].

No hospital, o paciente não espera comer bem, uma vez que o controle alimentar faz parte das proibições ao doente. Um procedimento comum nas instituições de saúde, baseado no estado geral do paciente, é prescrever dieta líquida ou leve que coincide com a oferta da sopa nas grandes refeições. Dessa forma, a "sopa" resume as características das representações sobre a dieta hospitalar: leve, fraca, comida de doente[6].

Observa-se, então, a necessidade da construção de novos valores para a dieta hospitalar durante o planejamento de um SND hospitalar. A dieta hospitalar deve atender a características psicossensoriais e simbólicas[7], minimizando o sofrimento gerado pela internação, pois o indivíduo está afastado de suas atividades e papéis desempenhados na família, na comunidade e nas relações de trabalho e encontra-se ansioso em razão do próprio adoecimento[8,9].

Alguns fatores, como a individualização de cardápios e intervenções dietéticas direcionadas à condição do paciente, são essenciais para o sucesso da dietoterapia e melhora na aceitação alimentar. O não atendimento às preferências alimentares quanto ao tipo de alimento, modo de preparo e horários habituais das refeições está entre as principais razões para ingestão alimentar insuficiente durante a internação[10-12].

Na maioria dos casos, além da diminuição do apetite, os pacientes apresentam algum tipo de alteração de paladar, seja pelo uso de medicações ou pela própria doença de base. A avaliação desse aspecto e a realização de pequenas intervenções dietéticas, como adequação de temperatura e mudança nos temperos, podem aumentar consideravelmente a ingestão alimentar e a satisfação do paciente. Ainda, algumas queixas podem estar relacionadas à intolerância a grandes volumes, podendo ser solucionadas pelo fracionamento, aumento da densidade energética das preparações e mudança no horário das refeições para esses pacientes.

Entretanto, esse tipo de intervenção pode não ser a realidade de grandes hospitais, em virtude do número insuficiente de nutricionistas ou de outros membros da equipe do SND e o elevado número de leitos. Durante a estruturação das rotinas e divisão de tarefas entre os funcionários do setor (nutricionistas, auxiliares, chefes de seção e copeiros), esse problema pode ser amenizado. Na impossibilidade do nutricionista em detectar a necessidade de cada paciente internado, o serviço de copa ou mesmo a enfermagem pode auxiliar encaminhando um pedido de interconsulta justificado pelo problema encontrado.

Já com relação ao SND, é indispensável que o nutricionista responsável conheça e avalie periodicamente a qualidade dos produtos e dos serviços prestados. Nesse momento, é possível avaliar o alcance das dietas individualizadas, observando funcionários com períodos ociosos, o que possibilita a reestruturação das rotinas de serviço, assim como a necessidade de revisão da programação de compras de alimentos, da aquisição de alimentos pré-processados ou de novos equipamentos que favoreçam o preparo e a entrega das dietas hospitalares individualizadas.

A estrutura física do hospital também pode influenciar diretamente no processo de alimentação. Alguns hospitais dispõem de refeitórios para pacientes, o que proporciona um ambiente acolhedor e de interação social entre eles. Em outras instituições, a refeição é realizada no próprio quarto. De qualquer forma, a dieta assistida por funcionários, acompanhante ou familiar torna-se fundamental para a aceitação total da alimentação, seja pelo estímulo dado ao paciente, seja pela própria incapacidade do paciente em se alimentar sozinho[13].

A política da instituição quanto aos aspectos de humanização também está associada ao consumo alimentar. A autorização da permanência do acompanhante em tempo integral, considerando que ele recebe cuidados alimentares semelhantes aos do paciente, tem influenciado positivamente a ingestão alimentar, visto que a presença do acompanhante torna o momento da refeição mais prazeroso, favorecendo a aceitação total das refeições[14]. No entanto, essa permissão também precisa ser considerada durante a estruturação do serviço, uma vez que o número de comensais será maior, além do que, por não ser fixo, torna-se necessário estabelecer rotinas para evitar o retrabalho ou o desperdício alimentar.

Nesse contexto de humanização, os manipuladores de alimentos também precisam ser sensibilizados quanto à importância do cuidado nutricional no ambiente hospitalar. Dessa forma, é indispensável treinamento especializado sobre a importância da cordialidade no atendimento e agilidade do serviço, ressaltando que o serviço prestado pela equipe de nutrição tem como objetivo amenizar o sofrimento e melhorar a saúde do paciente por meio da alimentação, podendo ser um dos aspectos que contribuem para a satisfação e aceitação total da dieta hospitalar.

As rotinas dos processos de produção em grandes cozinhas hospitalares acabam por "mecanizar" o preparo dos alimentos. Para isso, seria importante que os funcionários de cada área do SND conhecessem a realidade do serviço como um todo; o ideal é que as rotinas de trabalhos fossem rodiziadas de modo que o mesmo funcionário que um dia prepara o café, a salada ou a sobremesa, por exemplo, em outro distribua as refeições, entrando em contato com os pacientes. Elaborar, testar e degustar novas receitas com a participação de todos também valoriza o manipulador de alimentos.

PLANEJAMENTO E EXECUÇÃO DE CARDÁPIOS DAS DIETAS HOSPITALARES

O padrão dos cardápios hospitalares deve ser compatível com hábitos alimentares e condições socioeconômicas dos comensais, seja funcionários e/ou pacientes. As preparações devem ser adequadas ao clima da região e sazonalidade, à disponibilidade de gêneros no mercado e à gestão de materiais estabelecida na instituição, assim como disponibilidade e habilidades da mão de obra, disponibilidade da área e de equipamentos, sistema de distribuição das refeições e tempo disponível entre o preparo e a distribuição das refeições. Portanto, os inúmeros fatores a serem analisados ao elaborar e padronizar cardápios para a coletividade sadia devem ser somados às características clínicas dos pacientes.

A seguir serão discutidos separadamente alguns critérios que devem ser analisados durante a elaboração dos cardápios das dietas hospitalares.

Seleção de gêneros alimentícios e técnicas de preparo

A escolha dos alimentos e preparações a serem utilizados nos cardápios deve ser norteada pela produção regional ou disponibilidade de gêneros nos mercados, facilitando o abastecimento, assim como a garantia de qualidade e a redução do custo da alimentação[15,16].

O requinte do cardápio pode ser garantido com a utilização de alimentos tradicionais em receitas sofisticadas ou com a inclusão de alimentos de alto custo. Por outro lado, no caso de uma instituição hospitalar com poucos recursos financeiros, de mão de obra ou equipamentos, é possível elaborar um cardápio básico, em que as diversas dietas utilizem os mesmos alimentos, modificados quanto à consistência ou quantidade de nutrientes, reduzindo a possibilidade de atendimento mais individualizado.

Assim, padroniza-se o cardápio da dieta geral e, a partir dele, são feitas modificações de alimentos ou preparações pertinentes a cada dieta. Por exemplo, na dieta hipossódica são oferecidos os mesmos alimentos ou preparações sem o acréscimo de sal ou de alimentos com elevado conteúdo de sódio. É necessário também verificar a necessidade de realizar substituições ou adaptações do prato principal para as enfermarias de pediatria, oftalmologia ou psiquiatria, em que as características dos pacientes exigem que sejam evitados peixe com espinho ou bife rolê, por exemplo.

Atualmente, o impacto das atividades de uma unidade de produção de refeições também deve ser considerado. A utilização de alimentos pré-processados pode diminuir a produção de resíduos, o consumo de água e sanitizantes, assim como o número de funcionários e equipamentos.

Ainda, é importante considerar o equilíbrio entre as cores e as consistências dos alimentos e preparações do cardápio, evitando a repetição de ingredientes na mesma refeição ou em refeições seguintes. O uso de diferentes cores de alimentos pode indicar a presença de diversos nutrientes, suscitando estímulo visual ao paciente[17].

Entretanto, na dieta pastosa, em razão da necessidade de manter a oferta de alimentos em consistência de purês ou papas, observa-se monotonia alimentar, com pouca variedade de cores dos alimentos. O prato principal varia entre carne moída ou liquidificada, com ou sem molho; a guarnição varia conforme a disponibilidade de legumes, podendo ser mais restrita de acordo com outras restrições alimentares que se somam à necessidade de modificação de consistência. Assim, nas dietas pastosa e obstipante, em que são necessárias reduções na oferta de resíduos, as limitações de ingredientes, cores e preparações prevalecem.

Os métodos de cocção também precisam ser considerados durante o planejamento dietético, uma vez que eles podem modificar o conteúdo de macro e micronutrientes das dietas hospitalares. Alguns trabalhos ilustram que o cozimento pode alterar os valores de umidade, proteína e gordura dos alimentos, por causa das perdas de nutrientes e água[18,19], enquanto os lipídios podem ficar aderidos às paredes dos recipientes utilizados[20,21]. Em relação aos micronutrientes, Santos e cols. observaram redução nos teores de potássio, fósforo, cálcio, manganês e ferro em folhas de brócolis, couve-flor e couve; o tempo de cozimento é fator determinante nessas perdas[22].

Entretanto, a redução de minerais, especialmente o potássio, pode ser uma alternativa para a oferta de maior quantidade de vegetais nas dietas hipocalêmicas, prescritas com frequência para os pacientes com doença renal crônica[23]. O processo de cozimento em água de hortaliças e frutas promove perda significativa desse eletrólito, com valores em torno de 60%[24].

O nutricionista, portanto, deve estar atento às inovações da gastronomia, buscando novas receitas e técnicas de preparo que garantam as boas práticas de produção de alimentos e a preservação de nutrientes por meio da análise da existência de substâncias promotoras ou inibidoras da utilização dos nutrientes presentes nos alimentos[25], além de considerar que, no caso de dietas hospitalares, as modificações sofridas pela cocção são adicionadas às alterações próprias do modo de preparo para que se alcance a consistência alimentar desejada.

Gestão de materiais

A definição do padrão do cardápio deve considerar a política e a previsão de compras definidas previamente pela instituição, considerando a rotatividade, a capacidade de armazenamento e a periodicidade do abastecimento de cada gênero alimentício.

Dessa forma, como exemplo, é possível elaborar o cardápio de modo a utilizar no dia do recebimento (previamente definido) as frutas e hortaliças com menor tempo de prateleira (por exemplo, rúcula), na medida em que os vegetais de maior durabilidade, principalmente se consideradas as condições ideais de conservação (por exemplo, abobrinha em refrigeração) ou se recebidos de modo que ainda não tenham atingido todo o processo de maturação (por exemplo, bananas), podem ser utilizados em dias posteriores ao recebimento.

O SND deve ser responsável ainda pela orientação técnica durante a aquisição, realizando visitas técnicas e avaliação de marcas e embalagens adequadas ao perfil da instituição. Desse modo, o SND deve trabalhar em sincronia com o setor de compras, fornecendo as diretrizes necessárias para a manutenção de um fluxo contínuo de abastecimento com o objetivo principal de manter a padronização quanto aos componentes e à qualidade dos itens necessários.

Dimensionamento da área física

A padronização dos cardápios deverá considerar o dimensionamento da área física da Unidade de Alimentação e Nutrição (UAN), uma vez que a produção e a distribuição de alimentos são orientadas por procedimentos técnicos, que, quando não cumpridos, podem tornar o alimento impróprio ou com apresentação inadequada para consumo.

Para a implementação das normas técnicas, devem ser garantidas condições ambientais que envolvem aspectos relacionados a ruídos, temperatura, umidade, ventilação, iluminação, assim como espaço físico e distribuição de equipamentos, considerando os aspectos ergonômicos que assegurem a saúde física do trabalhador[26-28].

Equipamentos e mão de obra

A determinação dos tipos e número de equipamentos necessários ao SND depende da inclusão de receitas simples ou mais elaboradas no padrão dos cardápios das dietas hospitalares, do volume de refeições e da mão de obra efetiva. A utilização de recursos tecnológicos na produção de refeições pode resultar em melhorias no cardápio e na produtividade[29,30].

Atualmente, além dos equipamentos relacionados com a produção de alimentos, é imprescindível o uso de *softwares* específicos na gestão de produção de refeições, assim como de sistemas informatizados entre as unidades de internação e a de produção de refeições[15,31], uma vez que os processos que dizem respeito às atividades de uma cozinha hospitalar são complexos e envolvem atividade multiprofissional, sendo necessário integrar os sistemas de compras, estoque, apuração de custos e dietoterapia[32].

A seleção da equipe de colaboradores do SND deve ser considerada como uma das etapas mais importantes do planejamento da unidade produtora de refeições. As condições físicas e de saúde adequadas, aliadas à experiência na atividade profissional, são fundamentais dentro de um perfil considerado ideal para o serviço. A partir daí, o treinamento e o acompanhamento diário no período de experiência vão permitir avaliar o rendimento e determinar a efetivação do funcionário, garantindo a composição de uma equipe equilibrada e harmônica para execução das funções.

A garantia da qualidade do produto final está diretamente relacionada ao desempenho da mão de obra, que precisa cumprir suas atividades em período de tempo determinado, conforme os horários de distribuição das refeições previamente definidos[33].

A padronização das rotinas envolvidas no processo de produção de refeições pelo nutricionista facilita a organização da escala das atividades diárias dos funcionários e o treinamento da equipe de nutrição, que precisa realizar as atividades da mesma maneira, independentemente do turno de trabalho.

Vale salientar que uma das vias de contaminação hospitalar é a ingestão de alimentos contaminados, e os manipuladores de alimentos podem ser considerados agentes disseminadores de microrganismos no processo de manipulação[34]. A realização de um programa de treinamento de boas práticas de higiene é obrigatória, devendo tal treinamento conter conceitos básicos de microbiologia, higiene e sanitização de alimentos[34-36].

Ressalta-se a importância do estabelecimento de programas de educação continuada para os manipuladores de alimentos, com a participação da Comissão de Controle de Infecção Hospitalar e da equipe de segurança do trabalho, a fim de que seja elaborado um programa sistemático, contínuo e efetivo de treinamento em segurança alimentar e em prevenção de acidentes de trabalho e das doenças ocupacionais, respectivamente. A maioria dos Serviços de Nutrição não possui cronograma dessas ações, e, quando existente, fica restrito apenas a treinamentos periódicos direcionados à reestruturação de rotinas, por exemplo[32].

Os treinamentos também devem envolver os setores com atividades interligadas, estabelecendo de forma clara a divisão de tarefas, como, por exemplo, o processo de distribuição de dietas nas enfermarias e a participação da enfermagem na assistência aos pacientes no momento das refeições, ou ainda o estabelecimento de horários para os procedimentos médicos ou de enfermagem em períodos distintos aos das refeições dos pacientes. No entanto, a percepção sobre a alimentação e a condição do paciente dos profissionais de diferentes categorias, normalmente, causam opiniões discordantes do que é melhor ao paciente.

Nesses casos, é imprescindível a elaboração de protocolos operacionais, aliados à presença do nutricionista no monitoramento de todos os processos que envolvem as refeições. Além disso, é indispensável a interação entre a equipe de nutricionistas da área de produção de refeições e a equipe da área clínica durante o planejamento dos componentes do cardápio, uma vez que a falta de comunicação entre as duas áreas dificulta a interação e a execução da prescrição dietética[37].

Sistema de distribuição de refeições e seleção dos materiais

Para que as dietas cheguem até as enfermarias, existem três sistemas de distribuição de refeições: centralizado, descentralizado e misto. No sistema centralizado, a refeição é preparada, identificada e porcionada na própria cozinha, permitindo melhor controle do porcionamento, supervisão (de preferência, feita pelo nutricionista) e controle higiênico-sanitário; no descentralizado, após o preparo, os alimentos são transportados até as copas das unidades de internação, onde é feito o porcionamento das refeições, possibilitando maior ocorrência de erros e risco de contaminação; no misto, normalmente, as refeições principais são porcionadas na cozinha e as refeições intermediárias, nas copas das enfermarias[38].

A seleção do sistema de distribuição depende da estrutura física da instituição de saúde, por exemplo, da presença de copas adequadas nas unidades de internação, além de fatores como disponibilidade financeira, de equipamentos (carros térmicos fechados, por exemplo) e de mão de obra, perfil do paciente e tempo disponível para montagem e distribuição das refeições[39].

A distribuição centralizada das refeições principais exige cuidado com os aspectos sensoriais e higiênicos durante o período de espera e distribuição, uma vez que alguns alimentos ou preparações podem apresentar prejuízos na consistência e apresentação durante o tempo de espera para distribuição em temperatura de segurança. Por exemplo, para que a gelatina seja servida ao paciente na temperatura e consistência adequadas, é necessário que o carro térmico seja dividido de modo que as preparações frias sejam transportadas separadamente das preparações que exigem manutenção em elevadas temperaturas.

Monteiro e cols.[40] observaram perda significativa da temperatura dos alimentos oferecidos nas dietas hospitalares (dieta geral, branda, pastosa e líquida) durante o período de espera e distribuição até as enfermarias, o que ilustra a importância da aquisição de carros de distribuição adequados para a garantia da qualidade sensorial e higiênica dos alimentos.

A seleção dos utensílios que serão adquiridos pelo SND para a distribuição de refeições está diretamente relacionada à definição do sistema de distribuição, ao número de leitos e andares, ao perfil dos pacientes, ao local de realização das refeições, ao número de colaboradores, bem como ao tempo de distribuição até o paciente para a garantia da temperatura e boa apresentação das preparações oferecidas.

Com relação ao desjejum e refeições complementares, em hospitais em que não é utilizado carro de distribuição fechado, é importante o uso de canecas térmicas ou copos de isopor com tampas em vez de copos descartáveis para distribuição dos líquidos (por exemplo, leite, chá ou suco), de modo que o porcionamento possa ser feito com segurança na unidade de produção de refeições, garantindo a temperatura adequada até a oferta ao paciente. O uso de materiais mais resistentes do que os descartáveis é apropriado, em especial para leitos de geriatria, em que o idoso apresenta maior dificuldade para segurar os utensílios, minimizando o risco de acidentes.

Já para as refeições principais, a utilização de bandeja térmica com utensílios permite a manutenção da temperatura e facilita a distribuição, que pode ser realizada assim que a refeição chega à unidade de internação; no entanto, exige mão de obra suficiente para a higienização dos materiais e preocupação com aspectos ergonômicos relacionados a essa atividade, dependendo do número de leitos do hospital. Já as bandejas térmicas com descartáveis minimizam a questão da higienização, porém os descartáveis precisam ser adequados às preparações porcionadas.

O uso de pratos de porcelana ou vidro exige o reaquecimento do alimento na copa do andar ou o uso de carros térmicos fechados, que são frequentemente pesados e de manipulação complicada. Por outro lado, o uso de materiais descartáveis facilita as rotinas de trabalho, uma vez que elimina a etapa de higienização de materiais das refeições, especialmente quando o quadro de funcionários é reduzido. O uso de talheres de inox ou plástico precisa ser considerado em enfermarias de pediatria ou psiquiatria, onde há riscos de acidentes com o uso de talheres de inox ou de plástico, respectivamente.

Para as unidades de tratamento de moléstias infecciosas ou em leitos de isolamento de contato ou respiratório, os utensílios utilizados pelos pacientes precisam ser recolhidos separadamente. A maioria dos hospitais opta por oferecer todas as refeições em materiais descartáveis, sendo importante selecionar e adquirir talheres de boa qualidade, resistentes à quebra, e copos e pratos descartáveis que garantam temperatura adequada, sem riscos de acidentes ao paciente. Dessa forma, é importante avaliar a qualidade do material e as preparações servidas nessas enfermarias, uma vez que os talheres de plástico podem ser inapropriados para cortar um bife ou abrir um pão francês.

Entretanto, é importante considerar que o uso de materiais descartáveis aumenta a geração de resíduos sólidos, que, por sua vez, oferecem risco potencial ao meio ambiente, e esse tema tem sido objeto de discussões entre órgãos de saúde e ambientais[41]. Nesse contexto, cabe ao nutricionista o planejamento de ações no SND que promovam sensibilização com os problemas ambientais surgidos em decorrência do descarte dos resíduos sólidos produzidos na unidade.

As preparações incluídas nos cardápios das dietas hospitalares devem ser combinadas com os utensílios disponíveis para porcionamento e distribuição. Uma preparação com caldo ou molho pode não ter a mesma apresentação quando servida em prato de porcelana, considerando que duas preparações podem se misturar, enquanto o porcionamento em materiais com divisórias preserva as características sensoriais de cada preparação.

Satisfação dos comensais

A opinião dos comensais também influencia a padronização dos cardápios. Avaliação da satisfação dos pacientes e/ou funcionários e testes de aceitabilidade são ferramentas que oferecem informações fundamentais para implementar melhorias no SND hospitalar. Além disso, é importante valorizar as informações e sugestões feitas pelos funcionários do SND, referentes às preparações com melhor aceitação e às queixas apresentadas pelos pacientes, que podem conseguir informações que dificilmente seriam mencionadas em questionários formais.

Com base nos resultados obtidos, o padrão do cardápio pode ser reavaliado, incluindo a composição das refeições, a frequência de utilização das preparações e gêneros alimentícios, assim como a necessidade de modificação da própria receita[42].

Tempo de permanência hospitalar

Considerando o tempo médio de permanência hospitalar, é possível definir o ciclo dos cardápios; por exemplo, se a média de permanência é de 10 dias, o cardápio deve ser planejado para um período mínimo de 30 dias; já nas instituições onde a média de permanência hospitalar é menor, como em maternidades, o ciclo de cardápios pode ser de duas semanas[39]. Os cardápios pré-planejados podem resultar em economia de tempo, maior eficiência de mão de obra e diminuição do estoque dos gêneros alimentícios.

Para Teixeira e cols.[16], após o estabelecimento do padrão dos cardápios, devem ser elaboradas as fichas técnicas das preparações e ser feito o cálculo nutricional do cardápio-padrão, definindo o porcionamento *per capita* e seus substitutos.

FICHAS TÉCNICAS DE PREPARAÇÃO

Para que os cardápios sejam adequadamente realizados e para que se obtenha a padronização das preparações, é imprescindível a utilização de fichas técnicas de preparo (FTP), ferramentas que têm o papel de tornar a receita reprodutível por qualquer colaborador, independentemente do turno de trabalho, do humor e dos sentimentos do funcionário no dia, das representações dos cozinheiros sobre dieta hospitalar, das quantidades de alimentos disponíveis ou de qualquer outra variável que possa interferir na preparação final[43]. O conjunto de fichas técnicas é conhecido como receituário-padrão.

As FTP favorecem o processo de gestão de materiais, a redução do desperdício de alimentos e a identificação da necessidade de treinamento dos colaboradores, quando são observadas preparações com resultado final diferente do esperado (por exemplo, diferentes características sensoriais padronizadas – sabor, textura ou aparência – ou elevados fatores de correção)[44,45].

Esse instrumento deve incluir, além da lista de ingredientes e do modo de preparo, informações técnicas como valor nutricional da preparação e porção, os pontos críticos de controle do processo, bem como os fatores de correção e os indicadores de conversão próprios da unidade[43]. A informação nutricional de cada FTP será utilizada durante o planejamento de cardápios das dietas hospitalares, uma vez que, com a possibilidade de se reproduzir a mesma preparação, é garantido que será oferecido aos pacientes o aporte nutricional inicialmente planejado.

Embora as FTP sejam extremamente úteis em unidade produtoras de refeições, sua elaboração e utilização no cotidiano de um SND hospitalar dificilmente são encontradas.

CÁLCULO NUTRICIONAL DA DIETA HOSPITALAR

A definição da oferta de energia e macronutrientes que serão utilizados como referência para a distribuição em cada uma das cinco ou seis refeições ao dia é a primeira etapa durante o planejamento das dietas hospitalares. A distribuição do percentual de energia entre os macronutrientes deve ser fundamentada em bases científicas[46].

As características dos indivíduos hospitalizados, como idade, gênero, perfil de doença, tipo de tratamento a que serão submetidos e tempo médio de permanência hospitalar são critérios fundamentais para essa padronização, que pode ser realizada com auxílio de *software* para cálculo nutricional.

Considerando que a dieta hospitalar se constitui em valiosa ferramenta para a construção de hábitos alimentares saudáveis[47], durante a implantação do serviço, é importante desenhar as rotinas e horários de jornada de trabalho dos copeiros, de modo que sejam oferecidas seis refeições ao dia, distribuídas a cada 3 horas e evitando um período de jejum noturno maior do que 11 horas[48]. Em hospitais onde o intervalo de jejum noturno excede 11 horas, é necessário adicionar um lanche noturno, em especial aos pacientes diabéticos que exigem maior rigor no que diz respeito aos intervalos e horários das refeições.

A dieta geral hospitalar, que não necessita de modificações na consistência e na composição nutricional, idealmente deve ser um modelo de alimentação saudável, de forma que pacientes com essa prescrição devem receber quantidades de nutrientes semelhantes àquelas recomendadas à população saudável[49]. Teoricamente, todas as dietas hospitalares devem suprir as necessidades nutricionais do paciente atendido, independentemente da modificação dietética realizada.

Entretanto, Montoya e cols.[50] observaram que a dieta pastosa não apresenta, em alguns casos, o mesmo conteúdo proteico que a dieta geral, e a análise bromatológica evidenciou variação de concentração calórica de 64-78 kcal/100g e proteica de 5,3-4,5g/100g.

As dieta líquidas, compostas por alimentos e preparações na forma líquida ou que se tornam líquidos no momento da deglutição, apresentam maior probabilidade de não atingir adequadamente as recomendações, sendo preconizado que sejam utilizadas como dietas de transição por poucos dias, ou acompanhadas por suplementação nutricional[51].

Contri e cols.[52] observaram que as refeições principais das dietas com maior conteúdo de água (dietas pastosa e líquida) apresentam alterações importantes no conteúdo proteico e lipídico quando comparadas à dieta geral (reduções superiores a 40% e 75%, respectivamente), o que implica também provável comprometimento no aporte de vitaminas e minerais dessas dietas.

Além da variação da composição nutricional ocorrida pelo preparo dos alimentos de dietas modificadas em consistência, as tabelas de composição de alimentos não disponibilizam informações referentes à composição desses alimentos modificados, o que compromete o cálculo da quantidade de energia e nutrientes realmente veiculados pela dieta e consequentemente acarreta erros nas estimativas do valor nutricional. Como exemplo, para o cálculo da refeição principal da dieta pastosa, normalmente se utiliza o valor nutricional do arroz cozido, e não do arroz em consistência de papa.

PORCIONAMENTO

Para um indivíduo saudável, uma variação no conteúdo de energia e macronutrientes em torno de 10% talvez possa ser uma variação aceitável. No entanto, para indivíduos hospitalizados, é necessário maior controle da ingestão de nutrientes, e uma variação de 10% pode ser considerada como importante fator de risco nutricional[53].

Dessa forma, para evitar grandes variações no conteúdo nutricional das dietas hospitalares, é necessário estabelecer os valores *per capita* dos alimentos que serão oferecidos diariamente ao comensal (arroz e feijão) e calcular a energia e nutrientes. Em seguida, deve-se definir o valor *per capita* e o cálculo nutricional do prato principal e guarnição, para que a diferença entre o aporte energético estimado e o valor calórico previamente planejado seja complementada com o porcionamento da salada e da sobremesa. Procedimento semelhante deve ser realizado com o desjejum e refeições intermediárias[42].

As características dos pacientes internados são determinantes para a definição das porções a serem oferecidas para cada grupo de alimentos e seus substitutos. O comprometimento com o tamanho das porções depende da padronização dos utensílios adequados para o porcionamento de cada preparação, além de treinamento dos operadores dentro do processo de produção de refeições, a fim de que os funcionários que trabalham em turnos diferentes executem a mesma tarefa de forma semelhante[47]. O tamanho e a funcionalidade dos instrumentos (colheres, escumadeiras e pegadores) estão diretamente relacionados com a quantidade de alimento ou preparação que o funcionário serve[54].

A padronização do tamanho das porções alimentares e a garantia do adequado porcionamento, além de funcionar como parâmetro para avaliar a cobertura da alimentação oferecida às necessidades nutricionais do paciente, assegura desde o equilíbrio dos cardápios até a previsão de compras do SND. Um pegador de saladas inadequado, por exemplo, pode fazer com que o funcionário sirva ao paciente quantidade não desejada ou não prevista pelo SND[16].

No momento da definição do porcionamento das dietas modificadas quanto à consistência, é importante considerar o maior conteúdo hídrico das dietas pastosa e líquida, que pode contribuir para diluição do valor energético e de macronutrientes, resultando em menor aporte nutricional se as porções oferecidas nas dietas forem semelhantes ao porcionamento da dieta geral.

O aumento das porções de alimentos pode ser uma alternativa para otimizar o consumo alimentar intra-hospitalar, como demonstrado em diversos trabalhos na literatura[55,56], porém não se sabe o efeito do maior volume na saciedade de pacientes hospitalizados. Alguns autores[57] apontam que alimentos de grande volume podem induzir a uma percepção pelo indivíduo de que muito alimento será consumido, resultando em menor ingestão alimentar total.

Outra estratégia nutricional para o aumento da ingestão alimentar dos pacientes é o aumento da densidade energética das refeições hospitalares, obtida pelo acréscimo de ingredientes com maior quantidade de calorias em pequeno volume no preparo dos alimentos, por exemplo, a utilização de açúcar, óleo, creme de leite, maionese, farinha, entre outros. Além desses alimentos, podem ser acrescentados suplementos nutricionais em pó, que aumentam a densidade energética.

O suplemento nutricional em pó pode ser acrescentado no leite, mingau ou vitamina de frutas, em quantidade adequada à prescrição dietética e ao valor nutricional do produto, e servido como parte das refeições complementares (desjejum, lanche da tarde e ceia), em vez de ser acrescentado à dieta hospitalar em horários alternativos. Essa opção diminui o trabalho da equipe de nutrição, que já prepara e distribui o suplemento nutricional nos mesmos horários das pequenas refeições, favorece a aceitação do suplemento e minimiza o desperdício. Alguns trabalhos ilustram que o aumento da oferta energética por meio do acréscimo do suplemento nutricional pode reduzir a morbidade e o tempo de permanência hospitalar de pacientes hospitalizados[58,59].

COZINHAS EXPERIMENTAIS

Dependendo do tipo de hospital, poderá ser necessária uma cozinha especial, normalmente conhecida como cozinha dietética, onde são preparadas as dietas com características especiais, geralmente individualizadas, permitindo a participação do próprio paciente no tratamento nutricional. Nessas cozinhas, é possível:

- Otimizar as características organolépticas dos alimentos (testar e modificar aparência, textura, aroma e sabor, a fim de mascarar a redução de algum nutriente da dieta hospitalar). No estudo de Hamilton e cols.[60], aproximadamente 1/3 das refeições modificadas quanto à consistência foi considerado não atrativo pelos pacientes hospitalizados;
- Trabalhar a montagem dos pratos, utilizando a variação e a harmonia entre as cores conforme a disponibilidade dos alimentos;
- Conhecer e investir em diferentes técnicas de preparo, composição química e função dos ingredientes, para facilitar a elaboração de preparações diferentes do padrão, utilizando especiarias e condimentos, que possam compensar a ausência de outros ingredientes, resultando em preparações bastante saborosas[61].

MANUAL DE DIETAS HOSPITALARES

A finalização de toda padronização das dietas hospitalares do SND culmina na elaboração do manual de dietas, que deve ser próprio da unidade, fundamentado nos conceitos de cada dieta e no padrão e diretrizes do serviço[8,62]. O manual deve conter informações sobre as características da dieta (consistência, tipos de alimentos, preparações, restrições, indicações de uso e número de refeições) e sobre sua composição nutricional (macro e micronutrientes).

Para descrever os tipos de dietas, estas podem ser classificadas em:

- Dietas modificadas quanto à consistência (por exemplo, branda, pastosa, pastosa modificada para disfagia e líquida);
- Dietas modificadas quanto à composição de nutrientes (por exemplo, hipossódica, hipogordurosa, sem sacarose, laxante, hipoproteica);
- Dietas para realização de exames (por exemplo, preparo de colonoscopia, endoscopia);
- Dietas enterais e fórmulas lácteas.

Esse manual existe para melhorar a qualidade da assistência ao paciente, uma vez que serve como guia para os demais profissionais da equipe de saúde, possibilitando uma linguagem única que permite maior agilidade na solicitação e na distribuição das dietas, reduzindo as divergências nas condutas dietéticas e a probabilidade de erros[33,63].

Durante a padronização das dietas modificadas para disfagia, é de fundamental importância a participação da equipe da fonoaudiologia, uma vez que os profissionais da nutrição e da fonoaudiologia precisam adotar as mesmas condutas para que o paciente disfágico se alimente com segurança.

A nomenclatura utilizada para cada dieta deve estar disponível no manual de dietas e na prescrição dietética, indicando o que foi alterado na consistência e na composição nutricional da dieta. Além disso, deve ser atualizada periodicamente, incluindo-se ou excluindo-se modificações dietéticas que são testadas ou que não são mais indicadas com o avanço do conhecimento na área.

É comum a equipe médica indicar a dieta de acordo com a situação clínica do paciente (por exemplo, doença pulmonar obstrutiva crônica – DPOC –, nefropatia, hepatopatia, diabetes, hipertensão), o que não é recomendado, já que as restrições de alguns nutrientes podem ter indicações diversas ou já não são mais utilizadas. Por exemplo: a restrição de sacarose pode ser indicada para pacientes não diabéticos que estejam em programa de controle de peso. Da mesma forma, a prescrição de dieta hipoproteica não significa que o paciente tem problemas renais.

CONSIDERAÇÕES FINAIS

Para o alcance de alimentação hospitalar adequada, é importante que todas as etapas descritas no capítulo sejam respeitadas, desde a avaliação nutricional e prescrição da dieta até a condição estrutural da cozinha, adequação da prescrição dietética, preparo, porcionamento, distribuição e apresentação da dieta hospitalar, que, por sua vez, deve atender a expectativas sensoriais, simbólicas e nutricionais dos pacientes internados.

REFERÊNCIAS

1. Leandro-Merhi VA, Mônaco DV, Lazarini ALG, Yamashiro A, Maciel AC. Estado nutricional de pacientes hospitalizados em um hospital privado. Rev Bras Nutr Clin. 2004;19(3):116-22.
2. Waitzberg DL, Caiaffa WT, Correia MI. Hospital malnutrition: the Brazilian national survey (Ibranutri): a study of 4000 patients. Nutrition. 2001;17(7-8):573-80.
3. O'Flynn J, Peake H, Hickson M, Foster D, Frost G. The prevalence of malnutrition in hospitals can be reduced: results from three consecutive cross-sectional studies. Clin Nutr. 2005;24(6):1078-88.
4. De Seta MM, O'Dwyer G, Henriques P, Sales GLP. Cuidado nutricional em hospitais públicos de quatro estados brasileiros: contribuições da avaliação em saúde à vigilância sanitária de serviços. Ciênc Saúde Coletiva. 2010;15(Supl 3):3413-22.
5. Sousa AA, Proença RPC. La gestion des soins nutritionnels dans le secteur hospitalier: une etude comparative Bresil-France. Rech Soins Infirm. 2005;83:28-33.
6. Maes G. La soupe à l'hôpital. Témoignage. In: Assistance Publique: Hôpitaux Paris, L'áppétit vient en mangeant! Histoire de l'álimentation à l'hôpital. XV – XX siècle. Paris: Edoin Editeurs e Musée de Ássistence Publique; 1998. p. 83-100.
7. Poulain JP, Saint-Sevin B. La restauration hospitalière: des attentes alimentaires du malade hospitalisé à la conception du système de restauration. Paris: Editions Cristal; 1990.
8. Garcia RWD. A dieta hospitalar na perspectiva dos sujeitos envolvidos em sua produção e em seu planejamento. Rev Nutr. 2006;19(2):129-44.
9. Stanga Z, Zurflüh Y, Roselli M, Sterchi AB, Tanner B, Knecht G. Hospital food: a survey of patients' perceptions. Clin Nutr. 2003;22(3):241-6.
10. Dupertuis YM, Kossovsky MP, Kyle UG, Raguso CA, Genton L, Pichard C. Food intake in 1707 hospitalised patients: a prospective comprehensive hospital survey. Clin Nutr. 2003;22(2):115-23.
11. Lassen KO, Kruse F, Bjerrum M. Nutritional care of Danish medical inpatients – patients' perspectives. Scand J Caring Sci. 2005;19(3):259-67.
12. Watters CA, Sorensen J, Fiala A, Wismer W. Exploring patient satisfaction with foodservice through focus groups and meal rounds. J Am Diet Assoc. 2003;103(10):1347-9.
13. Demário RL, Sousa AA, Salles RK. Comida de hospital: percepções de pacientes em um hospital público com proposta de atendimento humanizado. Ciênc Saúde Coletiva. 2010;15(Supl 1):1275-82.
14. Pena SB, Diogo MJ. Fatores que favorecem a participação do acompanhante no cuidado do idoso hospitalizado. Rev Latino-Am Enfermagem. 2005;13(5):663-9.
15. McCaffree J. Facility menu planning step by step. J Am Diet Assoc. 2009;109(8):1337-40.

16. Teixeira SMFG, Oliveira ZMC, Rego JC, Biscontini TMB. Administração aplicada às unidades de alimentação e nutrição. São Paulo: Atheneu; 2003.
17. Vieira MNCM. Fatores a serem considerados na seleção de alimentos e preparações no planejamento de cardápios. In: Vieira MNCM, Japur CC. Gestão de qualidade na produção de refeições. Rio de Janeiro: Guanabara Koogan; 2012. p. 73-86.
18. Vieira JO, Bressan MC, Faria PB, Ferreira MW, Ferrão SPB, Souza XR. Efeito dos métodos de cocção na composição centesimal e colesterol do peito de frangos de diferentes linhagens. Ciênc Agrotec. 2007;31(1):164-70.
19. Gokoglu N, Yerlikaya P, Cengiz E. Effects of cooking methods on the proximate composition and mineral contents of rainbow trout (Oncorhynchus mykiss). Food Chemistry'. 2004;84(1):19-22.
20. Pedrosa LFC, Araújo MOD, Lima EB, Melo MSON, Godeiro LMT. Análise química de preparações usuais em cardápios populares brasileiros. Rev Nutr PUCCAMP. 1994;7(1):48-61.
21. Ribeiro MA, Stamford TLM, Eulálio C Filho J. Valor nutritivo de refeições coletivas: tabelas de composição de alimentos versus análises em laboratório. Rev Saúde Pública. 1995;29(2):120-6.
22. Santos MAT, Abreu CMP, Carvalho VD. Efeitos de diferentes tempos de cozimento nos teores de minerais em folhas de brócolis, couve-flor e couve (Brassica oleracea L.). Ciênc Agrotec. 2003;27(3):597-604.
23. Copetti C, Oliveira VR, Kirinus P. Avaliação da redução de potássio em hortaliças submetidas a diferentes métodos de cocção para possível utilização na dietoterapia renal. Rev Nutr. 2010; 23(5):831-8.
24. Cuppari L. Guias de medicina ambulatorial e hospitalar: nutrição clínica no adulto. São Paulo: Manole; 2005.
25. Vieira MNCM. Planejamento do cálculo nutricional de cardápios. In: Vieira MNCM, Japur CC. Gestão de qualidade na produção de refeições. Rio de Janeiro: Guanabara Koogan; 2012. p. 93-119.
26. Brasil. Ministério da Saúde. Agência Nacional de Vigilância Sanitária. Portaria CVS-5 de 09 de abril de 2013. Dispõe sobre regulamento técnico sobre boas práticas para estabelecimentos comerciais de alimentos e para serviços de alimentação. Diário Oficial da União; Poder Executivo, 09 de abril de 2013.
27. Proença RPC, Matos CH. Condições de trabalho e saúde na produção de refeições em creches municipais de Florianópolis. Rev Ciênc Saúde. 1996;15(1/2):73-84.
28. Contri PV, Japur CC, Vieira MNCM. Saúde do trabalhador. In: Vieira MNCM, Japur CC. Gestão de qualidade na produção de refeições. Rio de Janeiro: Guanabara Koogan; 2012. p. 48-64.
29. Proença RPC. Novas tecnologias para a produção de refeições: recomendações de introdução para a realidade brasileira. Rev Nutr. 1999;12(1):43-53.
30. Proença RPC. Inovações tecnológicas na produção de refeições: conceitos e aplicações básicas. Hig Aliment. 1999;13(63):24-30.
31. Fausto MA. Planejamento de dietas e da alimentação. Rio de Janeiro: Revinter; 2003.
32. De Seta MH, O'Dwyer G, Henriques P, Sales GLP. Cuidado nutricional em hospitais públicos de quatro estados brasileiros: contribuições da avaliação em saúde à vigilância sanitária de serviços. Ciênc Saúde Coletiva. 2010;15(Supl 3):3413-22.
33. Tanaka NYY, Brandão ECM, Marchini JS. Padronização de dietas hospitalares. In: Vieira MNCM, Japur CC. Gestão de qualidade na produção de refeições. Rio de Janeiro: Guanabara Koogan; 2012. p. 159-66.
34. Salles RK, Goulart R. Diagnóstico das condições higiênico-sanitárias e microbiológicas de lactários hospitalares. Rev Saúde Pública. 1997;31(2):131-9.
35. Pedroso DMM, Iaria ST, Gamba RC, Heidtmann S, Rall VLM. Critical control points for meat balls and kibbe preparations in a hospital kitchen. Rev Microbiol. 1999;30(4):347-55.
36. Rêgo JC, Guerra NB, Pires EF. Influência do treinamento no controle higiênico-sanitário de unidades de alimentação e nutrição. Rev Nutr PUCCAMP. 1997;10(1):50-62.
37. Pedroso CGT, Sousa AA, Salles RK. Cuidado nutricional hospitalar: percepção de nutricionistas para atendimento humanizado. Ciênc Saúde Coletiva. 2011;16(Supl 1):1155-62.
38. Mezomo IFB. Serviços de alimentação: planejamento e administração. 5ª ed. Barueri, SP: Manole; 2002.
39. Cardoso E. Gestão de produção de refeições. In: Isosaki M, Nakasato M. Gestão de serviço de nutrição hospitalar. Rio de Janeiro: Elsevier; 2009. p. 39-55.

40. Monteiro TH, De Souza Santos R, Cremonezi Japur C, Neves Campanelli Marçal Vieira M. Determination of temperature variation during the individual steps of the production of hospital diets of modified consistency. Nutr Hosp. 2011;26(3):488-94.

41. Spinelli MGN, Cale LR. Avaliação de resíduos sólidos em uma unidade de alimentação e nutrição. Rev Simbio-Logias. 2009;2(1):21-30.

42. Vieira MNCM. Padronização de cardápios. In: Vieira MNCM, Japur CC. Gestão de qualidade na produção de refeições. Rio de Janeiro: Guanabara Koogan; 2012. p. 120-36.

43. Japur CC, Pereira TS, Viera MNCV. Ficha técnica de preparação. In: Vieira MNCM, Japur CC. Gestão de qualidade na produção de refeições. Rio de Janeiro: Guanabara Koogan; 2012. p. 217-24.

44. Akutsu RC, Botelho RA, Camargo EB, Sávio KEO, Araújo WC. A ficha técnica de preparação como instrumento de qualidade na produção de refeições. Rev Nutr. 2005;18(2):277-9.

45. Vasconcellos F, Barbosa L, Cavalcanti E. Menu – como montar um cardápio eficiente. São Paulo: Roca; 2002.

46. Brasil. Ministério da Saúde. Secretaria da Atenção à Saúde. Coordenação Geral da Política de Alimentação e Nutrição. Guia Alimentar para a população brasileira: promovendo a alimentação saudável. Brasília: Ministério da Saúde, 2005.

47. Riekes BH. Qualidade em unidade de alimentação e nutrição: uma proposta metodológica considerando aspectos nutricionais e sensoriais [dissertação]. Florianópolis: Universidade Federal de Santa Catarina; 2004.

48. Committee of Ministers. Resolution ResAP (2003) 3 on food and nutritional care in hospital. Strasbourg: Council of Europe; 2003.

49. Wright JE, Willis GJ, Edwards MS. Nutritional content of hospital diets. JAMA. 2004;291(18):2194-6.

50. Montoya Oliver MJ, Sanz Paris A, Gutiérrez Rojas S, Gérez Cardiel P, Gracia P, Caverni A, et al. Dieta por turmix en pacientes hospitalizados como factor de riesgo de desnutrición. Nutr Hosp 2004;19(Supl 1):8.

51. Giménez PJ, Satorra TB, Orrio CN, Santamaría AL. Influencia de la textura de la dieta sobre el estado nutricional en adultos mayores. Gerokomos. 2009;20(3):105-8.

52. Contri PV, Souza NS, Japur CC, et al. Variation in the energy and macronutrient contents of texture modified hospital diets. Rev Chil Nutr. 2011;38(4):451-7.

53. Ribeiro P, Morais TB, Colugnati FAB, Sigulem DM. Tabelas de composição química de alimentos: análise comparativa com resultados laboratoriais. Rev Saúde Pública. 2003;37(2):216-25.

54. Contri PV, Japur CC, Martinez EZ, Vieira MNCM. Porcionamento e consumo de saladas por mulheres com dieta geral em unidade de internação hospitalar. Alim Nutr. 2010;21(1):141-7.

55. Rolls BJ, Roe LS, Meengs JS, Wall DE. Increasing the portion size of a sandwich increases energy intake. J Am Diet Assoc. 2004;104(3):367-72.

56. Rolls BJ, Roe LS, Meengs JS. Larger portion sizes lead to a sustained increase in energy intake over 2 days. J Am Diet Assoc. 2006;106(4):543-9.

57. Porrini M, Santangelo A, Crovetti R, Riso P, Testolin G, Blundell JE. Weight, protein, fat, and timing of preloads affect food intake. Physiol Behav. 1997;62(3):563-70.

58. Delmi M, Rapin CH, Bengoa JM, Delmas PD, Vasey H, Bonjour JP. Dietary supplementation in elderly patients with fractured neck of the femur. Lancet. 1990;335(8696):1013-6.

59. Beattie AH, Prach AT, Baxter JP, Pennington CR. A randomised controlled trial evaluating the use of enteral nutritional supplements postoperatively in malnourished surgical patients. Gut. 2000;46:813-8.

60. Hamilton K, Spalding D, Steele C, Waldron S. An audit of nutritional care delivered to elderly inpatients in community hospitals. J Hum Nutr Diet. 2002;15(1):49-58.

61. Ginani V, Araújo W. Gastronomia e dietas hospitalares. Nutr Pauta. 2002;X(56).

62. Oliveira A, Avila ALV. Gestão da assistência nutricional a pacientes internados e externos. In: Isosaki M, Nakasato M. Gestão de serviço de nutrição hospitalar. Rio de Janeiro: Elsevier; 2009. p. 93-113.

63. Diez-Garcia RW, Padilha M, Sanches M. Alimentação hospitalar: proposições para a qualificação do Serviço de Alimentação e Nutrição, avaliadas pela comunidade científica. Ciênc Saúde Coletiva. 2012;17(2):473-80.

QUALIDADE DE DIETAS HOSPITALARES

Késia Diego Quintaes

O objetivo central dos hospitais é recuperar a saúde dos pacientes internados. Os cuidados nutricionais estão inseridos entre as medidas adotadas para atingir tal objetivo. Ademais, todos os pacientes têm o direito de ter as suas necessidades nutricionais atendidas durante a hospitalização, e o fornecimento ideal de alimentos e nutrientes é um pré-requisito para um efeito ótimo do tratamento específico oferecido aos pacientes[1,2].

Entre as formas disponíveis para alimentar e nutrir os pacientes, a alimentação por via oral tem sido recomendada como a primeira escolha para prevenir ou mesmo corrigir a desnutrição em pacientes hospitalizados; a maioria dos sujeitos sob risco nutricional depende exclusivamente do consumo alimentar para satisfazer seus requisitos nutricionais[3].

Assim sendo, o serviço de nutrição e alimentação em unidades hospitalares deve ser amplo o suficiente para atender e produzir dietas especiais, com modificação na composição química de nutrientes específicos, e de progressão, nas quais há modificação na consistência dos alimentos[2,4,5] (Figura 2.1). No entanto, entre as dietas hospitalares orais, a mais comumente produzida em hospitais é a dieta geral ou livre[1] – a nomenclatura adotada para as dietas é bastante variável segundo os diferentes hospitais[5].

A produção de dietas hospitalares orais com consistências diversificadas segundo seu propósito é feita utilizando alimentos e preparações com distintas texturas[4]. Por outro lado, tanto as dietas especiais como as de progressão devem atender às prescrições feitas segundo os requerimentos nutricionais de cada paciente[2].

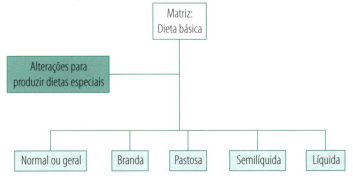

Figura 2.1. Esquema simplificado de produção de dietas especiais e de progressão a partir de uma matriz básica.

Embora em alguns hospitais da Europa o menu das dietas hospitalares orais seja composto por apenas três refeições principais, a recomendação é de que o menu adotado seja composto por seis refeições[1], prática que tem sido constatada em diversos países, inclusive no Brasil[6]. Servir lanches e/ou pequenas refeições adicionais às principais refeições é uma estratégia considerada importante para atender às necessidades de energia e nutrientes dos pacientes hospitalizados[2,7].

No entanto, é notório que os horários das refeições servidas nos hospitais são na maioria das vezes inflexíveis, sem considerar os hábitos dos pacientes, podendo haver longos intervalos entre algumas refeições (por exemplo, 12 horas entre a ceia e o desjejum) e poucas horas de diferença entre outras refeições (por exemplo, 2 horas entre o jantar e a ceia).

Pesquisadores reportaram que o lanche matinal e a ceia foram considerados as refeições com horários mais inapropriados pelos pacientes hospitalizados, a primeira servida entre 10h50 e 12h15 e a segunda entre 17h15 e 18h30, respectivamente[8]. Essa situação pode levar ao consumo inadequado de alimentos e nutrientes pelo paciente sob dieta oral, já que mais de 90% dos pacientes hospitalizados recebem apenas dietas hospitalares orais durante sua hospitalização[6,9].

Por outro lado, na prática o uso de recursos como suplementação nutricional de nutriente específico ou com múltiplos nutrientes nem sempre tem sido indicado a todos os pacientes hospitalizados[10], muito embora pesquisadores considerem que a prescrição de suplementos nutricionais, especialmente os energéticos-proteicos, possa ser benéfica para a adequada nutrição dos pacientes hospitalizados[11-13], tendo em vista que grande parcela dos pacientes apresenta, durante a hospitalização, um consumo da dieta oral em volume abaixo do usual[14].

QUALIDADE NUTRICIONAL

De modo genérico, a qualidade nutricional da dieta hospitalar oral envolve três principais aspectos. O primeiro deles diz respeito à segurança alimentar, em que as características microbiológicas devem atender a rigorosos padrões de qualidade. O segundo reside no perfil de macro e micronutrientes veiculados e sua relação com as necessidades nutricionais dos pacientes, a qual pode ser variável segundo a fase da vida, sexo e também patologia(s) apresentada(s). O terceiro, e não menos importante, diz respeito à qualidade sensorial, tendo em vista que esta é intimamente relacionada com o consumo alimentar do paciente.

QUALIDADE DA DIETA: SEGURANÇA ALIMENTAR

No final dos anos de 1960 e início de 1970, ocorreu um reconhecimento da extensão da prevalência da desnutrição proteico-energética em pacientes hospitalizados. Essa situação foi favorável para o desenvolvimento rápido da nutrição artificial, pautada nas dietas parenteral e enteral, com dietas com composição quimicamente definida e com qualidade microbiológica rigorosa[15].

A importância da sanidade das dietas hospitalares orais também ganhou destaque, e o implemento das boas práticas de fabricação e produção de alimentação em hospitais tem sido enfatizado desde então. Alimentos seguros, de boa qualidade, além de nutritivos, são considerados essenciais para o tratamento e recuperação do paciente[16,17].

Por princípio, os tipos de alimentos a serem incluídos no menu servido em serviços de saúde devem ser selecionados visando minimizar o risco de infecção de origem alimentar. Esta última, na melhor das hipóteses, configura como inconveniente e, no pior dos casos, pode levar à morte. É sabido que as doenças transmitidas por alimentos são responsáveis por uma perturbação considerável nos serviços hospitalares, tanto para pacientes como funcionários, no entanto são consideradas evitáveis e uma ameaça à vida de sujeitos vulneráveis[17].

Geralmente, os microrganismos que originam a infecção alimentar em pacientes hospitalizados são os mesmos que causam doenças transmitidas por alimentos na comunidade. No entanto, surtos de toxinfecção alimentar em hospitais podem ter consequências mais sérias para os enfermos. Enquanto toxinfecção alimentar é comumente autolimitante em indivíduos adultos saudáveis, graves sequelas podem acometer pacientes debilitados, crianças e idosos[16,17].

O menu das dietas hospitalares orais é preparado na cozinha do hospital e depois distribuído aos pacientes nas enfermarias, prática observada na grande maioria dos hospitais[10,17,18]. Por causa do contato direto com os alimentos, os manipuladores de alimentos muitas vezes são apontados como sendo vetores de surtos de origem alimentar. Estudo realizado no Brasil envolvendo 140 manipuladores de alimentos que trabalhavam na cozinha de 10 hospitais detectou que 50% e 29% deles, respectivamente, apresentavam estafilococos coagulase-positiva em suas mãos e narinas[19].

Todavia, a contaminação também pode ser encontrada nos alimentos que chegam à cozinha do hospital. Estudo recente detectou presença de *Listeria monocytogenes* em seis gêneros alimentícios que chegavam à cozinha hospitalar e em um produto alimentício preparado nessa cozinha[20]. No Reino Unido, a maioria (73%) dos surtos de listeriose ocorridos entre 1999 e 2011 foi associada com sanduíches comprados e/ou fornecidos em hospitais[21].

A lista de surtos de toxinfecção alimentar que resultaram em mortes de pacientes hospitalizados entre 1995 e 2008 é grande e inclui saladas, sanduíches, espinafre cru, creme de leite, carne pronta para consumo, queijo *camembert* produzido com leite pasteurizado, embutidos cárneos e sobremesa preparada com ovos crus. Os microrganismos envolvidos nesses episódios foram a *Salmonella enteritidis*, *E. coli O15* e *Listeria monocytogenes*[17].

Seleção de fornecedores, manutenção de baixas temperaturas de armazenamento, limpeza e desinfeção para controlar a contaminação cruzada e treinamento de funcionários estão entre as principais medidas indispensáveis para evitar doenças transmitidas por alimentos e assegurar a qualidade das dietas hospitalares[21,22]. Lund e O'Brien[17] apresentam em seu manuscrito sobre segurança de alimentos em hospitais uma interessante listagem de gêneros e produtos alimentícios considerados de alto risco e que devem ser evitados nos menus hospitalares, bem como as alternativas de alimentos substitutos de baixo risco que podem ser utilizados[17].

QUALIDADE DA DIETA: PERFIL DE NUTRIENTES

A composição nutricional das dietas hospitalares orais pode ser estimada usando-se tabelas de composição de alimentos ou *softwares* alimentados com os dados dessas tabelas. No entanto, é sabido que há variabilidade significativa entre os valores nutricionais de um mesmo alimento em distintas tabelas[23]. Adicionalmente, usando uma mesma tabela, nem sempre são encontrados em sua base todos os alimentos utilizados na dieta, havendo especial lacuna quanto à composição das especiarias. A quantificação dos temperos nas preparações produzidas na cozinha hospitalar representa outro limitante na estimativa real do valor nutricional da dieta hospitalar oral.

A análise química em laboratório das dietas representa uma alternativa à sua estimativa por tabelas de composição. No entanto, é imprescindível que seja usado material certificador visando à melhor exatidão dos dados obtidos. Todavia, o custo e o tempo envolvido com as dosagens são grandes, estando essa técnica limitada a investigações científicas, inviável na maioria das vezes no cotidiano do sistema de alimentação hospitalar.

Em virtude desses fatores, os dados existentes relativos à composição centesimal de dietas hospitalares orais estão por vezes restritos aos valores de energia e de proteína. Ambos os valores são obtidos frequentemente por meio de estimativas usando tabelas de composição química ou *softwares* alimentados com as informações contidas nas tabelas[7,18,23]. No entanto, os valores assim obtidos podem levar a estimativas imprecisas, tendo como consequência o recebimento pelos pacientes de dietas com teores incorretos de nutrientes ou ainda inferir conclusões enganosas sobre a relação entre dieta ofertada e doença.

Energia e macronutrientes

Estudo envolvendo 1.077 pacientes hospitalizados que recebiam três refeições ao dia reportou que a dieta recebida por eles veiculava 2.007 calorias e 78g de proteína por dia, excedendo seus requerimentos nutricionais em 41% e 15%, respectivamente. No entanto, mais da metade dos pacientes (975) não tiveram suas necessidades nutricionais satisfeitas por causa do baixo consumo, com retorno de 471 calorias e 21g de proteína por paciente por dia[8]. Assim, embora a dieta atendesse ao recomendado em proteínas, que no caso da dieta geral deve estar situado entre 15% e 20%[1], o consumo dos pacientes era insatisfatório.

Johns e cols.[18] reportaram que pacientes hospitalizados ingeriam por dia em média 1.150 calorias e 45-50g de proteína, valor muito inferior ao encontrado para prisioneiros (aproximadamente 3.000 calorias e 100g de proteína/dia), sendo notório que, enquanto os pacientes hospitalizados podem estar muitas vezes em risco de desnutrição, os presos normalmente não estão[18].

Em hospital do Reino Unido foi reportado que, em média, a dieta hospitalar oral veiculava em torno de 2.438 calorias, 67g de proteína, 113g de lipídios e 303g de carboidratos, valores estimados por método indireto. No entanto, embora o menu atendesse às necessidades nutricionais dos pacientes, as elevadas taxas de desperdício (30% a 42%) resultaram em ingestão de energia e de proteína inferior a 80% do recomendado (1.800 a 2.200 calorias/dia e 70g proteína/dia)[24].

O menu de dieta para pacientes disfágicos praticado ao longo de sete dias por um hospital situado na Espanha continha em média 1.339 calorias, 58g de proteína, 41,5 de lipídios e 198,4g de carboidratos. Os valores nutricionais foram estimados de forma indireta e se mostraram muito aquém das necessidades dos pacientes. A inclusão de uma sobremesa apropriada para a dieta em questão resultou em significativa alteração no perfil energético e de macronutrientes, a saber: 1.890 calorias, 94g de proteína, 65,1g de lipídios e 236g de carboidratos, indicando que, com adaptações no cardápio, as necessidades nutricionais dos pacientes podem ser atingidas pelo menu da dieta hospitalar[25].

Barton e cols.[26] elaboraram uma receita culinária para melhorar a ingestão de alimentos e macronutrientes em pacientes idosos hospitalizados. Os resultados indicaram que é possível alcançar as metas nutricionais para pacientes idosos usando uma combinação de porções alimentares menores nos lanches oferecidos entre as refeições principais, promovendo, dessa forma, aumento no consumo de energia e proteína[26].

Vitaminas e minerais

Os dados relativos à composição vitamínica e mineral em dietas hospitalares orais são escassos, muito embora esses nutrientes também sejam considerados relevantes para a devida nutrição do paciente hospitalizado. Ademais, estudos têm reportado prevalência de déficit de micronutrientes em pacientes hospitalizados, em muitos casos associado negativamente à patologia[27-30].

Em doentes portadores de insuficiência cardíaca congestiva que estavam hospitalizados, foi encontrada prevalência de deficiência de tiamina na ordem de 33%, enquanto nos sujeitos controles, 12%, sendo sugerido que uma maior ingestão de tiamina, por meio de suplementos nutricionais, poderia ser protetora contra o déficit da vitamina nesses pacientes[27]. Em outro estudo, pacientes com insuficiência cardíaca apresentavam evidências bioquímicas de deficiência de riboflavina (27%) e piridoxina (38%), prevalências consideradas superiores às encontradas em indivíduos saudáveis (2% e 19%, respectivamente) e ao mesmo tempo independentes do uso de diurético[31].

A avaliação da ingestão dietética entre os pacientes com síndrome do intestino curto evidenciou que ela estava aquém das recomendações nutricionais para vários micronutrientes: vitamina A (47%), vitamina D (79%), vitamina E (79%), vitamina K (63%), tiamina (42%), vitamina B6 (68%), vitamina B12 (11%), vitamina C (58%), ácido fólico (37%), ferro (37%), cálcio (63%), magnésio (79%) e zinco (68%)[28].

Em pacientes geriátricos, foi detectado que mais da metade apresentava concentrações de vitamina C (55%) e de selênio (52%) abaixo do normal. Entre aqueles que apresentavam déficit mastigatório, foi notada tendência a baixos níveis séricos de vitamina B1, niacina, vitamina C, vitamina A e selênio. Por outro lado, as concentrações de vitamina C e vitamina A foram significativamente maiores em pacientes que tomam muitos medicamentos, havendo ausência de correlação significativa entre as deficiências de micronutrientes e o índice de massa corporal[29]. A relação entre micronutrientes e a patologia também foi verificada entre crianças hospitalizadas com pneumonia, sendo reportado que quanto menor o teor de zinco no plasma, maior era o grau do déficit respiratório entre as crianças afetadas[30].

Com relação à dieta, Moreno e cols.[25] encontraram que a média do menu de dieta oral para pacientes com disfagia era insuficiente em vitamina C, bem como apresentava baixos teores de ferro e cálcio[25]. Por outro lado, estudo realizado no Brasil indicou que dietas hospitalares orais veiculam teor de sódio acima do limite superior de ingestão tolerável (UL), e a oferta da dieta oral associada a suplementos orais artesanais elevava ainda mais o valor de sódio ofertado aos pacientes hospitalizados[32].

Recentemente, pesquisadores avaliaram o perfil de minerais por medida direta em 14% das dietas produzidas por um serviço de nutrição hospitalar destinadas a pacientes com insuficiência renal. Os níveis de ferro e cálcio atingiam apenas 31% e 58% das recomendações nutricionais, respectivamente. Por outro lado, a quantidade de potássio e fósforo atingiu 119% e 114% das recomendações, respectivamente. A quantidade de manganês satisfez as recomendações, enquanto os níveis de cobre e zinco estiveram de 95% e 90% inferiores à recomendação, respectivamente[33].

Estudo envolvendo 163 pacientes que receberam dietas geral, branda e pastosa, associadas ou não a um complemento alimentar artesanal, mostrou que o oferecimento das dietas geral e branda em conjunto com o complemento alimentar resultava em impacto negativo na ingestão de minerais pelos pacientes, exceto o cálcio[10].

Na Nigéria, dietas orais servidas aos pacientes internados em um hospital universitário foram coletadas e analisadas por método direto quanto aos teores de zinco, cobre, ferro e manganês. Os resultados foram apresentados por refeição servida e indicaram que a concentração de zinco para alimentos no desjejum foi maior no pão e ovo frito e menor no pão sozinho. O cobre foi maior no inhame e ensopado de carne enlatada, mas não foi detectado em nenhum desjejum à base de pão. Os minerais ferro e manganês foram maiores nas sopas quentes. No almoço e jantar a concentração de zinco nas dietas foi maior nos produtos cárneos e a de cobre foi maior na sopa de melão e carne, ao mesmo tempo em que não foi detectável no arroz. O ferro esteve em maiores concentrações na sopa de melão e de carne, enquanto o manganês apresentou maiores teores na sopa de peixe e vegetais. O cádmio foi encontrado em baixíssimos níveis em todas as amostras, sem representar toxicidade aos pacientes. Os níveis dos micronutrientes estudados foram considerados suficientes para atender às necessidades nutricionais diárias dos pacientes[34].

Todavia, estudo mais recente também usando dados diretos indicou que, embora os níveis de cádmio em dietas hospitalares orais (geral, branda, pastosa e renal) e em suplementos alimentares artesanais possam estar dentro de uma faixa considerada segura, o teor de chumbo pode estar acima do limite máximo aceitável. No estudo, foi reportado que os pacientes que recebiam suplemento oral artesanal associado às dietas geral ou pastosa estavam expostos a 207,5 e 201,5 mcg de chumbo, respectivamente. O risco de toxicidade se mostrava ainda maior aos enfermos com baixo peso corporal e/ou desnutridos[35].

A quantidade de ferro, zinco, cobre, manganês e selênio foi determinada por metodologia direta em menus de dietas geral, branda e pastosa servida a pacientes em um hospital brasileiro. Embora com certa variabilidade entre distintas épocas de coleta, os teores de todos os elementos foram considerados insuficientes para atender às recomendações nutricionais de adultos e idosos de ambos os sexos (Tabela 2.1). A análise por refeição indicou que o almoço e o jantar são as refeições que apresentam maior densidade dos elementos, enquanto os lanches da manhã e tarde e a ceia são as refeições com menores teores[6]. Por outro lado, o almoço e o jantar foram as refeições com menor taxa de consumo por pacientes hospitalizados[10].

Tabela 2.1. Composição mineral média de dietas hospitalares orais (geral, branda e pastosa)

Elementos	Dieta geral (100g)	Dieta branda (100g)	Dieta pastosa (100g)
Cálcio (mg)	504	645	940
Potássio (mg)	2160	2589	2400
Magnésio (mg)	339	211	193
Fósforo (mg)	1028	1197	974
Sódio (mg)	4675	4187	2591
Ferro (mg)	10,37 – 14,67	8,50 – 10,71	14,76 – 19,82
Zinco (mg)	7,76 – 9,70	8,71 – 12,21	13,98 – 27,17
Cobre (mg)	0,85 – 1,05	0,93 – 1,09	0,65 – 0,82
Manganês (mg)	3,04 – 3,52	2,82 – 3,22	1,68 – 1,76
Selênio (mcg)	0,05 – 0,10	0,03 – 0,07	0,04 – 0,08

Adaptada de: Moreira e cols.[6] e Moreira e cols.[32].

Estudo envolvendo dietas geral, branda e pastosa indicou que a primeira atendia ao valor das recomendações nutricionais para manganês, fósforo e selênio, enquanto a dieta branda era insuficiente em cálcio, potássio e magnésio, e a dieta pastosa atendia às recomendações de fósforo e zinco. O ferro estava abaixo do limite recomendado para mulheres em idade fértil em todas as dietas, enquanto o sódio estava acima do limite considerado seguro (UL), situação que se agravava quando a dieta era combinada com o suplemento alimentar artesanal[32]. Sá e cols.[10] reportaram que aproximadamente 69% dos pacientes hospitalizados que recebiam dietas geral, branda e pastosa apresentavam ingestão de sódio acima do UL e, por outro lado, todos estavam tendo ingestão de potássio abaixo da recomendação nutricional[10].

Na Espanha, dietas produzidas no hospital de Montril apresentaram teor de 1,03 mg de manganês, valor médio da determinação direta do elemento em 108 refeições elaboradas na cozinha do hospital, durante 36 dias consecutivos. A quantidade de manganês foi relacionada de forma significativa com o teor de outros constituintes da dieta, a saber: carboidratos, fibra e proteína, estes últimos estimados por tabela de composição de alimentos[36].

A importância de os menus das dietas produzidas em cozinhas hospitalares conterem alimentos que veiculem nutrientes em níveis que atendam aos valores das recomendações nutricionais, sem extrapolar o UL quando existente, visa atender às necessidades nutricionais dos pacientes e apresenta íntima relação com o restabelecimento do seu estado de saúde e/ou gravidade da doença. Por outro lado, um déficit no teor de nutrientes das dietas se torna ainda mais profundo quando se considera que na maioria das vezes o consumo da dieta pelos pacientes não ocorrerá de modo integral.

QUALIDADE DA DIETA: ASPECTOS SENSORIAIS

Vários passos estão envolvidos no processo de melhorar a ingestão dietética dos pacientes em hospitais e incluem triagem de pacientes para identificar aqueles com risco nutricional, bem como monitoramento de sua ingestão, realizando a devida modificação na dieta hospitalar de acordo com as preferências e necessidades nutricionais deles e características da patologia[3].

Tanto o serviço como o ambiente das refeições devem estar focados no paciente com redução do apetite, a qual pode ser decorrente da patologia em si, da alteração na rotina alimentar e/ou ambiente hospitalar, dos medicamentos utilizados, entre outros fatores. A ingestão alimentar do paciente também pode ser influenciada por fatores como o ambiente e a presença de pessoas. Pacientes que fazem a refeição em mesas e na presença de outros têm ingestão energética significativamente maior em relação aos que consomem a dieta no próprio leito[23].

No Brasil, uma pesquisa conduzida em hospital público apontou que há dificuldade para pacientes opinarem sobre mudanças na alimentação ou nas rotinas durante a internação[37].

Sahin e cols.[38] constataram que, entre 374 pacientes hospitalizados, 51,3% avaliaram a qualidade do serviço de alimentação como adequada, 32,4% disseram que a qualidade dos alimentos era inadequada e 16,3% afirmaram que não tinham certeza sobre como classificar a qualidade do serviço. Nesse estudo, o sabor e a aparência dos alimentos foram considerados os mais relevantes para a satisfação dos pacientes quanto à qualidade do serviço de alimentação prestado pelo hospital, e a temperatura da dieta foi considerada inadequada por 49,2% dos doentes[38]. A apresentação da alimentação também foi o fator mais relevante para a satisfação do paciente em estudo realizado em um hospital do Canadá[39].

Embora os pacientes possam reportar satisfação com o serviço de alimentação hospitalar[38-40], o tempo de permanência na instituição e a satisfação com a comida exibem correlação negativa, com redução do segundo conforme se aumenta a permanência no hospital[40].

A relevância da temperatura das refeições também merece destaque quando a satisfação dos pacientes é avaliada[38-40]. Pacientes internados em dois hospitais da Suíça reportaram que a temperatura, a aparência e o aroma da comida eram particularmente importantes[40].

Todavia, esses critérios de qualidade podem ser afetados em serviços de alimentação hospitalares em relação a outros serviços de alimentação. A comparação dos processos e sistemas de produção de alimentos em hospitais e prisões demonstrou que a qualidade dos menus ao sair da cozinha é semelhante em ambos os tipos de instituições. Porém, o transporte e o serviço no hospital estavam sujeitos a atrasos e interrupções por motivos variados, incluindo falta de comunicação e demandas profissionais, resultando em perdas sensoriais significativas[18]. A integração sistematizada entre os passos envolvendo o consumo alimentar do paciente hospitalizado pode ser vista a seguir na Figura 2.2.

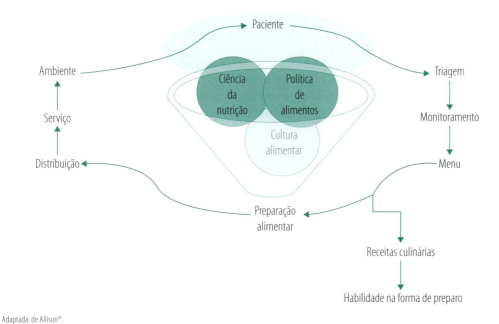

Adaptada: de Allison[41].

Figura 2.2. Ciclo com os principais passos envolvidos no consumo alimentar de pacientes hospitalizados.

A percepção sensorial e a capacidade e/ou motivação para comer determinam necessidades específicas de alimentos, envolvendo aparência, aroma, sabor, textura, temperatura e variedade. Pesquisadores observaram que pacientes fazem referência à natureza e ao grau de sua motivação para comer, ou a falta desta, ao descreverem suas refeições, havendo variabilidade inter e intraindividual com relação às necessidades sensoriais. A motivação para comer pode mudar ao longo do curso da doença e tratamento, de dia para dia, ao longo de um mesmo dia e até mesmo durante uma única refeição. O prazer, o conforto e a sobrevivência são os principais fatores motivacionais entre pacientes hospitalizados. Esses fatores não devem ser desconsiderados durante as ações de cuidado nutricional, ao contrário, devem fazer parte do planejamento, visando otimizar a qualidade sensorial e mesmo o desenvolvimento de preparações focadas na promoção do consumo alimentar, sobretudo de pacientes sob risco nutricional[42].

Pacientes sob risco nutricional durante o período de internação têm como principais causas de ingestão alimentar insuficiente a ausência de instruções relativas às queixas, a falta de conhecimento elementar com respeito aos requerimentos dietéticos e a ignorância sobre aspectos práticos com relação ao serviço de alimentação do hospital, enquanto os aspectos relacionados ao paciente e ao sistema de produção de alimentos por si só contribuem em pequena escala para a referida baixa ingestão[43].

CONSIDERAÇÕES FINAIS

Embora de forma polvilhada, muitos dos estudos realizados envolvendo dietas hospitalares têm detectado falhas na segurança dos alimentos produzidos e também desequilíbrios nutricionais importantes, tanto no valor nutricional como sensorial, em uma interface-chave entre nutrição e serviços de alimentação e nutrição. Todavia, há indícios de que uma solução não seja intransponível e, para tanto, é necessário conhecimento detalhado do serviço de alimentação e dos aspectos relativos ao paciente, de modo que as medidas necessárias possam ser tomadas no devido tempo.

Mesmo considerando que avanços significativos tenham sido obtidos na área de segurança das dietas hospitalares orais, a avaliação nutricional permanente das dietas hospitalares orais em todos os seus aspectos deve ser uma parte integrante dos cuidados de saúde de rotina, a fim de acelerar a recuperação do paciente hospitalizado e dissipar eventuais riscos devidos a desequilíbrios críticos de nutrientes. É especialmente importante dar atenção à alimentação hospitalar dos doentes, a qual deve ser produzida com máxima qualidade nutricional tanto para o conforto do paciente como pelo fato de a desnutrição ainda apresentar alta prevalência entre pacientes hospitalizados[2,9], os quais, na maioria das vezes, dependem das dietas orais para satisfazer seus requerimentos orgânicos e emocionais.

AGRADECIMENTOS

A autora agradece à Fundação de Amparo à Pesquisa do Estado de Minas Gerais (Fapemig) e ao Conselho Nacional de Desenvolvimento Científico e Tecnológico (CNPq – Brasil) pelo apoio.

REFERÊNCIAS

1. Beck AM, Balknäs UN, Camilo ME, Fürst P, Gentile MG, Hasunen K, et al.; hoc group on Nutrition Programmes in Hospitals, Council of Europe. Practices in relation to nutritional care and support – report from the Council of Europe. Clin Nutr. 2002;21(4):351-4.
2. Kondrup J. Proper hospital nutrition as a human right. Clin Nutr. 2004;23(2):135-7.
3. Kondrup J. Can food intake in hospitals be improved? Clin Nutr. 2004;20(Suppl 1):153-60.
4. Caruso L, Simony RF, Silva ALND. Dietas hospitalares: uma abordagem na prática clínica. São Paulo: Atheneu; 2002.
5. Garcia RWD. A dieta hospitalar na perspectiva dos sujeitos envolvidos em sua produção e em seu planejamento. Rev Nutr. 2006;19(2):129-44.
6. Moreira DC, de Sá JS, Cerqueira IB, Oliveira AP, Morgano MA, Quintaes KD. Evaluation of iron, zinc, copper, manganese and selenium in oral hospital diets. Clin Nutr. 2014;33(5):808-14.
7. Barton AD, Beigg CL, Macdonald IA, Allison SP. High food wastage and low nutritional intakes in hospital patients. Clin Nutr. 2000;19(6):445-9.

8. Dupertuis YM, Kossovsky MP, Kyle UG, Raguso CA, Genton L, Pichard C. Food intake in 1707 hospitalised patients: a prospective comprehensive hospital survey. Clin Nutr. 2003;22(2):115-23.

9. Correia MITD, Campos ACL; ELAN Cooperative Study. Prevalence of hospital malnutrition in Latin America: the multicenter ELAN study. Nutrition. 2003;19(10):823-5.

10. Sá JS, Moreira DC, Louvera Silva KA, Morgano MA, Quintaes KD. Consumption of oral hospital diets and percent adequacy of minerals in oncology patients as an indicative for the use of oral supplements. Clin Nutr. 2014;33(4):655-61.

11. Thibault R, Chikhi M, Clerc A, Darmon P, Chopard P, Genton L, et al. Assessment of food intake in hospitalised patients: a 10-year comparative study of a prospective hospital survey. Clin Nutr. 2011;30(3):289-96.

12. Cawood AL, Elia M, Stratton RJ. Systematic review and meta-analysis of the effects of high protein oral nutritional supplements. Ageing Res Rev. 2012;11(2):278-96.

13. Hubbard GP, Elia M, Holdoway A, Stratton RJ. A systematic review of compliance to oral nutritional supplements. Clin Nutr. 2012;31(3):293-312.

14. Rasmussen HH, Kondrup J, Staun M, Ladefoged K, Lindorff K, Jørgensen LM, et al. A method for implementation of nutritional therapy in hospitals. Clin Nutr. 2006;25(3):515-23.

15. Bistrian BR. Brief history of parenteral and enteral nutrition in the hospital in the USA. Nestle Nutr Workshop Ser Clin Perform Programme. 2009;12:127-36.

16. Santana Porbén SS, Penié JB, González CM. Control y aseguramiento de la calidad de las medidas de intervención alimentaria y nutrimental. Rev Cub Aliment Nutr. 2000;14:141-9.

17. Lund MB, O'Brien SJ. Microbiological safety of food in hospitals and other healthcare settings. J Hosp Infect. 2009;73(2):109-20.

18. Johns N, Edwards JS, Hartwell HJ. Hungry in hospital, well-fed in prison? A comparative analysis of food service systems. Appetite. 2013;68:45-50.

19. Ferreira JS, Costa WLR, Cerqueira ES, Carvalho JS, Oliveira LC, Almeida RCC. Food handler-associated methicillin-resistant Staphylococcus aureus in public hospitals in Salvador, Brazil. Food Control. 2014;37:395-400.

20. Lahou E, Jacxsens L, Verbunt E, Uyttendaele M. Evaluation of the food safety management system in a hospital food service operation toward Listeria monocytogenes. Food Control. 2015;49:75-84.

21. Little CL, Amar CF, Awofisayo A, Grant KA. Hospital-acquired listeriosis associated with sandwiches in the UK: a cause for concern. J Hosp Infect. 2012;82(1):13-8.

22. Yousif EI, Ashoush IS, Donia AA, Hala Goma KA. Critical control points for preparing chicken meals in a hospital kitchen. Annals Agricult Sci. 2013;58(2):203-11.

23. Ribeiro P, Morais TB, Colugnati FAB, Sigulem DM. Tabelas de composição química de alimentos: análise comparativa com resultados laboratoriais. Rev Saúde Pública. 2003;37(2):216-25.

24. Edwards JS, Hartwell HJ. A comparison of energy intake between eating positions in a NHS hospital – a pilot study. Appetite. 2004;43(3):323-5.

25. Moreno C, García MJ, Martinez C; Grupo GEAM. Análisis de situación y adecuación de dietas para disfagia en un hospital provincial. Nutr Hosp. 2006; 21(1):26-31.

26. Barton AD, Beigg CL, Macdonald IA, Allison SP. A recipe for improving food intakes in elderly hospitalized patients. Clin Nutr. 2000;19(6):451-4.

27. Hanninen SA, Darling PB, Sole MJ, Barr A, Keith ME. The prevalence of thiamin deficiency in hospitalized patients with congestive heart failure. J Am Coll Cardiol. 2006;47(2):354-61.

28. Estívariz CF, Luo M, Umeakunne K, Bazargan N, Galloway JR, Leader LM, et al. Nutrient intake from habitual oral diet in patients with severe short bowel syndrome living in the southeastern United States. Nutrition. 2008;24(4):330-9.

29. Leischker AH, Kolb GF, Felschen-Ludwig S. Nutritional status, chewing function and vitamin deficiency in geriatric inpatients. Eu Geriatr Med. 2010;1(4):207-12.

30. Rady HI, Rabie WA, Rasslan HA, El Ayadi AA. Blood zinc levels in children hospitalized with pneumonia: a cross sectional study. Egypt J Chest Dis Tuberc. 2013;62(4):697-700.

31. Keith ME, Walsh NA, Darling PB, Hanninen SA, Thirugnanam S, Leong-Poi H, et al. B-vitamin deficiency in hospitalized patients with heart failure. J Am Diet Assoc. 2009;109(8):1406-10.

32. Moreira DCF, Sá JSM, Cerqueira IB, Oliveira APF, Morgano MA, Amaya-Farfan J, Quintaes KD. Mineral inadequacy of oral diets offered to patients in a Brazilian hospital. Nutr Hosp. 2012; 27:288-97.

33. Quintaes KD, Silva JD, Moreira DCF, Sá JSM, Nemer AA, Morgano MA. Nutritional adequacy of mineral contents of oral diets for renal patients pre- pared in a hospital of Belo Horizonte, MG, Brazil. Ann Nutr Metab. 2013;63:1486.

34. Akinyele IO, Osibanjo O. Levels of some trace elements in hospital diets Food Chem. 1982;8(4):247-51.

35. Sá JSM, Fernandes IC, Moreira DCF, Milani RF, Morgano MA, Quintaes KD. Niveles de cadmio y plomo consumidos por pacientes que reciben dietas hospitalarias orales. Nutr Hosp. 2014;29(1).

36. Velasco-Ryenold C, Navarro-Alarcón M, De La Serrana HL, Perez-Valero V, Lopez-Martinez MC. Total and dialyzable levels of manganese from duplicate meals and influence of other nutrients: estimation of daily dietary intake. Food Chem. 2008;109(1):113-21.

37. Demário RL, Sousa AA, Salles RK. Comida de hospital: percepções de pacientes em hospital público com proposta de atendimento humanizado. Ciênc Saúde Coletiva. 2010;15(Supl 1):1275-82.

38. Sahin B, Demir C, Celik Y, Teke AK. Factors affecting satisfaction level with the food services in a military hospital. J Med Syst. 2006;30(5):381-7.

39. O'hara PA, Harper DW, Kangas M, Dubeau J, Borsutzky C, Lemire N. Taste, temperature, and presentation predict satisfaction with foodservices in a Canadian continuing-care hospital. J Am Diet Assoc. 1997;97(4):401-5.

40. Stanga Z, Zurflüh Y, Roselli M, Sterchi AB, Tanner B, Knecht G. Hospital food: a survey of patients' perceptions. Clin Nutr. 2003;22(3):241-6.

41. Allison SP, editor. Hospital food as treatment. Maidenhead, UK: British Association for Parenteral and Enteral Nutrition; 1999.

42. Sorensen J, Holm L, Frøst MB, Kondrup J. Food for patients at nutritional risk: a model of food sensory quality to promote intake. Clin Nutr. 2012;31(5):637-46.

43. Kondrup J, Johansen N, Plum LM, Bak L, Larsen IH, Martinsen A, et al. Incidence of nutritional risk and causes of inadequate nutritional care in hospitals. Clin Nutr. 2002;21(6):461-8.

CERTIFICAÇÃO DE QUALIDADE NA ALIMENTAÇÃO HOSPITALAR

Marta Neves Campanelli Marçal Vieira

Ana Carolina Rangel Port

INTRODUÇÃO

Todas as organizações que desejam ter longevidade devem priorizar a qualidade de seus serviços, existindo uma tendência, na atualidade, em se discutir essa temática como consequência de uma série de fatores, determinada, antes de tudo, pelas constantes transformações no panorama nacional e internacional contemporâneo nos setores produtivos de mercado e de prestação de serviço.

No Setor Saúde, a visão de qualidade pode incluir inúmeros aspectos a serem considerados para que se possa definir o padrão dos serviços que serão oferecidos, o que servirá de referência para direcionar os investimentos para garantir e, principalmente, manter a qualidade do serviço.

Se essa organização estiver inserida no Setor Público, acrescenta-se a ela o elemento da administração pública, que inclui a restrição orçamentária e o *modus operandi*, além do conceito da necessidade de acesso à saúde de populações de diferentes extratos econômicos, em especial dos atendimentos especializados, utilizando-se alta tecnologia, com alto custo e, em alguns casos, procedimentos oferecidos apenas em instituições públicas ou ainda inviáveis do ponto de vista econômico, para usuários de serviços particulares.

Dentro desse conjunto, a excelência do atendimento de um hospital pressupõe a existência de um conjunto de serviços para dar apoio técnico, entre eles o de Nutrição e Dietética.

SUPORTE TEÓRICO

Para falarmos de certificação e acreditação, é necessário compreender o contexto e as definições em que estes estão inseridos.

A qualidade de produtos e serviços

A concepção de qualidade vincula-se ao modelo japonês de gerenciamento, implementado desde a Segunda Guerra Mundial, com características inéditas: alta gerência no comando, treinamento para todas as funções, em todos os níveis, e melhoramento da qualidade em ritmo contínuo e revolucionário. Esse modelo surgiu da necessidade de reerguer a economia japonesa e resgatar a credibilidade em seus produtos, por meio do estudo e aperfeiçoamento das técnicas gerenciais[1].

Nos anos 1980 e 1990, a qualidade assumiu um dos pontos de competição que passou a ser alvo de atenção das empresas americanas, por causa das importações e da maior sensibilidade dos consumidores, entre outras razões[2].

Qualidade pode expressar diversos significados, e Juran[1] refere que uma das definições aceitas é que "qualidade é adequação ao uso" (p. 16), mas se desdobra em direções diferentes: características de produtos que atendem às necessidades de clientes e à ausência de deficiências.

Ao buscar o atendimento das necessidades dos clientes, a qualidade mais alta permite que a empresa "aumente a satisfação com o produto, torne os produtos vendáveis, atenda à competição, aumente a participação no mercado, forneça faturamento de vendas e consiga preços vantajosos"[1]. Como consequência, aumentam-se as vendas, e a adoção da qualidade determina custo maior. Por outro lado, a ausência de defeitos repercute nos custos menores, em virtude da redução de erros, retrabalho, desperdício, falhas de campo, despesas com garantia, insatisfação do cliente, inspeção, testes, tempo para colocar produtos no mercado, aumenta o rendimento, capacidade e melhora do desempenho da entrega. Com base nesses argumentos, a adoção da qualidade custa menos[1].

As múltiplas dimensões ou categorias da qualidade consistem no desempenho, características, conformidade, confiabilidade, durabilidade, atendimento, estética e qualidade percebida. São categorias estanques e um produto ou serviço pode ser bem avaliado em uma dimensão e não o ser em outra[2].

O desempenho relaciona-se com as características operacionais do produto; as características traduzem as características secundárias do produto; a confiabilidade traduz sua probabilidade de não falhar; a conformidade reflete o grau em que o projeto e as características operacionais correspondem aos padrões preestabelecidos; a durabilidade reporta-se à medida da vida útil do produto; por fim, a estética e a qualidade percebida são dimensões mais subjetivas. Conhecer essas dimensões implica reconhecer que os produtos podem ser diferenciados e atender de modo diferente às necessidades dos usuários ou clientes[2].

Cabe destacar que cliente é quem recebe ou é afetado pelo produto ou processo e pode ser interno ou externo. O cliente externo é afetado pelo produto, mas não pertence à empresa que o produz, enquanto o cliente interno é ao mesmo tempo afetado pelo produto e membro da empresa que o fabrica[1].

A satisfação com o produto ocorre quando as características do produto respondem às necessidades dos clientes, e a insatisfação origina-se na deficiência do produto em responder a essas necessidades, levando os clientes a reclamar. É necessário pontuar que o termo "produto" abarca uma variedade de resultados finais, e os produtos mais importantes são os bens e serviços que captam recursos para a empresa[1].

As diferenças entre bens e serviços são atribuídas a quatro características[3]:

- **Intangibilidade:** Os serviços são intangíveis porque falta substância física para serem tocados ou avaliados como bens.
- **Inseparabilidade:** Ocorre interação entre os produtores e os clientes no processo de produção do serviço.
- **Heterogeneidade:** Ocorre variabilidade em seu processo.
- **Perecibilidade:** Não é possível armazenar ou estocar serviços, uma vez que os serviços que não foram usados no momento apropriado deixam de existir.

A busca da qualidade deve considerar diversas características centradas nas necessidades dos clientes e, para o gerenciamento da qualidade, envolvem-se três aspectos[1]:

a) **Planejamento da qualidade:** consiste no desenvolvimento de produtos e processos necessários para atender às necessidades dos clientes, seguindo-se as etapas (Figura 3.1).

b) **Controle de qualidade:** envolve a avaliação do desempenho da qualidade real, a comparação do desempenho real das metas de qualidade e a atuação nas diferenças.

c) **Melhoramento da qualidade:** visa elevar o desempenho da qualidade, seguindo etapas de estabelecimento de infraestrutura necessária para garantir melhoramento da qualidade anual e posterior identificação das necessidades específicas para melhoramento (ou projetos de melhoramento).

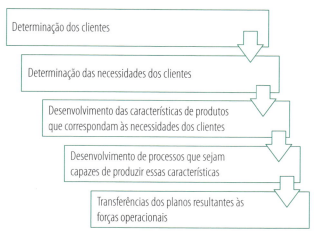

Figura 3.1. Etapas do planejamento da qualidade.

Qualidade e os serviços de saúde hospitalares

Dentre os modernos métodos gerenciais, destacam-se os princípios contidos em normas técnicas que recomendam diretrizes para a implantação de um sistema orientado para a qualidade.

A certificação de conformidade às normas técnicas foi idealizada a princípio para produtos com elevados requisitos de segurança e qualidade como os das indústrias bélica, naval, aeronáutica e nuclear, sendo posteriormente aplicada em outros segmentos com exigências críticas como saúde e proteção ambiental[4].

Nos serviços de saúde, a Avaliação da Qualidade foi iniciada no século XX, quando foi formado o Colégio Americano de Cirurgiões (CAC), que estabeleceu, em meados de 1924, o Programa de Padronização Hospitalar (PPH)[5].

A filosofia da melhoria da qualidade contínua, utilizada na indústria nos últimos 50 anos, foi percebida pelos serviços de saúde como saída para enfrentamento dos problemas crônicos do setor. Ainda que existisse dificuldade de assimilar a terminologia, os serviços de saúde passaram a assumir a condição de "[...] organizações que utilizam 'recursos', que executam 'processos' e que objetivam 'resultados'"[6].

Nessa perspectiva, os objetivos do hospital envolvem a obtenção de excelência nos procedimentos administrativos e clínicos e no atendimento dos clientes, otimizando o uso dos recursos, maximizando os benefícios e reduzindo os riscos aos pacientes, de maneira a garantir a satisfação máxima dos clientes internos e externos, além de reduzir os custos e eliminar o desperdício.

Para utilizar o referencial aceito pela indústria, a geração de ideias de projetos deve-se basear no levantamento das necessidades dos clientes internos e externos, atribuindo a proposta da administração industrial de 'ouvir a voz do cliente' à avaliação sistemática "[...] das atitudes dos pacientes como do impacto dos processos de tratamento sobre a saúde dos pacientes"[7], por meio da utilização de um programa definido e levantamento de dados sistemáticos, ampliando o grupo de clientes externos, incluindo familiares, amigos e comunidade, e reforçando a necessidade de serem ouvidos os clientes internos (médicos e funcionários)[6].

Na década de 1990, o governo brasileiro propôs a adoção de modelos adaptados às diferentes naturezas dos serviços de saúde oferecidos, visando transformar sua gestão e solucionar problemas que comprometessem seu desempenho. A busca da qualidade dos serviços de saúde deve apoiar-se na observância dos princípios do Sistema Único de Saúde (SUS) – eficácia, efetividade, eficiência, otimidade, aceitabilidade, legitimidade e equidade – expressos na Constituição Federal de 1988, associada e aplicada à utilização das técnicas, métodos e ferramentas da Gestão pela Qualidade.

Especificamente para hospitais, considerando as avaliações externas como meio de implementar a equidade na elaboração de critérios, existem cinco iniciativas atualmente no Brasil: *International Organization for Standardization* (ISO), Prêmio Nacional de Qualidade, Acreditação Hospitalar (ONA), Auditoria Médica e Análise de Riscos Profissionais Legais, Programa de Controle da Qualidade Hospitalar (CQH) e *Joint Commission*[5].

Acreditação hospitalar

Segundo o Sistema Brasileiro de Certificação (SBC), os termos "certificação" e "acreditação" têm aplicação e significados diferentes. Todavia, no Brasil a Organização Nacional de Acreditação (ONA) e a *Joint Commission International* (JCI) utilizam o termo "acreditação" com o mesmo sentido de "certificação"[8].

O modelo de Acreditação Hospitalar, incluído nos Programas de Qualidade e Eficiência do SUS, consiste na concessão de certificados a hospitais. Essa proposta viabiliza a evolução gradual, desde a estrutura até os processos[4,9].

O processo de Acreditação Hospitalar surgiu nos Estados Unidos, em projetos de gestão da qualidade adaptados para o setor de saúde[10]. É uma avaliação sistemática dos recursos institucionais e consiste em método de consenso, racionalização e ordenação das instituições hospitalares e de formação continuada dos seus profissionais para garantir a qualidade da assistência, por meio de padrões previamente estabelecidos[11].

O programa foi lançado em nosso país em 1999, quatro anos após a publicação do Manual de Acreditação Hospitalar para a América Latina e Caribe. Esse programa, coordenado pela ONA, apresenta manual e instrumentos de avaliação flexíveis, objetivando modificação progressiva, conforme as características dos hospitais brasileiros, considerando as diferenças regionais e os graus de complexidade das instituições[12].

O Manual Brasileiro de Acreditação de Organizações Prestadoras de Serviços Hospitalares é um instrumento para avaliar a qualidade da assistência e descreve padrões de qualidade para cada um dos setores do hospital, com base em três níveis de complexidade crescente, e cada padrão deve ser suficientemente atingido para se obter a acreditação, que será dada pelo menor nível obtido.

Os princípios orientadores de cada padrão de referência podem ser observados no Quadro 3.1.

Quadro 3.1. Princípios para os padrões relativos de níveis de qualidade

Nível	Princípios
1	Habilitação do corpo funcional Atendimento aos requisitos fundamentais de segurança para o cliente nas ações assistenciais e procedimentos médico-sanitários Estrutura básica (recursos) capaz de garantir assistência orientada para a execução de suas tarefas
2	Existência de normas, rotinas e procedimentos documentados e aplicados Evidências de introdução e utilização de uma lógica de melhoria dos processos nas ações de assistência e nos procedimentos médicos Evidência de atuação focalizada no cliente/paciente
3	Evidência de vários ciclos de melhoria em todas as áreas Sistema de informação institucional consistente Sistema de aferição do grau de satisfação dos clientes internos e externos Programa institucional da qualidade e produtividade implantado, com evidência de impacto sistêmico

Fonte: Klück[12].

Partindo-se da premissa de que é necessário rever esse instrumento periodicamente e adequá-lo à realidade, foi aprovada a quarta edição do Manual Brasileiro de Acreditação Hospitalar, resultado de convênio de cooperação técnica entre a Agência Nacional de Vigilância Sanitária (Anvisa) e a ONA, além da contribuição de instituições representativas da área, por meio de consulta pública[11].

Ainda que as acreditações realizadas nos serviços hospitalares ocorram de forma incipiente, tiveram o mérito de quebrar preconceitos e foram realizadas em hospitais públicos e privados, de pequeno e grande porte, gerais e especializados, localizados nas diferentes regiões[11].

Klück[12], descrevendo a experiência do Hospital de Clínicas de Porto Alegre, refere que a acreditação revelou-se como ferramenta efetiva para formação e motivação dos profissionais, além de promover o desenvolvimento de cultura de qualidade na instituição, de sistemas de informação adequados e gestão do hospital.

Certificação baseada em normas ISO

Outro modelo de certificação utilizado em hospitais nacionais é o modelo baseado nas normas da ISO, organização não governamental, fundada em 1947, que elabora normas de padronização com aplicação internacional, representada no Brasil pela Associação Brasileira de Normas e Técnicas (ABNT). Para hospitais, utilizam-se as normas da série 9000[4], que nasceram da necessidade de padronização para os mais diversos produtos. Dessa série, apenas a norma ABNT NBR ISO 9001:2000 é certificável.

A certificação de um sistema de qualidade com base no padrão ISO 9001 garante muitos benefícios, entre eles: ganho de visibilidade no mercado, garantia para clientes que desejam aferir a capacidade da organização em manter as características de seus produtos e serviços, além de servir como referencial para produtos e empresas que precisam ter acesso aos mercados nacionais e internacionais.

Apesar de referir-se à Gestão da Qualidade, a norma ISO 9001:2000 atua significativamente em melhorias na produtividade, nos custos, no clima organizacional com responsabilidades e nas tarefas mais bem definidas e controladas[8].

Programa de Controle da Qualidade Hospitalar (CQH)[8,13]

O CQH, mantido pela Associação Paulista de Medicina (APM) e pelo Conselho Regional de Medicina do Estado de São Paulo (Cremesp), tem por objetivo atuar na melhoria contínua da qualidade hospitalar. Estimula a participação de todos os colaboradores e a autoavaliação, contém um componente educacional, que é o incentivo à mudança de atitudes e de comportamentos, além de incentivar o trabalho coletivo, principalmente o de grupos multidisciplinares no aperfeiçoamento dos processos de atendimento. O programa tem como missão contribuir para a melhoria contínua da qualidade do atendimento nos serviços de saúde mediante metodologia específica.

O programa do CQH tem embutido os seguintes valores:

a) Ética: incorpora os valores das entidades mantenedoras e respeita a legislação vigente sob todos os aspectos. A participação no CQH requer integridade e honestidade moral e intelectual.

b) Autonomia técnica: tem autonomia técnica para ser conduzido, independentemente de injunções que contrariem os princípios definidos em seus documentos básicos – Missão, Valores, Visão, Estatuto e Metodologia de Trabalho.

c) Simplicidade: as regras são adequadas e suficientes à realidade hospitalar brasileira.

d) Voluntariado: incentiva a participação voluntária dos hospitais, interpretando a busca da melhoria da qualidade como manifestação de responsabilidade pública e de cidadania.

e) Confidencialidade: trata todos os dados preservando a identidade dos hospitais participantes.

f) Enfoque educativo: promove o aprendizado a partir da reflexão e da análise crítica dos processos e resultados.

Obstáculos

Podem ser encontrados obstáculos importantes, nas organizações hospitalares, por causa de aspectos gerais relacionados aos programas, mas, em especial, devido aos elementos estruturais e às especificidades dessas organizações, que podem comprometer os resultados. Entre as especificidades, encontram-se as de natureza econômica e organizacional, que merecem ser exploradas (Quadro 3.2).

Quadro 3.2. Especificidades de natureza econômica e organizacional

Leis de mercado	Não se aplicam bem ao setor em vista das necessidades humanas e prioridades não mercantis, que se impõem independentemente dos custos de produção, valor de mercado e preços praticados.
Concorrência	Não é um elemento forte no ambiente dessas organizações, pois esse é um segmento cronicamente carente em alguns países.
Variabilidade da assistência demandada	É enorme e cada paciente se comporta subjetivamente de maneira diferente, o que dificulta uma rígida padronização do processo de trabalho em saúde e a racionalização da oferta de serviços.
Simetria de informação	Não há nesse mercado, pois os clientes são geralmente leigos e não têm capacidade de julgar seu tratamento, nem suas necessidades, o que dificulta o exercício das suas opções de consumo.
Consumo do serviço	É imediato à produção e, portanto, não há tempo para o controle prévio da qualidade, nem estoque para inspeção final.
Produção do serviço	É executada por uma grande variedade de profissionais de diversos níveis de escolaridade e formação, com interesses corporativos distintos.
Resistência aos programas	A categoria médica pode sentir-se fiscalizada e tolhida na conduta clínica dos pacientes ante o controle externo.

Fonte: Gurgel Jr. e Vieira[14].

Qualidade e os serviços de nutrição hospitalares

Em meados do século XX, ocorreu modificação na maneira de conceber a assistência nutricional para indivíduos hospitalizados, como resultado do desenvolvimento da Ciência da Nutrição e da constatação da necessidade de alimentação adequada como recurso para a promoção, recuperação e conservação da saúde.

A busca da satisfação do cliente é o enfoque da Melhoria da Qualidade Hospitalar, que deve envolver, também, o Serviço de Alimentação ou Unidade de Alimentação e Nutrição.

Para determinar a qualidade em uma Unidade de Alimentação e Nutrição (UAN), é necessário definir o conjunto de propriedades desejadas, como a oferta de uma refeição equilibrada nutricionalmente e adequada ao comensal, adequação que deve ocorrer tanto no sentido da manutenção como da recuperação da saúde do comensal, visando auxiliar no desenvolvimento de hábitos alimentares saudáveis. Além desses aspectos, visa satisfazer o comensal no que diz respeito ao serviço oferecido, que inclui o ambiente físico (incluindo tipo, conveniência e condições de higiene de instalações e equipamentos disponíveis) e o contato pessoal entre operadores da UAN e clientes[15].

A produção de refeições coletivas engloba as seguintes dimensões: técnica, relacionada aos conhecimentos dos produtos alimentares e não alimentares, métodos de cocção e conservação dos alimentos, equipamentos; científica, que envolve os conhecimentos sobre microbiologia e físico-química dos alimentos, necessários para o controle da conservação e higiene dos alimentos, assim como do equilíbrio alimentar das refeições; e cultural, considerando a construção da identidade simbólica dos alimentos[15].

Essa ideia nos remete ao conceito de qualidade, que pode ser traduzido pela definição do conjunto de propriedades de um produto ou serviço, de acordo com os atributos: excelência, com o significado de atingir o padrão mais elevado de desempenho; valor, quando não só utiliza materiais e serviços raros, com alto custo, mas também quando se obtém um bom produto por um preço acessível; especificações, vinculadas à definição do resultado a ser obtido; conformidade, quando atende às especificações determinadas; regularidade, quando há uniformidade alcançada por produtos ou serviços idênticos, adquirindo, também, um significado de confiabilidade e, finalmente, adequação ao uso, porque o produto atende às necessidades ou aos interesses do cliente e não apresenta defeitos[16].

Utilizando as definições de qualidade aos objetivos das UAN hospitalares, poderíamos estabelecer que especificações consistem na determinação de aportes nutricionais das dietas de rotina e especiais (expressos em manuais de dietas, disponíveis para toda a equipe de saúde), para manter ou recuperar a saúde dos pacientes/clientes, preparadas com gêneros alimentícios bem aceitos, apresentando aparência satisfatória e palatabilidade, em condições higiênico-sanitárias adequadas, disponibilizados em ambiente agradável, higienizado e harmonioso, compatíveis com os códigos de conduta coletiva, contribuindo para a educação nutricional e oferecendo mecanismos de participação dos clientes/pacientes, para sua avaliação e direcionamento. A noção de valor relaciona-se à melhor qualidade de serviço, pelo menor preço, tendo em vista a legislação que estabelece parâmetros para aquisição pelas instituições públicas[17].

A qualidade também poderá ser avaliada pela conformidade do serviço quanto às suas especificações e à regularidade, traduzida pela realização de serviços idênticos (manutenção dos horários e refeições padronizadas por tipo de dieta), proporcionando a confiabilidade em se encontrar regularidade na prestação dos serviços (inclusive a garantia do recebimento da dieta prescrita). A qualidade só será alcançada pela sua adequação ao uso, expressão que reúne todos os atributos já citados. O hospital visa à qualidade da alimentação e à assistência nutricional, que significa clientes/pacientes mais satisfeitos com o serviço, melhor desempenho da instituição, repercutindo na qualidade da assistência prestada ao cliente e ao ensino; à ausência de deficiências, o que corresponde à maior eficiência de recursos produtivos, custos menores com inspeção e controle e, consequentemente, maior satisfação do cliente com o desempenho dos serviços.

Schiller e cols.[18] consideram que nutricionistas e técnicos em nutrição necessitam identificar os determinantes da satisfação do paciente com o alimento e o serviço de nutrição, e propõem gerência de qualidade total para serviços de nutrição hospitalares. Discriminam as diferentes correntes e apresentam proposta de qualidade a ser avaliada sobre o serviço, apontando diferentes tipos de indicadores: baseados na severidade, no cuidado distribuído e indicadores em direção da *performance*.

O indicador de evento sentinela mede a seriedade, o quanto é indesejável e frequente a ocorrência evitável, por exemplo: alimentos contaminados, pacientes recebendo dieta enteral errada, observação de objetos estranhos na alimentação, presença de insetos na área de alimentação, pacientes recebendo alimentos deteriorados[18].

Outros indicadores podem examinar o que ocorre com pacientes, como resultado da intervenção nutricional. Os indicadores podem ser: pacientes com fatores de risco nutricional que recebem avaliação nutricional; pacientes que recebem avaliação do estado nutricional, com 48 horas de admissão; dietas prescritas que são modificadas após recomendação de nutricionista da área clínica; números de problemas associados com a administração de dieta enteral, como obstrução da sonda; porcentagem de alimentos consumidos ou porcentagem de alimentos que retornaram sem terem sido tocados.

Neves, Castro e Cônsoli[19], utilizando referencial de administração de serviços, indicam que o fornecimento de satisfação para clientes de serviços de alimentação constitui um grande desafio, devido às características mencionadas anteriormente.

Na quarta edição do Manual Brasileiro de Acreditação de Organizações Prestadoras de Serviços Hospitalares, a descrição de padrões de qualidade para a Assistência Nutricional apresenta três níveis de complexidade crescente, conforme descrito no Quadro 3.3. Configura-se como um instrumento para avaliar a qualidade da assistência e viabiliza a evolução gradual, desde a estrutura até os processos, integrando aspectos da gestão de UAN e o processo do cuidado nutricional.

Os programas de qualidade têm forte tendência para avaliar as condições hospitalares, identificando aspectos importantes para a qualidade dos serviços, mas restringem-se ao diagnóstico e à elaboração de manuais, revertendo-se na aplicação de medidas superficiais ou mais simples; às vezes, utilizando técnicas incompatíveis com as diversas variáveis e elementos estruturais que deveriam ser abordados para resolver problemas organizacionais mais profundos. Embora a experiência americana de aplicação de Programas de Qualidade Total tenha resultado na promoção de maior eficiência com redução de custos, a aplicação no Setor Público poderá ter alcance limitado, se não for desenvolvida uma abordagem mais complexa do modelo de atenção utilizado nas políticas de saúde[14].

Quadro 3.3. Itens de orientação para Acreditação da Assistência Nutricional

Nível	Padrão	Itens para orientação
1	Dispõe de equipe habilitada; atende aos requisitos formais e técnicos para a segurança das atividades; estrutura de acordo com o perfil e o grau de complexidade da organização	• Responsável técnico habilitado • Equipe habilitada e capacitada, dimensionada às necessidades do serviço • Utilização de manual de boas práticas de preparo de alimentos • Relação de dietas básicas para as patologias de maior prevalência na organização, com prescrições dietéticas e cardápios diários • Precauções-padrão e cumprimento das normas da Comissão de Controle de Infecção • Participação de comissões e serviços institucionais • Condições estruturais e operacionais que atendem a todos os requisitos de segurança para o cliente interno e externo, conforme normas e regulamentos vigentes • Sistemática de manutenção preventiva e corretiva de equipamentos
2	Manual(is) de normas, rotinas e procedimentos documentado(s), atualizado(s), disponível(is) e aplicado(s); estatísticas básicas para o planejamento de melhorias; programa de capacitação e educação continuada; evidências de integração com outros processos e serviços da organização	• Manual(is) de normas, rotinas e procedimentos documentado(s), atualizado(s), disponível(is) e aplicado(s) • Programa de capacitação e educação continuada, com evidências de melhorias • Sistemática de visita e acompanhamento aos clientes/pacientes • Grupos de trabalho para a melhoria de processos e integração institucional • Procedimentos voltados para a continuidade de cuidados ao cliente/paciente e seguimento de casos • Sistema de análise crítica dos casos atendidos, visando à melhoria da técnica, controle de problemas, melhoria de processos e procedimentos e minimização de riscos
3	Sistema de análise da satisfação dos clientes internos e externos; participa ativamente do programa institucional da qualidade e produtividade, com evidências de ciclos de melhoria; está integrado ao sistema de informação da organização, utilização de dados e indicadores para a avaliação do serviço e comparações com referenciais externos	• Sistemas de planejamento e melhoria contínua em termos de estrutura, novas tecnologias, atualização técnico-profissional, ações assistenciais e procedimentos • Ciclos de melhoria com impacto sistêmico • Análises e comparações utilizando sistema de informação baseado em dados e indicadores • Sistema de análise da satisfação dos clientes internos e externos

Fonte: Brasil[11].

REFERÊNCIAS

1. Juran JM. Juran na liderança pela qualidade. 2. ed. São Paulo: Pioneira; 1993. 386p.
2. Garvin DA. Gerenciando a qualidade: a visão estratégica e competitiva. Rio de Janeiro: Quality-mark Ed.; 1992. 357p.
3. Hoffman KD, Bateson JEG. Diferenças fundamentais entre bens e serviços. In: Hoffman KD, Bateson JEG. Princípios de marketing de serviços: conceitos, estratégias e casos. São Paulo: Pioneira Thompson Learning; 2003. p. 29-58.

4. Ichinose RM, Almeida RT. Desmistificando a certificação e acreditação de hospitais. In: Memorias II Congresso Latinoamericano de Ingenieria Biomédica, Habana, 2001. Maio 23 – 25, Habana, Cuba, 2001.

5. Feldman LB, Gatto MAF, Cunha ICK. História da evolução da qualidade hospitalar: dos padrões a acreditação. Acta Paul Enferm. 2005;18(2):213-9.

6. Mezomo JC. Gestão da qualidade na saúde: princípios básicos. São Paulo: J.C. Mezomo; 1995. 301p.

7. Berwick DM, Godfrey AB, Roessner J. Melhorando a qualidade dos serviços médicos, hospitalares e da saúde. São Paulo: Makron Books; 1994. 296 p.

8. Silva LP. Certificação de Qualidade: Inserção da Responsabilidade Social nos Hospitais do Grande ABC. São Caetano do Sul. Dissertação [Mestrado em Administração] Universidade Municipal de São Caetano do Sul; 2007.

9. Almeida HMS. Programa de qualidade do governo federal aplicado à saúde. In: VII Congresso Internacional del Clad sobre la Reforma del Estado y de la Administración Pública; 2002 Oct 8-11. Lisboa, Portugal; 2002.

10. Lima SBS, Erdmann AL. A enfermagem no processo da acreditação hospitalar em um serviço de urgência e emergência. Acta Paul Enferm. 2006;19(3):271-8.

11. Brasil. Resolução RDC nº 12, de 26 de janeiro de 2004. D.O.U. Diário Oficial da União; Poder Executivo, de 27 de janeiro de 2004, aprova o Manual Brasileiro de Acreditação de Organizações Prestadoras de Serviços Hospitalares – 4ª Edição. ANVISA – Agência Nacional de Vigilância Sanitária.

12. Klück M. O papel do programa brasileiro de acreditação hospitalar na gestão da qualidade assistencial. In: Congresso da Associação Latina de Análise de Sistemas de Saúde – CALASS 2002, Toledo, Espanha. Anais do CALASS 2002. Barcelona, Espanha: ALASS, 2002. v. 1 [acesso em: 22 mar 2016]. Disponível em: http://www.alass.org/pt/calass/calass-2002.html.

13. Barros E. Mudanças de Práticas de Gestão em Instituições de Saúde com a adoção do modelo CQH – Compromisso com a Qualidade Hospitalar. Santos. Dissertação [Mestrado em Gestão de Negócios]. Universidade Católica de Santos; 2008.

14. Gurgel Jr GD, Vieira MMF. Qualidade total e administração hospitalar: explorando disjunções conceituais. Ciência e Saúde Coletiva. 2002;7(2):325-34.

15. Proença RPC. Inovação tecnológica na produção de alimentação coletiva. Florianópolis: Insular; 1997. p. 135.

16. Maximiniano ACA. Teoria geral da administração. 2 ed. São Paulo: Atlas; 2000.

17. Brasil. Lei nº 8.666, de 21 de junho de 1993. DOU. Diário Oficial da União; Poder Executivo, regulamenta o art. 37, inciso XXI da Constituição Federal, institui normas para licitações e contratos da Administração Pública e dá outras providências. Texto atualizado em 1.11.00.

18. Schiller MR, Miller-Kovach K, Miller MA. Total management for hospital nutrition services. Gaithersburg, Maryland: Aspen Publisers, 1994. p. 362.

19. Neves MF, Castro LT, Cônsoli MA. Serviços e marketing em empresas de alimentação. In: Neves MF, Castro LT. (orgs). Marketing e estratégia em agronegócios e alimentos. São Paulo: Atlas, 2003. p. 162-81.

Outras referências sugeridas

Almdal T, Viggers L, Beck AM, Jensen K. Food production and wastage in relation to nutritional intake in a general district hospital – wastage is not reduced by training the staff. Clinical Nutrition. 2003;22(1):47-51.

Barton AD, Beigg CL, Macdonald IA, Allison SP. High food wastage and low nutritional intakes in hospital patients. Clinical Nutrition. 2000;19(6):445-9.

Boog MCF. O papel do enfermeiro no cuidado nutricional ao paciente hospitalizado. Rev Campineira Enf. 1999;2(1):17-21.

Brylinsky C. Processo de cuidado nutricional. In. Mahan LK, Escott-Stump S. Krause: alimentos, nutrição e dietoterapia. 10 ed. São Paulo: Roca. 2002. p. 416-36.

Kotler P. Análise do consumidor. In: Kotler P. Marketing para organizações que não visam o lucro. São Paulo: Atlas, 1978. p. 135-70.

Malhota NK. Pesquisa de marketing: uma orientação aplicada. 3 ed. Porto Alegre: Bookman; 2001.

Stanga Z, Zurflüh Y, Roselli M, Sterchi AB, Knecht G. Hospital food: a survey of patients' perceptions. Clinical Nutrition. 2003;23(3):241-46.

Vieira MNCM. Estudo das representações sociais do Programa de Alimentação Escolar da Prefeitura Municipal de Ribeirão Preto. Ribeirão Preto. Tese [Doutorado em Enfermagem]. Escola de Enfermagem de Ribeirão Preto, Universidade de São Paulo; 2002.

Waitzberg DL, Caiaffa WT, Correia ITD. Hospital malnutrition: the Brazilian National Survey (IBRANU-TRI): a study of 4000 patients. Nutrition. 2001;17:573-80.

SUSTENTABILIDADE EM UNIDADE DE ALIMENTAÇÃO E NUTRIÇÃO HOSPITALAR

Marcela Boro Veiros
Suzi Barletto Cavalli

Este capítulo se propõe a discutir possíveis ações de sustentabilidade no processo de produção de refeições, direcionando um olhar crítico e cuidadoso ao tema, necessário aos nutricionistas e demais profissionais envolvidos nessa área. Além disso, entre os demais aspectos a serem abordados, estão a compra sustentável, ações sustentáveis durante o processo produtivo e os desafios para trabalhar a sustentabilidade no contexto de uma Unidade de Alimentação e Nutrição (UAN) hospitalar.

A sustentabilidade desponta como um assunto ainda atual de que o nutricionista precisa se apropriar cada vez mais, independentemente de sua área de atuação, justamente por se tratar de saúde, ambiente e responsabilidade social, culminando em deveres de cidadãos conscientes sobre o papel de cada um na sociedade, que extrapolam o dever profissional.

Conscientes dos crescentes casos de morbidade e mortalidade que se desenvolvem de forma preocupante na sociedade, a importância e o papel desempenhado pelas UAN hospitalares ficam mais evidentes. Isso porque o número de pessoas hospitalizadas aumenta, bem como a necessidade por profissionais de saúde inseridos diariamente em hospitais por todo o país, para um tratamento global, humanizado e efetivo[1,2].

O objetivo das UAN hospitalares é oferecer refeições nutricionalmente equilibradas, sensorialmente atrativas, adequadas no aspecto higiênico-sanitário e apropriadas aos comensais, com custo compatível ao tipo de serviço prestado. As refeições oferecidas devem ser capazes de manter e recuperar a saúde dos comensais, além de desenvolver hábitos alimentares saudáveis[3].

Em uma UAN hospitalar os comensais são cativos, consomem exatamente o que lhes foi oferecido e, muitas vezes, isso faz parte do tratamento hospitalar, no caso dos pacientes. Com isso, a responsabilidade do nutricionista com a alimentação oferecida aumenta. Há uma série de recomendações que serão discutidas sobre a qualidade e a característica da refeição a ser proporcionada aos comensais.

Entre os principais aspectos da refeição, Proença e cols.[4] mencionam a importância de abarcar as diferentes dimensões da qualidade da alimentação ao se planejar a refeição. Essas dimensões contemplam as questões higiênica, nutricional, sensorial, simbólica, regulamentar, de serviço e de sustentabilidade. Em uma UAN, o produto final do processo produtivo, que chega ao comensal, é a refeição.

SUSTENTABILIDADE E A PRODUÇÃO DE REFEIÇÕES

O conceito de sustentabilidade refere-se ao "desenvolvimento que satisfaz as necessidades do presente sem comprometer a capacidade das futuras gerações satisfazerem as suas próprias necessidades". O conceito do termo foi desenvolvido em 1987, durante a Comissão Mundial da Organização das Nações Unidades (ONU) sobre Meio Ambiente e Desenvolvimento, com a publicação do documento denominado "Nosso futuro comum", largamente conhecido como Relatório Brundtland.

O termo "sustentabilidade" pode ser empregado de diversas maneiras. Esse termo em UAN torna-se complexo pela abrangência, englobando questões ambientais, econômicas e sociais. Hanss e Böhm[5] propuseram, além das dimensões anteriores, a temporal e de desenvolvimento, sob a perspectiva do consumidor. Para melhor compreensão das dimensões de sustentabilidade citadas por esses autores[5], alguns exemplos são destacados a seguir, mostrando o alcance do tema:

- Dimensão Ambiental: preservação dos recursos naturais, ou seja, da natureza e dos recursos do ambiente (solo, energia, florestas, pescados);
- Dimensão Social: melhoria das condições de vida das pessoas socialmente menos favorecidas e promoção da igualdade de oportunidades para todos. Valores e atitudes da sociedade e comunidade, comércio justo, bem-estar social, distribuição, desenvolvimento dos países;
- Dimensão Econômica: viabilidade e crescimento econômico que assegure o bem-estar do homem;
- Dimensão Temporal: as necessidades das gerações atuais e futuras devem ser consideradas; perspectiva a longo prazo; gerações futuras;
- Dimensão de Desenvolvimento: o desenvolvimento (pesquisas, novas tecnologias, mudanças no estilo de vida e prioridades políticas) é necessário para alcançar a sustentabilidade, além de problemas a serem solucionados.

A sustentabilidade exige a compreensão baseada no tripé social, econômico e ambiental da racionalização do aporte de recursos, redução do volume de resíduos, com práticas de reciclagem, conservação de energia e água, implementação de políticas de proteção ambiental e desenvolvimento de pesquisas que façam uso de tecnologias ambientalmente mais adequadas[6,7].

Apesar das dimensões complementares, temporal e de desenvolvimento, propostas por Hanss e Böhm[5], essa discussão será fundamentada nos aspectos ambientais, econômicos e sociais, definidos por Glavic e Lukman[8], Omer[9], *United Nations*[10] e FAO[11], como os pilares do desenvolvimento sustentável, no amplo contexto de atuação em UAN.

Na produção de refeições, ao se pensar em sustentabilidade, ressalta-se a necessidade de atuação do nutricionista e demais funcionários da UAN alicerçada nas Boas Práticas Sustentáveis (BPS). As BPS são "procedimentos que devem ser adotados a fim de garantir a sustentabilidade na produção de refeições, com diminuição dos impactos causados ao ambiente, sem prejuízos à qualidade do alimento"[12].

Um termo bastante difundido ao se abordar restaurantes ou UAN sustentáveis é o *"green restaurant"*, ou seja, "restaurante verde", no mais amplo conceito de sustentabilidade. O conceito refere-se a ambientalmente amigável (*eco-friendly*), socialmente justo e que favoreça o desenvolvimento econômico e saudável.

Os conceitos fundamentais de um *green restaurant* definidos por Wang e cols.[13] são:

- Sustentabilidade (produção e serviços ambientalmente amigáveis, uso de alimentos orgânicos e produtos ambientalmente amigáveis);
- Baixa produção de carbono (conservação de energia e redução de carbono, eficiência energética e economia de água, uso de alimentos e recursos locais);
- Preocupação com o ambiente (redução do lixo produzido, baixa poluição e preservação de recursos por meio de conceitos como reciclar, reduzir e reutilizar);
- Adoção de políticas de gerenciamento ambiental, educação ambiental para funcionários e consumidores, preocupações com a saúde, higiene e segurança, bem como responsabilidade social.

SEGURANÇA ALIMENTAR, QUALIDADE DA ALIMENTAÇÃO E O CARDÁPIO NA PRODUÇÃO DE REFEIÇÕES HOSPITALARES

A Lei de Segurança Alimentar e Nutricional declara a necessidade do acesso regular e permanente à alimentação de qualidade, em quantidade suficiente, sem comprometer o acesso a outras necessidades essenciais, tendo como base práticas alimentares promotoras de saúde que respeitem a diversidade cultural e que sejam ambiental, cultural, econômica e socialmente sustentáveis[14]. Observa-se a ocorrência de uma interligação conceitual entre as questões relativas à qualidade, segurança e sustentabilidade. Destaca-se ainda, no Guia Alimentar para a População Brasileira[15], o incentivo ao consumo de alimentos naturais, de produção local, valorizando os alimentos regionais, provenientes da agricultura familiar, produzidos e processados de maneira ambientalmente sustentável.

O Brasil, ainda, divide-se no cenário de tentar garantir o acesso regular a alimentos de qualidade, em quantidade suficiente, a uma parcela da população. Por outro lado, desponta o aumento de obesidade e doenças crônicas não transmissíveis em todo o mundo, por diversas causas[16].

Alguns fatores apontados por Malik e cols.[17] para esses níveis crescentes de obesidade incluem as mudanças ocasionadas ao ambiente no qual as pessoas estão inseridas, a qualidade da alimentação (consumo de alimentos processados de baixo custo com reduzido valor nutricional, bebidas açucaradas e produtos densamente energéticos) e a infraestrutura urbana, que promove o estilo de vida sedentário, acarretando um balanço energético positivo.

Os mesmos autores também demonstram que, devido à extensão e complexidade da epidemia da obesidade, políticas e estratégias de prevenção em vários níveis são necessárias para ter efeitos mensuráveis, envolvendo governo, indústria, sistemas de saúde, hospitais, escolas, setor agrícola, mídia e comunidade.

A Organização Mundial da Saúde, desde 2004[18], com a publicação da Estratégia Global de Alimentação, Atividade Física e Saúde (EG-OMS), apontou a necessidade de melhoria da qualidade alimentar e nutricional da alimentação, assinalando as UAN como parceiras preferenciais para tais implementações. A EG-OMS afirmava que as pessoas têm direito a escolhas alimentares saudáveis no momento de realizar suas refeições. Tal indicação reforça a importância do cardápio nas UAN, nomeadamente em UAN hospitalares.

O mesmo órgão lançou em 2013 o documento Plano de Ação para Prevenção e Controle de Doenças Não Transmissíveis[16], com algumas políticas para seus países-membros, com o objetivo de: programar estratégias e recomendações para reduzir em 30% a ingestão de sal/sódio; parar o crescimento de *diabetes mellitus* tipo 2 (DMT2) e obesidade; e reduzir em 25% a prevalência de hipertensão arterial.

As ações que podem ser diretamente aplicadas à produção de refeições são: aumentar o consumo de frutas e hortaliças; eliminar a gordura trans, não adquirindo produtos com esse tipo de gordura e substituindo-a por gordura insaturada; reduzir a utilização de gordura saturada e substituí-la por insaturada; reduzir a quantidade de açúcar em alimentos e bebidas; e reduzir o tamanho das porções.

Tais recomendações podem ser complementadas, ainda, com as orientações de outros documentos, como a redução do sal e do açúcar adicionado e o aumento da oferta de alimentos integrais e fibras, como cereais integrais, leguminosas e oleaginosas, além das frutas e hortaliças[18-20].

Dessa forma, torna-se evidente quais alimentos e grupos alimentares devem ser considerados no planejamento do cardápio. O planejamento do cardápio deve obedecer à lógica de que o cardápio é o principal instrumento de trabalho do nutricionista, e a maneira como ele planeja e executa poderá assegurar ou não que a refeição produzida cumpra sua função de promover a saúde, prevenir doenças e recuperar os pacientes hospitalizados[21]. Apreciando que as alterações do cardápio para contemplar as modificações dietéticas são realizadas a partir da dieta geral, todas as variações subsequentes também estarão adequadas às dimensões da qualidade da alimentação, inclusive a de sustentabilidade.

São claramente recomendadas a instituições públicas, como escolas, universidades e locais de trabalho, a provisão e a disponibilidade de alimentos saudáveis, bem como o desenvolvimento de políticas de cooperação com o setor agrícola para reforçar a compra direta, inclusive para UAN e instituições públicas e privadas, oferecendo, dessa maneira, grandes oportunidades para utilização de alimentos e produtos possivelmente mais saudáveis da agricultura local. Além disso, é indicado criar e fomentar ambientes de promoção de saúde e nutrição, incluindo estabelecimentos educacionais, locais de trabalho, clínicas, hospitais e outras instituições públicas ou privadas[16].

É importante ressaltar tais aspectos, pois estão intimamente ligados aos conceitos de sustentabilidade e recomendações que serão discutidos ao longo deste capítulo. Assim, percebe-se que as indicações serão pautadas em documentos oficiais de órgãos internacionais, nacionais e publicações pertinentes ao tema.

Como enfoque na dimensão sustentabilidade na produção de refeições, é possível considerá-la desde o projeto arquitetônico. No entanto, durante o processo de produção de refeições, essa dimensão está presente nos cardápios, seleção e aquisição de gêneros alimentícios e em todas as demais etapas do processo produtivo de refeições, incluindo a distribuição do produto final, ou seja, a refeição. Esta sim, composta por diferentes preparações culinárias produzidas com a matéria-prima que entrou na UAN e torna-se o objeto de trabalho do nutricionista, o alimento[22,23].

Dessa forma, o cardápio deve ser utilizado como instrumento de educação alimentar. Os comensais, sejam os pacientes ou demais usuários da UAN hospitalar, podem aprender com as opções oferecidas, modificando seus hábitos alimentares com o consumo de alimentos saudáveis e saborosos. Assim, o nutricionista tem papel fundamental na elaboração de cardápios, atribuição desse profissional, na qualidade da alimentação dos clientes[4,21,24].

A forte relação entre cardápios e sustentabilidade pode ser destacada em diversos aspectos e etapas do processo produtivo de refeições. O cardápio é o ponto de partida para o processo de produção de uma UAN, servindo como instrumento gerencial pela definição detalhada de compras e armazenamento e, operacionalmente, pela distribuição de tarefas entre os operadores[4,25]. Além das questões abordadas anteriormente, outras ainda influenciam no planejamento do cardápio, como a organizacional, operacional e a gerencial e as características dos comensais[26].

A PRODUÇÃO DE ALIMENTOS E O IMPACTO AMBIENTAL

O impacto ambiental das operações na produção de refeições engloba: o transporte de matéria-prima; a distribuição das refeições; o deslocamento da equipe; os equipamentos utilizados; as fontes de energia; a água utilizada para o preparo das refeições e a desprezada, decorrente das operações de limpeza da UAN; os rejeitos liberados no ambiente; o gás e a energia dos equipamentos de refrigeração dos alimentos; as embalagens das matérias-primas e dos produtos de limpeza e os materiais descartáveis usados na distribuição e no porcionamento das refeições; o óleo empregado na etapa de fritura; os rejeitos produzidos (lixo) e seu destino, entre outros.

Assim, percebe-se que o sistema alimentar é o maior contribuinte à emissão global de gases de efeito estufa, os quais são produzidos em todos os estágios, do plantio e seus insumos até a distribuição de alimentos, consumo e eliminação de resíduos[27]. Há estudos que analisam a relação da produção dos alimentos com a emissão de gases de efeito estufa, ou seja, a pegada de carbono específica para os alimentos. Essa foi chamada por Gössling e cols.[23] de "*foodprint*", com a análise da intensidade de carbono na seleção de alimentos e discutindo como o setor de alimentação coletiva pode adaptar suas práticas. O estudo realizado por esses autores demonstrou que o gerenciamento adequado dos alimentos pode reduzir a emissão de gases de efeito estufa de prestadores de serviços de alimentação.

O setor de agricultura contribui com 10% a 12% da emissão de gases de efeito estufa totais ao redor do mundo. O desmatamento e outras mudanças no uso da terra contribuem com adicionais 6% a 17% de emissão global. Produção de alimentos de origem animal é o principal contribuinte para as emissões do setor agrícola. Uma combinação de melhorias tecnológicas agrícolas e redução na produção de alimentos de origem animal pode fornecer uma contribuição efetiva para cumprir as metas nacionais e globais para reduzir as emissões. No entanto, políticas para reduzir as emissões no setor agrícola devem assegurar o atendimento das necessidades nutricionais das populações que se beneficiam do consumo de alimentos de origem animal[27].

Há recomendações de diversos órgãos internacionais e nacionais para a utilização cada vez maior de produtos locais, regionais e de agricultura familiar, devido aos benefícios a várias dimensões de sustentabilidade[15,16]. Percebe-se que essas recomendações estão inter-relacionadas às demais, com diversas perspectivas, mas todas congruentes com a mesma meta[14,28-30].

Dessa forma, a oferta cada vez maior de frutas e hortaliças provenientes de produtores familiares da localidade e orgânicos também favorece a economia local, reforçando o papel social que a produção de refeições tem, empregando e auxiliando com condições adequadas de trabalho e de vida dos agricultores familiares na zona rural, incentivando a produção de alimentos livres de agroquímicos, colaborando com a saúde dos produtores e dos consumidores.

No Brasil, as Diretrizes da Agricultura Orgânica, definidas pelo Decreto n° 6.323/2007, estão diretamente integradas às dimensões de sustentabilidade discutidas anteriormente. Tais diretrizes são importantes para subsidiar e orientar a compra de alimentos orgânicos.

CARDÁPIO SUSTENTÁVEL – OPERACIONALIZAÇÃO DA SELEÇÃO DOS ALIMENTOS AO PLANEJAMENTO DO CARDÁPIO

Apesar de não ser o enfoque deste capítulo, torna-se impossível falar em sustentabilidade em UAN (Figura 4.1) hospitalar sem falar do papel do cardápio e das compras no ciclo da sustentabilidade na produção de refeições.

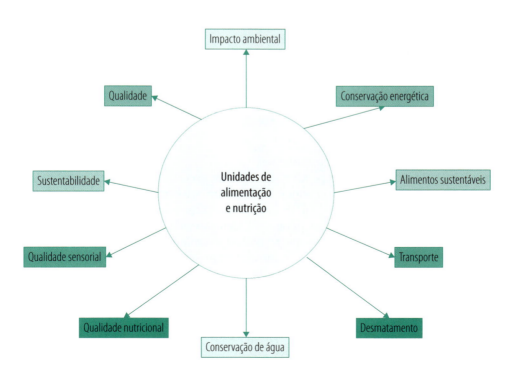

Figura 4.1. Requisitos a serem considerados na cadeia produtiva para aquisição de alimentos – compras sustentáveis.

Consideram-se dietas sustentáveis as que ponderam os seguintes elementos: têm baixo impacto ambiental, contribuem para a segurança alimentar e nutricional; cooperam para a vida saudável; protegem e respeitam a biodiversidade e os ecossistemas; são culturalmente aceitáveis e acessíveis, economicamente justas e acessíveis, nutricionalmente adequadas, seguras e saudáveis; e ainda otimizam os recursos naturais e humanos[31].

Para a operacionalização da sustentabilidade em UAN, seja comercial ou coletiva, que abrange a hospitalar, deve-se iniciar com a aquisição de alimentos decorrentes da compra por meio de circuitos curtos. Esses apresentam como característica principal a redução da escala das distâncias percorridas pelos produtos a serem transportados, propiciam benefícios de integração entre produção e consumo, contribuem com a valorização dos produtos locais e tradicionais, beneficiando a sustentabilidade em todas as suas dimensões[11,31-33].

Destacam-se na sustentabilidade em UAN: o recebimento de produtos de acordo com a sazonalidade; a possibilidade de entrega frequente dos alimentos pelo fornecedor, diminuindo o armazenamento de alimentos durante longo prazo; o menor uso de energia, propiciando a manutenção das características sensoriais e nutricionais; a utilização de alimentos produzidos em sistemas produtivos que preservem a agrobiodiversidade; a compra de circuitos curtos de alimentos ou compra direta da agricultura familiar, preferindo alimentos orgânicos e não geneticamente modificados.

Para a compra de produtos sustentáveis, observa-se a possibilidade da aquisição de produtos via o Programa de Aquisição de Alimentos (PAA), diretamente dos produtores familiares. O PAA tem por objetivo garantir o acesso aos alimentos em qualidade, quantidade e com regularidade, atributos do direito à alimentação adequada, promovendo a inclusão e fortalecendo a agricultura familiar[29,34]. Também, a partir da modalidade de "Compra Institucional" (art. 17 do Decreto nº 7.775, de 4 julho de 2012, regulamentado pela Resolução nº 50, de 26 de setembro de 2012), da Secretaria Nacional de Segurança Alimentar e Nutricional, a administração direta ou indireta da União, estados, Distrito Federal e municípios poderá efetivar a compra de produtos da agricultura familiar[35].

A adoção e a valorização de alimentos regionais ou locais também fortalecem a qualidade simbólica da refeição, servindo como referência aos comensais, apoiando a manutenção da cultura alimentar da população, por meio da oferta de alimentos e preparações que tenham identidade com os comensais ou possam reforçar e fazer perdurar para as novas gerações o uso de alimentos locais ou, ainda, ensiná-las a consumirem tais alimentos com diferentes formas de preparo e em diferentes preparações culinárias[36].

ASPECTOS DE REGULAÇÃO SANITÁRIA

A segurança alimentar nas UAN, sob a dimensão da qualidade sanitária, fundamenta-se na forma de gestão empregada, no tocante aos sistemas de controle de qualidade e segurança implementados, no tipo de sistema produtivo utilizado, no uso de tecnologias, na qualificação e profissionalização dos recursos humanos atuantes no setor e nos processos de regulação: legislação e fiscalização[37,38].

A regulamentação sobre segurança alimentar é determinada pelo conjunto de medidas que asseguram que os alimentos, quando preparados ou consumidos de acordo com o preconizado, não causem dano à saúde do comensal, minimizando a possibilidade de ocorrência das doenças transmitidas pelos alimentos (DTA)[39,40]. A evolução da legislação sanitária é um indicador importante no processo de implantação de um sistema de garantia da segurança alimentar.

A Resolução da Diretoria Colegiada (RDC) nº 216, de 2004[41], tem como objetivo o regulamento técnico de boas práticas (BP) para serviços de alimentação, a fim de garantir as condições higiênico-sanitárias dos alimentos preparados. Com relação ao âmbito de aplicação, observa-se que a RDC nº 216/2004, único ato normativo específico para os serviços de alimentação, não incluía as cozinhas dos estabelecimentos assistenciais de saúde, até a publicação da RDC nº 52/2014[42], de 29 de setembro de 2014. Dessa forma, o âmbito de aplicação da

RDC nº 216/2004 foi ampliado, incluindo, então, as UAN dos serviços de saúde. Com isso, ficou estabelecida a necessidade de atendimento aos padrões sanitários e demais instrumentos normativos aplicáveis aos serviços de alimentação dos serviços de saúde. Assim, as boas práticas de serviços de alimentação passam a contemplar, também, os serviços de saúde. Observa-se que a atualização manteve excluídos do regulamento os lactários, a terapia de nutrição enteral e os bancos de leite humano.

Em relação à sustentabilidade, há diretrizes de sustentabilidade específicas para as empresas de alimentação que aparecem em uma publicação do governo: Cadernos de Sustentabilidade da Rio+20[30]. Algumas dicas fornecidas por esse documento serão inseridas na parte de sugestões por etapa do processo produtivo (Figura 4.2).

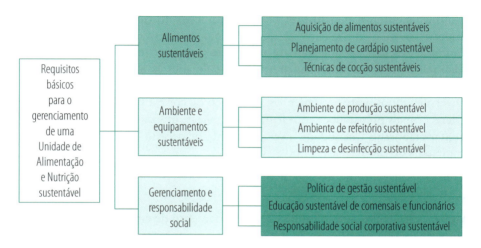

Figura 4.2. Esquema sobre requisitos básicos de gerenciamento sustentável, adaptado de Wang e cols.[13]

SUGESTÕES DE AÇÕES SUSTENTÁVEIS DURANTE O PROCESSO PRODUTIVO

As orientações a seguir foram elaboradas com base em publicações nacionais e internacionais a respeito do tema[11,13,22,23,30,31,43,44,45], listadas por etapas do processo de produção de refeições.

Aquisição de alimentos:
- Evitar alimentos que necessitem de longos percursos de transporte terrestre ou aéreo.
- Evitar carnes e pescados importados.
- Comprar mais alimentos locais.
- Comprar mais cereais integrais, frutas e hortaliças, e gêneros alimentícios com vida útil naturalmente mais longa.
- Comprar alimentos que respeitem a sazonalidade.
- Adquirir carnes bovinas, de aves e suínas e pescados resfriados, em vez de congelados.
- Realizar compra diretamente dos produtores locais.
- Comprar alimentos orgânicos de produtores locais ou de cooperativas dos produtores.
- Exigir qualidade dos produtos alimentícios, definindo padrões de qualidade higiênico--sanitário, nutricional e sensorial.
- Adquirir alimentos dos quais seja possível fazer a rastreabilidade.
- Adquirir a quantidade necessária de gêneros alimentícios, sem exageros.

- Definir o padrão de quantidade *per capita* da UAN para os diferentes alimentos e preparações.
- Realizar controle de estoque, com monitoramento da data de validade para não deixar vencer nenhum produto em estoque.
- Reduzir a dependência dos alimentos importados.

Planejamento de cardápio e preparo da refeição:
- Oferecer variedade de preparações e permitir escolhas alimentares, principalmente saudáveis.
- Ter preocupação com a qualidade nutricional.
- Ter cuidado com os aspectos sensoriais da refeição.
- Utilizar os critérios de substituição de preparações do cardápio em caso de situações imprevistas.
- Definir e executar adequadamente as técnicas culinárias.
- Elaborar de modo saudável as preparações culinárias (pouca gordura, sal, açúcar, evitando assados com adição de gordura e frituras).
- Diversificar, nos pratos e alimentos, o balanço de cor e a textura das preparações.
- Oferecer mais preparações com frutas e hortaliças, utilizando menos carne.
- Tentar elaborar a quantidade a ser produzida de acordo com o número estimado de comensais do modo mais fiel possível.
- Definir os métodos mais apropriados para limpeza e descongelamento, evitando o uso de água corrente para descongelar.
- Minimizar o desperdício de alimentos.
- Utilizar estratégias de economia e reaproveitamento de água de cozimento.
- Nunca descongelar alimentos sob refrigeração em água corrente. Os resultados do trabalho de Martinelli e cols.[22] sobre análise do descongelamento de carne em água corrente em uma UAN demonstrou que se gastavam em média 1.700 litros de água para descongelar cada 22 kg de carne, representando um adicional de 14 litros de água por refeição servida na unidade.
- Utilizar rotinas de cocção com maior eficiência energética:
    - pré-aquecer somente os equipamentos (ou parte deles) que terão uso impendente;
    - reduzir a temperatura ou, se possível, desligar equipamentos após o uso, quando não houver expectativa de uso próximo;
    - utilizar os equipamentos próximos à condição de máxima capacidade, incluindo adequação do equipamento à necessidade de preparo dos alimentos;
    - manter, sempre que possível, panelas tampadas;
    - não permitir que a chama do queimador atinja laterais de panelas;
    - programar uso de fornos de modo que produtos assados em temperaturas mais baixas sejam preparados em primeiro lugar;
    - manter os equipamentos limpos e em condições adequadas de operação.
- Assegurar que os utensílios escolhidos não tenham liberação de partículas tóxicas quando utilizados no preparo das refeições.
- Doar sobras de alimentos *in natura* para Bancos de Alimentos ou ONG.
- Doar restos de comida para a compostagem ou alimentação animal.
- Seguir os procedimentos de segurança alimentar estabelecidos pela legislação vigente.

Setor de produção da UAN:
- Realizar manutenção preventiva nos equipamentos e, quando adquirir novos, verificar o selo de economia de energia, optando por equipamentos mais econômicos, com melhor eficiência energética. O Programa Brasileiro de Etiquetagem (PBE) abran-

ge equipamentos normalmente utilizados em UAN. Deve-se optar por equipamentos classificados na faixa A ou que possuem selos Procel (equipamentos elétricos) ou Conpet (equipamentos a gás) de eficiência energética.

- Instalar nas torneiras de água sensor e adaptador com arejador ou jato de pressão para economia de água.
- Utilizar sensores de presença para iluminação de áreas que não tenham a presença constante de funcionários.
- Utilizar lâmpadas que tragam maior economia de energia; em uma escala de mais a menos econômicas estão as lâmpadas de LED, depois as fluorescentes (tubulares ou compactas), sendo as incandescentes as menos econômicas.
- Deixar a ventilação natural auxiliar no controle de temperatura, desde que a entrada de ar contenha telas milimétricas e não interfira na segurança dos alimentos produzidos, principalmente durante a manipulação.
- Implantar as boas práticas, procedimentos operacionais padronizados e sistema de análise de perigos e pontos críticos de controle (APPCC).
- Instalar equipamentos de tratamento e limpeza dos óleos nos exaustores antes da eliminação do ar contaminado para o ambiente, evitando a poluição proveniente da exaustão.
- Procurar produtos de limpeza biodegradáveis, mais ecológicos.
- Usar máquinas de lavar louça para a higienização de louças, visando a maior eficiência e menor gasto de água.
- Armazenar produtos resfriados ou congelados logo após o recebimento.
- Não armazenar produtos ainda muito quentes, imediatamente após a cocção ou no recipiente em que foram cozidos. Transferir o alimento para outro recipiente, dar um choque térmico no alimento (imersão em água com gelo) ou colocar previamente para reduzir a temperatura em equipamento específico, como os resfriadores rápidos.
- Reduzir a frequência e o tempo de abertura das câmaras frias, refrigeradores e congeladores.
- Observar as condições da instalação e manutenção, especialmente:
  – estado das borrachas de vedação das portas;
  – congelamento de serpentinas;
  – circulação de ar e limpeza dos condensadores (não permitindo, por exemplo, que sejam utilizados para secagem de panos e utensílios).
- Utilizar os demais equipamentos da UAN quando necessário (exaustores e iluminação), mantendo sua limpeza e condições adequadas de manutenção.
- Realizar auditoria energética e de resíduos sólidos na unidade produtiva.
- Executar o ciclo de máquina de lavar louça apenas quando estiver cheia.
- Adquirir materiais reciclados quando possível.

Setor de distribuição e comunicação com os comensais:
- Reduzir o tamanho das porções nos serviços tipo bufê autosserviço. O tamanho de porção reduzido é uma alternativa muito interessante sob diversos aspectos, pois permite que pessoas que queiram pedaços menores tenham essa opção e os comensais que desejem uma quantidade maior possam se servir com mais de um pedaço. Dessa forma, reduz-se o desperdício com a quantidade de comida porcionada, seja pelo cliente ou pelo funcionário.
- Aumentar a frequência de reposição para ter alimentos sempre sensorialmente atrativos.
- Ter cuidado na distribuição das preparações para estimular, principalmente, o consumo de frutas, hortaliças e grãos integrais.
- Reduzir o tamanho dos pratos nos bufês, pois o que se observa muitas vezes são pratos cada vez maiores, que estimulam um consumo exagerado.
- Evitar a utilização de materiais descartáveis.

- Evitar o uso de jogos americanos de papel ou papel bandeja.
- Não usar talheres, copos ou recipientes descartáveis para sobremesa.
- Conscientizar o comensal sobre a utilização do guardanapo.
- Incentivar atitudes sustentáveis nos clientes, estimulando postura e responsabilidade no processo.
- Aproveitar a maior iluminação natural possível nos refeitórios.
- Não oferecer água em garrafas individuais, disponibilizar filtros ou equipamentos que permitam o livre consumo de água no refeitório ou sala de refeições.
- Adotar uma comunicação sustentável:
  - utilizar materiais *online* para promoções e campanhas, por sistema eletrônico, internet ou intranet, para divulgar informações e propagandas;
  - valorizar as ações ecológicas como *marketing* para a sua unidade;
  - as soluções criadas devem ter, preferencialmente, como princípio a escolha de materiais e processos que deverão garantir sua replicação;
  - recomenda-se utilizar materiais que garantam o mínimo de impacto ambiental e o máximo de impacto sensorial;
  - visar, sempre que possível, utilizar materiais que empreguem recursos locais, naturais, reutilizáveis, recicláveis, biodegradáveis e que reduzam a necessidade de manutenção;
  - dar o correto destino aos resíduos produzidos;
  - a comunicação, divulgação, sinalização e *marketing* devem priorizar a utilização de materiais reciclados ou recicláveis;
  - dar preferência a papéis não clorados e com certificação de manejo florestal adequado (como certificação do *Forest Stewardship Council* – FSC –, inclusive no Brasil, por meio do Conselho Brasileiro de Manejo Florestal, denominado FSC Brasil);
  - caso o uso do plástico seja imprescindível, optar por bioplásticos.

Limpeza e geração de resíduos:
- Reciclar o óleo vegetal utilizado na fritura. Separar para a reciclagem por empresas qualificadas. O óleo vegetal de fritura utilizado em UAN, quando reciclado, pode ser utilizado para *biodiesel*, ração animal, produção de tintas, vernizes, materiais para vidraçaria, sabão, velas.
- Nunca desprezar o óleo usado nas cubas, no lixo ou no ralo, pois ele entope o encanamento, impermeabiliza fossas sépticas, contamina rios e lençóis freáticos, comprometendo seriamente a vida aquática e o meio ambiente.
- Minimizar a quantidade de resíduos descartados com a água, retirando todo o resto de alimento dos pratos e panelas.
- Separar o lixo alimentar, que pode ser destinado à compostagem, dos materiais que podem ser enviados para reciclagem, como papéis, papelão, plásticos, vidros e latas, a empresas qualificadas.
- Reduzir o uso de produtos químicos de limpeza, por meio de alternativas, como o uso de vapor, de produtos biodegradáveis ou naturais, desde que aprovados para esse fim;
  - preferir produtos químicos que contenham baixas concentrações ou não contenham substâncias tóxicas, sempre utilizando o equipamento de proteção individual recomendado;
  - para produtos saponáceos (detergentes e desengordurantes), recomendam-se os de baixo teor de fósforo, para minimizar o impacto nos corpos hídricos;
  - para os desinfetantes, preferir os sem cloro e sem formaldeídos.
- Devido aos riscos potenciais à saúde humana, não se recomenda misturar produtos que contenham cloro com produtos à base de amônia.
- Recomenda-se o uso de bucha vegetal em substituição à esponja de base polimérica.

- Para evitar a geração excessiva de resíduos sólidos, deve-se:
  - utilizar material de uso permanente (louça) ou, se não for possível, compostável, de forma a diminuir o uso de descartáveis.
- Instalar máquinas de água e bebidas para evitar a produção de latas de refrigerante e sucos.
- A coleta seletiva simples, que divide os resíduos sólidos em três fluxos, é a recomendada: recicláveis, não recicláveis e compostáveis.
- Sistema de coleta comum a todos os espaços oficiais, com os seguintes critérios para os coletores (lixeiras):
  - coletor de cor azul: para recicláveis (papel, papelão, jornal, revista, plásticos em geral, inclusive o plástico polietileno tereftalato conhecido como PET, latas de alumínio, embalagens longa vida, latas de alimentos, engradados, embalagens de biscoito);
  - coletor de cor cinza: para não recicláveis (clipe de papel, papel higiênico, guardanapo sujo, papel de bala, isopor, esponjas de lavar louças, esponjas de aço, canudo);
  - coletor de cor marrom: para resíduos compostáveis (restos de alimentos e demais materiais compostáveis).
- Resíduos perigosos como as lâmpadas fluorescentes, pilhas e baterias, cartuchos de tinta de impressora, resíduos de equipamentos eletroeletrônicos, latas de tintas e solventes devem ter cuidados especiais:
  - separação dos demais resíduos na geração e no armazenamento;
  - lâmpadas fluorescentes devem ser descartadas inteiras, pois seu rompimento libera gases à base de mercúrio, material altamente tóxico;
  - pilhas devem ser armazenadas em recipientes fechados, pois há risco de vazamento de ácido altamente corrosivo;
  - material cortante ou penetrante, como vidros quebrados, deve ser acondicionado de maneira a evitar acidentes de trabalho e garantir a segurança dos funcionários de limpeza e ser descartado com os rejeitos.

De acordo com o exposto, a produção de refeições demanda competências em ciência e princípios de gerenciamento, além de toda a base e suporte fornecido pelas ciências da nutrição[46]. O planejamento do cardápio e de compras, com todas as dimensões de qualidade e sustentabilidade, torna-se um desafio ao nutricionista, exige a integração de diversos conhecimentos e habilidades e demanda um novo *modus operandi* e novas competências para gerenciar de modo sustentável, de maneira integrada com pacientes, comensais, operadores, fornecedores, demais gestores e sociedade.

Como discutido, a sustentabilidade tem dimensões, princípios e diretrizes, mas não tem uma legislação específica. Há documentos nacionais e internacionais que pautam a sustentabilidade de diversas maneiras, com diferentes abordagens, como as citadas ao longo do capítulo. Assim como ainda há uma lacuna na legislação nacional para as UAN hospitalares, estas devem seguir as recomendações de segurança alimentar aplicada às demais UAN.

Ao se realizarem essas associações em cadeia, todas as questões iniciais e decorrentes do planejamento do cardápio, relacionando diretamente a dimensão nutricional com a sustentável (ambiental, social, econômica), a atuação do nutricionista na área hospitalar ganha uma dimensão e responsabilidade ainda maior.

REFERÊNCIAS

1. Sousa AA, Proença RPC. Tecnologias de gestão dos cuidados nutricionais: recomendações para qualificação do atendimento nas unidades de alimentação e nutrição hospitalares. Rev Nutr. 2004;17(4):425-36.
2. Diez-Garcia RW, de Sousa AA, Proença RP, Leandro-Merhi VA, Martinez EZ. Gauging food and nutritional care quality in hospitals. Nutr J. 2012;11:66.

3. Proença RPC. Inovação tecnológica na produção de alimentação coletiva. 2ª ed. Florianópolis: Insular; 1999.

4. Proença RPC, Sousa AA, Veiros MB, Hering B. Qualidade nutricional e sensorial na produção de refeições. 1ª ed. Florianópolis: Editora da UFSC; 2005.

5. Hanss D, Böhm G. Sustainability seen from the perspective of consumers. Int J Consumer Stud. 2011.

6. Sachs I. Estratégias de transição para o século XXI: desenvolvimento e meio ambiente. São Paulo: Studio Nobel/Fundap; 1993. 103p.

7. Sachs I. Desenvolvimento: includente, sustentável, sustentado. Rio de Janeiro: Garamond; 2004.

8. Glavic P, Lukman R. Review of sustainability terms and their definitions. J Clean Prod. 2007;15(18):1875-85.

9. Omer AM. Green energies and the environment. Renewable and Sustainable Energy Rev. 2008;12(7):1789-821.

10. United Nations. Trends in Sustainable Development. In: Department of Economic and Social Affairs, Division for Sustainable Development, editors. towards sustainable consumption and production. New York: United Nations; 2010.

11. FAO. Food wastage footprint impacts on natural resources. FAO; 2013.

12. Martinelli SS. Desenvolvimento de método de qualidade nutricional, sensorial, regulamentar e sustentabilidade no abastecimento de carnes em unidades produtoras de refeições: exemplo da carne bovina. Florianópolis: Universidade Federal de Santa Catarina; 2011.

13. Wang YF, Chen SP, Lee YC, Tsai CT. Developing green management standards for restaurants: an application of green supply chain management. Int J Hosp Manag. 2013;34:263-73.

14. Brasil. Lei da Segurança Alimentar e Nutricional. Cria o Sistema Nacional de Segurança Alimentar e Nutricional (Sisan) com vistas em assegurar o direito humano à alimentação adequada e dá outras providências. Lei nº 11.346 de 15 de setembro de 2006. Brasília, Diário Oficial da União; 2006.

15. Brasil. Guia Alimentar para a População Brasileira: promovendo a alimentação saudável. 1ª ed. Brasília, DF: Ministério da Saúde; 2008. p. 210.

16. WHO. Sixty-sixth World Health Assembly. Draft action plan for the prevention and control of noncommunicable diseases 2013-2020. World Health Organization; 2013. p. 48.

17. Malik VS, Willett WC, Hu FB. Global obesity: trends, risk factors and policy implications. Nat Rev Endocrinol. 2013;9(1):13-27.

18. WHO. Global Strategy on Diet, Physical Activity and Health. 57ª World Health Assembly. Geneva: World Health Organization; 2004. p. 38-55.

19. Willett WC, Skerrett PJ. Eat, drink, and be healthy. New York: Free Press/Simon & Schuster Inc.; 2005.

20. Harvard University. The healthy eating: a guide to the new nutrition. Harvard University: Harvard Medical School; 2011.

21. Veiros MB. Análise das condições de trabalho do nutricionista na atuação como promotor de saúde em uma unidade de alimentação e nutrição: um estudo de caso. Florianópolis: Universidade Federal de Santa Catarina (UFSC); 2002.

22. Martinelli SS, Cavalli SB, Pires PP, Proença LC, Proença RPC. Water consumption in meat thawing under running water: sustainability in meal production. Journal of Culinary Science and Technology. 2012;10(4):311-25.

23. Gössling S, Garrod B, Aall C, Hille J, Peeters P. Food management in tourism: Reducing tourism's carbon "foodprint". Tourism Management. 2011;32(3):534-43.

24. Veiros MB, Proença RPC, Smith LK, Hering B, Sousa AA. How to analyse and develop healthy menus in foodservice. J Foodservice. 2006;17(4):159-65.

25. Abreu ES, Spinelli MGN, Pinto AMS. Gestão de Unidades de Alimentação e Nutrição: um modo de fazer. 3ª ed: São Paulo: Metha; 2009.

26. Payne-Palacio J, Theis M. Introduction to foodservice. 11th ed. New Jersey: Pearson; 2009.

27. Friel S, Dangour AD, Garnett T, Lock K, Chalabi Z, Roberts I, et al. Public health benefits of strategies to reduce greenhouse-gas emissions: food and agriculture. Lancet. 2009;374(9706):2016-25.

28. Brasil. Plano Nacional de Segurança Alimentar e Nutricional – 2012/2015. Brasília, DF: Caisan; 2011. p. 132.

29. Brasil. Programa de Aquisição de Alimentos – PAA. Dispõe sobre a repactuação e o alongamento de dívidas oriundas de operações de crédito rural, e dá outras providências. Lei nº 10.696. Brasília, DF: Ministério da Agricultura, Pecuária e Abastecimento – MAPA; 2003.

30. Brasil. Cadernos de sustentabilidade da Rio+20. Diretrizes de Sustentabilidade e guia de boas práticas da organização da Conferência das Nações Unidas sobre Desenvolvimento Sustentável. Brasília, DF: Fundação Alexandre de Gusmão; 2012. p. 214.

31. FAO. Sustainable diets and biodiversity: directions and solutions for policy, research and action. In: Burlingame B, Dernini S, editors. Biodiversity and sustainable diets united against hunger. Rome: FAO Headquarters; 2012. p. 309.

32. FAO. LEADER – Ligação entre ações de desenvolvimento da economia rural. Circuitos "curtos" ou circuitos "longos"? Inovação em Meio Rural (Caderno n° 7); 2000.

33. Cruz FT, Schneider S. Qualidade dos alimentos, escalas de produção e valorização de produtos tradicionais. Rev Bras Agroecologia. 2010;5(2):22-38.

34. Soares P, Martinelli SS, Melgarejo L, Cavalli SB. Fornecimento de alimentos da agricultura familiar para a alimentação escolar: o exemplo do Programa de Aquisição de Alimentos. Segurança Alimentar e Nutricional. 2013;20:41-51.

35. Brasil. Decreto nº 7.775, de 4 de julho de 2012. Regulamenta o art. 19 da Lei nº 10.696, de 2 de julho de 2003, que institui o Programa de Aquisição de Alimentos, e o Capítulo III da Lei nº 12.512, de 14 de outubro de 2011, e dá outras providências. Decreto nº 7.775, de 4 de julho de 2012. Brasília: Diário Oficial da União; 2012.

36. Fabri RK. Uso de alimentos regionais da agricultura familiar na alimentação escolar: um estudo de caso em Santa Catarina. Florianópolis: Universidade Federal de Santa Catarina; 2013.

37. Cavalli SB, Martinelli SS, Medeiros CO, et al. Segurança alimentar em restaurantes comerciais: visão e ações dos gestores. Nutrição Profissional. 2010;29:56-61.

38. Cavalli SB, Salay E. Food quality and safety control activities in commercial foodservice in the cities of Campinas (SP) and Porto Alegre (RS), Brazil. Foodservice Res Int. 2004;14(4).

39. WHO. General information related to foodborne disease. 2007. Available in: <http://www.who.int/foodsafety/foodborne_disease/general/en/index.html>. Accessed in: 23 may 2007.

40. WHO. Foodborne disease outbreaks: guidelines for investigation and control. France: World Health Organization Press; 2008. p. 160.

41. Brasil. Resolução RDC nº 216, de 15 de setembro de 2004. Dispõe sobre Regulamento Técnico de Boas Práticas para Serviços de Alimentação. RDC nº 216/2004. Brasília, DF: Agência Nacional de Vigilância Sanitária; 2004.

42. Brasil. Resolução RDC nº 52, de 29 de setembro de 2014. Dispõe sobre Regulamento Técnico de Boas Práticas para os Serviços de Alimentação. RDC nº 52/2014. Brasília, DF: Agência Nacional de Vigilância Sanitária; 2014.

43. Veiros MB, Proença RPC. Princípios de sustentabilidade na produção de refeições. Nutr Pauta. 2010;XVIII:45-9.

44. Harmon AH, Gerald BL; American Dietetic Association. Position of the American Dietetic Association: food and nutrition professionals can implement practices to conserve natural resources and support ecological sustainability. J Am Diet Assoc. 2007;107(6):1033-43.

45. Peregrin T. Sustainability in foodservice operations: an update. J Acad Nutr Diet. 2012;112(5):S12-S5.

46. Rodgers S. Food service research: an integrated approach. Int J Hosp Manag. 2011;30(2):477-83.

INDICADORES DE QUALIDADE DA ATENÇÃO ALIMENTAR E NUTRICIONAL HOSPITALAR

Rosa Wanda Diez-Garcia

Camila Cremonezi Japur

A atenção nutricional hospitalar será abordada aqui em dois segmentos de ações: as relacionadas com o cuidado alimentar e nutricional do paciente hospitalizado, o qual envolve diagnóstico e monitoramento nutricional, e estratégias alimentares e dietéticas[1,2]; e as voltadas para a estrutura e o funcionamento do serviço de produção de refeições dirigidas ao planejamento, produção e distribuição de refeições, visando atender às demandas do paciente e fornecer estrutura para o cuidado alimentar e nutricional dele[2]. Ambos os segmentos são essenciais para garantir a atenção nutricional hospitalar.

Definido por prover leitos, alimentação e cuidados de enfermagem constantes, circunscritos em uma terapêutica médica, o hospital tem por objetivo recuperar a saúde do paciente[3]. A alimentação nesse contexto controlado garante o aporte de nutrientes para preservar o estado nutricional, pode ter papel coterapêutico em doenças crônicas e agudas e, por ser uma prática que desempenha um papel relevante na experiência de internação, pode facilitar ou prejudicar esse período de confinamento. A alimentação pode ser um contraponto com relação à influência da ansiedade pelo adoecimento e pela submissão à disciplina hospitalar, associada ao distanciamento de atividades profissionais e familiares que constituem elementos identitários do sujeito[4]. A alimentação durante a internação deve, também, ser encarada por seu papel para o empoderamento e manejo do autocuidado do paciente, sendo um segmento da humanização do atendimento hospitalar[5].

É reconhecida, de longa data, a pouca preocupação com o aspecto nutricional do paciente hospitalizado[6]. A constatação da incidência da desnutrição intra-hospitalar e de seu impacto na morbidade e mortalidade, em estudos iniciados na década de 1970[7-9], levou ao desenvolvimento e aperfeiçoamento de métodos para diagnóstico e tratamento da desnutrição em pacientes hospitalizados[10]. A intensa produção científica sobre o impacto da hospitalização no estado nutricional e sobre o suporte nutricional não se refletiu com a mesma intensidade na alimentação hospitalar, mesmo que esta seja um pilar para prevenção e tratamento da desnutrição hospitalar.

Critérios para a atenção nutricional hospitalar e equipe responsável têm sido uma preocupação para garantir a qualidade do cuidado ao paciente[2,11,12]. Em termos de demandas, tanto a necessidade de vigilância do estado nutricional como o crescente número de internações decorrentes de doenças crônicas que demandam tratamento nutricional justificam a intensificação do cuidado nutricional na internação e a importância de aproveitar esse período para sensibilizar o paciente para cuidados com sua alimentação a longo prazo[5,13].

Os padrões para práticas de cuidado nutricional são guias que auxiliam na qualidade do atendimento. A *American Dietetic Association* (ADA) passou a implementar tais padrões desde 1987, com avaliações e atualizações constantes. Quando o *Council on Practice Quality Management Committee* da ADA[2] revisou os critérios para avaliar padrões de práticas para gerentes da área de nutrição clínica, houve o reconhecimento de que a implementação e o monitoramento dos padrões, acompanhados de seus indicadores, requerem gestores e agências reguladoras. Além disso, esses padrões servem para descrever características do trabalho, ferramentas e recomendações.

Analisando as práticas relacionadas ao cuidado nutricional ao paciente na Europa, Beck e cols.[14] reconheceram cinco categorias de problemas: falta de definição clara de responsabilidades, formação insuficiente, pouca influência dos pacientes, falta de cooperação entre a equipe e falta de envolvimento com o manejo da alimentação hospitalar.

A aplicação de um programa de melhoramento contínuo para o serviço de nutrição clínica para o paciente, aplicando as diretrizes de práticas da ADA, para o *Joint Commission on Accreditation of Healthcare Organization* (JCHO), foi descrita por Flanel e Fairchild[11]. As ações de atenção nutricional foram organizadas em passos para adequarem-se ao JCHO: definição de responsáveis; escopo do cuidado (critérios de avaliação, de tratamento e de educação nutricional que serão usados no serviço); aspectos de suporte ao cuidado (ações relacionadas à qualidade do cardápio, identificação e periodicidade de avaliação do paciente); indicadores e gatilhos para avaliação (critérios que acompanham os resultados dos pacientes avaliados); coleta e organização dos resultados; avaliação sistemática (análise dos resultados e estabelecimento de providências e prioridades); recursos humanos (treinamento contínuo e avaliação de desempenho); avaliação da eficácia das ações e estabelecimento de novas estratégias; e comunicação dos resultados (relatórios e acompanhamento por diferentes segmentos do hospital).

Uma análise comparativa da gestão dos cuidados nutricionais no setor hospitalar, realizado com nutricionista/dietista no Brasil e na França, utilizando-se de uma análise documental, de entrevistas semiestruturadas e de observação direta, constatou essa mesma dificuldade, encontrada nos hospitais europeus[14], no hospital brasileiro[15].

Estudo sobre a percepção em relação à dieta hospitalar de sujeitos que participam de diferentes etapas do processo para a sua produção, prescrição e gestão mostrou que o caráter da hospitalização, no que diz respeito à condição de controle e disciplina, a pouca influência do paciente sobre sua alimentação, a pouca importância dada a esse cuidado por parte daqueles que efetivamente fazem o atendimento e o gerenciamento hospitalar e a presença de uma visão dicotômica entre o prazer da alimentação e a dieta hospitalar influenciam no manejo e gestão do cuidado nutricional[16].

A importância da dieta para os doentes, os cuidados nutricionais e as falhas do serviço de alimentação hospitalar foram estudados por Lassen e cols.[17]. Os resultados indicaram que, para melhorar o atendimento nutricional, este deve ser considerado uma prioridade dentro do hospital, devendo-se ter ferramentas para garantir sua qualidade e, quanto ao paciente, que este possa de alguma forma escolher sua dieta e estabelecer um melhor diálogo com a equipe.

A sistematização de ações na área de nutrição nas instituições precisa estar atrelada a indicadores de qualidade hospitalar. Ovretveit[18], em documento sobre as melhores estratégias para assegurar a qualidade dos hospitais, produzido pela *World Health Organization* e pela *Health Evidence Network*, discute a necessidade de formulação de padrões (*standards*), protocolos (*guidelines*) e mecanismos de avaliação e qualidade (*acreditação*).

Fundamentando-se nesse apanhado de problemas relacionados à atenção nutricional hospitalar e na necessidade de se estabelecer um escopo de procedimentos qualificados a serem implementados por Serviços de Alimentação e Nutrição Hospitalares (SANH), este capítulo propõe um conjunto de indicadores fundamentado em vários estudos que cursaram desde a etapa histórica das dietas hospitalares[19], a construção de instrumento de avaliação de SANH[20] e de indicadores de qualidade[21] e o dimensionamento de recursos humanos em SANH[22] até a avaliação de SANH de 37 hospitais[23], a proposição de procedimentos para avaliação e o monitoramento do estado nutricional[24] e para a qualificação de SANH[25].

Diferentes aspectos da Qualidade da Alimentação e Nutrição Hospitalar (QANH) têm sido objeto de investigação: o controle de qualidade da alimentação hospitalar[17,26,27], a adoção de critérios de triagem para detectar a desnutrição na internação[28-31] e o próprio diagnóstico de problemas nutricionais na internação[32-35]. Todavia, poucos estudos abordam o conjunto de ações para QANH.

A melhora contínua da qualidade do cuidado nutricional pode converter as necessidades específicas do paciente em resultados clínicos efetivos com o objetivo de atingir excelência, caracterizada por melhora na satisfação do usuário no que tange à alimentação e diminuição dos custos envolvidos nesse processo[36].

Indicadores que possibilitem a padronização de uma avaliação periódica e o estabelecimento de ações que possam contribuir para melhorar a eficácia desse tipo de atenção precisam ser construídos para a área de alimentação e nutrição hospitalar. Nesse sentido, é objetivo deste capítulo descrever tais indicadores para a avaliação da QANH.

Inicialmente foi constituído um banco de dados com informações sobre diversos aspectos das instituições estudadas (Quadro 5.1), derivado da aplicação de um questionário aos coordenadores dos SANH, intitulado Instrumento para Avaliação da Qualidade de Atenção Alimentar e Nutricional em Hospitais[20]. Tais dados tratam das características do hospital e do serviço de alimentação e nutrição hospitalar (SANH) como sua estrutura organizacional, o perfil dos recursos humanos e as características da atenção nutricional vigente, de modo a permitir posteriormente qualificar a instituição e averiguar quais as características hospitalares podem influenciar a QANH e quais precisam melhorar o desempenho. Os indicadores servem, ainda, como um guia para a construção do serviço.

Quadro 5.1. Painel dos aspectos avaliados na primeira etapa de análise dos resultados

Aspectos avaliados	Tipos de informação
Identificação e características das instituições	Tipo de hospital, leitos, ocupação, natureza jurídica, esfera administrativa, classificação no SUS, tipo de atendimento
Estrutura dos SANH	Tipo de gestão, nº de funcionários no SANH, nº de nutricionistas, nº de refeições produzidas para o paciente e para os funcionários, tipos de controle, ambulatórios e infraestrutura (computadores), horário das refeições
O SANH na estrutura administrativa	Organograma da instituição
Características dos recursos humanos	Nº de nutricionistas por área de atuação, sistema de plantão por área de atuação, regime de trabalho e nº de leitos por nutricionista
Formação de recursos humanos	Ano de formação dos nutricionistas, titulações, atualizações, experiência profissional, apoio institucional
Avaliação e monitoramento do estado nutricional do paciente	Avaliação nutricional com dados bioquímicos, antropométricos, histórico, responsável por solicitação de exames laboratoriais, monitoramento da avaliação nutricional, registro no prontuário, impressos próprios, observação do consumo alimentar do paciente, visita ao paciente, orientação de alta, prescrição de dieta em prontuário, protocolos
Relações interprofissionais	Situações de contato com a enfermagem e com o serviço médico, interconsultas, visita clínica, atividades de integração com outros serviços e com o hospital
Avaliação da satisfação do usuário	Critérios e instrumentos de avaliação da satisfação do usuário, responsáveis, principais problemas observados com os pacientes, modificação da dieta pelo paciente
Equipe de suporte nutricional	Existência da equipe, participantes e suas funções
Atividades de produção de refeições	Autonomia na gestão, controle de custos, sistema de compras
Controle de qualidade da produção de refeições	Cardápios, receituário-padrão, cozinhas especializadas, degustação, manual de boas práticas
Treinamento de funcionários	Instrumentos de avaliação de funcionários e treinamentos
Planejamento do SANH	Planejamento de metas, registros, participação da instituição, representação em instâncias administrativas, objetivos e prioridades do SANH, pontos mais cobrados pela instituição, problemas com a equipe multiprofissional, com a clientela e com a administração do hospital
Dieta hospitalar	Manual de dietas, informações nutricionais, tipos de dietas, controle estatístico das dietas, produção e uso de suplementos nutricionais, qualidade dos utensílios para servir as dietas em enfermarias

SUS: Sistema Único de Saúde; SANH: Serviços de Alimentação e Nutrição Hospitalar.

Esses dados foram agrupados em dois segmentos: um envolvendo a Qualidade da Atenção em Nutrição Clínica (QNC) e outro envolvendo a Qualidade do Serviço de Alimentação (QSA) (Figura 5.1). As justificativas e considerações que explicam a constituição dos critérios que compõem os indicadores QNC e QSA são observadas, respectivamente, nos Quadros 5.2 e 5.3.

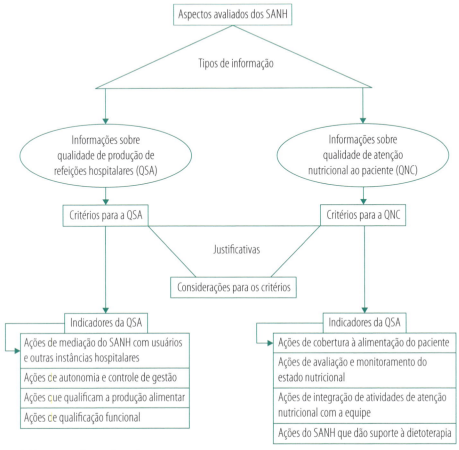

SANH: Serviço de Alimentação e Nutrição Hospitalar.

Figura 5.1. Fluxograma da construção de indicadores para a QANH.

Quadro 5.2. Justificativa e considerações dos critérios da QNC

	Critérios	Justificativa	Considerações
QNC1	Plantão na área de nutrição clínica	Permite cobertura para novas internações, altas, urgências e intercorrências, nas diferentes especialidades, monitoramento da atenção nutricional e resoluções de problemas alimentares, e intermedeia a relação da produção de refeições com a atenção nutricional ao paciente.	Plantão com a presença do nutricionista e prestando atendimento em enfermaria, como responsável técnico. Informação baseada na descrição do sistema de plantão.
QNC2	Avaliação do estado nutricional (completa)	Permite diagnosticar o estado nutricional. O uso de indicadores antropométricos e bioquímicos e do histórico alimentar para avaliação nutricional consolida uma avaliação nutricional completa. O histórico alimentar e nutricional é importante para conhecer os determinantes do estado nutricional atual, para o planejamento de intervenções e para orientação de alta.	Utilização de pelo menos um parâmetro de cada grupo de indicadores (no mínimo albumina, IMC e histórico alimentar).

Continua

	Critérios	Justificativa	Considerações
QNC3	Monitoramento do estado nutricional	Indica o acompanhamento da evolução do estado nutricional.	Realização de avaliação nutricional em dois ou mais momentos na internação, mesmo que utilizando menos indicadores na segunda avaliação.
QNC4	Registro do atendimento nutricional no prontuário	Informa a equipe sobre o estado nutricional, o consumo alimentar, as demandas nutricionais e as estratégias dietoterápicas adotadas.	Registro dos procedimentos de rotina em prontuário do paciente.
QNC5	Impressos próprios para o atendimento nutricional	Indica a organização de procedimentos para o atendimento nutricional e também a inserção no prontuário de informações sobre atenção nutricional.	Impresso de atendimento nutricional anexado ao prontuário médico.
QNC6	Supervisão da distribuição das refeições na enfermaria	Avalia o consumo alimentar do paciente, a distribuição da dieta e a adequação entre a dieta prescrita e a oferecida e também a adequação dos porcionamentos.	Supervisão diária do nutricionista na distribuição das refeições na enfermaria.
QNC7	Visita rotineira ao paciente	Permite o acompanhamento e o diagnóstico de intercorrências que afetam o consumo alimentar.	Visita de rotina diária mesmo quando a cobertura tenha por critério atender somente a grupos de pacientes com características específicas, quer seja pela enfermidade, risco nutricional, uso de dieta enteral, uso de dietas especiais etc. (não inclui cobertura de todos os leitos).
QNC8	Orientação de alta	É parte das atividades de educação nutricional para o paciente hospitalizado e indica a necessidade de continuidade do tratamento.	Orientação nutricional, mesmo quando a cobertura tenha por critério fornecer orientação dietética de alta somente a grupos de pacientes com características específicas, quer seja pela enfermidade, risco nutricional, uso de dieta enteral, uso de dietas especiais etc. (não inclui cobertura de todos os leitos).
QNC9	Prescrição de dieta em prontuário	Garante o conhecimento da equipe sobre a atenção nutricional recebida pelo paciente e garante a responsabilização das ações de assistência nutricional.	Registro em prontuário de situações que demandam alterações de dieta sem considerar a frequência ou cobertura.
QNC10	Protocolos de atendimento	Indica a sistematização do atendimento que inclui critérios e parâmetros para a conduta nutricional.	Existência de, pelo menos, um protocolo de atendimento, independentemente dos procedimentos incluídos.
QNC11	Interconsultas formais	Assegura atendimento nutricional em outras áreas que não estão cobertas e facilita o acesso para esse tipo de atendimento às diferentes enfermarias.	Atividade formalizada de atendimento, com registro por escrito (da solicitação e do atendimento) e um meio usual de atendimento a leitos sem cobertura de avaliação do estado nutricional. É importante quando o número de nutricionistas é insuficiente para cobertura a todos os leitos.
QNC12	Visita com a equipe	Socializa informação sobre o estado do paciente e sobre o tratamento.	Visitas de rotina com a equipe com periodicidade de, no mínimo, uma vez na semana. Visitas eventuais, em situações especiais, ou visitas com intervalo maior que uma vez na semana não foram consideradas.
QNC13	Participação em atividades fora do SANH	Propicia a integração das ações nutricionais em outros serviços, insere o SANH na equipe de saúde e é demanda para atualização profissional.	Atividade realizada com outros serviços e com grupos de pacientes, palestras periódicas, jornais, informativos, reuniões de discussão etc.
QNC14	Equipe de suporte nutricional	Implementa ações de terapia nutricional para pacientes que demandam cuidados nutricionais especiais.	Equipe de suporte nutricional formalizada e ativa.
QNC15	Manual de dietas (impresso)	Disponibiliza para a equipe o repertório de dietas de rotina e especiais produzidas. Permite adequar às necessidades nutricionais do paciente, agiliza e otimiza a intervenção nutricional mais adequada.	Manual impresso no SANH e com alguma informação nutricional (no mínimo o valor energético).
QNC16	Informação sobre o aporte energético das dietas padronizadas	Possibilita o conhecimento do aporte energético das dietas oferecidas, permitindo ajustar seu conteúdo às necessidades dos pacientes.	Informação ao menos do aporte energético das dietas de rotina do hospital.

Continua

	Critérios	Justificativa	Considerações
QNC17	Suplemento nutricional	Assinala a produção de preparações com fins nutricionais específicos e sinaliza uma preocupação com o consumo alimentar do paciente, por ter em seu repertório várias opções para suplementação nutricional.	Suplementos industrializados e produção de preparações com objetivo de suplementação.
QNC18	Mecanismos de solicitação de mudança de dieta pelo paciente	Indica a preocupação em atender às particularidades alimentares do paciente e contribui na prevenção da desnutrição durante a hospitalização.	Mecanismo de solicitação de mudança de dieta por parte do paciente feita em visitas de rotina diária e diretamente para o profissional que providencia a mudança na dieta (nutricionista ou médico). Quando essa solicitação passa por mediações de outros profissionais, ou seja, o paciente solicita a um profissional, que, por sua vez, aciona um outro, não foi considerado, por entender que o caminho para mudança não é direto.

IMC: índice de massa corporal.

Quadro 5.3. Justificativa e considerações dos critérios da QSA

	Critérios	Justificativa	Considerações
QSA1	Plantão na área de produção de refeições	Permite a resolução de problemas e demandas específicas de fim de semana e feriado e garante a cobertura do processo de produção de refeições.	Plantão com a presença do nutricionista ou de técnicos de nutrição na área de produção de refeições do SANH. Informação baseada na descrição do sistema de plantão.
QSA2	Avaliação formal do SANH sobre satisfação do usuário	Indica a preocupação com a qualidade de atendimento ao usuário e permite um canal de comunicação entre o usuário e o SANH. Esta avaliação pode orientar também o planejamento do serviço (cardápios etc.).	Avaliação feita pelo SANH, formal (com registro) e em vigência.
QSA3	Responsável pelas compras	Possibilita escolhas de produtos considerados de qualidade pelo SANH.	Compras realizadas pelo SANH, independente do mecanismo utilizado.
QSA4	Autonomia de gestão	Possibilita a flexibilidade para a tomada de decisões do planejamento financeiro do serviço e o estabelecimento de prioridades, e o mecanismo de compra direto facilita escolhas de produtos.	Autonomia do SANH para decidir sobre compras e efetivá-la.
QSA5	Controle dos custos	Permite adequação dos recursos financeiros disponíveis para a melhoria da qualidade da alimentação fornecida. Oferece suporte para um planejamento da compras.	É realizado controle de custos pelo SANH.
QSA6	Realização de controles estatísticos pelo SANH	Indica o controle da produção de refeições, organização do SANH e capacidade de avaliação. Pode ser utilizado para avaliação das dietas prescritas.	Controle estatístico da produção, produtividade e do atendimento.
QSA7	Receituário-padrão	Possibilita a padronização das preparações produzidas em seus aspectos nutricionais e sensoriais, garantindo a adequação nutricional das porções oferecidas, dando suporte para ações de dietoterapia.	O SANH dispõe de receituário padrão, independente da cobertura do número de preparações.
QSA8	Cozinha especializada (dietética, experimental, metabólica)	Possibilita a produção de dietas e preparações especiais que atendam às especificidades nutricionais e permite a criação de novas receitas com características nutricionais pré-definidas. Estrutura voltada para atender às demandas alimentares especiais de pacientes e que contribui para a qualidade da dietoterapia.	Cozinha especializada para atender demandas de preparações e dietas com características nutricionais especiais.
QSA9	Degustação de rotina de preparações e dietas	Indica preocupação e monitoramento com a qualidade sensorial das preparações e dietas fornecidas pelo serviço.	Degustação realizada pelo nutricionista, como responsável pela qualidade sensorial da alimentação.

Continua

	Critérios	Justificativa	Considerações
QSA10	Avaliação dos funcionários	Reflete uma política de recursos humanos e compromisso com a qualidade dos funcionários.	Avaliação periódica do funcionário pelo SANH, independente do intervalo de tempo.
QSA11	Instrumento para avaliação do funcionário	Indica a sistematização do processo de avaliação do funcionário e reflete uma política de recursos humanos.	Instrumento ou outra modalidade sistematizada de avaliação como reuniões, formulários, entre outros
QSA12	Manual de boas práticas	Norteia as ações de produção de refeições, otimizando o processo de produção. É critério de qualidade sanitário.	Manual de boas práticas implantado no SANH.
QSA13	Programa periódico de treinamento	Atualiza procedimentos e informações necessárias para a condução do serviço e garante a qualidade da atenção nutricional. Indica investimento em recursos humanos.	Treinamento dos funcionários, com programa e periodicidade definida, independentemente do intervalo de tempo em que ocorre.
QSA14	Planejamento periódico com estabelecimento de metas	Possibilita o direcionamento de ações para melhorar a qualidade da alimentação produzida e da atenção nutricional. Indica a sistematização e controle, e demanda indicadores, avaliação e ações sistematizadas.	Planejamento e estabelecimento de metas com dados do SANH, documentado e partilhado com outros setores administrativos.
QSA15	Participação em outras instâncias do hospital	Indica inserção e espaço representativo. Amplia a capacidade de participar de decisões e é um canal de divulgação, para outros setores, das atividades do SANH.	Participação de instância administrativa, comissões, reuniões periódicas, equipes multidisciplinares, entre outras.
QSA16	Manual de dietas	Padroniza a produção de refeições em categorias de dietas, permitindo o planejamento dietético e nutricional, o controle das porções e de preparações e o planejamento de cardápios para necessidades específicas de pacientes. Orienta a prescrição dietética e qualifica nutricionalmente as dietas produzidas.	Manual impresso no SANH com alguma informação nutricional (no mínimo o valor energético).
QSA17	Controle estatístico das dietas	Indica controle das dietas oferecidas e consumidas e também sistematiza as atividades do serviço. Permite avaliar e orientar a prescrição da dieta.	Controle estatístico das dietas oferecidas.
QSA.18	Produção de suplementos nutricionais	Indica a preocupação em produzir preparações que atendam às necessidades nutricionais e alimentares (em seus aspectos sensoriais e simbólicos). Avalia a disponibilidade de produção de preparações com o objetivo de melhorar a ingestão alimentar do paciente.	Produção de preparações como suplementos nutricionais.

CONSTRUÇÃO DOS INDICADORES

Posteriormente à análise dos critérios, estes foram agrupados, formando quatro indicadores para cada segmento QNC e QSA (Quadro 5.4). Esses indicadores representam um conjunto de ações afins, o que permite mapear quais são os âmbitos dos SANH que necessitam de reformulação ou investimento.

Os critérios que caracterizam os indicadores da QNC são aqueles referentes à dietoterapia e ao acompanhamento alimentar e nutricional do paciente, assim como a integração da assistência nutricional na equipe. Os critérios QSA são referentes à gestão administrativa dos SANH, à infraestrutura que permite a qualidade da alimentação do paciente e à relação entre usuário e serviço.

Para quantificar a QNC e a QSA, foi considerado que cada um de seus quatro indicadores representam 25% do total. Assim, a pontuação de QNC e de QSA representa o somatório dos indicadores, que, por sua vez, totaliza os critérios atendidos.

Cada indicador é formado por três a seis critérios, que totalizam 25%. Se uma instituição atendeu a todos os critérios daquele indicador, ela obterá os 25%, e a soma do percentual obtido pelos quatro indicadores dará um valor percentual que representa o total de critérios/indicadores de QNC e QSA atendido. O cumprimento parcial dos critérios será representado em termos percentuais, podendo indicar a inexistência de critérios ou o seu atendimento parcial. Por exemplo, um hospital pode ter uma equipe de suporte nutricional que não é usualmente acionada ou não tem um papel efetivo na rotina das enfermarias. O avaliador pode determinar que, apesar de a equipe existir, ela precisa ser mais efetiva e com isso diminuir a pontuação daquele critério.

Os indicadores podem ser usados para avaliar um SANH ou mesmo para comparar hospitais segundo diferentes perspectivas, por exemplo, pode-se comparar a QANH entre hospitais gerais e especializados, entre hospitais de diferentes municípios, entre público e privado, bem como é possível comparar segmentos QNC e QSA.

Os resultados da avaliação de 37 hospitais, 27 de dois municípios do estado de São Paulo (17 de Campinas e 10 de Ribeirão Preto) e 10 de Florianópolis, capital do estado de Santa Catarina, serão apresentados a seguir, como exemplo da aplicação dos indicadores. Nos Quadros 5.5 e 5.6 os critérios de QNC e QSA são apresentados com descrição das ações, e na Tabela 5.1 estão totalizados os resultados pelos indicadores de QNC e QSA. É possível avaliar quais são os indicadores e a *performance* de seus critérios que precisam de melhorias.

Quadro 5.4. Indicadores de Qualidade de Atenção em Nutrição Clínica (QNC) e de QSA

Indicadores	Critérios QNC
Ações de cobertura à alimentação do paciente	QNC1. Plantão na área de Nutrição Clínica QNC6. Supervisão da distribuição das refeições na enfermaria QNC7. Visita rotineira ao paciente
Ações de avaliação e monitoramento do estado nutricional	QNC2. Avaliação do estado nutricional QNC3. Monitoramento do estado nutricional QNC4. Registro do atendimento nutricional no prontuário QNC5. Impressos próprios para o atendimento nutricional QNC8. Orientação de alta QNC10. Protocolos de atendimento
Ações de integração de atividades de atenção nutricional com a equipe	QNC9. Prescrição de dieta em prontuário QNC11. Interconsultas formais QNC12. Visita com a equipe QNC13. Participação em atividades fora do SANH QNC14. Equipe de suporte nutricional
Ações do SANH que dão suporte à dietoterapia	QNC15. Manual de dietas (impresso) QNC16. Informação sobre o aporte energético das dietas padronizadas QNC17. Suplemento nutricional QNC18. Mecanismos de solicitação de mudança de dieta pelo paciente
Ações de mediação do SANH com usuários e outras instâncias hospitalares	QSA1. Plantão na área de produção de refeições QSA2. Avaliação formal do SANH sobre satisfação do usuário QSA14. Planejamento periódico com estabelecimento de metas QSA15. Participação em outras instâncias do hospital
Ações de autonomia e controle de gestão	QSA3. Responsável pelas compras QSA4. Autonomia de gestão QSA5. Controle dos custos QSA6. Realização de controles estatísticos pelo SANH QSA17. Controle estatístico das dietas
Ações que qualificam a produção alimentar	QSA7. Receituário-padrão QSA8. Cozinha especializada (dietética, experimental, metabólica) QSA9. Degustação de rotina de preparações e dietas QSA12. Manual de Boas Práticas QSA16. Manual de Dietas QSA18. Produção de suplementos nutricionais
Ações de qualificação funcional	QSA10. Avaliação dos funcionários QSA11. Instrumento para avaliação do funcionário QSA13. Programa periódico de treinamento

Quadro 5.5. Critérios de Qualidade da Atenção em Nutrição Clínica (QNC)*

	Hospitais privados (n = 25)		Hospitais públicos (n = 12)		Diferença**	Campinas (n = 17)		Ribeirão Preto (n = 10)		Florianópolis (n = 10)	
	n	%	n	%	%	n	%	n	%	n	%
QNC1. Plantão na área de nutrição clínica	4	16,0	3	25,0	9,0	2	11,8	3	30,0	1	10,0
QNC6. Supervisão da distribuição de refeições na enfermaria	7	28,0	4	33,3	5,3	6	35,3	2	20,0	3	30,0
QNC7. Visita rotineira ao paciente	16	64,0	12	100,0	36,0	12	70,6	6	60,0	10	100,0
QNC2. Avaliação nutricional (completa)	4	16,0	8	66,7	50,7	7	41,2	1	10,0	4	40,0
QNC3. Monitoramento do estado nutricional	8	32,0	6	50,0	18,0	7	41,2	4	40,0	3	30,0
QNC4. Registro da atenção nutricional em prontuário	9	36,0	7	58,3	22,3	7	41,2	2	20,0	7	70,0
QNC5. Impressos próprios para o atendimento nutricional	7	28,0	4	33,3	5,3	5	29,4	1	10,0	5	50,0
QNC8. Orientação de alta hospitalar	24	96,0	12	100,0	4,0	16	94,1	10	100,0	10	100,0
QNC10. Protocolos de atendimento	9	36,0	6	50,0	14,0	10	58,8	3	30,0	2	20,0
QNC9. Prescrição da dieta em prontuário	15	60,0	7	58,3	1,7	12	70,6	4	40,0	6	60,0
QNC11. Interconsultas para o cuidado nutricional	7	28,0	5	41,7	13,7	5	29,4	3	30,0	4	40,0
QNC12. Visita com a equipe	9	36,0	7	58,3	22,3	9	52,9	3	30,0	4	40,0
QNC13. Participação em atividades fora do SANH	18	72,0	9	75,0	3,0	11	64,7	9	90,0	7	70,0
QNC14. Equipe de suporte nutricional	7	28,0	3	25,0	3,0	5	29,4	4	40,0	2	20,0
QNC15. Manual de dietas***	16	64,0	4	33,3	30,7	14	82,4	3	30,0	3	30,0
QNC16. Informação sobre aporte energético	14	56,0	6	50,0	6,0	13	76,5	3	30,0	4	40,0
QNC17. Suplemento nutricional	7	28,0	4	33,3	5,3	5	29,4	4	40,0	2	20,0
QNC18. Mecanismos de solicitação de mudança de dieta pelo paciente	12	48,0	11	91,7	43,7	11	64,7	3	30,0	9	90,0

* Os critérios são apresentados na ordem de apresentação dos indicadores. ** Diferença (em %) entre hospitais privados e públicos. *** Manual de dietas foi critério incluído em QNC e em QSA.

Foram considerados critérios de inclusão: os hospitais situados nos municípios estudados, podendo ser do tipo geral e especializado, de natureza jurídica pública e privada, de porte pequeno (até 50 leitos), médio (de 51 a 150 leitos) e grande (mais de 150 leitos) e que estavam de acordo em participar da pesquisa. Hospitais psiquiátricos, hospital-dia, abrigo e casa de repouso não fizeram parte da amostra, assim como aqueles hospitais que não tinham um nutricionista para responder pelo SANH e aqueles que se negaram a participar.

Ao avaliar os segmentos de critérios referentes à QNC, observou-se que a diferença da existência dessas ações entre hospitais públicos e privados variou entre 1,7% e 50,7% e a média e o desvio-padrão dessa diferença foi de 17,4% e 14,9%. O que mais se diferenciou (≥ 30%) entre hospitais públicos e privados foi a existência de visita rotineira ao paciente, de avaliação do seu estado nutricional na hospitalização e de mecanismos de solicitação de mudança de dieta pelo paciente, critérios predominantes em hospitais públicos. As ações de cobertura à alimentação do paciente são pouco presentes tanto em hospitais públicos como nos privados (entre 12% e 35% desenvolvem essas ações) e em todos os municípios estudados. Situação um pouco melhor foi encontrada nas ações de avaliação e monitoramento do estado nutricional, praticadas entre 33,3% e 66,7% dos hospitais públicos, exceto em relação à orientação nutricional de alta hospitalar, que foi uma das ações mais presentes nesse agrupamento de ações, tanto em hospitais públicos como em privados. As demais ações desse grupo ocorrem em aproximadamente um terço das instituições privadas.

Quadro 5.6. Critérios de Qualidade do Serviço de Alimentação (QSA)*

	Hospitais Privados (n = 25)		Hospitais Públicos (n = 12)		Diferença**	Campinas (n = 17)		Ribeirão Preto (n = 10)		Florianópolis (n = 10)	
	n	%	n	%	%	n	%	n	%	n	%
QSA1. Plantão na área de produção de refeições	7	28,0	3	25,0	3,0	5	29,4	5	50,0	0	0,0
QSA2. Avaliação formal do SANH sobre a satisfação do usuário	7	28,0	3	25,0	3,0	6	35,3	3	30,0	1	10,0
QSA14. Planejamento e estabelecimento de metas para o SANH	11	44,0	7	58,3	14,3	9	52,9	6	60,0	3	30,0
QSA15. Participação do SANH em outras instâncias do hospital	19	76,0	9	75,0	1,0	11	64,7	10	100,0	7	70,0
QSA3. Responsabilidade pelas compras	14	56,0	2	16,7	39,3	8	47,1	7	70,0	1	10,0
QSA4. Autonomia orçamentária	5	20,0	1	8,3	11,7	4	23,5	2	20,0	0	0,0
QSA5. Controle de custo/refeição ou custo/dia de alimentação	19	76,0	9	75,0	1,0	13	76,5	8	80,0	7	70,0
QSA6. Realização de controles estatísticos pelo SANH	21	84,0	12	100,0	16,0	14	82,4	9	90,0	10	100,0
QSA17. Controle estatístico das dietas produzidas	17	68,0	11	91,7	23,7	13	76,5	8	80,0	7	70,0
QSA7. Receituário padrão	10	40,0	4	33,3	6,7	7	41,2	4	40,0	3	30,0
QSA8. Cozinha dietética	13	52,0	8	66,7	14,7	8	47,1	8	80,0	5	50,0
QSA9. Degustação de rotina	15	60,0	4	33,3	26,7	12	70,6	5	50,0	2	20,0
QSA12. Manual de Boas Práticas	21	84,0	6	50,0	34,0	14	82,4	6	60,0	7	70,0
QSA16. Manual de dietas	16	64,0	4	33,3	30,7	14	82,4	3	30,0	3	30,0
QSA18. Produção de suplementos nutricionais	7	28,0	5	41,7	13,7	6	35,3	4	40,0	2	20,0
QSA10. Avaliação do funcionário do SANH	13	52,0	2	16,7	35,3	5	29,4	5	50,0	4	40,0
QSA11. Instrumento para avaliação do funcionário	8	32,0	4	33,3	1,3	1	5,9	4	40,0	7	70,0
QSA13. Programa periódico de treinamento	15	60,0	3	25,0	35,0	6	35,3	7	70,0	5	50,0

* Os critérios são apresentados na ordem de apresentação dos indicadores. ** Diferença (em %) entre Hospitais Privados e Públicos. *** Manual de dietas foi critério incluído em QNC e em QSA.

Entre as ações de integração de atividades de atenção nutricional com a equipe, em mais de 70% dos hospitais públicos e privados, os SANH participam de atividades fora do serviço, indicando o engajamento do SANH nas instituições hospitalares. Por outro lado, ações que estão mais relacionadas com a inserção do nutricionista na equipe de saúde, como as práticas de visita do nutricionista com a equipe e do SANH receber solicitação de interconsulta para o cuidado nutricional, ocorrem mais em hospitais públicos.

Informações sobre o conteúdo energético das dietas, existentes em aproximadamente metade dos hospitais, e a existência de opções de suplemento nutricional pelo SANH, que ocorre em aproximadamente um terço dos hospitais, são indícios de que as ações do SANH que dão suporte à dietoterapia precisam ser implementadas e valorizadas, pois são essenciais para a eficácia da atenção nutricional hospitalar.

No que tange à QSA, a diferença da existência dessas ações, entre hospitais públicos e privados, foi em média de 17,3% (dp 13,5%), variando entre 1,0% e 39,3%. Houve maior número de hospitais privados que manifestaram a existência de Manual de Boas Práticas, de Manual de Dietas e de Avaliação e de programa periódico de treinamento do funcionário.

Ações de controle e gestão são fortemente influenciadas pela natureza jurídica das instituições e muitas delas se refletem nas diferenças encontradas entre instituições públicas e privadas. Das ações que ocorrem na maioria dos hospitais, destacam-se a participação do SANH em outras instâncias e as ações de controle de custo. Em contrapartida, menos de um terço dos

Tabela 5.1. Qualidade da atenção nutricional hospitalar, medida em porcentagem de QNC e de QSA

Variáveis	QNC (%)						QSA (%)					
Hospitais	Média (Dp)	Mediana	Coef Var	Mínimo	Máximo	p	Média (Dp)	Mediana	Coef Var	Mínimo	Máximo	p
Natureza Jurídica												
Público (n = 25)	51,82 (16,07)	52,95	31,01	23,80	80,40	0,11	42,38 (16,55)	42,70	39,05	14,20	78,30	0,37
Privado (n = 12)	41,62 (19,84)	39,20	47,68	9,20	85,40		49,14 (20,69)	46,70	42,10	12,50	100,00	
Tipo												
Geral (n = 30)	48,47 (17,79)	47,49	36,70	21,70	47,90	0,01	49,84 (19,78)	49,80	39,69	14,20	100,00	0,06
Especialidade (n = 7)	29,73 (18,09)	22,50	60,85	9,20	58,80		34,54 (12,78)	33,80	37,00	12,50	50,40	
Nutricionista de clínica												
Sem (n = 22)	39,11 (17,91)	37,70	45,80	9,20	85,40	0,02	50,15 (21,95)	48,55	43,78	12,50	100,00	0,32
Com (n = 15)	53,46 (18,05)	55,40	33,77	21,70	83,30		42,25 (14,59)	42,10	34,53	23,30	78,30	
Tamanho												
Pequeno (n = 6)	31,82 (16,54)	30,85	51,97	9,20	52,90	a	29,4 (14,44)	29,80	49,10	12,50	46,30	b
Médio (n = 21)	46,63 (18,65)	48,30	39,99	21,70	85,40		49,57 (18,57)	50,40	37,47	18,30	100,00	
Grande (n = 10)	49,21 (19,83)	51,05	40,29	21,70	80,40		51,96 (19,64)	49,80	37,80	30,00	91,70	
Cidade												
Campinas (n = 17)	51,49 (20,06)	51,30	38,95	20,80	85,40	c	46,94 (19,15)	50,40	40,80	12,50	78,30	d
Ribeirão Preto (n = 10)	36,05 (18,20)	31,05	50,50	9,20	62,90		57,01 (22,25)	48,55	39,03	31,70	100,00	

a: sem diferença significativa; b: diferença significativa entre hospitais de pequeno e médio porte (p = 0,01) e entre hospitais de pequeno e grande porte (p = 0,01) e sem diferença significativa entre hospitais de médio e grande porte; c: diferença significativa entre hospitais de Campinas e Ribeirão Preto (p = 0,04) e sem diferença para os demais; d: com diferença significativa entre Ribeirão Preto e Florianópolis (p = 0,03) e sem diferença entre os demais.

hospitais faz avaliação da satisfação do usuário. Destaca-se que menos da metade dos hospitais tem receituário-padrão. Houve maior variação entre hospitais públicos e privados no bloco de ações de qualificação da produção de refeições. Do mesmo modo, merecem destaque as poucas instituições públicas que desenvolvem ações de qualificação funcional.

O percentual médio de atendimento aos critérios de QNC foi de 42,4% e a mediana foi de 36% nos hospitais privados e 52,1% e 50,0%, respectivamente, nos hospitais públicos. Já para os critérios de QSA, os valores de média e mediana foram de 53,0% e 54,0% para os hospitais privados e de 46,3% e 33,3% para os hospitais públicos.

INDICADORES DA QUALIDADE DA ATENÇÃO NUTRICIONAL HOSPITALAR (QSA E QNC)

A qualidade da Atenção Nutricional Hospitalar deve englobar um conjunto de ações profissionais de caráter técnico e de gestão administrativa de um serviço de alimentação que garantam a qualidade da alimentação e dos cuidados ao paciente. A permanência no hospital deve ter bom impacto no estado nutricional; a experiência de internação deve ser agradável e a alimentação deve cumprir seu papel coterapêutico.

Os indicadores para qualidade da Atenção Nutricional Hospitalar propostos neste capítulo permitem avaliar tanto a qualidade do cuidado nutricional ao paciente como a estrutura que o hospital dispõe para a qualidade de sua alimentação. A organização dos critérios por tipos de ações permite caracterizar e detectar segmentos de problemas e uma melhor leitura das fragilidades dos SANH, o que facilita o planejamento de ações para melhorias do serviço. A aplicação repetida do mesmo instrumento pode assinalar o cumprimento de metas, aspecto fundamental para a qualidade de serviços[18].

Ainda que esforços tenham sido realizados para abranger o maior número de informações acerca dessa atividade, as ações propostas podem não ser suficientes para mapear todos os tipos de problemas existentes nas instituições e também não avaliam a cobertura das ações.

Em estudo realizado por Saar e Trevizan[37] para o delineamento dos papéis de profissionais na equipe de saúde, o nutricionista foi considerado responsável pela implementação da dieta dos pacientes e pela avaliação e educação nutricional, características específicas do nutricionista que atua na área clínica. Todavia, em hospitais há necessidade também de nutricionistas especializados em gestão para conduzir toda a parte de produção de refeições. As ações de produção de refeição, em sua interdependência, com o cuidado ao paciente ainda não estão bem descritas e necessitam ser analisadas e avaliadas. O cruzamento entre as ações e os seus responsáveis é um dos entraves observados em vários estudos[14,38]. Apesar de os indicadores de QNC e QSA não terem focalizado essa relação, é possível definir responsáveis ao apontar quais ações precisam ser melhoradas.

A cooperação e a comunicação entre a equipe também são aspectos que precisam ser valorizados para melhorar a qualidade da atenção nutricional, na medida em que promovem maior circulação de informações em benefício do paciente[27].

Lassen e cols.[17] avaliaram três hospitais dinamarqueses com o intuito de identificar problemas com o cuidado nutricional a pacientes hospitalizados e de propor melhorias. Foram observados diversos entraves no que diz respeito ao cuidado nutricional. A administração do hospital deve visualizar o cuidado nutricional como área prioritária e permitir o acesso a ferramentas administrativas para a garantia da qualidade do serviço; a equipe de enfermagem na enfermaria deve disponibilizar tempo necessário para o apoio à alimentação do paciente; deve haver contato facilitado entre a cozinha hospitalar produtora de refeições e a equipe da enfermaria e maior diálogo da equipe com o paciente sobre escolhas de alimentos e outros aspectos relacionados à nutrição. Alguns dos critérios de QNC e QSA, como os indicadores que tratam da mediação entre serviços e integração com a equipe, podem subsidiar uma discussão sobre esses aspectos da interlocução entre a unidade produtora de refeições e a atenção ao paciente.

Segundo a Lei nº 8.234, de 17 de setembro de 1991[39], que regulamenta as atividades do nutricionista, na assistência dietoterápica hospitalar e ambulatorial, é competência desse profissional prescrever, planejar, analisar, supervisionar e avaliar dietas para enfermos e, nos serviços de alimentação e nutrição, planejar, organizar, dirigir, supervisionar e avaliar o processo de produção de refeições. Apesar da amplitude implicada nessas ações, sua sistematização institucional deve compor o quadro de atenção na área de nutrição hospitalar, vinculando-as aos indicadores de qualidade hospitalar. O entendimento por parte dos gestores de hospitais sobre a importância e o impacto da atenção nutricional tanto no estado de saúde como na satisfação do usuário poderia contribuir para que essas ações pudessem impactar diretamente a qualidade do atendimento hospitalar[16].

As altas taxas de desnutrição intra-hospitalar observadas em diversos estudos recentes[33,35,40] podem estar relacionadas a falhas no sistema de atenção nutricional vigente nas instituições e se apresentam como fator de risco independente na elevação do número de complicações, mortalidade, tempo de internação e custos[30]. Tanto os indicadores de cobertura como os de monitoramento do estado nutricional da QNC vislumbram prevenir a desnutrição intra-hospitalar. Como não se avaliou a cobertura, muitas das ações se voltam para alguns pacientes que demandam mais cuidados ou mesmo para equipes mais preocupadas com o estado nutricional de seus pacientes.

Há necessidade de critérios estabelecidos que possam ser reavaliados ao longo do tempo e que se caracterizem como indicadores para a qualidade hospitalar[18]. O reconhecimento da atenção nutricional como parte do cuidado ao paciente e, assim, da qualidade do serviço prestado pelos hospitais e o uso de medidas para avaliar esse tipo de atenção contribuirão para a construção de indicadores mais sólidos e para a avaliação dos órgãos reguladores.

Para articular o escopo de trabalho da atenção nutricional com as características e objetivos da instituição hospitalar, é preciso rever seu corpo de ações, de modo a melhorar a qualidade e a eficácia desse tipo de atenção.

Os indicadores da qualidade da Atenção Nutricional Hospitalar, considerando a QNC e a QSA, podem contribuir para a avaliação da qualidade desse serviço e para o diagnóstico de segmentos que merecem mais investimentos. Os indicadores propostos abarcam várias ações e permitem comparações entre serviços, podendo ser usados como instrumento de avaliação e monitoramento de SANH. O reconhecimento da necessidade de um corpo de ações que deem cobertura para melhoria do estado nutricional com o comprometimento e a integração da equipe de saúde, com estratégias e considerando as necessidades alimentares objetivas e subjetivas do paciente, juntamente com ações de suporte que dependam de um serviço de produção de refeições, que esteja integrado com as ações de atendimento ao paciente e articulado com os objetivos institucionais, e que tenha autonomia para melhorias na alimentação com qualificação técnica do serviço e dos recursos humanos, será um avanço para que os hospitais incorporem a atenção nutricional como um eixo fundamental para o desempenho de sua função.

REFERÊNCIAS

1. Hernández MVC, Ulíbarri JI, Hernández JA, Pérez de la Cruz A, Sanz ML, Planas M, et al. Conclusiones del II Foro de Debate SENPE sobre desnutrición hospitalaria. Nutr Hosp. 2005;20(2):82-7.
2. Witte SS, Escott-Stump S, Fairchild MM, Papp J. Standards of practice criteria for clinical nutrition managers. J Am Diet Assoc. 1997;97(6):673-8.
3. Mckee M, Healy J. Hospital in a Changing Europe (European Observatory on Health Care System). 1st ed. Buckingham, Philadelphia: World Health Organization; 2002. p. 59-80.
4. Poulain JP, Saint-Sevin B. La restauration hospitalière. Toulouse: Cristal; 1990.
5. Kondrup J. Proper hospital nutrition as a human right. Clin Nutr. 2004;23(2):135-7.
6. Kandela P. Hospital food. Lancet. 1999;353(9154):763.
7. Bollet JB, Owens S. Evaluation of nutritional status of selected hospitalized patients. Am J Clin Nutr. 1973;26(9):931-8.

8. Bistrian BR, Blackburn GL, Hallowell E, Heddle R. Protein status of general surgical patients. JAMA. 1974;230(6):858-60.

9. Blackburn GL, Bistrian BR, Maini BS, Schlamm HT, Smith MF. Nutritional and metabolic assessment of the hospitalized patient. JPEN J Parenter Enteral Nutr. 1977;1(1):11-22.

10. Kirkland LL, Kashiwagi DT, Brantley S, Scheurer D, Varkey P. Nutrition in the hospitalized patient. J Hosp Med. 2013;8(1):52-8.

11. Flanel DF, Fairchild MM. Continuous quality improvement in inpatient clinical nutrition services. J Am Diet Assoc. 1995;95(1):65-74; quiz 75-6.

12. Beck AM, Balknäs UN, Camilo ME, Fürst P, Gentile MG, Hasunen K, et al.; hoc group on Nutrition Programmes in Hospitals, Council of Europe. Practices in relation to nutritional care and support – report from the Council of Europe. Clin Nutr. 2002;21(4):351-4.

13. Leandro-Merhi VA, Diez Garcia RW, Mônaco DV, Marques de Oliveira MR. [Comparative analysis of nutritional status, food intake and length of hospitalization considering two hospitals: public versus private]. Nutr Hosp. 2006;21(1):32-7.

14. Beck AM, Balknäs UN, Fürst P, Hasunen K, Jones L, Keller U, et al.; Council of Europe (the Committee of Experts on Nutrition, Food Safety and Consumer Health of the Partial Agreement in the Social and Public Health Field). Food and nutritional care in hospitals: how to prevent undernutrition--report and guidelines from the Council of Europe. Clin Nutr. 2001;20(5):455-60.

15. Sousa AA, Proença RPC. Tecnologias de gestão dos cuidados nutricionais: recomendações para qualificação do atendimento nas unidades de alimentação e nutrição hospitalares. Rev Nutr. 2004;17(4):425-36.

16. Garcia RWD. A dieta hospitalar na perspectiva dos sujeitos envolvidos em sua produção e em seu planejamento. Rev Nutr. 2006;19(2):129-44.

17. Lassen KO, Kruse F, Bjerrum M. Nutritional care of Danish medical inpatients – patients' perspectives. Scand J Caring Sci. 2005;19(3):259-67.

18. Ovretveit J. What are the best strategies for ensuring quality in hospitals? WHO Regional Office for Europe's Health Evidence Network (HEN); 2003.

19. Godoy AM, Lopes DA, Garcia RWD. Transformações socioculturais da alimentação hospitalar. Hist Ciênc Saúde-Manguinhos. 2007;14(4):1197-215.

20. Díez García RW, Souza AA, Proença RP. Qualifying instrument for evaluation of food and nutritional care in hospital. Nutr Hosp. 2012;27(4):1170-7.

21. Diez-Garcia RW, Japur CC, Medeiros MAT. Food and nutritional care quality indicators in hospital. J Hosp Admin. 2013;2(3):132-41.

22. Santos RCL, Diez-Garcia RW. Dimensionamento de recursos humanos em serviços de alimentação e nutrição de hospitais públicos e privados. Rev Adm Pública. 2011;45(6):1805-19.

23. Diez-Garcia RW, de Sousa AA, Proença RP, Leandro-Merhi VA, Martinez EZ. Gauging food and nutritional care quality in hospitals. Nutr J. 2012;11:66.

24. Duchini L, Jordão AA, Brito TT, Diez-Garcia RW. Avaliação e monitoramento do estado nutricional de pacientes hospitalizados: uma proposta apoiada na opinião da comunidade científica. Rev Nutr. 2010;23(4):513-22.

25. Diez-Garcia RW, Padilha M, Sanches M. Alimentação hospitalar: proposições para a qualificação do Serviço de Alimentação e Nutrição, avaliadas pela comunidade científica. Ciênc Saúde Coletiva. 2012;17(2):473-80.

26. Stanga Z, Zurflüh Y, Roselli M, Sterchi AB, Tanner B, Knecht G. Hospital food: a survey of patients' perceptions. Clin Nutr. 2003;22(3):241-6.

27. Donini LM, Castellaneta E, De Guglielmi S, De Felice MR, Savina C, Coletti C, et al. Improvement in the quality of the catering service of a rehabilitation hospital. Clin Nutr. 2008;27(1):105-14.

28. Kruizenga HM, Wierdsma NJ, van Bokhorst MA, de van der Schueren, Haollander HJ, Jonkers-Schuitema CF, et al. Screening of nutritional status in The Netherlands. Clin Nutr. 2003;22(2):147-52.

29. Kondrup J, Allison SP, Elia M, Vellas B, Plauth M; Educational and Clinical Practice Committee, European Society of Parenteral and Enteral Nutrition (ESPEN). ESPEN guidelines for nutrition screening 2002. Clin Nutr. 2003;22(4):415-21.

30. Pablo AM, Izaga MA, Alday LA. Assessment of nutritional status on hospital admission: nutritional scores. Eur J Clin Nutr. 2003;57(7):824-31.

31. Kelly IE, Tessier S, Cahill A, Morris SE, Crumley A, McLaughlin D, et al. Still hungry in hospital: identifying malnutrition in acute hospital admissions. QJM. 2000;93(2):93-8.

32. Planas M, Audivert S, Pérez-Portabella C, Burgos R, Puiggrós C, Casanelles JM, et al. Nutritional status among adult patients admitted to an university-affiliated hospital in Spain at the time of genoma. Clin Nutr. 2004;23(5):1016-24.

33. Garcia RWD, Leandro-Merhi VA, Pereira AM. Estado nutricional e sua evolução em pacientes internados em clínica médica. Rev Bras Nutr Clin. 2004;19(2):59-63.

34. Pirlich M, Schütz T, Norman K, Gastell S, Lübke HJ, Bischoff SC, et al. The German hospital malnutrition study. Clin Nutr. 2006;25(4):563-72.

35. Porbén SS. The state of the provision of nutritional care to hospitalized patients – results from The Elan-Cuba Study. Clin Nutr. 2006;25(6):1015-29.

36. The Joint Commission on Accreditation of Healthcare Organizations. Comprehensive accreditation manual for hospitals. Oakbrook Terrace, III: JCAHO; 1996.

37. Saar SRC, Trevizan, MA. Los roles profesionales de un equipo de salud: la visión de sus integrantes. Rev Latino-Am Enfermagem. 2007;15(1):106-12.

38. Lindorff-Larsen K, Højgaard Rasmussen H, Kondrup J, Staun M, Ladefoged K; Scandinavian Nutrition Group. Management and perception of hospital undernutrition-a positive change among Danish doctors and nurses. Clin Nutr. 2007;26(3):371-8.

39. Conselho Federal de Nutricionistas. Lei nº 8.234, 17 de setembro de 1991. Regulamenta a profissão de nutricionista e determina outras providências. DOU de 18/09/1991.

40. Chima CS, Barco K, Dewitt ML, Maeda M, Teran JC, Mullen KD. Relationship of nutritional status to length of stay, hospital costs, and discharge status of patients hospitalized in the medicine service. J Am Diet Assoc. 1997;97(9):975-8; quiz 979-80.

PROGRAMAS DE APOIO SOCIAL À AQUISIÇÃO DE GÊNEROS ALIMENTÍCIOS PARA PACIENTES

Gabriela Pacheco Lopes

A alimentação é considerada como direito fundamental para a sobrevivência, a manutenção da boa saúde e a dignidade dos indivíduos. Entretanto, sabemos que nem todos possuem condições econômicas, sociais e regionais para desfrutar plenamente desse direito. Conforme a Organização das Nações Unidas para a Alimentação e Agricultura (FAO), atualmente 925 milhões de pessoas não se alimentam o suficiente para serem consideradas bem nutridas. Ou seja, uma em cada sete pessoas no mundo não possui acesso adequado à alimentação nutritiva e satisfatória[1].

As estratégias, políticas, ações e programas governamentais e internacionais para abordar a problemática referente à alimentação populacional correspondem ao termo "segurança alimentar e nutricional" (SAN), que transcorre diversos períodos das sociedades e modifica a definição de acordo com as necessidades humanas vigentes. Ele aparece com destaque no período da Primeira Guerra Mundial. Nessa época, o termo segurança alimentar era empregado para uma estratégia militar e de segurança nacional, com vista à produção e ao estoque de alimentos para segurança da nação em caso de investidas militares e quando o fornecimento de alimentos poderia ser utilizado como instrumento de controle sobre outros países. Após esse período, que abrange o pós-Segunda Guerra Mundial, a definição de segurança alimentar altera seu foco e aprimora-se no decorrer do tempo e das demandas populacionais. Entretanto, somente na Cúpula Mundial da Alimentação, realizada em 1996, em Roma, com a participação de 180 países signatários, a FAO estabeleceu uma definição clássica para o conceito segurança alimentar e nutricional, como:

> A segurança alimentar e nutricional é conseguida quando todas as pessoas, em todos os momentos, possuam acesso físico, social e econômico a uma alimentação suficiente, segura e nutritiva, que atenda as necessidades dietárias e preferências alimentares para uma vida saudável e ativa[1].

Esse conceito amplo engloba os diversos recortes no tocante à alimentação, como direitos sociais básicos, geração de emprego e renda, e fatores econômicos conjunturais, e inclui, na definição, o aspecto nutricional e da segurança dos alimentos para consumo. Por conseguinte, não objetiva somente o acesso, mas também as qualidades nutricionais (*safety food*) e as formas de acesso e disponibilidade, produção e distribuição nos países (*food security*). Esse conceito permite uma existência digna, articulado com as demais políticas públicas, em um contexto que visa ao desenvolvimento integral da pessoa humana.

Nessa Cúpula Mundial, foram redigidos dois documentos finais, nos quais os países se comprometeram a reduzir, significativamente, o índice das pessoas subnutridas até o ano de 2015, com o cumprimento de sete compromissos assumidos pelos governos para elevar o nível de SAN em âmbito local, regional e comunitário, com ações de caráter educativo e político. Destarte, a (in)segurança alimentar e suas expressões surgem como grandes desafios a serem enfrentados em escala mundial.

Ressalta-se que a disponibilidade dos alimentos é fundamental para a segurança alimentar, contudo não é o suficiente. A produção mundial de alimentos permanece em ascensão, no entanto não amenizou a má distribuição e aquisição de alimentos, a fome e a desnutrição na mesma proporção de seu crescimento, especialmente nos países em desenvolvimento. Compreende-se, então, que o cerne não decorre somente da escassez dos gêneros alimentícios, mas, sim, do acesso e aquisição por parte da população e da distribuição dos produtos ofertados.

A capacidade para acesso e aquisição dos alimentos pelos indivíduos caracteriza-se como questão primordial na garantia alimentar e articula-se, diretamente, com a disposição do poder aquisitivo, a condição sociocultural, a dinâmica econômica regional e a diminuição da pobreza. Observa-se que somente a presença de alimentos em uma economia não garante o direito das pessoas em consumi-los.

Em virtude de questões geográficas, as populações das áreas rurais dos países em desenvolvimento, especialmente na África Subsaariana e no Sul da Ásia, são as mais atingidas pela indisponibilidade dos alimentos básicos e, consequentemente, registram o maior índice de pessoas que sofrem com a subalimentação, a fome e a desnutrição. Em algumas regiões do nordeste brasileiro, essa indisponibilidade e suas consequências também ocorrem, porém de forma menos intensa[2].

Na lógica do sistema capitalista, os alimentos são considerados mercadorias, portanto o acesso depende inteiramente do que as pessoas possuem e do que são capazes de adquirir desse mercado, que define o nível de privação ou satisfação dos indivíduos[3]. O padrão alimentar encontra-se relacionado com a renda disponível para seu consumo.

Então, a fome, a subalimentação e a desnutrição aparecem como expressões críticas da intensa desigualdade social, da pobreza e da insegurança alimentar. A fome é considerada como um estado crônico de carências nutricionais e que podem levar à morte por inanição ou doenças decorrentes da desnutrição. Atualmente, é considerada como o principal risco para a saúde dos indivíduos e, anualmente, a mortalidade em consequência da fome supera os índices decorrentes de AIDS, malária e tuberculose juntos[1]. Não somente a fome e a pobreza, mas a inexistência de serviços e equipamentos básicos de saúde pública, precárias condições sanitárias e indisponibilidade de água potável também configuram o quadro da miserabilidade e da marginalização humana. O real interesse deve voltar-se para a erradicação da pobreza e, como consequência, a diminuição das mazelas das sociedades contemporâneas.

A insegurança alimentar e a fome, portanto, ocorrem sem que haja escassez ou diminuição na produção mundial de alimentos. O acesso aos alimentos é direito universal, que deve se sobrepor a qualquer fator de ordem econômica, política ou cultural que impeça sua obtenção. Entretanto, algumas sociedades ainda não alcançaram um estágio de segurança alimentar que garanta efetivamente esse direito[3].

Em esforços mútuos e contínuos, organizações internacionais e poderes federais, estaduais e municipais, em parceria com organizações da sociedade civil, planejam estratégias e políticas públicas para erradicar a pobreza e a insegurança alimentar da população, que precedem resultados significativos, notadamente nos países considerados em desenvolvimento, inclusive o Brasil.

HISTÓRICO DAS POLÍTICAS E PROGRAMAS DE SEGURANÇA ALIMENTAR E NUTRICIONAL NO BRASIL

A problemática referente à aquisição de gêneros alimentícios assola considerável parcela da população mundial, sobretudo dos países considerados em desenvolvimento, e apresenta-se como grande desafio a ser alcançado pelos governos, em parceria com as organizações e sociedades civis. No Brasil, a luta pela segurança alimentar também apresenta uma longa trajetória histórica.

Durante o mandato do presidente Getúlio Vargas, em 1938, houve a instauração do salário-mínimo, nas políticas trabalhistas, que teve por base "a satisfação, em nível adequado, das necessidades de alimentação, habitação, higiene e transporte do trabalhador e sua família"[4], com vistas à diminuição dos problemas cotidianos enfrentados pela população. Também foi apresentado o Serviço de Alimentação da Previdência Social (SAPS), em 1940, com o objetivo de promover alimentação adequada e nutritiva aos trabalhadores, com a criação de restaurantes populares com alimentação satisfatória a preços modestos, e ações de caráter educativo aos trabalhadores e suas famílias. Na mesma época, um dos mais profundos estudos a respeito do tema no país foi realizado por Josué de Castro, no livro intitulado "Geografia da Fome". A publicação marca o período, pois o autor apresenta outros condicionantes, principalmente estruturais, para as situações de fome e insegurança alimentar da população brasileira, anteriormente considerada como fenômeno natural da sociedade e sem probabilidade de reversão. Ele indicava como condicionante dessa realidade a distribuição de terras produtivas ao domínio de poucas pessoas e afirmava que o fenômeno fome era o "flagelo fabricado pelos homens contra os outros homens"[5].

O tema, então, recebe maior importância e novos estudos e pesquisas surgem no decorrer dos anos. Até a década de 1960, apesar do SAPS, as ações governamentais eram escassas e não surtiam grandes efeitos para a diminuição da insegurança alimentar; elas limitavam-se à tentativa de redistribuição do pouco excedente da produção e da colaboração, por meio de doação de alimentos das organizações internacionais, principalmente a *World Food Program* e *Food for Development*, para aqueles que não possuíam condições próprias para provê-la, em especial o segmento materno-infantil.

Com o período de instauração da ditadura militar brasileira, a segurança alimentar perde visibilidade, mas remanescem esforços para implementação de políticas públicas referentes ao tema. O SAPS e demais tentativas de ações governamentais são extintos, salvo o Programa de Merenda Escolar.

No ano de 1972, acontece um marco para as ações governamentais no âmbito da segurança alimentar, com a criação do Instituto Nacional de Alimentação e Nutrição (Inan), vinculado ao Ministério da Saúde, com o objetivo de formular o Plano Nacional de Alimentação e Nutrição, instituir o Programa Nacional de Alimentação e Nutrição (Pronan), promover e fiscalizar as ações desse Programa e incentivar a pesquisa científica acerca do tema. Delimitou-se como público-alvo gestantes, nutrizes e crianças de 7 a 14 anos, nos estratos sociais menos favorecidos. O Pronan implementou e coordenou dez programas para a promoção da alimentação e nutrição, inclusive o de merenda escolar, sob a denominação Programa Nacional de Alimentação Escolar. Uma dessas ações abrangia o sistema de produção e distribuição de alimentos básicos e o fornecimento de suplementação alimentar, e posteriormente foi assinado um convênio entre o Inan e o Banco Mundial para a criação do Programa Nutrição Brasil[6].

Na década de 1980, a segurança alimentar incorporou características de política pública, por meio dos programas instituídos pelo Pronan e das ações do Ministério da Agricultura, para a autossuficiência da produção de gêneros alimentícios e o atendimento das necessidades básicas da população, porém não houve grandes alterações no quadro geral por causa da dificuldade de articulação das políticas entre os entes federados.

Em 1988, foi proclamada a Constituição Federal, que, no primeiro momento, não estabeleceu a alimentação como um direito social, dispondo apenas sobre dois segmentos populacionais em seu artigo 227: "É dever da família, da sociedade e do Estado assegurar à criança e ao adolescente, com absoluta prioridade, o direito à vida, à saúde, à alimentação [...]"[7]. Com a Emenda Constitucional de 2010, em seu artigo 6º, a alimentação é incluída como direito social, juntamente com a educação, a saúde, entre outros. Portanto, deve ser assegurado para toda a população o direito de se alimentar satisfatoriamente.

Os programas sob o gerenciamento do Pronan perduram até o início dos anos 1990, mas, com a mudança de governo, são progressivamente extintos ou sofrem com o repasse de verbas insuficientes para continuidade das ações. Novamente, permaneceu apenas o Programa Nacional de Alimentação Escolar. Nesse período, é retomada amplamente a discussão sobre segurança alimentar no país, no governo Itamar Franco, que priorizou o combate à fome em seu mandato. Nesse momento, a segurança alimentar não objetivava apenas o suprimento da população e a autossuficiência da produção, mas congregava aspectos referentes a acesso aos alimentos, carências nutricionais e qualidade dos produtos ofertados[8]. Dentre as ações mais significativas no período, destaca-se o Programa de Distribuição Emergencial de Alimentos (Prodea), que utilizava o estoque oficial de alimentos para a montagem de cestas básicas que eram encaminhadas e distribuídas pelos municípios, principalmente aqueles em consideráveis bolsões de pobreza. O Prodea perdurou até meados de 2000.

A mobilização pela sociedade civil organizada também aparece com força nesse período, com o movimento social Ação da Cidadania contra a Miséria, a Fome e pela Vida, idealizada pelo sociólogo Herbert de Souza, o Betinho. A criação do Conselho Nacional de Segurança Alimentar (Consea), com a participação de membros do governo e representantes da sociedade civil, em 1993, reafirma a luta pela segurança alimentar com a elaboração do Plano Nacional de Combate à Fome e à Miséria. O Consea, órgão de caráter consultivo, possuía condição de prestar assessoria e indicar as prioridades no combate à fome para o governo[8].

Em dezembro de 1993, é sancionada a Lei Orgânica da Assistência Social (LOAS), que dispõe sobre a organização da Assistência Social e suas ações em âmbito nacional, e a define como:

> A assistência social, direito do cidadão e dever do Estado, é Política de Seguridade Social não contributiva, que provê os mínimos sociais, realizada através de um conjunto integrado de ações de iniciativa pública e da sociedade, para garantir o atendimento às necessidades básicas[9].

Portanto, as ações assistenciais devem prover os mínimos sociais para assegurar a dignidade da pessoa humana, por meio de implementação das ações nos âmbitos municipais, estaduais e federal, com primazia na atuação do Estado em garantir o atendimento às necessidades da população. O direito à alimentação adequada e satisfatória compõe um dos mínimos sociais indicados pela LOAS.

Da parceria entre o Consea e a Ação da Cidadania, em 1994, decorreu a I Conferência Nacional de Segurança Alimentar e Nutricional. Nessa conferência foram abordados os temas e a efetividade das políticas e programas de erradicação da fome e pobreza no país. Ao final, um relatório foi redigido com as conclusões do encontro, que subsidiou a participação do Brasil na Cúpula Mundial da Alimentação, realizada pela FAO, em 1996.

O período de atuação do Consea termina com a mudança de governo para o presidente Fernando Henrique Cardoso (FHC), que extingue o conselho, promove a descontinuidade dos programas de segurança alimentar e determina a indefinição da Política Nacional de Segurança Alimentar, em 1995. Parcialmente, atribui-se a pouca efetividade das políticas e programas instituídos ao curto tempo de desempenho[10].

Com a posse de FHC, iniciam-se as novas políticas de ajuste econômico e, nesse momento, a ideologia neoliberal aparece mais incisiva nas políticas do país, acompanhada da descentralização político-administrativa nas esferas governamentais. No mesmo ano, é criado o Programa Comunidade Solidária, substituto dos programas do Consea, que altera o foco, anteriormente referente à promoção da segurança alimentar, para o combate à pobreza e a erradicação da miséria, em parceria com a sociedade civil e articulado com as organizações sociais. O programa apresentou uma abordagem mais ampla da condição socioeconômica da população e tinha como uma das linhas de ação promover o acesso à alimentação nutritiva e satisfatória. Ele afirmava que a situação de pobreza e miséria deveria ser abordada por estratégias e ações governamentais de médio e longo prazo, combinadas com intervenções emergenciais na área social[3]. O Comunidade Solidária coordenava os diversos programas agrupados e executados pelos respectivos ministérios, como o da Saúde, da Educação, da Agricultura, entre outros. Paulillo e Alves[3] ressaltam que cada programa trabalhava uma linha de ação diferente, conforme o ministério ao qual estava subordinada sua execução, o que não culminou em um consenso de atuação, pois alguns programas visavam a direitos sociais e outros a questões da agricultura, sem uma efetiva complementação entre eles na prática.

Entre os anos de 1997 e 1999, houve novamente a fragmentação das ações e políticas sociais de segurança alimentar com a extinção do Inan e, logo após, a reorganização da estratégia do Programa Comunidade Solidária, que promoveu a dissolução dele em duas novas constituições: o Comunidade Ativa (1999), com vista ao desenvolvimento local integrado e sustentável para minimizar a miséria, e o Projeto Alvorada (2001), para o combate à pobreza e o enfrentamento de seus condicionantes. Ambos apresentavam inovações no âmbito das políticas sociais de erradicação da pobreza e miséria, mas com poucos desdobramentos sociais efetivos[11].

Progressivamente, após a diminuição ou a extinção dos programas e ações de segurança alimentar direta, o governo de Fernando Henrique Cardoso inicia as primeiras políticas sociais de renda mínima para os grupos considerados vulneráveis da população. Alguns municípios do estado de São Paulo e Brasília haviam implementado seus programas de transferência de renda, sob diferentes nomenclaturas e gestões. Prosseguiram, a partir de 1996, as políticas efetivas de transferência de renda em âmbito nacional. Em 2001, o governo federal aprimora os programas já existentes e constitui novos programas, como o Bolsa-Alimentação, o Bolsa-Escola, o Auxílio-Gás e o Cartão-Alimentação. Esses programas eram os que apresentavam maior abrangência da população beneficiária nos municípios brasileiros[6]. Portanto, os programas de transferência de renda configuram uma renovação nas políticas de proteção social brasileira, e a segurança alimentar configura como um dos direitos a serem efetivados por essas políticas.

Em 2003, no primeiro ano do governo de Luiz Inácio Lula da Silva, apresentou-se o enfrentamento à fome e à pobreza como prioridade na agenda governamental. É instituído o Programa Fome Zero, que almejava um conjunto de políticas públicas e ações com vista a ofertar condições para segurança alimentar da população, a inclusão social e a cidadania das pessoas que sofrem com a fome. Articulava as ações emergenciais com políticas que atuavam nos condicionantes da fome e miséria, como geração de emprego e renda e programas para agricultura familiar e reforma agrária. Propunha que a política de segurança alimentar brasileira fosse executada, de forma conjunta, pelos entes federados, por meio de políticas estruturais, específicas e locais. Permaneceu sob o comando do Ministério Extraordinário de Segurança Alimentar e Combate à Fome (Mesa), criado no ano de 2003. Ainda nesse ano, para o atendimento de uma das diretrizes do Fome Zero, o governo federal unifica, aprimora e amplia os programas de transferência de renda existentes, que, agora, constituem o denominado Programa Bolsa Família (PBF). Diversas foram as críticas concernentes ao Fome Zero, especialmente o possível caráter assistencialista, pois as ações estruturantes e educativas pouco saíram do papel. Apesar de o Fome Zero ter apresentado resultados positivos em alguns pontos propostos, ainda assim os grandes objetivos do programa não foram alcançados plenamente durante o período de implementação, o que gerou novamente diversas críticas concernentes à eficácia do programa em melhorar a segurança alimentar dos brasileiros. Em virtude da abrangência da população brasileira beneficiária e da visibilidade internacional que o Programa Bolsa Família alcançou, após o decorrer de um período, o governo federal integrou o Fome Zero ao PBF.

Como ato da presidência, no mesmo ano de 2004, é reinstituído o Consea, que corrobora as estratégias governamentais de enfrentamento da insegurança alimentar e a ampliação desse debate no país. O Conselho, então, convoca a II Conferência Nacional de Segurança Alimentar e Nutricional, dez anos após a realização da I CNSAN, em Olinda, no Recife. Diversos foram os temas abarcados por essa conferência, que indicaram as diretrizes para a formulação de uma política de segurança alimentar efetiva. Entre os temas discutidos estavam o acesso aos alimentos e sua utilização em nível familiar, a produção, a comercialização e o controle da qualidade dos alimentos, entre outros. As propostas articulavam diversos setores governamentais e incluíam a participação da sociedade civil nesse processo. Com a participação popular e governamental nessa Conferência e as recomendações acerca do tema, foi deliberada a criação da Lei Orgânica para a Segurança Alimentar e Nutricional (Losan), sancionada em 2006.

A Losan prevê uma concepção abrangente e intersetorial da questão segurança alimentar e nutricional no país e se constituiu sobre dois pilares: 1) o direito humano à alimentação adequada (DHAA), compreendido, dentro dos direitos fundamentais dos seres humanos, como um conjunto de condições necessárias e essenciais para que toda a população, de forma igualitária e não discriminatória, exista, desenvolva suas capacidades e participe plena e dignamente da vida em sociedade; 2) a soberania alimentar, que garante ao país a condução das estratégias e políticas relacionadas a produção, distribuição e consumo de alimentos que garantam o DHAA, respeitando as características culturais da população[12].

Por meio dessa lei, também foi possível promover o Sistema Nacional de Segurança Alimentar e Nutricional (Sisan), com o objetivo de formular e implementar políticas específicas, integrar as ações governamentais com a sociedade civil e avaliar, acompanhar e monitorar as políticas e ações de segurança alimentar e nutricional no país. O Sisan conduz os diversos programas e ações do governo federal para a SAN, articulado com as atuais políticas estaduais e municipais e as ações promovidas pela sociedade civil vigentes no país.

Na história recente do país, observamos esforços conjuntos para que toda a população brasileira pudesse usufruir do DHAA, direito fundamental para o exercício da cidadania, por meio de políticas, estratégias e ações dos governos em parceria com a sociedade civil, mantendo a pauta SAN nas atuais agendas governamentais. Contudo, ainda existem pessoas que vivem em situação de desnutrição, subalimentação e carência dos alimentos mais básicos para uma sobrevivência digna e plena em sociedade. Perante todos os avanços referentes ao enfrentamento dessa questão e as legislações instituídas nesse período, fica posto aos governos o desafio de construir políticas públicas e programas que, efetivamente, garantam o DHAA e a SAN em todo o território brasileiro.

PROGRAMAS DE APOIO SOCIAL À AQUISIÇÃO DE GÊNEROS ALIMENTÍCIOS

O grande desequilíbrio na distribuição de renda em nosso país acentua as profundas desigualdades sociais e, como consequência, dificulta o acesso permanente e regular a gêneros alimentícios por uma parcela significativa da população. Os rendimentos familiares, comumente, não são suficientes para uma alimentação satisfatória e balanceada dos indivíduos e, conforme a renda familiar *per capita* diminui, aumenta a quantidade de domicílios que apresentam situação de insegurança alimentar moderada a grave, ou seja, restrições alimentares. Nas residências em que algum membro do grupo familiar realiza tratamento de saúde para doenças graves, essa situação torna-se ainda mais crítica, pois muitos dependem de uma alimentação adequada ou de suplementação alimentar para a concretização do tratamento proposto.

Conforme relatório da Pesquisa de Orçamento Familiar (POF) 2008/2009, o fator renda é predominante na escolha e aquisição dos alimentos. Determina a quantidade e a qualidade dos produtos adquiridos, principalmente, pela parcela populacional de menor poder aquisitivo. Portanto, o fator renda, entre todos os outros determinantes, é o que apresenta maior restrição para uma alimentação saudável e apropriada da população. O custo para os orçamentos familiares com a aquisição de alimentos é de, aproximadamente, 40% dos rendimentos totais; o item moradia/habitação apresenta, praticamente, as mesmas despesas da alimentação familiar. Ressalta-se que a aquisição de gêneros alimentícios constitui-se como o item com maior flexibilidade nos orçamentos familiares, ou seja, adapta-se à renda familiar disponível naquele dado momento para a compra dos alimentos[13].

Como mencionado anteriormente, o salário-mínimo foi instituído com o intuito de suprir as necessidades básicas dos trabalhadores e de sua família, como alimentação, moradia, saúde, educação, vestuário, higiene, transporte, lazer e previdência. O Departamento Intersindical de Estatísticas e Estudos Socioeconômicos (Dieese) estima, mensalmente, o valor do salário-mínimo referente ao custo de vida da população. Segundo esse órgão, o salário-mínimo deveria ser 4,24 vezes maior que o atual salário vigente para poder suprir, plenamente, os itens contemplados na instituição do benefício ao trabalhador[14].

Há alguns anos, estimou-se que a disponibilidade de alimentos no Brasil fosse de 2.960 kcal/pessoa/dia, média 55% acima do mínimo recomendado para a alimentação de uma pessoa adulta, que é de 1.900 kcal/pessoa/dia[1]. Contudo, esses dados basearam-se na produção e disponibilidade total dos alimentos no país. Isso reforça que a insegurança alimentar está diretamente relacionada com a insuficiência financeira das famílias em adquirir os gêneros alimentícios[15].

Atualmente, como estratégia para o enfrentamento à pobreza e à extrema pobreza, e indiretamente à insegurança alimentar, o governo federal amplia o PBF, para o alcance, ainda maior, das famílias beneficiárias. O programa consiste em transferência de renda direta às famílias, desde que cumpridos os critérios para concessão e manutenção do benefício. Possui três eixos: a transferência de renda; as condicionalidades, que reforçam o acesso a direitos sociais básicos; ações e programas complementares, para minimizar os riscos sociais e pessoais e as vulnerabilidades.

O critério principal para inclusão no PBF é a renda familiar *per capita*, que, no período vigente, não deve exceder R$ 140,00 por pessoa. Famílias que possuem renda *per capita* igual ou inferior a R$ 70,00 são prioridades para o programa. Os benefícios são divididos em duas categorias – os fixos e os variáveis – e dependem da composição do grupo familiar. Residências compostas por crianças, adolescentes, gestantes e nutrizes recebem os valores variáveis adicionais. O valor total do benefício, somado o fixo e todos os variáveis, não ultrapassa meio salário-mínimo vigente. O cadastramento das famílias no PBF não garante o ingresso imediato como beneficiário. A seleção das famílias para inclusão é realizada respeitando os critérios estipulados pelas diretrizes do programa federal. Conforme indicam pesquisas realizadas com a população beneficiária, o valor do benefício é, em sua maioria, gasto com a aquisição de gêneros alimentícios[16].

Ainda em âmbito federal, a LOAS contempla o Benefício de Prestação Continuada (BPC), que consiste no recebimento de um salário-mínimo mensal, que é concedido aos idosos e pessoas com deficiência que não possuam meios para efetivar sua manutenção, tampouco a têm provida por sua família. Considera-se pessoa com deficiência aquela com dificuldades para uma vida independente e plena, com impedimentos de longo prazo. Algumas doenças graves ou progressivas configuram-se como deficiência. Para ser beneficiário, utilizam-se dois critérios: o fator renda – o grupo familiar deve possuir renda *per capita* de, no máximo, um quarto de salário-mínimo vigente; perícia médica e avaliação socioeconômica – que são realizadas pelos peritos/técnicos da Previdência Social, no intuito de corroborar as condições de impedimento para vida plena em sociedade[16].

Esses benefícios são operacionalizados nos municípios por meio dos Centros de Referência de Assistência Social (Cras). Os Cras são uma unidade pública estatal, configuram-se como porta de entrada no Sistema Único de Assistência Social (Suas) e são instalados nas áreas municipais com maiores índices de vulnerabilidade social. Neles são ofertados os serviços de proteção social básica previstos nas legislações vigentes. Eles possuem como função gestar a rede socioassistencial territorialmente e articular com as demais políticas e serviços ofertados nos municípios para a garantia de direitos da população e a melhora na qualidade de vida.

Nos Cras também são operacionalizados os benefícios estaduais e municipais. Aos estados e municípios cabe a programação desses benefícios em leis orçamentárias, sendo livre a criação ou implementação de novos serviços, ações e programas, desde que em coerência com as diretrizes da política federal e a deliberação dos respectivos Conselhos de Assistência Social. No estado de São Paulo, existem outros programas como o Viva Leite – que consiste no fornecimento de leite pasteurizado enriquecido com vitaminas para crianças de 6 meses a 7 anos incompletos e idosos que apresentam renda inferior a dois salários-mínimos –, o Renda Cidadã, o Cartão Amigo do Idoso e o Ação Jovem, programas de transferência de renda direta para famílias que apresentam situação de vulnerabilidade social.

Os programas de apoio à alimentação direta, comumente, são executados pelas próprias ações municipais, que consistem no fornecimento de cestas básicas, de frutas e vegetais, suplementação alimentar e dietas industrializadas. Alguns municípios brasileiros instituíram os cartões alimentação, em vez do fornecimento da cesta básica tradicional, para a escolha e a aquisição dos alimentos da preferência dos beneficiários. Somente os itens que compõem a cesta básica não suprem todas as necessidades alimentares dos indivíduos, porém desoneram o orçamento familiar e colaboram para a reelaboração dos demais gastos com a aquisição de alimentos.

Entre as atuações da sociedade civil, existem as organizações não governamentais (ONG), que atuam em diversas frentes de trabalho para a efetivação e a garantia de direitos da população. Vários são os segmentos atendidos por essas organizações, inclusive pessoas acometidas por doenças graves, como neoplasias, doenças degenerativas, síndromes, entre outras. Elas prestam assistência por diversos meios, inclusive com fornecimento direto de gêneros alimentícios, suplementação alimentar, dietas industrializadas e medicações aos pacientes que buscam por essas organizações para efetivar o tratamento de saúde. As ONG captam recursos e doações da sociedade civil e, dentro da regularidade exigida para o funcionamento da organização, recebem repasse dos órgãos governamentais para efetivarem as ações propostas. Algumas entidades religiosas e pastorais também colaboram com os indivíduos ou famílias que apresentam situações de vulnerabilidade social ou de saúde, por meio de arrecadações de alimentos, produtos de higiene pessoal e vestuário.

Mesmo com os programas e serviços ofertados pelos poderes locais, estaduais e federais e a cooperação das ONG, ainda existe um contingente populacional que não possui acesso adequado e permanente aos alimentos para uma dieta satisfatória. Contudo, em algumas comunidades, existem redes informais de solidariedade, constituídas pelos próprios indivíduos que convivem em dada localidade. Nela há contribuição mútua entre as pessoas para o enfrentamento de uma situação vivenciada, como a insegurança alimentar, por meio de doações e arrecadações de alimentos para os grupos familiares necessitados. Por vezes, isso não é suficiente para erradicar a falta de alimentos, mas consegue suprir uma demanda imediata e pontual apresentada pelos indivíduos e famílias.

Para o conhecimento dos programas, benefícios, serviços e organizações disponíveis e que atuam em uma dada localidade ou município, os profissionais que atendem os usuários dos serviços de saúde devem encaminhar as pessoas ou famílias em situação de vulnerabilidade para os Cras da região às quais pertencem. O Cras, por articular com a rede socioassistencial local, verifica as possibilidades disponíveis para o enfrentamento da vulnerabilidade apresentada pelos indivíduos ou grupos familiares, realiza o cadastramento nos programas sociais vigentes e, também, encaminha para outros equipamentos sociais.

CONSIDERAÇÕES FINAIS

A restrição alimentar é parte da experiência diária de uma parcela significativa das famílias brasileiras, bem como os serviços e benefícios são insuficientes para o enfrentamento da insegurança alimentar e nutricional no país. É importante o reconhecimento de que a insegurança alimentar apresenta como condicionante a carência de poder aquisitivo, e não a falta de gêneros alimentícios disponíveis para a compra na economia. Dessa forma, como expressão direta das relações sociais vigentes, localizamos a questão no âmbito de relações constitutivas de um padrão de desenvolvimento desigual no contexto brasileiro, em que convivem a fartura de alguns e a escassez de muitos outros[17].

Portanto, é inviável enfrentar a restrição alimentar somente com ações pontuais e emergenciais, que são imprescindíveis para amenizar as demandas postas, porém não alteram as bases das desigualdades sociais. Como a pobreza, a insegurança alimentar deve articular ações emergenciais e compensatórias com políticas estruturais que apresentem resultados qualitativos para a população em longo prazo.

REFERÊNCIAS

1. Organização das Nações Unidas para Alimentação e Agricultura [online]. Roma; Itália. 2012. Disponível em: <http://www.fao.org/docrep/003/w1358e/w1358e00.HTM>. Acesso em: 10 ago. 2012.
2. Abreu ES, Viana IC, Moreno RB, Torres EAFS. Alimentação mundial: uma reflexão sobre a história. Saúde e Sociedade. 2001;10(2):3-14.
3. Paulillo LF, Alves F, organizadores. Reestruturação agroindustrial: políticas públicas e segurança alimentar regional. 1ª ed. São Carlos: EDUFSCAR; 2002.
4. Adas M. A fome: crise ou escândalo? 26ª ed. São Paulo: Moderna; 1996.
5. Castro J. A geografia da fome. 10ª ed. Rio de Janeiro: Antares; 1980.
6. Silva AC. De Vargas a Itamar: políticas e programas de alimentação e nutrição. Estud Av. 1995;9(23):87-107.
7. Brasil. Constituição da República Federativa do Brasil. Diário Oficial da União [internet]. 1988. Disponível em: <http://www.planalto.gov.br/ccivil_03/Constituicao/ConstituicaoCompilado.htm>. Acesso em: 13 out. 2012.
8. Hirai WG, Anjos FS. Estado e segurança alimentar: alcances e limitações de políticas públicas no Brasil. Rev Textos Contextos. 2007;6(2):335-53.
9. Brasil. Lei nº 8.742, de 7 dezembro de 1993, Lei Orgânica da Assistência Social. Diário Oficial da União. 1993. Disponível em: <http://www.planalto.gov.br/ccivil_03/leis/l8742.htm>. Acesso em: 13 out. 2012.
10. Pessanha LDR. A experiência brasileira em políticas públicas para a garantia do direito ao alimento. Textos para Discussão. 2002;11(5):1-67.
11. Arbache JS. Pobreza e mercado no Brasil. Comissão Econômica para a América Latina e o Caribe. 2003. Disponível em: <http://www.eclac.cl/publicaciones/xml/8/11868/r135jorgearbachepobreza.pdf>. Acesso em: 23 nov. 2012.
12. Conselho Nacional de Segurança Alimentar e Nutricional. A Segurança Alimentar e Nutricional e o Direito Humano à Alimentação Adequada no Brasil: indicadores e monitoramento da constituição de 1988 aos dias atuais. 2010. Disponível em: <http://www2.planalto.gov.br/consea/biblioteca/publicacoes/a-seguranca-alimentar-e-nutricional-e-o-direito-humano-a-alimentacao--adequada-no-brasil>. Acesso em: 23 nov. 2012.
13. Instituto Brasileiro de Geografia e Estatística. Pesquisa de Orçamentos Familiares. Relatório 2008/2009. 2010. Disponível em: <http://www.ibge.gov.br/home/estatistica/populacao/condicaodevida/pof/2008_2009_analise_consumo/default.shtm>. Acesso em: 10 jan. 2013.
14. Departamento Intersindical de Estatística e Estudo Socioeconômico [online]. São Paulo, Brasil; 2012. Disponível em: <http://www.dieese.org.br/analisecestabasica/salarioMinimo.html#2013>. Acesso em: 10 nov. 2012.
15. Motta DG, et al. Consumo alimentar de famílias de baixa renda no município de Piracicaba/SP. Saúde em Revista. 2004;6(13):63-70.
16. Ministério do Desenvolvimento Social e Combate à Fome [online]. Brasília, Brasil; 2012. Disponível em: <http://www.mds.gov.br>. Acesso em: 10 out. 2012.
17. Yazbek MC. Pobreza no Brasil contemporâneo e formas de seu enfrentamento. Serv Soc Soc. 2012;110:288-322.

Demais referências consultadas

Barros MSC, Tartaglia JS. A política de alimentação e nutrição no Brasil: breve histórico, avaliação e perspectivas. Alim Nutr. 2003;14(1):109-21.

Gonçalves MP, Campos ST, Sarti FM. Políticas Públicas de Segurança Alimentar no Brasil: uma análise do programa de restaurantes populares. Rev Gestão Políticas Públicas. 2011;1(1):92-111.

Frozi DS, Galeazzi MAM. Políticas Públicas de Alimentação no Brasil: uma revisão fundamentada nos conceitos de bem-estar social e segurança alimentar e nutricional. Cad Debate. 2004;XI:58-83.

Maluf RS, Menezes F, Valente FL. Contribuição ao Tema da Segurança Alimentar no Brasil. Cad Debate. 1994;IV:66-8.

Belik W. A Política Brasileira de Segurança Alimentar e Nutricional: concepção e resultados. Segurança Alimentar e Nutricional. 2012;19(2):94-110.

Macedo DC, Teixeira BEM, Marlene Jerônimo M, Barbosa OA, Oliveira MRM. A construção da política de segurança alimentar e nutricional no Brasil. Rev Simbio-Logias. 2009;2(1):31-46.

Oliveira JE, Cunha SFC, Marchini JS. A desnutrição dos pobres e dos ricos: dados sobre a alimentação no Brasil. 1ª ed. São Paulo: Sarvier; 1996.

Brasil. Lei nº 11.346. Cria o Sistema Nacional de Segurança Alimentar e Nutricional – Sisan com vistas em assegurar o direito humano à alimentação adequada e dá outras providências. Diário Oficial da União. 2006. Disponível em: <http://www.planalto.gov.br/ccivil_03/_ato2004-2006/2006/lei/l11346.htm>. Acesso em: 30 set. 2012.

Silva MOS, organizadora. O Comunidade Solidária: o não enfrentamento da pobreza no Brasil. São Paulo: Cortez; 2005.

PARTE II
ATENÇÃO NUTRICIONAL AO PACIENTE HOSPITALIZADO

7

ELABORAÇÃO DE PROTOCOLOS DE ATENÇÃO NUTRICIONAL HOSPITALAR

Camila Cremonezi Japur

Rosa Wanda Diez-Garcia

Paula Garcia Chiarello

Anderson Marliere Navarro

Protocolos de atenção nutricional são documentos que auxiliam na padronização do atendimento nutricional em uma enfermaria ou ambulatório, facilitando a tomada de decisões e permitindo a sistematização das ações de atendimento nutricional.

Uma vez estabelecido o protocolo, as atividades de atendimento passam a ter regularidade e estabilidade tanto no fluxo do atendimento como na qualidade dos procedimentos. Quando houver uma substituição de nutricionista, o substituto poderá assumir as atividades e dar sequência ao trabalho que vem sendo desenvolvido, sem prejuízo na qualidade do atendimento nutricional.

Os protocolos também podem servir para facilitar o trabalho do nutricionista no recebimento de alunos/estagiários nas enfermarias e ambulatórios de hospitais universitários, bem como facilitar que ações de pré-consulta, por exemplo, possam ser executadas pela equipe que recebe os pacientes. Um exemplo é a verificação de altura e a pesagem antes do atendimento. Quando o serviço recebe alunos, estagiários ou similares, a cada ciclo, o profissional precisa repetir informações específicas e importantes da rotina da enfermaria, assim como informações teóricas em relação à doença e à dietoterapia que podem ser acessadas facilmente na leitura do protocolo. A existência do protocolo evita que informações importantes sejam esquecidas no momento da orientação do aluno/estagiário e no próprio atendimento.

Outra função dos protocolos é guiar a avaliação nutricional, uma vez que disponibilizam informações relacionadas a procedimentos (orientação de preenchimento das fichas, métodos e valores de referência de avaliação nutricional, e interpretação dos dados coletados) e a prescrição dietoterápica, por meio de informações focadas em bases fisiopatológicas e em recomendações dietoterápicas das doenças comumente tratadas no serviço.

É importante frisar a necessidade de haver o cumprimento do que é proposto no protocolo, para que o objetivo da qualidade do atendimento seja alcançado.

Segue abaixo uma proposta de tópicos para elaboração de protocolos.

TÓPICOS PARA ELABORAÇÃO DOS PROTOCOLOS

- Caracterização da enfermaria
- Embasamento teórico
- Tratamento medicamentoso e interação droga-nutriente
- Atenção nutricional ao paciente hospitalizado

1. Caracterização da enfermaria

Nesse item devem ser descritas informações sobre:
- Localização da enfermaria no hospital;
- Número de leitos (e identificação);
- Rotina da enfermaria (horários fixos de cuidado ao paciente, horário das refeições, existência de copa e refeitório no andar, horário para modificações da dieta na prescrição eletrônica – quando houver – e com a copeira, tanto para dieta oral quanto enteral);
- Dia da semana, horário e local da visita da equipe multidisciplinar;
- Nutricionista responsável pela enfermaria, localização de sua sala e seu ramal.

2. Embasamento teórico

Inicialmente, é necessária a aproximação do profissional com a realidade vivenciada na enfermaria, para identificar os principais motivos de internação e doenças dos pacientes da enfermaria. Em seguida, ele deve buscar informações na literatura científica acerca dos tópicos relacionados a seguir.

Fisiopatologia

Essa descrição deve ser feita de maneira breve e focada no que é relevante para o nutricionista estabelecer sua conduta. Essa parte teórica do protocolo deve ser um compilado de informações básicas e aplicadas sobre as doenças e as alterações fisiopatológicas geradas por elas. Informações que não acrescentam algo no entendimento do caso clínico e na tomada de decisão acerca do tratamento nutricional não devem ser inseridas nesse material.

Implicações das doenças no consumo alimentar e no estado nutricional

Esse item deve incluir as alterações metabólicas, de apetite, na estrutura ou função do trato gastrointestinal e na capacidade funcional do indivíduo que afetem a alimentação e o estado nutricional.

Diretrizes dietoterápicas para o tratamento dessas doenças

Os princípios dietoterápicos por doença ou grupo de doenças com mesma característica devem ser descritos por valores numéricos de energia e nutrientes, em quilocalorias (kcal), quilocalorias/kilo (kcal/kg), gramas (g), gramas/kilo (g/kg) ou porcentagem (%), mas também deve haver a inclusão da aplicação dietética desses princípios.

Aplicação dietética é a interpretação dos valores numéricos de nutrientes em alimentos ou preparações, ou seja, como se aplica na prática esse conhecimento teórico. As pessoas não consomem nutrientes, mas sim alimentos, e por isso o nutricionista deve estar apto a fazer essa decodificação adequadamente. Nesse item também podem estar incluídas orientações gerais do cuidado dietético (exemplos: número e horário recomendado para as refeições, cuidados no preparo dos alimentos, indicação de consistência, temperatura etc.) que facilitarão a construção da orientação dietoterápica de alta. A produção de complementos nutricionais específicos pelo Serviço de Nutrição Hospitalar também pode ser planejada e incluída no protocolo. Um protocolo de uma unidade de transplante de medula óssea, por exemplo, pode dispor de um repertório de complementos com características nutricionais e sanitárias especiais, que, uma vez incluído no protocolo, fica padronizado para que o serviço o disponibilize para aquela enfermaria.

Para a utilização dessas informações, deve-se considerar, para cada caso clínico, individualmente, que doenças estão presentes, quais suas características fisiopatológicas, como a doença se desenvolveu, que alterações gastrointestinais e metabólicas ocorreram e, finalmente, qual o estado nutricional do paciente. A realização da avaliação e diagnóstico do estado nutricional previamente à prescrição dietoterápica é fundamental, pois o estado nutricional é o ponto de partida para a estimativa das necessidades calórica e proteica, pilares do cuidado nutricional intra-hospitalar.

Muitas vezes, o paciente tem sobreposição de doenças, que podem ter indicações diferentes, ou mesmo contrárias, quando se trata de dietoterapia. Nesses casos, o ideal é fazer uma avaliação do risco nutricional e do comprometimento metabólico ou mesmo de órgãos ou sistemas e tomar a decisão, dando prioridade para a indicação dietoterápica que seja mais adequada e benéfica ao paciente naquele momento clínico.

Vale ressaltar que o conhecimento teórico-científico acerca da dietoterapia sofre modificações ao longo do tempo, por isso é fundamental o profissional buscar fontes confiáveis e atualizadas para compor o corpo teórico de seu protocolo, para que aplique em sua prática o mais adequado ao paciente. Podemos citar aqui um exemplo de modificação na recomendação dietoterápica que ilustra bem essa ideia citada acima. A recomendação proteica para pacientes com síndrome nefrótica sofreu alterações drásticas nos últimos 50 anos, havendo períodos de recomendação de dieta hiperproteica[1], mas depois alguns defenderam o uso de dieta hipoproteica[2] e atualmente se recomenda dieta normoproteica[3].

3. Tratamento medicamentoso e interação droga-nutriente

A descrição dos medicamentos comumente utilizados, suas funções e interações com alimentação e estado nutricional facilita o entendimento do nutricionista sobre o tratamento medicamentoso, as alterações metabólicas geradas pelo medicamento no organismo e a necessidade de monitoramento e intervenção nutricional. Na prática, o paciente pode apresentar uma alteração bioquímica explicada pelo uso do medicamento que, não necessariamente, será revertida pela restrição ou implementação do nutriente em questão na dieta.

Abaixo segue uma proposta em forma de ficha para organizar e padronizar as informações relacionadas aos medicamentos comumente utilizados no serviço e que devem ser incluídas no protocolo.

Nome do medicamento (genérico e comercial)
Indicação
Alterações no trato gastrointestinal
Alterações bioquímicas
Implicações nutricionais
Administração oral
Dieta
Monitoramento

Adaptado de: Martins e cols.[4].

- **Nome do medicamento:** descrever o nome genérico do fármaco (*denominação do(s) nome(s) comercial(is) mais comum(s) do fármaco).
- Indicação: indicar as possíveis utilizações clínicas do fármaco.
- **Alterações no trato gastrointestinal (TGI):** incluir os efeitos na boca, garganta, esôfago, estômago e intestinos que podem ser causados pela ingestão dos fármacos.
- **Alterações bioquímicas:** citar as possíveis alterações laboratoriais sanguíneas e urinárias que podem ocorrer pelo uso do fármaco.
- **Implicações nutricionais:** efeitos que possam alterar de alguma forma o estado nutricional (por exemplo: anorexia, aumento na necessidade de algum nutriente. Aqui pode haver duplicidade de informações com as alterações no TGI, pois estas podem afetar o estado nutricional).

- **Administração oral:** incluir informação quanto à adequada administração oral e recomendação quanto à ingestão de alimentos e líquidos. (Como tomar? com água, leite etc. Quando tomar? após as refeições; não é afetado pelo horário da alimentação etc.).
- **Dieta:** listar recomendações nutricionais/alimentares específicas.
- **Monitoramento:** listar as recomendações para o acompanhamento de pacientes em uso dos fármacos prescritos.

Exemplo:

> **Nome do medicamento:** Furosemida (*Lasix).
> **Indicação:** Diurético (depletor de potássio); anti-hipertensivo.
> **Alterações no trato gastrointestinal:** Irritação oral, cólicas estomacais, náuseas, vômitos, diarreia/obstipação.
> **Alterações bioquímicas:**
> Sangue – Pode diminuir potássio, magnésio, sódio, cloro e cálcio e pode aumentar glicose, ureia, ácido úrico, colesterol e frações. Anemia e discrasias.
> Urina – Aumento da excreção de potássio, sódio, cloro, magnésio, cálcio, água, glicose.
> **Implicações nutricionais:** Anorexia, aumento da sede, hipotensão, tontura, fraqueza.
> **Administração oral:** Pode tomar com alimento ou leite para diminuir o desconforto gastrointestinal.
> **Dieta:** Aumento de potássio e magnésio e diminuição de quilocalorias e sódio podem ser recomendados.
> **Monitoramento:** Pressão arterial, eletrólitos, magnésio, cálcio, glicose, ácido úrico, função renal e função hepática (uso a longo prazo).

Adaptado de: Martins e cols.[4].

4. Atenção nutricional ao paciente hospitalizado

A desnutrição possui associação positiva com morbimortalidade intra-hospitalar e tempo de internação[5,6]. Além de aumentar os custos da internação[6-8], o indivíduo desnutrido apresenta maior chance de ter que ser reinternado em curto período de tempo[9].

Esses dados mostram a importância de se estabelecerem ações de atenção nutricional ao paciente hospitalizado, na tentativa de minimizar as taxas de desnutrição e proporcionar maior bem-estar ao paciente. Diez-Garcia e cols.[10] propuseram indicadores de qualidade do cuidado nutricional e da produção de refeições que possibilitem a identificação de falhas no serviço e que norteiem o estabelecimento de estratégias para a melhoria da qualidade do Serviço de Alimentação e Nutrição Hospitalar, descritos no capítulo 5 – Indicadores de qualidade da atenção alimentar e nutricional hospitalar.

A atenção nutricional deve ocorrer de maneira estruturada e continuada, permitindo maior cobertura e melhor atendimento aos pacientes. É evidente que entre os diferentes serviços haverá coberturas diferentes, dependendo do número de nutricionistas disponíveis ao atendimento nas enfermarias e da estrutura do Serviço de Alimentação e Nutrição Hospitalar disponibilizada, mas a garantia mínima de qualidade deve ser buscada independentemente de qualquer outro fator, no que tange à qualidade do cuidado nutricional e também relacionado à qualidade da produção de refeições.

No capítulo 9 será descrito um modelo de Atenção Nutricional ao Paciente Hospitalizado, utilizado no Hospital das Clínicas da Faculdade de Medicina de Ribeirão Preto – Universidade de São Paulo (USP) pelos estagiários do curso de Nutrição e Metabolismo da USP de Ribeirão Preto.

REFERÊNCIAS

1. Squire JR. Nutrition and the nephrotic syndrome in adults. Am J Clin Nutr. 1956;4(5):509-22.
2. Walser M, Hill S, Tomalis EA. Treatment of nephrotic adults with a supplemented, very low-protein diet. Am J Kidney Dis. 1996;28(3):354-64.
3. de Seigneux S, Martin PY. Management of patients with nephrotic syndrome. Swiss Med Wkly. 2009;139(29-30):416-22.

4. Martins C, Moreira SM, Pierosan SR. Interações droga-nutriente. 2ª ed. Curitiba: Nutroclínica; 2003.

5. Waitzberg DL, Caiaffa WT, Correia MI. Hospital malnutrition: the Brazilian national survey (IBRANUTRI): a study of 4000 patients. Nutrition. 2001;17(7-8):573-80.

6. Correia MI, Waitzberg DL. The impact of malnutrition on morbidity, mortality, length of hospital stay and costs evaluated through a multivariate model analysis. Clin Nutr. 2003;22(3):235-9.

7. Amaral TF, Matos LC, Tavares MM, Subtil A, Martins R, Nazaré M, et al. The economic impact of disease-related malnutrition at hospital admission. Clin Nutr. 2007;26(6):778-84.

8. Norman K, Pichard C, Lochs H, Pirlich M. Prognostic impact of disease-related malnutrition. Clin Nutr. 2008;27(1):5-15.

9. Ulltang M, Vivanti AP, Murray E. Malnutrition prevalence in a medical assessment and planning unit and its association with hospital readmission. Aust Health Rev. 2013;37(5):636-41.

10. Diez-Garcia RW, Japur CC, Medeiros MAT. Food and nutritional care quality indicators in hospital. J Hosp Admin. 2013;2(3):132-41.

TRIAGEM NUTRICIONAL

Lya Duchini

Tatiane Trevilato de Brito D'Andréa

A triagem nutricional é definida pela Associação Dietética Americana (ADA) como o processo de identificação das características associadas aos problemas dietéticos ou nutricionais[1]. É aplicada a um grupo ou população (por exemplo, todos os pacientes internados em determinado serviço de saúde) para identificar aqueles que estão em risco nutricional e se uma avaliação nutricional mais detalhada se faz necessária. Pode ser aplicada ao paciente ou seus familiares. Identifica não só indivíduos desnutridos ou em risco de desnutrição, mas também os que apresentam mudanças que afetam o estado nutricional[2]. Dessa forma, a triagem nutricional sinaliza, precocemente, pacientes que poderiam beneficiar-se de terapia nutricional. Nesse sentido, deve ser um procedimento rápido, executado pela equipe de saúde que realiza a admissão hospitalar, buscando identificar se o paciente:

- Não é de risco, mas deve ser reavaliado em intervalos regulares;
- É de risco e necessita seguir um plano nutricional;
- É de risco, mas problemas metabólicos e funcionais impedem a adoção de um protocolo padronizado;
- E se há dúvida se o paciente é de risco.

Nas duas últimas condições, há necessidade de referenciar o paciente para uma avaliação mais detalhada por um especialista na área[3].

A desnutrição pode afetar adversamente a evolução clínica de pacientes hospitalizados, aumentando a incidência de infecções, doenças associadas e complicações pós-operatórias, prolongando o tempo de permanência e os custos hospitalares[4]. Avaliar o estado nutricional é importante para que medidas possam ser aplicadas na prevenção e no tratamento da desnutrição[5].

Critérios para detectar o risco nutricional na admissão e durante a permanência no hospital são necessários e devem ser implementados nos procedimentos de rotina hospitalar, uma vez que a depleção nutricional pode ocorrer durante a internação. O Ibranutri, estudo multicêntrico com 4 mil participantes em hospitais brasileiros, identificou uma taxa de desnutrição na admissão de 31,8%, enquanto sua progressão durante a internação chegou a atingir 61% dos pacientes quando se prolongou por mais de 15 dias[6].

Não existe um único método de avaliação nutricional capaz de diagnosticar com precisão, isoladamente, alterações do estado nutricional, por isso torna-se necessária a realização de um conjunto de procedimentos para a sua análise. É de conhecimento geral a falta de tempo e a rotina sobrecarregada da equipe de nutrição hospitalar, o que torna a triagem dos pacientes que realmente necessitam de uma avaliação mais profunda de suma importância para maximizar o tratamento.

A história alimentar, os sinais clínicos de desnutrição, as medidas antropométricas e sua variação temporal, e as determinações hematológicas, séricas e urinárias apropriadas são passíveis de erros e sua análise depende do conhecimento e experiência do observador, todavia ações de rotina são eficazes para minimizar os problemas nutricionais[7].

Tendo por base todas as considerações de diversos autores abordando o assunto, o Ministério da Saúde colocou em vigor a Portaria nº 343, de 7 de março de 2005, que julga necessária a implantação de Protocolos de Triagem e Avaliação Nutricional, Protocolos de Indicação de Terapia Nutricional e Protocolos para o Acompanhamento dos Pacientes em Terapia Nutricional[8].

A ESCOLHA DO INSTRUMENTO

Para escolher a ferramenta de triagem nutricional mais adequada, é necessário eleger a mais completa e, ao mesmo tempo, a de melhor aplicabilidade em determinado tipo de serviço. Para isso, cada técnica deve ser analisada observando-se suas qualidades e limitações, tais como: número de profissionais da saúde que podem aplicá-la, tempo de duração para sua aplicação aos pacientes, exigência de recursos financeiros, disponibilidade de recursos da instituição, capacidade em detectar o risco nutricional com confiança, especificidade para determinada população de pacientes. Vale lembrar que, apesar de a aplicação da triagem nutricional necessitar de tempo e treinamento da equipe, ela é mais barata e mais simples quando comparada com a opção de avaliação nutricional (exames laboratoriais, composição corporal) de todos os pacientes[9].

FERRAMENTAS MAIS CITADAS EM PUBLICAÇÕES CIENTÍFICAS

NRS-2002 (*Nutritional Risk Screening* – Triagem de Risco Nutricional 2002) (Tabela 8.1):

Tabela 8.1. Primeira parte da NRS 2002

	SIM	NÃO
IMC < 20,5 kg/m^2		
Houve perda de peso não intencional em 3 meses?		
Houve diminuição da ingestão na última semana?		
Paciente é portador de doença grave, mau estado nutricional ou em UTI		

UTI: unidade de terapia intensiva.

Método proposto por Kondrup e cols.[10] cujo objetivo principal é detectar desnutrição ou risco de desnutrição em pacientes hospitalizados; por esse motivo, considera também o fator de estresse de acordo com a patologia presente. É um instrumento composto por uma triagem inicial e uma final, abordando informações sobre índice de massa corporal (IMC), perda de peso, ingestão alimentar, gravidade da doença, comprometimento do estado nutricional e severidade da doença[3]. Com um resultado final ≥ 3 pontos, o paciente é considerado em risco nutricional.

Quando as respostas são "sim" para qualquer questão da primeira parte, segue-se para a segunda (Tabela 8.2).

Tabela 8.2. Segunda parte da NRS 2002

Score	Situação nutricional
0	Estado nutricional normal
1 (leve)	Perda de peso maior que 5% em 3 meses ou ingestão alimentar 50% a 70% das recomendações na última semana
2 (moderado)	Perda de peso maior que 5% em 2 meses ou IMC de 18,5-20,5 mais piora do estado geral ou ingestão alimentar 25% a 60% das recomendações na última semana
3 (grave)	Perda de peso maior que 5% em 1 mês (> 15% em 3 meses) ou IMC < 18,5 mais piora do estado geral ou ingestão alimentar 0%-25% das recomendações na última semana
Score	**Gravidade da doença (aumento das necessidades nutricionais)**
0	Necessidades nutricionais normais
1 (leve)	Fratura de quadril, pacientes crônicos, complicações agudas: DPOC, hemodiálise crônica, diabetes e câncer
2 (moderado)	Cirurgia abdominal de grande porte, fraturas, pneumonia grave, leucemia e linfomas
3 (grave)	Transplantes de medula óssea, pacientes graves

DPOC: doença pulmonar obstrutiva crônica.

Pontuação NRS:

- Menor que 3: reavaliar o paciente semanalmente. Se o paciente tem indicação de cirurgia de grande porte, considerar planos de cuidados.
- Igual ou maior que 3: o paciente está em risco nutricional e o cuidado nutricional deve ser iniciado.
- Para pacientes acima de 70 anos, deve-se adicionar mais 1 ponto. Ao analisar a gravidade da doença, deve-se atentar às necessidades proteicas e à forma de reposição mais indicada.

Classificação por gravidade da doença:

- Pontuação: 1 – a necessidade proteica está aumentada, mas o déficit proteico pode ser recuperado pela alimentação oral ou pelo uso de suplementos, na maior parte dos casos.
- Pontuação: 2 – a necessidade proteica está substancialmente aumentada e o déficit proteico pode ser recuperado na maior parte dos casos com o uso de suplementos orais.
- Pontuação: 3 – a necessidade proteica está substancialmente aumentada e não pode ser recuperada somente pelo uso de suplementos orais/dieta enteral.

O NRS é de fácil execução, pode ser aplicado por profissionais da equipe multidisciplinar, é objetivo e pode ser utilizado em pacientes hospitalizados ou domiciliares. Além disso, os idosos recebem atenção especial no NRS-2002, uma vez que sua pontuação final é ajustada se o paciente tem idade maior que 70 anos. Entretanto, não é sensível a pequenas alterações nutricionais[3].

MUST (Instrumento Universal de Triagem de Desnutrição – *Malnutrition Universal Screening Tool*) (Figura 8.1)

O MUST foi desenvolvido pelo Comitê Permanente da Associação Britânica de Nutrição Parenteral e Enteral[11]. Diferente dos outros instrumentos, o MUST oferece formas alternativas para substituir parâmetros de peso, altura ou IMC, quando a mensuração é inviável, o que torna sua aplicação interessante para uma população acamada. Além disso, ele pode avaliar o risco nutricional em todos os pacientes adultos e idosos, em todos os serviços de saúde. Para essa análise, são considerados três diferentes variáveis (IMC, percentual de perda de peso e padrão alimentar nos últimos cinco dias), que recebem determinadas pontuações. O somatório dos pontos classifica o risco nutricional em baixo, médio ou alto[12].

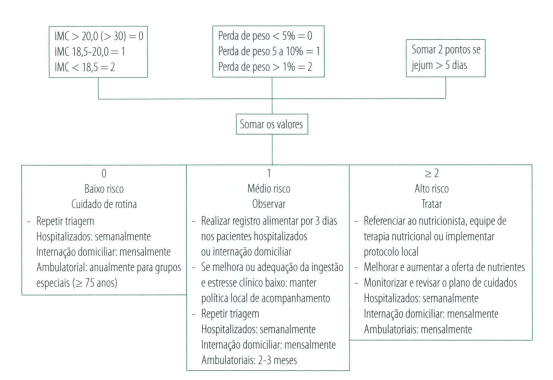

Figura 8.1. Malnutrition Universal Screening Tool.

SGA (Avaliação Subjetiva Global – *Subjective Global Assessment*) (Figura 8.2)

A SGA é um método clínico de avaliação do estado nutricional, desenvolvido por Detsky e cols.[13]. Difere das demais ferramentas de avaliação nutricional utilizadas na prática clínica por considerar não somente as alterações da composição corporal dos pacientes, como também alterações funcionais. Trata-se de um método bastante simples, de baixo custo e não invasivo, podendo ser realizado à beira do leito. Pode ser aplicada por vários membros da equipe hospitalar, porém é indispensável o treinamento adequado de todos os observadores que desejam utilizá-la, já que sua precisão depende da capacidade do observador em detectar as alterações nutricionais significativas por meio de uma avaliação subjetiva[13]. Por ser de fácil execução e boa aplicabilidade, a SGA começou a ser utilizada também em outras circunstâncias clínicas, tanto na sua forma original quanto nas formas adaptadas[14,15].

MNA (Miniavaliação Nutricional – *Mini Nutritional Assessment*) (Figura 8.3)

A MNA foi desenvolvida especificamente para identificar pacientes geriátricos com 65 anos ou mais, desnutridos ou em risco de desnutrição. Um ponto importante desse instrumento é que ele pode identificar o risco de desnutrição antes mesmo da ocorrência de mudanças de peso ou dos níveis de proteína sérica. Foi proposta há mais de vinte anos atrás e é a melhor ferramenta validada pela literatura científica para triagem nutricional da população idosa. Originalmente composta por 18 questões, divididas em categorias como antropometria, avaliação global, dieta e autoavaliação subjetiva, atualmente tem sua forma abreviada como a mais utilizada na prática clínica. A MNA é de fácil aplicação, além de não ser onerosa para a instituição, pois não requer investigações laboratoriais. Inúmeros estudos têm demonstrado correlação entre baixa pontuação na MNA com morbidade e mortalidade[16,17].

Os órgãos responsáveis pelo seu desenvolvimento também disponibilizam um guia *online* para preenchimento correto da MNA (http://www.mna-elderly.com/forms/mna_guide_english_sf.pdf).

> **Avaliação subjetiva global do estado nutricional**
>
> (Selecione a categoria apropriada com um X ou entre com valor numérico onde indicado por "#")
>
> **A. História**
>
> 1. Alteração no peso
>
>   Perda total nos últimos 6 meses: total – #_____ kg;   % perda – # _____
>
>   Alteração nas últimas duas semanas: _____aumento _____sem alteração_____diminuição.
>
> 2. Alteração na ingestão alimentar
>
>   _____ sem alteração
>
>   _____ alterada _____ duração – # _____ semanas.
>
>   _____ tipo: _____ dieta sólida subótima _____ dieta líquida completa _____líquidos hipocalóricos _____ inanição.
>
> 3. Sintomas gastrintestinais (que persistam por > 2 semanas)
>
>   _____ nenhum _____náusea _____ vômitos _____diarreia _____ anorexia.
>
> 4. Capacidade funcional
>
>   _____ sem disfunção (capacidade completa)
>
>   _____ disfunção _____ duração – # _____ semanas.
>
>   _____ tipo: _____ trabalho subótimo _____ ambulatório _____ acamado.
>
> 5. Doença e sua relação com necessidades nutricionais
>
>   Diagnóstico   primário
>
>   (especificar) _____
>
>   Demanda metabólica (estresse):_____ sem estresse_____ baixo estresse_____ estresse moderado _____ estresse elevado.
>
> **B. Exame físico (para cada categoria, especificar: 0 = normal, 1+ = leve, 2 + = moderada, 3+ = grave).**
>
>   # _____ perda de gordura subcutânea (tríceps, tórax)
>
>   # _____ perda muscular (quadríceps, deltoide)
>
>   # _____ edema tornozelo
>
>   # _____ edema sacral
>
>   # _____ ascite
>
> **C. Avaliação subjetiva global (selecione uma).**
>
>   _____ A = bem nutrido
>
>   _____ B = moderadamente (ou suspeita de ser) desnutrido
>
>   _____ C = gravemente desnutrido

Figura 8.2. Avaliação Subjetiva Global segundo Detsky e cols.[13]

MNA-SF (Miniavaliação Nutricional Reduzida – *Mini Nutritional Assessment Short Form*) (Figura 8.4)

Foi desenvolvida com base na MNA com intuito de abreviar o tempo de aplicação, por isso é mais sucinta que a MNA, contendo apenas seis questões, que abrangem ingestão alimentar, perda de peso, mobilidade e estresse, entre outras. Ao final, pacientes com escore ≤ 11 estão em possível desnutrição[18]. A MNA é uma ferramenta precisa e altamente correlacionada com a avaliação clínica e com indicadores objetivos do estado nutricional, como a albumina. No entanto, a MNA pode ser um instrumento longo para a triagem nutricional de rotina e a elaboração da MNA-SF, com base na MNA, foi de grande utilidade na prática clínica. O MNA-SF é um instrumento fácil e prático para avaliar os pacientes idosos que não podem ser medidos nem pesados, sendo aplicável inclusive naqueles idosos que estão restritos ao leito ou comprometidos cognitivamente[19]. Uma elevada correlação entre a MNA e a MNA-SF foi observada no estudo de Rubenstein e cols., no qual todos os idosos identificados como desnutridos pela MNA apresentavam possível desnutrição pela MNA-SF[18].

Triagem

Sobrenome: **Nome:**

Sexo: **Idade:**   **Peso, kg:**   **Altura, cm:**   **Data:**

Responda à secção "triagem", preenchendo as caixas com os números adequados. Some os números da secção "triagem". Se a pontuação obtida for igual ou menor que 11, continue o preenchimento do questionário para obter o escore indicador de desnutrição.

Triagem

A Nos últimos três meses houve diminuição da ingesta alimentar devido a perda de apetite, problemas digestivos ou dificuldade para mastigar ou deglutir?
0 = diminuição severa da ingesta
1 = diminuição moderada da ingesta
2 = sem diminuição da ingesta ☐

B Perda de peso nos últimos 3 meses
0 = superior a três quilos
1 = não sabe informar
2 = entre um e três quilos
3 = sem perda de peso ☐

C Mobilidade
0 = restrito ao leito ou à cadeira de rodas
1 = deambula mas não é capaz de sair de casa
2 = normal ☐

D Passou por algum estresse psicológico ou doença agudanus últimos três meses?
0 = sim   2 = não ☐

E Problemas neuropsicológicos
0 = demência ou depressão graves
1 = demência leve
2 = sem problemas psicológicos ☐

F Índice de Massa Corporal (IMC = peso[kg] / estatura [m²])
0 = IMC < 19
1 = 19 ≤ IMC < 21
2 = 21 ≤ IMC < 23
3 = IMC ≥ 23 ☐

Escore de Triagem (subtotal, máximo de 14 pontos) ☐☐

12-14 pontos: estado nutricional normal
8-11 pontos: sob risco de desnutrição
0-7 pontos: desnutrido

Para uma avaliação mas detalhada , continue com as perguntas G-R

Avaliação global

G O paciente vive em sua própria casa (não em casa geriátrica ou hospital)
1 = sim   0 = não ☐

H Utiliza mais de três medicamentos diferentes por dia?
0 = sim   1 = não ☐

I Lesões de pele ou escaras?
0 = sim   1 = não ☐

Ref. Vellas B, Villars H, Abellan G, et al. Overview of the MNA® - Its History and Challenges. J Nut Health Aging 2006 ; 10 : 456-465.
Rubenstein LZ, Harker JO, Salva A, Guigoz Y, Vellas B. Screening for Undernutrition in Geriatric Practice : Developing the Short-Form Mini Nutritional Assessment (MNA-SF). J. Geront 2001 ; 56A : M366-377.
Guigoz Y. The Mini-Nutritional Assessment (MNA®) Review of the Literature - What does it tell us? J Nutr Health Aging 2006 ; 10 : 466-487.
© Société des Produits Nestlé, S.A., Vevey, Switzerland, Trademark Owners
© Nestlé, 1994, Revision 2006. N67200 12/99 10M
Para maiores informações : www.mna-elderly.com

J Quantas refeições faz por dia?
0 = uma refeição
1 = duas refeições
2 = três refeições ☐

K O paciente consome:
- pelo menos uma porção diária de leite ou derivados (leite, queijo, iogurte)?   sim ☐   não ☐
- duas ou mais porções semanais de leguminosas ou ovos?   sim ☐   não ☐
- carne, peixe ou aves todos os dias?   sim ☐   não ☐

0.0 = nenhuma ou uma resposta «sim»
0.5 = duas respostas «sim»
1.0 = três respostas «sim» ☐.☐

L O paciente consome duas ou mais porções diárias de fruta ouprodutos hortícolas?
0 = não   1 = sim ☐

M Quantos copos de líquidos (água, suco, café, chá, leite) o paciente consome por dia?
0.0 = menos de três copos
0.5 = três a cinco copos
1.0 = mais de cinco copos ☐.☐

N Modo de se alimentar
0 = não é capaz de se alimentar sozinho
1 = alimenta-se sozinho, porém com dificuldade
2 = alimenta-se sozinho sem dificuldade ☐

O O paciente acredita ter algum problema nutricional?
0 = acredita estar desnutrido
1 = não sabe dizer
2 = acredita não ter um problema nutricional ☐

P Em comparação a outras pessoas da mesma idade, como o paciente considera a sua própria saúde?
0.0 = pior
0.5 = não sabe
1.0 = igual
2.0 = melhor ☐.☐

Q Perímetro braquial (PB) em cm
0.0 = PB < 21
0.5 = 21 ≤ PB ≤ 22
1.0 = PB > 22 ☐.☐

R Perímetro da perna (PP) em cm
0 = PP < 31
1 = PP ≥ 31 ☐

Avaliação global (máximo 16 pontos) ☐☐.☐
Escore da triagem ☐☐.☐
Escore total (máximo 30 pontos) ☐☐.☐

Avaliação do Estado Nutricional

de 24 a 30 pontos ☐   estado nutricional normal
de 17 a 23,5 pontos ☐   sob risco de desnutrição
menos de 17 pontos ☐   desnutrido

Figura 8.3. Miniavaliação Nutricional.

Sobrenome:			Nome:		
Sexo:	Idade:	Peso, kg:	Altura, cm:	Data:	

Responda à secção "triagem", preenchendo as caixas com os números adequados. Some os números para obter o escore final de triagem.

Triagem

A Nos últimos três meses houve diminuição da ingesta alimentar devido a perda de apetite, problemas digestivos ou dificuldade para mastigar ou deglutir?
0 = diminuição severa da ingesta
1 = diminuição moderada da ingesta
2 = sem diminuição da ingesta ☐

B Perda de peso nos últimos 3 meses
0 = superior a três quilos
1 = não sabe informar
2 = entre um e três quilos
3 = sem perda de peso ☐

C Mobilidade
0 = restrito ao leito ou à cadeira de rodas
1 = deambula mas não é capaz de sair de casa
2 = normal ☐

D Passou por algum estresse psicolológico ou doença aguda nos últimos três meses?
0 = sim   2 = não ☐

E Problemas neuropsicológicos
0 = demência ou depressão graves
1 = demência leve
2 = sem problemas psicológicos ☐

F1 Índice de Massa Corporal (IMC = peso [kg] / estatura m^2)
0 = IMC < 19
1 = 19 ≤ IMC < 21
2 = 21 ≤ IMC < 23
3 = IMC ≥ 23 ☐

SE O CÁLCULO DO IMC NÃO FOR POSSÍVEL, SUBSTITUIR A QUESTÃO F1 PELA F2.
NÃO PREENCHA A QUESTÃO F2 SE A QUESTÃO F1 JÁ TIVER SIDO COMPLETADA.

F2 Circunferência da Panturrilha (CP) em cm
0 = CP menor que 31
3 = CP maior ou igual a 31 ☐

Escore de Triagem
(máximo. 14 pontos) ☐☐

12-14 pontos: estado nutricional normal
8-11 pontos: sob risco de desnutrição
0-7 pontos: desnutrido

Ref.   Vellas B, Villars H, Abellan G, et al. *Overview of the MNA® - Its History and Challenges.* J Nutr Health Aging 2006;10:456-465.
Rubenstein LZ, Harker JO, Salva A, Guigoz Y, Vellas B. *Screening for Undernutrition in Geriatric Practice: Developing the Short-Form Mini Nutritional Assessment (MNA-SF).* J. Geront 2001;56A: M366-377.
Guigoz Y. *The Mini-Nutritional Assessment (MNA®) Review of the Literature - What does it tell us?* J Nutr Health Aging 2006; 10:466-487.
Kaiser MJ, Bauer JM, Ramsch C, et al. *Validation of the Mini Nutritional Assessment Short-Form (MNA®-SF): A practical tool for identification of nutritional status.* J Nutr Health Aging 2009; 13:782-788.
® Société des Produits Nestlé, S.A., Vevey, Switzerland, Trademark Owners
© Nestlé, 1994, Revision 2009. N67200 12/99 10M
Para maiores informações: www.mna-elderly.com

Figura 8.4. Miniavaliação Nutricional Reduzida.

MST (Instrumento de Triagem de Desnutrição – *Malnutrition Screening Tool*) (Tabela 8.3)

O MST foi proposto por Ferguson e cols. para identificar risco de desnutrição em pacientes adultos durante a admissão hospitalar. Esse instrumento é composto por apenas três questões relacionadas à perda de peso e apetite. Com escore ≥ 2 ao final, o paciente é considerado em risco nutricional[20]. É um instrumento muito utilizado para identificar risco nutricional em pacientes oncológicos em quimioterapia, com boa sensibilidade e especificidade[21].

A MST pode ser aplicada e respondida por qualquer indivíduo, até mesmo pelo acompanhante do paciente, por esse motivo se torna inespecífica e pouco abrangente quanto à doença e ao estado geral do paciente[22]. Em relação à perda de peso, essa avaliação é muito permissiva, já que perda de peso de até 5 kg recebe pontuação mínima, sendo essa perda significativa para determinados grupos de indivíduos. Porém, quando o entrevistado não sabe relatar qual foi a perda ponderal, a pontuação acaba sendo superestimada[23].

Tanto a superestimação como a subestimação do risco nutricional podem ser prejudiciais na rotina nutricional hospitalar. A primeira exigirá maior tempo da equipe de nutrição para uma avaliação mais detalhada dos pacientes que não necessariamente estão em desnutrição. Já a segunda pode impedir uma avaliação nutricional mais detalhada em pacientes que, de fato, precisem de maior atenção nutricional.

Tabela 8.3. *Malnutrition Screening Tool*

Questões	Pontuação
Você teve perda recente de peso	
Não	0
Não sabe	2
Se sim, de quanto (em kg) foi a sua perda de peso?	
1-5	1
6-10	2
11-15	3
> 15	4
Você está comendo menos por redução de apetite?	
Não	0
Sim	1
Total	13

SNAQ (Questionário Nutricional Simplificado de Apetite – *Simplified Nutritional Appetite Questionnaire*) (Figura 8.5)

O Questionário Nutricional Simplificado de Apetite (SNAQ) é a versão curta do *Council of Nutrition Appetite Questionnaire* (CNAQ). O estudo de validação dos questionários indicou que, por sua brevidade e confiabilidade, o SNAQ é mais recomendado para o uso clínico, uma vez que o CNAQ foi inicialmente desenhado para identificar mudanças no apetite e perda de peso em adultos da comunidade e de casas de repouso[24]. O SNAQ é composto por quatro itens, agrupados em um único domínio. Cada questão apresenta cinco opções de respostas, as quais são representadas pelas letras de A até E. As questões são pontuadas com base em uma escala de 1 a 5. Quando somadas, elas geram o escore total do questionário, que pode variar de 4 a 20. Quanto menor, maior é o risco de perda de peso. Índices inferiores ou iguais a 14 indicam risco de perda de pelo menos 5% de peso em seis meses. Recentemente, o SNAQ vem sendo utilizado em importantes estudos, inclusive na área da cardiologia[25-27].

| Nome | | Sexo: masculino ( ) feminino ( ) |
| Idade: | Peso: | Altura: |

Instrução de administração. Pedir ao sujeito que complete o questionário circulando a resposta correta e depois informe os resultados com base na seguinte escala numérica: a = 1, b = 2, c = 3, d = 4, e = 5. A soma dos resultados de cada item constitui o escore QNSA.

Escore QNSA ≤ 14 indica risco significativo de pelo menos 5% de perda de peso nos últimos 6 meses.

1) Meu apetite está:

a) Ruim
b) Muito ruim
c) Moderado
d) Bom
e) Muito bom

2) Quando eu como:

a) Sinto-me satisfeito após comer poucas garfadas/colheradas
b) Sinto-me satisfeito após comer aproximadamente 1/3 da refeição
c) Sinto-me satisfeito após comer aproximadamente mais da metade da refeição
d) Sinto-me satisfeito após comer a maior parte da refeição
e) Dificilmente sinto-me satisfeito

3) O sabor da comida parece:

a) Muito ruim
b) Ruim
c) Moderado
d) Bom
e) Muito bom

4) Normalmente eu como:

a) Menos de uma refeição por dia
b) Uma refeição por dia
c) Duas refeições por dia
d) Três refeições por dia
e) Mais de três refeições por dia

Figura 8.5. Simplified Nutritional Appetite Questionnaire (SNAQ).

DISCUSSÃO

Está bem estabelecido na literatura que a desnutrição tem papel importante na piora da evolução clínica do paciente internado ou institucionalizado. Por esse motivo, a avaliação precoce do estado nutricional do paciente admitido em uma instituição de repouso ou hospitalar é de suma importância para um bom prognóstico. Entre inúmeros métodos existentes na literatura e descritos neste capítulo, deve-se escolher o que melhor se encaixa no serviço para o qual se busca uma ferramenta de avaliação. Em estudo publicado em 2010 por Duchini e cols.[28], o qual objetivou definir critérios para avaliação e acompanhamento do estado nutricional de pacientes hospitalizados aceitos pela comunidade de pesquisadores, docentes e profissionais da área de nutrição clínica, verificou-se uma carência de protocolos de avaliação capazes de diagnosticar com precisão o nível de desnutrição encontrado em pacientes hospitalizados, gerando, por meio de um questionário para esses profissionais da área, procedimentos e propostas de avaliação nutricional aplicáveis na prática clínica e realidade brasileira. Os procedimentos versavam sobre necessidades como: triagem para definição de complexidade da atenção nutricional; indicadores de avaliação e monitoramento nutricional durante a internação e equipamentos e protocolos para o atendimento nutricional. Como todos os procedimentos foram aceitos pelos entrevistados, criou-se um modelo de triagem para definição da complexidade do atendimento nutricional (Tabela 8.4).

Estudos como esse deveriam ser cada vez mais estimulados na sociedade científica de nosso país, uma vez que praticamente todas as ferramentas abordadas neste capítulo foram desenhadas para populações estrangeiras e deveriam ser constantemente adaptadas para populações específicas.

Tabela 8.4. Proposta de um modelo de triagem para definição da complexidade do atendimento nutricional (Duchini e cols., 2010)

Nível 1 (o mais simplificado, voltado para pacientes que demandam vigilância nutricional	Deve ser realizada aferição de, ao menos, peso e altura (índice de massa corporal) e averiguada a perda de peso recente, na admissão do paciente.
	Durante a internação deve ser monitorado o consumo alimentar, com o devido registro de seu acompanhamento em prontuário.
	Mecanismos para o estabelecimento de tratamento dietético adequado devem ser acionados sempre que for observado risco de perda de peso.
Nível 2 (de média complexidade, voltado para pacientes que demandam atenção nutricional parcial)	Deve ser realizada aferição de, ao menos, peso e altura (índice de massa corporal) e averiguada a perda de peso recente, na admissão do paciente.
	Realizar monitoramento de consumo alimentar.
	Deverá ser monitorado o estado nutricional durante a internação, com indicadores (antropométricos e/ou bioquímico), com o devido registro de seu acompanhamento em prontuário.
	Mecanismos para o estabelecimento de tratamento dietético adequado devem ser acionados, sempre que for observado risco de perda de peso.
Nível 3 (o mais complexo, destinado aos pacientes que necessitam de atenção nutricional integral)	Deve ser realizada aferição de, ao menos, peso e altura (índice de massa corporal) e averiguada a perda de peso recente, na admissão do paciente.
	Deverá ser monitorado o estado nutricional durante a internação, com indicadores (antropométricos e/ou bioquímico) e devem ser solicitados exames laboratoriais (ao menos albumina sérica) para avaliar e monitorar pacientes em risco de desnutrição ou desnutridos, com o devido registro de seu acompanhamento em prontuário, diariamente.
	O monitoramento do consumo alimentar deve ser intensificado assim como a realização de modificações dietéticas para melhorar a ingestão alimentar.
	Os Serviços de Nutrição Hospitalar devem dispor de equipamentos para avaliação completa do estado nutricional e de estratégias dietéticas (especiais) para pacientes que estão em risco de desnutrição ou desnutridos.

CONCLUSÃO

Eleger um instrumento de triagem nutricional para ser adotado na rotina de um serviço de nutrição clínica requer atenção especial para o grau de concordância entre os instrumentos disponíveis e já validados, a facilidade, a praticidade e o tempo de aplicação deles. Portanto, cada instituição deve ter a responsabilidade de gerar ferramentas adaptadas às suas condições e à sua realidade, cabendo a cada profissional dessas instituições utilizar senso crítico para eleger os métodos que melhor se encaixam em suas rotinas.

REFERÊNCIAS

1. ADA's definition for nutrition screening and assessment. J Am Diet Assoc. 1994;94:838-9.

2. Raslan M, Gonzalez MC, Dias MCG, Paes-Barbosa FC, CecconelloII I, WaitzbergII DL. Aplicabilidade dos métodos de triagem nutricional no paciente hospitalizado. Rev Nutr. 2008;21(5):553-61.

3. Kondrup J, Allison SP, Elia M, Vellas B, Plauth M; Educational and Clinical Practice Committee, European Society of Parenteral and Enteral Nutrition (ESPEN). ESPEN guidelines for nutrition screening 2002. Clin Nutr. 2003;22(4):415-21.

4. Norman K, Pichard C, Lochs H, Pirlich M. Prognostic impact of disease-related malnutrition. Clin Nutr. 2008;27(1):5-15.

5. Kruizenga HM, Van Tulder MW, Seidell JC, Thijs A, Ader HJ, Van Bokhorst-de van der Schueren MA. Effectiveness and cost-effectiveness of early screening and treatment of malnourished patients. Am J Clin Nutr. 2005;82(5):1082-9.

6. Waitzberg DL, Caiaffa WT, Correia MI. Hospital malnutrition: the Brazilian national survey (IBRANUTRI): a study of 4000 patients. Nutrition. 2001;17(7-8):573-80.

7. Powell-Tuck J, Hennessy EM. A comparison of mid upper arm circumference, body mass index and weight loss as indices of undernutrition in acutely hospitalized patients. Clin Nutr. 2003;22(3):307-12.

8. Brasil. Ministério da Saúde. Portaria GM/MS nº 343, de 7 de março de 2005. Institui, no âmbito do SUS, mecanismos para implantação da assistência de Alta Complexidade em Terapia Nutricional. Brasília; 2005. Disponível em: <http://dtr2001.saude.gov.br/sas/PORTARIAS/Port2005/GM/GM343.ht>.

9. Kyle UG, Genton L, Pichard C. Hospital length of stay and nutritional status. Curr Opin Clin Nutr Metab Care. 2005;8(4):397-402.

10. Kondrup J, Rasmussen HH, Hamberg O, Stanga Z; Ad Hoc ESPEN Working Group. Nutritional risk screening (NRS 2002): a new method based on an analysis of controlled clinical trials. Clin Nutr. 2003;22(3):321-36.

11. Stratton RJ, King CL, Stroud MA, Jackson AA, Elia M. 'Malnutrition Universal Screening Tool' predicts mortality and length of hospital stay in acutely ill elderly. Br J Nutr. 2006;95(2):325-30.

12. British Association for Enteral and Parenteral Nutrition. The MUST Explanatory Booklet. A guide to malnutrition universal screening tool (MUST) for adults. Malnutrition Advisory Group (MAG). [cited 2006 Sept. 22].

13. Detsky AS, McLaughlin JR, Baker JP, Johnston N, Whittaker S, Mendelson RA, et al. What is subjective global assessment of nutritional status? JPEN J Parenter Enteral Nutr. 1987;11(1):8-13.

14. Barbosa-Silva MC, Barros AJ. Indications and limitations of the use of subjective global assessment in clinical practice: an update. Curr Opin Clin Nutr Metab Care 2006;9(3):263-9.

15. Wakahara T, Shiraki M, Murase K, Fukushima H, Matsuura K, Fukao A, et al. Nutritional screening with Subjective Global Assessment predicts hospital stay in patients with digestive diseases. Nutrition. 2007;23(9):634-9.

16. Guigoz Y. The Mini Nutritional Assessment (MNA) review of the literature – What does it tell us? J Nutr Health Aging. 2006;10(6):466-85; discussion 485-7.

17. Anthony PS. Nutrition screening tools for hospitalized patients. Nutr Clin Pract. 2008;23:373-82.

18. Rubenstein LZ, Harker JO, Salvà A, Guigoz Y, Vellas B. Screening for undernutrition in geriatric practice: developing the short-form mini-nutritional assessment (MNA-SF). J Gerontol A Biol Sci Med Sci. 2001;56(6):M366-72.

19. Kaiser MJ, Bauer JM, Ramsch C, Uter W, Guigoz Y, Cederholm T, et al.; MNA-International Group. Validation of the Mini Nutritional Assessment short-form (MNA-SF): a practical tool for identification of nutritional status. J Nutr Health Aging. 2009;13(9):782-8.

20. Ferguson M, Capra S, Bauer J, Banks M. Development of a valid and reliable malnutrition screening tool for adult acute hospital patients. Nutrition. 1999;15(6):458-64.

21. Isenring E, Cross G, Daniels L, Kellett E, Koczwara B. Validity of the malnutrition screening tool as an effective predictor of nutritional risk in oncology outpatients receiving chemotherapy. Support Care Cancer. 2006;14(11):1152-6.

22. Putwatana P, Reodecha P, Sirapo-ngam Y, Lertsithichai P, Sumboonnanonda K. Nutrition screening tools and the prediction of postoperative infectious and wound complications: comparison of methods in presence of risk adjustment. Nutrition. 2005;21(6):691-7.

23. Aquino RC. Fatores associados ao risco de desnutrição e desenvolvimento de instrumentos de triagem nutricional [tese]. São Paulo: Universidade de São Paulo; 2005.

24. Wilson MM, Thomas DR, Rubenstein LZ, Chibnall JT, Anderson S, Baxi A, et al. Appetite assessment: simple appetite questionnaire predicts weight loss in community-dwelling adults and nursing home residents. Am J Clin Nutr. 2005;82(5):1074-81.

25. Phillips MB, Foley AL, Barnard R, Isenring EA, Miller MD. Nutritional screening in community-dwelling older adults: a systematic literature review. Asia Pac J Clin Nutr. 2010;19(3):440-9.

26. Van Venrooij LM, van Leeuwen PA, Hopmans W, Borgmeijer-Hoelen MM, de Vos R, De Mol BA. Accuracy of quick and easy undernutrition screening tools – Short Nutritional Assessment Questionnaire, Malnutrition Universal Screening Tool, and modified Malnutrition Universal Screening Tool – in Patients Undergoing Cardiac Surgery. J Am Diet Assoc. 2011;111(12):1924-30.

27. Sties SW, Gonzáles AI, Viana MS, Brandt R, Bertin RL, Goldfeder R, et al. Simplified nutritional appetite questionnaire (SNAQ) for cardiopulmonary and metabolic rehabilitation program. Rev Bras Med Esporte. 2012;18(5):313-7.

28. Duchini L, Jordão AA, Brito TT, Diez-Garcia RW. Avaliação e monitoramento do estado nutricional de pacientes hospitalizados: uma proposta apoiada na opinião da comunidade científica. Rev Nutr. 2010;23(4):513-22.

ATENDIMENTO NUTRICIONAL AO PACIENTE HOSPITALIZADO

9

Camila Cremonezi Japur

Rosa Wanda Diez-Garcia

Paula Garcia Chiarello

Anderson Marliere Navarro

INTRODUÇÃO

A atenção nutricional ao paciente hospitalizado engloba ações do cuidado nutricional na clínica, mas também, e não menos importante, as ações do Serviço de Nutrição e Dietética (SND), no que tange a todo o processo de produção e distribuição de refeições (Figura 9.1). Na parte clínica, o nutricionista é responsável por fazer o atendimento nutricional, a prescrição dietoterápica, o acompanhamento da evolução clínico-nutricional e a orientação ao paciente, enquanto na área de produção realiza a gestão dos processos na produção de refeições. Vale ressaltar que, além do nutricionista e de toda a equipe vinculada ao SND (auxiliares de nutrição, copeiros, cozinheiros, açougueiros), estão envolvidos na atenção nutricional o médico, que muitas vezes na prática tem autonomia sobre a prescrição da dieta, e a equipe de enfermagem, que é responsável pelo apoio ao paciente para se alimentar e pela administração de nutrição enteral e parenteral[1].

A interface entre as ações de nutrição clínica e de produção de refeições é essencial para a garantia da qualidade da atenção nutricional ao paciente hospitalizado. Esse trânsito de informações deve ser bilateral, possibilitando a identificação de problemas no fluxo de ações da atenção nutricional. Como exemplo, podem ser citadas ações de aproximação do nutricionista clínico com a cozinha hospitalar, por meio de:

- Comissão de cardápios – planejamento conjunto do cardápio e das especificações das dietas hospitalares para identificar aspectos do cardápio que geram monotonia e insatisfação por parte dos pacientes e problemas de aplicação dietética da prescrição dietoterápica; excluir itens alimentares pouco aceitos e incluir preferências comuns[2].
- Levantamento de erros no cumprimento da prescrição da dieta por meio de apresentação de relatório periódico ao nutricionista responsável pela produção de refeições.
- Avaliação de satisfação da alimentação hospitalar (discussão sobre os resultados obtidos e implementação de estratégias de melhorias).

Apenas a parte clínica da atenção nutricional ao paciente hospitalizado será descrita neste capítulo, uma vez que a gestão dos processos da alimentação hospitalar foi trabalhada no capítulo 1 – Alimentação hospitalar: do planejamento à distribuição.

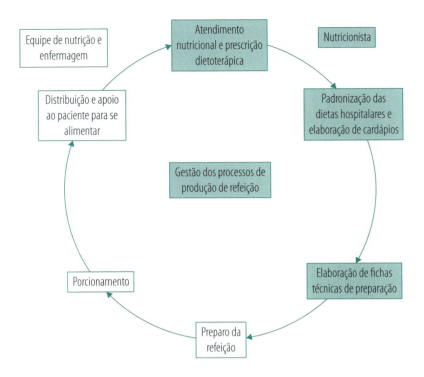

Figura 9.1. Atenção nutricional intra-hospitalar.

ATENDIMENTO NUTRICIONAL AO PACIENTE HOSPITALIZADO

A organização do atendimento nutricional ao paciente hospitalizado requer a avaliação, pelo nutricionista, das características da enfermaria e dos pacientes internados, que determinarão a complexidade do atendimento para o suprimento das demandas do serviço.

Com relação às características da enfermaria, deve-se observar o número de leitos/nutricionista, o tempo médio de internação, a rotatividade de pacientes e a rotina do atendimento de outros profissionais.

O grau de complexidade dos casos clínicos, observados pela gravidade da doença e pela capacidade de comprometimento do estado nutricional, também é determinante no estabelecimento da atenção nutricional em cada serviço.

O cuidado nutricional é composto por diferentes etapas de avaliação e intervenção:
1. Triagem nutricional;
2. Atendimento nutricional:
    a. História alimentar e nutricional (ou anamnese nutricional);
    b. Avaliação do estado nutricional;
    c. Prescrição e evolução dietoterápica;
    d. Educação nutricional intra-hospitalar;
    e. Alta hospitalar:
        – Resumo da evolução alimentar e nutricional da internação na alta hospitalar;
        – Orientação dietoterápica de alta.

Tais etapas de avaliação e intervenção estão atreladas aos objetivos das atividades do nutricionista na enfermaria, que são:

- **Garantir a manutenção ou recuperação do estado nutricional** – Nesse sentido, o nutricionista deve avaliar a história alimentar e nutricional e concluir o diagnóstico do consumo alimentar pregresso, avaliar o estado nutricional e concluir o diagnóstico nutricional, realizar a prescrição dietoterápica e monitorar a evolução do estado nutricional (reavaliações periódicas).
- **Adequar o consumo alimentar às necessidades nutricionais do paciente** por meio do monitoramento do consumo alimentar intra-hospitalar e de ajustes na prescrição dietoterápica, sempre registrando a evolução dietoterápica no prontuário do paciente.
- **Promover a aprendizagem do paciente ao autocuidado do estado nutricional e dietético a médio e longo prazo,** por meio da educação nutricional intra-hospitalar e da orientação dietoterápica de alta.

1. Triagem nutricional

A triagem nutricional objetiva identificar risco nutricional ou comprometimento do estado nutricional e deve ser aplicada a todos os pacientes, de preferência nas primeiras 24 a 72 horas de admissão hospitalar. Podem ser utilizados instrumentos conhecidos de triagem nutricional como o *Nutritional Risk Screening* (NRS-2002), o *Malnutrition Universal Screening Tool* (MUST), o *Mini Nutritional Assessment* (MAN), entre outros, ou podem ser criados protocolos individualizados de triagem de acordo com as peculiaridades de cada enfermaria[3-5].

Para os protocolos individualizados de cada enfermaria, é necessário:

1. Descrever os critérios para classificação do nível de atendimento a partir da avaliação do risco nutricional, da complexidade da doença e das implicações no estado nutricional;
2. Criar um modelo de ficha de triagem que responda aos critérios propostos e definir os níveis de atendimento.

Neste capítulo será descrita a triagem nutricional utilizada no Hospital das Clínicas da Faculdade de Medicina de Ribeirão Preto – Universidade de São Paulo (USP), que classifica o atendimento nutricional do paciente em integral, parcial e de vigilância nutricional, ou seja, atendimento nutricional terciário, secundário e primário, respectivamente[6]. Vale ressaltar que o nível de atendimento nutricional pode alterar-se durante a internação, uma vez que o paciente apresenta um quadro clínico e nutricional na admissão, que pode evoluir bem ou mal ao longo da internação.

No hospital em questão, a triagem nutricional é realizada em visita ao paciente e utilizando informações coletadas em prontuário, como o diagnóstico clínico, história da doença, motivo da internação, alteração de exames bioquímicos; e/ou com avaliação nutricional subjetiva do paciente, que identifica alteração aguda de peso, alteração na ingestão alimentar, sintomas gastrointestinais (náusea, vômitos, diarreia, anorexia) e exame físico (perda de gordura subcutânea e perda muscular, edema, ascite etc.).

Vale ressaltar que a triagem nutricional deve propiciar economia de tempo e, por isso, deve ser feita de maneira organizada, rápida e objetiva, visando priorizar o atendimento dos que requerem maior atenção nutricional.

Atendimento nutricional integral

Nesse tipo de atendimento devem ser incluídos os pacientes com quadro clínico de alta complexidade: com comprometimento nutricional (desnutridos ou de risco nutricional) e/ou portadores de enfermidades que demandam cuidados nutricionais e alimentares especiais (enfermidades consumptivas, doenças cardiovasculares, diabetes, insuficiência hepática, renal e cardíaca, transtornos alimentares, obesidade mórbida, síndrome do intestino curto, doenças inflamatórias intestinais, entre outras).

> **Exemplos de atendimento nutricional integral**
>
> **Exemplo 1.** Paciente aparentemente emagrecido, com diagnóstico de síndrome consumptiva a esclarecer, apresenta perda ponderal importante nos últimos 3 meses, inapetência, edema, redução dos níveis de albumina, proteínas totais e hemograma.
>
> **Exemplo 2.** CHR, 83 anos, sexo masculino.
> Paciente com *diabetes mellitus*, dislipidemia, hipertensão arterial sistêmica, cardiopatia, hipotireoidismo, epilepsia focal, demência mista e escara sacral. Estresse do cuidador. Internado para tratamento de infecção do trato urinário.
> Em uso de sonda nasogástrica (NE padrão 6 x 200 ml) e de insulina intermediária 1x/dia 10 UI (8h) na internação.
> Paciente acamado, apático, sonolento, afebril, com diarreia espontânea a cada 3 dias.
> Não tem peso recente no prontuário, mas aparentemente está com estado nutricional comprometido; MMII emagrecidos.

Atendimento nutricional parcial

Esse atendimento engloba pacientes com quadro clínico de média complexidade: pacientes sem comprometimento do estado nutricional (estado nutricional estável e sem risco nutricional) portadores de enfermidades crônicas, usualmente com diagnóstico pregresso à internação, que demandam dietoterapia.

> **Exemplos de atendimento nutricional parcial**
>
> **Exemplo 1.** Paciente com diagnóstico de obesidade grau I, *diabetes mellitus* e hipertensão arterial. Apresenta quadro clínico estável, sem sinais de comprometimento nutricional evidenciados pelos exames bioquímicos e exame físico e sem alterações na ingestão alimentar. Demanda dietoterapia para as patologias específicas.
>
> **Exemplo 2.** LOP, 61 anos, sexo masculino.
> Internado com dor retroesternal, associada a náuseas, vômitos e sudorese fria. Negou comorbidades e uso crônico de medicamentos. Tabagista de 4 cigarros/dia há 50 anos.
> Internado com dextro de 421 mg/dl.
> Paciente previamente hígido, sem alteração de peso corporal.
> Ao exame: corado, hidratado, acianótico, afebril, sem edemas. Hematúria.
> HD: infarto agudo do miocárdio; *diabetes mellitus* tipo 2; infecção do trato urinário (?).

Atendimento nutricional de vigilância

Está voltado a pacientes que se internam para esclarecimento de diagnóstico ou intervenções de curta duração (máximo de três dias): pacientes sem risco nutricional e sem enfermidades que demandam cuidado nutricional específico.

> **Exemplos de atendimento nutricional de vigilância**
>
> **Exemplo 1.** Paciente com diagnóstico de macroadenoma hipofisário não secretor, interna-se na enfermaria para avaliação de risco cirúrgico, não apresenta alteração na ingestão alimentar e nega sintomas gastrointestinais, apenas relatando perda de campo visual. Paciente eutrófico, sem risco nutricional e não apresenta alterações em exames bioquímicos.
>
> **Exemplo 2.** SWF, 29 anos, sexo feminino. História clínica: paciente com valvulopatia mitral, cirurgia prévia com colocação de prótese mitral biológica em 2000 e troca da válvula em 2008 por nova prótese biológica. Referiu dispneia aos esforços moderados em retorno no ambulatório. HD: valvulopatia mitral biológica; epilepsia e esquizofrenia.
> Motivo da internação: avaliação e realização de exames.
> Programação: cirurgia para implante de marca-passo definitivo.
> Paciente hígida, conversando e aparentemente eutrófica.

No Quadro 9.1 está apresentada uma proposta, que pode ser alterada de acordo com a realidade do serviço, em termos de periodicidade e obrigatoriedade das ações do nutricionista de acordo com o nível de atendimento nutricional.

Quadro 9.1. Proposta de periodicidade e obrigatoriedade de ações do nutricionista nos diferentes níveis de atendimento nutricional

Procedimentos	Atendimento nutricional integral	Atendimento nutricional parcial	Atendimento nutricional de vigilância
História alimentar e nutricional e diagnóstico do consumo alimentar	Primeiras 24 horas para internações durante a semana e nas primeiras 72 horas para internações de fim de semana	Primeiras 48 horas para internações durante a semana e nas primeiras 72 horas para internações de fim de semana	Facultativa
Avaliação do estado nutricional e diagnóstico nutricional	Primeiras 24 horas para internações durante a semana e nas primeiras 72 horas para internações de fim de semana	Primeiras 48 horas para internações durante a semana e nas primeiras 72 horas para internações de fim de semana	Facultativa
	Recomenda-se que sejam feitas reavaliações periodicamente, de acordo com a complexidade do caso e da evolução clínica do paciente	Recomenda-se que sejam feitas reavaliações periodicamente, de acordo com a complexidade do caso da evolução clínica do paciente	
Evolução dietoterápica	Diária com registro no prontuário. Monitoramento diário do peso e do consumo alimentar (controle quantitativo e/ou qualitativo). Monitorar diariamente a circunferência abdominal e a avaliação pelo número de "+", respectivamente para ascite e edema.	Diária com registro no prontuário. Monitoramento diário do peso e do consumo alimentar (controle qualitativo).	Registro simplificado sobre a observação diária da intercorrências com caráter objetivo e subjetivo, e do consumo alimentar
Educação nutricional intra--hospitalar	Ao longo da internação: principalmente para pacientes com doenças crônicas	Ao longo da internação: principalmente para pacientes com doenças crônicas	Realizada, quando necessário
Resumo e orientação dietoterápica de alta	No dia da alta hospitalar	No dia da alta hospitalar	Realizada, quando necessário

2. Atendimento nutricional

História alimentar e nutricional

Realizada para relacionar as condições socioeconômicas com a história da doença e o seu impacto na alimentação e na evolução do peso; colher informações sobre história do estado nutricional e do consumo alimentar; relatar sintomas que afetem o trato digestório e, portanto, o estado nutricional; descrever a dieta habitual e a frequência de consumo de alguns alimentos e realizar o diagnóstico do consumo alimentar pregresso (anterior à internação).

Avaliação e diagnóstico do estado nutricional

A avaliação do estado nutricional é composta por indicadores **antropométricos, bioquímicos, clínicos e de consumo alimentar**. No momento da internação, a avaliação do consumo alimentar se refere ao padrão alimentar domiciliar obtido por meio da análise da história alimentar; nas reavaliações do estado nutricional, o consumo alimentar intra-hospitalar deve ser avaliado para o monitoramento da evolução do estado nutricional do paciente.

Para a determinação do diagnóstico nutricional, todos os indicadores (**antropométricos, bioquímicos, clínicos e de consumo alimentar**) deverão ser considerados. O diagnóstico nutricional não deve ser feito utilizando apenas dados antropométricos.

Prescrição e evolução dietoterápica

Realizar a evolução dietoterápica, que é o registro diário da intervenção nutricional e seu impacto, por meio de métodos padronizados, como, por exemplo, o SOAP. Nesse item serão registrados os fundamentos e justificativas da prescrição da dieta, pautados na doença de base, na evolução clínica e do estado nutricional, em dados laboratoriais, na interação drogas-nutrientes, no controle da ingestão alimentar e na abordagem de educação nutricional.

Educação nutricional intra-hospitalar

Um programa de educação nutricional deve ser elaborado para ser aplicado durante a internação, com objetivos e métodos específicos, considerando as características do paciente e da(s) doença(s), se o diagnóstico é recente e demanda intervenção mais aprofundada, ou se são pacientes crônicos que necessitam de novas estratégias de abordagem alimentar e comportamental.

Resumo da alta hospitalar

É um registro claro e conciso da evolução nutricional e de consumo alimentar do paciente durante a internação, e ao final deve vir a orientação dietoterápica de alta.

Orientação dietoterápica de alta

Todos os pacientes internados em atendimento nutricional integral e parcial devem receber uma orientação dietoterápica de alta, engajada e em continuidade com o programado para a educação nutricional intra-hospitalar. Nos casos de pacientes em atendimento nutricional de vigilância, a orientação deverá ser realizada conforme necessidade.

Registro de atividades no prontuário

O registro em prontuário é essencial para que haja comunicação adequada dos cuidados prestados ao paciente, assim como facilita o entendimento das atribuições de cada profissional dentro da equipe multiprofissional. Não registrar o atendimento nutricional simboliza à equipe que o paciente não está sendo acompanhado pelo nutricionista.

A escala temporal da distribuição das atividades do nutricionista na enfermaria está representada na Figura 9.2.

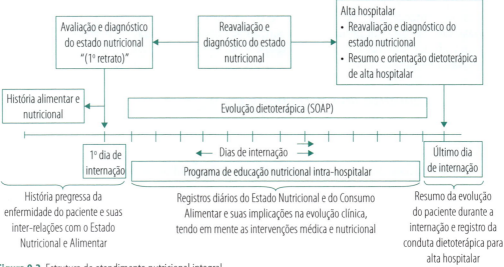

Figura 9.2. Estrutura do atendimento nutricional integral.

HISTÓRIA ALIMENTAR E NUTRICIONAL

Trata-se da história do consumo alimentar (qualitativo e quantitativo), bem como da relação entre a doença, suas manifestações clínicas, as condições de vida, a história profissional e o estado nutricional do paciente. Propicia o conhecimento das inter-relações entre a alimentação e a doença e suas formas de manifestação.

Diz respeito à história pregressa à internação. Não podemos definir *a priori* um recorte temporal, mas devemos focalizar o processo de adoecimento anterior a sua internação.

A história alimentar e nutricional é um instrumento fundamental na atenção nutricional, pois contribui para o estabelecimento do diagnóstico nutricional e traz informações que podem ajudar na intervenção nutricional intra-hospitalar e, ao final, na orientação dietoterápica de alta.

A ANAMNESE ALIMENTAR deve abordar o período que precede a internação atual do paciente.

1. Identificação do paciente: nome, residência etc.
2. Diagnóstico ou causa de internação.
3. Sintomas relacionados com a alimentação e sintomas do trato gastrointestinal.
4. Outros sintomas.
5. Antecedentes mórbidos pessoais e familiares.
6. Uso de medicamentos ou suplementação de vitaminas e minerais.
7. Interação entre drogas e nutrientes.
8. Funcionamento intestinal: frequência e características das fezes.
9. Mudanças no hábito urinário.
10. Ingestão hídrica: investigar consumo de água.
11. História de alteração de peso.

Este item deve ser valorizado pelo nutricionista, pois contribui muito para o entendimento das relações entre doença, alterações no apetite e consumo alimentar, e alterações corporais que culminam em desnutrição ou obesidade.

O ponto de partida deve ser o peso habitual do paciente (peso que o paciente costumava ter na vida adulta – investigar o peso mais estável que o paciente teve na vida adulta). A partir desse peso, historiar as alterações ocorridas com o peso corporal ao longo dos últimos meses e, se necessário, dos últimos anos, considerando as mudanças ocorridas na rotina, no apetite e na alimentação e a ocorrência de sintomas das doenças que possam ter alterado o consumo alimentar. É importante identificar com o paciente as relações de causa e efeito das alterações corporais.

Ao final da avaliação da história de alteração de peso, o nutricionista deverá ser capaz de:

- Quantificar a alteração (perda ou ganho de peso) e o período em que ocorreu;
- Identificar se a perda foi aguda ou progressiva;
- Classificar a perda de peso em leve, significante ou grave;
- Analisar se o paciente consegue identificar os motivos (relações de causa e efeito) das alterações de peso ocorridas.

12. Alteração do apetite associado à alteração de peso: avaliar se houve alteração quantitativa e/ou qualitativa no consumo alimentar.
13. Tabagismo: n° de cigarros/período de tempo (mesmo se for ex-fumante).
14. Etilismo: tipo de bebida, quantidade e período de tempo.
15. Drogadição: deve ser averiguado o consumo de drogas ilícitas e a relação com o consumo alimentar.
16. História da atividade profissional: não considerar apenas o último emprego e, se for aposentado, verificar quais atividades profissionais desempenhou.
17. Atividade física.

18. Necessidades energéticas e nutricionais (quando ainda não há informações objetivas sobre o estado nutricional, é necessário ao menos ter informação de peso e altura para o cálculo das necessidades energética e proteica).

O cálculo do gasto energético total (GET) (Quadro 9.2) pode ser feito pela utilização da fórmula de Harris-Benedict, ajustada, se necessário, de acordo com a doença e pelo fator atividade. Esse tema foi discutido com maior profundidade neste livro, no Capítulo 13 – Estimativas das necessidades energéticas em pacientes hospitalizados: abordagem e métodos.

Quadro 9.2. Gasto energético basal (fórmula de Harris-Benedict) e fator atividade[7]

Homem: 66,47 + (13,75 × peso) + (5,00 × estatura) − (6,75 × idade)
Mulher: 655,09 + (9,56 × peso) + (1,84 × estatura) − (4,67 × idade)
Peso em kg / estatura em cm / idade em anos
Fator atividade: Acamado - 1,2   Deambulando - 1,3

Para orientações nutricionais, utilizar as recomendações das *Dietary Reference Intakes* (DRI), considerando as alterações nas necessidades específicas de nutrientes relacionados ao estado nutricional atual e à presença de doenças[8-13].

19. Condições socioeconômicas e estrutura familiar.

Procurar não colher a informação como um inquérito, mas num bate-papo.

- Informações importantes sobre as condições socioeconômicas:
- Componentes familiares: nº de pessoas que moram na mesma casa.
- Renda familiar: em reais ou em salários-mínimos (verificar quantas pessoas trabalham e ajudam nas despesas da casa).
- Escolaridade do paciente.
- Habitação: nº de cômodos, saneamento básico, se paga aluguel, eletricidade, água encanada etc.
- Recursos domésticos: geladeira, liquidificador, fogão, TV etc.

20. Avaliação do consumo alimentar:

Método: Informações sobre dieta habitual.

- Colher informações sobre o que é consumido habitualmente por meio de uma *retrospectiva do cotidiano* do paciente. É importante lembrar que alimentos consumidos no decorrer do dia em situações informais são mais difíceis de serem lembrados.
- Avaliar o tipo de alimento e as quantidades em medidas caseiras.

21. Cálculo de energia e macronutrientes e, caso seja necessário, de micronutrientes específicos da dieta habitual.

22. Informações sobre onde come, com quem, quem prepara a alimentação e quem faz as compras podem auxiliar no entendimento da realidade do consumo alimentar do paciente e no planejamento da orientação dietoterápica de alta.

23. Para complementar as informações sobre a dieta habitual, recorremos ao método de *frequência de alimentos.*

Pelo método de frequência de consumo de alimentos, o nutricionista deve obter a informação mais próxima da realidade, e não aquela que atenda ao "modelo" a ser cumprido. Por isso, o profissional deve ter cuidado para não induzir as respostas do paciente.

Quando se trata de uma população de nível socioeconômico mais baixo, deve-se tomar o máximo de cuidado para não deixar o paciente constrangido por sua condição. Assim, aqueles ALIMENTOS MAIS CAROS devem ter sua frequência estendida, por exemplo:

- Carne: quantas vezes por mês (quantidade).
- Leite: quantas vezes por semana (quantidade).
- Ovos: quantas vezes por semana (quantidade).

- Frutas: quantas vezes por semana/mês (quantidade).
- Verduras cruas: quantas vezes por semana (quantidade).
- Legumes ou verduras cozidas: quantas vezes por semana (quantidade).

Esses dados de frequência alimentar devem ser utilizados para checar informações coletadas no dia alimentar habitual e no recordatório, quando for o caso.

É necessário identificar a frequência de consumo de alimentos fontes de cálcio (leite e derivados), de proteínas (carnes, leites, ovos) e de nutrientes que estejam relacionados a modificações na dieta para determinadas doenças: exemplos, potássio e fósforo (insuficiência renal crônica em hemodiálise), magnésio (síndrome do intestino curto), sódio (insuficiência cardíaca congestiva).

Disponibilidade diária de alimentos *per capita*:
- Perguntar sobre a frequência de compras de óleo, sal, açúcar, arroz, feijão e depois **calcular a disponibilidade diária de alimentos** *per capita*, levando em consideração o número de pessoas da casa ou o número de refeições, se houver pessoas da família que não fazem todas as refeições diárias em casa.
- O cálculo pode ser feito dividindo a disponibilidade mensal do alimento por 30 dias e pelo número de pessoas da casa ou dividindo o consumo mensal por 30 dias e pelo número de refeições, obtendo-se, assim, o valor por refeição. Deve-se ajustar esse valor para o paciente pelo número de refeições que ele realiza em casa ($\times$ 2 – almoço e jantar ou $\times$ 1 – só almoço ou só jantar).
- Para refrigerante e margarina, calcular o *per capita* simples, tendo cuidado com as diferentes quantidades, considerando as variações de embalagem.
- Questionar se faz uso de temperos prontos industrializados ou caseiros e averiguar o consumo *per capita*.

Para a população saudável recomendam-se os valores descritos a seguir. No entanto, é importante identificar se a doença que acomete o paciente faz com que haja modificações nas recomendações.
- Óleo: considerando a recomendação de 6% a 10% de ácidos graxos poli-insaturados[14] e sendo o óleo uma das principais fontes na dieta, isso representa, em uma dieta de 2.000 kcal, aproximadamente, de 13 a 20 ml/d por pessoa. É importante não se esquecer que a embalagem de óleo é de 900 ml, e não de 1 litro.
- Sal: menor que 5 g/d por pessoa[15].
- Açúcar: deve ser menor que 10% da ingestão energética total de um dia[14].

A quantidade máxima de açúcar em uma dieta de 1.200, 1.500, 1.800 e 2.000 kcal é de, respectivamente, 30, 37,5, 45 e 50 g/d por pessoa.

Esse valor tem sido revisado e bastante discutido pelos órgãos internacionais de saúde, e a proposta é que haja redução no limite de consumo de açúcar para 5% do valor energético total da dieta[16].

Diagnóstico do consumo alimentar

- Avaliação quantitativa: Cálculo do consumo energético-proteico e, caso seja necessário, de outros nutrientes e comparação com as necessidades calculadas (dependendo do caso, devem ser calculados nutrientes específicos; por exemplo: se o paciente for anêmico, avalie o consumo de ferro da dieta).
- Avaliação qualitativa do consumo dos demais nutrientes.
- Avaliação das práticas alimentares.

O diagnóstico de consumo alimentar deve ter a seguinte estrutura:
- Conclusão da avaliação crítica em relação ao consumo energético, de macronutrientes e de micronutrientes.

- Complementação com as práticas alimentares associadas aos problemas alimentares encontrados.

Esquema

Data
História Alimentar e Nutricional
- Texto descrevendo os itens coletados acima - Diagnóstico de consumo alimentar
Nome do nutricionista e carimbo com número do CRN

Exemplo

15/02/2008
História alimentar e nutricional

RDM, 33 anos, natural e procedente de São Tomás de Aquino-MG.
É acompanhada pela Endocrinologia do HC-FMRP desde 1994. Tem diagnóstico de hiperplasia congênita de suprarrenal (deficiência de 17-alfa-hidroxilase); apresenta osteoporose, hipogonadismo e síndrome de Werner. Internada para avaliação de dor óssea em coluna na região lombar, fraqueza de MMII e para discutir possível tratamento com pamidronato.
Paciente nega qualquer sintoma relacionado à alimentação. Refere dor na região lombar e fraqueza dos membros inferiores.
Antecedentes pessoais: apendicectomia aos 20 anos. Paciente encontra-se acamada há um ano e quatro meses por forte dor óssea em coluna, que teve início após compressão torácica. Relata que há aproximadamente oito anos iniciou quadro de dor óssea em toda a extensão da coluna, que piorava com atividades físicas. Refere alívio das dores com o uso de AINEs. Há cinco anos foi diagnosticada osteoporose. Há dois anos apresentou piora da dor lombar, associada à fraqueza de membros. Mantém pouca exposição à luz solar há um ano. Em avaliação da psiquiatria, foram feitas hipóteses de transtorno somatoforme ou transtorno factício.
Antecedentes familiares: mãe hipertensa; pai faleceu aos 60 anos por complicações de enfisema pulmonar e era portador da síndrome de Werner. Paciente informa que os pais são primos, que dois tios também têm essa síndrome e que uma prima tem deficiência de 17-alfa-hidroxilase.
Uso de medicamentos: decadron 0,5 mg; amitriptilina 25 mg 2x/dia; fluoxetina 20 mg/dia; ciclosporina; refere suplementação de $CaCO_3$ elementar (600 mg + 400 UI de vitamina D).
(Observação sobre interação droga-nutrientes: a medicação utilizada pelo paciente exige atenção e conduta com relação a sódio, proteína, cálcio, vitamina D, riboflavina, fibra, álcool e cafeína. Cuidados com relação a medicamento e horário de refeições.)
Funcionamento intestinal: 1x/dia (fezes formadas, com cor e odor normais).
Alterações do hábito urinário: 3-4x/dia, sem alteração.
Ingestão hídrica: 1L/dia.
História de alteração de peso: refere peso habitual de 63 kg há um ano e quatro meses; desde então refere ganho de peso, no entanto não sabe quantificar por causa da impossibilidade de assumir posição ortostática.
Alteração do apetite associada à alteração do peso: refere apetite e frequência alimentar preservados, sem alterações qualitativas e quantitativas.
Hábitos: nega etilismo e tabagismo.
História da atividade profissional: paciente concluiu o ensino médio. Refere que nunca exerceu atividade remunerada.
Paciente acamada, não realiza atividade física.
Necessidades energéticas e nutricionais
GET 1.800 kcal/dia (fórmula de Harris-Benedict, peso estimado), proteína: 59g (0,8g/kg de peso estimado), cálcio: 1.000 mg/dia (AI p/ homens de 31 a 50 anos – DRIS).
Condições socioeconômicas e estrutura familiar: reside em casa própria (cinco cômodos) com sua mãe, possui saneamento básico, eletricidade e água encanada, sendo a casa equipada com os principais recursos domésticos, geladeira, fogão, TV, liquidificador. Renda familiar: aproximadamente dois salários-mínimos.
Avaliação do consumo alimentar:
Dieta habitual:

07:30	leite integral (2 copos – requeijão) pão francês (1 unidade) manteiga (3 pontas de faca)
10:00	fruta (1 unidade – banana ou maçã)

12:00	arroz (1 e ½ escumadeira)
	feijão (1 concha rasa)
	verdura crua (1 prato grande – alface/couve)
	carne (1 bife pequeno – bovino/frango)
	cenoura (1 unidade)
	suco natural de fruta com açúcar (1-2 copos)
	doce caseiro (1 colher de sopa)
15:30	café com açúcar (1 xícara pequena)
	queijo minas (1 fatia média)
	bolacha salgada (4 unidades)
19:00	sopa de legumes (1 prato fundo – batata, cenoura)
21:30	leite integral com achocolatado (1 copo – requeijão)

De acordo com a dieta habitual relatada, a paciente consome por dia aproximadamente:

Energia: 1.828,9 kcal

PTN: 78,5g (17% do valor calórico total)

CHO: 227,5g (49% do valor calórico total)

LIP: 44,9g (34% do valor calórico total)

Cálcio: 1.406 mg

Paciente refere que sua mãe faz as compras de gêneros alimentícios e prepara os alimentos e elas fazem as refeições em casa; esporadicamente familiares fazem as refeições em sua casa.

Frequência alimentar:

Pães: 1-2×/dia (1 unidade)

Carne: 4×/sem (1 bife)

Doces: 1×/sem (1 colher de sopa ou 1 pedaço peq.)

Ovos: 2×/mês (1 unidade, frito)

Leite: 2-3×/dia (2 copos, integral)

Legumes: 2×/dia (1 unidade ou ½ prato fundo, crus e cozidos)

Verduras: 1×/dia (1 prato raso, cru)

Frutas: 5×/sem (1 unidade ou 1 pedaço médio)

Massas: 3×/sem (1/3 prato raso)

Fritura: 3×/sem (1 escumadeira cheia, batata, mandioca, pastel)

Queijo: 5×/sem (1 fatia média, mussarela, minas)

Iogurte: 1×/mês (1 unidade, natural integral)

Refrigerante: 1×/sem (2 copos)

Embutidos: 1×/sem (presunto, 1 fatia)

Arroz: 1×/dia (1-2 escumadeiras)

Disponibilidade diária de alimentos *per capita*:

Óleo: 10 frascos/mês (150 ml/pessoa/dia)

Arroz: 20 kg/mês (333 g/pessoa/dia)

Açúcar: 20 kg/mês (333 g/pessoa/dia)

Sal: 1 kg/mês (16,5 g/pessoa/dia)

Feijão: 6 kg/mês (100 g/pessoa/dia)

Diagnóstico do consumo alimentar:

A ingestão alimentar habitual relatada pela paciente supre as necessidades energéticas, proteicas e de cálcio. Apresenta ingestão frequente de alimentos ricos em fibras, vitaminas e minerais, porém há consumo elevado de gordura poli-insaturada, carboidrato simples e sódio. A distribuição das refeições ao longo do dia está adequada.

Nome do nutricionista e carimbo com número do CRN

AVALIAÇÃO E DIAGNÓSTICO DO ESTADO NUTRICIONAL

AVALIAÇÃO DO ESTADO NUTRICIONAL: avaliação de dados antropométricos, bioquímicos e clínicos no momento da internação associados aos de consumo alimentar pregresso (história alimentar). O **DIAGNÓSTICO NUTRICIONAL** deve ser estabelecido com base nos dados antropométricos, bioquímicos e clínicos coletados e analisados na avaliação do estado nutricional e relacionando ao diagnóstico do consumo alimentar.

O estado nutricional deve ser reavaliado periodicamente, e tal periodicidade deve ser determinada de acordo com a complexidade do caso e da evolução clínica do paciente.

Essa anotação no prontuário deve aparecer <u>separadamente</u> da evolução dietoterápica diária – **REAVALIAÇÃO DO ESTADO NUTRICIONAL** – e deve conter todos os indicadores (antropométricos, bioquímicos, clínicos e de **consumo alimentar intra-hospitalar**).

A) Avaliação antropométrica

Para essa avaliação, são aferidos peso, estatura, índice de massa corporal (IMC), circunferências (braço, cintura, quadril) e pregas cutâneas (tricipital, bicipital, suprailíaca e subescapular) e calculados IMC, circunferência e área muscular do braço, área gordurosa do braço e porcentagem de gordura corporal.

Termos usuais:
- Indicadores: são critérios utilizados para avaliar e acompanhar, nesse caso, o estado nutricional. São considerados indicadores os índices e as medidas antropométricas, bioquímicas e de consumo alimentar. Os indicadores são normatizados, portanto são utilizados aqueles dos quais já se acumulam resultados e classificações.
- Padrão: é um valor de julgamento e incorpora o conceito norma. É muito usado em circunstâncias determinadas.
- Percentis: são medidas estatísticas que dividem uma série de observações (dados ou valores ordenados do menor para o maior), em cem partes iguais, quartis dividem em quatro partes iguais e decis, em dez partes iguais.

A.1 Peso

Peso atual:
Para a adequada aferição do peso do paciente hospitalizado e posterior comparação entre os valores encontrados ao longo da internação, deve-se padronizar um horário a ser seguido. É recomendável que o peso seja medido após a primeira urina do dia, com o paciente ainda em jejum, vestindo roupas leves e com os pés descalços.

Método de medição: o paciente deve ter a capacidade de manter-se em pé, parado no centro da base de uma balança mecânica ou eletrônica, em posição ereta, sem apoio (ou seja, sem tocar ou segurar em nenhum lugar) e com o peso do corpo igualmente distribuído em ambos os pés. Os pés devem estar juntos e os braços estendidos ao longo do corpo.

Estimativa de peso para paciente acamado:
Caso o paciente não esteja em condições clínicas de manter-se em pé, por causa da falta de equilíbrio, dor, impossibilidade de sustentação do corpo ou qualquer outra causa, fórmulas para estimativas do peso corporal podem ser utilizadas.

A equação a seguir foi desenvolvida por Chumlea e cols.[17] em uma população de idosos.

Mulheres:
Peso (kg) = $(1,27 \times CP) + (0,87 \times AJ) + (0,98 \times CB) + (0,4 \times PSE) - 62,35$
Homens:
Peso (kg) = $(0,98 \times CP) + (1,16 \times AJ) + (1,73 \times CB) + (0,37 \times PSE) - 81,69$

Onde:
- CP: circunferência da panturrilha. A CP deve ser medida com uma fita métrica inelástica, posicionada horizontalmente ao redor da maior circunferência da panturrilha.
- AJ: altura do joelho. O indivíduo deverá estar em posição supina ou sentado o mais próximo possível da extremidade da cadeira, com o joelho esquerdo flexionado em ângulo de 90°. O comprimento entre o calcanhar e a superfície anterior da perna na altura do joelho pode ser medido utilizando uma régua de medir crianças ou com um calibrador específico.
- CB: circunferência braquial e PSE: prega subescapular. O método de medição será descrito nas seções A.4.2 e A.4.3 deste capítulo.

Em situações em que as medidas de pregas cutâneas e circunferências estejam alteradas, por exemplo, em pacientes com alterações agudas do estado hídrico, essas fórmulas não devem ser utilizadas.

Nesses casos, deve-se obter o peso atual e ajustar pela característica do edema (Quadros 9.3 e 9.4), ou utilizar o peso ideal calculado.

Quadro 9.3. Estimativa de excesso de peso proveniente do edema[18]

Edema		Excesso de peso hídrico (kg)
+	Tornozelo	1
++	Joelho	3-4
+++	Raiz da coxa	5-6
++++	Anasarca	10-12

A descrição de como fazer a avaliação em termos de número de + para o edema está na seção D deste capítulo.

Quadro 9.4. Estimativa de peso de ascite para hepatopatas[19]

Grau de ascite	Peso ascítico (kg)	Edema periférico (kg)
Leve	2,2	1,0
Moderada	6,0	5,0
Grave	14,0	10,0

Peso ideal:
RELATIVO AO MENOR ÍNDICE DE MORBIDADE E MORTALIDADE ASSOCIADO:
Para a estimativa do peso ideal por esse método, deve-se levar em consideração a estrutura óssea ou o biotipo do indivíduo, avaliada pela medida da estatura e da circunferência do punho.

compleição óssea = estatura (cm)/circunferência do punho (cm) (Quadro 9.5)

Circunferência do punho: contornar a fita métrica no pulso do braço direito e registrar em centímetros.

Quadro 9.5. Classificação da compleição óssea[20]

	Compleição óssea	
	Mulheres	Homens
Pequena	> 11	> 10,4
Média	10,1-11,0	10,4-9,6
Grande	10,1	9,6

A tabela de referência mais utilizada é a da companhia de seguros *Metropolitan Life Insurance Company* (Quadro 9.6).

Quadro 9.6. Tabela de estimativa de peso ideal considerando a altura e a compleição óssea[21]

Homem				Mulher			
Estatura (cm)	Ossatura pequena	Ossatura média	Ossatura grande	Estatura (cm)	Ossatura pequena	Ossatura média	Ossatura grande
157	57-60	59-63	62-67	147	46-50	49-54	53-59
159	58-61	60-64	63-69	150	46-51	50-55	54-60
162	59-62	61-65	64-70	152	47-52	51-57	55-61
165	60-63	62-66	65-72	155	48-53	52-58	56-63
167	61-64	63-68	66-74	157	49-54	53-59	57-64
170	62-65	64-69	67-75	160	50-56	54-61	59-66
172	63-66	65-70	68-77	162	51-57	56-62	60-68
175	64-67	66-72	70-79	165	52-58	57-63	61-70
177	65-69	68-73	71-81	167	54-60	58-65	63-71
180	66-70	69-75	72-83	170	55-61	60-66	64-73
183	67-72	70-76	74-85	172	56-62	61-67	66-75
185	68-74	72-78	75-86	175	58-64	62-69	67-76
187	70-75	74-80	77-88	178	59-65	64-70	68-78
190	71-77	75-82	79-91	180	61-66	65-71	70-79
192	73-79	77-84	81-93	183	62-68	66-73	71-80

RELATIVO AO ÍNDICE DE MASSA CORPORAL IDEAL (IMC IDEAL):

Há também fórmulas que estimam o peso mais adequado para determinada estatura, como o cálculo pelo IMC ideal:

$$\text{peso ideal} = \text{IMC ideal*} \times (\text{estatura})^2$$

* Considera-se IMC ideal o valor médio da faixa de normalidade (eutrofia) para cada estágio da vida.

Peso ideal corrigido para amputação[22-24]

Em indivíduos amputados, a informação da estimativa do peso dos segmentos do corpo é importante para a avaliação do peso ideal. Procede-se à correção para comparar o peso atual ao ideal.

Para tal comparação, deve-se calcular o peso ideal descrito acima (como se o paciente não tivesse amputação) e subtrair o peso estimado da parte amputada desse peso ideal calculado (por exemplo, se houver amputação da mão direita, desconta-se o peso resultante da multiplicação do peso ideal por 0,7% a 0,8%, que é a proporção de peso estimado para a amputação de uma mão, disposto no Quadro 9.7), resultando em um peso ideal corrigido pela amputação.

É importante lembrar que, no caso de amputações bilaterais, deve-se dobrar as porcentagens apresentadas no Quadro 9.7.

O cálculo também pode comparar o peso atual com o usual, antes da amputação, e estimar a magnitude da perda.

Quadro 9.7. Proporção estimada de peso de membros amputados[22-24]

Membro amputado	Proporção de peso em %
Mão	0,7-0,8
Antebraço	1,6-2,3
Braço até o ombro	5,0-6,6
Pé	1,5-1,7
Perna abaixo do joelho (panturrilha)	5,9-7,0
Perna acima do joelho (coxa)	10,1-11,0
Perna inteira	16,0-18,6

Peso ideal corrigido pela amputação = peso ideal – (% de peso referente ao membro amputado × peso ideal)

Peso ideal = IMC ideal × (estatura)^2

Peso desejado: é o peso que o indivíduo gostaria de pesar. Esse peso deve ser considerado nas metas de tratamento para obesidade, uma vez que dificilmente o sujeito vai perder mais peso do que deseja.

Peso habitual ou usual: peso usual da idade adulta referido pelo paciente ou aquele peso que a pessoa teve por muito tempo. Normalmente essa informação é importante quando ocorre uma mudança de peso em determinado período de tempo e para aqueles pacientes em que a obtenção do peso atual é difícil ou contraindicada.

No paciente hospitalizado essa informação é de suma importância, pois o paciente pode ser obeso e ter perdido muito peso em curto período de tempo. Isso pode ser indicativo da existência de doença consumptiva, por exemplo.

Adequação do peso (%): é a porcentagem de adequação do peso atual em relação ao ideal. A avaliação da adequação de peso deve ser feita de acordo com o Quadro 9.8.

Adequação (%) = $\dfrac{\text{peso atual} \times 100}{\text{peso ideal}}$

Quadro 9.8. Classificação do estado nutricional de acordo com a adequação de peso[25]

Adequação do peso (%)	Estado nutricional
≤ 70	Déficit grave
70,1 a 80	Déficit moderado
80,1 a 90	Déficit leve
90,1 a 110	Eutrofia
110,1 a 120	Sobrepeso
> 120	Obesidade

Peso ajustado: é o peso ideal corrigido para a determinação das necessidades energéticas e de nutrientes quando a adequação do peso for superior a 115%.

Peso ajustado = (peso atual – peso ideal) × 0,25 + peso ideal

O cálculo do peso ajustado é baseado na premissa de que apenas 25% do excesso de peso é metabolicamente ativo e que, portanto, contribui para o gasto energético. Seu uso é indicado para prevenir superalimentação em pacientes obesos hospitalizados, principalmente naqueles internados em unidades de terapia intensiva[26].

Mudança de peso:
Porcentagem de perda ponderal recente:

perda de peso (%) = (peso habitual – peso atual) / peso habitual $\times$ 100

A porcentagem de perda de peso pode ser classificada em significativa e grave, de acordo com o tempo em que tenha ocorrido (Quadro 9.9).

Quadro 9.9. Gravidade da perda de peso relativa ao tempo[27]

Tempo	Perda significativa de peso (%)	Perda grave de peso (%)
1 semana	1 a 2	> 2
1 mês	5	> 5
3 meses	7,5	> 7,5
6 meses	10	> 10

A avaliação da evolução de alterações no peso corporal do indivíduo, assim como a identificação das possíveis causas relacionadas, é essencial para a análise do estado nutricional atual.

Vale destacar que mudanças rápidas no peso corporal podem refletir, principalmente, o estado de hidratação. Portanto, com a análise do peso, é necessária a análise das alterações hídricas (balanço hídrico, sinais e sintomas de desidratação ou hiper-hidratação). Quando as alterações de peso ocorrem durante um período mais longo de tempo, refletem a ingestão calórica/proteica, se o estado de hidratação for normal e constante.

A relação entre peso atual e peso ideal traduz, em muitos casos, as reservas corporais. Quanto menor é a porcentagem do peso ideal, menores são as reservas e mais cedo se deve iniciar a terapia nutricional, especialmente em presença de estresse metabólico. Por outro lado, a relação entre o peso atual e o peso habitual pode refletir melhor a depleção quando o paciente é eutrófico ou tem excesso de peso segundo o IMC.

A.2 Estatura

A aferição da estatura é realizada com auxílio de um antropômetro ou estadiômetro. A estatura deve ser medida com o indivíduo em pé, olhando para frente (horizonte), ombros relaxados, costas retas, braços estendidos ao lado do corpo com as palmas das mãos voltadas para a coxa, pernas retas, com os calcanhares e joelhos juntos, e com os pés descalços.

A parte posterior da cabeça, a escápula, as nádegas, a panturrilha e os calcanhares devem, quando possível, encostar na superfície vertical do estadiômetro ou na parede (quando se utiliza uma fita métrica fixa). Os adornos de cabelo (tiara, presilha, elástico, chapéu, boné, gorro) devem ser retirados antes da medição.

Estimativa de estatura: quando há impossibilidade de utilizar o método convencional de medição de estatura (por exemplo: paciente acamado), esta pode ser estimada por métodos alternativos, tais como:

Equação de Chumlea (estimativa pela idade e altura do joelho*): utilizada principalmente em idosos[28].

* Procedimento de medição da altura do joelho descrita na seção A.1 no item: estimativa de peso para paciente acamado.

Homens:
Estatura estimada (cm) = [64,19 – (0,04 $\times$ idade)] + (2,02 $\times$ altura do joelho em cm)
Mulheres:
Estatura estimada (cm) = [84,88 – (0,24 $\times$ idade)] + (1,83 $\times$ altura do joelho em cm)

Extensão dos braços[29]

A estatura por esse método é estimada pela medida do comprimento entre as pontas dos dedos médios das mãos esquerda e direita, com os braços do avaliado completamente estendidos, formando um ângulo de 90° com o corpo, ao nível do ombro (posição de "Cristo"). Considere a ponta dos dedos, e não a ponta das unhas.

A medida obtida corresponde à estimativa da estatura do indivíduo. Para a aferição dessa medida, utiliza-se fita métrica inextensível.

Estatura recumbente[24]

Essa medida é feita com o paciente deitado (posição supina) e com o leito em posição horizontal completa. O corpo e a cabeça devem estar alinhados e o paciente, completamente esticado, sem flexão de joelho ou pés. Uma marca no lençol deve ser feita na altura da extremidade da cabeça e outra na base do pé (fletido), no lado direito do indivíduo, com auxílio de um triângulo. A medida do comprimento entre as marcas no lençol, com fita métrica inextensível, representa a estatura estimada do paciente.

A.3 Índice de Quetelet ou índice de massa corporal (IMC)

Indicador da relação entre massa corporal (expressa em quilogramas) e estatura elevada ao quadrado (expressa em metros quadrados), representado pela seguinte equação: IMC = peso em kg / (estatura em m)^2.

Apesar de ser uma referência para a classificação do estado nutricional proposta pela Organização Mundial de Saúde (Quadro 9.10), o IMC não deve ser utilizado isoladamente na avaliação do estado nutricional de indivíduos, principalmente de pacientes hospitalizados, pois não reflete a composição corporal, não detecta a depleção proteica e não considera as alterações recentes de peso corporal. Além disso, pode ser influenciado pelas alterações de fluidos que ocorrem comumente nesses pacientes (presença de edema ou desidratação)[30]. Para idosos, a classificação do estado nutricional pelo IMC deve ser feita segundo o Quadro 9.11.

Quadro 9.10. Classificação do estado nutricional de *adultos* segundo o IMC[31]

IMC (kg/m^2)	Classificação
< 18,5	Baixo peso
18,50-24,99	Eutrofia
25,00-29,99	Pré-obesidade
30,00-34,99	Obesidade grau I
35,00-39,99	Obesidade grau II
> ou = 40,00	Obesidade grau III

Quadro 9.11. Classificação do estado nutricional de *idosos* segundo o IMC[32]

IMC (kg/m^2)	Classificação
< 22,0	Magreza
22,0 a 27,0	Eutrofia
> 27,0	Excesso de peso

A.4 Composição corporal

A.4.1 BIOIMPEDÂNCIA ELÉTRICA (BIA)

A bioimpedância elétrica (BIA) é um método de estimativa da composição corporal por meio da aferição da oposição dos diferentes tecidos e fluidos corporais à passagem de uma corrente elétrica. Em virtude de sua composição rica em água e eletrólitos, os tecidos magros são bons condutores da corrente elétrica, enquanto a gordura, o osso e a pele apresentam maior resistência à passagem da corrente elétrica[33]. Esse exame não deve ser realizado em pacientes que utilizam **marca-passo** e em mulheres **grávidas**.

Existem algumas propostas de recomendações a serem seguidas para a realização da BIA[34]. É recomendável orientar previamente o paciente quanto aos cuidados necessários para realização da BIA, como no exemplo abaixo (Quadro 9.12).

Quadro 9.12. Recomendação para realização de exame de bioimpedância elétrica

Na próxima consulta com o nutricionista será feito um exame para avaliar sua gordura corporal. Para ter bons resultados, tome os seguintes cuidados:
- Esvazie a bexiga antes da consulta.
- Fique em jejum por 8 horas.
- Não beba café preto próximo à consulta.
- Não tome bebidas alcoólicas no dia anterior à consulta.
- Não faça atividade física por pelo menos 8 horas antes da consulta.

A seguir, elaboramos uma lista de perguntas a serem feitas antes da realização do exame para garantir a padronização das condições clínicas do avaliado entre os diferentes dias de avaliação.

1. Utiliza marca-passo? (Se SIM, não realize o exame).
2. Há chance de estar grávida? (Se SIM, não realize o exame).
3. Está em jejum? Se não, há quanto tempo realizou a última refeição e que alimentos e quantidades consumiu? (Se houve uma refeição "pesada" há menos de 4h antes do teste, pode haver alteração nos resultados. Recomenda-se jejum de 8h).
4. Há quanto tempo foi a última ingestão de café? Qual a quantidade?
5. Utiliza medicamentos diuréticos, esteroides ou hormônio de crescimento? (Se SIM, pode haver alterações no resultado, devido a alterações no balanço hídrico).
6. Se for mulher, verificar se está menstruada. (Menstruação ou período pré-menstrual podem alterar os resultados, pela retenção hídrica).
7. Edema? Motivos?
8. Anotar raça da paciente. (Existem equações diferentes para raças distintas).

Procedimento:
- Solicite que o paciente retire todos os acessórios de metal que estejam em contato com o corpo (pulseiras, anéis, brincos, prendedores de cabelo, aliança, relógio) e o sapato e a meia do pé direito. Anote no prontuário se o paciente tiver pinos ou implantes de metal no corpo.
- Peça ao paciente que se deite na maca, em posição confortável e relaxado, com as pernas e braços afastados do tronco. (Se o paciente for obeso e não conseguir afastar totalmente os membros do tronco, recomenda-se utilizar uma toalha para isolamento.) As mãos devem ficar abertas e apoiadas na maca.
- Umedeça um algodão em álcool e passe levemente sobre a pele do paciente nos pontos anatômicos em que os eletrodos serão colocados (pulso, mão, tornozelo e pé do lado direito do corpo).
- Coloque os eletrodos (eletrodos vermelhos proximais e pretos distais).
- Peça ao paciente que fique imóvel e que não fale durante o exame.
- Ligue o aparelho e siga as instruções do fabricante.
- O exame está acabado. Retire os eletrodos do paciente e limpe a "cola" deixada pelos eletrodos na pele do paciente, se necessário.

No Quadro 9.13 estão descritos valores de referência para a avaliação do percentual de gordura corporal em homens e mulheres.

Quadro 9.13. Valores de referência para percentuais de gordura corpórea[35]

Classificação	Gordura corpórea (%)	
	Homens	Mulheres
Risco de doenças associadas à desnutrição	≤ 5	≤ 8
Abaixo da média	6 a 14	9 a 22
Média	15	23
Acima da média	16 a 24	24 a 31
Risco de doenças associadas à obesidade	≥ 25	≥ 32

Hidratação[36]
Água presente na massa magra: 69% a 75% (níveis normais).

Quando a hidratação for menor que 69%, a leitura da biorresistência é maior, podendo-se superestimar a gordura corporal em até 5%.

Água relativa ao peso corporal total (água corporal total):
Consideram-se hidratados as mulheres, com porcentagem de água corporal total de 45% a 60%, e os homens, de 50% a 60%.

A.4.2 CIRCUNFERÊNCIAS CORPORAIS
As medidas de circunferências corporais são úteis tanto para avaliações seriadas no acompanhamento da evolução clínica e nutricional quanto para avaliações isoladas, comparando-as aos padrões de referência. No entanto, as medidas devem ser realizadas respeitando métodos padronizados, com a utilização de fitas métricas inextensíveis, sem compressão da pele e sem qualquer vestimenta na região avaliada.

CIRCUNFERÊNCIA DO BRAÇO (CB)
A circunferência do braço engloba a medida das reservas de gordura e massa muscular, e da massa óssea.

Se utilizada isoladamente, ela pode servir como marcador de alterações agudas ou crônicas de peso corporal, por exemplo, fazendo medidas seriadas em pacientes acamados impossibilitados de se levantarem para aferição do peso corporal. Ou ainda, pode ser comparada com o padrão de referência para avaliar sua adequação.

Ela também pode ser utilizada associada à prega cutânea tricipital para o cálculo da circunferência muscular do braço e área muscular do braço, proporcionando indicadores de reservas de tecido muscular.

Medida[25]
1. Identificação dos pontos anatômicos:
- Olécrano: localizado na ponta do cotovelo.
- Acrômio: saliência óssea localizada na parte superior e posterior do ombro.
  A identificação dos pontos anatômicos deve ser feita com o braço do avaliado flexionado à frente do tórax, formando um ângulo de 90°.
2. Medição com fita métrica inextensível da distância entre os pontos anatômicos.
3. Cálculo do ponto médio: distância entre os pontos anatômicos dividida por dois. Marque o local.
4. Peça ao avaliado que posicione o braço estendido e relaxado ao lado do corpo, com as mãos voltadas para a coxa.

5. Circunde o ponto médio marcado com a fita métrica de forma ajustada, evitando compressão da pele ou folga, e faça a medição.

O valor encontrado da CB pode ser comparado com o percentil 50 da tabela de referência de Frisancho[37] (Quadro 9.14) para a análise da adequação (Quadro 9.15).

Quadro 9.14. Equação para determinação da adequação da circunferência do braço

$$\text{Adequação da CB (\%)} = \frac{\text{CB obtida (cm)} \times 100}{\text{CB percentil 50 (cm)}}$$

Quadro 9.15. Classificação do estado nutricional segundo adequação da CB[25]

	Déficit			Eutrofia	Sobrepeso	Obesidade
	Grave	Moderado	Leve			
CB	< 60%	60,1%-80%	80,1%-90%	90,1%-110%	110,1%-120%	> 120,1%

CIRCUNFERÊNCIA MUSCULAR DO BRAÇO (CMB)

Avalia a reserva de tecido muscular sem correção da massa óssea por meio da circunferência do braço e da prega cutânea tricipital (PCT) (Quadro 9.16). Sua medida isolada é comparada ao padrão de referência proposto por Frisancho[37] (Quadro 9.17).

Quadro 9.16. Equação para o cálculo da circunferência muscular do braço[25]

$$\text{CMB (cm)} = \frac{[\text{CB (cm)} \times 10] - [p \times \text{PCT (mm)}]}{\pi = \sim 3,14}$$

Quadro 9.17. Equação para determinação da adequação da circunferência muscular do braço

$$\text{Adequação da CMB (\%)} = \frac{\text{CMB obtida (cm)} \times 100}{\text{CMB percentil 50 (cm)}}$$

Quadro 9.18. Classificação do estado nutricional segundo a adequação da CMB[25]

	Déficit			Eutrofia	Excesso de peso
	Grave	Moderado	Leve		
CMB	< 60%	60,1%-80%	80,1%-90%	90,1%-110%	> 110,1%

ÁREA MUSCULAR DO BRAÇO CORRIGIDA (AMBc)

Avalia a reserva de tecido muscular corrigindo a área óssea. Reflete a magnitude das mudanças no tecido muscular de maneira mais fidedigna do que a CMB (Quadro 9.19).

Para a AMBc não é necessário calcular a adequação, mas sim compará-la à tabela de referência[37], identificando o percentil em que se encontra (Quadro 9.20).

Quadro 9.19. Equação para cálculo da área muscular do braço corrigida

Homens:

$$\text{AMBc (cm}^2) = \frac{(\text{CMB})^2 - 10}{4\pi}$$

Mulheres:

$$\text{AMBc (cm}^2) = \frac{(\text{CMB})^2 - 6,5}{4\pi}$$

$$4\pi = \sim 12,56$$

Quadro 9.20. Classificação do estado nutricional segundo a área muscular do braço corrigida[38]

	Normal	Déficit leve/moderado	Déficit grave
AMBc	Percentil > 15	Percentil entre 5 e 15	Percentil < 5

ÁREA GORDUROSA DO BRAÇO (AGB)

Essa medida reflete a reserva de tecido adiposo e é calculada pela diferença entre a área total do braço (ATB) e a AMBc[38] (Quadro 9.21). A classificação pela área gordurosa do braço está descrita no Quadro 9.22.

Quadro 9.21. Equação para cálculo da área gordurosa do braço

$$AGB \ (cm^2) = ATB \ (cm^2) - AMBc \ (cm^2)$$

$$ATB = (CB)^2/4\pi \quad 4\pi = {\sim}12,56$$

Quadro 9.22. Classificação da área gordurosa do braço[38]

Classificação	Depleção	Eutrofia	Excesso de peso
Percentis da AGB	Percentil < 5	Percentil entre 5 e 85	Percentil > 85

É essencial que as medidas não sejam utilizadas isoladamente como critérios de classificação do estado nutricional. Como são indicadores com diferentes interpretações, é comum que a classificação do estado nutricional não coincida entre as avaliações, podendo levar a erros de interpretação no diagnóstico nutricional. O ideal é que as medidas e suas adequações sejam realizadas e que os significados de tais achados sejam utilizados em associação com uma análise mais sistêmica do estado nutricional, levando em consideração os outros aspectos da avaliação nutricional (avaliação clínica, bioquímica e de consumo alimentar), além da antropometria.

CIRCUNFERÊNCIA DA CINTURA (CC)

A circunferência da cintura é utilizada para avaliação da gordura abdominal, não discriminando a gordura visceral da subcutânea. Evidências mostram que seu valor isolado é um meio mais prático de avaliar associação entre acúmulo de gordura corporal e doenças (Quadro 9.23). A relação cintura-quadril (RCQ) mostra a distribuição da gordura corporal. Uma RCQ alta demonstra acúmulo de gordura na região abdominal[31] (Quadro 9.24).

Para a medição é necessário identificar os pontos anatômicos (crista ilíaca e última costela) e calcular o ponto médio entre eles. A medida deve ser realizada na marcação do ponto médio, com a fita envolvendo o paciente no sentido horizontal, no momento da expiração. Essa medida é de difícil realização em indivíduos com obesidade.

A circunferência do quadril (CQ) deve ser medida com o paciente em pé, pernas e pés unidos, com a fita envolvendo o quadril no maior perímetro entre a cintura e a coxa.

Quadro 9.23. Valores de circunferência da cintura associados com risco de complicações metabólicas decorrentes da obesidade[31]

Gênero	Risco de complicações metabólicas associadas à obesidade	
	Aumentado	Muito aumentado
Masculino	≥ 94	≥ 102
Feminino	≥ 80	≥ 88

Quadro 9.24. Valores de referência para RCQ associados ao risco de desenvolvimento de doenças associadas à obesidade[31]

	Risco
Homens	> 1,0
Mulheres	> 0,85

A.4.3 PREGAS CUTÂNEAS

As pregas cutâneas medem a reserva de gordura subcutânea em diferentes pontos anatômicos, que é preditora da gordura corporal total.

Sua medida isolada é comparada ao padrão de referência organizado por sexo e idade[37], e o somatório de algumas pregas específicas é utilizado para estimar a gordura corporal total.

Os cuidados para aferição são essenciais principalmente devido à grande variabilidade inter e intra-avaliador. Recomenda-se treinamento intensivo de profissionais que farão esse tipo de avaliação antropométrica, tanto para o aprendizado da técnica correta quanto do desenvolvimento da habilidade em aplicá-la. As pregas cutâneas devem ser feitas sempre pelo mesmo avaliador, e no mesmo lado do corpo, de preferência no lado direito. Em pacientes com fístula, cateter, curativo, em que não há possibilidade de aferição no lado direito, deve-se utilizar o outro braço. O uso das pregas cutâneas é contraindicado em indivíduos com obesidade e com acúmulo de líquidos (edema)[39].

Orientações gerais para a aferição das pregas cutâneas[39]

1. Para cada prega cutânea a ser aferida, identifique e marque o local a ser medido.
2. A prega deve ser tomada com os dedos polegar e indicador da mão esquerda a 1 cm do ponto marcado. Atenção para que a prega seja composta apenas pela pele e pelo tecido adiposo, excluindo o tecido muscular.
3. A pinça do adipômetro deve pressionar exatamente o local marcado pelo avaliador e a prega deve ser mantida entre os dedos até o término da aferição.
4. A leitura do valor aferido deve ser realizada no milímetro mais próximo em cerca de 2 a 3 segundos, e na altura dos olhos do avaliador.
5. Recomenda-se a medida em triplicata.

Técnicas de tomada das medidas de pregas cutâneas[38]

Prega tricipital – O examinador deverá prender levemente, porém com segurança, uma prega vertical da pele e tecido subcutâneo, desprendendo-a do tecido muscular, 1 cm abaixo do ponto médio utilizado para a medida da CB, e as hastes do adipômetro deverão ser colocadas sobre a prega cutânea, no ponto médio marcado, formando um ângulo reto com o braço. O braço deverá estar relaxado e solto ao lado do corpo.

Prega bicipital – O paciente deve estar com a palma da mão voltada para fora; marcar o local da medida 1 cm acima do local marcado para a prega tricipital. Segurar a prega verticalmente e pinçar o local marcado.

Prega subescapular – Marcar o local logo abaixo do ângulo inferior da escápula. A pele é levantada 1 cm abaixo do ângulo inferior da escápula, de tal forma que se possa observar um ângulo de 45° entre esta e a coluna vertebral, que é o local a ser pinçado com o adipômetro. O avaliado deve estar com os braços e ombros relaxados.

Prega suprailíaca – A prega deverá ser formada na linha média axilar, com o dedo indicador logo acima da crista ilíaca, na posição diagonal, ou seja, seguindo a linha de clivagem natural da pele no lado direito do indivíduo.

O cálculo da adequação da prega cutânea tricipital pode ser feito pela equação descrita no Quadro 9.25 e analisada de acordo com o proposto no Quadro 9.26.

No Quadro 9.27 apresentam-se valores de PCT, CB e CMB para uma análise mais prática, quando não se têm disponíveis as tabelas de percentis.

Quadro 9.25. Equação para determinação da adequação da PCT

$$\text{Adequação da PCT (\%)} = \frac{\text{PCT obtida (mm)} \times 100}{\text{PCT percentil 50 (mm)}}$$

Quadro 9.26. Classificação do estado nutricional segundo a adequação da PCT[25]

	Déficit			Eutrofia	Sobrepeso	Obesidade
	Grave	Moderado	Leve			
PCT	< 60%	60,1%-80%	80,1%-90%	90,1%-100%	110,1%-120%	> 120,1%

Quadro 9.27. Valores de referência da antropometria do braço para adultos

Adequação-padrão	PCT (mm)		CB (cm)		CMB (cm)	
	M	F	M	F	M	F
Padrão	12,5	16,5	29,3	28,5	25,3	23,2
90% padrão	11,3	14,9	26,3	25,7	22,8	20,9
90%-60% padrão	11,3-7,5	14,9-9,9	26,3-17,6	25,7-17,1	22,8-15,2	20,9-13,9
< 60% padrão	< 7,5	< 9,9	< 17,6	< 17,1	< 15,2	< 13,9

Fonte: Blackburn e Thornton[25].

Somatório das pregas cutâneas para estimativa da composição corporal

O somatório das pregas cutâneas (bíceps, tríceps, subescapular e suprailíaca) para estimativa da gordura corporal possui boa correlação com o método de densidade corporal, considerando as alterações na distribuição da composição corporal em indivíduos de maior idade e entre os sexos (maior percentual de gordura corporal nas mulheres) (Quadro 9.28).

O uso de múltiplas medidas de pregas cutâneas para a estimativa da composição corporal reduz o percentual de erro em indivíduos com diferentes padrões de distribuição de gordura corporal. No entanto, limita-se à medida de composição corporal do tecido subcutâneo e não considera a gordura visceral. Outras medidas podem complementar essa avaliação.

Grandes variações que ocorrem na gordura corporal total refletem variações muito pequenas nas pregas cutâneas; e um valor muito pequeno obtido pela soma das quatro pregas é aparentemente equivalente a uma quantidade moderada de gordura[40].

Quadro 9.28. Estimativa da porcentagem de gordura corporal pelo somatório das pregas cutâneas (bíceps, tríceps, subescapular e suprailíaca) para homens e mulheres de diferentes idades

Σ Pregas cutâneas (mm)	Homens (idade em anos)				Mulheres (idade em anos)			
	17-29	30-39	40-49	+50	16-29	30-39	40-49	+50
15	4,8	-	-	-	10,5	-	-	-
20	8,1	12,2	12,2	12,6	14,1	17,0	19,8	21,4
25	10,5	14,2	15,0	15,6	16,8	19,4	22,2	24,0
30	12,9	16,2	17,7	18,6	19,5	21,8	24,5	26,6
35	14,7	17,7	19,6	20,8	21,5	23,7	26,4	28,5
40	16,4	19,2	21,4	22,9	23,4	25,5	28,2	30,3
45	17,7	20,4	23,0	24,7	25,0	26,9	29,6	31,9
50	19,0	21,5	24,6	26,5	26,5	28,2	31,0	33,4
55	20,1	22,5	25,9	27,9	27,8	29,4	32,1	34,6
60	21,2	23,5	27,1	29,2	20,1	30,6	33,2	35,7
65	22,2	24,3	28,2	30,4	30,2	31,6	34,1	36,7
70	23,1	25,1	29,3	31,6	31,2	32,5	35,0	37,7
75	24,0	25,9	30,3	32,7	32,2	33,4	35,9	38,7
80	24,8	26,6	31,2	33,8	33,1	34,3	36,7	39,6
85	25,5	27,2	32,1	34,8	34,0	35,1	37,5	40,4
90	26,2	27,8	33,0	35,8	34,8	35,8	38,3	41,2
95	26,9	28,4	33,7	36,6	35,6	36,5	39,0	41,9
100	27,6	29,0	34,4	37,4	36,4	37,2	39,7	42,6
105	28,2	29,6	35,1	38,2	37,1	37,9	40,4	43,3
110	28,8	30,1	35,8	39,0	37,8	38,6	41,0	43,9
115	29,4	30,6	36,4	39,7	38,4	39,1	41,5	44,5
120	30,0	31,1	37,0	40,4	39,0	39,6	42,0	45,1
125	30,5	31,5	37,6	41,1	39,6	40,1	42,5	45,7
130	31,0	31,9	38,2	41,8	40,2	40,6	43,0	46,2
135	31,5	32,3	38,7	42,4	40,8	41,1	43,5	46,7
140	32,0	32,7	39,2	43,0	41,3	41,6	44,0	47,2
145	32,5	33,1	39,7	43,6	41,8	42,1	44,5	47,7
150	32,9	33,5	40,2	44,1	42,3	42,6	45,0	48,2
155	33,3	33,9	40,7	44,6	42,8	43,1	45,4	48,7
160	33,7	34,3	41,2	45,1	43,3	43,6	45,8	49,2
165	34,1	34,6	41,6	45,6	43,7	44,0	46,2	49,6
170	34,5	34,8	42,0	46,1	44,1	44,4	46,6	50,0
175	34,9	-	-	-	-	44,8	47,0	50,4
180	35,3	-	-	-	-	45,2	47,4	50,8
185	35,6	-	-	-	-	45,6	47,8	51,2
190	35,9	-	-	-	-	45,9	48,2	51,6
195	-	-	-	-	-	46,2	48,5	52,0
200	-	-	-	-	-	46,5	48,8	52,4
205	-	-	-	-	-	-	49,1	52,7
210	-	-	-	-	-	-	49,4	53,0

Em dois terços dos casos, o erro foi de cerca de ±3,5% do percentual de gordura corporal para as mulheres e de ±5% para os homens.

Fonte: Durnin e Womersley[40].

B) AVALIAÇÃO BIOQUÍMICA

Segundo a Resolução CFN nº 306/2003, compete ao nutricionista a solicitação de exames laboratoriais necessários à avaliação, à prescrição e à evolução nutricional do cliente-paciente[41].

Avaliação das proteínas plasmáticas

A diminuição das proteínas plasmáticas pode ser um indicador da redução da ingestão calórica e proteica. No entanto, em pacientes hospitalizados, a interpretação desses exames deve ser cuidadosa, uma vez que há diversas situações clínicas que alteram os resultados independentemente do consumo alimentar (Quadro 9.29).

A albumina é a proteína plasmática amplamente utilizada em hospitais. As situações clínicas listadas abaixo devem ser consideradas para o uso da albumina como indicador do estado nutricional[42]:

- Diminuição da ingestão alimentar pode demorar dias para refletir nos níveis de albumina devido à vida média longa (±20 dias). Portanto, a avaliação no diagnóstico da fase aguda da desnutrição é limitada.
- Doenças hepáticas reduzem a síntese de albumina.
- Situações de estresse metabólico (infecção, inflamação e alterações na permeabilidade capilar), traumas, cirurgias de grande porte e queimaduras diminuem a síntese e aumentam a degradação de albumina.
- Situações clínicas que alteram o estado de hidratação (edema ou desidratação), como na insuficiência renal ou cardíaca, causam hemodiluição ou hemoconcentração.
- Infusões endovenosas de albumina interferem na interpretação do exame.
- Situações em que há elevação das perdas: síndrome nefrótica, enteropatia perdedora de proteínas, queimadura, hemorragia, tratamento dialítico e paracentese.

Quadro 9.29. Características principais da albumina, pré-albumina, transferrina e proteínas totais

Proteína plasmática	Valores de referência	Vida média (dias)	Limitação de uso
Albumina (g/dl)	Normal: 3,5-5,0 Depleção leve: 3,0-3,49 Depleção moderada: 2,1-2,99 Depleção grave: < 2,1	18-20	Aumentada: desidratação e no uso de medicamentos (esteroides, androgênios, corticosteroides...)/Reduzida: sobrecarga hídrica, má-absorção, nas doenças hepáticas e, por ser uma proteína de fase aguda negativa, na presença de infecção e inflamação.
Pré-albumina (mg/dl)	Normal: 15,1-42 Depleção leve: 10,0-15,0 Depleção moderada: 5,0-9,9 Depleção grave: < 5,0	2-3	Aumentada: insuficiência renal. Reduzida: doenças hepáticas e na presença de inflamação e infecção.
Transferrina (mg/dl)	Normal: 200-400 Depleção leve: 150-199 Depleção moderada: 100-149 Depleção grave: < 100	8-10	Elevada: anemia ferropriva, desidratação, uso de contraceptivos orais, gravidez, hepatite aguda e sangramento crônico. Reduzida: condições perdedoras de proteínas (queimaduras, feridas, síndrome nefrótica), anemia perniciosa e falciforme, retenção hídrica, doenças hepáticas crônicas, neoplasias, sobrecarga de ferro, presença de inflamação e infecção por ser proteínas de fase aguda, uso de medicamentos (ACTH, cloranfenicol).
Proteínas Totais (g/dl)	Normal: 6,4-8,3	-	Aumentada: desidratação. Reduzida: depleção calórico-proteica grave, sobrecarga hídrica, doenças hepáticas, infecção grave e AIDS, nefropatias perdedoras de proteínas, ascite, queimaduras, lúpus. Aumentada: infecção crônica, hiperlipidemia, doença hepática aguda, artrite reumatoide.
Relação Albumina (A): Globulina = A: (Proteínas totais -A)	Normal: > 1,0	-	Reduzida: má-absorção, doença hepática grave, síndrome nefrótica, diarreia, desnutrição proteico-calórica, AIDS, lúpus.

Fonte: Bottoni e cols.[43]; Martins[24].

Avaliação da competência imunológica

Existe uma evidente relação entre estado nutricional e imunidade. A alimentação inadequada provoca a diminuição do substrato para a produção de imunoglobulinas e células de defesa, que apresentam sua síntese diminuída proporcionalmente ao estado nutricional, podendo o indivíduo tornar-se anérgico. Com isso, a avaliação imunológica pode auxiliar na identificação das alterações nutricionais[25].

No entanto, há algumas limitações para a utilização da contagem total de linfócitos (CTL) em pacientes, por exemplo, nos estágios avançados de AIDS, em tratamento radioterápico, com medicações imunossupressoras (corticosteroides) e agentes quimioterápicos, o qual também diminui com a idade. A CTL aumenta com hepatite infecciosa, infecção bacteriana crônica e infecção viral[24].

Os linfócitos totais são calculados multiplicando-se a contagem de células brancas (leucócitos) pela porcentagem de linfócitos dividido por 100 (Quadro 9.30) e os valores encontrados podem ser analisados de acordo com a proposta do Quadro 9.31.

Quadro 9.30. Equação para o cálculo da CTL

$$CTL = \frac{\% \text{ linfócitos} \times \text{leucócitos}}{100}$$

Quadro 9.31. Classificação do estado nutricional pela CTL[25]

Resultados	CTL (células/mm^3)
Normal	1.500-5.000
Depleção leve	1.200-1.499
Depleção moderada	800-1.199
Depleção grave	< 800

Balanço nitrogenado[24,27]

O balanço nitrogenado é um método para estimar o metabolismo proteico. Ele mede a diferença entre o nitrogênio que foi ingerido e o nitrogênio excretado, por meio da equação:

BN = nitrogênio ingerido (g) – nitrogênio excretado (g)

nitrogênio ingerido = proteína ingerida (via oral ou enteral)/6,25

6,25g de proteína = 1g de nitrogênio

(1/6,25 = 0,16; ou seja, 16% da proteína ingerida é composta por nitrogênio)

nitrogênio ingerido = aminoácidos (via parenteral)/6,06

6,06g de aminoácidos (intravenoso) = 1g de nitrogênio

Na prática clínica é realizada a dosagem de ureia urinária eliminada na urina de 24h para o cálculo do nitrogênio ureico urinário (NUU), uma vez que a ureia contém 46,66% de nitrogênio, e é feita uma estimativa dos outros compostos nitrogenados da urina e de perdas não urinárias.

NUU = ureia urinária de 24h/2,14

(2,14 = 100g de ureia/46,66g de nitrogênio)

nitrogênio total excretado = NUU + 2g (perdas urinárias não ureicas) + 2g (perdas não urinárias: fezes, pele, suor e respiração) + outras perdas (por exemplo, diarreia = 2,5g; fístula intestinal = 1g)

Pacientes com outras fontes de perdas nitrogenadas[24]:

- Exsudatos de queimaduras, de feridas e ostomias;
- Drenagens pleurais, de fístulas e abscessos;
- Diarreias de grande volume.

Um catabolismo moderado ocorre quando a excreção diária de nitrogênio é de 5 a 10g/d, aumentado de 10,1 a 15g/d e hipercatabolismo, maior que 15,1g/d[24].

A interpretação do balanço nitrogenado deve ser feita segundo seu resultado numérico, de acordo com o Quadro 9.32.

Quadro 9.32. Interpretação do resultado de balanço nitrogenado

Valor (classificação)	Interpretação
0 (zero)	Neutro (equilíbrio)
> 0 (positivo)	Anabolismo
< 0 (negativo)	Catabolismo

Limitações para o uso do balanço nitrogenado[24]

Avaliação da ingestão proteica via oral:

- Estimativa de quantidade ingerida relatada pelo indivíduo (relatos imprecisos).
- Estimativa de quantidade de proteína presente no alimento por tabelas de composição de alimentos (tabelas incompletas).

Avaliação da ingestão proteica via enteral ou parenteral:

- Estabelecimento da real infusão de nutrição enteral e/ou parenteral em 24h (quantidade recebida, não a prescrita).

Avaliação da excreção nitrogenada:

- Incontinência, perdas urinárias, tempo de coleta da amostra;
- Perdas por meio da pele, suor, cabelos, unhas, coletas de sangue, menstruação;
- Perdas de líquidos por sonda nasogástrica, paracentese, diálise peritoneal, drenos cirúrgicos;
- Perdas gastrointestinais;
- Drenagem por feridas e fístulas;
- Queimaduras;
- Doença renal;
- Imobilidade.

Índice de creatinina/altura

Como a creatinina urinária é um metabólito derivado da hidrólise da creatina-fosfato muscular, ela pode ser utilizada como indicador da reserva proteica muscular (1g de creatinina urinária excretada representa 17-22 kg de tecido corporal magro) (Quadro 9.33). Por exemplo, alta excreção de creatinina urinária em pacientes acamados pode representar catabolismo muscular intenso. Níveis baixos de excreção de creatinina urinária sugerem ingestão proteica baixa e/ou massa muscular esquelética diminuída. Recomenda-se realizar avaliações seriadas em um mesmo paciente[24,25,42,44,45].

Fatores que influenciam na concentração de creatinina na urina[24,42]:

- Coleta da urina de 24h (erro de 15 min no tempo de coleta da urina de 24h: afeta resultado de creatinina em 1%);
- Grande variabilidade intraindividual na excreção urinária de creatinina (± 11%);
- Alimentação hiperproteica: ingestão de carne pré-exame (< 60g ou isenta no dia anterior ao exame);
- Redução da função residual renal;

- Alteração na hidratação;
- Estresse metabólico e hipercatabolismo;
- Idade: redução da excreção de creatinina em idosos (por causa da redução da massa muscular).

A creatinina é quantificada por meio da excreção em urina de 24 horas, e posteriormente relacionada com estatura, idade e sexo do paciente. Utiliza-se a estatura, pois está relacionada ao biotipo e distribuição de massa magra no esqueleto.

Índice de creatinina altura: $\dfrac{\text{excreção de creatinina por 24h (real)}}{\text{excreção de creatinina por 24h (ideal)}} \times 100$

Quadro 9.33. Classificação do índice de creatinina altura[46]

Normal	90%-100%
Depleção leve	60%-89%
Depleção moderada	40%-59%
Depleção severa	< 40%

Quando não se tem altura:

IC = $\dfrac{\text{excreção creatinina urinária em 24h} \times 100}{\text{peso ideal (kg)} \times 23}$ ➜ masculino

IC = $\dfrac{\text{excreção creatinina urinária em 24h} \times 100}{\text{peso ideal (kg)} \times 18}$ ➜ feminino

Média de excreção de creatinina diária/kg[25]:
Masculino: 23 mg/kg de peso corporal
Feminino: 18 mg/kg de peso corporal

EXAMES LABORATORIAIS PARA AVALIAÇÃO DO ESTADO ANÊMICO

O Quadro 9.34 apresenta as alterações nos parâmetros hematológicos comumente encontradas em diferentes situações clínicas e o Quadro 9.35 apresenta os valores de referência para a classificação dos diferentes tipos de anemia.

Quadro 9.34. Parâmetros hematológicos em condições clínicas específicas

	Hb	Hct	VCM	Ferro sérico	TIBC	Transferrina	Reticulócitos
Anemia ferropriva	↓	↓	↓	↓	↑	↑	← →
Anemia perniciosa (B12)	↓	↓	↑	↑	↓	↓	← →
Ferropriva e megaloblástica	↓	↓	← →	← →	↑	↑	← →
Desidratação	↑	↑			↑	↑	← →
Desnutrição	↓*	↓*	← →	↓	↓ ← →	↓	← →
Má-absorção	↓	↓	↑	← →			← →
Doença hepática	↓*	↓*	↑	↑	↑	↓ ← →	← →
Doença renal	↓*	↓ *	← →	↓	↓	↓ ← →	↓
Gastrectomia	↓	↓	↓ ← →	← →	↑	↑	← →
Cirurgia do intestino delgado	↓	↓	↑	↑	↓ ← →	↓ ← →	← →
Perda sanguínea	↓↓	↓↓	↓↓	↓	↑	↑	↑
Sepse	↓*	↓*	← →	↓	↓ ← →	↓	← →

Hb: hemoglobina; Hct: hematócrito; VCM: volume corpuscular médio; TIBC: capacidade total de ligação de ferro. * Redução leve.

Fonte: Martins e cols.[18].

Quadro 9.35. Avaliação laboratorial de anemias

Teste laboratorial	Valores normais	Deficiência de ferro	Anemia megaloblástica (folato)	Anemia perniciosa (vit B_{12})	Anemia de doença crônica
Eritrócitos (hemácias)	M: 4,0-5,2	< 4,0	< 4,0	< 4,0	< 4,0
($\times 10^6$ mm^3 ou milhões/mm^3)	H: 4,5-5,9	< 5,0	< 4,5	< 4,5	< 4,5
Hemoglobina (g/dl)	M: 12-16	< 12	< 12	< 12	< 12
	H: 14-18	< 14	< 14	< 14	< 14
Hematócrito (%)	M: 37-47	< 37	< 37	< 37	< 37
	H: 42-52	< 42	< 42	< 42	< 42
Volume corpuscular médio (fl ou µm^3)	80-95	< 80	> 95	> 95 ou normal	normal
Hemoglobina corpuscular média (pg)	27-31	< 27	> 31	> 31	normal
Concentração da hemoglobina corpuscular média (%)	32-36	< 32	> 36 ou normal	> 36 ou normal	normal
Ferro sérico (µg/dl)	M: 60-190	< 60	> 190	> 190	< 60
	H: 80-180	< 80	> 180	> 180	< 80
Capacidade total de ligação do ferro (TIBC) (µg/dl)	250-420	> 420	-	-	< 250
Saturação da transferrina (%)	> 15	< 15	> 15, < 15 ou normal	> 15, < 15 ou normal	< 15
Ferritina (ng/ml)	M: 10-150	< 10	> 150	> 150	normal ou elevado
	H: 12-300	< 12	> 300	> 300	
Vit B_{12} (pg/ml)	160-950	normal	diminuído	diminuído	normal
Folato (µg/ml)	5-25	-	< 5	> 25	normal ou diminuído
* no eritrócito	* 140-628	-	* < 140	* > 628	
Homocisteína (µmol/L)	4-14	-	aumentado	aumentado	normal
Ácido metilmalônico (ng/ml)	17-76 urina: < 5 mg/dia	-	normal	aumentado	-

M: mulheres; H: homens.

Fonte: Martins[24].

C) AVALIAÇÃO DO CONSUMO ALIMENTAR DURANTE A INTERNAÇÃO

Diversos métodos podem ser utilizados para avaliar o consumo alimentar de pacientes hospitalizados, entre eles o recordatório de 24 horas e o registro alimentar. É possível estimar o consumo alimentar por observação direta no momento das refeições, com o cuidado de não inibir o paciente.

Quando houver terapia nutricional, deve-se calcular a quantidade de calorias e de proteína contidas na solução que foi ingerida ou infundida, somando-se todos os aportes (via parenteral, enteral e/ou oral).

Outra maneira de avaliar o consumo alimentar é o cálculo do resto-ingestão diário do paciente, o que é pouco viável na prática para a realização de rotina em todos os pacientes. No entanto, situações específicas podem ser atendidas com um esforço para o controle intensivo da ingestão alimentar por meio desse método.

Cuidados na entrevista do paciente internado

- Evitar qualquer sinal de surpresa, aprovação ou desaprovação do padrão alimentar do indivíduo.
- Insistir nos detalhes sem induzir, principalmente na quantidade de alimentos ingeridos.
- Não se esquecer de questionar sobre a ingestão de outros alimentos, além dos fornecidos pelo hospital.
- Verificar se o consumo daquele dia não foi atípico (registrar no prontuário).

Cálculo da ingestão energética e proteica de 24h: Pela avaliação da ingestão alimentar, pode-se estimar o déficit ou o excesso de consumo energético e proteico, comparando o ingerido com as necessidades nutricionais individuais. Esse balanço entre o que é oferecido e o que é ingerido permite estimar a cobertura nutricional real da dieta. Serve para detectar determinantes primários de deficiências energéticas e proteicas e como um dos indicadores para avaliar a introdução de terapia nutricional. Recomenda-se o cálculo de outros nutrientes associados à condição clínica do paciente.

Interpretação: quando o ingerido é menor que as necessidades, deve-se averiguar se esse déficit está tendo impacto no estado nutricional e introduzir mudanças na alimentação para melhorar a cobertura das necessidades energética e proteica. Se o consumo atende às necessidades nutricionais, mas o paciente está perdendo peso, suspeita-se de uma síndrome consumptiva, que pode ser ocasionada pela doença de base. Quando o consumo alimentar é maior que as necessidades nutricionais, o paciente deverá estar ganhando ou mantendo o peso (nesse caso, pelo aumento da demanda nutricional causada pela doença ou pelo metabolismo aumentado do paciente).

D) AVALIAÇÃO CLÍNICA

O exame físico nutricional é um método clínico utilizado para detectar sinais e sintomas associados a deficiências nutricionais e desnutrição (Quadro 9.36). Alguns desses sinais e sintomas se desenvolvem apenas em estágios avançados de depleção nutricional. Portanto, o diagnóstico da deficiência nutricional não deve se basear exclusivamente nesse método. Além disso, algumas doenças apresentam sinais e sintomas semelhantes aos apresentados na desnutrição, sendo, então, importante conhecer a história clínica do paciente para evitar um diagnóstico nutricional incorreto.

Quadro 9.36. Exame físico nutricional

	Normal	Achados clínicos	Deficiência nutricional suspeitada/condição clínica	Outras causas
Olhos	Brilhantes, membranas róseas e úmidas, sem feridas nos epicantos, sem vasos proeminentes ou acúmulo de tecido esclerótico	Conjuntiva pálida	Ferro	Anemias não nutricionais
		Dificuldade de visão claro-escuro	Vitamina A	Hereditariedade e doenças oculares
		Manchas de Bitot (manchas acinzentadas, brilhantes triangulares na região temporal da conjuntiva)	Vitamina A	
		Xerose conjuntival e córnea (secura anormal)	Vitamina A	Idade e alergias
		Vermelhidão e fissura nos epicantos	Riboflavina, piridoxina	Exposição ao tempo, falta de sono, fumo e álcool
	Movimento ocular normal ao acompanhar objetos	Oftalmoplegia (paralisia dos músculos oculares)	Tiamina e fósforo	Lesão cerebral

Continua

	Normal	Achados clínicos	Deficiência nutricional suspeitada/condição clínica	Outras causas
Cabelos	Brilhantes, firmes e difíceis de arrancar	Sinal de bandeira (despigmentação transversa) Arrancável com facilidade e sem dor	Proteína	Tinturas e outros tratamentos capilares excessivos
	Aparência normal ou espessa	Pouco cabelo, perda do brilho natural	Proteína, biotina, zinco	Alopecia da idade, quimioterapia, desordens endócrinas
	Crescimento normal	Pelos crespos e encravados	Vitamina C	
Unhas	Uniformes, arredondadas e lisas	Listras transversais e rugosas	Proteína	
		Coiloníquia (unhas em forma de colher, finas e côncavas)	Ferro	Considerado normal se encontrado apenas na unha do pé
Pele	Cor uniforme, lisa de aparência saudável, sem erupções, edema ou manchas	Descamação ou seborreia nasolabial	Vitamina A, ácidos graxos essenciais, zinco, riboflavina, piridoxina	Excesso de vitamina A
		Petéquias, especialmente perifolicular (manchas hemorrágicas pequenas de cor roxa)	Vitamina C	Distúrbios de coagulação, febre severa, picada de inseto
		Púrpuras (hematomas e sangramento subcutâneo)	Vitamina C e vitamina K	Excesso de vitamina E, injúria, trombocitopenia
		Hiperqueratose folicular (hipertrofia da epiderme)	Vitamina A e vitamina C	
		Pigmentação (escurecimento) e descamação das áreas expostas ao sol	Niacina	
		Aparência de "celofane"	Proteína	Envelhecimento
		Pigmentação amarelada, principalmente nas palmas e solas, enquanto a esclera permanece branca		Excesso da ingestão de betacaroteno
		Edema corporal, face redonda edemaciada (lua cheia)	Proteína, tiamina	Síndrome de Cushing, medicamentos como esteroides
		Cicatrização deficiente de feridas, úlcera de decúbito	Proteína, vitamina C, zinco	Cuidado deficiente da pele, diabetes
		Xantomas (depósito de gorduras ao redor das articulações)		Hiperlipidemia
		Palidez	Ferro	Perdas sanguíneas

Continua

	Normal	Achados clínicos	Deficiência nutricional suspeitada/condição clínica	Outras causas
Oral	Lábios macios, sem inflamação, rachaduras ou edemas	Queilose (lábios secos, com rachaduras e ulcerados) Estomatite angular (inflamação dos cantos da boca)	Riboflavina, piridoxina, niacina	Salivação excessiva, devida à prótese dentária mal fixada
	Língua vermelha, sem edema e com superfície normal	Papila lingual atrófica (língua lisa)	Riboflavina, niacina, folato, vitamina B_{12}, proteína e ferro	
		Glossite	Riboflavina, niacina, folato, piridoxina, vitamina B_{12}	
	Paladar e olfato normais	Hipogeusia (paladar diminuído) Hiposmia (olfato diminuído)	Zinco	Medicamentos, como agentes neoplásicos ou sulfonilureias
	Gengivas e dentes normais	Esmalte manchado		Fluorose (flúor em excesso)
		Esmalte danificado		Suspeita de bulimia
		Gengivas edemaciadas, sangrantes e retraídas	Vitamina C	
Neurológico	Estabilidade emocional	Demência	Niacina, vitamina B_{12}	
		Confabulação, desorientação	Tiamina (psicose de Korsakoff)	Idade, doença mental, cálcio sérico aumentado, medicamentos e toxicidade por alumínio
	Reflexos e sensações normais	Tetania	Cálcio, magnésio, vitamina D	
		Depressão	Ácido nicotínico, tiamina	
		Perda sensitiva	Piridoxina, vitamina B_{12}	
		Fraqueza motora Perda da sensibilidade vibratória Perda da contração do tornozelo e punho Formigamento de mãos e pés	Tiamina	
Glândulas / Outros	Face não edemaciada	Aumento da parótida (mandíbulas parecem edemaciadas)	Proteína	Bulimia
		Aumento da tireoide	Iodo	Alergia ou inflamação
Músculos	Bom tônus muscular, um pouco de gordura sob a pele, pode andar ou correr sem dor	Desgaste muscular	Energia, proteína	
		Frouxidão das panturrilhas	Tiamina	
		Baixas reservas musculares (quadríceps, tríceps, deltoide, músculo adutor do polegar, região temporal)	Energia, proteína	

Continua

	Normal	Achados clínicos	Deficiência nutricional suspeitada/condição clínica	Outras causas
Subcutâneo	Quantidade normal de gordura			
		Edema	Proteína	Acúmulo de sódio e água e/ou desnutrição proteica, hepatopatias, nefropatias, insuficiência cardíaca
		Gordura abaixo do normal	Energia	
		Gordura acima do normal		Excesso de energia, obesidade

Fonte: Martins[24], Vannucchi e cols.[47].

A inspeção da presença de edema deve ser feita nos membros inferiores e na região sacral. A classificação pelos graus de edema está apresentada no Quadro 9.37.

Quadro 9.37. Classificação dos graus de edema

Grau de edema	Características
+1	Depressão leve (2 mm)
	Contorno normal
	Associado com volume líquido intersticial 30% acima do normal
+2	Depressão mais profunda após pressão (4 mm)
	Prolonga mais que o +1
	Contorno quase normal
+3	Depressão profunda (6 mm)
	Permanece vários segundos após pressão
	Edema de pele óbvio pela inspeção geral
+4	Depressão profunda (8 mm)
	Permanece por tempo prolongado após pressão, possivelmente minutos
	Inchaço evidente
Muscular	O líquido não pode mais ser deslocado devido ao acúmulo excessivo no interstício
	Sem endentação
	Palpação do tecido é firme ou dura
	A superfície da pele é brilhante, morna e úmida

Fonte: Martins[24].

Diagnóstico nutricional

É a conclusão da avaliação nutricional e o guia para o estabelecimento da conduta nutricional (prescrição da dieta e plano de intervenção nutricional).

O nutricionista deve avaliar os quatro parâmetros de avaliação (antropométrico, bioquímico, clínico e consumo alimentar) e concluir o diagnóstico nutricional. Não deve ser feito de maneira fragmentada, mas considerando todo o contexto avaliado.

Esquema

Data   Avaliação do estado nutricional

Antropometria, parâmetros bioquímicos e clínicos.
Avaliação do consumo alimentar: cálculo das necessidades energéticas, proteicas e de nutrientes específicos, se necessário.
Diagnóstico nutricional: Conclusão da análise dos parâmetros obtidos na avaliação do estado nutricional (antropométricos, bioquímicos e clínicos) e do consumo alimentar habitual (diagnóstico do consumo alimentar). Relacionar o estado nutricional atual com o consumo alimentar pregresso.

Nome do nutricionista
Carimbo e nº do CRN

Exemplo: Avaliação e diagnóstico do estado nutricional

Paciente: KCR, sexo feminino, 29 anos, internada para compensação glicêmica e antibioticoterapia, com hipóteses diagnósticas de *diabetes mellitus* tipo 1, cetoacidose diabética tratada, nefropatia diabética e hipertensão.

Avaliação antropométrica:
- **Peso atual:** 69,2 kg (presença de edema em MMII)
- **Peso ajustado (edema):** 68,2 kg
- **Estatura:** 1,69m
- **IMC:** 25,9 kg/m²
- **Adequação do peso:** 92,77% (peso ideal médio)
- **Alteração de peso:** apresentou perda de 10,3% do peso habitual em 1 mês (perda grave).

- **Peso ideal médio:** 64,2 kg (IMC limiar médio)
- **Peso desejado:** 65 kg
- **Peso habitual:** 76 kg

Composição corporal:
- **Circunferências:**
- **C. Braço:** 31 cm (112% de adequação)
- **C. Muscular do braço:** 23,1 cm (109% de adequação)
- **Área muscular do braço corrigida:** 42,6 cm² (P15)
- **C. Cintura:** 83 cm
- **C. Abdominal:** 84,5 cm (aumentado)
- **C. Quadril:** 94 cm
- **RCQ:** 0,88 (risco aumentado p/ DCV)

Pregas cutâneas:
- **Tricipital:** 25 mm (125% de adequação)
- **Bicipital:** 16 mm
- **Suprailíaca:** 26 mm
- **Subescapular:** 23 mm
- **Somatório das pregas cutâneas:** 90 mm (34,8% gordura corporal)

Avaliação bioquímica:
Proteínas plasmáticas:
- **Albumina:** 2,7 g/dl
- **Proteínas totais:** 5,2 g/dl
- **Transferrina:** 172 mg/dl

Competência imunológica:
- **Contagem de linfócitos totais:** 1350 cél/mm³
- **Excreção urinária creatinina 24h:** 720 mg-1.000 ml
- **Índice creatinina altura:** 62,3% (depleção leve)

Avaliação do estado anêmico:
- **Hematócrito:** 27%
- **Hemoglobina:** 8,8 g/dl
- **Volume corpuscular médio:** 95 fl
- **Hemoglobina corpuscular média:** 27 pg
- **Ferro sérico:** 45 µg/dl
- **TIBC:** 500 µg/dl

Hipertensão arterial sistêmica (HAS): 13 x 9 mmHg

Exame físico nutricional: Olhos apresentam conjuntiva pálida, cabelos finos e arrancáveis sem dor, papila lingual atrófica, coiloníquia em unhas. Pele de cor uniforme e lisa, tônus muscular normal e quantidade normal de gordura subcutânea. Apresenta edema em membros inferiores de classificação: +1.

Avaliação do consumo alimentar

Ingestão energética adequada, com predomínio de alimentos fontes de carboidratos simples e gordura total e baixo consumo de proteínas. Consumo em pequenas quantidades e baixa frequência de alimentos fontes de vitaminas, minerais e fibras. Não apresenta o hábito de parar suas atividades para se alimentar, dessa maneira suas refeições são feitas ao longo do dia todo, de maneira desestruturada e rápida.

Diagnóstico do estado nutricional: Desnutrição evidenciada pela perda significativa de peso corporal, associada à hipoalbuminemia sérica e sinais clínicos de desnutrição proteica. O baixo consumo proteico e, consequentemente, de ferro pode ter auxiliado no desenvolvimento do quadro clínico, associado com o alto consumo de carboidratos simples e irregularidade nas tomadas alimentares que favorecem a hiperglicemia e a descompensação do DM.

Nome do nutricionista
Carimbo e nº do CRN

EVOLUÇÃO DIETOTERÁPICA

MÉTODO DE REGISTRO NO PRONTUÁRIO – SOAP[48]

Consiste em um método que ajuda a organizar as informações a fim de estabelecer a conduta mais apropriada na evolução dietoterápica.

Os dados DIÁRIOS a serem colhidos são:

S = dados subjetivos;

O = dados objetivos;

A = análise;

P = plano de tratamento.

S – DADOS SUBJETIVOS: são as informações diárias do paciente ou do acompanhante sobre suas queixas (o que sente, observa, acredita, suas reações ou qualquer outra observação adicional). É que o paciente relata.

Alterações no apetite *relatado*;

Sintomas *referidos*;

Alterações no consumo alimentar *referidas* (do jantar, por exemplo);

Queixas relacionadas à influência da internação na alimentação;

Outros.

O – DADOS OBJETIVOS: são os dados mensuráveis, os sinais e sintomas *observados*, os resultados de exames, as drogas utilizadas (interação drogas/nutrientes), os cuidados prescritos, o tratamento em andamento, as orientações etc.

Hipóteses diagnósticas;

Exames laboratoriais atuais (do dia);

Sintomas presentes no dia (avaliar sintomas relacionados ao TGI);

Conferir funções do TGI: dentição, digestão, frequência e características de evacuação;

Modificações no hábito urinário;

Indicadores da evolução clínica (febre, pressão arterial, glicemia, ureia e creatinina etc.);

Interação drogas-nutrientes;

Alteração de peso diário;

Aumento ou redução da ingestão de alimentos (qualificar e/ou quantificar);

Alteração qualitativa no consumo alimentar;

Outros.

A – ANÁLISE: Explica e interpreta os significados das informações colhidas, ajudando a definição do problema, avaliando ao mesmo tempo a evolução da conduta adotada e identificando novos problemas. A análise dará subsídios para a prescrição da dieta.

Devem estar incluídas as razões para manter, mudar ou abandonar uma conduta. Aqui deve conter o **diagnóstico nutricional** e **as condições gerais e clínicas do paciente que justifiquem a manutenção ou mudanças na dieta**. A ANÁLISE deve justificar as características físicas e químicas da dieta prescrita.

P – PLANO DE TRATAMENTO: É a conduta a ser tomada, baseando-se nos dados colhidos (dados objetivos e subjetivos analisados).

É a <u>conduta alimentar</u> propriamente dita. Deve-se considerar a:

* Consistência da dieta (apresentação);
* Composição química da dieta (<u>não devem ser descritos alimentos ou preparações, mas sim NUTRIENTES</u>);
* Dietas especiais padronizadas.

Também pode ser incluída no <u>plano de tratamento</u> a <u>coleta de dados</u> adicionais (clínicos, laboratoriais, nutricionais): são os dados a serem observados no paciente como, por exemplo: controle de ingestão alimentar, controle hídrico, frequência do hábito intestinal, observação sobre as características das fezes, características do hábito urinário etc.

Sempre que a dieta necessitar ser mudada, deverá haver um diálogo com o paciente para explicar os motivos da mudança de conduta. Caso você faça alterações na alimentação para melhorar a aceitação, registre que foram feitas modificações na dieta para melhorar a aceitação. Ou ainda, se o seu objetivo tiver sido aumentar o consumo energético, por exemplo, e você fez mudanças na alimentação para isso, é necessário registrar <u>apenas</u> o objetivo da mudança.

De acordo com **Resolução CFN n° 304/2003**[49]:

O registro da prescrição dietética deve constar no prontuário do cliente-paciente, de acordo com os protocolos preestabelecidos ou aceitos pelas unidades ou serviços de atenção nutricional, devendo conter data, valor energético total (VET), consistência, macro e micronutrientes mais importantes para o caso clínico, fracionamento, assinatura seguida de carimbo, número e região da inscrição no CRN do nutricionista responsável pela prescrição.

Exemplo

17/02/2008 – Evolução dietoterápica – Nutrição

S - Paciente referiu ter sentido náuseas após o jantar. Está inapetente.

O - Paciente com diagnóstico de nefropatia lúpica. Exames laboratoriais: ureia - 50 mg/dl; creatinina - 8,0 mg/dl; albumina sérica de 2,4 g/dl. Edemaciado. O consumo alimentar está comprometido por inapetência e náuseas. Apresentou perda de 500g de ontem para hoje. No entanto, o peso está mascarado pelo edema.
Em uso de prednisona.

A - A dieta estará priorizando a hipoalbuminemia, mas considera também o quadro urêmico e a aceitação.

P - Dieta branda, especial hipossódica, com 50g de proteína (>AVB) (0,9 g/kg peso), 1.500 kcal, fracionada em 6 refeições.
Devido ao diagnóstico de nefrite lúpica e ao uso de prednisona, os níveis séricos de potássio serão monitorados e a dieta será ajustada de acordo com esse monitoramento do potássio e da diurese.
Modificações na dieta foram feitas de acordo com a aceitação da dieta.

Nome do nutricionista
Carimbo e nº do CRN

EDUCAÇÃO NUTRICIONAL INTRA-HOSPITALAR

A internação tem forte impacto emocional no paciente e é um período em que ele apresenta complicações de sua enfermidade ou está na iminência do diagnóstico de uma doença. Ela deve ser utilizada como uma estadia para tratamento e orientação do paciente, de modo que ele tenha a oportunidade de conhecer sua enfermidade e aprender a lidar com ela da melhor maneira possível.

Mesmo que não seja possível um processo completo de mudança, é um período em que o paciente pode conscientizar-se da necessidade de mudanças na alimentação, no estilo de vida e no autocuidado. Os programas de educação nutricional devem ser construídos e aplicados para garantir a autonomia para o autocuidado do paciente.

A educação nutricional poderá ser realizada de maneira individual, ou em grupo, quando for possível reunir um grupo de pacientes com doenças ou que necessitem de alterações dietoterápicas similares, e deve ser realizada <u>durante toda a internação</u>.

Estratégias que podem ser utilizadas na educação nutricional intra-hospitalar

- Verificar o nível de conhecimento prévio do paciente sobre sua enfermidade e as implicações desta na alimentação.
- Esclarecer sobre a importância de cuidados alimentares (dietoterapia) para o tratamento da doença.
- Abordar a importância de hábitos alimentares saudáveis (evitar fazer orientações remetendo-se a nutrientes; prefira usar exemplos com alimentos, preparações e quantidades).
- Abordar práticas alimentares: fracionamento da dieta, uso de açúcar, sal, local da alimentação etc.
- Trabalhar com rotinas alimentares.
- Orientar sobre a leitura e o entendimento das informações de rótulos de alimentos.
- Atividade física, perda de peso e mudança na composição corporal.
- Receitas que auxiliem na dietoterapia para alta hospitalar (por exemplo: molhos para dietas restritas em sódio, receitas hipercalóricas e/ou hiperproteicas para suplementação alimentar, receitas que utilizem óleo de TCM para pacientes com dificuldade de absorção etc.).
- Utilizar a alimentação hospitalar como exemplo para mostrar mudanças alimentares necessárias.

RESUMO E ORIENTAÇÃO DIETOTERÁPICA DE ALTA

No momento da alta, deve ser registrado no prontuário um breve resumo da evolução do paciente durante a internação (diagnóstico nutricional e evolução do estado nutricional e da alimentação) e a orientação dietoterápica de alta.

Considerando que no dia da alta hospitalar o paciente e seus familiares/cuidadores estão ansiosos pela saída do hospital e que também serão orientados pelos outros profissionais da equipe de saúde, é importante que a orientação dietoterápica de alta seja um complemento, ou uma finalização da educação nutricional intra-hospitalar ocorrida durante toda a internação. Por esse motivo, é fundamental que essa orientação seja passada por escrito, de maneira cuidadosa e clara, para evitar que o paciente retorne à sua casa com dúvidas de como proceder em relação à sua alimentação.

A orientação dietoterápica de alta deve conter o planejamento da dieta e as orientações alimentares, assim como as estratégias para a adesão, visando à continuidade do tratamento nutricional e/ou recuperação do estado nutricional. Também devem ser incluídos na orientação cuidados em relação às interações entre drogas e nutrientes e horários de refeições/medicamento.

Para facilitar a operacionalização das orientações de alta hospitalar, é comum que os nutricionistas tenham materiais de orientação padronizados, por exemplo: plano alimentar calculado com lista de substituições; orientações gerais para o controle de alguma doença específica; orientações sobre alimentos-fonte; orientações sobre alimentos a serem incluídos e excluídos da dieta; orientações sobre o preparo de receitas e uso de ingredientes específicos; orientações para o uso de nutrição enteral domiciliar; orientações sobre higiene pessoal e de alimentos, entre outros. Eles podem ser úteis e facilitam a prática, no entanto é fundamental a individualização da orientação e a aplicação dela à realidade do paciente para melhorar sua adesão ao tratamento nutricional.

No registro da orientação de alta no prontuário não devem ser descritos alimentos e preparações, mas apenas a prescrição da dieta (consistência e características nutricionais de destaque), baseada nos dados subjetivos, objetivos, análise e plano de tratamento e, eventualmente, alguma observação caso seja necessária, pois as informações incluídas têm por objetivo justificar para a equipe os motivos da prescrição daquela dieta.

Exemplo

20/11/2009

Resumo de alta nutricional

PNBR, 49 anos, com diagnóstico de *diabetes mellitus*, em insulinoterapia, e hipertensão arterial. Internado desde 10/11/2009 para averiguar oscilações de glicemia e reajustar insulinoterapia.

Diagnóstico nutricional de sobrepeso e risco aumentado para doença cardiovascular, associados ao consumo elevado de energia e gordura (principalmente poli-insaturadas), baixo consumo de alimentos ricos em fibras, vitaminas e minerais e inadequado fracionamento da dieta. Hiperglicemia associada à elevada ingestão de carboidratos simples na dieta habitual. Apresenta elevada ingestão de sódio e baixa ingestão de alimentos fontes de cálcio.

No início da internação, o paciente referia dificuldade em adaptar-se à dieta hospitalar fracionada, porém, no decorrer dela, apresentou progressiva melhora da aceitação, atualmente representativa de 100% de aceitação da dieta oferecida.

Durante os dez dias de internação o paciente evoluiu com manutenção do estado nutricional e com perda ponderal de 1,7 kg (2,2% do peso), possivelmente relacionada a perdas hídricas associadas ao uso de diurético e reeducação alimentar. Apresentou melhora do quadro de constipação intestinal e de hiperglicemia, além do controle da pressão arterial.

Orientações dietoterápicas de alta

Oriento plano alimentar com 2.000 kcal, sem modificação de consistência (geral), com alteração na composição: alimentação hipossódica (com 2g de sal/refeição), sem sacarose, restrita em gordura saturada e rica em fibras, fracionada em seis refeições. Oriento ingestão de fontes alternativas de cálcio. Para o preparo do plano alimentar, foram consideradas a ação da insulina (insulina de ação intermediária e insulina de ação rápida) e a quantidade de carboidratos complexos propostos.

Orientação quanto à ingestão do medicamento atenolol longe das refeições ricas em cálcio, pois esse nutriente pode reduzir a absorção do fármaco, e quanto ao aumento do consumo de alimentos ricos em vitamina C e folato, pelo uso prolongado de ácido acetilsalicílico.

Plano alimentar e orientações foram entregues por escrito e paciente mostrou-se disposto a segui-los.

Nome do nutricionista
Carimbo e nº do CRN

3. ROTEIRO PARA ACOMPANHAMENTO EM VISITAS E DISCUSSÃO DE CASOS CLÍNICOS

Estado nutricional

1. Qual é o estado nutricional do paciente?
2. Pela anamnese alimentar, quais seriam os determinantes de seu atual estado de nutrição e que estejam contribuindo com sua enfermidade?
3. Se o quadro é de depleção, sua característica retrata predominantemente depleção proteica, ou proteica e calórica?
4. Como está o trato digestório do paciente?
5. Quais os principais sintomas que contribuem para agravar o quadro?
6. O apetite e o paladar estão preservados?
7. Nos últimos seis meses, qual o histórico da evolução de peso? Qual a porcentagem de peso ganho ou perdido?
8. Durante a internação, como foi a evolução do paciente? Justifique.
9. Como tem sido a ingestão energética e proteica e de outros nutrientes quando for necessário?
10. Há sinais clínicos de depleção de micronutrientes?
11. Há drogas que contribuem para o comprometimento do estado nutricional?
12. Quais estratégias de tratamento foram estabelecidas para o atendimento nutricional?

Dietoterapia

1. Quais os indicadores clínicos e/ou laboratoriais que estão norteando sua conduta dietoterápica?
2. Quais os sintomas ou sinais clínicos, exames laboratoriais relacionados à doença de base e as associadas que estão sendo acompanhados?
3. Há aspectos relevantes da interação drogas-nutrientes que devem ser destacados, tendo em vista os sinais e sintomas apresentados pelo paciente?
4. Que outros sintomas o paciente apresenta que dificulta sua ingestão alimentar ou contribui para a sua depleção ou, no caso de obesidade e de outras doenças crônicas, quais os aspectos que prejudicam a adesão à dieta?
5. Há sintomas relacionados com o trato digestório que interferem na conduta dietoterápica?
6. Como o paciente vem aceitando a alimentação? Explique em termos nutricionais e também comente, se for o caso, os aspectos subjetivos que possam estar interferindo na aceitação da dieta.
7. Que outros aspectos (pessoais e sociais) estão afetando a evolução do paciente?
8. Qual a justificativa de sua conduta dietoterápica?
9. Quais as estratégias (nutricionais e alimentares) de tratamento previstas?

Exemplo para discussão do caso clínico

ALL, 34 anos, com diagnóstico de *diabetes mellitus* há 16 anos, insuficiência cardíaca, dislipidemia e hipertensão arterial.

Estado nutricional e dietoterapia

Apesar de estar acima do peso, com IMC de 29 kg/m², o paciente apresenta diagnóstico nutricional de subnutrição proteica, evidenciada nos exames bioquímicos de proteína total, albumina e hemoglobina, sem sinais clínicos de depleção de outros micronutrientes.

A história alimentar e nutricional evidenciou perda de apetite e redução de ingestão alimentar, sem restrição de alimentos específicos, associadas à perda de peso importante (11,9% em um mês) ocorrida há oito meses.

Atualmente, paciente refere melhora do apetite, aumento da ingestão alimentar habitual e ganho de peso (de 6 kg, com peso atual de 80,4 kg), no entanto refere não ter chegado ao peso habitual (84 kg).

O recordatório alimentar habitual permitiu identificar que a ingestão de energia, proteína, ferro, vitamina B_{12} e folato supre as necessidades nutricionais, porém apresenta fracionamento inadequado da dieta, baixo consumo de alimentos ricos em fibras e elevado consumo de gordura saturada.

Não foi observado na dieta habitual consumo excessivo de carboidratos simples que possa justificar os picos hiperglicêmicos.

Durante a internação o paciente evoluiu com episódios de diarreia com fezes líquidas e amareladas; não sabe enumerar as evacuações. Os episódios diarreicos podem estar associados ao uso de cloreto de potássio.

Foram necessárias modificações dietéticas de acordo com a preferência alimentar, pois ele se apresentava inapetente nos primeiros dias de internação, com baixa aceitação alimentar de alimentos fontes de proteína, abaixo das necessidades nutricionais: 1.053 kcal (58% da necessidade) e 46 gPtn (0,57g/kg de peso atual).

Atualmente apresenta boa aceitação da dieta que atende às necessidades nutricionais energéticas, proteicas e de ferro, no entanto com elevado consumo de alimentos fontes de colesterol: 1.773 kcal (98,5%) e 73g (0,9 g/kg de peso atual) de PTN, 7,36 mg (próximo RDA 8 mg) de ferro, 852 mg (> 200 mg) de colesterol.

Várias modificações foram feitas no cardápio para melhorar qualidade nutricional da dieta.

Estratégias de tratamento

A dietoterapia visa à melhora da aceitação, controle da glicemia e recuperação do estado nutricional e considera o tratamento específico para as patologias de hipertensão arterial e dislipidemia.

Seguindo as recomendações para diabetes (*American Diabetes Association*, 1994), buscou--se estabelecer melhor fracionamento das refeições e definir as quantidades ingeridas, principalmente de carboidratos simples, associadas à administração de insulina, para melhor controle glicêmico.

A dietoterapia para a dislipidemia mista (*American Heart Association*, 2001) recomenda a manutenção da ingestão de gordura total em torno de 25% a 35% do VCT, com modificações na porcentagem de gordura saturada, com redução até 7% do VCT, manutenção dos ácidos graxos poli-insaturados até 10% do VCT, aumento do consumo de monoinsaturados até 20% do VCT e redução do consumo de colesterol menor que 200 mg por dia, associado ao aumento do consumo de fibras como forma de acelerar o trânsito intestinal, reduzindo a absorção e aumentando a excreção de colesterol (esteróis neutros e ácidos biliares).

A recomendação de ingestão de sódio em uma dieta hipossódica para Hipertensão Arterial Sistêmica, segundo as diretrizes brasileiras de hipertensão arterial (2001), é de 100 mEq de sódio por dia, totalizando 6g de sal/dia, considerando que 4g são provenientes da adição de sal às refeições e aproximadamente 2g são provenientes de sódio intrínseco aos alimentos associados ao aumento do consumo de potássio para aumento da natriurese e redução da secreção de renina e aumento de prostaglandinas (2 a 4g/dia). (Referência: Cuppari L. Nutrição clínica no adulto. 2ª ed. Manole, 2005).

Em virtude do uso de digoxina, hidralazina, omeprazol e amitriptilina, é necessário o aumento do consumo de alimentos fontes de potássio, piridoxina, ferro, vitamina B_{12} e riboflavina.

Dieta prescrita: Dieta geral, hipossódica (2g de sal/refeição), restrita em sacarose, restrita em gordura saturada, rica em fibras, rica em potássio, 1.800 kcal, fracionada em seis refeições.

(Incluir a composição nutricional da dieta padronizada do hospital e os alimentos que serão incluídos para suplementar esses nutrientes.)

Monitoramento da glicemia, proteínas totais, albumina, hemograma.

Educação nutricional intra-hospitalar com o objetivo de mudança de hábitos alimentares a médio e longo prazo em relação à dieta fracionada, definindo-se horários para as refeições e estratégias para o controle do índice glicêmico da refeição, rica em fibras, aumento do consumo de alimentos ricos em potássio, restrita em gordura saturada e colesterol, sódio e açúcares simples.

4. DÚVIDAS MAIS FREQUENTES

No dia da alta é preciso fazer a evolução no método SOAP antes do resumo de alta?

R: Não é necessário fazer o SOAP no dia de alta, mas sim um RESUMO da evolução nutricional e alimentar do paciente durante a internação e então registrar a conduta em relação às práticas alimentares e quais foram as orientações de alta, de maneira técnica e formal, com detalhes da orientação em nutrientes, e não em alimentos.

A evolução dietoterápica deve ser feita diariamente mesmo para os pacientes com nível de atenção nutricional parcial e de vigilância?

R: A evolução dietoterápica é DIÁRIA para TODOS os níveis de atenção nutricional, o que muda é a complexidade da anotação no SOAP. A avaliação do peso deve ser diária em todos os níveis de atenção nutricional.

Como registrar a conduta após a história alimentar e nutricional?

R: Assim que o paciente é internado na enfermaria, deve-se fazer a história alimentar e nutricional, e concluir com o diagnóstico do consumo alimentar, considerando o contexto de vida do paciente e a alimentação <u>que ele tem em casa (pregressa)</u>, que geralmente é relacionado ao estado nutricional atual, e em seguida fazer a avaliação do estado nutricional completa (utilizando dados antropométricos, bioquímicos e clínicos) e concluir com o diagnóstico nutricional (em que será feita a relação entre o consumo alimentar e o estado nutricional).

Depois de concluídas essas avaliações, deve-se fazer a evolução dietoterápica <u>no dia da internação</u>, com dados objetivos e subjetivos <u>atuais</u>, e, com base na análise da história alimentar e nutricional e das intercorrências durante a internação, fazer a prescrição dietoterápica.

Esquema

Data
História alimentar e nutricional
Diagnóstico do consumo alimentar:
Avaliação do estado nutricional
Diagnóstico nutricional:
Evolução dietoterápica.
Evolução simplificada abordando as intercorrências durante a internação. (Método SOAP)
S: sintomas gastrointestinais e ingestão alimentar referidos, e outros sintomas
O: diagnóstico clínico, exames complementares, uso de medicamentos, consumo alimentar intra-hospitalar
A: diagnóstico nutricional e justificativa da prescrição dietética
P: prescrição da dieta e plano de tratamento
Nome do nutricionista
Carimbo e nº do CRN

Como fazer o diagnóstico nutricional considerando os dados antropométricos e bioquímicos?

R: Os exames bioquímicos associados ao estado nutricional e que podem ser utilizados para avaliação e monitoramento são: albumina, pré-albumina, transferrina, proteínas totais. A contagem de linfócitos totais e o índice de creatinina-altura também podem refletir alteração no estado nutricional.

Os exames de glicemia, lipidograma, eletrólitos etc. são parâmetros que refletem as alterações decorrentes da patologia associada ou do consumo alimentar/terapia nutricional inadequado.

O diagnóstico do estado nutricional e as alterações nos exames bioquímicos e no exame físico devem ser associados ao consumo alimentar.

Exemplo

Diagnóstico nutricional: Paciente obesa com reserva aumentada de tecido adiposo, principalmente em região central, e manutenção da massa magra corporal. Apresenta alimentação desequilibrada, com alto conteúdo energético e de carboidratos simples e baixa quantidade e frequência de alimentos fontes de fibras, vitaminas e minerais. Os níveis plasmáticos aumentados de colesterol podem estar associados ao elevado e constante consumo de colesterol, gordura saturada e trans.

Quando a avaliação antropométrica não for diária, os dados da avaliação anterior devem ser repetidos?

R: Os dados da avaliação anterior não devem ser repetidos. O monitoramento do peso deve ser diário. O peso pode refletir alterações no estado nutricional, principalmente em situações em que há desnutrição ou obesidade em programas para perda de peso. No entanto, é essencial avaliar a presença de edema, ascite ou desidratação.

Como registrar no prontuário quando, na avaliação nutricional e na história clínica do paciente, for identificada a necessidade de alteração da dieta prescrita pelo médico?

R: A substituição da dieta deve ser justificada no item "A" da evolução e prescrita no item "P".

Como utilizar linguagem técnica para os termos "papa de ameixa" e porção adicional de "salada"?

R: O termo técnico utilizado deve considerar o objetivo da alteração dos alimentos na dieta. Portanto, o termo correto seria "alimento com função laxativa" para a "papa de ameixa"; no caso da porção adicional de salada, deve-se considerar o objetivo de saciedade – "alimentos com função de promover a saciedade" – ou de estímulo do trânsito intestinal – "aumento de alimentos ricos em fibras".

Como utilizar a linguagem técnica para informar que o paciente não aceitou o arroz e feijão ou a sobremesa do almoço?

R: A utilização da linguagem técnica deve informar o impacto na ingestão de nutrientes que levam à alteração da ingestão desses alimentos. Se o paciente, por exemplo, não aceitou arroz ou batata no almoço, isso pode resultar em redução no consumo de energia proveniente do carboidrato, ou se diminuiu a ingestão de carne ou feijão, isso pode resultar em redução da ingestão de proteína. Em relação à sobremesa, se diminuiu a ingestão de frutas, pode-se dizer que isso resulta em redução da ingestão de alimentos ricos em vitaminas, minerais e fibras, e no caso de doces, repercute na ingestão energética e/ou proteica, e no consumo de carboidrato simples e/ou gordura.

AGRADECIMENTOS

À Bianca Bellizzi de Almeida, que descreveu os exemplos e a seção de dúvidas mais frequentes deste capítulo.

REFERÊNCIAS

1. Garcia RWD. A dieta hospitalar na perspectiva dos sujeitos envolvidos em sua produção e em seu planejamento. Rev Nutr. 2006;19(2):129-44.
2. Sousa AA, Proença RPC. Tecnologias de gestão dos cuidados nutricionais: recomendações para qualificação do atendimento nas unidades de alimentação e nutrição hospitalares. Rev Nutr. 2004;17(4):425-36.
3. Kondrup J, Rasmussen HH, Hamberg O, Stanga Z; Ad Hoc ESPEN Working Group. Nutritional risk screening (NRS 2002): a new method based on an analysis of controlled clinical trials. Clin Nutr. 2003;22(3):321-36.
4. Malnutrition Advisory Group (MAG). MAG — Guidelines for Detection and Management of Malnutrition. British Association for Parenteral and Enteral Nutrition, Redditch-UK; 2000.
5. Vellas B, Guigoz Y, Garry PJ, Nourhashemi F, Bennahum D, Lauque S, et al. The Mini Nutritional Assessment (MNA) and its use in grading the nutritional state of elderly patients. Nutrition. 1999;15(2):116-22.
6. Conselho Federal de Nutricionistas. Resolução CFN n° 380/2005. Dispõe sobre a definição das áreas de atuação do nutricionista e suas atribuições, estabelece parâmetros numéricos de referência, por área de atuação, e dá outras providências.
7. Harris JA, Benedict FG. A biometric study on basal metabolism in men. Washington, DC, Carnegie Institute of Washington, 1919, Public n° 279.
8. Institute of Medicine. Dietary References Intakes for Calcium, Phosphorus, Magnesium, Vitamin D and Fluoride. Washington, DC: National Academic Press; 1997.
9. Institute of Medicine. Dietary References Intakes for Thiamin, Riboflavin, Niacin, Vitamin B6, Folate, Vitamin B_{12}, Pantothenic acid, Biotin and Choline. Washington, DC: National Academic Press; 1998.

10. Institute of Medicine. Dietary References Intakes for Vitamin A, Vitamin K, Arsenic, Boron, Chromium, Copper, Iodine, Iron, Manganese, Molybdenum, Nickel, Silicon, Vanadium and Zinc. Washington, DC: National Academic Press; 2000.

11. Institute of Medicine. Dietary References Intakes for Water, Potassium, Sodium, Chloride, and Sulfate. Washington, DC: National Academic Press; 2004.

12. Institute of Medicine. Dietary References Intakes for Energy, Carbohydrate, Fiber, Fat, Fatty acids, Cholesterol, Protein and Amino acids. Washington, DC: National Academic Press; 2005.

13. Ross AC, Taylor CL, Yaktine AL, Del Valle HB; Committee to Review Dietary Reference Intakes for Vitamin D and Calcium; Institute of Medicine. Dietary Reference Intakes for Calcium and Vitamin D. Washington, DC: National Academic Press; 2011.

14. WHO. Diet, nutrition and prevention of chronic disease. Technical report series 916; 2003. p. 56.

15. World Health Organization. Guideline: Sodium intake for adults and children. Geneva: World Health Organization (WHO); 2012.

16. World Health Organization. Guideline: Sugars intake for adults and children. Draft guidelines on free sugars released for public consultation, 5 March 2014. Geneva: WHO; 2014.

17. Chumlea WC, Guo S, Roche AF, Steinbaugh ML. Prediction of body weight for the nonambulatory elderly from anthropometry. J Am Diet Assoc. 1988;88(5):564-8.

18. Martins C, Moreira SM, Pierosan SR. Interações droga-nutriente. 2ª ed. Curitiba: Nutroclínica; 2003.

19. James R. Nutritional support in alcoholic liver disease: a review. J Hum Nutr. 1989;2:315-23.

20. Grant JP, Custer PB, Thurlow J. Current techniques of nutritional assessment. Surg Clin North Am. 1981;61(3):437-63.

21. Metropolitan height and weight tables. Statistical bulletin of the Metropolitan Life Insurance Company. 1983;64:2.

22. Winkler MF, Lysen LK. Suggested guidelines for nutrition and metabolic management of adult patients receiving nutrition support. 2ª ed. Chicago: American Dietetic Association; 1993. 297p.

23. Osterkamp LK. Current perspective on assessment of human body proportions of relevance to amputees. J Am Diet Assoc. 1995;95(2):215-8.

24. Martins C. Avaliação do estado nutricional e diagnóstico. 1ª ed. Curitiba: Nutroclínica; 2008

25. Blackburn GL, Thornton PA. Nutritional assessment of the hospitalized patient. Med Clin North Am. 1979;63(5):11103-15.

26. Krenitsky J. Adjusted body weight, pro: evidence to support the use of adjusted body weight in calculating calorie requirements. Nutr Clin Pract. 2005;20(4):468-73.

27. Blackburn GL, Bistrian BR, Maini BS, Schlamm HT, Smith MF. Nutritional and metabolic assessment of the hospitalized patient. JPEN J Parenter Enteral Nutr. 1977;1(1):11-22.

28. Chumlea WC, Roche AF, Steinbaugh ML. Estimating stature from knee height for persons 60 to 90 years of age. J Am Geriatr Soc. 1985;33(2):116-20.

29. Mitchell CO, Lipschitz DA. Arm length measurement as an alternative to height in nutritional assessment of the elderly. JPEN J Parenter Enteral Nutr. 1982;6(3):226-9.

30. Pasini E, Aquilani R, Corsetti G, Dioguardi FS. Biomarkers to identify protein metabolism impairment in chronic/acute diseases. J Mol Biomark Diagn. 2014;5(3):176.

31. World Health Organization. Obesity: preventing and managing the global epidemic of obesity. Report of the WHO Consultation of Obesity. Geneva: World Health Organization; 1997.

32. Lipschitz DA. Screening for nutritional status in the elderly. Prim Care. 1994;21(1):55-67.

33. Eickemberg M, Oliveira CC, Roriz AKC, Sampaio LR. Bioimpedância elétrica e sua aplicação em avaliação nutricional. Rev Nutr. 2011;24(6):873-82.

34. Kyle UG, Bosaeus I, De Lorenzo AD, Deurenberg P, Elia M, Manuel Gómez J, et al.; ESPEN. Bioelectrical impedance analysis-part II: utilization in clinical practice. Clin Nutr. 2004;23(6):1430-53.

35. Lohamn TG, Roche AF, Martorell R. Anthropometric standardization reference manual. Abridged; 1991.

36. Manual de Instrução de Monitor de Composição Corporal – Bioimpedância. Biodynamics modelo 310. TBW.

37. Frisancho AR. New norms of upper limb fat and muscle areas for assessment of nutritional status. Am J Clin Nutr. 1981;34(11):2540-5.

38. Frisancho AR. Anthropometric standards for the assessment of growth and nutritional status. Ann Arbor: The University of Michigan Press; 1990. p. 48-53.

39. Kamimura MA, Baxmann A, Sampaio LR, Cuppari L. Avaliação nutricional. In: Cuppari L. Guia de nutrição: nutrição clínica no adulto. 2ª ed. rev. e ampl. Barueri, SP: Manole; 2005.

40. Durnin JV, Womersley J. Body fat assessed from total body density and its estimation from skinfold thickness: measurements on 481 men and women aged from 16 to 72 years. Br J Nutr. 1974;32(1):77-97.

41. Conselho Federal de Nutricionistas. Resolução CFN n° 306/2003. Dispõe sobre solicitação de exames laboratoriais na área de nutrição clínica, revoga a Resolução CFN nº 236, de 2000, e dá outras providências.

42. Calixto-Lima L, Dock-Nascimento DB, Reis NT. Desnutrição energético-proteica. In: Calixto-Lima L, Reis NT. Interpretação de exames laboratoriais aplicados à nutrição clínica. Rio de Janeiro: Editora Rubio; 2012.

43. Bottoni A, Oliveira GPC, Ferrini MT, Waitzberg DL. Avaliação nutricional: exames laboratoriais. In: Waitzberg DL. Nutrição oral, enteral e parenteral na prática clínica. 3ª ed. São Paulo: Atheneu; 2001. p. 279-94.

44. Heymsfield SB, Arteaga C, McManus C, Smith J, Moffitt S. Measurement of muscle mass in humans: validity of the 24-hour urinary creatinine method. Am J Clin Nutr. 1983;37(3):478-94.

45. Keshaviah PR, Nolph KD, Moore HL, Prowant B, Emerson PF, Meyer M, et al. Lean body mass estimation by creatinine kinetics. J Am Soc Nephrol. 1994;4(7):1475-85.

46. Bistrian BR, Blackburn GL, Sherman M, Scrimshaw NS. Therapeutic index of nutritional depletion in hospitalized patients. Surg Gynecol Obstet. 1975;141(4):512-6.

47. Vannucchi H, Unamuno MRL, Marchini JS. Avaliação do estado nutricional. Medicina. 1996;29:5-18.

48. Martins C, Cardoso S. Terapia nutricional parenteral e enteral – Manual de rotina técnica. Curitiba: Nutroclínica; 2000.

49. Conselho Federal de Nutricionistas. Resolução CFN nº 304/2003. Dispõe sobre critérios para prescrição dietética na área de nutrição clínica e dá outras providências.

PARTICULARIDADES DA ATENÇÃO NUTRICIONAL NO ENVELHECIMENTO

Bianca Bellizzi de Almeida

Gabriela Salim Ferreira de Castro

O envelhecimento é um processo biológico natural que envolve um declínio das funções fisiológicas e que também são associadas às alterações psicológicas, econômicas e sociais. Essas alterações são determinantes importantes do estado nutricional e podem ser agravadas por doenças e interações medicamentosas[1].

Os indivíduos idosos são vulneráveis ao risco de deficiências nutricionais tanto pela alteração na ingestão alimentar quanto pelas alterações na absorção e utilização dos nutrientes. As alterações na composição corporal também refletem a maior predisposição ao risco de deficiência e dificultam a avaliação do estado nutricional.

Há um crescente número de indivíduos idosos com diagnóstico de um estado nutricional crítico, submetidos à hospitalização, em atendimento ambulatorial ou institucionalizados[2]. Atualmente cerca de 20% dos indivíduos idosos maiores de 65 anos de idade e 2% dos maiores de 85 anos são classificados como desnutridos. Há elevada frequência de desnutrição nos idosos residentes na comunidade (15%), restritos ao domicílio (23%), hospitalizados (62%) ou institucionalizados (acima de 85%). Feldblum e cols.[3] relatam que cerca de 55% dos indivíduos estão desnutridos ou subnutridos na admissão hospitalar[4].

A atenção nutricional ao idoso deve considerar as particularidades que envolvem o consumo alimentar e as alterações no estado nutricional para a determinação do diagnóstico nutricional e a identificação dos fatores que o influenciam como as alterações fisiológicas e patológicas, além das modificações de aspectos econômicos e de estilo de vida que ocorrem com o avançar da idade.

FATORES QUE INFLUENCIAM A INGESTÃO ALIMENTAR E O ESTADO NUTRICIONAL

Alterações sensoriais e gustativas

Os indivíduos idosos saudáveis apresentam alterações consequentes ao envelhecimento que influenciam a ingestão alimentar. As alterações na ingestão alimentar são resultantes da redução do apetite e da saciedade precoce, dessa forma se observa que se alimentam mais vagarosamente, consomem poucos lanches entre as principais refeições e ficam saciados mais rapidamente após o consumo alimentar[4].

Entre as alterações fisiológicas que influenciam a ingestão alimentar do idoso, podemos citar o declínio da capacidade sensorial, resultando em alterações no paladar, como a ageusia (ausência do paladar), a hipogeusia (diminuição da sensibilidade do paladar) e a disgeusia (distorção do paladar), e no olfato, como a anostomia (ausência do olfato), a hipostomia (diminuição da sensibilidade olfativa) e a distorção do olfato[5]. É importante ressaltar que essas sensações não desaparecem totalmente, mas são limitadas nos indivíduos idosos[5].

As alterações sensoriais desempenham importante papel nas escolhas alimentares e na ingestão de nutrientes, pois permitem a identificação dos alimentos por meio de quimiossensores que estimulam a salivação e as secreções gástrica, pancreática e intestinal[5].

As alterações no paladar que ocorrem no idoso são a redução da percepção dos sabores doce, amargo, salgado e ácido, decorrentes de alterações estruturais e do *turnover* celular das papilas gustativas[6]. No entanto, há controvérsia em relação à redução da contagem dos receptores gustativos[7,8]. Há diferenciação na deterioração do paladar, que ocorre primeiramente na redução da percepção dos sabores doce e salgado, e consequentemente a percepção dos alimentos se torna acentuada para os sabores ácido e amargo[8].

As alterações olfativas associadas à idade são consequência da modificação do epitélio olfatório, de receptores e vias neurais, promovendo redução da ingestão alimentar decorrente da dificuldade no reconhecimento dos sabores[9].

A redução da ingestão alimentar associada às alterações sensoriais ocorre não somente por dificuldade de reconhecer o alimento, mas também pela perda do prazer de se alimentar, o que leva a uma monotonia no padrão alimentar, aumentando o risco de deficiência de micronutrientes e de desnutrição[4,9].

Dificuldades na mastigação e deglutição

A disfagia pode ocorrer devido ao enfraquecimento da língua e dos músculos da bochecha e também pela alteração na motilidade esofageal; as dificuldades na mastigação muitas vezes são associadas à saúde bucal, à perda dentária e ao uso de próteses[9]. As dificuldades na mastigação e deglutição podem aumentar o risco de pneumonia por aspiração. Além desses fatores, a xerostomia também pode interferir no estado nutricional, já que dificulta a ingestão de determinados alimentos, como grãos integrais, frutas frescas, vegetais e carnes, e também promovem redução na sensação do paladar[9].

Alterações gastrointestinais

As alterações no trato gastrointestinal promovem redução na ingestão, absorção, metabolização e excreção de nutrientes. As alterações na motilidade gastrointestinal devem ser consideradas como fatores que contribuem para a diminuição do apetite por causa do retardo do esvaziamento gástrico, de alterações na distensão gástrica e do aumento do tempo de trânsito intestinal. O retardo do esvaziamento gástrico pode ser observado após a ingestão de alimentos sólidos e líquidos, promovendo sensação de saciedade pós-prandial prolongada. Em estudo realizado por Di Francesco e cols.[10], foi demonstrado retardo de mais de 2 horas no esvaziamento gástrico de indivíduos idosos, após a ingestão de uma refeição de 800 kcal. A alteração na distensão gástrica promove sensação precoce de saciedade e o envelhecimento é associado à alteração do relaxamento do fundo gástrico, promovendo sensação de rápido enchimento antral e distensão gástrica[4].

A constipação intestinal pode ser causada por uma neurodegeneração seletiva do sistema nervoso entérico que ocorre com o envelhecimento[4]. Verifica-se declínio no número de criptas das vilosidades e da superfície da mucosa intestinal, no entanto não há dados na literatura que verifiquem a absorção de nutrientes[4]. As enzimas da borda em escova podem estar deficientes, como exemplo se observa redução da atividade da lactase[8].

A grande frequência de constipação nos indivíduos idosos dificulta a avaliação das alterações na motilidade intestinal, no entanto se observa que eles apresentam retardo no tempo de trânsito intestinal, em comparação aos indivíduos jovens[9]. Em recente estudo realizado por Ahmed e Haboubi[4], relatou-se que a motilidade do intestino delgado não é alterada, no entanto a motilidade colônica pode ser influenciada pelas vias de transdução de sinal e mecanismos celulares que controlam a contração do músculo liso, o que poderia causar constipação[4].

Os processos metabólicos também podem ser prejudicados, já que, com a redução da capacidade sensorial, há redução na produção de saliva e ácido gástrico. A acloridria, caracterizada pela produção insuficiente de ácido hidroclorídrico no suco gástrico, pode ser decorrente da gastrite atrófica crônica, com redução das células parietais. O prejuízo na digestão ácida da pepsina no estômago, a redução da secreção do fator intrínseco, o hipercrescimento bacteriano no estômago e intestino proximal e o aumento do pH no intestino delgado trazem como consequência o prejuízo na absorção de ácido fólico, vitamina B_{12}, cálcio, ferro e betacaroteno[8].

Hormônios e controle do apetite

A redução do apetite também está relacionada a alterações na sinalização no centro hipotalâmico de fome-saciedade e no controle periférico do balanço energético[9]. Essas alterações fazem com que o estímulo anorexígeno se sobreponha ao estímulo da fome e estão relacionadas à redução do *feedback* negativo devido à motilidade intestinal prejudicada e a uma exagerada e prolongada sinalização dos hormônios leptina e insulina secretados pelo adipócito e também dos sinalizadores anorexígenos como a colecistoquinina (CCK) e o peptídeo YY (PYY)[9].

A leptina é produzida pelo tecido adiposo e desempenha um papel na manutenção do balanço energético. Os elevados níveis de leptina encontrados no idoso sinalizam um adequado conteúdo de gordura corporal e ausência da necessidade de ingestão alimentar. A insulina é responsável pela regulação do metabolismo da glicose e atua amplificando o sinal de saciedade da leptina no hipotálamo. A grelina é um hormônio secretado pela mucosa endócrina e promove efeito estimulador do apetite. Os elevados níveis circulantes de insulina encontrados nos idosos, que geralmente apresentam redução da tolerância à glicose, associada ao envelhecimento, amplificam o efeito de saciedade da leptina e promovem inibição da grelina[4].

Gasto energético e controle do peso

Estudos observam que a ingestão energética é reduzida nos indivíduos idosos, quando comparados a indivíduos jovens. A média de redução da ingestão calórica entre os 20 e 80 anos de idade é de 1.300 kcal/dia para os homens e de 600 kcal/dia para as mulheres[9]. Em idades mais avançadas, a ingestão energética é reduzida em torno de 13 kcal/dia/ano nas mulheres e de 25 kcal/dia/ano nos homens[11].

A redução da ingestão alimentar observada nos indivíduos idosos é balanceada apenas parcialmente por uma redução no gasto energético, o que resulta na predominante perda de peso[9].

O aumento da gravidade da redução da ingestão alimentar está relacionada ao fato de que o idoso apresenta inabilidade na regulação do peso corporal. Em estudo de Roberts e cols., indivíduos idosos apresentaram inabilidade em recuperar o peso corporal espontaneamente, por hiperfagia compensatória, após a perda de peso resultante da ingestão de uma dieta hipocalórica. No entanto, a situação oposta também acontece, ou seja, após o ganho de peso resultante de superalimentação, os indivíduos idosos tendem a manter o excesso de peso[12].

A inatividade física é um importante fator a ser considerado na perda de apetite que ocorre com o envelhecimento. A prática de atividade física promove aumento do gasto energético e também redução das citocinas inflamatórias, que resultam em melhora do apetite e da ingestão alimentar[13].

Fatores sociais e ingestão alimentar

Os fatores sociais como isolamento e redução da interação social, os fatores econômicos como pobreza e aposentadoria e os fatores psicológicos como depressão e demência, em que as refeições são ignoradas ou recusadas, também estão associados à redução da ingestão alimentar e desempenham importante influência na prática alimentar e na perda de peso em indivíduos idosos[8,9]. As dietas restritivas resultantes de preferências pessoais, crenças culturais ou religiosas e também por orientação da redução do consumo de colesterol, de sódio e dieta vegetariana podem aumentar o risco de desnutrição proteica e deficiência de micronutrientes[14].

O impacto na qualidade e na quantidade da ingestão alimentar pelo idoso também está relacionado ao acesso à compra, às facilidades para o armazenamento e preparo dos alimentos e ao fato de ter companhia nas refeições, pois os idosos que se alimentam sozinhos comem menos e estão em maior risco de subnutrição[8].

Sampson[14] relata ingestão deficiente de micronutrientes como cálcio, vitamina D, vitamina B_{12} e folato pelos indivíduos idosos. Essa deficiência de micronutrientes pode levar à menor resposta imune e à mobilização dos estoques de cálcio e fósforo do osso, além de reduzir a absorção de cálcio em decorrência de deficiência de vitamina D, predispondo ao risco de fraturas ósseas. A anemia e a degeneração neuropática são também associadas à deficiência de vitamina B_{12} e folato[14].

O estudo de Feldblum e cols.[3] relata que, entre os indivíduos desnutridos, cerca de 18%, havia menor nível educacional (< 12 anos), maiores níveis de depressão e menor capacidade cognitiva e funcional; e a desnutrição também foi associada a problemas de mastigação, náuseas e vômitos. A baixa ingestão alimentar encontrada nesses indivíduos indica um menor consumo de frutas, vegetais e líquidos, associado à perda de apetite e a dificuldades em se alimentar[3].

Doença crônica e estado nutricional

O risco de desnutrição no idoso pode ser aumentado em decorrência das doenças graves que estão frequentemente associadas à perda de peso e à redução da ingestão alimentar, pois promovem aumento do gasto energético e também estão relacionadas à diminuição da sensação de fome. Como exemplos, podemos citar a doença pulmonar obstrutiva crônica (DPOC), neoplasias e insuficiência cardíaca, já que promovem aumento no gasto energético associado a efeito anorexígeno causado por mediadores inflamatórios (IL-6, TNF-α)[9].

A elevada prevalência da fragilidade e disabilidade entre os idosos intensifica as consequências da subnutrição, como depleção muscular, perda de peso e hiporexia[8].

A perda de apetite é estreitamente relacionada com o aumento do risco de fragilidade, com consequente piora do estado nutricional, menor força muscular e menor capacidade funcional[15]. Dessa forma, a perda de peso no idoso é um sinal de alerta e de fragilidade, já que a subnutrição se associa a declínio cognitivo e funcional, sarcopenia e osteopenia e aumento da suscetibilidade a infecções[4,8,9,15].

A inatividade física, a falta de estímulo muscular, a ingestão inadequada de proteínas ou utilização prejudicada devida à redução dos processos de síntese e o aumento do catabolismo de proteínas são fatores que contribuem para a progressão da sarcopenia[8].

Os idosos apresentam redução na capacidade de substituir os linfócitos destruídos quando expostos a novas infecções[16], e os indivíduos idosos desnutridos apresentam redução dos níveis das células T CD4+, resultando em aumento da frequência e da gravidade das infecções[9].

Em resumo, as consequências da desnutrição no idoso são piora da morbidade, aumento da mortalidade, menor capacidade de fagocitose e redução da atividade das células T, menor atividade física devida à hipotrofia muscular, anemia e alterações no metabolismo de medicamentos[8,9].

Esses fatores devem ser considerados na dietoterapia, pois podem levar à diminuição do apetite, a escolhas alimentares não apropriadas e à ingestão insuficiente de energia e nutrientes, colocando os indivíduos idosos em vulnerabilidade do estado nutricional. A Figura 10.1 ilustra os mecanismos que levam à desnutrição no idoso.

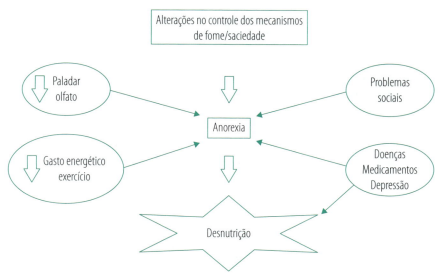

Figura 10.1. Mecanismos que levam à desnutrição no idoso. Adaptada de: Di Francesco e cols.[9].

Alterações na composição corporal

O envelhecimento é associado às maiores mudanças na composição corporal, e entre 40 e 50 anos de idade ocorre perda de massa magra, constituída em maior parte pela massa muscular e óssea, e de água corporal. Em contrapartida, há tendência de ganho de massa gorda[16].

O peso corporal e o índice de massa corporal (IMC) aumentam com a idade até aproximadamente 50-60 anos; após esse período, inicia-se o declínio[4,17].

As principais alterações na composição corporal que ocorrem com o envelhecimento são: redução do fluido intracelular resultante da menor capacidade de estocar água; declínio da força, do equilíbrio e da massa corporal magra; aumento da adiposidade e redistribuição dos estoques de gordura, com aumento da obesidade na região abdominal[8], e diminuição do acúmulo de gordura nos membros[18]. Essas alterações são decorrentes de processos fisiológicos, mas que predispõem os idosos à desidratação, à redução do metabolismo basal e ao ganho de peso, com aumento na região centrípeta[8].

O aumento da gordura corporal é resultante de causas multifatoriais, como a redução da atividade física, da secreção do hormônio de crescimento, de hormônios sexuais, como a testosterona nos homens e o estrógeno nas mulheres, e a diminuição da taxa metabólica basal[4,17]. Além desses fatores, a redução da lipólise no tecido adiposo visceral predispõe à distribuição de gordura na região centrípeta, com maior concentração nas regiões intra-hepática e intra-abdominal, que é associada à maior ocorrência da resistência à insulina e a maior risco de doença isquêmica do coração, infarto e diabetes[4,17,18].

A infiltração de gordura intermuscular na coxa tem sido relacionada a diversos efeitos metabólicos, podendo ser associada à resistência à insulina, prejuízos na força muscular e mobilidade, com aumento na inatividade. Indivíduos idosos com diabetes tipo 2 apresentam maior quantidade de gordura intermuscular, resultando em menor força, apesar de apresentarem maior massa muscular no braço e na coxa e menor tecido adiposo subcutâneo[19]. O exercício pode conter esse aumento da gordura intermuscular, conforme observado após 12 semanas de treinamento de resistência em idosos[19].

O cuidado na perda de peso do idoso deve atender à associação de dieta e exercício, com o objetivo de preservação da massa muscular, considerando que os indivíduos idosos já possuem redução da massa muscular esquelética[4]. Segundo Miller[20], um programa de perda de peso estruturado para indivíduos idosos obesos, por meio da restrição dietética associada ao exercício físico, é capaz de promover melhora na ingestão de nutrientes como fibras e proteínas, além das vitaminas e minerais, como potássio, cálcio, fósforo e magnésio, e a melhora da força e da função muscular, apesar de observar perda de 10% de massa magra. O estudo sugere que a qualidade do músculo é crítica para a determinação de sua função, e não a massa magra como um todo[20]. Exercícios como o de treino de força em homens idosos podem promover uma composição das células musculares semelhantes à dos indivíduos jovens, com menor conteúdo das fibras tipo I e maior das fibras tipo II, e dessa forma podem neutralizar os efeitos do envelhecimento na função e na morfologia do músculo esquelético[21]. A Figura 10.2 representa a variação da composição corporal com o envelhecimento.

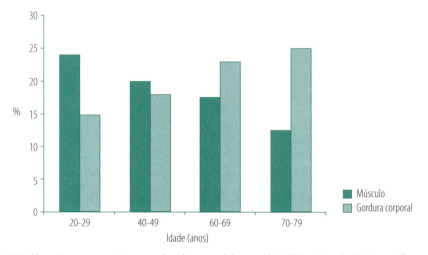

Figura 10.2. Alterações na composição corporal em homens adultos saudáveis (%). Adaptada de: Sampaio[18].

Desidratação

A desidratação é bastante comum no idoso e reflete uma redução na capacidade homeostática de regulação corporal do balanço de fluidos e eletrólitos[8]. São propostos alguns mecanismos que contribuem para o desbalanço fluido/eletrólito, como a redução da capacidade de filtração glomerular, da capacidade de concentração da urina, da habilidade de excretar água e da alteração na sensação de sede[8].

A perda da elasticidade e a maior compressibilidade dos tecidos são decorrentes das alterações na composição corporal, como a perda de água corporal, a redução do tecido muscular e a diminuição da gordura dos membros, que dificultam a separação do tecido adiposo e muscular. Essas alterações dificultam a avaliação antropométrica pelas medidas de prega cutânea e circunferência[18].

O diagnóstico da desidratação durante a admissão hospitalar é associado com o aumento da morbidade e da mortalidade. Os parâmetros clínicos demonstram maior correlação e são mais utilizados para detectar a desidratação no idoso que os parâmetros bioquímicos, devido aos fatores confundidores decorrentes das alterações fisiológicas do idoso. A alteração do peso, em porcentagem, em relação ao peso total, é o parâmetro mais aceito para a confirmação da desidratação[22]. Segundo Vivanti e cols.[22], os parâmetros de queda da pressão sanguínea, turgor da pele (resistência da pele a deformações), língua seca e IMC são bons preditores do estado de hidratação.

Medicamentos e o estado nutricional

Além dos fatores fisiológicos, alguns medicamentos podem promover anorexia no idoso. A ação farmacológica de alguns medicamentos pode promover alteração na ingestão alimentar devido ao efeito anorexígeno, predispondo os indivíduos idosos ao risco nutricional. Os efeitos adversos se estendem em alterações na absorção e utilização dos nutrientes. Dessa forma, a obtenção, bem como a absorção e utilização de nutrientes, ficam prejudicadas, como a vitamina B_{12} e o folato (metformina), o ferro e o cálcio (pantoprazol) e também os minerais como potássio, magnésio, cálcio e a tiamina (digoxina) e a fenitoína, relacionada ao prejuízo dos nutrientes folato, potássio, magnésio, cálcio, vitamina B_{12}, biotina, vitamina K e vitamina D[14].

Os medicamentos relacionados a redução do apetite e efeitos colaterais que promovem alterações na absorção e utilização de nutrientes e influenciam o estado nutricional no idoso estão apresentados na Tabela 10.1.

Tabela 10.1. Principais efeitos colaterais de medicamentos que influenciam a ingestão alimentar e o estado nutricional do idoso

Efeito colateral	Medicamento
Fraqueza muscular Desidratação Desorientação	Risperidona Citalopram Mirtazapina
Disfagia	Suplementos de potássio Anti-inflamatório não esteroidal Bifosfonatos Prednisolona
Redução da capacidade de se alimentar	Sedativos Opioides Agentes psicotrópicos
Anorexia	Antibióticos Digoxina Metformina Fenitoína
Redução do paladar	Metronidazol Bloqueadores de canais de cálcio Inibidores da enzima conversora de angiotensina Metformina Pantoprazol Fenitoína
Saciedade precoce	Anticolinérgicos Agentes simpatomiméticos
Náusea Vômito	Antibióticos Opioides Digoxina Teofilina Anti-inflamatório não esteroidal Metformina Pantoprazol Fenitoína
Irritação gástrica Dor abdominal	Anti-inflamatório não esteroidal (diclofenaco)
Constipação intestinal	Opioides Suplementos de ferro diuréticos Metformina Pantoprazol Fenitoína
Diarreia	Antibióticos Laxativos Metformina Digoxina Pantoprazol
Hipermetabolismo	Tiroxina Efedrina

Adaptada de: Sampson[14] e Somers e cols.[23].

PARTICULARIDADES DA AVALIAÇÃO NUTRICIONAL

Avaliação do consumo alimentar

A investigação do consumo alimentar em idosos requer atenção, pois eles apresentam hábitos peculiares, como maior consumo de alimentos étnicos, tamanho de porções diferentes do da população adulta jovem e rotina rígida de três refeições ao dia[24]. Também se associa à maior ocorrência de doenças que podem comprometer a memória e ao baixo nível de escolaridade dessa população no Brasil[25]. Portanto, instrumentos para a avaliação do consumo apresentam diversas desvantagens nessa população. A aplicação do recordatório de 24 horas pode ser afetada pelo prejuízo cognitivo, de memória e de habilidade para estabelecer uma comunicação adequada. O uso de álbuns fotográficos pode aumentar a acurácia para o tamanho das porções, não depende da leitura e pode ser aplicado em indivíduos de qualquer faixa etária[26]. O registro alimentar é menos dependente da memória, no entanto requer alto nível de colaboração e é dependente da escrita[26].

Já o questionário de frequência alimentar (QFA) é um método que busca avaliar a frequência do consumo dos alimentos. Contudo, é extenso e dependente da memória do entrevistado[26]. O estudo de Jia e cols. validou o QFA para a população idosa (de 65 a 80 anos) e descreve uma boa reprodutibilidade da ingestão para a maioria dos nutrientes. No entanto, a memória a curto prazo ou função executiva pode afetar a validade do questionário e os resultados podem diferir se aplicados a indivíduos com maior prejuízo cognitivo ou muito idosos[27].

O índice de qualidade da dieta (IQD-R) reflete os princípios de guias alimentares para a distribuição de macronutrientes, moderação, variedade e proporcionalidade[28]. A aplicação do IQD-R em idosos foi descrita por Drewnowski e cols.[29], contudo os autores advertem que ainda são necessários meios para definir a variedade e o seu efeito na qualidade total da dieta.

A história alimentar corresponde a uma extensa entrevista, na qual são investigados hábitos alimentares, intolerâncias e aversões, fracionamento alimentar, consumo de alguns alimentos fontes de nutrientes de interesse, assim como prática de atividade física, consumo de álcool e tabagismo[26]. Em geral, a história alimentar abrange um registro de dia alimentar habitual.

A avaliação da ingestão alimentar de idosos deve considerar que esse grupo apresenta grande risco de deficiências nutricionais. Isso ocorre em decorrência das mudanças naturais do envelhecimento, como a diminuição de massa magra, da quantidade de água corporal total e da densidade mineral óssea e o aumento da massa gorda. Além disso, esses indivíduos têm maior desafio psicológico por causa da ocorrência de doenças[30].

As recomendações nutricionais para idosos visam ao suprimento das necessidades, considerando as alterações fisiológicas desse grupo. Essas recomendações devem seguir o estabelecido pelas *Dietary Reference Intakes*, de acordo com as faixas etárias e o gênero.

AVALIAÇÃO DO ESTADO NUTRICIONAL

Avaliação antropométrica

A avaliação antropométrica em idosos deve considerar as mudanças na composição corporal relacionadas com a idade, como a diminuição da massa magra e de fluidos intracelulares e o aumento na quantidade de gordura e alteração da distribuição desta[8]. Essas alterações têm como consequências: respostas fisiológicas diferentes, reduzindo a capacidade de estocar água, o que predispõe à desidratação; diminuição do equilíbrio, força e massa muscular, com consequente diminuição do metabolismo basal e aumento da possibilidade de queda e lesões; e maior estocagem de gordura na região abdominal[8]. Dessa forma, a avaliação antropométrica deve acompanhar essas mudanças e possibilitar uma intervenção nutricional correta, a fim de minimizar as alterações indesejadas.

Com o aumento da idade, há perda na altura decorrente das mudanças nas vértebras e distância entre elas, alterações na postura e diminuição do tônus muscular[4]. Considerando isso, a aferição da altura deve ser feita com o indivíduo em pé, em posição ereta. Quando essa posição não é possível, pode-se estimar a altura por meio da envergadura do braço[31] ou outras fórmulas preditoras[32].

A avaliação do peso corporal deve ser feita com frequência em idosos para acompanhar possíveis alterações vinculadas a doenças ou consumo alimentar. É interessante também verificar a história de peso, questionando sobre qual era o peso prevalente na idade adulta e o peso máximo e mínimo atingido.

O uso de fórmulas preditivas de peso e altura constitui ferramentas importantes para indivíduos acamados ou com dificuldades de locomoção, permitindo, assim, um acompanhamento mais próximo. Também nesses indivíduos é interessante aferir periodicamente alguns parâmetros antropométricos, como prega tricipital, ou realizar bioimpedância elétrica (BIA), objetivando avaliar mudanças de composição corporal.

A aplicabilidade do IMC ou índice de Quételet [peso (kg)/altura^2 (cm)] na população idosa é bastante discutida[33-35]. Isso porque a massa livre de gordura sofre alterações, diminuindo com o aumento da idade, e ocorre aumento da massa gorda. Sendo assim, o IMC é um indicador menos preciso da adiposidade comparado a indivíduos jovens, não devendo ser usado como único indicador de obesidade em idosos[35].

Lipschitz[33], considerando as modificações na composição corpórea decorrentes do envelhecimento, propôs novos pontos de corte de IMC para a população idosa, na qual o baixo peso corresponde a IMC < 22 kg/m^2, eutrofia, a IMC entre 22 e 27 kg/m^2 e sobrepeso, a IMC > 27 kg/m^2.

A avaliação da força muscular é um importante determinante da capacidade funcional em idosos fragilizados e com sarcopenia avançada[21]. O método mais usual para avaliação de força muscular é por meio da preensão manual utilizando dinamômetro. Deve ser realizado no braço com maior força muscular, de acordo com as informações do indivíduo, o qual deve estar sentado, com o cotovelo apoiado em uma mesa, o antebraço estendido à frente, a palma da mão para cima e orientado a exercer a maior preensão possível[36].

A bioimpedância elétrica constitui um método de avaliação antropométrica simples, com boa reprodutibilidade, não invasivo e rápido para a avaliação da quantidade de água corporal, massa livre de gordura, massa gorda e massa celular corporal[37]. Corresponde à resistência encontrada por uma corrente elétrica de baixa voltagem que percorre os tecidos corporais. Por ser facilmente aplicada, a BIA tem grande utilidade prática e permite um acompanhamento mais acurado das alterações corporais. A Tabela 10.2 apresenta algumas fórmulas utilizadas para calcular a massa magra corporal por meio dos resultados de resistência e reactância.

Um estudo conduzido para validar fórmulas de BIA para idosos avaliou 180 indivíduos, 60 homens e 120 mulheres, com idade entre 60 e 81 anos, residentes em Florianópolis[38]. Foi verificado que as equações de Kyle e cols.[39] e Dey e cols.[40] para a estimativa de massa magra são adequadas para homens e mulheres nessa faixa etária. Já a equação de Sun e cols.[41] é apropriada para homens e a de Deurenberg e cols.[42], para mulheres. A Tabela 10.2 apresenta as equações discutidas anteriormente.

Tabela 10.2. Equações da bioimpedância elétrica para cálculo de massa magra

Referências	Ano	Equação
Deurenberg e cols.	1990	MM = 0.671 (A2/R) + 3.1 (G) + 3.9
Kyle e cols.	2001	MM = - 4.104 + 0.518 (A2/R) + 0.231 (P) + 0.130 (Xc) + 4.229 (G)
Dey e cols.	2006	MM = 11.78 + 0.499 (A2/R) + 0.134 (P) + 3.449 (G)
Sun e cols.	2003	Homens: MM = -10.68 + 0.65 (A2/R) + 0.26 (P) + 0.02 (R)
Sun e cols.	2003	Mulheres: MM = -9.53 + 0.69 (A2/R) + 0.17 (P) + 0.02 (R)

MM: massa magra; A: altura; G: gênero (0 = feminino; 1 = masculino); P: peso; R: resistência; Xc: reactância. Adaptada de: Rech e cols.[38].

A absorciometria por dupla emissão de raios X (DEXA) também permite a avaliação da massa muscular e da massa gorda corporal por meio de uma fonte de raios X. Os raios refletidos na superfície oposta permitirão avaliar a densidade, a espessura e a composição corporal[43]. O DEXA é considerado o padrão-ouro para avaliação de composição corporal, pois realiza a medida direta de massa muscular, densidade óssea e tecido adiposo. É um método não invasivo, com dose mínima de radiação e de rápida aplicação, sendo indicado para idosos[44]. No entanto, por causa do alto custo do aparelho, sua utilização na prática clínica é pequena.

Avaliação bioquímica

A avaliação bioquímica dos indivíduos idosos geralmente é realizada considerando-se os níveis séricos de albumina, transferrina, hematócrito, hemoglobina, contagem total de linfócitos, colesterol e frações lipídicas[18].

A albumina sérica é o marcador mais utilizado para caracterizar a desnutrição e é um bom preditor da mortalidade em indivíduos idosos. No entanto, o uso da albumina é limitado em pacientes críticos, já que é alterada pela inflamação e infecção e também, por ser uma proteína de meia-vida longa, limita o diagnóstico de desnutrição resultante da recente alteração da ingestão energética e proteica[4].

Contudo, a albumina sérica não se correlaciona especificamente com o balanço nitrogenado e, quando analisada isoladamente, é um pobre indicador da ingestão dietética de proteínas ou da perda de massa muscular. A creatinina urinária de 24 horas é o parâmetro bioquímico mais utilizado como indicador da massa muscular. No entanto, entre as idades de 20 e 90 anos, há redução de 50% da excreção urinária de creatinina; considerando-se que os idosos apresentam declínio na massa muscular, nas situações de alteração na função renal e estresse catabólico, eles não conseguem manter ingestão adequada de nutrientes para atingir a demanda metabólica nesses processos fisiológicos e patológicos[8].

A transferrina é um marcador mais sensível para a desnutrição recente, no entanto não deve ser utilizada como auxiliar no diagnóstico nutricional nas condições caracterizadas por infecção crônica, doença hepática e deficiência de ferro[4].

A proliferação dos linfócitos é reduzida em indivíduos desnutridos. Portanto, a avaliação da contagem dos linfócitos totais pode ser um bom preditor de desnutrição[4].

A avaliação bioquímica no idoso deve consistir na investigação dos estoques proteicos, por meio da albumina e transferrina, da competência imunológica, por meio da contagem total de linfócitos, e da avaliação de anemia, por meio da hemoglobina. O estado de hidratação também é um fator importante a ser observado no idoso, por meio dos parâmetros de eletrólitos e osmolaridade. Os níveis específicos de vários nutrientes também podem ser investigados, como ferro, ferritina, vitamina B_{12}, folato, 25-hidroxivitamina D, cálcio, fósforo, magnésio e zinco[45].

Avaliação clínica

Os sinais clínicos podem ter como causa, além dos processos patológicos, as alterações fisiológicas provenientes do envelhecimento, portanto a avaliação clínica não deve ser realizada de modo isolado e sua interpretação deve considerar a história clínica e indicadores antropométricos e bioquímicos[18].

A perda de peso não intencional é o melhor preditor da piora da evolução clínica e, nos idosos, é significativamente associada com o aumento na morbidade e mortalidade[4]. No idoso a perda de peso reflete a perda de massa magra, que em grande parte é constituída de massa muscular, contribuindo para o aumento da mortalidade, principalmente se o peso inicial for baixo[17].

A desnutrição energético-proteica é caracterizada por importante perda de peso (indivíduo emagrecido e debilitado), apatia, perda muscular e redução da força, pele seca e escamativa, deficiência na cicatrização de feridas, edema, cabelos finos, unhas côncavas e despigmentadas, redução da habilidade muscular respiratória e cardíaca, hipotermia e também por dor óssea e nas articulações[4,14].

No entanto, é importante salientar que a desnutrição proteica caracteriza-se por índices antropométricos e peso inalterados, pois são mascarados por edema ou acúmulo de tecido adiposo. Nesse caso, a avaliação bioquímica permite observar níveis reduzidos de albumina sérica, indicando, assim, a desnutrição proteica[45].

Na avaliação clínica do idoso, devem ser investigados a história de alteração de peso, para identificação de alterações recentes e não intencionais, as alterações na ingestão alimentar, identificando as alterações qualitativas e quantitativas, além da capacidade funcional geral e das condições de vida[45].

A avaliação subjetiva global é baseada nos sinais físicos de subnutrição e na história do paciente, e seu uso é confiável em indivíduos idosos. Por sua facilidade, precisão e confiabilidade, é um método de avaliação considerado padrão-ouro para diagnosticar subnutrição em idosos hospitalizados[14].

O teste SCALES (S – *sadness*, C – *cholesterol*, A – *albumin*, L – *loss of weight*, E – *eating problem physical/cognitive*, S – *shopping problems*) é específico para indivíduos idosos e foi criado para a triagem ambulatorial[4].

QUALIDADE DE VIDA

A definição de qualidade de vida pela Organização Mundial da Saúde (OMS) abarca "a percepção do indivíduo de sua posição na vida no contexto da cultura e sistema de valores nos quais ele vive e em relação aos seus objetivos, expectativas, padrões e preocupações"[46]. Martins e cols.[47] colocam a qualidade de vida na terceira idade como "a manutenção da saúde em todos os aspectos da vida humana: físico, social, psíquico e espiritual".

O conceito proposto pela OMS busca inter-relacionar o meio ambiente com aspectos físicos, psicológicos, nível de independência, relações sociais e crenças pessoais[48].

O estado nutricional e a capacidade física são determinantes diretos das funções físicas e mentais, os quais influenciam a independência e a autoestima[49], aspectos importantes na avaliação da qualidade de vida de idosos.

A OMS validou um instrumento de avaliação de qualidade de vida, o WHOQOL (*The World Health Organization instrument to evaluate quality of life*), o qual está disponível em duas versões: o WHOQOL-100, formado por cem questões, e o WHOQOL-bref, formado por 26 questões. Foi elaborado por diversos centros de diferentes países com o objetivo de formar um questionário transcultural. Esse instrumento possui grande aplicabilidade, nas quais estão incluídas a prática clínica individual e a avaliação de efetividade de tratamentos e de funcionamento de serviços de saúde[48].

Na população idosa, o WHOQOL ganha particular importância, por permitir quantificar aspectos subjetivos relacionados à qualidade de vida, o que propicia uma abordagem adequada no atendimento desses indivíduos[47].

Um estudo realizado com a aplicação do WHOQOL em uma amostra da população idosa de Florianópolis indicou alguns aspectos que merecem atenção especial, como a medicalização, a segurança física, a limitação para desempenhar atividades no dia a dia e uma demanda reprimida quanto ao atendimento psicológico para as questões de autoestima e sexualidade[47]. Dessa forma, fica clara a importância de avaliar o idoso de forma abrangente, buscando considerar aspectos que vão além da doença e caracterizam o indivíduo como um todo.

A alimentação é parte integrante do bem-estar e da qualidade de vida. Alguns alimentos possuem valor simbólico e hábitos alimentares podem ser influenciados pela religião, cultura e experiências sociais e emocionais[49].

CONSIDERAÇÕES FINAIS

Este capítulo apresentou as necessidades nutricionais e formas de avaliação de idosos, visando auxiliar no diagnóstico nutricional e dietoterapia para esses indivíduos.

O cuidado nutricional de idosos deve considerar as mudanças fisiológicas do envelhecimento e também as alterações psicológicas, sociais e econômicas presentes nessa fase da vida. As necessidades de nutrientes, a composição corporal e alguns parâmetros bioquímicos podem diferir dos da população adulta. É necessário ponderar todas essas variáveis na atenção nutricional a esse grupo.

REFERÊNCIAS

1. Solomons NW. Demographic and nutritional trends among the elderly in developed and developing regions. Eur J Clin Nutr. 2000;54 Suppl 3:S2-14.
2. Dorner TE, Luger E, Tschinderle J, Stein KV, Haider S, Kapan A, et al. Association between nutritional status (MNA®-SF) and frailty (SHARE-FI) in acute hospitalised elderly patients. J Nutr Health Aging. 2014;18(3):264-9.
3. Feldblum I, German L, Castel H, Harman-Boehm I, Bilenko N, Eisinger M, et al. Characteristics of undernourished older medical patients and the identification of predictors for undernutrition status. Nutr J. 2007;6:37.
4. Ahmed T, Haboubi N. Assessment and management of nutrition in older people and its importance to health. Clin Interv Aging. 2010;5:207-16.
5. Schiffman SS, Graham BG. Taste and smell perception affect appetite and immunity in the elderly. Eur J Clin Nutr. 2000;54 Suppl 3:S54-63.
6. Fukunaga A, Uematsu H, Sugimoto K. Influences of aging on taste perception and oral somatic sensation. J Gerontol A Biol Sci Med Sci. 2005;60(1):109-13.
7. Schiffman S. Food recognition by the elderly. J Gerontol. 1977;32(5):586-92.
8. Brownie S. Why are elderly individuals at risk of nutritional deficiency? Int J Nurs Pract. 2006;12(2):110-8.
9. Di Francesco V, Fantin F, Omizzolo F, Residori L, Bissoli L, Bosello O, et al. The anorexia of aging. Dig Dis. 2007;25(2):129-37.
10. Di Francesco V, Zamboni M, Dioli A, Zoico E, Mazzali G, Omizzolo F, et al. Delayed postprandial gastric emptying and impaired gallbladder contraction together with elevated cholecystokinin and peptide YY serum levels sustain satiety and inhibit hunger in healthy elderly persons. J Gerontol A Biol Sci Med Sci. 2005;60(12):1581-5.
11. Baumgartner RN, Koehler KM, Gallagher D, Romero L, Heymsfield SB, Ross RR, et al. Epidemiology of sarcopenia among the elderly in New Mexico. Am J Epidemiol. 1998;147(8):755-63.
12. Roberts SB, Fuss P, Heyman MB, Evans WJ, Tsay R, Rasmussen H, et al. Control of food intake in older men. JAMA. 1994;272(20):1601-6.
13. Shahar DR, Yu B, Houston DK, Kritchevsky SB, Lee JS, Rubin SM, et al.; Health, Aging and Body Composition Study. Dietary factors in relation to daily activity energy expenditure and mortality among older adults. J Nutr Health Aging. 2009;13(5):414-20.
14. Sampson G. Weight loss and malnutrition in the elderly – the shared role of GPs and APDs. Aust Fam Physician. 2009;38(7):507-10.
15. Prat MS, Fernández X, Ribó L, Palomera E, Papiol M, Serra P. Pérdida de apetito en ancianos no institucionalizados y su relación con la capacidad funcional. Med Clin (Barc). 2008;130(14):531-3.
16. Ritz P. Physiology of aging with respect to gastrointestinal, circulatory and immune system changes and their significance for energy and protein metabolism. Eur J Clin Nutr. 2000;54 Suppl 3:S21-5.
17. Seidell JC, Visscher TL. Body weight and weight change and their health implications for the elderly. Eur J Clin Nutr. 2000;54 Suppl 3:S33-9.
18. Sampaio LR. Avaliação nutricional e envelhecimento. Rev Nutr. 2004;17(4):507-14.
19. Marcus RL, Addison O, Kidde JP, Dibble LE, Lastayo PC. Skeletal muscle fat infiltration: impact of age, inactivity, and exercise. J Nutr Health Aging. 2010;14(5):362-6.
20. Miller GD. Improved nutrient intake in older obese adults undergoing a structured diet and exercise intentional weight loss program. J Nutr Health Aging. 2010;14(6):461-6.
21. Roubenoff R. Sarcopenia and its implications for the elderly. Eur J Clin Nutr. 2000;54 Suppl 3:S40-7.
22. Vivanti A, Harvey K, Ash S, Battistutta D. Clinical assessment of dehydration in older people admitted to hospital: what are the strongest indicators? Arch Gerontol Geriatr. 2008;47(3):340-55.

23. Somers A, Robays H, Vander Stichele R, Van Maele G, Bogaert M, Petrovic M. Contribution of drug related problems to hospital admission in the elderly. J Nutr Health Aging. 2010;14(6):477-82.

24. Shahar D, Fraser D, Shai I, Vardi H. Development of a food frequency questionnaire (FFQ) for an elderly population based on a population survey. J Nutr. 2003;133(11):3625-9.

25. Pereira RS, Curioni CC, Veras R. Perfil demográfico da população idosa no Brasil e no Rio de Janeiro em 2002. Text Envelhec. 2003;6(1):43-59.

26. Fisberg RM, Marchioni DML, Colucci ACA. Avaliação do consumo alimentar e da ingestão de nutrientes na prática clínica. Arq Bras Endocrinol Metab. 2009;53(5):617-24.

27. Jia X, Craig LC, Aucott LS, Milne AC, McNeill G. Repeatability and validity of a food frequency questionnaire in free-living older people in relation to cognitive function. J Nutr Health Aging. 2008;12(10):735-41.

28. Haines PS, Siega-Riz AM, Popkin BM. The Diet Quality Index revised: a measurement instrument for populations. J Am Diet Assoc. 1999;99(6):697-704.

29. Drewnowski A, Henderson SA, Driscoll A, Rolls BJ. The Dietary Variety Score: assessing diet quality in healthy young and older adults. J Am Diet Assoc. 1997;97(3):266-71.

30. Chernoff R. Micronutrient requirements in older women. Am J Clin Nutr. 2005;81(5):1240S-5S.

31. Lohman TG, Roche AF, Martorell R. Anthropometric standardization reference manual: Champaign, IL: Human Kinetics Books; 1988.

32. Rabito EI, Mialich MS, Martínez EZ, García RW, Jordao AA Jr, Marchini JS. Validation of predictive equations for weight and height using a metric tape. Nutr Hosp. 2008;23(6):614-8.

33. Lipschitz DA. Screening for nutritional status in the elderly. Prim Care. 1994;21(1):55-67.

34. Micozzi MS, Harris TM. Age variations in the relation of body mass indices to estimates of body fat and muscle mass. Am J Phys Anthropol. 1990;81(3):375-9.

35. Cervi A, Franceschini SCC, Priore SE. Análise crítica do uso do índice de massa corporal para idosos. Rev Nutr. 2005;18(6):765-75.

36. Rantanen T, Masaki K, Foley D, Izmirlian G, White L, Guralnik JM. Grip strength changes over 27 yr in Japanese-American men. J Appl Physiol (1985). 1998;85(6):2047-53.

37. Pirlich M, Lochs H. Nutrition in the elderly. Best Pract Res Clin Gastroenterol. 2001;15(6):869-84.

38. Rech CR, Cordeiro BA, Petroski EL, Vasconcelos FA. Validation of bioelectrical impedance for the prediction of fat-free mass in Brazilian elderly subjects. Arq Bras Endocrinol Metabol. 2008;52(7):1163-71.

39. Kyle UG, Genton L, Karsegard L, Slosman DO, Pichard C. Single prediction equation for bioelectrical impedance analysis in adults aged 20-94 years. Nutrition. 2001;17(3):248-53.

40. Dey DK, Bosaeus I, Lissner L, Steen B. Body composition estimated by bioelectrical impedance in the Swedish elderly. Development of population-based prediction equation and reference values of fat-free mass and body fat for 70- and 75-y olds. Eur J Clin Nutr. 2003;57(8):909-16.

41. Sun SS, Chumlea WC, Heymsfield SB, Lukaski HC, Schoeller D, Friedl K, et al. Development of bioelectrical impedance analysis prediction equations for body composition with the use of a multicomponent model for use in epidemiologic surveys. Am J Clin Nutr. 2003;77(2):331-40.

42. Deurenberg P, van der Kooij K, Evers P, Hulshof T. Assessment of body composition by bioelectrical impedance in a population aged greater than 60 y. Am J Clin Nutr. 1990;51(1):3-6.

43. Ellis KJ. Human body composition: in vivo methods. Physiol Rev. 2000;80(2):649-80.

44. Pafumi C, Chiarenza M, Zizza G, Roccasalva L, Ciotta L, Farina M, et al. Role of DEXA and ultrasonometry in the evaluation of osteoporotic risk in postmenopausal women. Maturitas. 2002;42(2):113-7.

45. Marchini JS, Ferriole E, Moriguti JC. Suporte nutricional no paciente idoso: definição, diagnóstico, avaliação e intervenção. Medicina. 1998;31:54-61.

46. WHO. What quality of life? The WHOQOL Group. World Health Organization Quality of Life Assessment; 1996. p. 354-6.

47. Martins JJ, Schneider DG, Coelho FL, Nascimento ERP, Albuquerque GL, Erdmann AL, et al. Avaliação da qualidade de vida de idosos que recebem cuidados domiciliares. Acta Paul Enferm. 2009;22(3):265-71.

48. Fleck MP. O instrumento de avaliação de qualidade de vida da Organização Mundial da Saúde (WHOQOL-100): características e perspectivas. Cad Saude Publica. 2000;5(11):33-8.

49. Donini LM, Savina C, Cannella C. Eating habits and appetite control in the elderly: the anorexia of aging. Int Psychogeriatr. 2003;15(1):73-87.

11

NOVOS RECURSOS PARA AVALIAÇÃO DA COMPOSIÇÃO CORPORAL DE PACIENTES HOSPITALIZADOS

Diana Ruffato Resende Campanholi
Rebeca Antunes Beraldo
Bruna Ramos Silva
Juliana Maria Faccioli Sicchieri

INTRODUÇÃO

A avaliação do estado nutricional tem como objetivo identificar distúrbios nutricionais, possibilitando uma intervenção adequada.

Tendo em vista a constatação de grande incidência de desnutrição entre os pacientes hospitalizados e também a associação do excesso de gordura corporal de obesos com múltiplas complicações metabólicas, a avaliação da composição corporal tem grande importância na rotina hospitalar[1,2].

Uma das grandes preocupações do nutricionista é estabelecer, de forma precoce e com maior precisão, o diagnóstico das alterações do estado nutricional, as quais podem ser avaliadas por meio da análise da composição corporal, que permite ponderar os principais componentes estruturais do corpo humano[3].

O método direto de análise de composição corporal é a dissecação de cadáveres; por meio de métodos indiretos, é possível quantificar os principais componentes do corpo de seres humanos vivos[4].

Entre os métodos indiretos de composição corporal, há os indiretos e os duplamente indiretos[4]. Os métodos indiretos são aqueles que, em geral, foram validados com base no método direto e elaborados com base em métodos químicos e físicos, por imagem ou densitometria. Como exemplo, temos a absorciometria dos raios X de dupla energia (DXA), tomografia computadorizada, ultrassonografia, água marcada, ressonância nuclear magnética, pletismografia, pesagem hidrostática, excreção de creatinina, radiologia clássica, entre outros.

Os métodos duplamente indiretos, em geral, foram validados e correlacionados com base nos resultados de métodos indiretos. Alguns exemplos são a análise de bioimpedância elétrica (BIA), medidas antropométricas e interactância de raios infravermelhos[5].

A escolha do método a ser utilizado dependerá de quais compartimentos corporais se pretende determinar e de aspectos como custo, validade, aplicabilidade, praticidade do método, grau de treinamento necessário do avaliador e limitações operacionais, como a restrição do paciente ao leito.

Métodos indiretos como tomografia computadorizada, ressonância magnética, DXA e pesagem hidrostática, apesar da acurácia dos resultados produzidos, possuem elevado custo e suas disponibilidades não são as realidades da maioria das instituições.

Por outro lado, as medidas antropométricas, como as pregas cutâneas (PC) e BIA, são métodos duplamente indiretos, considerados simples, com custos menores e não invasivos, que podem ser utilizados na beira do leito para estimar a composição corporal de pacientes hospitalizados e, por esses motivos, têm recebido importante atenção da literatura com relação a sua utilização[6].

A técnica do DXA se baseia na atenuação de raios X de diferentes níveis de energia e permite realizar a avaliação do corpo total e dos segmentos corporais: cabeça, tronco e membros superiores e inferiores. É um método relativamente novo no mercado, de boa precisão e reprodutibilidade, sendo considerado padrão-ouro para a estimativa dos componentes corporais nos distintos grupos etários e em diversas populações[6].

A BIA tem mostrado grande potencial para estimar a composição corporal. O aparelho de BIA é portátil, seguro, não invasivo e com resultados reprodutíveis e rapidamente obtidos[7]. O exame é realizado no leito com a aplicação de uma corrente elétrica que flui por meio da movimentação de íons, especificamente íons de sódio e potássio[8]. Os resultados do exame são expressos em valores de resistência (R) e reactância (Xc), que são utilizados em equações específicas para grupos populacionais para estimar a massa livre de gordura.

Atualmente a antropometria é considerada um método universalmente aplicável, disponível para avaliar o tamanho, as proporções e a composição do corpo humano[9]. Ela permite a obtenção de muitas informações sobre a composição corporal, e medidas como peso, altura, circunferências e pregas cutâneas são os métodos mais utilizados em estudos na prática clínica e em estudos epidemiológicos[10]. As medidas antropométricas podem ser utilizadas de forma isolada e comparadas a valores de referência de acordo com gênero ou idade, para acompanhamento longitudinal, ou o conjunto de mais de uma medida pode ser utilizado em índices ou equações para estimativa de componentes corporais[9].

Este capítulo tem como objetivo sugerir novos recursos para avaliação nutricional de pacientes hospitalizados, utilizando os métodos de antropometria, BIA, DXA e dinamômetro.

Entre os recursos sugeridos, estão: o uso de equações, para estimativa de peso, estatura e índice de massa corporal (IMC) de pacientes acamados; a BIA segmentar, para estimativa da composição dos segmentos corporais; o dinamômetro, para avaliação da força muscular; o cálculo de índices utilizando valores de DXA e medidas antropométricas, para avaliar redistribuição de gordura corporal; e o ângulo de fase da BIA, como indicador de prognóstico. Cada recurso será discutido detalhadamente nos itens a seguir.

BIOIMPEDÂNCIA SEGMENTAR

A impedância elétrica mede parâmetros elétricos (resistência e reactância) e essa informação é convertida em volume estimado baseado em princípios do volume condutor. Essa teoria assume que o corpo pode ser modelado como um cilindro cheio de um material condutivo com resistência constante, com um comprimento que é proporcional ao do corpo do sujeito[11].

O tecido muscular, por ser hidratado e conter grande quantidade de eletrólitos, é um ótimo condutor de corrente elétrica, e, portanto, apresenta baixa resistência[12]. Já os tecidos gordurosos e os ossos contêm baixa quantidade de água e eletrólitos, o que resulta em alta resistência elétrica, dificultando a condução da corrente[12].

Seguindo esses mesmos princípios da BIA, tem-se uma grande inovação na análise da composição corporal: a bioimpedância elétrica segmentar.

O método de BIA segmentar considera que cada segmento corporal é um cilindro condutor de energia. Sendo assim, por meio da modificação do posicionamento dos eletrodos utilizados para aplicação da corrente elétrica, torna-se possível realizar o exame no braço, tronco e perna.

A BIA segmentar representa um grande avanço na prática clínica, na medida em que consegue transpor limitações da técnica BIA tradicional, pois permite a análise de composição corporal em pacientes que apresentem edema, ascite ou que tenham deposição ou depleção de tecidos (muscular ou gordura) em segmentos corporais específicos. Ela também é de grande utilidade para avaliação da composição corporal de indivíduos cadeirantes ou acamados, dos quais se torna difícil obter a estatura de forma acurada[13].

Em estudo realizado por Chumlea e cols.[13], mostrou-se que as resistências específicas do braço, perna e tronco poderiam ser utilizadas para estimar diretamente a massa livre de gordura total.

Sendo assim, os valores de resistências específicas do braço, perna e tronco e seus comprimentos podem ser utilizados para calcular a massa livre de gordura e a porcentagem de gordura com o uso de equações preditivas.

A metodologia para realização do exame de BIA nos segmentos braço, perna e tronco segue abaixo.

Posições anatômicas para mensuração dos comprimentos:
- Comprimento do braço: aferido a partir do ponto mais distal do terceiro metacarpo até o acrômio, com o braço completamente estendido[13] (Figura 11.1).
- Comprimento da perna: calculado por meio da diferença entre a medida da estatura total menos a estatura do indivíduo sentado[14] (Figura 11.2).
- Comprimento do tronco: calculado por meio da diferença entre a altura medida a partir do acrômio menos o comprimento da perna calculado anteriormente[14] (Figura 11.3).

Pontos anatômicos para colocação dos eletrodos:
- Braço: um par dos eletrodos deve ser posicionado na posição convencional, sendo um na mão e o outro a uma distância de 5 cm no punho; o outro par de eletrodos deve ser posicionado no processo acromial e na dobra axilar[13] (Figura 11.4).
- Tronco: o primeiro par de eletrodos deve ser posicionado na linha média anterior da coxa proximal, com eletrodo "receptor" no mesmo plano da dobra glútea e o eletrodo "fonte" 5 cm distal do eletrodo "receptor". Com relação ao segundo par, o eletrodo "receptor" deve ser posicionado acima da fenda esternal e o eletrodo "fonte", na linha média anterior do pescoço a 5 cm do crânio[14] (Figura 11.5).
- Perna: um par de eletrodos deve ser posicionado na linha média anterior da coxa proximal, enquanto o outro par deve ser colocado na posição convencional, sendo um no tornozelo e o outro a 5 cm no pé[14] (Figura 11.6).

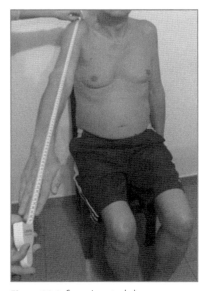

Figura 11.1. Comprimento do braço.

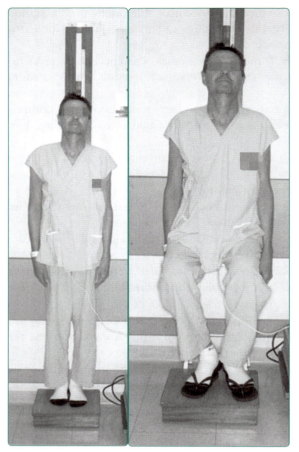

Figura 11.2. Comprimento da perna (estatura menos estatura sentado).

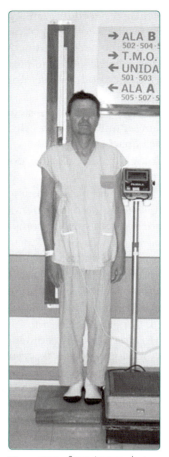

Figura 11.3. Comprimento do tronco (estatura do acrômio menos comprimento da perna).

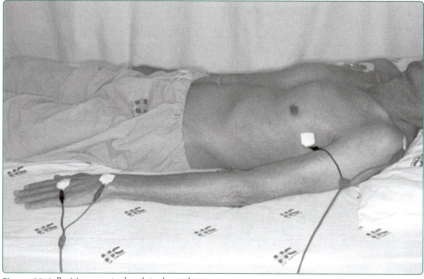

Figura 11.4. Posicionamento dos eletrodos no braço.

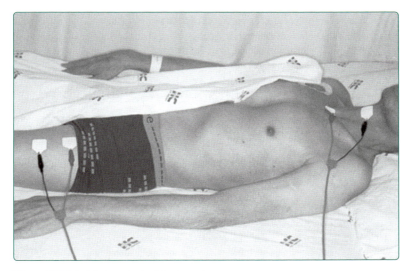

Figura 11.5. Posicionamento de eletrodos no tronco.

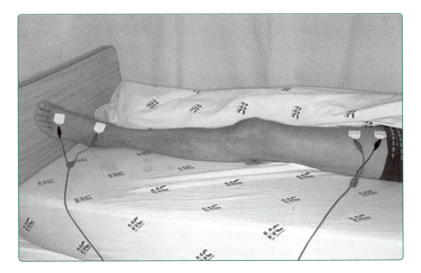

Figura 11.6. Posicionamento de eletrodos na perna.

Nos quadros a seguir estão relacionadas as equações existentes na literatura.

Equações para estimativa de massa livre de gordura (kg) para o sexo feminino propostas por Bracco e cols.[15]		
Braço	0,5 kHz	1,21 + 0,087 × comprimento do braço^2/índice de impedância
	50 kHz	1,17 + 0,077 × comprimento do braço^2/índice de impedância
	100 kHz	1,15 + 0,074 × comprimento do braço^2/índice de impedância
Tronco	0,5 kHz	15,8 + 0,196 × comprimento do braço^2/índice de impedância
	50 kHz	15,9 + 0,153 × comprimento do tronco^2/índice de impedância
	100 kHz	16,1 + 0,132 × comprimento do braço^2/índice de impedância
Perna	0,5 kHz	4,5 + 0,101 × comprimento do braço^2/índice de impedância
	50 kHz	4,2 + 0,088 × comprimento da perna^2/índice de impedância
	100 kHz	4,2 + 0,077 × comprimento do braço^2/índice de impedância

Índice de impedância = estatura (cm)^2/resistência total.

Equações para estimativa de massa livre de gordura (kg) para ambos os sexos propostas por Baumgartner e cols.[14]		
Braço	M	$22,77 + [1,80 \times$ (comprimento do braço^2/resistência do braço)]
	F	$18,04 + [1,87 \times$ (comprimento do braço^2/resistência do braço)]
	A	$14,63 + [2,15 \times$ (comprimento do braço^2/resistência do braço)]
Tronco	M	$51,87 + [0,22 \times$ (comprimento do tronco^2/resistência do tronco)]
	F	$38,11 + [0,12 \times$ (comprimento do tronco^2/resistência do tronco)]
Perna	M	$34,21 + [0,96 \times$ (comprimento da perna^2/resistência da perna)]
	F	$20,88 + [1,09 \times$ (comprimento da perna^2/resistência da perna)]

Equações para estimativa de porcentagem de gordura corporal para ambos os sexos propostas por Baumgartner e cols.[14]		
Braço	M	$-27,99 + [13,30 \times$ (peso corporal x resistência do braço/comprimento do braço^2)]
	F	$-8,20 + [8,13 \times$ (peso corporal x resistência do braço/comprimento do braço^2)]
Tronco	M	$-0,55 + [11,90 \times$ (peso corporal x resistência do braço/comprimento do braço^2)]
	F	$17,26 + [7,39 \times$ (peso corporal x resistência do braço/comprimento do braço^2)]
Perna	M	$-14,35 + [12,69 \times$ (peso corporal x resistência do braço/comprimento do braço^2)]
	F	$-0,53 + [9,78 \times$ (peso corporal x resistência do braço/comprimento do braço^2)]

Com o propósito de avaliar a aplicabilidade da BIA segmentar na avaliação da composição corporal de indivíduos em diferentes situações clínicas, Grecco e cols. realizaram um estudo com mulheres classificadas em dois grupos: eutróficas e obesas com diagnóstico de síndrome do ovário policístico (SOP). Foram utilizadas as equações propostas por Baumgartner e Bracco citadas anteriormente para cálculo da massa gorda e da massa magra dos segmentos. Com base nos dados obtidos, somente a massa magra da perna não apresentou diferença estatística entre os grupos. Em relação à massa gorda, o grupo de mulheres obesas apresentou quantidade significativamente maior em todos os segmentos, o que já era esperado. Quanto às equações utilizadas para estimativa de massa gorda e massa livre de gordura, não houve diferença significativa entre os valores obtidos pela BIA total e a soma dos segmentos[16].

Em estudo de composição corporal de pacientes soropositivos para o vírus da imunodeficiência humana, Beraldo e cols. alegam que não há na literatura equações para estimar a composição segmentar desses pacientes, o que seria de grande valor para o acompanhamento de redistribuição de gordura da lipodistrofia[17].

Estão representados aqui procedimentos e equações descritos na literatura para a realização da BIA segmentar, considerando que esse é um método amplamente utilizado, porém ainda não padronizado.

O uso da BIA segmentar para avaliar as alterações teciduais de indivíduos com depleção/deposição de tecido adiposo ou muscular seria de grande relevância, porém não existem equações específicas na literatura. As equações existentes foram elaboradas em indivíduos saudáveis e ainda há a necessidade de elaboração e validação de equações para grupos com situações clínicas específicas com o intuito de obter avaliação e monitoramento mais sensível do cuidado nutricional.

ÂNGULO DE FASE

O ângulo de fase é um parâmetro da BIA, derivado da relação entre as medidas de R e Xc, que vem sendo utilizado na prática clínica tanto como indicador de prognóstico como marcador nutricional. Ele reflete a capacitância da membrana celular e pode ser calculado por meio da equação $Xc/R \times 180$.

Quando o sistema é apenas resistivo, ou seja, se apresenta sem membranas celulares, o ângulo de fase se aproxima de zero, e quando o sistema é sem fluidos, apenas capacitivo, o ângulo de fase se aproxima de 90 graus.

Ele é dependente da capacitância dos tecidos corporais e está associado com a qualidade, tamanho e integridade das células. Sendo assim, variações no ângulo de fase indicam tanto alterações na composição corporal como na função da membrana celular ou no estado de saúde do indivíduo.

Valores reduzidos do ângulo acontecem quando a R é aumentada e a Xc é diminuída e podem estar associados ao agravamento de alguma doença ou morte celular. Ao contrário, valores maiores representam alta Xc e baixa R, podendo associar-se à maior quantidade de membranas celulares intactas, ou seja, maior massa celular corpórea, e a um estado de saúde mais adequado.

A grande vantagem do uso do ângulo de fase é que ele independe de equações de regressão que são utilizadas para estimar a composição corporal e pode ser utilizado mesmo em situações nas quais as concepções da BIA não são válidas, o que elimina a fonte de erro.

E pelo fato de os valores de R e Xc serem utilizados puros, sem a necessidade de associação com medidas antropométricas como peso e estatura, sua utilização se torna permitida em indivíduos que são impossibilitados de realizar essas medidas, o que amplia a sua aplicabilidade clínica.

A alta correlação negativa do ângulo de fase com a idade e positiva com o IMC foi encontrada em estudos de Dittmar e Barbosa-Silva.

O aumento dos valores de ângulo de fase proporcionais ao aumento do IMC não é surpreendente, pois o ângulo de fase está diretamente relacionado com as membranas celulares (quantidade e estado funcional), e os indivíduos com maiores IMC têm mais células (gordurosas e/ou musculares)[18].

A relação inversa com a idade se deve às modificações que ocorrem com o envelhecimento, como redução do tamanho celular e modificação na composição intracelular, associadas a modificações da permeabilidade das membranas e alteração na distribuição de fluidos corporais nos tecidos[19].

O papel do ângulo de fase como indicador prognóstico foi estudado em diversas pesquisas com pacientes hospitalizados portadores de patologias graves como alguns tipos de neoplasias, síndrome da imunodeficiência adquirida (AIDS), insuficiência renal crônica, doença pulmonar obstrutiva crônica, cirrose hepática, bacteriemia, e em pacientes criticamente doentes, evidenciou-se associação positiva entre os valores do AF e o tempo de sobrevida dos pacientes. Os autores sugerem que o ângulo de fase poderia ser uma importante ferramenta para avaliar sinais clínicos e monitorar a progressão das doenças, sendo até mesmo superior a outros indicadores séricos ou antropométricos.

Para analisar o ângulo de fase como indicador de prognóstico, Azevedo e cols. avaliaram 75 pacientes; 65 estavam em sepse. Foi observada tendência de associação entre o ângulo de fase e o escore prognóstico padrão para avaliação da gravidade de doença, evolução, disfunção de múltiplos órgãos e sistemas e tempo de internação[20].

O objetivo do estudo de Barbosa-Silva e cols. foi avaliar os valores de ângulo de fase de indivíduos saudáveis e utilizá-los como valores de referência. Foram avaliados 832 indivíduos do sexo masculino e 1.135 do sexo feminino, norte-americanos, com idades entre 18 e 94 anos. Os valores obtidos são sugeridos para comparação individual de enfermos com saudáveis, de acordo com o gênero e a idade. São considerados reduzidos valores que se encontram 2 desvios-padrão abaixo da média[18]. Seguem abaixo os valores de referência (Tabela 11.1).

Tabela 11.1. Valores de referência para ângulos de fase

Idade	Masculino	Feminino
18 a 20 anos	7,90 ± 0,47	7,04 ± 0,85
20 a 29 anos	8,02 ± 0,75	6,98 ± 0,92
30 a 39 anos	8,01 ± 0,85	6,87 ± 0,84
40 a 49 anos	7,76 ± 0,85	6,91 ± 0,85
50 a 59 anos	7,31 ± 0,89	6,55 ± 0,87
60 a 69 anos	6,96 ± 1,10	5,97 ± 0,83
≥ 70 anos	6,19 ± 0,97	5,64 ± 1,02

Barbosa-Silva e cols.[18].

Além de indicador de prognóstico, o ângulo de fase é um marcador nutricional relevante clinicamente. Ele pode caracterizar o aumento de massa extracelular corporal e a redução de massa celular corporal; e a nutrição está interligada tanto às alterações na integridade da membrana celular quanto às alterações no equilíbrio dos fluidos corporais[19,21].

Diversos estudos têm mostrado correlação significativa entre parâmetros nutricionais e o ângulo de fase. Em estudo de Gupta e cols., 73 pacientes portadores de câncer colorretal em estágios III e IV foram avaliados, e os bem nutridos apresentaram média de ângulo de fase significativamente maior que os desnutridos, o que comprova o fato de ser um potencial indicador nutricional[22]. Mushnick e cols. avaliaram 48 pacientes em diálise peritonial, e o ângulo de fase correlacionou-se com a massa celular corporal, pré-albumina e albumina[23]. Maggiore e cols. avaliaram 131 pacientes em hemodiálise, e o ângulo de fase apresentou correlação significativa com todos os índices nutricionais, exceto IMC[24].

DIAGNÓSTICO DE LIPODISTROFIA

Com o advento da terapia antirretroviral de alta potência (TARV), os pacientes soropositivos para HIV apresentaram melhora significativa do estado geral de saúde, porém algumas alterações metabólicas e morfológicas vêm sendo observadas. Esse conjunto de alterações é denominado síndrome da lipodistrofia.

O tecido adiposo permanece como grande desencadeador das alterações metabólicas e do desenvolvimento de doenças crônicas, e sua redistribuição é o ponto central da síndrome da lipodistrofia.

A alteração do tecido adiposo da síndrome da lipodistrofia pode ser separada em dois processos: lipoatrofia e lipo-hipertrofia. A lipoatrofia envolve a perda de tecido adiposo subcutâneo que ocorre tipicamente nos membros superiores e inferiores, nádegas e face. A lipo-hipertrofia é vista principalmente no compartimento visceral do abdome, no tecido mamário em mulheres e menos comum em homens, sendo mais raro ainda na área dorsocervical[25].

Grandes discrepâncias das incidências de lipodistrofia relatadas em estudos científicos ocorrem em virtude de ausência de homogeneidade de critérios para o diagnóstico[26].

A falta de padronização de valores de distribuição de gordura na população em geral e a heterogeneidade das manifestações clínicas que ocorrem acabam complicando ainda mais a obtenção de um consenso para diagnosticar[27].

A maioria dos estudos define lipodistrofia com base no autorrelato de perda de gordura periférica pelo paciente, que é confirmada pelo exame clínico realizado pelo examinador e é acompanhada ou não por lipo-hipertrofia[28].

Com o objetivo de propor um método objetivo, em estudo francês de Bonnet e cols., realizado em 2005, foi proposto pela primeira vez um índice utilizando o DXA para identificar a lipodistrofia, o *fat mass ratio* (FMR), que parece permitir um diagnóstico preciso e precoce[29].

O FMR é definido como a razão da porcentagem de massa gorda do tronco pela porcentagem de massa gorda dos membros inferiores obtidos pelo DXA (FMR: % gordura do tronco ÷ % gordura da perna). As principais razões para escolha desse índice é que 80% da massa gorda do tronco são periviscerais e 98% da massa gorda das extremidades são periviscerais, e a lipodistrofia é o resultado da perda de massa gorda subcutânea e/ou acumulação de gordura perivisceral[30,31].

Bonnet e cols. avaliaram 241 homens HIV– e 162 HIV+, franceses, com idade entre 20 e 60 anos, e propuseram o ponto de corte para lipodistrofia 1,5, que corresponde à média mais 1 desvio-padrão do FMR para os homens HIV–[29].

Freitas e cols. estudaram 146 homens e 75 mulheres HIV+ portugueses em terapia antirretroviral de alta potência para propor os pontos de corte para o FMR. Diferente do estudo de Bonnet e cols., o estudo português utilizou apenas indivíduos portadores do HIV com e sem lipodistrofia, identificados pelo exame clínico[27]. O ponto de corte ótimo para diagnóstico de lipodistrofia foi de 1,961 para homens, 1,329 para mulheres e 1,501 para ambos os sexos.

De acordo com estudo nacional, ao se analisarem 100 pacientes soropositivos para HIV, o ponto de corte mais indicado para o FMR foi de 1,26. Esse mesmo estudo, com o objetivo de propor métodos com maior praticidade e menores custos, sugere alguns índices antropométricos para avaliar a lipodistrofia: razão cintura-coxa (circunferência da cintura dividida pela circunferência da coxa) e razão tronco-braço (somatório das pregas cutâneas subescapular e suprailíaca dividido pelo somatório das pregas cutâneas bicipital e tricipital). Os valores de pontos de corte para identificar lipodistrofia foram de 1,74 e 2,08, respectivamente[32].

DINAMOMETRIA MANUAL OU *HAND GRIP*

A aferição da força máxima voluntária de preensão manual, ou simplesmente dinamometria manual (DM), consiste em um teste simples e objetivo que tem como princípio estimar a função do músculo esquelético[33]. Trata-se de um teste realizado geralmente com um aparelho portátil – dinamômetro –, sendo um procedimento rápido, de baixo custo e não invasivo[34].

O modelo hidráulico do dinamômetro Jamar é o recomendado pela Sociedade Americana de Terapeutas da Mão (*American Society of Hand Therapists* – ASHT), sendo considerado o mais preciso instrumento para avaliar a DM[33].

Há algumas características individuais que influenciam a medida de DM. Entre elas incluem-se a idade, o sexo, a massa corporal e a estatura. Segundo Innes, tem-se observado que homens apresentam maiores valores de DM do que mulheres, independentemente do instrumento utilizado; a DM tem relação curvilínea com a idade. Observa-se aumento na força conforme a idade aumenta, atingindo um pico entre os 30-45 anos. Além disso, observa-se declínio nesses valores para indivíduos com idade mais avançada; existe correlação positiva entre DM, massa corporal e estatura, em indivíduos saudáveis até 98 kg de massa corporal e 190 cm de estatura[35]. Na área clínica, o uso de indicadores funcionais é de particular importância, uma vez que estão correlacionados com complicações clínicas. A perda de função é um indicador de desnutrição, além de ser um preditor do tempo de internação, assim como de complicações pós-operatórias[36,37]. A recuperação funcional ocorre em poucos dias em resposta ao início de suporte nutricional, em contraste com a recuperação da massa corporal magra, que pode não ocorrer durante a doença ou demorar semanas para se fazer notável durante o período de internação[38]. Testes funcionais podem, dessa forma, ser os mais sensíveis e relevantes indicadores de alterações no estado nutricional em curto prazo, bem como da resposta ao suporte nutricional.

Nesse sentido, a DM é descrita como um dos mais sensíveis testes funcionais indicadores de depleção proteica[39] e tem sido utilizada como um indicador funcional de desnutrição para esses indivíduos.

Instruções para o uso do *hand grip*

Tão importante quanto a posição é a determinação de uma sequência clara de instruções que serão dadas aos indivíduos. Deve-se procurar optar sempre pelo menor número de instruções e, da mesma forma, que estas sejam passadas da maneira mais simples e objetiva possível. Faz-se importante que o avaliador esteja consciente de que, intencionalmente ou não, o tom e o volume da voz com que as instruções são transmitidas podem influenciar os resultados. Dessa forma, deve-se procurar usar sempre a mesma intensidade ao instruir o indivíduo que se pretende avaliar.

A seguir descrevem-se todas as orientações para a aferição da força com o *hand grip* (Figura 11.7).

1. Posição do indivíduo

É importante salientar que variações na posição usando o mesmo instrumento podem influenciar significativamente os resultados e, dessa forma, devem-se manter a consistência e a padronização dos procedimentos de aferição. Além disso, é importante atentar para o fato de que a posição durante a aferição pode não depender apenas da vontade do indivíduo ou de um protocolo de teste. Principalmente para a aplicação clínica, a viabilidade de estabelecer a melhor postura para realizar a aferição pode variar, dependendo da morbidade e de seu estágio.

Dessa forma, em nosso serviço utilizamos sempre que possível a posição em pé, com o ombro aduzido e neutralmente rodado, cotovelo flexionado a 90°, antebraço em posição neutra e punho entre 0° e 30° de extensão e 0° e 15° de desvio ulnar.

2. Número de aferições, duração da contração, períodos de descanso e pré-teste

Além do cálculo da média de várias leituras de DM – geralmente três –, pode-se ainda usar a medida: apenas de uma leitura; maior entre duas ou três leituras; média das duas maiores entre três leituras. Aparentemente, o procedimento mais comum observado nos estudos revisados e utilizado no nosso serviço é o registro da maior entre três leituras[40-42].

Sugere-se que um período de contração muscular contínua de 3 segundos seja o suficiente para registrar a máxima leitura de DM com um período de descanso entre as medidas de, no mínimo, 1 minuto[38,43].

3. Lado dominante

Estudos relatam diferença de DM significante entre a mão dominante e a não dominante, mas somente para destros. Crosby e cols. observaram, para a maioria dos indivíduos destros, diferença de 10% a mais na força da mão dominante em relação à não dominante. Entretanto, indivíduos canhotos, aparentemente, não apresentaram diferença de força entre as mãos. Dessa forma, esses autores propõem que os valores de DM sejam apresentados não em termos de mão dominante e não dominante, mas simplesmente como DM direita e esquerda. No nosso serviço utilizamos a orientação de utilização da mão direita sempre que possível.

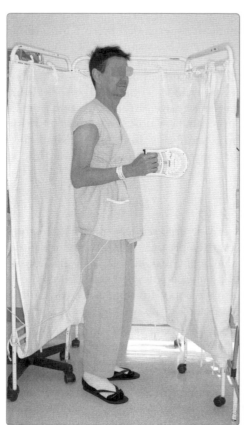 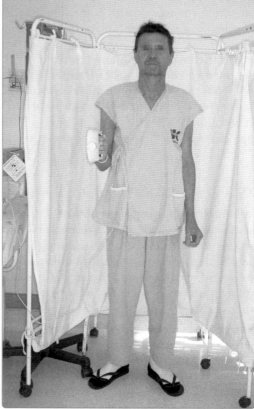

Figura 11.7. Posição para aferição da dinamometria manual (*hand grip*).

Valores de referência

Para desenvolver valores de referência, faz-se necessário descrever valores típicos ou padrões normativos para uma dada característica, de uma determinada população considerada saudável. Para comparar os dados observados de um indivíduo com valores de referência existentes para uma determinada medida, é importante que sejam utilizados o mesmo instrumento de aferição e o mesmo protocolo de teste. Fatores a serem considerados ao comparar os resultados de uma medida com valores de referência são: a adequação do grupo de referência (por exemplo: sexo e idade), o número de indivíduos que compõem o grupo e quando e onde esses dados foram coletados.

Apesar do fato de não existir um consenso sobre um ponto de corte definido baseado em conceitos teóricos sólidos, o uso da dinamometria como um procedimento auxiliar para avaliar o estado nutricional na prática clínica é evidente. Klidjian e cols. utilizaram o valor de 85% dos valores médio de força observado em uma amostra de indivíduos saudáveis como um ponto de corte para identificar pacientes em risco de desnutrição ou de complicações pós-operatórias[44].

Schlüssel e cols. estabeleceram valores de referência de força de dinamometria em uma amostra representativa de adultos no município de Niterói, no Rio de Janeiro, Brasil, no ano de 2008 (Tabela 11.2)[33].

Tabela 11.2. Percentis (P) da força da dinamometria nas mãos direitas e esquerdas estratificadas por idade e sexo em adultos de Niterói, Rio de Janeiro, Brasil

Idade (anos)	Força do *hand grip* (kg)									
	Mão direita					Mão esquerda				
	P10	P30	P50	P70	P90	P10	P30	P50	P70	P90
Homens										
20-29	33,9	41,3	45,1	50,6	56,3	34,0	39,4	43,6	47,8	53,7
30-39	36,6	42,3	45,8	50,0	56,9	34,7	40,4	44,1	48,3	53,5
40-49	34,3	37,5	42,5	46,7	53,6	32,4	37,1	40,9	45,3	50,9
50-59	30,2	36,2	41,4	44,3	50,1	29,6	35,0	38,9	42,8	48,3
60-69	26,5	32,9	37,0	40,8	45,5	26,4	30,8	34,4	37,5	41,9
> 70	22,8	27,7	32,1	35,7	40,6	21,0	26,6	28,9	31,3	36,6
Mulheres										
20-29	19,5	23,8	27,4	30,0	34,0	18,6	22,3	25,8	28,4	31,8
30-39	20,7	25,0	27,6	30,7	35,0	20,1	23,5	26,4	29,3	32,9
40-49	19,8	24,4	26,9	29,4	33,6	18,4	22,9	25,7	28,1	31,7
50-59	16,6	21,1	24,3	26,4	30,9	15,4	19,9	23,0	25,3	29,8
60-69	16,6	19,6	21,7	24,6	27,5	15,0	18,2	20,5	22,8	27,1
> 70	9,9	13,7	16,8	20,0	23,8	9,0	13,0	16,0	19,2	22,6

Schlüssel e cols.[33].

ESTIMATIVAS DE PESO E ESTATURA

O peso corporal é altamente utilizado como um indicador do estado nutricional. Vários estudos correlacionam características antropométricas como o peso com a incidência de algumas doenças crônicas. Entretanto, existem algumas situações nas quais essa medida não pode ser feita pelos métodos-padrão, como no caso de pacientes acamados ou pacientes com dificuldade de deambulação.

Sabe-se que a prevalência de subnutrição em pacientes hospitalizados é muito alta e tem-se mostrado como importante fator prognóstico. A maioria dos pacientes admitidos nas enfermarias hospitalares depende da comida fornecida pelo hospital para cobrir suas necessidades nutricionais. A aferição do peso é uma ferramenta importante para verificar se a ingestão alimentar do paciente está suficiente, sendo possível, assim, fazer modificações na dieta se necessário, uma vez que a ingestão influencia diretamente nas oscilações ponderais.

A altura também é um elemento importante na avaliação antropométrica e pode ser de difícil aferição pelos métodos tradicionais.

Em vista dessas dificuldades, vários estudos objetivaram elaborar equações para estimar peso e estatura de pacientes impossibilitados de fazerem essas pedidas de forma tradicional. Em nosso serviço optamos pela utilização das equações de Rabito[45].

Fórmulas existentes para a estimativa de peso

Fórmula elaborada em adultos na cidade de Ribeirão Preto, Brasil (Rabito e cols., 2008)[45]:

$$\text{Peso} = 0,5759 \ (CB) + 0,5263 \ (CA) + 1,2452 \ (CP) - 4,8689 \ (S) - 32,9241$$

Fórmula elaborada em idosos de 64 a 104 anos na cidade de Ohio, Estados Unidos (Chumlea e cols., 1988)[13]:

$$\text{Feminino: peso} = (0,98 \times CA) + (127 \times CP) + (0,40 \times PCSE) + (0,87 \times AJ) - 62,35$$

$$\text{Masculino: peso} = (1,73 \times CA) + (0,98 \times CP) + (0,37 \times PCSE) + (1,16 \times AJ) - 81,69$$

Sendo:

AJ = altura do joelho (cm)

PCSE = prega cutânea subescapular (mm)

S = sexo (masculino = 1, feminino = 2)

CB = circunferência do braço (cm)

CA = circunferência abdominal (cm)

CP = circunferência da panturrilha (cm)

I = idade

Fórmulas existentes para estimativa de estatura

Fórmula elaborada em adultos na cidade de Ribeirão Preto, Brasil (Rabito e cols., 2008)[45]:

$$\text{Estatura} = 63,525 - 3,237 \ (S) - 0,06904 \ (I) + 1,293 \ (E/2)$$

Fórmula elaborada em idosos de 64 a 104 anos na cidade de Ohio, Estados Unidos (Chumlea e cols., 1988)[13]:

$$\text{Homens: estatura} = 64,19 - (0,04 \times \text{idade}) + (2,02 \times AJ \ cm)$$

$$\text{Mulheres: estatura} = 84,88 - (0,24 \times \text{idade}) + (1,83 \times AJ \ cm)$$

Fórmula elaborada em adulto com idade de 25 a 65 anos, na cidade de Pelotas, Brasil (Silveira e cols., 1994)[46]:

$$\text{Homens: estatura} = [72,803 + 1,830 \ AJ \ (cm)]$$

$$\text{Mulheres: estatura} = [51,875 + 2,184 \ AJ \ (cm)]$$

Fórmula elaborada em venezuelanos de 30 a 59 anos (Hernández e cols., 2005)[47]:

Homens: estatura = 59,678 + [2,279 × AJ (cm)]

Homens: estatura = 64,048 + [2,257 × AJ (cm)] − [0,07455 × I (anos)]

Mulheres: estatura = 65,591 + [2,059 × AJ (cm)]

Mulheres: estatura = 70,005 + [2,071 × AJ (cm)] − [0,112 × I (anos)]

OMS, 1995[9]

Estatura = 0,73 × [2 × E/2 (m)] + 0,43

Fórmula elaborada em idosos, com idade superior a 60 anos, de ambos os sexos, hispânicos latino-americanos das capitais da Argentina, Barbados, Brasil, Chile, Cuba, México e Uruguai (Palloni e Guend, 2005)[48]:

Mulheres: estatura = 106,0251 + [1,1914 × AJ (cm)] − [0,1539 × I (anos)]

Mulheres: estatura = 94,0667 + [1,2110 × AJ (cm)]

Homens: estatura = 105,9638 + [1,2867 × AJ (cm)] − [0,1030 × I (anos)]

Homens: estatura = 98,1691 + [1,2948 × AJ (cm)]

Sendo:
S = sexo (masculino = 1, feminino = 2)
CB = circunferência do braço (cm)
CA = circunferência abdominal cm)
CP = circunferência da panturrilha (cm)
I = idade
E/2 = meia envergadura
AJ = altura do joelho

NOVAS FÓRMULAS PARA CÁLCULO DE IMC

O IMC, proposto por Adolphus Quételet na metade do século XIX, tem sido utilizado como o principal índice para classificação de obesidade, eutrofia ou subnutrição. Esse método, entretanto, apresenta falhas, uma vez que não leva em consideração uma série de variáveis como idade, sexo, estrutura óssea, distribuição de gordura corporal ou a massa magra. Assim, o IMC pode em várias ocasiões fazer um diagnóstico nutricional equivocado. Por isso, alguns autores vêm desenvolvendo fórmulas para o ajuste do IMC.

A seguir, detalhamos algumas novas fórmulas utilizadas para cálculo de IMC, conforme a Tabela 11.3.

OMS, 1995[9]

IMC = − 7,527 + [0,628 × diâmetro da cintura (cm)] + [0,387 × diâmetro do quadril (cm)]

Grecco, 2009[16]

Escore = (PA × 3) + (4 × massa gorda)/estatura (cm)

Tabela 11.3. Interpretação dos resultados para o escore

Classificação	Valor do escore
Subnutrição	1,35-1,65
Eutrofia	1,65-2,0
Obesidade	> 2,0

Sendo

PA = peso atual (kg)

Massa gorda (%)

REFERÊNCIAS

1. von Eyben FE, Mouritsen E, Holm J, Montvilas P, Dimcevski G, Suciu G, et al. Intra-abdominal obesity and metabolic risk factors: a study of young adults. Int J Obes Relat Metab Disord. 2003;27(8):941-9.

2. Kotler DP, Tierney AR, Wang J, Pierson RN Jr. Magnitude of body-cell-mass depletion and the timing of death from wasting in AIDS. Am J Clin Nutr. 1989;50(3):444-7.

3. Erselcan T, Candan F, Saruhan S, Ayca T. Comparison of body composition analysis methods in clinical routine. Ann Nutr Metab. 2000;44(5-6):243-8.

4. Franceschini SCC. Composição corporal no período pós-parto: estudo prospectivo em mulheres de baixa renda do município de São Paulo. São Paulo: Universidade Federal de São Paulo; 1999.

5. Costa RF. Qual a melhor técnica de avaliação de composição corporal? São Paulo, Fitness Brasil Collection; 1999. p. 1-7.

6. Oppliger RA, Nielsen DH, Vance CG. Wrestlers' minimal weight: anthropometry, bioimpedance, and hydrostatic weighing compared. Med Sci Sports Exerc. 1991;23(2):247-53.

7. Kyle UG, Bosaeus I, De Lorenzo AD, Deurenberg P, Elia M, Gómez JM, et al. Bioelectrical impedance analysis – part I: review of principles and methods. Clin Nutr. 2004;23(5):1226-43.

8. Eickemberg M, Oliveira CC, Roriz AKC, Sampaio LR. Bioimpedância elétrica e sua aplicação em avaliação nutricional. Rev Nutr. 2011;24(6):883-93.

9. WHO. Physical status: the use and interpretation of anthropometry. Report of a WHO Expert Committee. Technical Report Series nº 854. 1995, p. 263-311.

10. Willet W, editor. Nutritional epidemiology. 2nd ed. New York, Oxford: Oxford University Press; 1998.

11. Ferreira DM, Souza MN. Bioelectrical impedance spectroscopy for the assessment of body fluid volumes of term neonates. Braz J Med Biol Res. 2004;37:1595-606.

12. Piccoli A, Fanos V, Peruzzi L, Schena S, Pizzini C, Borgione S, et al. Reference values of the bioelectrical impedance vector in neonates in the first week after birth. Nutrition. 2002;18(5):383-7.

13. Chumlea WC, Baumgartner RN, Roche AF. Specific resistivity used to estimate fat-free mass from segmental body measures of bioelectric impedance. Am J Clin Nutr. 1988;48(1):7-15.

14. Baumgartner RN, Chumlea WC, Roche AF. Estimation of body composition from bioelectric impedance of body segments. Am J Clin Nutr. 1989;50(2):221-6.

15. Bracco D, Thiébaud D, Chioléro RL, Landry M, Burckhardt P, Schutz Y. Segmental body composition assessed by bioelectrical impedance analysis and DEXA in humans. J Appl Physiol (1985). 1996;81(6):2580-7.

16. Grecco MSM. Proposta de novo índice de massa corporal (IMC) corrigido por massa gorda através do uso da bioimpedância [dissertação]. Ribeirão Preto: Faculdade de Medicina de Ribeirão Preto – USP; 2009.

17. Beraldo RA, Vassimon HS, Jordão AA, Albuquerque FJ, Machado AM, Freitas MCF, et al. Anthropometry and bioelectrical impedance analysis compared to dual-photon absorptiometry for the assessment of body composition of HIV-seropositive patients. Rev Chil Nutr. 2011;38(4):404-13.

18. Barbosa-Silva MCG, Barros AJD, Wang J, Heymsfield SB, Pierson Jr RN. Bioelectrical impedance analysis: population reference values for phase angle by age and sex. Am J Clin Nutr. 2005;82(1):49-52.

19. Scheunemann L, Wazlawk E, Trindade EBSM. Aplicação do ângulo de fase na prática clínica nutricional. Rev Bras Nutr Clin. 2008;86(6):509-16.

20. Azevedo ZMA, Silva DR, Dutra MVP, Elsas MICG, Barbosa-Silva MCG, Fonseca VM. Associação entre ângulo de fase, PRISM I e gravidade da sepse. Rev Bras Ter Intensiva. 2007;19(3):297-303.

21. Gupta D, Lammersfeld CA, Vashi PG, King J, Dahlk SL, Grutsch JF, et al. Bioelectrical impedance phase angle as a prognostic indicator in breast cancer. BMC Cancer. 2008;8:249.

22. Gupta D, Lis CG, Dahlk SL, King J, Vashi PG, Grutsch JF, et al. The relationship between bioelectrical impedance phase angle and subjective global assessment in advanced colorectal cancer. Nutr J. 2008;7:19.

23. Mushnick R, Fein PA, Mittman N, Goel N, Chattopadhyay J, Avram MM. Relationship of bioelectrical impedance parameters to nutrition and survival in peritoneal dialysis patients. Kidney Int Suppl. 2003;(87):S53-6.

24. Maggiore Q, Nigrelli S, Ciccarelli C, Grimaldi C, Rossi GA, Michelassi C. Nutritional and prognostic correlates of bioimpedance indexes in hemodialysis patients. Kidney Int. 1996;50(6):2103-8.

25. Brown T, Wang Z, Chu H, Palella FJ, Kingsley L, Witt MD, et al. Longitudinal anthropometric changes in HIV-infected and HIV-uninfected men. J Acquir Immune Defic Syndr. 2006;43(3):356-62.

26. Tershakovec AM, Frank I, Rader D. HIV-related lipodystrophy and related factors. Atherosclerosis. 2004;174(1):1-10.

27. Freitas P, Santos AC, Carvalho D, Pereira J, Marques R, Martinez E, et al. Fat mass ratio: an objective tool to define lipodystrophy in HIV-infected patients under antiretroviral therapy. J Clin Densitom. 2010;13(2):197-203.

28. Bacchetti P, Gripshover B, Grunfeld C, Heymsfield S, McCreath H, Osmond D, et al. Fat distribution in men with HIV infection. J Acquir Immune Defic Syndr. 2005;40(2):121-31.

29. Bonnet E, Delpierre C, Sommet A, Marion-Latard F, Hervé R, Aquilina C, et al. Total body composition by DXA of 241 HIV-negative men and 162 HIV-infected men: proposal of reference values for defining lipodystrophy. J Clin Densitom. 2005;8(3):287-92.

30. Carr A, Samaras K, Burton S, Law M, Freund J, Chisholm DJ, et al. A syndrome of peripheral lipodystrophy, hyperlipidaemia and insulin resistance in patients receiving HIV protease inhibitors. AIDS. 1998;12(7):F51-8.

31. Viraben R, Aquilina C. Indinavir-associated lipodystrophy. AIDS. 1998;12(6):F37-9.

32. Beraldo RA, Vassimon HS, Aragon DC, Navarro AM, Albuquerque de Paula FJ, Foss-Freitas MC. Proposed ratios and cutoffs for the assessment of lipodystrophy in HIV-seropositive individuals. Eur J Clin Nutr. 2015;69(2):274-8.

33. Schlüssel MM, Anjos LA, Kac G. A dinamometria manual e seu uso na avaliação nutricional. Rev Nutr. 2008;21(2):223-35.

34. Schlüssel MM, dos Anjos LA, de Vasconcellos MT, Kac G. Reference values of handgrip dynamometry of healthy adults: a population-based study. Clin Nutr. 2008;27(4):601-7.

35. Innes E. Handgrip strength testing: a review of the literature. Aust Occup Ther J. 1999;46:120-40.

36. Bohannon RW. Dynamometer measurements of hand-grip strength predict multiple outcomes. Percept Mot Skills. 2001;93(2):323-8.

37. Stalenhoef PA, Diederiks JP, Knottnerus JA, Kester AD, Crebolder HF. A risk model for the prediction of recurrent falls in community-dwelling elderly: a prospective cohort study. J Clin Epidemiol. 2002;55(11):1088-94.

38. Hornby ST, Nunes QM, Hillman TE, Stanga Z, Neal KR, Rowlands BJ, et al. Relationships between structural and functional measures of nutritional status in a normally nourished population. Clin Nutr. 2005;24(3):421-6.

39. Figueiredo FA, Dickson ER, Pasha TM, Porayko MK, Therneau TM, Malinchoc M, et al. Utility of standard nutritional parameters in detecting body cell mass depletion in patients with end-stage liver disease. Liver Transpl. 2000;6(5):575-81.

40. Vaz M, Thangam S, Prabhu A, Shetty PS. Maximal voluntary contraction as a functional indicator of adult chronic undernutrition. Br J Nutr. 1996;76(1):9-15.

41. Armstrong CA, Oldham JA. A comparison of dominant and non-dominant hand strengths. J Hand Surg Br. 1999;24(4):421-5.

42. Luna-Heredia E, Martín-Peña G, Ruiz-Galiana J. Handgrip dynamometry in healthy adults. Clin Nutr. 2005;24(2):250-8.

43. Hillman TE, Nunes QM, Hornby ST, Stanga Z, Neal KR, Rowlands BJ, et al. A practical posture for hand grip dynamometry in the clinical setting. Clin Nutr. 2005;24(2):224-8.

44. Klidjian AM, Foster KJ, Kammerling RM, Cooper A, Karran SJ. Relation of anthropometric and dynamometric variables to serious postoperative complications. Br Med J. 1980;281(6245):899-901.

45. Rabito EI, Mialich MS, Martínez EZ, García RW, Jordao AA Jr, Marchini JS. Validation of predictive equations for weight and height using a metric tape. Nutr Hosp. 2008;23(6):614-8.

46. Silveira DH, Assunção MCF, Barbosa e Silva MCG. Determinação da estatura de pacientes hospitalizados através da altura do joelho. J Bras Med. 1994;67(2):176-80.

47. Hernández CG, Calderón GR, Hernández RAH. Estimación de la estatura a partir de la longitud de pierna medida con cinta métrica. Nutr Hosp. 2005;20(5):358-63.

48. Palloni A, Guend A. Stature prediction equations for elderly Hispanics in Latin American countries by sex and ethnic background. J Gerontol A Biol Sci Med Sci. 2005;60(6):804-10.

49. Crosby CA, Wehbé MA. Hand strength: normative values. J Hand Surg. 1994;19A:665-70.

12

AVALIAÇÃO DO ESTADO NUTRICIONAL EM PACIENTES OBESOS

Mirele Savegnago Mialich

Flavia Troncon Rosa

Alceu Afonso Jordão Junior

INTRODUÇÃO

A obesidade tem sido considerada um dos mais importantes problemas de saúde pública, e sua prevalência vem crescendo exponencialmente tanto em países desenvolvidos como nos em desenvolvimento, sendo assim considerada uma epidemia mundial[1].

Esse aumento da obesidade é um reflexo do fenômeno da transição nutricional, caracterizado pelo declínio no déficit de peso em contrapartida à elevação no número de casos de excesso de peso/obesidade associados a comorbidades como: diabetes tipo 2, hipertensão arterial, dislipidemia, entre outras[2]. De acordo com estimativas da Organização Mundial da Saúde (OMS), em 2005, o mundo teria 1,6 bilhão de pessoas acima de 15 anos de idade com excesso de peso (IMC ≥ 25 kg/m^2) e 400 milhões de obesos (IMC ≥ 30 kg/m^2). A projeção para 2015 é ainda mais pessimista: 2,3 bilhões de pessoas com excesso de peso e 700 milhões de obesos, indicando aumento de 75% nos casos de obesidade em 10 anos[3].

Considerando o panorama nacional, nota-se que o Brasil também segue essa mesma tendência, pois uma análise comparativa de três pesquisas brasileiras – Estudo Nacional de Despesa Familiar (ENDEF), Pesquisa Nacional Sobre Nutrição (PNSN) e Pesquisa sobre Padrões de Vida (PPV) –, realizadas em 1975, 1989 e 1999, respectivamente, demonstrou que, nesse período, o sobrepeso e a obesidade aumentaram na maior parte dos grupos populacionais[4]. Corroborando esse aumento, dados mais recentes da Pesquisa de Orçamentos Familiares (POF 2008-2009) também demonstraram que houve aumento contínuo de excesso de peso e obesidade na população com mais de 20 anos de idade, e nos homens o excesso de peso quase triplicou, de 18,5% em 1974-1975 para 50,1% em 2008-2009, enquanto nas mulheres o aumento foi de 28,7% para 48%[5].

A OMS define a obesidade como excesso de tecido adiposo[6], sendo essa não somente uma desordem singular, mas sim um grupo heterogêneo de condições com múltiplas causas que, em última análise, resultam no fenótipo de obesidade. Além disso, sua ocorrência nos indivíduos reflete a interação entre fatores dietéticos e ambientais com predisposição genética[7].

Tendo em vista toda essa problemática apresentada referente à obesidade, torna-se iminente a necessidade de adoção de ferramentas adequadas para avaliação do estado nutricional nesses indivíduos. E é nesse sentido que este capítulo busca apresentar e discutir os principais métodos que compõem a avaliação do estado nutricional nos pacientes obesos, a fim de propiciar um diagnóstico nutricional correto e posteriormente as intervenções clínico-nutricionais mais adequadas para o tratamento e também a prevenção dessa patologia.

AVALIAÇÃO DO ESTADO NUTRICIONAL

De acordo com a definição proposta por Vasconcelos, o estado nutricional consiste na "condição de saúde de um indivíduo, influenciada pelo consumo de nutrientes, identificada pela correlação de informações obtidas de estudos físicos, bioquímicos, clínicos e dietéticos"[8]. Considerando a dimensão social desse conceito, Vasconcelos ainda defende que "é a parte integrante da totalidade do processo social de produção, é a síntese orgânica das relações entre homem-natureza-alimento que se estabelecem no interior de uma determinada sociedade"[8]. Assim, conhecer o estado nutricional de uma população pode ser um excelente indicador de sua qualidade de vida.

Dessa forma, caracterizam-se como alterações no estado nutricional quando há ocorrência de consumo inadequado de alimentos, em quantidade e qualidade, provocando distúrbios ou carências nutricionais, conforme representado no organograma abaixo (Figura 12.1):

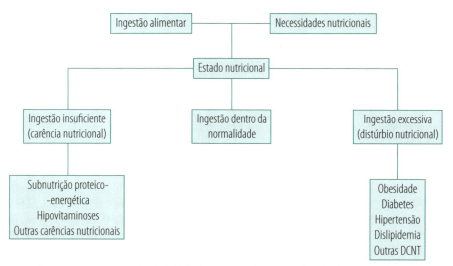

Figura 12.1. Organograma representativo das influências que o estado nutricional recebe da ingestão alimentar e necessidades nutricionais e suas consequências. DCNT: doença crônica não transmissível. Adaptada de: Vasconcelos[8].

Neste capítulo iremos nos ater às situações clínicas decorrentes do excesso ou desequilíbrios de consumo, sendo o foco principal o distúrbio da obesidade.

Nesse sentido, extrapolando-se esse conceito de estado nutricional proposto anteriormente, Mahan defende que "a avaliação do estado nutricional envolve o exame das condições físicas do indivíduo, crescimento e desenvolvimento, comportamento, níveis de nutrientes na urina, sangue ou tecidos e a qualidade e quantidade de nutrientes ingerida"[9].

Assim, pode-se dizer que a avaliação do estado nutricional compreende um grande espectro de métodos e técnicas que buscam avaliar a condição de saúde de indivíduos e populações, com base na análise de informações sobre as condições dietéticas, antropométricas, bioquímicas, clínicas e funcionais. É um processo sistemático que consiste em comparações entre os dados obtidos e os padrões de referência com o propósito de fornecer subsídios para o diagnóstico nutricional[10,11]. Desse modo, o seu objetivo principal é a obtenção de informações a fim de identificar problemas ligados à nutrição, sendo para isso constituída de coleta, verificação e interpretação de dados para posterior tomada de decisões. E deve ser realizada utilizando-se critérios, métodos e instrumentos adequados às diferentes condições individuais e clínicas.

Apesar da grande variedade de medidas nutricionais, não se dispõe, até o momento, de um método padrão-ouro para a determinação do estado nutricional, sendo recomendado o agrupamento de todas as informações obtidas pelas diferentes técnicas disponíveis, as quais serão apresentadas detalhadamente a seguir. Uma opção seria utilizar aqueles que melhor detectem o problema nutricional da população em estudo e/ou aqueles para os quais os pesquisadores tenham maior treinamento técnico[12].

Em contrapartida, já se sabe que alguns fatores poderão assumir um papel determinante do estado nutricional, entre eles: fatores econômicos (renda, acesso), fatores sociais (hábitos, modismos, estéticos, mídia, colegas etc.), fatores culturais (descendência, costumes), fatores religiosos (mitos, tabus, crenças), fatores psicológicos (necessidade, prazer, desconforto, insegurança) e fatores fisiopatológicos[8].

Com base nesses conceitos de estado nutricional e avaliação do estado nutricional, propõe-se que o tema avaliação nutricional do paciente obeso seja, didaticamente, desmembrado no decorrer deste capítulo em: anamnese, avaliação do consumo alimentar, avaliação da composição corporal, avaliação laboratorial, exame físico e, por fim, algumas considerações finais sobre esse tema.

ANAMNESE

A anamnese é uma investigação preliminar realizada com o paciente, na qual são priorizados alguns questionamentos com relação a histórico de doenças prévias, antecedentes pessoais e familiares, uso de medicamentos, entre outros. A grande maioria dos serviços de saúde utiliza um modelo de ficha padronizado como forma de orientar o entrevistador a coletar informações importantes e diversas relativas ao indivíduo que está sendo avaliado.

Esse interrogatório deve ser realizado por um profissional de saúde treinado e deve buscar enriquecer ao máximo o inquérito, por meio do detalhamento de todas essas informações obtidas pelo paciente. Com base nessa anamnese, será possível obter um diagnóstico clínico-nutricional para que posteriormente as estratégias mais adequadas sejam utilizadas durante o tratamento.

Tratando-se mais especificamente do quadro de obesidade, uma anamnese bem completa deveria incluir os seguintes itens: identificação do paciente (nome, idade, sexo, situação civil, naturalidade e procedência e atividade profissional); condições socioeconômicas (recursos domésticos, saneamento básico e renda); antecedentes familiares e pessoais (investigação sobre histórico de obesidade e/ou outras comorbidades associadas); uso de medicamentos e suplementos (possibilidade de interferência na evolução ponderal); hábito intestinal e urinário, ingestão hídrica; padrão de atividade física; histórico de tabagismo e etilismo; história de alteração ponderal (avaliar início das alterações corporais, quantificar e delimitar períodos e relacionar com alterações do apetite) e avaliação do consumo alimentar (quantificação por meio de inquérito alimentar e avaliação da disponibilidade mensal *per capita*). Desse modo, busca-se conhecer o panorama geral sobre a história do paciente e sua patologia de base, no caso a obesidade.

Certamente, o principal ponto de partida é conhecer o motivo pelo qual o paciente busca o serviço de saúde, mais especificamente o atendimento nutricional, pois, na grande maioria das vezes, esses pacientes são encaminhados por médicos por conta de várias comorbidades associadas ao quadro de obesidade, ou receberam influência de amigos e/ou familiares, e em outros casos buscam auxílio por conta própria com o objetivo de adotar um estilo de vida mais saudável, ou até mesmo por conta da preocupação com o ganho de peso e suas consequências. Assim, esse motivo inicial pode proporcionar alguns indícios de como irá transcorrer o acompanhamento nutricional.

Depois desse levantamento, o profissional de saúde estará apto a realizar algumas correlações, por exemplo, entre a idade do paciente com o histórico familiar que favoreça o desenvolvimento de doenças crônicas e os tratamentos já adotados anteriormente para perda de peso;

assim, será possível traçar uma estratégia adequada e individualizada visando aos benefícios de saúde, entre eles: perda de peso, melhora do padrão alimentar, melhora de parâmetros bioquímicos, adesão à prática regular de atividade física, entre outros.

AVALIAÇÃO DO CONSUMO ALIMENTAR

O consumo alimentar é influenciado por fatores biológicos, psicológicos, sociais e culturais, e sua avaliação na prática clínica é realizada com diferentes finalidades, como: 1) determinar a ingestão média de nutrientes e calcular o balanço do consumo (principalmente o energético); 2) avaliar padrões alimentares e monitorar tendências à ingestão aumentada ou diminuída de determinados alimentos ou grupos de alimentos; 3) identificar risco de excessos ou deficiências nutricionais e sua relação com doenças crônicas e variáveis biológicas; além de 4) orientar o planejamento nutricional de acordo com os hábitos alimentares de cada indivíduo e 5) acompanhar a adesão à terapia nutricional[13-15].

Os métodos para estimar a ingestão de alimentos ou nutrientes podem ser quantitativos ou qualitativos. Os métodos quantitativos estimam ou mensuram diretamente a quantidade de cada alimento, e seus nutrientes, consumidos por um indivíduo ou população. Os resultados encontrados são comparados com valores de referência, de acordo com a faixa etária e o sexo. Por outro lado, os métodos qualitativos são aplicados, em geral, para identificar padrões de consumo alimentar e a frequência de consumo de determinados alimentos ou grupos de alimentos. Além disso, incluem-se nesses métodos levantamento de dados sobre preparações, preferências alimentares, influências culturais e atitudes/comportamentos relacionados à alimentação[13,14].

Nenhum método sozinho é satisfatório para avaliar o consumo alimentar, recomenda-se sempre a combinação de métodos de acordo com os objetivos e as condições da avaliação (hospital ou ambulatório/clínica, tempo de atendimento disponível) e do avaliado (grau de escolaridade, idade, lucidez, dependência de cuidados)[16]. O Quadro 12.1 descreve sucintamente os métodos mais aplicados na prática clínica.

No caso da avaliação do consumo de pessoas com diagnóstico de obesidade, algumas limitações são observadas e devem ser levadas em consideração. Estudos apontam que a probabilidade de uma pessoa sub-relatar sua ingestão alimentar aumenta quanto maior o índice de massa corporal (IMC). Além disso, uma gama de variáveis pode estar associada à frequência aumentada de sub-relato, entre elas, baixa renda, necessidade de aceitação social, insatisfação corporal, sexo feminino e idade avançada[17,18].

Os erros de medida podem ser ocasionados por omissão de alimentos considerados socialmente inadequados ou não saudáveis, por desejo de aceitação social ou vergonha, por efeito não intencional ou dificuldade em recordar o que foi comido e por percepção inadequada do tamanho das porções de alimentos consumidas. Frequentemente porções grandes ou muito grandes são consideradas médias. Esses erros ocorrem independentemente do método aplicado; no entanto, estudos têm demonstrado que alguns métodos podem minimizá-los. Um estudo brasileiro comparou a aplicação do Recordatório de 24h, do Registro de 3 dias e do Questionário de Frequência Alimentar e demonstrou que o QFA apresentou maior frequência de sub-relato. O RA foi o que demonstrou melhores resultados, com menor frequência de sub-relato[19]. No entanto, é um método trabalhoso, que depende da cooperação do avaliado, e quando aplicado por mais de três dias, pode influenciar seus hábitos alimentares, tanto na escolha dos alimentos que serão consumidos como no tamanho das porções e na frequência das refeições[20,21].

Por outro lado, em casos em que o Registro Alimentar não é recomendado, por exemplo, em pessoas com baixo grau de escolaridade, o R24h pode ser uma opção. A dificuldade desse método é que, assim como para o RA, o ideal seria a aplicação de três recordatórios para melhorar a estimativa da ingestão energética[22], e isso se torna inviável dependendo do serviço. A utilização de inquéritos telefônicos tem sido aplicada em pesquisas epidemiológicas, mas na prática clínica ambulatorial não é comum.

Quadro 12.1. Métodos de avaliação do consumo alimentar

Recordatório de 24h (R24h) Método quantitativo, retrospectivo Avalia consumo atual	Indivíduo é estimulado a recordar todo alimento ou bebida ingeridos durante 24h. Álbuns fotográficos, demonstração de utensílios domésticos e uso de medidas caseiras auxiliam a avaliação. Útil para comparar a ingestão de nutrientes com recomendações dietéticas de referência. Não representa a ingestão habitual, mas apenas pontual do dia avaliado, em geral, nas últimas 24h ou do dia anterior. É dependente da memória do avaliado e de sua capacidade em quantificar porções. Método rápido e barato.
Registro alimentar (RA) Método quantitativo, retrospectivo Avalia consumo atual	Descrição detalhada de todo alimento ou bebida ingerido em um período determinado, geralmente de 3 a 7 dias. Recomenda-se fazer o registro em dias não consecutivos e incluir, pelo menos, um dia do final de semana, quando os hábitos alimentares costumam ser alterados. Fornece uma estimativa mais representativa da ingestão habitual. No entanto, requer boa cooperação do indivíduo avaliado e, em alguns casos, pode influenciar o hábito alimentar nos dias de registro. Número de dias de registro depende do nutriente a ser avaliado.
Registro alimentar pesado (RAP) Método quantitativo, prospectivo Avalia consumo atual	Método mais preciso de avaliação da ingestão alimentar. Semelhante ao Registro alimentar estimado, no entanto os alimentos e bebidas a serem ingeridos são pesados e registrados, bem como as sobras. As desvantagens envolvem maior custo (balança) e tempo, além da necessidade de treinamento, boa cooperação do indivíduo avaliado e bom grau de alfabetização. Pode influenciar o hábito alimentar nos dias de registro.
Questionário de Frequência Alimentar (QFA) Método qualitativo ou semiquantitativo, retrospectivo Avalia consumo em períodos predeterminados	Consiste de uma lista de alimentos e um conjunto de respostas sobre frequência de consumo (diário, semanal, mensal, anual). Consegue identificar padrões de consumo alimentar, ou seja, o consumo habitual num determinado período de tempo (últimos 3 meses, 6 meses, 1 ano). Para avaliação semiquantitativa, se inclui no questionário uma categoria com tamanhos de porções (pequena, média ou grande). Listas com combinações específicas de alimentos podem ser elaboradas para investigar o consumo de nutrientes ou não nutrientes específicos. Os questionários de frequência devem ser específicos para cada população, de acordo com seus hábitos, e validado para investigação de cada nutriente. Pode ser obtido por entrevista ou autoaplicado.
História alimentar (HA) Método qualitativo, retrospectivo Avalia consumo em períodos predeterminados	Entrevista longa e detalhada sobre os hábitos alimentares usuais, incluindo investigação de preferências, aversões ou restrições alimentares e suas razões (fisiológicas, financeiras, sociais, religiosas), rotina de refeições (número, locais e horários), informações relacionadas ao apetite e variações sazonais, uso de suplementos alimentares, alterações das práticas alimentares, seus objetivos e resultados e estilo de vida (tabagismo, sono, descanso, trabalho, atividade física). Em geral aplicada na primeira consulta e sempre associada a outros métodos de avaliação de consumo (R24h e RA). O período de tempo avaliado varia e não está estabelecido um período máximo a ser avaliado. No entanto, sabe-se que a reprodutibilidade e a validade de avaliações menores (até 1 mês) são melhores. Avaliações num período de 1 ano podem gerar dados irreais.

Fonte: FAO[16]; Gibson[13].

Outra estratégia que pode ser adotada é o treinamento, ou uma introdução sobre o método, antes de iniciar a avaliação. É importante enfatizar a importância da avaliação para o diagnóstico nutricional e o planejamento adequado do tratamento, além de orientar quanto à estimativa de porções, aos utensílios de servir (talheres, pratos, copos) e às medidas culinárias (por exemplo, colher de sopa cheia ou rasa). Além disso, o uso de alimentos reais, registros fotográficos, desenhos e ilustrações podem auxiliar nesse processo[23-25]. Scagliusi e cols. referem que o treinamento age como um encorajador e torna os pacientes mais confortáveis em relatar sua real ingestão[25].

No caso de internações hospitalares, quando possível, a aplicação do Registro Alimentar Pesado é a opção de escolha. Além disso, a padronização das dietas auxilia nesse monitoramento.

AVALIAÇÃO DA COMPOSIÇÃO CORPORAL

Conforme já apresentado anteriormente, não há dúvida de que as pessoas no mundo estão ganhando peso, e alguns autores se referem a essa tendência de aumento de gordura corporal como epidemia da obesidade[26].

Nesse sentido, torna-se evidente a necessidade de monitorar essas mudanças no tecido adiposo usando medidas válidas e confiáveis de adiposidade, entretanto a escolha do método a ser utilizado para esse fim deve levar em consideração critérios, como: qual compartimento corporal se pretende avaliar, custo, validade/confiabilidade dos valores obtidos, aplicabilidade da técnica, grau necessário de treinamento do avaliador, risco associado à exposição à radiação e disponibilidade do equipamento na instituição[27].

O Quadro 12.2 descreve os principais métodos para avaliação da composição corporal, compartimentos corporais avaliados, assim como seus princípios para utilização e suas respectivas vantagens e desvantagens:

Quadro 12.2. Relação dos principais métodos para avaliação da composição corporal, os compartimentos corporais respectivamente avaliados, princípios para utilização e suas respectivas vantagens e desvantagens

Método	Compartimento	Princípio	Vantagens	Desvantagens
Índice de massa corporal (IMC)[28]*	Tecido adiposo	Correlação do peso e estatura com o tecido adiposo	Rápido, prático e baixo custo	Medida indireta de adiposidade, não diferencia massa gorda de massa livre de gordura
Relação cintura–quadril (RCQ)[29]*	Tecido adiposo	Relação entre a medida da circunferência da cintura pela circunferência do quadril	Rápido, prático, baixo custo e diferencia obesidade com acúmulo de gordura abdominal ou periférica	Medida indireta de adiposidade, baixa precisão, necessidade de treinamento do avaliador e influência genética da constituição corporal e distribuição do tecido adiposo
Circunferência da cintura (CC)[29]*	Tecido adiposo	Avalia depósito de gordura subcutânea	Rápido, prático, baixo custo e forte preditor de risco para doenças crônicas, especialmente, doenças cardiovasculares	Medida indireta de adiposidade, baixa precisão, uso limitado em indivíduos obesos
Dobras cutâneas (DC)[29]*	Tecido adiposo	Avalia depósito de gordura subcutânea por meio da estimativa do somatório de 4 dobras em pontos anatômicos específicos	Rápido, prático, baixo custo	Baixa precisão, necessidade de equipamento calibrado e treinamento do avaliador, uso limitado em indivíduos obesos
Impedância bioelétrica[30]	Massa gorda Massa livre de gordura Água corporal	Relação da composição corporal com o conteúdo de água por meio da passagem de corrente elétrica de baixa amplitude e alta frequência	Rápido, prático, baixo custo, isento de radiação Alguns modelos permitem a avaliação total e/ou segmentar e em várias frequências	Disponibilidade em instituições, baixa precisão em situações que alteram o balanço hídrico, uso não recomendado na presença de componentes metálicos
DXA[31]	Conteúdo ósseo total, densidade mineral óssea total, tecido muscular livre de massa óssea, gordura corporal, massa livre de gordura (total e regional)	Utilização de uma fonte de raios X com um filtro que converte um feixe de raios X em picos fotoelétricos de baixa energia que atravessam o corpo do paciente	Técnica padrão-ouro Elevada precisão e acurácia	Pequena exposição à radiação (uso limitado em gestantes e crianças) Uso limitado em indivíduos muito altos ou com circunferência abdominal elevada por causa das dimensões da mesa do equipamento
Pletismografia gasosa[32]	Tecido adiposo	Lei de Boyle: relação inversa entre volume e pressão sob condições isotérmicas	Técnica padrão-ouro Elevada precisão e acurácia Acomoda indivíduos obesos e/ou altos	Custo elevado Baixa disponibilidade nas instituições

Continua

Método	Compartimento	Princípio	Vantagens	Desvantagens
Pesagem hidrostática[32]	Massa gorda Massa livre de gordura	Princípio de Arquimedes: um corpo imerso em um fluido sofre o efeito de uma força de flutuabilidade, o que é evidenciado por perda de peso igual ao peso do fluido deslocado	Técnica padrão-ouro Elevada precisão e acurácia	Custo elevado Baixa disponibilidade nas instituições
Água duplamente marcada[33]	Água corporal total (massa gorda e massa livre de gordura derivadas dessa medida)	Coleta de amostra de saliva (ou urina) seguida da administração de deutério diluído em água; nova coleta e saliva após 5 horas, necessária para o equilíbrio do isótopo com a água corporal	Técnica padrão-ouro Elevada precisão e acurácia	Elevado custo (necessidade de um espectrômetro de massa) Assume uma constante da fração de hidratação da massa livre de gordura (73%)
Tomografia computadorizada[34]	Tecidos adiposo, muscular e ósseo	Visão direta da área analisada, com resolução precisa dos compartimentos corporais	Técnica padrão-ouro Elevada precisão e acurácia	Exposição à radiação Custo elevado Baixa disponibilidade nas instituições Profissional treinado para a realização do exame e para quantificação dos compartimentos a partir da interpretação das imagens
Ressonância magnética[34]	Tecidos adiposo, muscular e ósseo	Visão direta da área analisada, podendo proporcionar uma imagem em múltiplos planos	Técnica padrão-ouro Elevada precisão e acurácia Não tem exposição à radiação	Custo elevado Baixa disponibilidade nas instituições Profissional treinado para a realização do exame e para quantificação dos compartimentos a partir da interpretação das imagens

*A antropometria inclui: IMC, RCQ, CC e DC.

Apesar de todos esses métodos descritos acima, que podem ser considerados métodos de referência para avaliação da massa gorda, muitos não estão disponíveis na prática clínica rotineira ou são impraticáveis para o uso em indivíduos gravemente obesos[35-37]. Desse modo, a antropometria (dobras cutâneas) e a impedância bioelétrica acabam sendo as técnicas mais amplamente utilizadas na avaliação nutricional em obesos, especialmente pela facilidade de obtenção dessas medidas e também pelo baixo custo desses equipamentos (adipômetro e BIA) em relação aos demais, tendo, assim, maiores chances de estarem disponíveis nas instituições.

Por outro lado, já está bem definida a limitação quanto ao uso do adipômetro em indivíduos obesos, principalmente por causa da amplitude da abertura do equipamento necessária para o pinçamento da prega, e assim acaba favorecendo o seu descalibramento e/ou a obtenção de medidas pouco fidedignas por conta da elevada chance de variação dos valores[38].

A impedância bioelétrica (BIA), por sua vez, é o método mais popular para quantificação do tecido adiposo, estando disponíveis modelos de equipamentos de frequência simples (BIA-SF) e também multifrequência (BIA-MF); a BIA-SF não prediz acuradamente a quantidade de água corporal total e a BIA-MF consegue fornecer detalhamento sobre a distribuição de água intracelular e extracelular. No caso específico dos obesos, tanto a geometria corporal anormal como a distribuição de água corporal podem prejudicar a acurácia da BIA na estimativa da composição corporal e a validade das equações da BIA é questionada para esse perfil de população[39-41].

Um ponto importante a ser considerado é que as equações-padrão da BIA ainda são rotineiramente utilizadas em pacientes com quadro de obesidade grave, mas são poucos os trabalhos que discutem o desenvolvimento de equações específicas para predizer a massa gorda em sujeitos com o IMC superior a 34 kg/m² [40-43]. Não há um método que possa ser utilizado com total confiança em pacientes obesos. Apesar de a pletismografia ter sido validada para avaliação desses indivíduos, essa técnica ainda envolve elevado custo que limita seu uso na rotina clínica[44].

Baseado nisso, é possível constatar que a avaliação da composição corporal em indivíduos com graus avançados de obesidade é realmente um desafio e os fatores exatos que causam as variações na estimativa da massa gorda (MG) ainda não foram identificados, mas alguns desses fatores que possivelmente contribuem para essa variabilidade na estimativa da MG seriam: o aumento da água corporal total devido à elevação no estado de hidratação da massa livre de gordura, por exemplo, em situações clínicas que favoreçam edemas, tendo como consequência um valor de massa gorda subestimado pela BIA. Por outro lado, alterações na constituição corporal, ou seja, não considerar como ponto de partida a constituição do corpo como um cilindro, como pode ocorrer especialmente em indivíduos obesos, favoreceria uma superestimativa nos valores de MG pela BIA.

Com base nisso, essa desproporção entre massa corporal e condutividade corporal reduz claramente a acurácia da BIA na obesidade, e o ponto-chave desse método de avaliação da composição corporal é assumir que a hidratação da massa livre de gordura possui um fator constante em adultos, de 73,2%. Entretanto, já é descrito na literatura que os indivíduos obesos possuem um estado de hidratação diferente dos demais[35,39,40], podendo, assim, ocasionar erros nessa estimativa. Além disso, conforme descrito acima, assumir a constituição "cilíndrica" do condutor, no caso o indivíduo obeso, também pode ser uma fonte de erro, uma vez que nem sempre a constituição corporal desses indivíduos segue a mesma distribuição dos eutróficos, sendo considerados, aproximadamente, 4% do peso corporal total para cada braço, 17% para cada perna e cerca de 50% para o tronco, pois, curiosamente, apesar de o tronco corresponder a cerca de metade do peso corporal total, ele contribui com somente 5% a 12% da resistência corporal total durante um exame de BIA[45]. Nesse caso, a melhor alternativa seria adotar o método da impedância bioelétrica segmentar para avaliação da composição corporal nesses indivíduos, a fim de evitar possíveis erros devidos a super ou subestimação da MG.

Outro fator importante a ser considerado é que as equações rotineiramente disponíveis nos *softwares* dos equipamentos de BIA e utilizadas na prática clínica são validadas somente para indivíduos obesos com IMC menor que 34 kg/m² [40,42,43], e apenas poucos estudos buscaram desenvolver equações específicas para indivíduos com obesidade grave[46].

Portanto, grupos de pesquisadores devem ser encorajados a aprofundar seus estudos por meio do desenvolvimento e validação de novas equações para avaliação da composição corporal utilizando a BIA em situações de obesidade grave, bem como aprimorando a técnica de BIA segmentar para avaliação do estado nutricional dessa população.

AVALIAÇÃO LABORATORIAL

A realização de testes bioquímicos para detecção de déficits nutricionais e distúrbios metabólicos auxilia na confirmação do diagnóstico clínico e nutricional do paciente, além de permitir a monitoração da resposta do paciente à terapia nutricional proposta. É bastante útil para detectar deficiências subclínicas, que não são identificadas por outros métodos de avaliação, prevenindo muitas vezes lesões celulares e alterações funcionais importantes. Os testes visam determinar a concentração total e/ou o estoque de nutrientes, hormônios e outras substâncias em fluidos ou tecidos corporais e os resultados são comparados com valores de referência[47].

No entanto, as concentrações em fluidos, como sangue total, plasma, soro ou urina, para muitos nutrientes, não refletem adequadamente o seu estado nutricional, e análises teciduais, por biópsia, são difíceis de ser implementadas como rotina clínica. No caso do ferro, por exemplo, os níveis circulantes são mantidos até que haja importante depleção dos estoques de ferritina. Nesses casos, análises de transportadores, receptores ou outras substâncias participantes do metabolismo do nutriente em questão são necessárias[48].

Rotineiramente, os principais exames laboratoriais solicitados em pacientes hospitalizados visam a uma análise geral do metabolismo e das funções orgânicas. Dessa forma, incluem análise e descrição de células vermelhas e brancas, que auxiliam na detecção de anemias e de alterações no sistema imunológico; identificação de alterações eletrolíticas, do metabolismo proteico e de algumas enzimas, que juntos colaboram na avaliação de funções orgânicas, como renal e hepática; bem como marcadores de doenças crônicas não transmissíveis, como glicemia e lipidograma. Com base nos resultados encontrados nesse painel metabólico inicial, e de acordo com as queixas do paciente, novos exames podem ser solicitados[49]. A Tabela 12.1 apresenta os principais exames solicitados para avaliação inicial.

Tabela 12.1. Exames laboratoriais

Teste laboratorial	Valores de referência*	
	Homens	Mulheres
Hemograma completo e contagem diferencial		
Hemácias	$4,3$-$5,9 \times 10^6/mm^3$	$3,5$-$5,9 \times 10^6/mm^3$
Hemoglobina	> 13 g/dL	> 12 g/dL > 11 g/dL**
Hematócrito	$> 39\%$	$> 36\%$ $> 33\%$**
Volume corpuscular médio (VCM)	> 85 fL	
Hemoglobina corpuscular média (HCM)	27-32 pg/cél	
Concentração de hemoglobina corpuscular média (CHCM)	320-360 g/L	
Contagem de células brancas (WBC)	4.000-11.000 cél/mm³	
Granulócitos		
Neutrófilos	3.000-6.000 cél/mm³ ou 50%-70%	
Eosinófilos	150-300 cél/mm³ ou 1%-4%	
Basófilos	0-100 cél/mm³ ou 0,4%-1%	
Linfócitos	1.500-4.000 cél/mm³ ou 20%-40%	
Monócitos	300-600 cél/mm³ ou 2%-8%	
Eletrólitos		
Sódio (Na⁺)	135-145 mEq/L	
Potássio (K⁺)	3,6-5,0 mEq/L	
Cloro (Cl⁻)	101-111 mEq/L	
Bicarbonato (HCO₃⁻)	21-31 mEq/L	
Glicemia (jejum)	70-99 mg/dL	
Lipidograma		
Triglicerídeos	< 150 mg/dL	
Colesterol total	< 200 mg/dL	
Fração HDL-c	< 40 mg/dL	< 50 mg/dL
Fração LDL-c	< 160 mg/dL	
Proteína C-reativa	$< 0,6$ mg/dL	
Funções orgânicas		
Ureia	1,8-7,0 mmol/L	
Creatinina	0,6-1,2 mg/dL	0,5-1,1 mg/dL
Albumina	3,5-5,0 mg/dL	
Alanina aminotransferase (ALT)	4-36 U/L	
Aspartato aminotransferase (AST)	0-35 U/L	
Fosfatase alcalina (FA)	30-135 U/L	
Gama glutamiltransferase (gama-GT)	12-38 U/L	4-25 U/L
Bilirrubina	0,3-1,0 mg/dL	

* Podem variar, discretamente, entre laboratórios. ** Gestante. Fonte: Gibson[47]; Litchford[49].

A Tabela 12.2 detalha os testes bioquímicos mais apropriados para avaliação do estado nutricional.

Tabela 12.2. Exames laboratoriais para avaliação do estado nutricional

Nutriente	Teste	Valores de referência de adequação*
Minerais		
Cálcio	Cálcio iônico sérico	1,18-1,38 mmol/L
Fósforo	Fósforo sérico	0,8-0,9 mmol/L
Magnésio	Magnésio sérico	0,7-1,0 mmol/L
Cobre**	Enzima superóxido dismutase eritrocitária	Variável 69-82 U/mg Hb de acordo com idade e sexo
Ferro	Ferritina sérica (pode apresentar-se aumentada em quadros de infecção e inflamação)	100 ± 60 µg/L
	Receptor de transferrina sérica	1,14-1,26 mg/L
	Ideal avaliação conjunta com hemograma. Outros testes são rotineiramente aplicados, como ferro sérico, capacidade total de ligação do ferro e saturação da transferrina, no entanto apresentam menor especificidade e sensibilidade. A dosagem da proteína C-reativa para confirmar a presença de inflamação é recomendada.	
Selênio***	Selênio plasmático	0,5-2,5 µmol/L
	Glutationa peroxidase-3 plasmática**	
Zinco	Zinco sérico (pouco sensível)	10-15 µmol/L
Vitaminas		
Vitamina A	Retinol sérico	≥ 1,05 µmol/L
	Apresenta-se diminuída apenas quando estoques hepáticos estão depletados. Ideal avaliação conjunta de funções visuais.	
Vitamina D**	25-hidroxivitamina D sérica	100-200 nmol/L
	Ideal avaliação conjunta de hormônio da paratireoide (aumentado), cálcio e fósforo (diminuídos) e atividade da fosfatase alcalina sérica (aumentada).	
Vitamina E	α-tocoferol sérico	> 16,2 µmol/L
	Razão α-tocoferol sérico:colesterol sérico	> 5,1 µmol/L:mmol
Tiamina (B_1)	Atividade da transquetolase eritrocitária	Aproximadamente 1,0
	Tiamina pirofosfato eritrocitária	> 140 nmol/L
Riboflavina (B_2)***	Atividade da glutationa redutase eritrocitária	< 1,2
Niacina (B_3)	Razão NAD:NADP eritrocitária ou sangue total	≥ 1,0
	N'-metilnicotinamida urinária	1,6-4,29 mg/g creatinina
Piridoxina (B_6)***	Piridoxal-5'-fosfato plasmático	≥ 20 nmol/L
	Atividade de aminotransferase eritrocitária	< 1,7
Vitamina C	Ácido ascórbico sérico ou leucocitário	> 23 µmol/L ou >0,4 mg/dL
		> 114 nmol/10^8 cél
Folato	Folato sérico (reflete alterações agudas)	≥ 6,8 nmol/L
	Folato eritrocitário (reflete estoques)	≥ 305 nmol/L
	Homocisteína sérica	5-15 µmol/L
	Ideal avaliação conjunta de vitamina B_{12} e índices hematimétricos.	
Vitamina B_{12}**	Vitamina B_{12} sérica	≥ 150 pmol/L
	Ácido metilmalônico sérico	≤ 376 nmol/L
	Ácido metilmalônico urinário	< 42,3 µmol/24h
	Ideal avaliação conjunta de folato, homocisteína e índices hematimétricos.	

* Adultos. ** Valores de referência ainda discutíveis ou que variam de acordo com o método de análise. *** Requerem estudos para testes mais sensíveis. NAD-nicotinamida adenina dinucleotídeo; NADP-nicotinamida adenina dinucleotídeo fosfato. Fonte: Gibson[47]; Litchford[49].

Na obesidade, a avaliação do estado nutricional relativo aos micronutrientes foi bastante negligenciada devido ao fato de essa população apresentar consumo calórico excessivo e se supor que, consequentemente, as necessidades de vitaminas e minerais estivessem supridas. Apenas com o aumento na demanda por cirurgia bariátrica, em suas diferentes técnicas, estudos passaram a avaliar o perfil nutricional de micronutrientes na obesidade. Quadros de deficiência importante, especialmente na obesidade grave, têm sido observados e se agravam ainda mais após a cirurgia[50,51].

Estudos recentes apontam que indivíduos com sobrepeso e obesidade estão em risco aumentado de deficiência da vitamina D, avaliada pela concentração de 25-hidroxivitamina D [25(OH)D] sérica. Sugere-se que possíveis causas sejam baixa ingestão dietética, estilo de vida sedentário, baixa exposição à luz solar e também acúmulo de vitaminas lipossolúveis no tecido adiposo aumentado, tornando-as indisponíveis. Outros autores sugerem que o metabolismo da vitamina D na obesidade esteja alterado, havendo maior produção da 1,25-dihidroxivitamina D [1,25(OH)$_2$D] e, em resposta, menor síntese hepática de 25(OH)D[52-54].

A deficiência de ferro também merece destaque quando se trata de obesidade. Alguns autores encontraram absorção de ferro diminuída associada à adiposidade, independentemente do estado nutricional de ferro. Apesar de os mecanismos não estarem plenamente elucidados, sugere-se que a inflamação crônica e a produção aumentada de leptina aumentem a secreção de hepcidina. A hepcidina é um fator central no metabolismo do ferro e, em níveis aumentados, pode reduzir a absorção intestinal de ferro[55-57].

Além disso, a prevalência variável de deficiência de magnésio, zinco, ferro, cálcio, folato, vitamina B$_{12}$, selênio, vitamina B$_3$, vitamina B$_6$ e vitamina E tem sido evidenciada em estudos com indivíduos obesos candidatos à cirurgia bariátrica[50,51,58]. Por outro lado, deficiência de cobre, vitamina B$_1$ e vitamina A não foi observada[58]. Dessa forma, torna-se evidente a importância de monitorar rotineiramente, também, o estado nutricional de micronutrientes.

EXAME FÍSICO

A avaliação física consiste na identificação de sinais corporais, obtidos por observação física, e sintomas referidos pelo avaliado, que sejam característicos de distúrbios ou desvios nutricionais. Os sinais e sintomas podem assemelhar-se em diferentes condições de deficiência e também manifestar-se apenas em estágios de comprometimento avançados. Dessa forma, por ser uma avaliação inespecífica, deve ser acompanhada por outros métodos diagnósticos, como exames laboratoriais[47].

O exame físico, combinado com outros componentes da avaliação nutricional, oferece uma perspectiva única da evolução do estado nutricional e deve ser realizado de forma sistêmica e progressiva, da cabeça aos pés, com o objetivo de determinar as condições nutricionais do paciente naquele momento da avaliação e que, muitas vezes, podem ser perdidas na entrevista[59].

Considerando o paciente obeso, o avaliador consegue obter diversas informações essenciais para compor o diagnóstico nutricional[60,61] ao final do exame físico, tais como: se o paciente está acima ou abaixo do seu peso habitual; principais locais de deposição de tecido adiposo, por exemplo, no abdome, e a associação direta com aumento do risco cardiovascular, além da presença de edema em membros inferiores, região sacral e ascite; presença de desidratação na avaliação da pele; alteração da coloração de mucosas, pele e conjuntiva para diagnosticar carências de vitaminas e minerais, entre outras.

CONSIDERAÇÕES FINAIS

Como se pode observar após a leitura deste capítulo, inicialmente é importante a realização de uma anamnese bastante detalhada, não apenas para conhecer o histórico de vida e saúde do paciente e os possíveis fatores determinantes da doença, mas especialmente para propiciar a formação de um vínculo de confiança com ele. Isso facilitará tanto as avaliações física e antropométrica, que muitas vezes são consideradas situações constrangedoras para os indivíduos obesos, como a avaliação do consumo alimentar, com liberdade para relatar o consumo real de alimentos, inclusive aqueles sabidamente considerados pouco saudáveis.

Com relação à avaliação antropométrica e de composição corporal, fica claro que a maioria das técnicas atualmente disponíveis apresenta alguma limitação para serem aplicadas a esse grupo específico. Apesar de a obesidade ser rapidamente diagnosticada ao se visualizar a forma corporal, a determinação da composição corporal (massa muscular ou gordura corporal) é imprescindível, principalmente para acompanhamento da qualidade do peso perdido, que pode afetar os resultados do tratamento. Desse modo, ainda são necessários mais estudos para determinar as melhores técnicas de avaliação dessa população e o impacto desses resultados no tratamento do paciente obeso.

Por fim, destaca-se a importância da monitoração também do estado nutricional de micronutrientes, até então negligenciada por muitos profissionais. O consumo excessivo de calorias não garante o fornecimento adequado de todos os nutrientes, especialmente em relação às vitaminas e aos minerais. Isso tem sido evidenciado em estudos recentes, levando ao paradoxo de termos um paciente obeso que apresenta diversas carências nutricionais.

REFERÊNCIAS

1. Francischi RPP, Pereira LO, Freitas CS, Klopfer MS, Santos RC, Vieira P, et al. Obesity: updated information about its etiology, morbidity and treatment. Rev Nutr. 2000;13(1):17-28.
2. Swinburn BA, Sacks G, Hall KD, McPherson K, Finegood DT, Moodie ML, et al. The global obesity pandemic: shaped by global drivers and local environments. Lancet. 2011;378(9793):804-14.
3. Associação brasileira para o estudo da obesidade e da síndrome metabólica (Abeso). Disponível em: <http://www.abeso.org.br>. Acesso em: 1º abr. 2012.
4. Mendonça CP, Anjos LA. Aspectos das práticas alimentares e da atividade física como determinantes do crescimento do sobrepeso/obesidade no Brasil. Cad Saude Publica. 2004; 20(3):698-709.
5. IBGE – Instituto Brasileiro de Geografia e Estatística. Ministério do Planejamento, Orçamento e Gestão. Pesquisa de orçamentos familiares 2008-2009 – Antropometria e estado nutricional de crianças, adolescentes e adultos no Brasil. Ministério da Saúde. Rio de Janeiro; 2010.
6. World Health Organization. Obesity: Preventing and Managing the Global Epidemic. Report of a WHO Consultation on Obesity. Geneva; 1998. (WHO technical report series)
7. World Health Organization. Diet, nutrition and the prevention of chronic diseases. Geneva; 1990. p. 69-73. (WHO technical report series, 797)
8. Vasconcelos FAG. Avaliação nutricional de coletividades. 3ª ed. Florianópolis: Universidade Federal de Santa Catarina, 2000. 154p.
9. Hammond KA. Avaliação dietética e clínica. In: Mahan LK, Escott-Stump S. Krause: alimentos, nutrição e dietoterapia. 10ª ed. São Paulo: Roca; 1998. p. 341-66.
10. Lacey K, Pritchett E. Nutrition Care Process and Model: ADA adopts road map to quality care and outcomes management. J Am Diet Assoc. 2003;103(8):1061-72.
11. Sociedade Brasileira de Nutrição Parenteral e Enteral; Associação Brasileira de Nutrologia. Triagem e Avaliação do Estado Nutricional [Internet]. 2011. Disponível em: <http://www.projetodiretrizes.org.br>. Acesso em: 1º fev. 2013.
12. Heyward VH, Stolarczyk LM. Avaliação da composição corporal aplicada. Rio de Janeiro: Manole; 2000. p. 243.
13. Gibson RS. Assessment of nutrient intakes from food consumption data. In: Gibson RS, editor. Principles of nutritional assessment. 2nd ed. New York: Oxford University Press; 2005. p. 65-104.
14. Fisberg RM, Marchioni DML, Colucci ACA. Avaliação do consumo alimentar e da ingestão de nutrientes na prática clínica. Arq Bras Endocrinol Metab. 2009;53(5):617-24.
15. Anjos LA, Souza DR, Rossato SL. Desafios na medição quantitativa da ingestão alimentar em estudos populacionais. Rev Nutr. 2009;22(1):151-61.
16. FAO/WHO Consultation. Preparation and use of food-based dietary guidelines. Nutrition Programme WHO/NUT 96.6. Geneva: WHO; 1996. p. 1-9.
17. Scagliusi FB, Ferriolli E, Lancha AH Jr. Underreporting of energy intake in developing nations. Nutr Rev. 2006;64(7 Pt 1):319-30.
18. Scagliusi FB, Ferriolli E, Pfrimer K, Laureano C, Cunha CS, Gualano B, et al. Characteristics of women who frequently under report their energy intake: a doubly labelled water study. Eur J Clin Nutr. 2009;63(10):1192-9.

19. Scagliusi FB, Ferriolli E, Pfrimer K, Laureano C, Cunha CS, Gualano B, et al. Underreporting of energy intake in Brazilian women varies according to dietary assessment: a cross-sectional study using doubly labeled water. J Am Diet Assoc. 2008;108(12):2031-40.

20. Rebro SM, Patterson RE, Kristal AR, Cheney CL. The effect of keeping food records on eating patterns. J Am Diet Assoc. 1998;98(10):1163-5.

21. Vuckovic N, Ritenbaugh C, Taren DL, Tobar M. A qualitative study of participants' experiences with dietary assessment. J Am Diet Assoc. 2000;100(9):1023-8.

22. Ma Y, Olendzki BC, Pagoto SL, Hurley TG, Magner RP, Ockene IS, et al. Number of 24-hour diet recalls needed to estimate energy intake. Ann Epidemiol. 2009;19(8):553-9.

23. Yuhas JA, Bolland JE, Bolland TW. The impact of training, food type, gender, and container size on the estimation of food portion sizes. J Am Diet Assoc. 1989;89(10):1473-7.

24. Weber JL, Tinsley AM, Houtkooper LB, Lohman TG. Multimethod training increases portion-size estimation accuracy. J Am Diet Assoc. 1997;97(2):176-9.

25. Scagliusi FB, Polacow VO, Artioli GG, Benatti FB, Lancha AH Jr. Selective underreporting of energy intake in women: magnitude, determinants, and effect of training. J Am Diet Assoc. 2003;103(10):1306-13.

26. Nevill AM, Stewart AD, Olds T, Holder R. Relationship between adiposity and body size reveals limitations of BMI. Am J Phys Anthropol. 2006;129(1):151-6.

27. Mialich MS, Martinez EZ, Jordao Jr AA. Comparative study of instruments for the analysis of body composition in a sample of the Brazilian population. Int J Body Comp Res. 2011;9(1):19-24.

28. Mialich MS, Martinez EZ, Garcia RWD, Jordao Jr AA. New body mass index adjusted for fat mass (BMIfat) by the use of electrical impedance. Int J Body Comp Res. 2011;9(2):65-72.

29. Bellisari A, Roche AF. Anthropometry and ultrasound. In: Heymsfield SB, Lohman TG, Wang ZM, Going SB. Human body composition. 2nd ed. Champaign: Human Kinetics; 2005. p. 109-27.

30. Chumlea WC, Sun SS. Bioelectrical impedance analysis. In: Heymsfield SB, Lohman TG, Wang ZM, Going SB. Human body composition. 2nd ed. Champaign: Human Kinetics; 2005. p. 79-87.

31. Lohman TG, Chen Z. Dual-energy X-ray absorptiometry. In: Heymsfield SB, Lohman TG, Wang ZM, Going SB. Human body composition. 2nd ed. Champaign: Human Kinetics; 2005. p. 63-77.

32. Going SB. Hydrodensitometry and air displacement plethysmography. In: Heymsfield SB, Lohman TG, Wang ZM, Going SB. Human body composition. 2nd ed. Champaign: Human Kinetics; 2005. p. 17-33.

33. Scholler DA. Hidrometry. In: Heymsfield SB, Lohman TG, Wang ZM, Going SB. Human body composition. 2nd ed. Champaign: Human Kinetics; 2005. p. 35-49.

34. Ross R, Janssen I. Computed tomography and magnetic resonance imaging. In: Heymsfield SB, Lohman TG, Wang ZM, Going SB. Human body composition. 2nd ed. Champaign: Human Kinetics; 2005. p. 89-108.

35. Das SK. Body composition measurement in severe obesity. Curr Opin Clin Nutr Metab Care. 2005;8(6):602-6.

36. Petroni ML, Bertoli S, Maggioni M, Morini P, Battezzati A, Tagliaferri MA, et al. Feasibility of air plethysmography (BOD POD) in morbid obesity: a pilot study. Acta Diabetol. 2003;40 Suppl 1:S59-62.

37. Das SK, Roberts SB, Kehayias JJ, Wang J, Hsu LK, Shikora SA, et al. Body composition assessment in extreme obesity and after massive weight loss induced by gastric bypass surgery. Am J Physiol Endocrinol Metab. 2003;284(6):E1080-8.

38. Machado AF. Dobras cutâneas: localização e procedimentos. Rev Desp Saúde. 2007;4(2):41-5.

39. Deurenberg P. Limitations of the bioelectrical impedance method for the assessment of body fat in severe obesity. Am J Clin Nutr. 1996;64(3 Suppl):449S-52S.

40. Coppini LZ, Waitzberg DL, Campos AC. Limitations and validation of bioelectrical impedance analysis in morbidly obese patients. Curr Opin Clin Nutr Metab Care. 2005;8(3):329-32.

41. Barbosa-Silva MC, Barros AJ. Bioelectrical impedance analysis in clinical practice: a new perspective on its use beyond body composition equations. Curr Opin Clin Nutr Metab Care. 2005;8(3):311-7.

42. Sartorio A, Conte G, Morini P, Battistini N, Faglia G, Bedogni G. Changes of bioelectrical impedance after a body weight reduction program in highly obese subjects. Diabetes Nutr Metab. 2000;13(4):186-91.

43. Cox-Reijven PL, van Kreel B, Soeters PB. Accuracy of bioelectrical impedance spectroscopy in measuring changes in body composition during severe weight loss. JPEN J Parenter Enteral Nutr. 2002;26(2):120-7.

44. Ginde SR, Geliebter A, Rubiano F, Silva AM, Wang J, Heshka S, et al. Air displacement plethysmography: validation in overweight and obese subjects. Obes Res. 2005;13(7):1232-7.

45. Mialich MS, Penaforte FRO, Rabito EI, Jordao Jr AA, Chiarello PG. Determinación de composición corporal mediante análisis de impedancia segmentada: consideraciones y aplicaciones prácticas. Rev Chil Nutr. 2010;37(3):262-9.

46. Horie LM, Barbosa-Silva MC, Torrinhas RS, de Mello MT, Cecconello I, Waitzberg DL. New body fat prediction equations for severely obese patients. Clin Nutr. 2008;27(3):350-6.

47. Laboratory assessment. In: Gibson RS. Principles of nutritional assessment. New York: Oxford University Press; 2005. p. 373-402.

48. Paiva AA, Rondó PHC, Guerra-Shinohara EM. Parâmetros para avaliação do estado nutricional de ferro. Rev Saúde Pública. 2000;34(4):421-6.

49. Litchford MD. Avaliação: dados laboratoriais. In: Mahan LK, Escott-Stump S. Krause, alimentos, nutrição e dietoterapia. Rio de Janeiro: Elsevier; 2010. p. 411-31.

50. Schweiger C, Weiss R, Berry E, Keidar A. Nutritional deficiencies in bariatric surgery candidates. Obes Surg. 2010;20(2):193-7.

51. Moizé V, Deulofeu R, Torres F, de Osaba JM, Vidal J. Nutritional intake and prevalence of nutritional deficiencies prior to surgery in a Spanish morbidly obese population. Obes Surg. 2011;21(9):1382-8.

52. Goldner WS, Stoner JA, Thompson J, Taylor K, Larson L, Erickson J, et al. Prevalence of vitamin D insufficiency and deficiency in morbidly obese patients: a comparison with non-obese controls. Obes Surg. 2008;18(2):145-50.

53. Gemmel K, Santry HP, Prachand VN, Alverdy JC. Vitamin D deficiency in preoperative bariatric surgery patients. Surg Obes Relat Dis. 2009;5(1):54-9.

54. Stein EM, Strain G, Sinha N, Ortiz D, Pomp A, Dakin G, et al. Vitamin D insufficiency prior to bariatric surgery: risk factors and a pilot treatment study. Clin Endocrinol (Oxf). 2009;71(2):176-83.

55. Laftah AH, Ramesh B, Simpson RJ, Solanky N, Bahram S, Schümann K, et al. Effect of hepcidin on intestinal iron absorption in mice. Blood. 2004;103(10):3940-4.

56. Zimmermann MB, Zeder C, Muthayya S, Winichagoon P, Chaouki N, Aeberli I, et al. Adiposity in women and children from transition countries predicts decreased iron absorption, iron deficiency and a reduced response to iron fortification. Int J Obes (Lond). 2008;32(7):1098-104.

57. Rosa FT, de Oliveira-Penaforte FR, de Arruda Leme I, Padovan GJ, Ceneviva R, Marchini JS. Altered plasma response to zinc and iron tolerance test after Roux-en-Y gastric bypass. Surg Obes Relat Dis. 2011;7(3):309-14.

58. Ernst B, Thurnheer M, Schmid SM, Schultes B. Evidence for the necessity to systematically assess micronutrient status prior to bariatric surgery. Obes Surg. 2009;19(1):66-73.

59. Hammond KA. The nutritional dimension of physical assessment. Nutrition. 1999;15(5):411-9.

60. Nehme MN, Martins MEV, Chaia VL, Vaz EM. Contribuição da semiologia para o diagnóstico nutricional de pacientes hospitalizados. Arch Latinoam Nutr. 2006;56(2):153-9.

61. Wolk R, Moore E, Foulks C. Renal disease. In: Gottschlich MM, editor. ASPEN Nutrition Support Core Curriculum: a case-based approach – the adult patient. Silver Spring: American Society for Parenteral and Enteral Nutrition; 2007. p. 576-96.

13

ESTIMATIVAS DAS NECESSIDADES ENERGÉTICAS EM PACIENTES HOSPITALIZADOS: ABORDAGEM E MÉTODOS

Diana Ruffato Resende Campanholi

Vivianne Rêis Bertonsello

Juliana Maria Faccioli Sicchieri

A energia necessária para manter o bom funcionamento do corpo humano é obtida pela oxidação dos macronutrientes provenientes da comida. O gasto energético (GE) pode ser considerado como um processo de produção energética proveniente da combustão de substratos energéticos que resulta no consumo de oxigênio (O_2) e na produção de gás carbônico (CO_2). Parte dessa energia produzida é perdida como calor e na urina, e o restante é armazenado em moléculas altamente energéticas, conhecidas como adenosinas trifosfatos (ATP)[1]. O gasto energético total (GET) é a energia requerida pelo organismo diariamente e é determinado por três componentes: gasto energético basal (GEB), termogênese induzida pela alimentação e atividade física[2].

As enfermidades clínicas e cirúrgicas também elevam o dispêndio energético como parte da resposta metabólica ao estresse que desencadeia nos pacientes[3,4]. A elevação depende da gravidade da doença, da extensão da agressão sofrida pelo paciente, da presença de febre, do desenvolvimento de complicações como sepse e disfunção de múltiplos órgãos e das medidas terapêuticas adotadas. Após cirurgias eletivas, o dispêndio de repouso aumenta de 5% a 20%. Fraturas múltiplas, injúrias abdominais extensas, traumatismos do sistema nervoso central e infecções graves elevam o dispêndio energético de repouso 50% a 60% acima do previsto, enquanto, nos grandes queimados, o dispêndio pode chegar ao dobro do previsto[5]. Portadores de condições clínicas como insuficiência cardíaca, insuficiência respiratória, pancreatite aguda, neoplasias e hemorragia subaracnoide também apresentam dispêndio elevado[5]. Alguns pacientes apresentam GE menor do que o previsto. Essa resposta hipometabólica tem sido associada a determinações na fase inicial da injúria, presença de choque ou instabilidade hemodinâmica, falência bioenergética celular, doença hepática avançada, hipotireoidismo, desnutrição, traumatismo raquimedular, hipotermia e utilização de analgesia e sedação[3].

Existem vários métodos para a estimativa do GE no ambiente hospitalar: calorimetria indireta, impedância bioelétrica e equações preditivas.

GASTO ENERGÉTICO BASAL

O GEB é o total de calorias gastas por minuto ou por hora que pode ser extrapolada para 24 horas; ele também representa a quantidade mínima de energia necessária para a manutenção das funções vitais corporais[6].

Ele contribui para 60% a 70% do requerimento diário de energia para a maioria dos indivíduos sedentários e aproximadamente 50% dos fisicamente ativos. O GEB deve ser mensurado sob condições ambientais padronizadas com temperaturas e umidade controladas. Os indivíduos devem estar descansados, completadas 8 horas de sono e com 12 horas de jejum. Durante a mensuração o indivíduo deve permanecer acordado, ficar deitado sem conversar, relaxado e respirando normalmente[2].

GASTO ENERGÉTICO DE REPOUSO (GER)

Ele pode ser 3% a 10% maior que o GEB em decorrência do efeito térmico do alimento e da influência de atividades físicas mais recentes. O procedimento para sua mensuração é semelhante ao do GEB. A maior diferença entre eles deve-se ao fato de que, para verificar o GER, os indivíduos precisam ter descansado e estar em jejum por menor período, pelo menos 30 minutos de descanso e 3 horas de jejum[7].

CALORIMETRIA INDIRETA

A calorimetria indireta é um método não invasivo e muito preciso, com erro inferior a 1%. Ela possui alta reprodutibilidade e tem sido considerada como padrão-ouro na mensuração de gasto energético[7]. Esse método permite a estimativa de GEB e GER, além de identificar qual substrato energético está sendo predominantemente metabolizado pelo corpo em um momento específico (Tabela 13.1). Ele é baseado na mensuração indireta do calor produzido pela oxidação dos nutrientes, que é estimado por meio da monitorização do consumo de oxigênio (O_2) e pela produção de gás carbônico (CO_2) por determinado período de tempo[1,8].

O calorímetro possui um coletor de gás que é adaptado ao indivíduo e um sistema que mensura o volume e a concentração de O_2 e CO_2 por minuto (Figura 13.1). Depois de quantificados os volumes dos gases, o GE é calculado pela fórmula de Weir, e os resultados são mostrados em um *software* acoplado ao sistema[1].

Fórmula de Weir (Weir, 1949)[8]

$$GEB = 1.44\,(3.9V\,O_2 + 1.1VCO_2)$$

Os procedimentos para o uso da calorimetria indireta exigem os mesmos protocolos padronizados para a determinação de GEB e GER. Entretanto, é um método caro e relativamente complexo, além de requerer treinamento para seu uso correto.

Tabela 13.1. Equivalentes calóricos obtidos pela oxidação dos substratos *in vivo*[9]

Substrato	CO_2 produzido por grama de substrato L/g	O_2 consumido por grama de substrato L/g	QR (coeficiente respiratório)	Calor produzido por grama de substrato kcal/g	Calor produzido por litro de O_2 consumido kcal/L
Glicogênio	0,829	0,829	1,00	4,18	5,05
Sacarose	0,786	0,786	1,00	3,96	5,04
Glicose	0,746	0,746	1,00	3,74	5,01
Lipídeo	1,427	2,019	0,70	9,46	4,69
Proteína	0,774	0,966	0,8	4,32	4,48

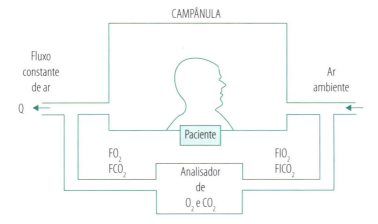

FO$_2$: fluxo expirado de oxigênio; FCO$_2$: fluxo expirado de gás carbônico; FIO$_2$: fluxo inspirado de O$_2$; FICO$_2$: fluxo inspirado de gás carbônico.

Figura 13.1. Esquema baseado em Ferrannini (1988) e Weissman e cols. (1999) de aparelho de calorimetria indireta.

PLETISMOGRAFIA

A pletismografia é um método de uso recente na avaliação do estado nutricional. Consiste na determinação da composição corporal por meio da relação inversa entre pressão e volume, com base na Lei de Boyle, na qual $P_1V_1 = P_2V_2$. Com esses dados, é possível determinar os compartimentos corporais com o cálculo de densidade corporal[10]. É um método não invasivo e que apresenta como vantagem a aplicabilidade em pacientes obesos mórbidos, característica não presente em outros métodos, como a densitometria. O sujeito entra em um cilindro de volume conhecido, usando pouca vestimenta e permanece por alguns minutos imóvel, assim se aferem as variações de volume e pressão que serão usadas para sua avaliação. As incursões respiratórias são orientadas e aferidas para se evitarem falhas associadas às trocas gasosas. A partir desses dados, mede-se a composição corporal com o auxílio da equação de Siri[11].

CALORIMETRIA INDIRETA CIRCULATÓRIA OU PRINCÍPIO DE FICK

O GER pode ser mensurado também pelo princípio de Fick, que é um método prático e simples. O princípio de Fick é comumente utilizado para monitorar o consumo de O$_2$ e o gasto energético quando uma unidade de terapia intensiva (UTI) não possui calorimetria indireta e o suporte nutricional deve ser calculado com cuidado[12].

Esse método baseia-se em uma técnica que requer a inserção de um cateter na artéria pulmonar para a estimativa do débito cardiovascular[1]. O uso desse cateter permite analisar a gasometria do sangue venoso e arterial. Assim, é possível calcular o consumo de O$_2$ por meio da diferença no conteúdo de O$_2$ arteriovenoso multiplicado pelo débito cardíaco[1].

Assim, o GER pode ser estimado baseado na equação de Fick:

$$GER = DC \times [96,54 \times Hb \times (SaO_2 - SvO_2)]$$

Sendo: DC = débito cardíaco, Hb = hemoglobina, SaO$_2$ = saturação aterial de oxigênio, SvO$_2$ = saturação venosa de oxigênio

Uma vez que o princípio de Fick requer a inserção de um cateter, esse método deve ser utilizado apenas em pacientes que já possuem um cateter inserido para seu controle hemodinâmico[13]. É importante enfatizar que esse método não é equivalente à calorimetria indireta, uma vez que subestima valores de GER[1].

ÁGUA DUPLAMENTE MARCADA (ADM)

A ADM é um método preciso para a mensuração de GET de indivíduos que não estão confinados e sem modificação na sua rotina. É também útil para medir o GET durante alguns dias ou semanas. Ele é considerado seguro porque utiliza deutério (H_2) e oxigênio 18 (O_{18}), elementos não radioativos que são encontrados naturalmente no corpo humano. A precisão da ADM é de 97%-99% quando comparada à calorimetria indireta, por isso também é considerada um padrão-ouro[14]. O método é baseado no princípio de diluição de isótopos. O indivíduo ingere esses elementos em concentração e volumes conhecidos (C1 e V1). Os elementos difundem pelo fluido corporal, o qual possui um volume diferente (V2), e uma nova concentração poderá ser calculada (C2) pela fórmula[14]:

$$C1 \times V1 = C2 \times V2$$

Então, o método da ADM considera que o volume de O_2 é determinado pelo fluxo de água do corpo, pelo O_2 inspirado e pelo CO_2 expirado, enquanto o volume de H_2 é determinado exclusivamente pelo fluxo de água corporal[15]. À medida que o corpo produz energia, CO_2 e água são produzidos; enquanto o CO_2 é eliminado pelos pulmões, a água é eliminada pelos pulmões, pele e urina[16].

A taxa de desaparecimento de H_2 e de O_{18} é determinada por várias mensurações de suas concentrações nos fluidos corporais (saliva, urina ou sangue). A diferença na taxa de desaparecimentos dos dois isótopos é usada para estimar a produção de CO_2 e, assim, determinar o gasto energético, baseado na equação de Weir[16]. Entretanto, esse método é caro e requer equipamentos sofisticados e pessoas treinadas. Além disso, ele não fornece informação sobre oxidação de substratos[17].

IMPEDÂNCIA BIOELÉTRICA (BIA)

A BIA é um método rápido e não invasivo que estima a composição corporal, incluindo a distribuição de fluidos intra e extracelulares. Ela também estima GER por meio de equações preditivas baseadas na quantidade de massa magra. O uso da BIA possui algumas limitações: em casos de hiper-hidratações ou retenções hídricas, a massa magra será superestimada, dessa forma o GER também será superestimado[18].

Além disso, outros fatores podem afetar os resultados da BIA, como dieta, atividade física, uso de diuréticos, período menstrual, idade, grupo étnico e estado nutricional[18].

A estimativa de GER pela BIA é válida na prática clínica, sempre que o protocolo correto para o uso desse aparelho é respeitado, principalmente porque é um método não invasivo e mais barato quando comparado à calorimetria indireta[1].

SENSORES DE CALOR E MOVIMENTO

O sensor de calor e movimento é um aparelho prático desenvolvido recentemente[19]. Esse aparelho estima o GE por meio de equações desenvolvidas pelo fabricante, as quais considera uma série de parâmetros como fluxo de calor, aceleração, temperatura da pele, resposta galvânica da pele e temperatura próxima ao corpo e características de cada indivíduo (sexo, idade, altura, peso, fumante ou não fumante, canhoto ou destro). Até o momento os estudos mostram que esse sensor de calor e movimento necessita de ajustes para estimar o GE com maior precisão[1].

EQUAÇÕES PREDITIVAS

Harris e Benedict

As primeiras equações preditivas de gasto energético datam de 1919, foram produzidas por Harris e Benedict e foram feitas para populações adultas eutróficas com pesos dentro dos limites da normalidade[20].

| Homens: 66,4730 + 13,7516(P) + 5,0033(A) – 6,7550(I) |
| Mulheres: 655,0955 + 9,5634(P) + 1,8496(A) – 4,6756(I) |

Assim, essas equações subestimam o GER quando aplicadas em obesos, utilizando o peso ideal, ou então superestimam o GER quando o peso atual é utilizado[21].

Por outro lado, quando o peso ajustado é utilizado, o risco de falhas de estimativas é reduzido. Segundo Walker e Heuberger, apesar da equação de Harris-Benedict predizer de forma precisa a necessidade energética da população saudável, ela não é confiável quando aplicada para população doente, desnutrida ou em estado crítico. Há fortes evidências para não se usar a equação de Harris-Benedict, com ou sem fatores de injúria, em pacientes graves[22].

Equação recomendada pela FAO/WHO/UNU

Equações para cálculo do GEB definidas por Schofield (1985) que são recomendadas pela *Food and Agriculture Organization of the United Nations* (FAO), *World Health Organization* (WHO) e *United Nations University* (UNU) – 2001 –, conforme a Tabela 13.2.

Tabela 13.2. Equações para cálculo do gasto energético basal, em quilocalorias por dia, para homens e mulheres de acordo com a faixa etária

Idade (anos)	Fórmulas	
	Homens	Mulheres
< 3	$(59,512 \times peso^*) - 30,4$	$(58,317 \times peso) - 31,1$
3-10	$(22,706 \times peso) + 504,3$	$(20,315 \times peso) + 485,9$
10-18	$(17,686 \times peso) + 658,2$	$(13,384 \times peso) + 692,6$
18-30	$(15,057 \times peso) + 692,2$	$(14,818 \times peso) + 486,6$
30-60	$(11,472 \times peso) + 873,1$	$(8,126 \times peso) + 845,6$
≥ 60	$(11,711 \times peso) + 587,7$	$(9,082 \times peso) + 658,5$

*Peso expresso em kg.

Nível de atividade física (NAF)

O NAF é classificado de acordo com a intensidade de atividades físicas habituais, conforme apresentado na sequência (Tabela 13.3).

- **Sedentários ou estilo de vida com atividades leves:** indivíduos que apresentam ocupações que não demandam esforços físicos, pois não precisam caminhar por longas distâncias, geralmente utilizam veículos motorizados como transporte, não se exercitam ou praticam esportes regularmente.
- **Ativos ou estilo de vida com atividades moderadas:** indivíduos que apresentam ocupações que não demandam extremo gasto energético, porém envolvem mais gasto de energia do que o descrito para pessoas sedentárias. Podem ser indivíduos com ocupações classificadas como sedentárias que regularmente gastam boa parte do tempo de suas rotinas diárias com atividades físicas moderadas a vigorosas.
- **Vigorosos ou estilo de vida com atividades extremamente vigorosas:** indivíduos que se dedicam regularmente a trabalhos que demandam esforços extremos ou apresentam atividades de lazer extremo com esforço por várias horas.

Tabela 13.3. Classificação dos níveis de atividade física de acordo com as categorias de estilo de vida

Categorias	Nível de atividade física
Sedentários ou estilo de vida com atividades leves	1,4-1,69
Ativos ou estilo de vida com atividades moderadas	1,7-1,99
Vigorosos ou estilo de vida com atividades extremamente vigorosas	2-2,4*

* Níveis de atividade física > 2,4 são difíceis de manter por longos períodos.

Portanto, para o cálculo do GET, basta realizar a seguinte equação:

$$GET = GEB \times NAF$$

Equações da *Dietary Reference Intakes*

A *Dietary Reference Intakes* (DRI) propõe equações para estimar o EER (necessidade estimada de energia) em adultos maiores de 19 anos, com fórmulas específicas para eutróficos, obesos e sobrepeso e uma única fórmula ajustada para essas três combinações de estado nutricional (Tabela 13.4). São estabelecidas, também, NAF específico para cada fórmula. Essas equações são para o cálculo da EER saudáveis.

Tabela 13.4. Equações para cálculo do gasto energético total, recomendadas pela *Dietary Reference Intakes*

Eutrófico	**Homens**
	$EER^a = 662 - (9,53 \times I^b) + AF^c \times (15,91 \times P^d) + (539,6 \times A^e)$
	AF = 1 para sedentário se nível AF for estimado com sendo entre ≥ 1 e < 1,4
	AF = 1,11 para pouco ativo se nível AF for estimado com sendo entre ≥ 1,4 e < 1,6
	AF = 1,25 para ativo se nível AF for estimado com sendo entre ≥ 1,6 e < 1,9
	AF = 1,48 para muito ativo se nível AF for estimado com sendo entre ≥ 1,9 e < 2,5
	Mulheres
	$EER = 354 - (6,91 \times I) + AF \times (9,36 \times P) + (726 \times A)$
	AF = 1 para sedentário se nível AF for estimado com sendo entre ≥ 1 e < 1,4
	AF = 1,12 para pouco ativo se nível AF for estimado com sendo entre ≥ 1,4 e < 1,6
	AF = 1,27 para ativo se nível AF for estimado com sendo entre ≥ 1,6 e < 1,9
	AF = 1,45 para muito ativo se nível AF for estimado com sendo entre ≥ 1,9 e < 2,5
Sobrepeso e obeso	**Homens**
	$EER = 1086 - (10,1 \times I) + AF \times (13,7 \times P) + (416 \times A)$
	AF = 1 para sedentário se nível AF for estimado com sendo entre ≥ 1 e < 1,4
	AF = 1,12 para pouco ativo se nível AF for estimado com sendo entre ≥ 1,4 e < 1,6
	AF = 1,29 para ativo se nível AF for estimado com sendo entre ≥ 1,6 e < 1,9
	AF = 1,59 para muito ativo se nível AF for estimado com sendo entre ≥ 1,9 e < 2,5
	Mulheres
	$EER = 448 - (7,95 \times I) + AF \times (11,4 \times P) + (619 \times A)$
	AF = 1 para sedentário se nível AF for estimado com sendo entre ≥ 1 e < 1,4
	AF = 1,16 para pouco ativo se nível AF for estimado com sendo entre ≥ 1,4 e < 1,6
	AF = 1,27 para ativo se nível AF for estimado com sendo entre ≥ 1,6 e < 1,9
	AF = 1,44 para muito ativo se nível AF for estimado com sendo entre ≥ 1,9 e < 2,5
Adaptado para eutrófico, sobrepeso e obeso	**Homens**
	$EER = 864 - (9,72 \times I) + AF \times (14,2 \times P) + (503 \times A)$
	AF = 1 para sedentário se nível AF for estimado com sendo entre ≥ 1 e < 1,4
	AF = 1,12 para pouco ativo se nível AF for estimado com sendo entre ≥ 1,4 e < 1,6
	AF = 1,27 para ativo se nível AF for estimado com sendo entre ≥ 1,6 e < 1,9
	AF = 1,54 para muito ativo se nível AF for estimado com sendo entre ≥ 1,9 e < 2,5
	Mulheres
	$EER = 387 - (7,31 \times I) + AF \times (10,9 \times P) + (660,7 \times A)$
	AF = 1 para sedentário se nível AF for estimado com sendo entre ≥ 1 e < 1,4
	AF = 1,14 para pouco ativo se nível AF for estimado com sendo entre ≥ 1,4 e < 1,6
	AF = 1,27 para ativo se nível AF for estimado com sendo entre ≥ 1,6 e < 1,9
	AF = 1,45 para muito ativo se nível AF for estimado com sendo entre ≥ 1,9 e < 2,5

[a] EER: necessidade estimada de energia; [b] I: idade; [c] AF: coeficiente de atividade física; [d] P: peso (kg); [e] A: altura (m).

Equações para patologias específicas

Paciente crítico

A equação de Ireton-Jones é utilizada para cálculo do GET em pacientes críticos com fórmula adaptada para respiração espontânea e respiração mecânica (Tabela 13.5)[23].

Tabela 13.5. Equação de Ireton-Jones

Repiração espontânea	Ventilação mecânica
$629 - (11 \times I^a) + (25 \times P^b) - (609 \times O^c)$	$1925 - (10 \times I) + (5 \times P) + (281 \times S^d) + (292 \times T^e) + (851 \times Q^f)$

[a] I: idade (anos); [b] P: peso corporal (kg); [c] O: obesidade > 30% acima do peso corporal inicial baseado nas tabelas do *Metropolitan Life Insurance* (1959) ou índice de massa corporal > 27 kg/m² (presente: 1, ausente: 0); [d] S: sexo (masculino: 1, feminino: 0); [e] T: trauma (presente: 1, ausente: 0); [f] Q: queimadura (presente: 1, ausente: 0).

Paciente oncológico

De acordo com o último Consenso Nacional de Nutrição Oncológica (2011), foram propostas algumas recomendações para estimar o GET para esses pacientes (Tabela 13.6).

Tabela 13.6. Cálculo da necessidade energética para pacientes oncológicos

Paciente	Situação da doença	Proposta
Adultos	Fase aguda, sepse	20-25 kcal/kg/dia
	Fase anabólica, recuperação	25-30 kcal/kg/dia
	Obesidade grave e fase crítica	11-14 kcal/kg de peso atual ou 22-25 kcal/kg de peso ideal/dia
Idosos	Realimentação	20 kcal/kg de peso atual
	Obeso	21-25 kcal/kg de peso atual
	Manutenção de peso	25-30 kcal/kg de peso atual
	Ganho de peso	30-45 kcal/kg de peso atual
	Depleção	35-45 kcal/kg de peso atual

Paciente com doença hepática

Para pacientes com doença hepática, as recomendações de energia são feitas conforme a Tabela 13.7.

Tabela 13.7. Recomendações de energia para paciente hepatopata[24]

Situação	Recomendação
Esteatose hepática alcoólica	35-40 kcal/kg/dia
Cirrose hepática	35-40 kcal/kg/dia
Transplante hepático	35-40 kcal/kg/dia

Paciente com pancreatite

Segundo o *International Consensus Guidelines for Nutrition Therapy in Pancreatitis* (2012), é recomendado para pacientes com pancreatite o aporte energético de 25-35 kcal/kg/dia.

Paciente com doença renal crônica

Para pacientes com doença renal crônica tanto na fase não dialítica (tratamento conservador) como na dialítica (hemodiálise e diálise peritoneal), é recomendado um aporte energético de 35 kcal/kg/dia, para aqueles com idade < 60 anos, e de 30-35 kcal/kg/dia, para aqueles com idade ≥ 60 anos[26]. Na prática clínica pode ser utilizado o peso ideal ou ajustado; o segundo é utilizado quando o peso atual apresenta percentual de adequação inferior a 95% ou superior a 115%.

Paciente queimado

A maioria das fórmulas utilizadas para estimar o gasto energético em pacientes queimados pode levar tanto à superestimação como à subestimação das suas necessidades[27]. Quando não é possível a realização de calorimetria indireta, os métodos de Dickerson e cols., Xie e cols. e Zawacki e cols. são os de maior acurácia quando comparados com os demais da literatura, e os dois últimos apresentam maior facilidade para serem utilizados na prática clínica[27-29]. Esses métodos estão ilustrados na Tabela 13.8.

Tabela 13.8. Fórmulas utilizadas para cálculo das necessidades energéticas em pacientes queimados

Pesquisador	Fórmula	
Xie (1993)	$(1.000 \text{ kcal} \times SC^a) + (25 \times SCQ^b)$	
Zawacki (1970)	1.440 kcal/SC^b/day	

[a] SC: superfície corporal (m²); [b] SCQ: % superfície corporal queimada.

CONSIDERAÇÕES

Qual método escolher?

Não há consenso sobre qual seria a equação padrão-ouro para estimar o GEB, pois cada uma apresenta alguma limitação. A população de estudo utilizada para validar as equações, bem como sua composição corporal, são fatores que devem ser considerados ao escolher um método para estimar o gasto energético[1]. Em geral, quando esse método é comparado com a calorimetria indireta, esses valores podem ter um percentual de erro entre 7%-55%[30,31].

Comparando-se as equações propostas pela FAO/WHO/UNU (1985 e 2001) com a EER (DRI), observou-se que a segunda apresenta menor grau de superestimação[32]. Dessa forma, recomendamos avaliar as vantagens, limitações e a população para qual cada equação foi elaborada e, então, verificar qual melhor se adapta ao paciente em questão.

Qual peso utilizar?

Perda de peso é universalmente associada à nutrição inadequada, e a perda de peso grave (10% do peso ideal) sugere desnutrição. Entretanto, em pacientes críticos, a mensuração do peso geralmente é mascarada por edemas e não reflete a verdadeira massa corpórea[33].

Em alguns pacientes, como aqueles com sepse e trauma, o aumento de volume corpóreo pode mascarar o peso durante várias semanas. Alguns argumentam que o uso do peso ideal é justificado, uma vez que a massa magra corporal muda ao longo da doença, portanto o peso ideal é mais preciso do que o peso atual[34]. Além disso, geralmente é impossível mensurar a massa gorda e a massa livre de gordura em pacientes críticos; muitos profissionais ajustam o peso corporal em 25%. Em pacientes não críticos o uso do peso atual superestima significativamente o gasto energético e o uso do peso ideal subestima o GET[35]. Essas diferenças fazem com que alguns profissionais usem o peso ajustado, no entanto há poucas evidências que suportem seu uso[36]. O uso do peso atual é mais preciso do que o uso do peso ideal ou do peso ajustado em algumas equações. Entretanto, um levantamento feito por Krenitsky mostrou que há discordância sobre qual peso usar: 40% usam o peso ajustado, 20% usam o peso ideal e 40% usam o peso atual nas equações[37]. Independentemente de qual peso e qual equação utilizar, há grande variabilidade no gasto energético, portanto muitos valores preditivos serão diferentes do real. Ainda não há um consenso sobre qual o melhor peso a ser utilizado[37]. Todavia, usar estimativas energéticas sem embasamento científico pode colocar em risco o tratamento dietético, piorar o prognóstico do paciente com complicações e, ainda, comprometer a atuação profissional do nutricionista, não devendo ser executada em nenhuma hipótese. Os métodos para estimativa de gasto energético foram resumidos na Tabela 13.9.

Tabela 13.9. Resumo dos métodos utilizados para estimativa de gasto energético

Método	A quem se aplica	Limitações	Vantagens
Calorimetria indireta	Todos os indivíduos	Método caro e relativamente complexo, além de requerer treinamento para seu uso correto.	Padrão-ouro para a estimativa de gasto energético e fornece informação sobre oxidação de substratos.
Plestimografia	Todos os indivíduos	Equipamentos sofisticados e pessoas treinadas.	Avalia de forma precisa a composição corporal e o gasto energético em uma grande variedade de grupos populacionais, incluindo idosos, crianças, adultos e indivíduos obesos.
Princípio de Fick	Pacientes que já possuem um cateter inserido para seu controle hemodinâmico	É invasivo. O uso do cateter pode contribuir para complicações metabólicas. Subestima o gasto energético de repouso.	Método prático e simples. Pode ser usado com precaução na impossibilidade de se medir o gasto energético em pacientes críticos que já possuem cateter para controle hemodinâmico implantado.
Água duplamente marcada	Todos os indivíduos	O método é caro e requer equipamentos sofisticados e pessoas treinadas. Além disso, ele não fornece informação sobre oxidação de substratos.	Indivíduos não precisam ficar confinados nem fazer qualquer modificação na sua rotina diária.
Impedância bioelétrica	Indivíduos maiores de 6 anos	Influenciado pelo estado de hidratação. Assim, fatores como jejum, estado nutricional, uso de diuréticos, ciclo menstrual, gravidez, atividade física, idade e grupo étnico podem interferir nos resultados.	Método não invasivo e mais barato quando comparado à calorimetria indireta.
Sensores de calor e movimento	População adulta	Estudos indicam que o método necessita de ajustes, especialmente para indivíduos obesos.	Método fácil e prático para se estimar o gasto energético total.
Harris e Benedict	População com idade entre 15 e 74 anos	Não recomendado para pacientes críticos, obesos ou subnutridos.	Método barato e simples, não requer treinamento nem equipamentos sofisticados.
FAO/WHO/ONU	População adulta, idosa e infantil	Pode levar à superestimação das necessidades energéticas, dependendo do NAF utilizado.	Método barato e simples, não requer treinamento nem equipamentos sofisticados. Ajustado de acordo com a faixa etária.
DRI	População adulta	Recomendado apenas para indivíduos saudáveis.	Método barato e simples. Fórmulas específicas para eutrófico, sobrepeso, obeso e adaptadas para as três combinações. Baseado em resultados realizados com água duplamente marcada.
Fórmulas específicas	População adulta de acordo com cada patologia	Não recomendadas para indivíduos saudáveis e podem sub ou superestimar as necessidades energéticas.	Método barato e simples. Tenta aproximar-se do gasto energético específico de cada patologia.

REFERÊNCIAS

1. Pinheiro Volp AC, Esteves de Oliveira FC, Duarte Moreira Alves R, Esteves EA, Bressan J. Energy expenditure: components and evaluation methods. Nutr Hosp. 2011;26(3):430-40.

2. National Academy Press. Dietary Reference Intakes for Energy, Carbohydrate, Fiber, Fat, Fatty Acids, Cholesterol, Protein, and Amino Acids (Macronutrients) 1st ed. Washington DC: National Academy Press; 2002.

3. Heymsfield SB, Thomas D, Bosy-Westphal A, Shen W, Peterson CM, Müller MJ. Evolving concepts on adjusting human resting energy expenditure measurements for body size. Obes Rev. 2012;13(11):1001-14.

4. Rolih CA, Ober KP. The endocrine response to critical illness. Med Clin North Am. 1995;79(1):211-24.

5. Way CWV. Nutritional support in the injured patient. Surg Clin North Am. 1991;71:537-48.

6. Hall JE, Guyton AC. Guyton and Hall textbook of medical physiology. Philadelphia, PA: Saunders/Elsevier; 2010. p. 1091.

7. Ikeda K, Fujimoto S, Goto M, Yamada C, Hamasaki A, Ida M, et al. A new equation to estimate basal energy expenditure of patients with diabetes. Clin Nutr. 2013;32(5):777-82.

8. Weir JB. New methods for calculating metabolic rate with special reference to protein metabolism. J Physiol. 1949;109(1-2):1-9.

9. Diener JRC. Calorimetria indireta. Rev Assoc Med Bras. 1997;43(3):245-53.

10. Mello MT, Dâmaso AR, Antunes HKM, Siqueira KO, Castro ML, Bertolino SV, et al. Avaliação da composição corporal em adolescentes obesos: o uso de dois diferentes métodos. Rev Bras Med Esporte. 2005;11(5):267-70.

11. Hames KC, Anthony SJ, Thornton JC, Gallagher D, Goodpaster BH. Body composition analysis by air displacement plethysmography in normal weight to extremely obese adults. Obesity (Silver Spring). 2014;22(4):1078-84.

12. Flancbaum L, Choban PS, Sambucco S, Verducci J, Burge JC. Comparison of indirect calorimetry, the Fick method, and prediction equations in estimating the energy requirements of critically ill patients. Am J Clin Nutr. 1999;69(3):461-6.

13. Frankenfield D, Hise M, Malone A, Russell M, Gradwell E, Compher C; Evidence Analysis Working Group. Prediction of resting metabolic rate in critically ill adult patients: results of a systematic review of the evidence. J Am Diet Assoc. 2007;107(9):1552-61.

14. Scagliusi FB, Lancha Jr. AH. Estudo do gasto energético por meio da água duplamente marcada: fundamentos, utilização e aplicações. Rev Nutr. 2005;18(4):541-51.

15. Speakman JR. The history and theory of the doubly labeled water technique. Am J Clin Nutr. 1998;68(4):932S-938S.

16. Matthews DE, Gilker CD. Impact of 2H and 18O pool size determinations on the calculation of total energy expenditure. Obes Res. 1995;3 Suppl 1:21-9.

17. Paul DR, Novotny JA, Rumpler WV. Effects of the interaction of sex and food intake on the relation between energy expenditure and body composition. Am J Clin Nutr. 2004;79(3):385-9.

18. Kamimura MA, Draibe SA, Sigulem DM, Cuppari L. Métodos de avaliação da composição corporal em pacientes submetidos à hemodiálise. Rev Nutr. 2004;17(1):97-105.

19. Papazoglou D, Augello G, Tagliaferri M, Savia G, Marzullo P, Maltezos E, et al. Evaluation of a multisensor armband in estimating energy expenditure in obese individuals. Obesity (Silver Spring). 2006;14(12):2217-23.

20. Harris JA, Benedict FG. A Biometric Study of Human Basal Metabolism. Proc Natl Acad Sci U S A. 1918;4(12):370-3.

21. Carrasco F, Rojas P, Ruz M, Rebolledo A, Mizón C, Codoceo J, et al. Concordancia entre gasto energético y reposo medido y estimado por fórmulas predictivas en mujeres con obesidad severa y mórbida. Nutr Hosp. 2007;22(4):410-6.

22. Walker RN, Heuberger RA. Predictive equations for energy needs for the critically ill. Respir Care. 2009;54(4):509-21.

23. Ireton-Jones CS, Turner WW Jr, Liepa GU, Baxter CR. Equations for the estimation of energy expenditures in patients with burns with special reference to ventilatory status. J Burn Care Rehabil. 1992;13(3):330-3.

24. Plauth M, Cabré E, Riggio O, Assis-Camilo M, Pirlich M, Kondrup J; DGEM (German Society for Nutritional Medicine), Ferenci P, Holm E, Vom Dahl S, Müller MJ, Nolte W; ESPEN (European Society for Parenteral and Enteral Nutrition). ESPEN Guidelines on Enteral Nutrition: Liver disease. Clin Nutr. 2006;25(2):285-94.

25. KDOQI. Clinical practice guidelines for nutrition in chronic renal feilure. Am J Kidney Dis. 2000;35(6):1-139.

26. Kopple JD. National kidney foundation K/DOQI clinical practice guidelines for nutrition in chronic renal failure. Am J Kidney Dis. 2001;37(1 Suppl 2):S66-70.

27. Dickerson RN, Gervasio JM, Riley ML, Murrell JE, Hickerson WL, Kudsk KA, et al. Accuracy of predictive methods to estimate resting energy expenditure of thermally-injured patients. JPEN J Parenter Enteral Nutr. 2002;26(1):17-29.

28. Zawacki BE, Spitzer KW, Mason AD, Johns LA. Does increased evaporative water loss cause hypermetabolism in burned patients? Ann. Surg. [Internet]. 1970;171(2):236-40. Available from: <http://www.pubmedcentral.nih.gov/articlerender.fcgi?artid=1396668&tool=pmcentrez&rendertype=abstract>.

29. Xie WG, Li A, Wang SL. Estimation of the calorie requirements of burned Chinese adults. Burns. 1993;19(2):146-9.

30. Headley JM. Indirect calorimetry: a trend toward continuous metabolic assessment. AACN Clin Issues. 2003;14(2):155-67; quiz 266.

31. Reid CL. Poor agreement between continuous measurements of energy expenditure and routinely used prediction equations in intensive care unit patients. Clin Nutr. 2007;26(5):649-57.

32. Oliveira FCE, Cruz ACDM, Oliveira CG, Cruz ACRF, Nakajima VM, Bressan J. Gasto energético de adultos brasileños saludables: una comparación de métodos. Nutr Hosp. [Internet]. 2008;23(6):554-61.

33. Cerra FB, Benitez MR, Blackburn GL, Irwin RS, Jeejeebhoy K, Katz DP, et al. Applied nutrition in ICU patients. A consensus statement of the American College of Chest Physicians. Chest. 1997;111(3):769-78.

34. Campbell CG, Zander E, Thorland W. Predicted vs measured energy expenditure in critically ill, underweight patients. Nutr Clin Pract. 2005;20(2):276-80.

35. Boullata J, Williams J, Cottrell F, Hudson L, Compher C. Accurate determination of energy needs in hospitalized patients. J Am Diet Assoc. 2007;107(3):393-401.

36. Glynn CC, Greene GW, Winkler MF, Albina JE. Predictive versus measured energy expenditure using limits-of-agreement analysis in hospitalized, obese patients. JPEN J Parenter Enteral Nutr. 1999;23(3):147-54.

37. Krenitsky J. Adjusted body weight, pro: evidence to support the use of adjusted body weight in calculating calorie requirements. Nutr Clin Pract. 2005;20(4):468-73.

14

VALORIZAÇÃO DA ALIMENTAÇÃO HOSPITALAR: EMPREGO DE ESTRATÉGIAS PARA MELHORAR A EDUCAÇÃO NUTRICIONAL

Rebeca Antunes Beraldo

Mariana dos Santos Bertagnolli

Juliana Maria Faccioli Sicchieri

A obesidade apresenta como consequências condições que predispõem à mortalidade, como doenças cardiovasculares, *diabetes mellitus,* doenças do trato digestivo e neoplasias[1].

O tratamento de doenças crônicas inclui a associação de mudanças no estilo de vida, com intervenção dietética, prática de atividade física regular e uso de medicamentos. A adesão dietoterápica desempenha papel crucial no sucesso do tratamento e a consequente melhora do estado nutricional é de extrema importância para o quadro de saúde geral do paciente[2].

O processo multifatorial que se estabelece mediante o vínculo entre o profissional da saúde e o paciente abrange aspectos que refletem na adesão ao tratamento. Os fatores considerados são: a frequência dos atendimentos, o reconhecimento, a aceitação e adaptação da sua condição de saúde, a identificação de hábitos de risco, o cultivo de atitudes promotoras de qualidade de vida, o desenvolvimento da consciência para o autocuidado e a manutenção da busca de saúde[3].

No caso de doentes crônicos, a adesão se apresenta reduzida, uma vez que os esquemas terapêuticos são muitas vezes complexos, exigem grande empenho do paciente e devem ser seguidos ininterruptamente[4].

No Serviço de Nutrição Clínica Ambulatorial do Hospital Universitário da Universidade Federal de Santa Catarina, entre 1985 e 1988, Carmo e Batista relataram sua preocupação com a adesão dos pacientes ao tratamento dietoterápico prescrito, mostrando que a maioria dos pacientes abandonou o tratamento[5].

A literatura aponta que há aumento dos índices de desnutrição durante as estadias hospitalares e que essa condição poderia ser amenizada por meio da melhoria das estratégias nutricionais[6].

As características da prescrição têm sido citadas como um dos fatores mais importantes na adesão, sendo sua complexidade o mais significativo. A adaptação da nova dieta à rotina diária com suas dificuldades, a mudança no estilo de vida, a falta de acesso a alimentos apropriados e os esforços extras requeridos na preparação do alimento são condicionantes impostas à prescrição.

As qualidades sensoriais (sabor, cheiro, textura e aparência) são fortes determinantes do comportamento alimentar. As características sensoriais dos alimentos desempenham papel não apenas na determinação do seu consumo, mas também na determinação da ingestão e seleção do alimento em uma refeição[7]. De maneira geral, os estudos demonstram que, independentemente da patologia do indivíduo, a qualidade e a apresentação dos alimentos interferem no apetite[8].

Sendo assim, algumas crenças equivocadas que são frequentemente observadas na prática clínica, como utilização de produtos de panificação sem adição de sal como componentes da dieta hipossódica ou restrição completa de sacarose na dieta do diabético, podem dificultar a adesão do paciente ao tratamento nutricional. Além das qualidades sensoriais, os profissionais de saúde devem repensar em como adaptar a dieta com as características culturais e restrições que cada indivíduo possui[8].

Segundo Boog, a educação nutricional é uma busca, compartilhada entre educador e educando, de novas formas e novos sentidos para o ato de comer, que se processa em determinado tempo e local, por meio da interação e do diálogo, mediante o qual se almeja qualidade e plenitude do viver[9].

Desde muito tempo atrás, observa-se que muitas práticas educativas em saúde têm caráter normativo e se caracterizam por prescrições comportamentais que não consideram os determinantes do processo saúde-doença e o saber popular. Essas prescrições podem assumir características muito invasivas, com cunho técnico e objetivo em situações do campo pessoal, afetivo e subjetivo. Por consequência, comumente são descumpridas[10,11].

O tratamento do paciente portador de doença crônica deve ter como eixo central o fornecimento de ferramentas que proporcionem a instrumentalização para o controle da doença, para que, por meio de seus próprios recursos, desenvolva mecanismos que permitam conhecer seu processo saúde-doença de modo a identificar, evitar e prevenir complicações, bem como a favorecer a adaptação a essa condição[3]. Nos casos de pacientes que apresentam dificuldade com a interpretação das orientações para o tratamento, como aqueles que apresentam déficit cognitivo ou são analfabetos, torna-se crucial uma orientação de forma prática.

A oficina culinária como proposta de educação nutricional facilita o acesso à informação sobre alimentação e saúde, na perspectiva da promoção da saúde e qualidade de vida, superando a abordagem focada na prevenção e tratamento de doença. Valoriza o comer e o cozinhar como práticas sociais carregadas de simbolismo, significado, história e identidade (cultura alimentar)[12].

No estudo de Castro e cols.[12], assumiu-se que, por meio da culinária, seria possível proporcionar uma experiência de vivência e reflexão sobre as relações entre alimentação, cultura e saúde, pois esse tema permitiria superar o caráter estritamente biológico que marca o discurso sobre alimentação saudável, seja no âmbito técnico-científico ou nos meios de comunicação. Além disso, contribuiria para o resgate da prática de cozinhar como atividade a ser valorizada no cotidiano, na perspectiva do autocuidado e do próximo. Nesse trabalho, a oficina proporcionou aos participantes motivação, reflexão, aprendizado conceitual, estímulo ao desenvolvimento de habilidades culinárias e instrumentalização para as escolhas e práticas alimentares. Mostrou-se como uma estratégia educativa viável, no contexto das políticas públicas de promoção da alimentação saudável[12].

Assim, seria de grande importância a inserção de métodos educativos em hospitais, tendo a culinária e dinâmicas educativas como eixo estruturante para auxiliar nas escolhas, técnicas de preparo e melhora da qualidade sensorial dos alimentos, com o intuito de minimizar as dificuldades de adesão ao tratamento dietoterápico em pacientes tanto subnutridos quanto obesos.

Este capítulo tem como objetivo apresentar as atividades executadas na atividade "Laboratório dietético de ações criativas" e as dinâmicas educativas realizadas na Unidade Metabólica do Hospital das Clínicas da Faculdade de Medicina de Ribeirão Preto (UME – HCFMRP) para pacientes crônicos com longos períodos de hospitalização (obesidade/síndrome metabólica e doenças desabsortivas como a síndrome do intestino curto – SIC), assim como descrever técnicas gastronômicas com o intuito de valorizar a alimentação hospitalar via oral.

DESCRIÇÃO DA UNIDADE METABÓLICA DO HOSPITAL DAS CLÍNICAS DA FACULDADE DE MEDICINA DE RIBEIRÃO PRETO (UME-HCFMRP)

A UME surgiu na década de 1970 em virtude da necessidade de um local especializado para o desenvolvimento de pesquisas envolvendo nutrição e doenças carenciais.

A unidade possui seis leitos (duas enfermarias), cozinha dietética (Figura 14.1) e sala para a realização de pesquisa. A planta do local para melhor caracterização está representada na Figura 14.2.

As internações recorrentes na UME são por múltiplas causas: a execução do "Programa de Oito Semanas", que consiste em internações por dois meses consecutivos para a realização de atividades de educação nutricional e dieta hipocalórica para redução de peso; o período preparatório para cirurgia bariátrica, com atividades como a realização de exames pré-operatórios e redução ponderal necessária para a cirurgia; a terapia nutricional para a SIC e, eventualmente, tratamentos para transtornos alimentares, desnutrição e comorbidades decorrentes da obesidade.

A distribuição das refeições nesse local é diferente da do restante do hospital, pois atende aos planos alimentares individualizados elaborados por nutricionistas, saindo da padronização das refeições da rotina hospitalar. Com essa operacionalização, torna-se possível, por exemplo, fracionar as refeições em maior número, adequar o porcionamento dos pratos conforme necessidade e preferência dos comensais, variar combinações de sabores, entre outros.

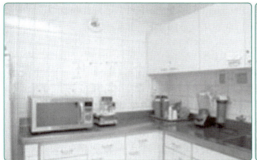 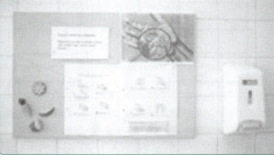
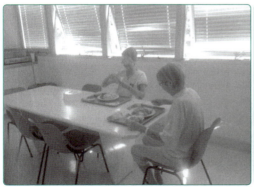 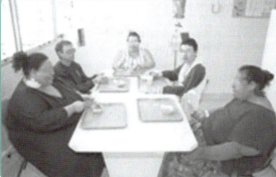

Figura 14.1. Cozinha dietética.

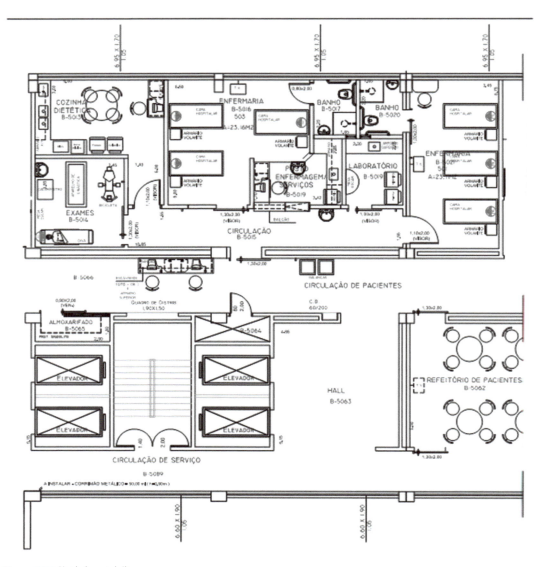

Figura 14.2. Unidade metabólica.

ATIVIDADES DE ALIMENTAÇÃO E NUTRIÇÃO DESENVOLVIDAS NA UNIDADE METABÓLICA

Atividades realizadas com pacientes obesos hospitalizados

Dinâmicas de grupo

Foram abordadas em grupo de assuntos relacionados a alimentação, ganho de peso e consequências, envolvendo temas de interesse dos pacientes. As abordagens fundamentaram-se em atividades com aulas expositivas e discussões, envolvendo também os familiares. Apesar do caráter informativo, os encontros desenvolveram reflexões com o objetivo de identificar dificuldades, discutir possibilidades e encontrar soluções adequadas para problemáticas que dificultam a adesão ao tratamento.

O ambiente acolhedor funcionou também como motivação para o tratamento, por possibilitar o compartilhamento das dificuldades e a busca de alternativas para solucionar os problemas. Em nosso serviço, uma avaliação prévia sobre programas de educação nutricional desenvolvidos em ambiente hospitalar mostrou algumas lacunas na adesão, que puderam ser melhoradas com intervenções como esta[13].

Análise sensorial: uso de edulcorantes e percepção do gosto doce

Estudos sobre o consumo de edulcorantes têm sido realizados em populações específicas, encontrando os efeitos do consumo excessivo a longo prazo e sua relação com a saúde, tais como o desenvolvimento de neoplasias[14], aumento no apetite[15] e ganho de peso[16].

Com o objetivo de avaliar a percepção do sabor doce dos alimentos por pacientes obesos e a influência sobre o uso de adoçantes, foi elaborada uma atividade para degustação e avaliação sensorial de suco de fruta adoçado com diferentes concentrações de sacarose e edulcorante.

Após a degustação, cada paciente avaliou o sabor e a aceitação de cada amostra.

Em seguida, foi realizada uma reunião para a devolutiva da experiência, com finalidade de orientá-los sobre o uso adequado de edulcorante em dietas com restrição de carboidrato de rápida absorção, de forma mais prática, evitando, dessa forma, falhas no entendimento das orientações.

O veículo para a degustação foi suco de maracujá concentrado, reconstituído conforme instruções do fabricante. Os sucos foram oferecidos cegamente com as características descritas na Tabela 14.1. As imagens das amostras podem ser vistas na Figura 14.3.

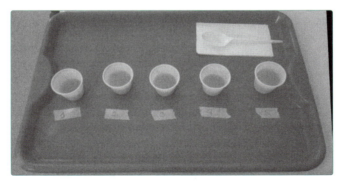

Figura 14.3. Sucos adoçados com diferentes concentrações de sacarose e edulcorantes.

Os pacientes degustaram as amostras separadamente, evitando influências externas. As impressões de cada paciente foram descritas na Tabela 14.1.

Tabela 14.1. Descrição da análise sensorial e percepções relatadas pelos pacientes

Amostra	Impressões do paciente 1	Impressões do paciente 2
1: adoçado com sacarose 10%	"apenas o gosto da fruta..."	"aguado"
2: adoçado com edulcorante (2 gotas, seguindo orientações do fabricante)	"sabor mais doce..."	"tá quase igual... mas tá melhor..."
3: sem adoçar	"aguado"	"horrível"
4: adoçado com edulcorante sem controle ("esguicho")	"bom... doce... gostoso!"	"doce demais"
5: sem adoçar (orientação para adoçá-lo a gosto, com o açúcar e adoçante como opções de escolha)	Escolheu o adoçante: colocou 6 gotas, contou 4 e achou que precisaria de mais 1	Escolheu o adoçante, colocou 2 gotas e achou "doce demais"

Os edulcorantes compreendem o grupo de substâncias utilizadas em substituição à sacarose que compartilham a propriedade de interagir com receptores gustativos e produzir a sensação denominada doce. Eles contribuem para melhorar a palatabilidade dos alimentos, compensando o dulçor sem aumentar a ingestão de carboidratos de rápida absorção[17].

A detecção do limiar de percepção dos sabores doce e salgado é feita segundo a norma técnica 12908 da Associação Brasileira de Normas Técnicas (ABNT – 1993) e é de grande importância na indústria alimentícia. Por meio dessa determinação, é possível fabricar alimentos modificados para determinados grupos populacionais, como diabéticos e hipertensos, que devem reduzir a ingestão de açúcar e cloreto de sódio na dieta, respectivamente, utilizando o mínimo possível do elemento indesejado[18].

A Tabela 14.2 ilustra os edulcorantes existentes no mercado e seus poderes de doçura.

Tabela 14.2. Poder de doçura dos edulcorantes em relação à sacarose

Edulcorantes	Doçura
Sucralose	600 vezes maior
Sacarina	300 vezes maior
Esteviosídeo	300 vezes maior
Taumatina	300 vezes maior
Aspartame	200 vezes maior
Acessulfame-K	200 vezes maior
Ciclamato	40 vezes maior

O maior risco dos edulcorantes talvez seja o seu consumo indiscriminado e excessivo, já que é de senso comum que esses produtos não "engordam", portanto são tidos como "saudáveis"[19].

Na dinâmica realizada, o paciente 1 demonstrou percepção menos intensa ao sabor doce e consumo excessivo de edulcorante, visto que considerou o suco adoçado com edulcorante na forma de esguicho o mais aceitável – "bom/doce/gostoso" – e utilizou 6 gotas para 30 ml para adoçar de forma livre o suco. Em estudo de nacional, conclui-se que não há vantagem em duplicar a quantidade de edulcorante recomendada, pois se atinge os mesmos níveis de aceitabilidade que a diluição adequada[20]. Dessa forma, é crucial que após a realização da dinâmica seja feita a devolutiva para os pacientes, orientando-os quanto ao uso adequado de edulcorantes, pois é de suma importância que os profissionais que trabalham com pacientes que fazem restrição do uso de sacarose esclareçam sobre o real papel dos edulcorantes, para que seu consumo se torne consciente[17].

A atenção nutricional deve considerar na prática profissional abordagens como essa, para que sejam trabalhadas essas questões de forma clara e objetiva com os pacientes, evitando a reprodução de orientações descaracterizadas.

Dinâmica: elaboração de receitas e preparações

Essa dinâmica realizada com os pacientes internados no "Programa de Oito Semanas" teve como objetivo orientá-los sobre as escolhas alimentares, substituições e adequação de nutrientes nas refeições.

Após a realização das aulas expositivas, as quais abordavam assuntos de grande importância para instruir uma alimentação saudável, os pacientes eram orientados a trazer uma receita culinária (de torta, massa, lanche, bolo, entre outras) para uma adaptação para uma versão menos calórica e a preparar a refeição com os alimentos oferecidos.

Ao elaborar a refeição, o paciente deveria considerar o porcionamento correto dos alimentos, a qualidade dos alimentos selecionados, o consumo de fibras ao iniciar a refeição, a realização da refeição em ambiente apropriado e sua duração. Durante a hospitalização, o paciente recebe as refeições já porcionadas, o que contribui para a construção de um modelo de refeição adequada, mas o porcionamento é um item pouco abordado na rotina de internação hospitalar. Em atividades como essa, mesmo sob supervisão, é possível observar como o paciente conduz a elaboração da sua refeição.

Os ingredientes oferecidos a cada paciente foram: acelga crua picada, tomate picado, cenoura ralada, atum, ovo cozido, pão de forma integral, pão francês, azeite e sal.

Com a finalização da atividade, observaram-se alguns padrões de comportamento que não eram relatados pelos pacientes nos atendimentos; material usado para orientação alimentar na alta hospitalar. Alguns achados interessantes foram: nenhum paciente iniciou a refeição por alimentos fontes de fibras (orientação feita em diversas ocasiões); a duração média do consumo da refeição foi muito curta (7 minutos); o consumo de fontes de fibras, vitaminas e minerais apresentou-se relativamente baixo; uma paciente levou o aparelho celular para a mesa de refeições.

O conhecimento sobre o que comer é um primeiro degrau na influência do comportamento alimentar saudável, provavelmente supervalorizado. A relação entre o que as pessoas sabem e o que as pessoas fazem tem sido considerada como "altamente tênue". O conhecimento não instiga a mudança, mas funciona como um instrumento quando as pessoas desejam mudar[21]. Sendo assim, apesar de haver conhecimento prévio adquirido nas aulas expositivas sobre a alimentação saudável em todos os seus aspectos, foi observado que ele não foi colocado em prática na dinâmica de preparação de refeições.

Para finalizar, houve relato de dificuldades que poderiam ser encontradas no domicílio e a orientação para alta com devolutiva.

Atividades realizadas com pacientes subnutridos/síndrome do intestino curto

Laboratório dietético de ações criativas: uso de gordura de coco

A SIC é caracterizada como uma complicação congênita ou adquirida, atingindo indivíduos com menos de 200 cm de intestino delgado funcionante em adultos e/ou quando há ressecções de intestino delgado maiores que 70% a 75%. Os sintomas mais comuns ocorridos no pós-operatório são diarreia aquosa, perda de peso, desidratação e desnutrição. A má absorção torna-se comum nesses casos, podendo ocorrer diarreia com perda de gordura, proteína, vitaminas, água e eletrólitos[22,23].

A terapia nutricional implica a manutenção do estado nutricional, diminuindo os sintomas relacionados ao quadro de má absorção, além de estimular e acelerar o processo de adaptação intestinal para melhoria da qualidade de vida. As gorduras da dieta são fundamentais, por fornecerem energia, ácidos graxos essenciais e vitaminas lipossolúveis. Independentemente de o paciente possuir ou não cólon, deve ser priorizado o consumo de ácidos graxos essenciais para evitar sua deficiência. Os triglicerídeos de cadeia média (TCM) são frequentemente utilizados no manejo nutricional dos pacientes com SIC, pois não necessitam das enzimas pancreáticas para serem absorvidos. Seu uso está relacionado com o aumento das calorias ingeridas e a melhoria da absorção de gorduras. Os TCM são considerados uma fonte rápida de energia, pois, ao contrário dos triglicerídeos de cadeia longa, não são significativamente incorporados em lipoproteínas, sendo absorvidos diretamente para a corrente sanguínea[24-26].

O "laboratório dietético de ações criativas" foi realizado para pacientes com SIC, com a finalidade de testar receitas comuns do dia a dia, utilizando óleo e leite de coco para suplementar a dieta com TCM. Isso torna a dieta adequada nutricionalmente, atrativa do ponto de vista sensorial e com maior aceitação.

Foi realizado um estudo na literatura científica para analisar o uso dos TCM em pacientes enterectomizados, sendo constatados seus efeitos positivos no tratamento desses pacientes.

Como o óleo de coco e o leite de coco são fontes de TCM, foram selecionadas preparações que continham como base esses ingredientes.

As preparações escolhidas foram arroz com óleo de coco, arroz com leite de coco, bolo de milho com óleo de coco e bolo de milho com leite de coco. Elaborou-se uma ficha de análise sensorial para avaliar aspectos como sabor, cor, odor, consistência e aceitabilidade. Cada aspecto julgado poderia receber uma pontuação que variava de 1 a 10.

Os pacientes foram divididos em quatro grupos, e cada grupo ficou responsável por preparar uma das receitas selecionadas. Após o preparo de todas as receitas, foi realizada a degustação dos pratos por todos participantes; depois foi aplicada a ficha de análise sensorial.

Em seguida, houve uma discussão sobre a percepção de cada um a respeito das preparações, sendo levantados os pontos que poderiam ser melhorados. Os resultados da análise sensorial foram apresentados na Tabela 14.3.

RECEITAS REALIZADAS

Arroz com óleo de coco
Ingredientes:
¾ xícara (chá) de arroz – 124,8g
1 colher (sopa) de óleo de coco – 17,6g
¼ cebola – 22,5g
¾ dente de alho – 4,3g
1 ½ xícara (chá) de água – 225 ml
1 pitada de sal – 0,6g
Rendimento: 349,6g

Arroz com leite de coco
Ingredientes:
¾ xícara (chá) de arroz – 108,4g
4 colheres (sopa) de leite de coco – 20g
¼ cebola – 28,95g
¾ dente de alho – 3,14g
1 ½ xícara (chá) de água – 225 ml
1 pitada de sal – 0,93g
Rendimento: 368,8g

Bolo de milho com óleo de coco
Ingredientes:
¾ xícara (chá) de farinha de trigo – 71,6g
½ colher (sopa) de fermento em pó – 8,5g
½ xícara (chá) de milho verde – 69g
¼ xícara (chá) de leite desnatado – 68,7g
1 ovo – 45,5g
4 colheres (sopa) de óleo de coco – 41,3g
½ xícara (chá) de adoçante dietético – 7,7g
Rendimento: 203,7g
Bolo de milho com leite de coco

Ingredientes:
¾ xícara (chá) de farinha de trigo – 72,4g
½ colher (sopa) de fermento em pó – 7,8g
½ xícara (chá) de milho verde – 60g
¼ xícara (chá) de leite desnatado – 58,2g
1 ovo – 50g
8 colheres (sopa) leite de coco – 79,6g
½ xícara (chá) de adoçante dietético – 6,9g
Rendimento: 206,6g

Tabela 14.3. Análise sensorial das preparações realizadas no segundo encontro

Alimento	Sabor	Cor	Odor	Consistência (textura)	Aceitabilidade
Arroz com óleo de coco	8	9	8	8	7
Arroz com leite de coco	9	9	8	9	8,5
Bolo de milho com óleo de coco	7,5	8	8,5	6	6
Bolo de milho com leite de coco	9	9	9	8	8,5

Pensou-se também em alternativas de substituição mais viáveis economicamente, como utilização do leite de coco. Porém, como o óleo de coco é extraído do leite de coco, a proporção de TCM do óleo para o leite de coco é de 4:1 (80g de TCM em 100g de óleo de coco e 20g em 100g de leite de coco), assim para cada quantidade de óleo utilizada são necessárias quatro vezes a quantidade em leite de coco.

Com relação às preparações de arroz, as duas (óleo e leite de coco) apresentaram ótima aceitação e agradáveis características sensoriais, no entanto o arroz com leite de coco apresentou-se mais palatável.

Os bolos de milho também apresentaram aceitação adequada, mas a versão com leite de coco se sobressaiu em relação à versão com óleo de coco.

Portanto, as utilizações de óleo de coco ou leite de coco como fonte de TCM mostraram-se opções viáveis. As preparações utilizando essas fontes apresentaram um modo de elaboração fácil e prático, não se diferenciando das práticas culinárias habituais.

Ambas apresentaram características sensoriais adequadas e boa aceitação, com destaque para o leite de coco.

Em suma, a culinária pôde auxiliar nas escolhas, técnicas de preparo e melhora da qualidade sensorial dos alimentos. Dessa forma, acredita-se que atividades com essas características podem melhorar a percepção do nutricionista e a compreensão do paciente, minimizando as dificuldades relacionadas à dietoterapia.

Elaboração de folder explicativo sobre TCM

Com o objetivo de melhorar o entendimento do paciente nas orientações nutricionais, foi realizado um *folder* explicativo sobre o uso, conservação e cuidados com o TCM.

O material tem como objetivo responder às perguntas mais frequentes dos pacientes, tais como importância do uso, indicações, vantagens, conservação, dicas gastronômicas, e também sugerir receitas.

Segue anexo o *folder* (Anexo 14.1).

Anexo 14.1.

HOSPITAL DAS CLÍNICAS DA FACULDADE DE MEDICINA
DE RIBEIRÃO PRETO DA UNIVERSIDADE DE SÃO PAULO
www.hcrp.fmrp.usp.br

Hospital das Clínicas de Ribeirão Preto
Curso de Nutrição e Metabolismo

Oficina de Nutrição

Por que utilizar a gordura de coco?
O **óleo de coco** extravirgem é um produto natural, de origem vegetal. É um alimento fonte de uma gordura chamada triglicerídeo de cadeia média (TCM).
Quando submetido a altas temperaturas, o óleo de coco não perde suas características nutricionais.

O que é TCM?
O TCM apresenta substâncias que os diferenciam das gorduras habitualmente utilizadas como óleo de soja, milho e canola e por isso sua absorção é mais rápida e mais eficiente que as demais gorduras.

Para quem está indicado?
O TCM é utilizado em dietas e tratamentos em clínicas e hospitais há muito tempo, substituindo a gordura comum para pacientes que tem problemas de absorção de nutrientes.

Quais as vantagens de se utilizar o TCM?
O TCM tem a vantagem de ser absorvido de forma mais eficaz que o torna uma fonte mais rápida de energia para o corpo, diminui o desconforto abdominal, a diarreia e a esteatorreia (perda de gorduras nas fezes).
As vitaminas que são absorvidas na presença de gordura e outros nutrientes também são mais bem aproveitadas, trazendo benefícios para a saúde do paciente.

Como conservar o seu TCM/óleo de coco em casa?
Após a abertura da embalagem, conservar o produto em geladeira.

A comida preparada com TCM/óleo de coco fica saborosa?
Sim. O TCM/óleo de coco é saboroso. Alguns alimentos que já estamos acostumados a comer com o tempero do dia a dia podem apresentar um sabor diferente deste que estamos habituados. Mas podemos usar a criatividade para preparar novos pratos e receitas deliciosos com esse produto.

Receitas com gordura de coco

Arroz

Ingredientes
1 e ½ xícaras (chá) de arroz
2 colheres (sopa) de óleo de coco
½ cebola
1 e ½ dente de alho
3 xícaras (chá) de água
Sal

Modo de preparo
Aqueça o óleo de coco e adicione a cebola picada e o alho amassado. Doure o tempero. Adicione o arroz e refogue. Junte a água e o sal a gosto. Deixe a água secar.

Rendimento: 5 porções

Bolo de milho

Ingredientes
400 gramas de ricota
3 colheres de óleo de coco
1 lata de milho verde
A mesma medida de leite desnatado
4 colheres (sopa) de adoçante dietético
1 pitada de sal
1 colher (sopa) de amido de milho
1 ovo
1 colher (sopa) de fermento em pó
2 claras em neve

Modo de preparo
No copo do liquidificador, coloque o leite, o milho verde, o adoçante dietético, o sal, o ovo, o amido de milho, o óleo de coco e a ricota esfarelada. Bata até obter a consistência de um creme.
Transfira a massa obtida para um recipiente e junte o fermento em pó e as claras batidas em neve. Mexa delicadamente. Coloque em assadeira untada com margarina. Leve ao forno pré-aquecido a 180 °C por 50 minutos.

Rendimento: 10 fatias

Observação: Pode-se substituir a gordura de coco pelo **leite de coco**. Porém, a quantidade de leite de coco utilizada deve ser quatro vezes a de óleo. (Exemplo: 1 colher de óleo de coco = 4 colheres de leite de coco)

GASTRONOMIA HOSPITALAR

As Unidades de Alimentação e Nutrição (UAN) ou Serviços de Nutrição e Dietética (SND) têm por objetivo, na área hospitalar, fornecer refeições nutritivas e equilibradas aos pacientes e funcionários.

Há grande responsabilidade quando se trata de pacientes, sobretudo porque estão enfermos e precisam receber dietas adequadas a cada caso e com garantida segurança higiênica e sanitária. Um dos grandes problemas na área hospitalar é o risco para o paciente em receber alimentos contaminados por erros de manipulação ou conservação[27].

No mundo contemporâneo há necessidade de se associar alimentação à qualidade de vida, pois é um fator social e agregador que remete ao ambiente familiar e ao ato de compartilhar à mesa[27].

Naturalmente, as características sensoriais dos alimentos são avaliadas pelo paciente por meio do seu olfato, visão, paladar, tato e audição[28]. São estímulos que não podem ser ignorados na área hospitalar, ao contrário, devem ser estimulados para satisfação do paciente e sua rápida recuperação.

Oferecer serviços com qualidade não é mais um privilégio para poucos, mas uma obrigação de todos aqueles que desejam manter sua atividade sustentável em longo prazo. Para se adaptar às demandas do mercado, o segmento hospitalar obriga-se a buscar alternativas na forma de fazer a gestão, com um olho na redução de custos e outro na manutenção da qualidade da assistência[27].

O desperdício de alimentos é uma das causas que atingem diretamente a gestão hospitalar e pode ser influenciado por uma série de fatores, como planejamento inadequado de refeições, preferências alimentares, treinamento dos funcionários para produção e porcionamento dos alimentos[29].

Diante da problemática encontrada em vários setores hospitalares[30], realizou-se um estudo para avaliar o resto-ingestão do Serviço de Alimentação e Nutrição da Unidade de Emergência do Hospital das Clínicas da Faculdade de Medicina de Ribeirão Preto. Considerou-se um hospital com 163 leitos de internação e 46 leitos de observação e um Serviço de Nutrição com 86 funcionários[30]. Nesse estudo, foram levadas em conta 650 dietas, totalizando 402 kg de alimentos, sendo 220 kg no almoço e 182 kg no jantar. Desse total, retornaram à UAN 123 kg (33%) de alimentos, sendo 58 kg no almoço (27%) e 65 kg no jantar (35%), que foram considerados restos alimentares[30].

Castro e cols. destacam que, quando os valores de resto-ingestão estão acima de 20% em coletividades enfermas, pressupõe-se inadequação no planejamento e na execução dos cardápios[31]. Alguns estudos[32,33] argumentam que o índice de resto-ingestão elevado pode ser decorrente de falha no porcionamento, preparações incompatíveis com o padrão/hábito dos pacientes, má apresentação das preparações, preparação de dietas a pacientes em jejum ou que receberam alta, prescrição de dietas gerais a pacientes com problemas de dentição ou com níveis de consciência alterados e baixa assistência aos pacientes que não conseguem se alimentar direito[34].

Por tal constatação, a profissionalização dos processos gerenciais em instituições hospitalares não é, na verdade, uma necessidade recente. Arndt e Bigelow já comentavam sobre a responsabilidade dos administradores hospitalares do início do século XX, que deveriam tomar suas decisões como se o hospital fosse uma fábrica, tendo em mente a necessidade de controle dos custos. Além disso, em virtude das características de imprevisibilidade da prestação de serviços desse segmento, focar em aperfeiçoamento na gestão torna-se imprescindível para a sobrevivência própria[35].

O desafio dos gestores é promover conscientização em todas as equipes envolvidas no atendimento de pacientes e seus familiares, fazendo-os compreender que o foco não deve ser apenas a doença, mas todos os demais aspectos que envolverão a sua permanência na organização hospitalar.

Entre os serviços que podem tornar o período de internação mais acolhedor para pacientes e familiares, está a alimentação, que deve ser capaz de suprir as necessidades básicas de manutenção e recuperação[36].

Observa-se que a alimentação hospitalar é alvo de críticas e rejeições por parte dos pacientes e da população em geral. A comida de hospital é comumente percebida como insossa, sem gosto, fria, servida cedo e ainda com conotações de permissão e proibição, aceitas apenas como um medicamento, por necessidade do tratamento e logo abandonadas quando os pacientes retornam a seus lares[37].

Atualmente, os profissionais da área hospitalar desenvolvem trabalhos em equipe com nutricionistas, técnicos em nutrição, gastrônomos, cozinheiros, entre outros, na busca de novas receitas e preparações culinárias atrativas, sempre respeitando a dietoterapia[27].

O prazer da alimentação deve ser estimulado na área hospitalar pela busca constante de novos padrões de apresentação das receitas visando à terapêutica.

Os alimentos são fatores indispensáveis nos tratamentos dietoterápicos. É necessário que os profissionais da área clínica conheçam os efeitos que os alimentos exercem no organismo e que utilizem esses alimentos de acordo com as recomendações dietoterápicas, como forma direta na recuperação e manutenção da saúde.

Ignorar o aspecto sensorial e visual das refeições hospitalares reduziria o ato de comer a apenas um instinto como os demais, acarretando insatisfação à grande maioria das pessoas e pacientes[27].

Tal obviedade deu espaço à Gastronomia Hospitalar. A palavra gastronomia provém do grego, significando leis do estômago[38]. É um conjunto de métodos, técnicas e procedimentos culinários, com a finalidade de transformar alimentos tornando-os adequados às necessidades humanas, respeitando seus aspectos culturais[39].

A prática da gastronomia hospitalar exige a combinação dos conhecimentos da ciência da nutrição pelos nutricionistas com a técnica de manipulação dos alimentos pelos profissionais gastrônomos. Como arte, deve planejar muito bem os cardápios, apresentar os alimentos de forma equilibrada e atraente como um meio indispensável à recuperação do paciente[27].

Alguns estudos indicam que refeições servidas com foco em detalhes, tais como temperatura, aparência e cordialidade do serviço, tendem a aumentar a ingestão alimentar de pacientes internados, reduzindo a possibilidade de desnutrição e desperdício[40-45].

Integrar o tratamento assistencial do paciente a uma dieta individualizada por meio de técnicas culinárias, a fim de tornar prazeroso o ato de alimentar-se, é o grande desafio da gastronomia hospitalar.

Esse processo deve ser iniciado desde o momento da aquisição dos itens a serem utilizados na produção das refeições, passando pelas técnicas utilizadas na forma de apresentação do serviço e no binômio tempo/temperatura da entrega para o consumo final. Em particular, a temperatura influenciará diretamente a qualidade do alimento servido e as percepções sensoriais do consumidor[40,46].

A evolução da qualidade das refeições pode refletir diretamente nos custos operacionais. A ingestão de maior quantidade reduz a possibilidade de desnutrição e causa diminuição significativa dos restos alimentares, evitando desperdícios substanciais[30,47]. A melhora na ingestão de alimentos pode auxiliar na redução do tempo de internação, permitindo a otimização do uso dos leitos[48-51].

Alguns fatores podem influenciar no volume de desperdício de alimentos, entre eles planejamento inadequado das refeições, preferência alimentar, treinamento de funcionários e proporção na oferta dos alimentos[30].

São considerados ótimos os serviços cujo desperdício de alimentos não ultrapasse 5% da produção. Desperdícios com variação de 5% a 10% são classificados como bons, e os que oscilam entre 10% e 15% são julgados regulares[52]. Conforme estudo realizado, citado anteriormente, a Unidade de Emergência do HCFMRP apresentou, em 2006, 33% de restos alimentares.

Tendo em vista a inviabilidade de muitas UAN para aumentar suas despesas ou a escassez de pessoal para a execução da alta gastronomia hospitalar, existem algumas técnicas gastronômicas para realçar o sabor, a apresentação e a textura de algumas preparações, sem alterar de forma significativa seu custo, tais como a utilização de ervas secas para a finalização do prato (Tabela 14.4) e de especiarias no cozimento dos alimentos (Tabela 14.5).

Há cortes diferenciados que podem ser realizados em legumes e folhas, manualmente ou por máquinas programadas, que realçam a aparência final do prato (Tabela 14.6), e existem compostos aromáticos que possuem como base legumes, ervas e especiarias que têm como função realçar e acentuar o sabor dos alimentos, tais como o *mirepoix*, a cebola *pique* (Tabela 14.7), o *bouquet garni* (maço de ervas amarrado, geralmente composto por uma combinação de talo de salsa, salsão, funcho, erva-doce, folha de alho-poró, tomilho, louro), o *sachet d'epices* (temperos embrulhados em um tecido como pimenta em grão, cravo, dente de alho, folha de louro e tomilho seco), sendo os três últimos retirados após fornecer ao fundo, molho ou sopa o sabor desejado.

Algumas considerações podem ser aplicadas à rotina da UAN e suas copas, sem alterar consideravelmente a logística de um hospital, e assim garantir a qualidade de um serviço hoteleiro em hospitais públicos, tais como:

- Utilizar tigelas para dar forma em arroz, purês, carnes pastosas e enfeitar tais alimentos com talinhos de cheiro-verde;
- Ter coerência para dispor os alimentos sob o prato e adequar sua proporcionalidade à dieta específica (em caso de dieta para obesos, dobrar o volume de salada);
- Servir aos comensais em pratos de louças brancas ou vidros, tampados, e oferecer talheres de inox embrulhados em guardanapo de papel armazenados em saquinhos plásticos descartáveis;
- Manter as melaninas e bandejas em perfeito estado de conservação e higiene e, se possível, cobrir as bandejas com toalhas de papel;
- Utilizar sachês de sal, azeite, vinagre e molhos para saladas;
- Oferecer frutas picadas, pudins e gelatinas em potes descartáveis com tampas;
- Recolher as bandejas em um intervalo pequeno após o serviço, para que se garanta a qualidade olfativa do quarto e evite que pacientes consumam alimentos armazenados sem o acondicionamento adequado.

A gestão de um hospital público deve cruzar dados e avaliar consideravelmente o investimento no serviço gastronômico hoteleiro, a diminuição dos restos alimentares, a melhora no quadro clínico do cliente/paciente e os dias de internação, para que o balanço final tenha um saldo positivo.

Tabela 14.4. Especificação de ervas secas e sua utilização em finalizações de pratos do cotidiano

Ervas	Preparação
Orégano	Saladas
Tomilho	Carnes
Alecrim	Torradas
Salsa	Legumes
Manjericão	Molhos

Tabela 14.5. Especificação de especiarias no cozimento dos alimentos

Especiarias	Alimentos
Canela	Carne moída
Açafrão	Arroz
Cebola/alho desidratados	Legumes

Tabela 14.6. Cortes de alimentos realizados manualmente ou por máquinas programadas

Corte	Definição	Ilustração
Julienne	Palito Ex.: batata	
Brunoise	Cubos regulares de 1 e 3 mm Ex.: chuchu	
Chiffonade	Corte fino de folhas Ex.: couve	
Mince	Picadinho bem pequeno para ervas Ex.: cheiro-verde	
Tourné	Formato de quibe Ex.: mandioquinha	
Bâtonnet	Bastões grossos e regulares de 5 e 8 mm × 50 mm de comprimento Ex.: batata	
Allumettes	Palito de fósforo Ex.: abobrinha, cenoura	

Tabela 14.7. Compostos aromáticos e suas definições

Compostos aromáticos	Definição	Ilustração
Mirepoix	50% cebola, 25% cenoura ou alho--poró e 25% salsão ou aipo cortados de forma *brunoise*	
Cebola *piqué*	Cebola cortada ao meio com folha de louro e cravos-da-índia espetados	

REFERÊNCIAS

1. Jung RT. Obesity as a disease. Br Med Bull. 1997;53(2):307-21.
2. Ryan Jr JA, Adye BA, Weinstein JA. Enteric fistulas. In: Rombeau JI, Caldmell, MD. Clinical nutrition. Philadelphia: WB Saunders; 1986. p. 419-36.
3. Silveira LMC, Ribeiro VMB. Grupo de adesão ao tratamento: espaço de "ensinagem" para profissionais de saúde e pacientes. Interface – Comunic Saúde Educ. 2005;9(16):91-104.
4. Reppold CT, Poersch AL, Mazoni CG. Aspectos psicológicos e adesão ao tratamento. In: Gottschall CBA, Busnello FM. Nutrição e síndrome metabólica. São Paulo: Atheneu; 2009.
5. Carmo MGTC, Batista SM. Experiência no atendimento ambulatorial em ambulatório. Rev Ciênc Saúde. 1994;12(1/2):95-107.
6. O'Flynn J, Peake H, Hickson M, Foster D, Frost G. The prevalence of malnutrition in hospitals can be reduced: results from three consecutive cross-sectional studies. Clin Nutr. 2005;24(6):1078-88.
7. Mattes RD, Kare MR. Nutrition and the chemical senses. In: Modern nutrition in health and disease. 8th ed. Pensylvania: Lea & Febiger; 1994. p. 524-36.
8. Sicchieri JMF, Resende DR, Bertonsello VR, Ikeda ES, Unamuno MRDL. Cuidados nutricionales em pacientes com suporte nutricional. Parte I. Re Felanpe. 2014;2(3):13-9.
9. Boog MCF. Educação nutricional: passado, presente e futuro. Rev Nutr. 1997;10(1):5-19.
10. Lefevre F, Lefevre AMC. Promoção de saúde ou a negação da negação. Rio de Janeiro: Vieira & Lent; 2004.
11. Vasconcelos EM. Educação popular e atenção à saúde da família. São Paulo: Hucitec; 1999.
12. Castro IRR, Souza TSN, Maldonado LA, Caniné ES, Rotenberg ES, Gugelmin AS. A culinária na promoção da alimentação saudável: delineamento e experimentação de método educativo dirigido a adolescentes e a profissionais das redes de saúde e de educação. Rev Nutr. 2007;20(6):571-88.
13. Chiarello PG, Biff M, Sicchieri JMF, Nonino CB, Penaforte FRO. Tratamiento para la pérdida de peso en pacientes con obesidad grado III en ambiente hospitalario: estudio comparativo entre programas de internación y ambulatorio. Rev Chil Nutr. 2012;39(2):160-7.
14. Bosetti C, Gallus S, Talamini R, Montella M, Franceschi S, Negri E, et al. Artificial sweeteners and the risk of gastric, pancreatic, and endometrial cancers in Italy. Cancer Epidemiol Biomarkers Prev. 2009;18(8):2235-8.
15. Benton D. Can artificial sweeteners help control body weight and prevent obesity? Nutr Res Rev. 2005;18(1):63-76.

16. Swithers SE, Martin AA, Davidson TL. High-intensity sweeteners and energy balance. Physiol Behav. 2010;100(1):55-62.

17. Castro AGP, Franco LJ. Caracterização do consumo de adoçantes alternativos e produtos dietéticos por indivíduos diabéticos. Arq Bras Endocrinol Metab. 2002;46(3):280-7.

18. Associação Brasileira de Normas Técnicas. NBR 12904: Métodos de análise sensorial dos alimentos – Classificação. Rio de Janeiro; 1993.

19. Vitolo MR. Situações comuns na gestação e práticas alimentares. In: Nutrição: da gestação à adolescência. Rio de Janeiro, RJ: Reichman & Affonso Editores; 2003.

20. Pereira FM, Weyh DC, Buratto D. Análise sensorial de diferentes concentrações de adoçantes por indivíduos diabéticos.

21. Chapman KM, Ham JO, Liesen P, Winter L. Appeying behavioral models to dietary education of eldery diabetic patients. J Nutr Education. 1995;27(2):75-9.

22. Drehmer M, Mello ED, Gazal CHA, Beghetto MG, Silveira C. Manejo nutricional de pacientes com síndrome do intestino curto. Rev Bras Nutr Clin. 2007;22(2):174-80.

23. Dürks PT, Araújo JL, Silva RS, Souza PA, Guarienti LD, Soares LN, et al. Síndrome do intestino curto: causas, tratamento, complicações e prognóstico em Pelotas, Rio Grande do Sul, Brasil. Rev Bras Nutr Clin. 2007;22(1):5-9.

24. Pinter KG, Hyman H 3rd, Bolanos O. Fat and nitrogen balance with medium-chain triglycerides after massive intestinal resection. Am J Clin Nutr. 1969;22(1):14-20.

25. Matarese LE, O'Keefe SJ, Kandil HM, Bond G, Costa G, Abu-Elmagd K. Short bowel syndrome: clinical guidelines for nutrition management. Nutr Clin Pract. 2005;20(5):493-502.

26. Ferreira AMD, Barbosa PEB, Ceddia RB. A influência da suplementação de triglicerídeos de cadeia média no desempenho em exercícios de ultrarresistência. Rev Bras Med Esporte. 2003;9(6):413-9.

27. Mendonça RT. Administração hospitalar e dietoterapia. In: Mendonça RT. Nutrição – Um guia completo de alimentação, práticas de higiene, cardápios, doenças, dietas e gestão. São Paulo: Rideel; 2010. p. 383-406.

28. Pedrosa CGT. Cuidado alimentar e nutricional ao paciente hospitalizado: elementos para a construção de um modelo fundamentado na humanização [tese]. Florianópolis: UFSC; 2007. Disponível em: <http://www.tede.ufsc.br/teses/PNTR0032-D.pdf>. Acesso em: 18 fev. 2012.

29. Hirschbruch MD. Unidades de alimentação e nutrição: desperdício de alimentos qualidade da produção. Rev Hig Alim. 1998;12(55):12-4.

30. Nonino-Borges CB, Rabito EI, Silva K, Ferraz CA, Chiarello PG, Santos JS, et al. Desperdício de alimentos intra-hospitalar. Rev Nutr. 2006;19(3):349-56.

31. Castro MDAS, Oliveira LF, Silva LPRB. Resto-ingesta e aceitação de refeições em uma Unidade de Alimentação e Nutrição. Hig Aliment. 2003;17(114/115):24-8.

32. Almdal T, Viggers L, Beck AM, Jensen K. Food production and wastage in relation to nutritional intake in a general district hospital – wastage is not reduced by training the staff. Clin Nutr. 2003;22(1):47-51.

33. Barton AD, Beigg CL, Macdonald IA, Allison SP. High food wastage and low nutritional intakes in hospital patients. Clin Nutr. 2000;19(6):445-9.

34. Sousa AA, Gloria MS, Cardoso TS. Aceitação de dietas em ambiente hospitalar. Rev Nutr. 2011;24(2):287-94.

35. Arndt M, Bigelow B. Hospital administration in the early 1900s: visions for the future and the reality of daily practice. J Healthc Manag. 2007;52(1):34-47.

36. Guimarães NV. Hotelaria hospitalar: uma visão interdisciplinar. São Paulo: Atheneu; 2007.

37. Barbosa MFP, Souza TT, Carneiro JM, Sousa AA. Do cuidado nutricional ao cuidado alimentar: percepção de pacientes sobre a refeição hospitalar. Nutr Pauta. 2006;79:48-54.

38. Miranda DS, Cornelli G. Cultura e alimentação: saberes alimentares e sabores culturais. São Paulo: Sesc; 2000.

39. Armesto FF. Comida: uma história. Rio de Janeiro: Record; 2004.

40. Souza MD, Miyoko M. A gastronomia hospitalar auxiliando na redução dos índices de desnutrição entre pacientes hospitalizados. O Mundo da Saúde. 2011;35(2):208-14.

41. Demário RL, Sousa AA, Salles RK. Comida de hospital: percepções de pacientes em um hospital público com proposta de atendimento humanizado. Ciênc Saúde Coletiva. 2010;15(Supl 1):1275-82.

42. Wright OR, Connelly LB, Capra S. Consumer evaluation of hospital foodservice quality: an empirical investigation. Int J Health Care Qual Assur Inc Leadersh Health Serv. 2006;19(2-3):181-94.

43. Prieto DB, Leandro-Merhi VA, Mônaco DV, Lazarini ALG. Intervenção nutricional de rotina em pacientes de um hospital privado. Rev Bras Nutr Clin. 2006;21(3):181-7.

44. Stanga Z, Zurflüh Y, Roselli M, Sterchi AB, Tanner B, Knecht G. Hospital food: a survey of patients' perceptions. Clin Nutr. 2003;22(3):241-6.

45. Garcia RWO, Merchi VAL, Pereira AM. Estado nutricional e sua evolução em pacientes internados em clínica médica. Rev Nutr Clin. 2004;19(2):59-63.

46. Marinho CB, Souza CS, Ramos SA. Avaliação do binômio tempo-temperatura de refeições transportadas. e-Scientia. 2009;2(1).

47. Parisenti J, Copetti CF, Espíndola CG. Avaliação de sobras de alimentos em unidade produtora de refeições hospitalares e efeitos da implantação do sistema de hotelaria. Alim Nutr. 2008;19(2):191-4.

48. Waitzberg DL, Baxter YC. Custos do tratamento de pacientes recebendo terapia nutricional: da prescrição à alta. Nutr Pauta. 2004:18-30.

49. Rezende IFB, Oliveira VS, Kuwano EA, Leite APB, Rios I, Dórea YSS. Prevalência da desnutrição hospitalar em pacientes internados em um hospital filantrópico em Salvador (BA), Brasil. Rev Ciênc Méd Biol. 2004;3(2):194-200.

50. Stratton RJ, Green CJ, Elia M. Disease-related malnutricion: an evidence-based approach to treatment. Wallingford: CabiPublishing; 2003.

51. Allison SP. Malnutricion, disease and outcome. Nutrition. 2000;16(7):590-3.

52. Castro FAF, Queiroz VMV. Cardápios: planejamento, elaboração e etiqueta. Viçosa: Universidade Federal de Viçosa; 1998.

15

SUPLEMENTOS NUTRICIONAIS E NUTRIÇÃO ENTERAL

Mariana Rambelli Bibian Fadoni

Juliana Maria Faccioli Sicchieri

A DESNUTRIÇÃO NOS HOSPITAIS

A desnutrição em pacientes hospitalizados atinge grande parte dos hospitais no Brasil e no mundo e tem sido associada com aumento significativo na morbidade e mortalidade[1]. Está relacionada a maior tempo de internação e aumento do número de novas admissões hospitalares, de complicações relacionadas à desnutrição e, consequentemente, de custo com recursos relacionados à saúde[2].

Segundo o estudo multicêntrico brasileiro sobre desnutrição hospitalar (Ibranutri), observou-se que 48,1% dos pacientes hospitalizados apresentavam desnutrição; desses, 12,6% apresentavam desnutrição severa[1].

Apesar da grande prevalência de desnutrição, ela é ainda subnotificada, tendo como consequência uma variedade de efeitos deletérios ao paciente. Em muitos hospitais o tempo para a primeira avaliação dos internos em risco varia muito, o que contribui em grande parte para o aumento da prevalência de desnutrição, apenas com a permanência do paciente nas instituições[1,2].

São vários os fatores que levam à desnutrição de um paciente hospitalizado, mas dois podem ser apontados como mais expressivos: as demandas metabólicas aumentadas da própria doença de base e a consequente ingestão dietética reduzida, sendo a última a principal causa. O *National Institute for Health and Clinical Excellence* (NICE) recomenda estratégias para estimular a ingestão alimentar usando uma variedade de recursos para suporte nutricional ao paciente, incluindo aconselhamento nutricional, suplemento nutricional oral e suporte nutricional artificial[2,3].

Sendo assim, a terapia nutricional, independentemente de qual seja, tem como objetivo principal evitar a desnutrição do paciente e/ou tratar uma desnutrição já existente para evitar desfechos mais complicados ou graves[4].

TRIAGEM NUTRICIONAL

A triagem nutricional é o recurso que possibilita ao nutricionista dar prioridade na atenção nutricional aos casos que mais demandam. As dificuldades da rotina hospitalar e o grande número de leitos por profissional acabam absorvendo tempo de trabalho, o que exige a aplicação de um instrumento técnico para triar as demandas e, a partir disso, estabelecer ações de atenção nutricional. Os instrumentos disponíveis para triagem atualmente são muitos e cabe ao profissional identificar aquele que atende às necessidades da sua enfermaria. Alguns instrumentos para uso específico em idosos, como o Miniavaliação Nutricional (MAN), ou para doenças específicas como o câncer, como a Avaliação Subjetiva Global Produzida pelo Próprio Paciente (ASG-PPP), são recomendados em situações nas quais o ambulatório ou enfermaria recebe pacientes com características bem semelhantes, o que não é muito comum nos hospitais brasileiros. Para locais onde o perfil do paciente difere bastante, o *Nutritional Risk Screening*-2002 (NRS-2002) é uma alternativa interessante, pois considera, para sua classificação de risco, a idade, a gravidade da doença de base e a condição nutricional do paciente, o que permite avaliar pacientes em diferentes situações, com demandas diferentes e diagnósticos variados e ainda assim selecionar aqueles que precisam de ações[4].

TERAPIA NUTRICIONAL

Segundo a definição da Resolução nº 449, de 1999, da Agência Nacional de Vigilância Sanitária (Anvisa)[5], "terapia nutricional é o conjunto de procedimentos terapêuticos para manutenção ou recuperação do estado nutricional do paciente por meio de nutrição parenteral ou enteral (via sonda ou via oral)". A alimentação via oral é a mais fisiológica e deve ser a via preferencial para o doente, explorando-se os recursos disponíveis para suprir as necessidades nutricionais do enfermo com a alimentação via oral, mesmo que ela necessite de modificações em sua consistência e/ou composição, incluindo estratégias diversas para melhorar a oferta e estimular a aceitação dos alimentos[6,7]. Quando as necessidades nutricionais não forem plenamente satisfeitas e a aceitação da dieta variar em torno de 50% das necessidades, torna-se necessária a utilização de vias alternativas e cateteres para alimentação.

TERAPIA NUTRICIONAL VIA ORAL

Na rotina hospitalar encontramos algumas situações clínicas que comprometem a ingestão alimentar habitual do indivíduo[8]. O ato de se alimentar leva em consideração fatores sociais, culturais, hábitos e crenças, que contribuem para a alimentação. Nesse contexto, cabe ao nutricionista estar atento às modificações do comportamento alimentar do doente e fazer as adaptações possíveis às novas condições de tolerância e aceitabilidade dos alimentos, uma vez que a diminuição da ingestão alimentar em pacientes hospitalizados com consequente déficit calórico-proteico leva a aumento do tempo de hospitalização e piora de sua evolução[8]. Deve-se, portanto, lançar mão de todas as alternativas disponíveis para que a via oral seja plenamente utilizada antes de mudar a forma de terapia nutricional. Tais alternativas podem estar relacionadas à mudança de consistência da alimentação, adequação às preferências do paciente, forma de apresentação do alimento, ambiente da refeição, entre outros[9].

O acompanhamento diário da ingestão alimentar e flutuações no consumo e avaliação nutricional e monitoramento do paciente devem ser eficazes e viabilizar mudanças e propostas de rápida execução. Assim que detectada alguma inadequação, novas adaptações da dieta ofertada durante o período de internação devem ser realizadas. Algumas modificações podem ser quantitativas (aumento da porção, acréscimo de módulo de nutrientes, inclusão de suplemento nutricional) ou simplesmente qualitativas (modificações do fracionamento, mudanças de consistência, horários, ambiente de refeições). Mais detalhes são mostrados na Tabela 15.1.

Tabela 15.1. Intervenções dietéticas para estimular a ingestão alimentar

1.	Mudança na consistência dos alimentos (dieta líquida, branda, com poucas fibras, rica em fibras)
2.	Aumento ou diminuição no valor energético da dieta (dietas de redução de peso, progressão da oferta de energia)
3.	Aumento ou diminuição no tipo de alimento ou nutrientes consumidos (dietas com restrição de sódio, restrição de lactose, rica em fibras, rica em potássio)
4.	Eliminação de itens alimentícios específicos (alergias, celíacos)
5.	Ajuste na oferta, proporção ou equilíbrio de macronutrientes (dieta cetogênica, tratamento renal conservador)
6.	Redistribuição do número e frequência de refeições (dieta para síndrome do intestino curto, pós-gastrectomia)
7.	Mudança na via de administração de nutrientes (nutrição enteral ou parenteral)

Adaptada de: Brylinsky[10].

Hiporexia, alterações do paladar, presença de náusea, vômitos, alterações gastrointestinais e sentimentos trazidos pelo próprio adoecimento ou pelo afastamento das atividades diárias podem limitar a ingestão alimentar. Sendo assim, mantê-la por via oral é um grande desafio. É necessário trabalhar a alimentação não só no sentido de suprir as necessidades nutricionais do paciente, mas também de propiciar seu bem-estar físico e emocional. Por esse motivo, vários hospitais estão investindo em melhorias nas refeições oferecidas pelo hospital, envolvendo familiares e funcionários na tarefa de oferecer um pouco de conforto além do alimento, que pode se traduzir na busca em aliar a prescrição dietética e as restrições alimentares a refeições mais atrativas e saborosas, promovendo mudanças na rotina de alimentação desses pacientes[10].

PADRONIZAÇÃO DE DIETAS HOSPITALARES

Cada instituição possui sua padronização de dietas hospitalares que deve ser formulada com base em diretrizes para alimentação saudável e para restrições dietéticas que atendam às demandas dos tratamentos institucionalizados[8,11,12]. Devem-se considerar ainda a cultura e costumes regionais, custos e orçamento da instituição, número de leitos do hospital e relacionar todos esses fatores para a elaboração das dietas hospitalares, o que exige dedicação, comprometimento e criatividade dos gestores. Há grande dificuldade na rotina hospitalar em conciliar as demandas da clínica a alguns limitadores da produção de refeições, como padronização de dietas, regime de horários do hospital e baixa variabilidade de alguns itens do cardápio, o que acaba comprometendo a ingestão e a aceitação dietética[8].

Algumas estratégias nutricionais podem ser mais exploradas, como a adequação de dietas com o uso de módulos, para cobrir as demandas em questão, o que pode ser alcançado utilizando estratégias com ingredientes caseiros ou módulos de nutrientes industrializados. A Tabela 15.2 mostra algumas sugestões simples para aumentar a densidade calórica dos alimentos e preparações.

Tabela 15.2. Sugestões para aumentar a densidade calórica das preparações*

Alimento/ação esperada	Alimentos/preparações
Melados, açúcares: aumentar oferta de energia*	Utilização de mel, caldo de cana, geleias e doces caseiros (bananada, goiabada, doce de leite, marmelada), leite condensado, sorvetes (adicionados a preparações), suspiros.
Cremes, maioneses, gorduras, óleos: aumentar a oferta de energia, estimular a absorção de TCM* (triglicerídeos de cadeia média)	Utilização de creme de leite em preparações simples tanto salgadas (molhos) quanto doces (frutas com creme de leite, gelatina com creme de leite etc.), maioneses em sopas, arroz, gordura de coco (gordura sólida, leite de coco ou TCM) na confecção de massas e bolos. Queijo ralado e/ou azeites nas saladas, sopas, carne ou sobre a refeição pronta para consumo.
Leite em pó, extrato proteico de soja: aumentar a oferta de proteína e cálcio**	Acrescentar leite em pó ou extrato de soja à xícara de café com leite.
Derivados de celulose, amidos, gomas: espessantes***	Carboximetilcelulose (CMC – comercializado em casas de produtos para confeitaria), como amido de milho cozido, aveia cozida, farinha de trigo.
Outros recursos que podem ser implantados	Gema de ovo cozida no caldo de feijão, sopa, purês etc. Clara de ovo em saladas, sobre legumes cozidos, sopas.

* Considerar o uso conforme doença de base. ** Considerar a composição dos produtos. *** Seguir consistência orientada pelo fonoaudiólogo.

Os módulos industrializados podem ser acrescidos em preparações convencionais, possibilitando que as necessidades nutricionais do paciente sejam atingidas de forma individualizada[12]. São eles:

- **Módulo de carboidrato:** geralmente são à base de maltodextrina, frutose, sacarose ou polímeros de sacarose; são encontrados na forma de pó e utilizados para aumentar a densidade calórica, sem alterar significativamente o sabor da preparação final.

- **Módulo de lipídeo:** geralmente são à base de triglicérides de cadeia média (TCM) ou ácidos graxos essenciais (AGE) ou até uma mistura de ambos; são encontrados em sua maioria na fórmula líquida e utilizados para aumentar a densidade calórica da preparação ou possibilitar a absorção em dietas voltadas a atender quadros disabsortivos.
- **Módulo de proteína:** geralmente são à base de proteínas do soro do leite, aminoácidos essenciais, aminoácidos ramificados, hidrolisado proteico, caseinatos. São utilizados para aumentar a densidade proteica das preparações sem alteração de textura ou volume. São encontrados principalmente na forma de pó. Há também módulos de fibras, vitaminas e minerais, além de espessantes, que podem ser utilizados nas preparações (Tabela 15.2).

Além dessas, há no mercado inúmeras opções de suplementos nutricionais que variam em sua apresentação, sabor (opções sem sabor), densidade energética, especificações em relação à indicação do uso (para nefropatas, hepatopatas, diabéticos, entre outros) e custos. Compete ao profissional indicar sempre várias opções de produto para que o paciente possa comparar preço e sabores e escolher a que melhor o atende.

Deve-se reforçar que, em conformidade com a Resolução nº 390/2006, do Conselho Federal de Nutrição (CFN)[13], que regulamenta a prescrição dietética de suplementos nutricionais pelo nutricionista, esta deve ser realizada com base no diagnóstico do estado nutricional, considerando os estados fisiológico e patológico e alterações metabólicas do indivíduo, além de ser precedida de uma avaliação nutricional sistematizada, envolvendo critérios objetivos e/ou subjetivos que permitam a identificação ou risco de deficiências nutricionais. Uma vez prescrita a suplementação, são necessárias a realização de adequação do consumo alimentar, a definição do tempo de suplementação e a constante reavaliação do estado nutricional e do plano alimentar do indivíduo para possível ajuste e/ou nova prescrição.

SUPLEMENTAÇÃO NUTRICIONAL VIA ORAL

O suplemento nutricional via oral provavelmente é a alternativa mais lembrada no que tange à recuperação de pacientes subnutridos. No entanto, para que tais benefícios sejam alcançados, é necessário que se garanta boa adesão do paciente. A variedade de suplementos nutricionais específicos disponíveis no mercado é cada vez maior, com vista a atender demandas diversas conforme quadro clínico e suas condições. Infelizmente, sabe-se que é difícil garantir que o paciente consuma exatamente o que é prescrito, principalmente se ele estiver fazendo uso do suplemento em seu domicílio[8]. Alguns fatores podem influenciar na questão da adesão: idade, doença de base, tipo de suplemento, monotonia de sabor do produto, entre outros. Em uma revisão sistemática recente, foi possível observar que os pacientes que faziam uso de suplementação apresentaram boa adesão (78%), e as razões para isso seriam: uso de suplementos prontos para serem consumidos (não envolvendo tempo para o preparo), palatabilidade e aconselhamento de profissionais da saúde. Diante disso, verifica-se a importância da monitorização e da orientação por parte dos profissionais da saúde para a garantia de boa adesão e obtenção de resultados favoráveis à evolução do paciente[14]. Resultado parecido foi encontrado no estudo de Myint e cols., em que houve adesão à suplementação de 77% dos pacientes participantes do estudo[15].

Já é bem estabelecido na literatura o efeito benéfico da suplementação nutricional via oral no estado nutricional de pacientes hospitalizados, independentemente do diagnóstico. Em estudo realizado com idosos no pós-operatório de fratura de quadril, foi observada uma diferença estatística do tempo de reabilitação nos pacientes que usaram suplemento nutricional com quantidades moderadas de proteína e caloria em relação aos pacientes que não fizeram suplementação. Além disso, observou-se que, embora sem diferença estatística, outros parâmetros relacionados ao estado nutricional dos pacientes como índice de massa corporal (IMC), circunferência do braço (CB), prega cutânea tricipital (PCT) e albumina sofreram menor impacto nos pacientes suplementados[15]. Em uma revisão sistemática dos efeitos de suplementos nutricionais hiperproteicos em pacientes com diversas doenças, foi observado que houve uma variedade de efeitos benéficos a favor da suplementação hiperproteica, como diminuição de complicações, reduzida taxa de reinternação hospitalar, melhora na aferição dos parâmetros de força muscular, aumento da ingestão proteica e calórica sem afetar a ingestão alimentar habitual e melhora no peso[2]. Esses dados devem ser considerados por equipes e gestores hospitalares, uma vez que a aplicação de recursos bem indicados pode favorecer a recuperação de pacientes e reduzir o tempo de hospitalização. O nutricionista deve trabalhar no sentido de monitorar suas intervenções e produzir indicadores que retratem suas ações.

TERAPIA NUTRICIONAL ENTERAL

A terapia de nutrição enteral (TNE), por definição, "é um conjunto de procedimentos terapêuticos para manutenção ou recuperação do estado nutricional do paciente por meio da nutrição enteral" (Anvisa)[16]. Ainda segundo a Portaria nº 337 da Anvisa, a nutrição enteral é definida como: "alimento para fins especiais, com ingestão controlada de nutrientes, na forma isolada ou combinada, de composição química definida ou estimada, especialmente elaborada para uso por sondas ou vira oral, industrializados ou não, utilizado exclusiva ou parcialmente para substituir ou complementar a alimentação oral em pacientes desnutridos ou não, conforme suas necessidades nutricionais, em regime hospitalar, ambulatorial ou domiciliar, usando a síntese ou manutenção de tecidos, órgãos ou sistemas".

Quando o paciente não consegue ingerir, voluntariamente, pelo menos 60% de suas necessidades nutricionais diárias, está indicada a terapia nutricional enteral, se o trato digestório estiver funcionante (capacidade de digerir e absorver alimentos)[17]. A via enteral deve ser a primeira escolha como terapia nutricional, pois é mais fisiológica e mantém a arquitetura e a microbiota intestinal normais quando comparada com a via parenteral[1]. Os Quadros 15.1 e 15.2 mostram outras indicações e contraindicações da TNE, respectivamente.

Quadro 15.1. Principais indicações para o uso de terapia nutricional enteral

Tubo gastrointestinal íntegro
Lesões do sistema nervoso central; depressão; anorexia nervosa; caquexia cardíaca; câncer; trauma muscular; cirurgia ortopédica; queimaduras
Dificuldades de acesso com intestino normal
Lesão de face e mandíbula; câncer de boca; hipofaringe-cirurgia de esôfago; deglutição comprometida de causa muscular/neurológica; lesão obstrutiva inflamatória benigna ou fístula de jejuno
Anormalidades funcionais do intestino
Doenças intestinais neonatais, obstrução crônica; gastroparesias; fístula digestiva; síndrome do intestino curto; íleo adinâmico; anormalidades metabólicas do intestino; má absorção, alergia alimentar múltipla; pancreatite, enterite por quimio/radioterapia; anorexia, câncer; estados hipermetabólicos; queimadura, infecção grave, trauma extenso; cirurgia e hipertireoidismo

Adaptado de: Waitzberg, 2000[18].

Quadro 15.2. Principais contraindicações para o uso de terapia nutricional enteral

Doença terminal
Síndrome do intestino curto (em situações de ressecção maciça ou em fase inicial de reabilitação intestinal)
Obstrução intestinal mecânica (ausência de trânsito intestinal)
Sangramento gastrointestinal
Fístula intestinal (de alto débito)
Isquemia gastrointestinal
Íleo paralítico intestinal
Inflamação do trato gastrointestinal (enterite actínica intensa, pancreatite grave etc.)
Hiperêmese gravídica

Adaptada de: Waitzberg, 2000[18].

VIAS DE ACESSO

Para determinar a via de acesso, é importante que se saiba por quanto tempo o indivíduo fará uso da TNE. Assim, será possível escolher a melhor via de acesso e o planejamento/conduta nutricional a ser adotado. Existem duas principais vias de acesso para TNE. São elas[18]:

- Colocação de cateter pela região nasal (sonda nasoenteral): geralmente preferida quando a TNE for empregada por curto prazo (pelo menos seis semanas), podendo ser posicionada no estômago, duodeno ou jejuno. O posicionamento pós-pilórico (duodenal ou jejunal) é preferido quando existe risco de aspiração pulmonar. Sua colocação é simples e rápida, à beira do leito, realizada pelo enfermeiro. Após a passagem da sonda, é mandatório verificar o posicionamento dela por meio de controle radiológico (raios X).
- Colocação de cateter através de um orifício (ostomia): via de preferência para TNE de longo prazo (por sabidamente mais que seis semanas). Pode ser gástrica ou jejunal. É utilizada quando há impossibilidade de inserção do cateter via nasal (obstruções mecânicas, lesões locais etc.) e para longos períodos com necessidade de via alternativa ou quando não há prognóstico para retomada da via oral, evitando-se complicações da longa permanência do cateter como a migração da sonda (especialmente para o esôfago), aspiração pulmonar, lesão da mucosa do trato gastrointestinal pela ponta da sonda etc.

TÉCNICAS DE ADMINISTRAÇÃO

Após escolha da via de acesso, é necessário estabelecer o método para administração da alimentação enteral. Existem dois métodos[17,18]:

- Intermitente: quando a administração é realizada em períodos fracionados. Este se subdivide ainda em gravitacional (utiliza a força da gravidade) e em bolos (utiliza uma seringa ou um funil para infusão da formulação em um único bolo).
- Contínua: quando a administração é realizada continuamente por 12 ou 24 horas. Para tal é necessário o uso de uma bomba de infusão com controle adequado do gotejamento. Independentemente da técnica utilizada, a passagem da nutrição enteral deve ser precedida e seguida com 20 a 30 ml de água potável.

ESCOLHA DA FÓRMULA PARA TNE

Uma vez selecionadas a via de acesso e a forma de administração da nutrição enteral, inicia-se a fase de seleção do tipo de dieta a ser ofertada para o paciente. Para isso, devem-se levar em consideração as necessidades nutricionais de cada indivíduo, capacidade funcional do trato gastrointestinal, duração da terapia enteral, estado nutricional do paciente, aspectos econômicos relacionados ao paciente e/ou instituição hospitalar, doença de base, conhecimento da fonte e da forma do substrato nutricional veiculado pela dieta, viscosidade, densidade e osmolaridade da fórmula em relação ao tamanho da sonda e ao posicionamento dela e situação clínica. Esse tipo de alimentação também pode ser composto por mesclas entre alimentos *in natura* (dietas caseiras) e produtos industrializados. É importante salientar que em muitos casos o paciente necessitará de cuidados em relação à manipulação da dieta, bem como à sua administração. O nutricionista deve estar atento a esses pontos quando fizer a orientação nutricional. Em nosso serviço, frequentemente se observam inadequações em relação à manipulação da dieta enteral pela falta ou dificuldade na organização do núcleo familiar, estresse do cuidador ou de estruturas que inviabilizam o suporte familiar, que acaba impactando na condição nutricional do paciente.

RECOMENDAÇÕES NUTRICIONAIS PARA ADULTOS EM TNE

As estimativas fornecem dados para iniciar a oferta energética e proteica na terapia nutricional e devem ser reavaliadas periodicamente. As fórmulas para estimativa da necessidade energética já foram descritas previamente em outro capítulo.

Dependendo das características das fórmulas, elas podem ser categorizadas para facilitar sua identificação, conforme exemplificado na Tabela 15.3.

Tabela 15.3. Categorização das fórmulas enterais

Quanto à forma de preparo	<u>Dieta caseira</u> Preparadas à base de alimentos *in natura* ou de mesclas de produtos naturais com industrializados (módulos), liquidificados e preparados em ambiente doméstico (cozinha) <u>Dietas industrializadas</u> Preparadas industrialmente: 1. Em pó para reconstituição 2. Líquidas semiprontas para uso 3. Prontas para uso (sistema fechado)
Quanto à indicação	Dietas enterais padrão Dietas enterais de formulação especializada
Quanto à oferta de energia	Dietas enterais nutricionalmente completas Suplemento nutricional
Quanto à complexidade dos nutrientes	Poliméricas: proteína na forma intacta (polipeptídio) Oligoméricas: proteína parcialmente hidrolisada (oligopeptídio) Elementares: proteína totalmente hidrolisada (aminoácidos)
Quanto à presença de algum elemento específico	Lácteas ou isentas de lactose Fibras ou isentas de fibras
Módulos de alimentação	Apresentação pura ou quase exclusiva de um nutriente: carboidrato, proteína, fibras, eletrólitos, minerais etc.

Adaptada de: Baxter[17] e Waitzberg[18].

Com relação à oferta de macronutrientes para pacientes em TN, a Sociedade Brasileira de Nutrição Parenteral e Enteral (SBNPE) traz algumas recomendações importantes. Em relação aos carboidratos, principal fonte de energia, a quantidade ofertada deve compreender entre 50% e 60% do valor energético total (VET) da dieta; é recomendado o máximo de 7 g/kg/dia para evitar complicações metabólicas (hiperglicemia, aumento da atividade respiratória e anormalidades do metabolismo hepático). Quanto às proteínas, devem perfazer de 10% a 15% do VET para indivíduos saudáveis; entre 0,85 e 1,1 g/kg/dia torna possível alcançar o balanço nitrogenado positivo do paciente; no entanto deve-se atentar para pacientes com estresse metabólico elevado, em catabolismo, que se beneficiarão de uma dieta com teor mais elevado de proteínas, podendo esse chegar a 2 g/kg/dia. Em relação à oferta lipídica, devem-se seguir as recomendações para indivíduos saudáveis, devendo corresponder a 20% a 25% do VET[4].

BENEFÍCIOS DA TNE

Em uma revisão recente avaliando o estado atual da nutrição no pré-operatório, observou-se que pacientes com desnutrição já estabelecida se beneficiariam de um suporte nutricional por pelo menos sete a dez dias previamente à cirurgia[19]. Além disso, comparando as duas formas de TN, a nutrição enteral se associa a menores complicações, diminuição no tempo de hospitalização e melhor custo-benefício, além de oferecer recursos como imunonutrição e também formulações específicas para determinadas condições[19]. Em estudo realizado por Sicchieri e cols., verificou-se a evolução de parâmetros antropométricos, tais como peso, circunferência do braço e prega cutânea tricipital, em pacientes hospitalizados recebendo suplementação ou nutrição enteral. Foi observado que os pacientes que recebiam nutrição enteral tiveram seu estado nutricional melhorado quando comparados aos pacientes com suplemento nutricional via oral, os quais tiveram prejuízo dos parâmetros avaliados no estudo. Tal fato pode ser explicado pela baixa aceitação do suplemento nutricional, por diversos fatores, como monotonia do sabor ou ainda pela baixa ingestão via oral dos pacientes[20].

Em outra revisão com pacientes críticos em centro de terapia intensiva (CTI), observou-se que a TNE, quando iniciada dentro das primeiras 24 horas da admissão na unidade, favoreceu a recuperação de subnutridos, uma vez que está associada a melhor absorção de carboidratos pelo intestino delgado, com menor duração da ventilação mecânica e menor tempo de internação na unidade[21]. Além disso, o atraso no início da alimentação via enteral está associado ao aumento de complicações infecciosas e mortalidade[21]. Dados dessa revisão sugerem, ainda, que uma oferta calórica maior que 65% a 70% das necessidades diárias do paciente está associada a resultados clínicos insatisfatórios, ou seja, uma oferta calórica reduzida na fase inicial da doença aguda pode ser benéfica, mas pesquisas futuras devem propor valores mais específicos para obtenção de melhores resultados nesses pacientes, além de minimizar complicações[21].

COMPLICAÇÕES DA TNE

As complicações relacionadas à administração da TNE podem ser classificadas, conforme a natureza, em mecânicas, gastrointestinais e metabólicas, como demonstrado na Tabela 15.4.

Tabela 15.4. Principais complicações relacionadas à TNE

Tipo	Complicações
Mecânicas	• Aspiração • Mau posicionamento ou migração do cateter • Obstrução do cateter
Gastrointestinais	• Náusea e vômito • Diarreia ou constipação • Distensão abdominal
Metabólica	• Hiperglicemia/hipoglicemia • Desequilíbrio eletrolítico • Desidratação • Síndrome de realimentação

Adaptada de: Abunnaja e cols.[19].

EQUIPE MULTIDISCIPLINAR DE TERAPIA NUTRICIONAL

Uma vez que a terapia nutricional apresenta evidente grau de complexidade, há necessidade de uma equipe multidisciplinar para sua realização. A Anvisa, por meio da RDC n° 63/2000[22], aprova o Regulamento Técnico para fixar os requisitos mínimos exigidos para a terapia de nutrição enteral. Entre os requisitos mínimos, está a equipe multidisciplinar de terapia nutricional (EMTN), que consiste em um "grupo formal e obrigatoriamente constituído de pelo menos um profissional de cada categoria, a saber: médico, nutricionista, enfermeiro e farmacêutico, podendo ainda incluir profissional de outras categorias, habilitados e com treinamento específico para a prática da Terapia Nutricional-TN". Sendo assim, o CFN elaborou as atribuições do nutricionista pertencente a esse grupo e definiu que "aos nutricionistas participantes da EMTN incumbirá exercer, com exclusividade, as atividades próprias da ciência da nutrição que sejam privativas do nutricionista, e em conjunto com os demais participantes da equipe, aquelas atividades comuns a todas as profissões envolvidas"[23].

A presença dessa equipe nos hospitais é de suma importância para que se garanta a atenção necessária ao enfermo e que condutas sejam mais bem direcionadas para que se consiga controlar a alta incidência de subnutridos e alcançar melhores desfechos clínicos. Os integrantes da equipe devem estar comprometidos e integrados para que tal objetivo seja alcançado. Atividades rotineiras para melhorias da prática de TNE podem ser efetivadas por meio de indicadores de qualidade, que podem promover ações contínuas para atender a objetivos específicos e melhorias contínuas na assistência.

MANEJO NUTRICIONAL DO PACIENTE EM TN APÓS ALTA HOSPITALAR

Boa parcela dos pacientes que receberam TN durante a hospitalização, seja na forma de suplemento nutricional ou por sonda, precisará ir para casa ainda fazendo uso desse recurso. As orientações para esse fim podem ser feitas com o uso de módulos de nutrientes, suplementos industrializados ou alimentos ou ainda de uma associação de duas ou mais opções. É fundamental o acompanhamento periódico com nutricionista para avaliação da evolução do paciente, tempo de uso e suas restrições, além de adequações necessárias. Os pacientes que recebem alta com o uso de TNE podem ser orientados, primeiramente, com formulações caseiras, nutricionalmente completas, acrescidas de suplemento ou módulos[24,26]. Eles devem ser avaliados periodicamente para seguimento ou evolução nutricional. É de extrema importância que o paciente ou acompanhante traga a orientação da dieta que está usando em casa nos retornos ou reconsultas, para que progressões no valor energético ou substituições de nutrientes possam ser efetivadas com maior segurança sempre que necessário. O preparo de dietas artesanais é um tema de extrema importância para o sucesso da terapia nutricional e deve ser abordado em todas as consultas[25,26].

Os pacientes também podem ser orientados com fórmulas industrializadas, as quais, no entanto, têm custo elevado, e geralmente os pacientes ou acompanhantes não têm condições de adquiri-las. A Secretaria da Saúde do Estado de São Paulo possibilita ao paciente gravemente enfermo, sem condições de aquisição da dieta e que comprove a real necessidade dela, o fornecimento de dietas industrializadas ou da quantidade de suplementos para adicionar à formulação caseira. O nutricionista e o médico podem fazer a solicitação de fornecimento de dieta ao paciente, sendo necessário o preenchimento de um formulário (disponível no *site* da Secretaria da Saúde ou no Departamento de Saúde dos municípios) com dados nutricionais e clínicos do paciente, anexado a uma carta com o histórico do paciente (com ênfase na evolução nutricional), e a documentação solicitada.

A TNE é um desafio para nutricionistas e para EMTN. Em muitas situações representa a única alternativa para nutrir o paciente, mas ainda oferece muitos obstáculos em relação aos custos de formulações industrializadas, tempo e cuidados dedicados ao preparo e à administração das preparações caseiras, assuntos que merecem destaque no campo científico para consolidar melhorias nesses aspectos.

REFERÊNCIAS

1. Waitzberg DL, Caiaffa WT, Correia MI. Hospital malnutrition: the Brazilian national survey (Ibranutri): a study of 4000 patients. Nutrition. 2001;17(7-8):573-80.
2. Cawood AL, Elia M, Stratton RJ. Systematic review and meta-analysis of the effects of high protein oral nutritional supplements. Ageing Res Rev. 2012;11(2):278-96.
3. National Institute for Health and Care Excellence (NICE). Nutrition support in adults: oral supplements, enteral tube feeding and parenteral nutrition – Appendices. Clinical Guideline nº 32; 2006.
4. Kondrup J, Rasmussen HH, Hamberg O, Stanga Z; Ad Hoc ESPEN Working Group. Nutritional risk screening (NRS 2002): a new method based on an analysis of controlled clinical trials. Clin Nutr. 2003;22(3):321-36.
5. Coppini LZ, Sampaio H, Marco D, Martini C. Recomendações nutricionais para adultos em terapia nutricional enteral e parenteral. In: Sociedade Brasileira de Nutrição Parenteral Enteral. Projeto Diretrizes. Associação Médica Brasileira; Conselho Federal de Medicina, Brasília; vol. IX, p. 25-34, 2011.
6. Brasil. Agência Nacional de Vigilância Sanitária – Anvisa. Resolução nº 449, de 09 de setembro de 1999. Aprova o Regulamento Técnico referente a Alimentos para Nutrição Enteral.
7. Baxter YC, Waitzberg DL. Indicações e usos de suplementos nutricionais orais. In: Waitzberg DL. Nutrição oral, enteral e parenteral na prática clínica. 3ª ed. São Paulo: Atheneu; 2000. p. 543-57.
8. Sicchieri JMF, Resende DR, Bertonsello VR, Ikeda ES, Unamuno MRDL. Cuidados nutricionales en pacientes con soporte nutricional – Parte I. Rev Felanpe. 2014;3:13-9.

9. Bloch AS, Mueller C. Suportes nutricionais enteral e parenteral. In: Mahan LK, Escott-Stump S, Raymond JL. Krause: alimentos, nutrição e dietoterapia. 11ª ed. São Paulo: Roca; 2005. p. 511-29.

10. Brylinsky CM. Processo de cuidado nutricional. In: Mahan LK, Escott-Stump S, Raymond JL. Krause: alimentos, nutrição e dietoterapia. 11ª ed. São Paulo: Roca; 2005. p. 490-3.

11. De Souza MD, Nakasato MA. A gastronomia hospitalar auxiliando na redução dos índices de desnutrição entre pacientes hospitalizados. O Mundo da Saúde. 2011;35(2):208-14.

12. USDA's Myplate. United States Department of Agriculture; 2011.

13. Maculevicius J, Dias MCG. Dietas orais hospitalares. In: Waitzberg DL. Nutrição oral, enteral e parenteral na prática clínica. 3ª ed. São Paulo: Atheneu; 2000. p. 465-9.

14. Brasil. Conselho Federal de Nutrição. Resolução nº 390, de outubro de 2006. Regulamenta a prescrição dietética de suplementos nutricionais pelo nutricionista e dá outras providências.

15. Hubbard GP, Elia M, Holdoway A, Stratton RJ. A systematic review of compliance to oral nutritional supplements. Clin Nutr. 2012;31(3):293-312.

16. Myint MW, Wu J, Wong E, Chan SP, To TS, Chau MW, et al. Clinical benefits of oral nutritional supplementation for elderly hip fracture patients: a single blind randomised controlled trial. Age Ageing. 2013;42(1):39-45.

17. Brasil. Agência Nacional de Vigilância Sanitária – Anvisa. Resolução nº 337, de 14 de abril de 1999. Regulamento Técnico para Terapia de Nutrição Enteral.

18. Baxter YC, Waitzberg DL. Alimentação enteral. In: Silva SMC, Mura JDP. Tratado de alimentação, nutrição e dietoterapia. 2ª ed. Brasil: Roca; 2010. p. 873-82.

19. Waitzberg DL, Fadul RA, Aanholt DPJV, Plopper C, Terra RM. Indicações e técnicas de ministração em nutrição enteral. In: Waitzberg DL. Nutrição oral, enteral e parenteral na prática clínica. 3ª ed. São Paulo: Atheneu; 2000. p. 561-9.

20. Abunnaja S, Cuviello A, Sanchez JA. Enteral and parenteral nutrition in the perioperative period: state of the art. Nutrients. 2013;5(2):608-23.

21. Sicchieri JMF, Unamuno MRL, Marchini JS, Cunha SFC. Evolução antropométrica e sintomas gastrointestinais em pacientes que receberam suplementos nutricionais ou nutrição enteral. Rev Assoc Med Bras. 2009;55(2):149-52.

22. Huynha D, Champmanc MJ, Nguyena NQ. Nutrition support in the critically ill. Curr Opin. 2013;29(2):208-15.

23. Brasil. Agência Nacional de Vigilância Sanitária – Anvisa. RDC nº 63, de 6 de julho de 2000. Regulamento Técnico para a Terapia de Nutrição Enteral.

24. Brasil. Conselho Federal de Nutrição – CFN. Resolução nº 222, de 1999. Dispõe sobre a participação do nutricionista em equipes multriprofissionais de terapias nutricionais (EMTN), para a prática de terapias nutricionais enterais (TNE), e dá outras providências.

25. Bento APL, Schieferdeker MEM, Campos AC. Qualidade de vida em terapia nutricional enteral domiciliar: doente e cuidador. Rev Bras Nutr Clin. 2005;20(4):287-92.

26. Santos VFN, Bottoni A, Morais TB. Qualidade nutricional e microbiológica de dietas enterais artesanais padronizadas preparadas nas residências de pacientes em terapia nutricional domiciliar. Rev Nutr. 2013;26(2):205-14.

PARTE III

NUTRIÇÃO EM UNIDADES HOSPITALARES ESPECIAIS

16

TRATAMENTO DIETÉTICO NA SÍNDROME DO INTESTINO CURTO

Adriana Lelis Carvalho

Mariana dos Santos Bertagnolli

Mariana Rambelli Bibian Fadoni

Juliana Maria Faccioli Sicchieri

A SÍNDROME DO INTESTINO CURTO

A síndrome do intestino curto (SIC) corresponde a um conjunto de sinais e sintomas decorrentes de insuficiência intestinal devida à perda extensiva de uma porção do intestino e consequente perda da capacidade de absorção de nutrientes[1,2]. A etiologia da SIC é variada. De modo geral, no adulto, predominam a doença vascular mesentérica, o câncer e a doença de Crohn. Em crianças, salientam-se como causas mais comuns a enterocolite necrotizante, o volvo e a atresia intestinal[3].

Os indivíduos acometidos por essa síndrome desenvolvem importantes complicações nutricionais e infecciosas, evoluindo com diarreia grave, má absorção, distúrbios metabólicos e hidroeletrolíticos e, muitas vezes, incapacidade de manutenção do estado nutricional[4] (Tabela 16.1).

A gravidade da doença é determinada pela extensão e local da ressecção, a presença ou ausência do cólon e da válvula ileocecal, o estado da mucosa remanescente, a capacidade de adaptação intestinal, a natureza da desordem primária da doença e a idade do indivíduo[1,5,6].

Tabela 16.1. Consequências clínicas da síndrome do intestino curto

– Má absorção grave ocorre com o intestino remanescente < 60 cm; ressecções ileais com mais de 30% costumam apresentar prognóstico ruim.
– As deficiências de fluidos e eletrólitos estão presentes em todos os casos, porém em casos graves há também a má absorção de nutrientes.
– A perda grave de fluidos e eletrólitos está associada à jejunostomia terminal.
– Deficiências de magnésio e zinco são comuns.

Adaptada de: O'Keefe e cols.[1].

Quando ocorre a ressecção do duodeno, há prejuízo da absorção de aminoácidos, monossacarídeos, dissacarídeos e ferro. A retirada do jejuno interfere na absorção de micronutrientes, ácidos graxos livres, monoglicerídeos e água.

Nos casos de retirada do segmento ileal, é comum a ocorrência de esteatorreia decorrente do comprometimento do ciclo entero-hepático dos sais biliares. O prejuízo da atividade das lipases pancreáticas acarreta o aumento do volume das gotículas de gordura nas fezes. Essa alteração da absorção de gorduras leva também a um comprometimento da absorção das vitaminas lipossolúveis (A, D, E e K). Além disso, o íleo também apresenta pequena atividade motora propulsiva. Assim, outra consequência dessa doença é a perda do mecanismo de desaceleração do trânsito intestinal.

Na ressecção da válvula ileocecal, ocorre hipercolonização bacteriana, que está relacionada à atividade fermentativa acentuada. Nessa situação, o indivíduo apresenta piora do quadro de diarreia, com presença de fezes mais ácidas e intolerância a glicídios[4].

No cólon, a absorção de água e eletrólitos fica prejudicada com a ressecção dessa porção intestinal. A preservação do cólon é essencial para determinar se o indivíduo será ou não dependente de nutrição parenteral (NP), pois o cólon auxilia na conservação de fluidos e eletrólitos. Além disso, o metabolismo bacteriano da flora intestinal do cólon pode auxiliar no resgate de carboidratos e proteínas mal absorvidos[1] (Tabela 16.2).

Tabela 16.2. Nutrientes e o local de absorção no trato digestivo

Sítio de absorção	Nutrientes absorvidos
Duodeno	Aminoácidos, monossacarídeos, dissacarídeos e ferro
Jejuno	Cálcio, folato, vitaminas lipossolúveis: A, D, E e K, ácidos graxos livres, monoglicerídeos, vitamina B12, sódio, água
Íleo	Ácidos biliares
Cólon	Água, sódio, potássio, cloro e ácidos biliares

Adaptada de: Jeejeebhoy[7].

Assim, como citado anteriormente, o comprimento da porção intestinal remanescente não é o único determinante do prognóstico, já que outros fatores como inervação, efeitos hormonais e presença de bactérias afetarão a adaptação pós-ressecção[2]. Após ressecções maciças do intestino delgado, o segmento preservado sofre mudanças adaptativas ao longo do tempo, tais como: espessamento da parede, aumento do fluxo sanguíneo da mucosa, aumento das secreções pancreático-biliares e diminuição da motilidade, que resultam em progressiva melhora da diarreia, da esteatorreia e da má absorção. Essas mudanças morfológicas e fisiológicas resultam em aumento no tempo do trânsito intestinal e consequente melhora na absorção dos nutrientes[8]. A melhora das condições funcionais do intestino remanescente pode levar até dois anos[1]. Didaticamente, a SIC pode ser classificada em três fases. No entanto, é importante ressaltar que essas fases normalmente coexistem durante a evolução do quadro clínico da doença.

- Fase pós-operatória inicial: corresponde ao período no qual ocorrem alterações hidroeletrolíticas e ácido-básicas em virtude da diarreia, após a reintrodução da dieta por via oral. Essa fase pode variar entre 60 e 90 dias.
- Fase adaptativa intestinal: corresponde a um período de adaptação, no qual ocorrem diminuição dos episódios de diarreia e melhora do estado geral e do processo digestivo-absortivo das proteínas e carboidratos. O potássio, o magnésio e o cálcio séricos podem ainda estar reduzidos. Essa fase ocorre até 12 meses do pós-operatório.
- Fase de recuperação: é o período em que a ingestão oral já está total ou parcialmente adequada e já existe capacidade máxima de adaptação intestinal, de hipertrofia e hiperplasia das células intestinais. Pacientes graves, com ressecções extensas, podem não atingir essa fase, que varia de 12 meses a anos, pois eles podem restringir-se às primeiras fases de reintrodução, permanecendo mais dependentes da NP ou indo a óbito[4,8,9].

O TRATAMENTO DIETÉTICO NA SIC

No Hospital das Clínicas da Faculdade de Medicina de Ribeirão Preto da Universidade de São Paulo (HCFMRP-USP), o tratamento dietético na SIC visa à aceitação da alimentação via oral, à adaptação do intestino remanescente, à maximização da absorção dos nutrientes e à manutenção do estado nutricional do paciente.

No pós-operatório imediato (24 a 48 horas), após o estabelecimento do equilíbrio hidroeletrolítico, inicia-se a nutrição parenteral total (NPT). Assim que o indivíduo estiver clinicamente estável, a dieta por via oral é introduzida. O aporte calórico proveniente da NP é reduzido, conforme a reintrodução alimentar por via oral progride. O uso da NPT pode durar de um a dois anos, período no qual o intestino desenvolve ao máximo sua capacidade de adaptação, ocorrendo aumento da crista das vilosidades intestinais para compensação da capacidade absortiva[1,2].

A avaliação clínica é essencial para que se inicie a alimentação por via oral precocemente, o que auxiliará numa melhor adaptação do intestino remanescente.

O contato direto dos nutrientes com o epitélio da mucosa auxilia na adaptação intestinal. A proliferação celular é estimulada pelo aumento da utilização da camada epitelial e por maior secreção autócrina ou parácrina de substâncias tróficas. O aumento das secreções e hormônios gastrointestinais produzidos durante a digestão dos nutrientes promove a adaptação da porção intestinal remanescente[2].

A dietoterapia proposta considera aspectos como o tipo de nutriente consumido, o fracionamento da dieta e a progressão da consistência ou modo de preparo dos alimentos. O tratamento dietético proposto consiste em 14 passos de reintrodução via oral e um cardápio de 22 dias, o qual é dividido em três fases.

Fase de reintrodução via oral

É uma fase lenta que depende da evolução clínica do paciente, mas deve ser iniciada assim que possível, favorecendo a adaptação intestinal. A reintrodução da dieta por via oral se inicia com a oferta de líquidos de baixo teor residual e osmolaridade, sem adição de oligossacarídeos, que posteriormente evolui com líquidos com baixos teores de fibras alimentares (com pouco teor de amido resistente)[9,10].

Em seguida à oferta de líquidos, o primeiro alimento é o cereal com alto índice de digestibilidade, ou seja, amido que acabou de ser cozido[11].

A proteína é introduzida na forma abrandada e mecanicamente processada. Seu abrandamento em temperatura moderada facilita a ação das enzimas digestivas, melhorando sua biodisponibilidade biológica e digestibilidade[12].

O próximo grupo alimentar a ser reintroduzido é o das fibras alimentares. Para isso, são escolhidas hortaliças com baixo teor de fibra, que sofrem um processo de abrandamento por meio de tratamento térmico (cozimento), sendo inicialmente liquidificadas e oferecidas como caldo (caldo de legumes). Sua introdução na dieta ocorre de forma gradual, visando à não aceleração do trânsito intestinal e ao não desconforto com a fermentação anaeróbia realizada pelas bactérias intestinais[13].

O passo seguinte é a oferta de alimentos fontes de gorduras, tendo em vista que a gordura intrínseca dos alimentos já foi oferecida, em pequenas quantidades, nas fases anteriores. A quantidade de alimentos fontes de gordura deve ser restrita e fracionada ao longo das refeições, para que não haja estímulo do trânsito intestinal. O preparo dos cereais e das fontes proteicas pode ser feito com o uso de óleo de soja ou triglicerídeo de cadeia média (TCM), conforme as demandas de cada caso. Em seguida, as leguminosas são reintroduzidas na consistência líquida, sofrendo tratamento térmico e mecânico. Dessa forma, evita-se que a ação da faseolamina seja um fator estimulador do trânsito intestinal e da formação de gases pelas bactérias intestinais, o que provocaria cólica e diarreia[14,15].

Na sequência, a frutose é o dissacarídeo a ser introduzido na dieta. Inicialmente, deve-se evitar o consumo de frutas laxativas ricas em sorbitol. Após a adaptação ao dissacarídeo, outras frutas podem ser oferecidas ao paciente[13].

Posteriormente à frutose e às fibras alimentares, a introdução das fontes lácteas é feita de forma gradual. No primeiro momento, é oferecido leite acrescido de lactase com baixo teor de gordura (1%). Após a sua aceitação, a lactose é introduzida com o leite desnatado. Posteriormente, o leite integral é incluído na dieta para se oferecer a lactose e maior teor de gordura[16]. Em casos de persistência da intolerância à lactose, mantém-se o uso do leite sem lactose.

A sacarose é o último dissacarídeo a ser fornecido, porém na forma hidrolisada, ou seja, em calda, após sofrer o processo de caramelização, para que sua digestão seja facilitada e sua fermentação no intestino seja reduzida. Após a aceitação dessa preparação, o açúcar cristal é reintroduzido na sua forma íntegra[17], finalizando a fase de reintrodução via oral. Se não houver tolerância desse dissacarídeo, opta-se pelo uso de adoçantes.

Fase de adaptação

É uma fase longa, que depende do prognóstico do paciente e da aceitação dos alimentos reintroduzidos por via oral. O período de duração dessa fase depende do grau de adaptação intestinal e de outros fatores, tais como idade, estado nutricional, presença de doenças associadas, episódios de infecção, higiene pessoal, apoio familiar, compreensão e execução do tratamento em geral.

Fase de manutenção

É uma fase caracterizada por estabilidade do quadro clínico, quando houver adesão adequada ao tratamento em geral. Como a SIC é uma doença crônica e seus portadores apresentam importante perda ponderal e estado nutricional vulnerável, este é um período no qual as orientações nutricionais devem ser reforçadas e as visitas ao nutricionista devem se manter frequentes.

As Tabelas 16.3 e 16.4 apresentam o cronograma de reintrodução via oral e a composição nutricional, respectivamente. O plano alimentar disposto na Tabela 16.3 exemplifica os tipos de alimentos que compõem as refeições oferecidas e a frequência com que esses alimentos são introduzidos durante o tratamento dietético proposto para o paciente portador dessa síndrome. A evolução da alimentação não é excludente, ou seja, o paciente poderá receber os alimentos oferecidos em um determinado passo da reintrodução, sem eliminação daqueles introduzidos anteriormente. Conforme tolerância alimentar, a consistência da preparação deverá ser evoluída diariamente.

Tabela 16.3. Cronograma do plano alimentar para a reintrodução por via oral na síndrome do intestino curto

Passos	Características nutricionais	Alimentos oferecidos	Frequência
1º	Líquido sem resíduo e isento de sacarose	Chá e água de coco	8 vezes/dia, de 2 em 2 horas, alternando-os
2º	Líquido sem resíduo isento de sacarose e pobre em fibras alimentares	Suco de frutas constipantes: limão, caju, maracujá, pera ou maçã (devendo ser liquidificado e coado)	8 vezes/dia, de 2 em 2 horas, alternando-os
3º	Cereal com alto índice de digestibilidade	Torrada ou bolacha água e sal	3 vezes/dia
4º	Cereal dextrinizado e cozido	Arroz, fubá, macarrão, batata, mandioca ou inhame	2 vezes/dia (almoço e jantar)
5º	Proteína processada Proteína íntegra (evolução gradual)	Frango desfiado, carne moída ou clara de ovo Frango cozido ou carne de panela	2 vezes/dia (almoço e jantar)
6º	Fibra abrandada	Legume cozido, sem casca e sem semente	2 vezes/dia (almoço e jantar)
7º	Cereal dextrinizado	Pão francês ou bisnaga	1 a 2 vezes/dia (desjejum e lanche da tarde)
8º	Gordura	Margarina	1 a 2 vezes/dia (desjejum e lanche da tarde)
9º	Leguminosa cozida, liquidificada e coada Leguminosa íntegra (evolução gradual)	Caldo de feijão, lentilha ou grão-de-bico Grão cozido	2 vezes/dia (almoço e jantar)
10º	Fibra abrandada Fibra alimentar íntegra (evolução gradual)	Verdura cozida Verdura crua	2 vezes/dia (almoço e jantar)
11º	Frutose e fibras alimentares íntegras	Maçã, pera ou banana	2 vezes/dia (lanche da manhã e da tarde)
12º	Lactose (evolução gradual)	Leite adicionado de lactase/leite desnatado/leite integral	3 vezes/dia (desjejum, lanche da tarde e ceia)
13º	Sacarose hidrolisada	Doce de fruta em calda	2 vezes/dia (almoço e jantar)
14º	Sacarose	Substituição do adoçante por açúcar cristal	Em qualquer preparação

Tabela 16.4. Composição nutricional do plano alimentar para reintrodução por via oral na síndrome do intestino curto

Dia	Nomenclatura técnica	Valor calórico total (kcal)	Carboidrato (%)	Proteína (%)	Lipídeo (%)	Fibra (g)
1º	Líquida, hipofermentativa	14	100	0	0	0
2º	Líquida, hipofermentativa	279	93	4	2	1
3º	Líquida/pastosa, hipofermentativa	559	78	7	14	1
4º	Líquida/pastosa, hipofermentativa	560	80	8	12	3
5º	Líquida/pastosa, hipofermentativa	600	78	7	15	4
6º	Geral hipofermentativa	682	75	7	18	5
7º	Geral hipofermentativa	685	75	8	17	5
8º	Geral hipofermentativa	705	75	8	16	6
9º	Geral hipofermentativa	707	66	12	22	7
10º	Geral hipofermentativa	768	61	15	24	7
11º	Geral hipofermentativa	824	60	15	24	9
12º	Geral hipofermentativa	856	61	15	25	9
13º	Geral hipofermentativa	860	58	15	26	8
14º	Geral hipofermentativa	880	57	16	26	11
15º	Geral	1.160	54	21	25	11
16º	Geral	1.024	56	21	23	11
17º	Geral	1.088	50	17	33	11
18º	Geral	1.108	50	17	32	12
19º	Geral	1.186	55	16	29	16
20º	Geral	1.273	53	17	30	16
21º	Geral	1.355	57	16	27	16
22º	Geral	1.555	63	14	23	16

As Figuras 16.1, 16.2 e 16.3 representam graficamente o cálculo de calorias, macronutrientes (g) e fibras (g) do cardápio de 22 dias, respectivamente.

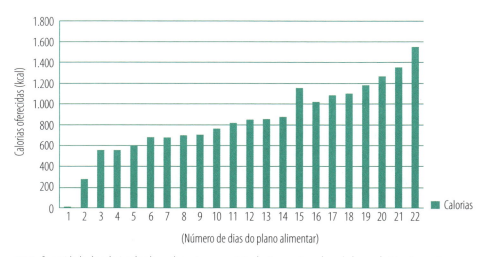

Figura 16.1. Quantidade de calorias do plano alimentar para reintrodução por via oral na síndrome do intestino curto.

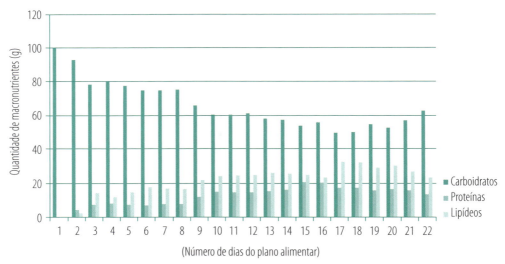

Figura 16.2. Quantidade de macronutrientes do plano alimentar para reintrodução por via oral na síndrome do intestino curto.

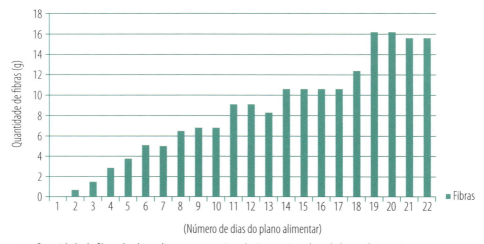

Figura 16.3. Quantidade de fibras do plano alimentar para reintrodução por via oral na síndrome do intestino curto.

A equipe multidisciplinar define a conduta nutricional a ser tomada de acordo com o quadro clínico e sintomas do paciente.

Quando há sintomas gastrointestinais, é necessária a investigação das possíveis causas. A introdução da alimentação por via oral poderá ser interrompida ou regredida. A Figura 16.4 apresenta as etapas para a condução do tratamento dietético.

O objetivo dietoterápico ao final das etapas de reintrodução via oral é oferecer um plano alimentar individualizado que atenda a cerca de 30 kcal/kg de peso ajustado/dia, sendo composta por 20% a 30% do valor calórico total (VCT) de lipídeos, 1 a 1,5 g/kg de peso ideal/dia de proteína (aproximadamente 20% do VCT) e 40% a 50% do VCT de carboidratos. Posteriormente, na fase de manutenção, a dieta deverá ser ajustada para atender a eventual queixa de hiperfagia, que é comum na maioria dos pacientes enterectomizados, exigindo uma oferta maior de calorias por dia, podendo atingir cerca de 40-60 kcal/kg de peso atual/dia, por causa do quadro disabsortivo instalado[18].

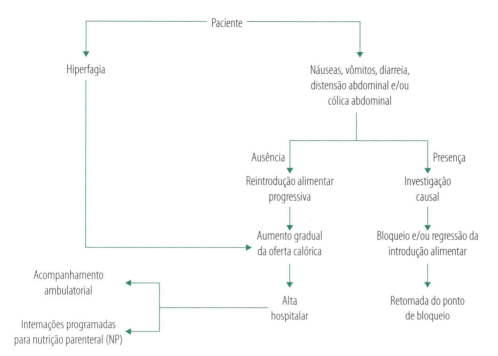

Figura 16.4. Fluxograma de direcionamento da conduta nutricional.

A evolução clínica e nutricional na SIC depende de boa adesão às orientações dietoterápicas quanto ao fracionamento das refeições, qualidade e quantidade dos alimentos, maleabilidade e adequação do plano alimentar. Estudo sobre a qualidade de vida e percepção de saúde, realizado com indivíduos enterectomizados internados no HCFMRP-USP, mostrou que o aspecto emocional é um dos mais afetados, o qual apresenta papel determinante na adesão ao tratamento clínico e dietoterápico[19]. Assim sendo, fatores como integração social, saúde emocional e mobilização familiar também apresentam grande impacto na evolução positiva do tratamento em geral.

REFERÊNCIAS

1. O'Keefe SJ, Buchman AL, Fishbein TM, Jeejeebhoy KN, Jeppesen PB, Shaffer J. Short bowel syndrome and intestinal failure: consensus definitions and overview. Clin Gastroenterol Hepatol. 2006;4(1):6-10.
2. Vanderhoof J. Short bowel syndrome. Rev Gastroenterol Mex. 2010;75:S271-3.
3. Waitzberg DL, Borges VV, Rodrigues JJG. Síndrome do intestino curto. In: Waitzberg DL. Nutrição oral, enteral e parenteral na prática clínica. 3ª ed. São Paulo: Atheneu; 2000. 1858p.
4. Peixoto RO, Gomes CA, Soares Jr. C. Síndrome do intestino curto. In: Teixeira Neto F. Nutrição clínica. Rio de Janeiro: Guanabara Koogan; 2003. p. 372-6.
5. Koffeman GI, van Gemert WG, George EK, Veenendaal RA. Classification, epidemiology and aetiology. Best Pract Res Clin Gastroenterol. 2003;17(6):879-93.
6. Matarese LE, O'Keefe SJ, Kandil HM, Bond G, Costa G, Abu-Elmagd K. Short bowel syndrome: clinical guidelines for nutrition management. Nutr Clin Pract. 2005;20(5):493-502.
7. Jeejeebhoy KN. Short bowel syndrome: a nutritional and medical approach. CMAJ. 2002;166(10):1297-302.
8. Nonino CB, Borges RM, Pasquali LS, Marchini JS. Terapia nutricional oral em pacientes com síndrome do intestino curto. Rev Nutr. 2001;14(3):201-5.

9. Dürks PT, Araújo JL, Silva RS, Souza PA, Guarienti LD, Soares LN. Síndrome do intestino curto: causas, tratamento, complicações e prognóstico em Pelotas, Rio Grande do Sul, Brasil. Rev Bras Nutr Clín. 2007;22(1):5-9.

10. Giuntini EB. Fibra alimentar. In: Giuntini EB, Menezes EW. São Paulo: ILSI Brasil – International Life Sciences Institute do Brasil, 2011 (Série de publicações ILSI Brasil: função plenamente reconhecidas de nutrientes; 18).

11. Philippi ST. Nutrição e técnica dietética. 2ª ed. Barueri: Manole; 2006. 402p.

12. Araújo JMA. Química de alimentos. 3ª ed. Viçosa: Editora UFV; 2006. 474p.

13. Cozzolino SMF. Biodisponibilidade de nutrientes. Barueri: Manole; 2005. 878p.

14. Evangelista J. Tecnologia de alimentos. 2ª ed. São Paulo: Atheneu; 1998.

15. Slavin J. Fiber and prebiotcs: mechanisms and health benefits. Nutrients. 2013;5:1417-35.

16. Porto CPC, Thofehm MB, Souza AS, Cecagno D. Experiência vivenciada por mães de crianças com intolerância à lactose. Rev Farm Saúde Desenv. 2005;7(3):250-6.

17. Costa NMB, Pelúzio MCG. Nutrição básica e metabolismo. Viçosa: Editora UFV; 2008. 400p.

18. Borges NJBG, et al. Terapia nutricional na síndrome do intestino curto. In: Vanucchi H, Marchini JS. Nutrição e metabolismo: nutrição clínica. Rio de Janeiro: Guanabara Koogan; 2007. 445p.

19. Carvalho AL, Sicchieri JMF, Marchini JS, Santos MA, Navarro AM. Quality of life in short bowel syndrome: in a single center. Medicina (Ribeirão Preto). 2012;45(3):329-36.

ABORDAGEM NUTRICIONAL NO TRANSPLANTE DE MEDULA ÓSSEA

Paula Cristina Galati

Edith Martins de Castro Brandão

INTRODUÇÃO

O transplante de medula óssea (TMO) ou transplante de células-tronco hematopoiéticas (TCTH) é um procedimento terapêutico no qual é realizada a infusão endovenosa de células-tronco provenientes do sangue periférico estimulado, medula óssea ou cordão umbilical, com a finalidade de restaurar a hematopoese e as funções imunológicas de pacientes com doenças hematológicas, tumores sólidos, algumas doenças autoimunes e, recentemente, doenças cardíacas e neurológicas, possibilitando a cura ou o aumento da sobrevida de indivíduos portadores dessas patologias[1,2]. As células utilizadas no TMO podem ser obtidas de um doador compatível (TMO alogênico) ou do próprio paciente (TMO autólogo)[3].

Esse procedimento requer inicialmente uma terapia de citorredução, seguida de um regime de condicionamento, ambos constituídos por intensa imunossupressão da medula óssea, por meio de altas doses de quimioterapia, podendo essa estar associada à radiação corporal total[1]. O objetivo é erradicar as células tumorais residuais e promover a imunossupressão das células imunologicamente ativas[4].

As principais complicações após a quimioterapia de condicionamento são hemorragia, infecções, falência orgânica, falha de enxertia e refratariedade da doença de base. No caso de TMO alogênico, também podem acontecer a doença do enxerto contra o hospedeiro (DECH) e a rejeição do enxerto[5].

A agressividade da terapia do condicionamento também provoca alterações gastrointestinais como náuseas, vômitos, xerostomia, disgeusia, hipogeusia e anorexia. Ocorrem lesões nas barreiras cutânea e mucosa, que proporcionam o aparecimento de mucosite em todo o trato gastrointestinal, além de alterações na função intestinal, resultando em má absorção e diarreia aquosa[6,7]. A terapia de citorredução também causa neutropenia grave e nesse período há maior suscetibilidade a infecções fúngica e bacteriana[8].

Desse modo, o processo de TMO influencia negativamente o estado nutricional do paciente, uma vez que provoca diminuição da ingestão alimentar, redução da absorção de nutrientes e aumento das necessidades metabólicas[3]. A manutenção de um estado nutricional adequado é extremamente importante em todas as fases do TMO, sendo a oferta adequada de nutrientes fundamental para o sucesso do procedimento.

AVALIAÇÃO NUTRICIONAL DO PACIENTE ADULTO SUBMETIDO AO TMO

A avaliação nutricional do paciente submetido ao TMO visa à manutenção e/ou à recuperação do estado nutricional, minimizando ou evitando a perda ponderal e as deficiências nutricionais provocadas pela quimioterapia de citorredução e condicionamento. Tem por objetivo também auxiliar na implementação e monitorização de um plano dietoterápico que atenda às necessidades nutricionais do paciente.

Em todas as fases do TMO (pré-transplante, condicionamento, pós-transplante e pós-alta) são necessárias a identificação e prevenção de distúrbios nutricionais e a oferta de nutrientes de acordo com o estado nutricional e a faixa etária do paciente.

No período pré-transplante a avaliação nutricional pode racionalizar a terapia nutricional (TN), uma vez que é o primeiro passo na detecção e tratamento da desnutrição. Ademais, alteração do estado nutricional pré-TMO é um fator prognóstico negativo para a evolução desses pacientes, interferindo no tempo de enxertia[9].

Não existem ferramentas validadas para avaliação do estado nutricional de pacientes submetidos ao TMO. Porém, a Avaliação Subjetiva Global Gerada pelo Paciente[10], desenvolvida e validada para pacientes com câncer, pode ser utilizada para os pacientes submetidos a esse procedimento. Essa ferramenta encontra-se descrita no capítulo 21.

A identificação do paciente desnutrido ou em risco nutricional pode ser feita com base em critérios objetivos obtidos por meio da história clínica alimentar, exame físico, antropometria e exames bioquímicos. A história clínica de perda ponderal progressiva, sem causa aparente, é muitas vezes um dos fortes indicadores de risco de má nutrição[11]. O tipo de TMO a que o paciente será submetido também é um indicador importante de risco, uma vez que o TMO alogênico geralmente apresenta maior risco de complicações nutricionais e metabólicas[3].

Durante a internação hospitalar os parâmetros antropométricos podem ser influenciados por desequilíbrio eletrolítico, o que dificulta a interpretação das alterações no estado nutricional. As variáveis antropométricas (circunferência braquial e dobra cutânea do tríceps) podem ser empregadas em combinação com o percentual de perda de peso e bioimpedância elétrica (BIA) em intervalos de tempo maiores.

O objetivo da antropometria e da BIA é identificar as alterações que ocorrem nos compartimentos corporais, entre elas a proporção de massa magra e massa gorda, quantidade de água e massa celular corporal. Sugere-se a utilização de um método de medição de massa corporal (dobras cutâneas e circunferências ou bioimpedância) com intervalos maiores, quinzenalmente[12].

O método de bioimpedância tem sido relatado como simples, não invasivo, relativamente barato e de fácil aplicação[13,14]. Porém, como os dados de BIA podem ser influenciados pelo estado de hidratação do paciente, a análise vetorial de bioimpedância elétrica (BIVA) pode ser uma boa ferramenta de avaliação nutricional, uma vez que permite conhecer e analisar o real estado de hidratação e a massa celular, além de permitir o acompanhamento das alterações de compartimentos corporais e possuir valor prognóstico em diversas condições[15,16].

A medida de índice de massa corporal (IMC) não é indicada para avaliar nutricionalmente pacientes submetidos ao TMO em virtude de sua baixa sensibilidade. Um paciente pode apresentar perda grave de peso e ser classificado como eutrófico segundo o IMC. Portanto, quando utilizado, deve-se levar em consideração outros parâmetros antropométricos, como a porcentagem de perda de peso.

Os indicadores bioquímicos (albumina, transferrina, pré-albumina) utilizados na prática clínica para avaliar o estado nutricional apresentam-se limitados, uma vez que sofrem influência dos parâmetros de inflamação, como as proteínas de fase aguda, além de serem influenciados pelo estado de hidratação do paciente, quimioterapia, radioterapia, sepse, DECH e pela função hepática[3].

Considerando a instabilidade desses pacientes, os efeitos colaterais das drogas utilizadas no TMO, bem como a necessidade de avaliação do suporte nutricional, outros parâmetros laboratoriais devem ser monitorados semanalmente, como glicemia, sódio, potássio, cálcio, fósforo, magnésio, ureia, creatinina e transaminases[9]. Além disso, elevados níveis de colesterol e triglicérides podem estar presentes, visto que alterações no metabolismo de lipídeos têm sido relacionadas à terapia imunossupressora. Sendo assim, faz-se necessária monitorização constante do lipidograma[17].

O balanço hídrico total geralmente é realizado diariamente e pode auxiliar na interpretação de dados bioquímicos e antropométricos, pois permite acompanhar e detectar rapidamente o acúmulo de líquidos.

O balanço nitrogenado (BN) determina o desequilíbrio existente entre anabolismo e catabolismo proteico, por isso tem sido considerado um método sensível para avaliar o estado nutricional de pacientes submetidos ao TMO. No entanto, na prática clínica, a coleta de urina de 24 horas é difícil, e na presença de vômitos e diarreia, as estimativas de perda de nitrogênio podem se tornar pouco confiáveis[3].

O controle de ingestão alimentar deve ser feito diariamente por meio de registros ou recordatórios de 24 horas. Essa avaliação é de suma importância para identificar possíveis déficits de ingestão calórica e proteica, prevenir distúrbios nutricionais e realizar implantação precoce de suporte nutricional adequado. Quando o cálculo da ingestão for menor que a necessidade do paciente, devem-se criar estratégias de intervenção nutricional para adequar a dieta de acordo com a aceitação, necessidades nutricionais e condições clínicas do paciente[11].

Os sintomas gastrointestinais também devem ser avaliados diariamente, pois a terapia de citorredução e o condicionamento provocam distúrbios no sistema digestivo que levam à redução da ingestão alimentar. Além disso, a avaliação cuidadosa dessas alterações exerce papel determinante no planejamento da conduta dietoterápica, uma vez que a escolha adequada dos alimentos pode auxiliar na melhora desses sintomas e do consumo alimentar e, consequentemente, na prevenção de distúrbios nutricionais.

Nenhum método de avaliação nutricional é livre de falhas e/ou contraindicações. Por causa das limitações dos métodos existentes e da ausência de um padrão-ouro para a avaliação nutricional de pacientes submetidos ao TMO, existe a necessidade da utilização de dois ou mais instrumentos com a finalidade de estabelecer a combinação mais prática e eficiente[12]. Cada unidade deve identificar o mais adequado para sua realidade.

O Quadro 17.1 apresenta as avaliações consideradas necessárias, bem como a frequência em que devem ser realizadas. Tais informações devem ser consideradas na criação do protocolo de avaliação nutricional do paciente adulto internado em unidades de TMO, uma vez que proporcionam uma intervenção nutricional precoce.

Quadro 17.1. Quadro-resumo sobre avaliação nutricional do paciente submetido ao TMO

	Dados	Frequência de avaliação
Avaliação antropométrica	– Peso – Altura – IMC – Composição corporal – % de perda de peso	– Diário – Momento da internação – Semanalmente – A cada 15 dias – Momento da internação e semanalmente
Indicadores bioquímicos	– Glicemia, sódio, potássio – Cálcio, fósforo, magnésio, creatinina, ureia, transaminases – Lipidograma – Albumina, pré-albumina, transferrina	– Diariamente – 2 vezes/semana – 1x/semana – Antes do transplante
Controle de retenção hídrica	– Balanço hídrico	– Diariamente
Avaliação do consumo alimentar	– Observação da ingestão alimentar	– Diariamente
Sintomas gastrointestinais	– Náuseas, vômito, diarreia, constipação, mucosite, anorexia, hipogeusia, disgeusia, xerostomia	– Diariamente

Fonte: Protocolo HCFMRP-USP; Inca, 2009[18]; Martin-Salces e cols.[9]; Sommacal e cols.[12].

AVALIAÇÃO NUTRICIONAL DO PACIENTE PEDIÁTRICO SUBMETIDO AO TMO

A avaliação nutricional do paciente pediátrico submetido ao TMO, além de objetivar a manutenção e/ou a recuperação do estado nutricional, auxilia na implementação e monitorização da eficácia de um plano dietoterápico que atenda às necessidades nutricionais do paciente, evitando as deficiências e seus impactos no crescimento e desenvolvimento.

Também deve ser realizada com base na história clínica, história alimentar, exames laboratoriais, histórico de perda de peso e dados antropométricos e de composição corporal.

Entretanto, os dados antropométricos do paciente pediátrico diferem dos do adulto, uma vez que avalia o risco nutricional por meio da relação entre dimensões corporais durante o processo de crescimento e desenvolvimento.

Além da aferição do peso e da estatura, deve-se realizar a classificação do IMC, peso/estatura (P/E), peso/idade (P/I) e da estatura/idade (E/I), de acordo com as curvas da Organização Mundial de Saúde (2007)[18].

A circunferência do braço (CB), a circunferência muscular do braço (CMB) e a prega cutânea tricipital (PCT), bem como as análises por bioimpedância, podem ser utilizadas para avaliação da composição corporal em crianças maiores de 2 anos. Em crianças menores de 2 anos, deve-se avaliar o perímetro cefálico e torácico[18].

Durante a internação hospitalar, os parâmetros antropométricos devem ser interpretados com cautela, pois podem ser influenciados por alterações de fluidos, o que dificulta a interpretação das alterações no estado nutricional[19].

Em relação aos exames bioquímicos, as mesmas considerações feitas para os adultos submetidos ao TMO se aplicam às crianças tratadas com esse procedimento.

NECESSIDADES NUTRICIONAIS DO PACIENTE ADULTO SUBMETIDO AO TMO

As necessidades nutricionais em pacientes submetidos ao TMO são aumentadas por causa do intenso catabolismo decorrente da presença de febre e infecções, da quimioterapia e/ou radioterapia, que causam destruição tecidual, e da DECH[11,20].

Apesar de o gasto energético poder variar entre o transplante autólogo e o alogênico, há um consenso de que os requerimentos energéticos podem aumentar de 130% até 150% do gasto energético basal estimado, o que corresponde a 30-50 kcal/kg de peso corporal por dia[3]. Uma medida mais exata das necessidades energéticas pode ser determinada por meio de calorimetria indireta.

O BN negativo é comum em pacientes de TMO[21], como consequência das perdas intestinais e dos efeitos catabólicos no músculo esquelético, exercidos inicialmente pela doença de base, em seguida por regimes de condicionamento e, posteriormente, por possíveis complicações do TMO, tais como sepse e DECH[3].

A necessidade proteica desses pacientes é estimada com o intuito de prover substrato para a reconstituição de tecido após a terapia de citorredução e reduzir a perda de massa magra. Em geral, recomenda-se entre 1 e 2 g/kg/dia[18]. O Quadro 17.2 apresenta as recomendações de macronutrientes para o paciente adulto submetido ao TMO.

Em relação às vitaminas e minerais, recomenda-se que os pacientes submetidos ao TMO alogênico recebam suplementação de multivitamínico/mineral livres de ferro até o término da terapia de imunossupressão ou por um ano após o procedimento. Já os pacientes submetidos ao TMO autólogo só devem receber a suplementação caso a dieta não seja suficiente para atender às recomendações diárias[22,23].

A ingestão de vitaminas e minerais deve seguir as recomendações das *Dietary Reference Intakes* (DRI), quando se trata de alimentação via oral (VO), ou da *American Medical Association* (AMA), quando for utilizada a via endovenosa[17].

Quadro 17.2. Recomendações nutricionais para o paciente adulto submetido ao TMO

	Pré-TMO	Pós-TMO
Calorias (kcal/kg/dia)	Manutenção de peso: 25-30 Ganho de peso: 30-35 Repleção: 35-45	Manutenção de peso: 25-30 Ganho de peso: 30-35 Repleção: 35-45
Proteína (g/kg/dia)	Manutenção: 1,0-1,2 Repleção: 1,2-1,5	Repleção: 1,5-2,0

Adaptado de: Consenso Nacional de Nutrição Oncológica (Inca), 2009[18].

A suplementação de ferro não deve ser realizada rotineiramente, a menos que a deficiência de ferro seja claramente diagnosticada. A maioria dos pacientes apresenta sobrecarga de ferro devida às transfusões de glóbulos vermelhos e à absorção aumentada de ferro no trato gastrointestinal[23].

A suplementação de antioxidantes com doses acima da preconizada pelas DRI não é recomendada, visto que o consumo excessivo de alguns antioxidantes pode reduzir a eficácia do tratamento quimioterápico e radioterápico, além de provocar interações com medicamentos da terapia imunossupressora[23].

Em razão do uso elevado de antibiótico e da baixa ingestão de alimentos fontes de vitamina K, recomenda-se, para pacientes em uso de nutrição parenteral (NP) e com baixa ingestão oral, a suplementação de 10 mg uma vez por semana. A suplementação de ácido fólico e vitamina C também é necessária para os pacientes que apresentam baixa ingestão oral de alimentos fontes desses nutrientes[22].

Após o transplante é comum o desenvolvimento de doenças ósseas, portanto é extremamente necessária a adequada ingestão de vitamina D e cálcio para minimizar o risco de complicações. Por isso, os pacientes que apresentam baixa ingestão desses nutrientes devem receber suplementação em quantidade suficiente para atingir as necessidades[23].

Algumas drogas utilizadas no TMO, como a ciclosporina e o tacrolimo (FK-506), aumentam a excreção urinária de magnésio, resultando em hipomagnesemia. Portanto, todos os pacientes tratados com esses fármacos imunossupressores requerem a suplementação de magnésio. Alguns pacientes podem necessitar de suplementação intravenosa, se a administração oral provocar diarreia[23].

Em todas as etapas do tratamento a dieta deve ser balanceada, isto é, com oferta energética adequada para o peso e altura do paciente, e deve conter proteínas de alto valor biológico, além de incluir vitaminas e minerais. Sempre que possível, os hábitos do paciente devem ser respeitados e levados em consideração.

NECESSIDADES NUTRICIONAIS DO PACIENTE PEDIÁTRICO SUBMETIDO AO TMO

Não existem na literatura recomendações específicas de necessidades nutricionais para crianças submetidas ao TMO. Com base na prática clínica, recomenda-se adotar a equação da DRI 2006 ou Holliday and Seagar (1957), para o cálculo das necessidades energéticas[18].

Para determinação da necessidade proteica antes do TMO, sugere-se a utilização das recomendações da ASPEN (2002), e nos casos de perda de peso ou desnutrição, deve-se acrescentar de 15% a 50% das recomendações de proteína. Após o TMO, recomenda-se aumento da oferta proteica para restaurar ou preservar a massa magra corporal[18].

Para o cálculo das necessidades energéticas e proteicas nos casos de desnutrição, sobrepeso e obesidade, deve-se fazer um ajuste de peso. Porém, esse ajuste não deve exceder 20% do peso atual[18].

O Quadro 17.3 apresenta as recomendações nutricionais para o paciente pediátrico submetido ao TMO.

Quadro 17.3. Recomendações nutricionais para paciente pediátrico submetido ao TMO

	Pré-TMO	Pós-TMO
Calorias (kcal/kg/dia)	• *Dietary Reference Intakes*, 2006 – 0 a 3 meses: [89 × peso (kg) − 100] + 175 – 4 a 6 meses: [89 × peso (kg) − 100] + 56 – 7 a 12 meses: [89 × peso (kg) − 100] + 22 – 13 a 35 meses: [89 × peso (kg) − 100] + 20 **Meninos** 3 a 8 anos: 88,5 − 61,9 × idade + FA × (26,7 × peso + 903 × altura) + 20 9 a 18 anos: 88,5 − 61,9 × idade + FA × (26,7 × peso + 903 × altura) + 25 **Meninas** 3 a 8 anos: 135,3 − 30,8 × idade + FA × (10 × peso + 934 × altura) + 20 9 a 18 anos: 135,3 − 30,8 × idade + FA × (10 × peso + 934 × altura) + 25 Crianças com baixo peso, utilizar P/E percentil 50 e escore Z = 0. Crianças eutróficas, utilizar peso atual. Crianças com sobrepeso ou obesas, utilizar o P/E percentil 90 e escore Z = +2 Este ajuste em relação ao peso atual não deve ultrapassar 20%. • *Holliday and Seagar*, 1957 – Crianças de 0 a 10 kg: 100 kcal/kg – Crianças de 10 a 20 kg: 1.000 kcal + 50 kcal/kg para cada kg acima de 10 kg – Crianças com mais de 20 kg: 1.500 kcal + 20 kcal/kg para cada kg acima de 20 kg	• *Dietary Reference Intakes*, 2006 – 0 a 3 meses: [89 × peso (kg) − 100] + 175 – 4 a 6 meses: [89 × peso (kg) − 100] + 56 – 7 a 12 meses: [89 × peso (kg) − 100] + 22 – 13 a 35 meses: [89 × peso (kg) − 100] + 20 **Meninos** 3 a 8 anos: 88,5 − 61,9 × idade + FA × (26,7 × peso + 903 × altura) + 20 9 a 18 anos: 88,5 − 61,9 × idade + FA × (26,7 × peso + 903 × altura) + 25 **Meninas** 3 a 8 anos: 135,3 − 30,8 × idade + FA × (10 × peso + 934 × altura) + 20 9 a 18 anos: 135,3 − 30,8 × idade + FA × (10 × peso + 934 × altura) + 25 Crianças com baixo peso, utilizar P/E percentil 50 e escore Z = 0. Crianças eutróficas, utilizar peso atual. Crianças com sobrepeso ou obesas, utilizar o P/E percentil 90 e escore Z = +2. Este ajuste em relação ao peso atual não deve ultrapassar 20%. • *Holliday and Seagar*, 1957 – Crianças de 0 a 10 kg: 100 kcal/kg – Crianças de 10 a 20 kg: 1.000 kcal + 50 kcal/kg para cada kg acima de 10 kg – Crianças com mais de 20 kg: 1.500 kcal + 20 kcal/kg para cada kg acima de 20 kg
Proteína (g/kg/dia)	Neonatos até 2 anos: 2,5 a 3,0 g/kg/dia Crianças (2 a 11 anos): 2 g/kg/dia Adolescentes (acima de 12 anos): 1,5 a 2,0 g/kg/dia Em casos de perda de peso e desnutrição, sugere-se um incremento de 15% a 50% das recomendações de proteína. Crianças com baixo peso, utilizar P/E percentil 50 e escore Z = 0. Crianças eutróficas, utilizar peso atual. Crianças com sobrepeso ou obesas, utilizar P/E percentil 90 e escore Z = +2. Este ajuste em relação ao peso atual não deve ultrapassar 20%.	0 a 6 anos: 2,5 a 3,0 g/kg de peso atual 7 a 10 anos: 2,4 g/kg de peso atual 11 a 14 anos: 2,0 g/kg de peso atual 15 a 18 anos: 1,8 g/kg de peso atual

Adaptado de: Consenso Nacional de Nutrição Oncológica (Inca), 2009[18].

TERAPIA NUTRICIONAL NO TMO

A terapia nutricional visa manter e/ou recuperar o estado nutricional, evitar ou minimizar as deficiências nutricionais decorrentes da quimioterapia e/ou radioterapia, minimizar as consequências do regime de condicionamento e fornecer substrato de forma adequada para recuperação hematopoiética e do sistema imune.

Os pacientes submetidos ao TMO frequentemente necessitam de TN individualizada, devendo ser iniciada desde o período pré-transplante se houver risco nutricional ou desnutrição, pois a TN precoce melhora a resposta ao tratamento e a qualidade de vida do paciente[18].

Por ser menos invasiva e mais fisiológica, a via oral deve ser a primeira opção de administração da TN. O uso diário do suplemento nutricional oral (SNO) proporciona aumento na adequação das recomendações nutricionais, segundo as DRI[24], por isso se constitui num bom método para manter ou recuperar o estado nutricional.

Recomenda-se que a conduta para terapia nutricional baseie-se em algoritmos para tomada de decisões mais assertivas. Sendo assim, a indicação de introdução do SNO deve seguir um protocolo para obter resultados mais eficientes[25]. O Inca propõe que o SNO deve ser a primeira opção, quando a ingestão alimentar for abaixo de 75% das recomendações em até cinco dias, sem expectativa de melhora[18]. A quantidade a ser ofertada deve ser suficiente para complementar a dieta VO e atingir as necessidades nutricionais do paciente.

Tendo em vista a alteração de paladar dos pacientes em quimioterapia, os SNO de maior aceitabilidade são os líquidos à base de leite[26,27]. Entretanto, a palatabilidade e a monotonia dos suplementos industrializados podem dificultar a ingestão deles pelos pacientes. Dessa forma, para melhorar a aceitação, podem-se criar suplementos artesanais ou aplicar técnicas de gastronomia aos suplementos industrializados para garantir o sucesso dessa TN[28].

Quando a VO não for suficiente para atender à demanda metabólica do paciente submetido ao TMO, outra TN deve ser implementada. A NP tem sido a via mais utilizada em receptores de TMO, devido à toxicidade gastrointestinal induzida pelo condicionamento. Anorexia, vômitos, enterite, mucosite, além de situações em que o repouso intestinal é necessário (como a DECH intestinal ou íleo), são indicações para esse tipo de terapia nutricional, pois interferem na tolerância à alimentação[29].

Tem sido preconizado que a NP seja instituída para aqueles pacientes que não toleram a nutrição enteral (NE), que estejam gravemente desnutridos na admissão ou quando se espera um período prolongado de ingestão oral inadequada, ou seja, quando for inferior a 1.000 kcal/dia ou menor que 60% das necessidades estimadas por três a cinco dias[30].

A NP permite oferta adequada de líquidos e eletrólitos, além da administração de macronutrientes[3]. Para atingir as necessidades nutricionais, os pacientes desnutridos necessitam de uma prescrição progressiva da NP, a fim de se prevenir a síndrome de realimentação[31].

Os eletrólitos, minerais, vitaminas e elementos-traços devem ser ajustados às necessidades individuais. Fatores como DECH, antibióticos, estresse metabólico, drogas imunossupressoras, diarreia e vômitos podem alterar as necessidades dos micronutrientes. Dessa forma, os níveis séricos devem ser dosados diariamente para possíveis ajustes, sendo o monitoramento da NP tão importante quanto o seu planejamento, pois minimiza o risco de complicações infecciosas e otimiza a melhora do estado nutricional[30].

A transição da NP para alimentação via oral deve ser realizada quando há melhora dos sintomas gastrointestinais. Os alimentos devem ser introduzidos conforme a tolerância do paciente, iniciando-se com líquidos e alimentos pastosos, evoluindo até a alimentação habitual. A suspensão da nutrição parenteral total (NPT) deve ocorrer gradativamente diminuindo-se a 1/3 ou 1/2, conforme a aceitação alimentar. A NPT deve ser suspensa quando a ingestão por via oral ultrapassar 1.000 kcal/dia ou for maior que 60% do gasto energético total (GET)[11].

Apesar de a NP ser a via mais utilizada, algumas circunstâncias podem limitar o uso nesses pacientes. Entre elas, o risco de infecção, distúrbios no metabolismo de lipídios e glicose, sobrecarga de fluidos e disfunção hepática. Assim, atualmente, não se justifica o uso rotineiro de NPT, mas somente na presença de toxicidade ou complicações gastrointestinais graves que impeçam o uso da via enteral de forma plena[32].

Nos últimos anos as indicações para a NP têm diminuído marcantemente em favor da NE. Esse tipo de terapia nutricional apresenta vários benefícios, como a manutenção da integridade da mucosa intestinal, a redução do mecanismo de translocação bacteriana, que pode levar à redução de sepse e de insuficiência de órgãos, além de menor custo quando comparado à NP. Por isso, a utilização dessa via tem sido alvo de estudos científicos na área de TMO. Entretanto, em virtude das intercorrências (como náuseas, vômitos, diarreia e mucosite) que comumente envolvem o procedimento, torna-se necessário haver precaução e bom senso quanto à sua indicação[30].

Vale ressaltar que a conduta de terapia nutricional não deve restringir-se à prescrição de SNO, NE e NP. A via oral é a via mais fisiológica; além disso, a ingestão oral constitui-se no único procedimento que confere prazer e bem-estar ao paciente[33]. Desse modo, o nutricionista deve adequar a dieta do paciente respeitando sempre suas preferências, ao mesmo tempo em que deve oferecer uma dieta nutricionalmente equilibrada. Para tanto, deve levar em consideração os efeitos colaterais da quimioterapia e utilizar técnicas dietéticas, alimentos e preparações que auxiliem na amenização desses sintomas. O Capítulo 21 apresenta algumas adaptações dietéticas que podem ser aplicadas ao paciente submetido ao TMO.

SUPLEMENTAÇÃO DE GLUTAMINA NO TMO

A glutamina, em situações fisiológicas, é um aminoácido não essencial sintetizado por vários tecidos orgânicos. Porém, o aumento de sua demanda pelos tecidos resulta na redução significativa dos seus níveis plasmáticos. Por isso, em situações de hipercatabolismo, esse aminoácido é considerado condicionalmente essencial[34].

Trata-se de um substrato energético imprescindível para a proliferação celular, sendo importante para as células do sistema imunológico e fonte energética para as células de divisão rápida, podendo auxiliar na recuperação das mucosas que são lesadas após a administração de alguns quimioterápicos[35-37], principalmente da mucosa intestinal, uma vez que a glutamina é fonte energética para os enterócitos[38].

De acordo com as recomendações da *European Society for Clinical Nutrition and Metabolism* (ESPEN)[39], pacientes submetidos ao TMO podem beneficiar-se com a administração de glutamina associada a NP (grau de evidência B), uma vez que pode minimizar a atrofia da mucosa intestinal, bem como reduzir a lesão do fígado causada pela quimioterapia ou radioterapia, além de auxiliar na recuperação imunológica desses pacientes[40,41].

Ademais, existem evidências de que a suplementação com glutamina pode melhorar também outros parâmetros biológicos, tais como o BN, o risco de infecção, o tempo de permanência hospitalar e o tempo de sobrevida[42-44]. A dose de glutamina a ser utilizada no TMO não está estabelecida, mas alguns estudos sugerem que uma dose aproximada de 0,6 g/kg/dia de glutamina pode ser apropriada[45,46].

Uma revisão sistemática de estudos realizados com pacientes submetidos ao TMO revelou que a administração via oral de glutamina pode reduzir a mucosite[37]. Por outro lado, a ESPEN não recomenda a administração via enteral de glutamina devido à falta de dados conclusivos[47]. São necessários mais estudos que comprovem os benefícios da suplementação de glutamina via oral/enteral para que sua aplicação seja implementada de modo rotineiro.

TERAPIA NUTRICIONAL NAS COMPLICAÇÕES PÓS-TRANSPLANTE

Doença hepática venoclusiva

A doença hepática venoclusiva (DHVO) é uma das complicações mais graves decorrentes da terapia de condicionamento para o TMO e caracteriza-se por oclusão de pequenas veias hepáticas, danos nos hepatócitos, retenção de fluido, ascite, hepatomegalia, dor e icterícia[48].

A perda da função hepática promove alterações no estado nutricional, visto que ocorre redução importante do anabolismo. Na DHVO deve-se restringir a ingestão hídrica e de sódio[49], sendo a dieta fornecida semelhante à da insuficiência hepática[50].

A restrição proteica deve ser feita levando-se em consideração a gravidade dos sintomas, podendo ser mínima para DHVO, moderada e até acentuada na vigência de encefalopatia[48].

Relatos de casos demonstraram que a suplementação de glutamina e vitamina E podem prevenir o desenvolvimento da DHVO grave após a quimioterapia[51,52]. Entretanto, ainda não há consenso sobre a utilização rotineira desses nutrientes, tampouco da dose necessária para produzir esse efeito profilático.

Doença do enxerto contra hospedeiro (DECH)

A DECH é uma das principais complicações após o TMO alogênico e se desenvolve quando as células imunocompetentes do doador atacam tecidos do receptor geneticamente diferente, sendo considerada causa da alta morbidade e mortalidade observada nos indivíduos transplantados[53].

As primeiras manifestações dessa síndrome são sintomas e sinais envolvendo a pele, o trato gastrointestinal e o fígado. A DECH pode ser classificada em duas formas baseadas no tempo de ocorrência: a forma aguda, que ocorre nos primeiros dois a três meses após o transplante, e a forma crônica, que se manifesta mais tarde, 100 dias após o procedimento[3].

A DECH aguda frequentemente cursa com comprometimento do trato gastrointestinal, que se caracteriza por náuseas, vômitos, anorexia, má absorção de nutrientes, diarreia secretora e, consequentemente, comprometimento do estado nutricional. Desse modo, a terapia nutricional é imprescindível e deve ser planejada de acordo com os sintomas clínicos e tolerância do paciente[11].

No Hospital das Clínicas de Ribeirão Preto (HCFMRP-USP), os pacientes que apresentam diarreia com volume das evacuações até 500 ml/dia recebem uma dieta com as seguintes características:

- Alimentos bem cozidos de consistência pastosa ou líquida;
- Hipolipídica, com utilização de triglicérides de cadeia média (TCM);
- Isenta de fibras insolúveis;
- Isenta de lactose;
- Isenta de glúten (trigo, aveia, cevada, centeio e seus derivados);
- Sem condimentos fortes, alimentos ácidos e irritantes gástricos;
- Hidratação via oral com água, chá, água de coco e bebidas isotônicas;
- Fracionada em pequenas porções a cada 2 horas;
- Suplemento nutricional oral sem resíduos, preferencialmente enriquecido com glutamina, quando necessário.

Os pacientes que apresentam um volume de diarreia entre 500 e 1.000 ml devem seguir a dieta de evolução (Quadro 17.4), e a necessidade de jejum deverá ser avaliada pela equipe médica. Nos casos de pacientes com diagnóstico de DECH aguda e volume de diarreia maior do que 500 ml/dia, o repouso intestinal e a NPT são indicados, e o jejum deve ser mantido por um período de 3 a 10 dias ou até que o volume das evacuações diminua[30].

O cálculo do gasto energético basal deve ser multiplicado por um fator de 1,5 para atender às necessidades desses pacientes, além disso, nessa situação, a recomendação de oferta proteica é de 1,5 a 2 g/kg/dia[23]. Por estimular a função da vesícula biliar, reduzir complicações colestáticas, estimular o trofismo intestinal e, consequentemente, reduzir a translocação bacteriana, a NE pode ser ofertada em pequenos volumes associada à NPT[30].

Quadro 17.4. Dieta de evolução para DECH aguda

Etapas	Dieta oral
Dieta de Evolução I	- Água à vontade em pequenos volumes - Chá com maltodextrina 100 ml – 3×/dia - Água de coco 200 ml – 2×/dia - Aumentar a quantidade dos líquidos, quando bem tolerados - Permanecer por 2 a 3 dias ou mais dias se necessário
Dieta de Evolução II	- Acrescentar sopa líquida de legumes (hipolipídica e sem resíduos) 150 ml – 2×/dia - Aumentar a quantidade oferecida e acrescentar caldo de carne - Permanecer por 1 a 2 dias ou mais dias se necessário
Dieta de Evolução III	- Iniciar dieta pastosa hipolipídica, sem resíduo, lactose e sem glúten – 2×/dia - Gelatina e fruta cozida - Permanecer por 1 ou 2 dias ou mais dias, se necessário
Dieta de Evolução IV	- Dieta branda sem lactose - Introduzir alimentos bem cozidos e glúten - Permanecer por 1 ou 2 dias
Dieta de Evolução V	- Dieta geral sem alimentos crus - Introduzir a lactose

Fonte: Anders e cols.[11].

Assim que o paciente apresentar melhora da diarreia, a progressão da terapia nutricional deve ser iniciada de acordo com a dieta de evolução desenvolvida em cinco etapas (Quadro 17.4), durante as quais pode haver necessidade de permanecer mais dias do que o proposto em uma etapa, assim como retroceder na evolução em qualquer etapa, na ocorrência de recaída das complicações gastrointestinais e/ou aumento do volume das evacuações. Assim que a ingestão via oral ultrapassar 60% da necessidade calórica estimada, a NPT deve ser suspensa[11].

Depois de tolerada a última etapa, a dieta para recuperação do estado nutricional e peso corporal deverá ser:

- Hiperproteica e hipercalórica;
- Com baixo teor de fibras, sendo preferível fibra solúvel;
- Hipolipídica e normoglicêmica;
- Rica em vitaminas, principalmente B_{12}, B_1, B_6, C, E e ácido fólico;
- Rica em minerais, principalmente zinco, potássio, cálcio e magnésio.

Na desnutrição grave, se a ingestão alimentar não estiver atendendo às necessidades nutricionais, é indicado suporte nutricional enteral.

Na DECH crônica, a monitorização nutricional também é fundamental, uma vez que os problemas relacionados à nutrição são frequentes e incluem: sensibilidade oral/estomatite, xerostomia, anorexia/hiporexia, sintomas de refluxo, disgeusia e perda de peso. Além disso, a DECH crônica é tratada com uma combinação de imunossupressores, como corticoides, ciclosporina e metotrexate, que podem levar a retenção hídrica, ganho de peso, perda de nitrogênio, além do desenvolvimento de diabetes, dislipidemia e osteoporose[30]. Portanto, a conduta nutricional visa à manutenção e/ou recuperação do estado nutricional e à prevenção ou minimização das complicações tardias do TMO.

Em decorrência dos efeitos colaterais dos esteroides e imunossupressores utilizados no tratamento da DECH crônica, a necessidade proteica permanece de 1,5 a 2,0 g/kg de peso ideal (considerar função hepática e renal). A ingestão de cálcio e vitamina D deve ser em até 1,5 vez as recomendações para indivíduos saudáveis. Na presença de hiperglicemia, tornam-se necessários o controle na ingestão de carboidratos de rápida absorção e a restrição de sódio na vigência de retenção hídrica[49].

DIETA PARA PACIENTES NEUTROPÊNICOS

Um dos principais efeitos colaterais da quimioterapia de alta intensidade é o aumento do risco de infecções causadas pela supressão da medula óssea, que resulta em neutropenia grave[54]. A condição de neutropenia é definida como uma contagem de neutrófilos abaixo de 500/µl ou < 1.000/µl, com previsão de queda para menos de 500/µl em dois dias[55].

Para minimizar a exposição de pacientes imunocomprometidos a agentes infecciosos, algumas medidas de prevenção são adotadas. Entre elas, encontra-se a adoção da dieta denominada usualmente como dieta para pacientes neutropênicos.

Tal dieta visa reduzir a ingestão de patógenos por meio da exclusão de certos alimentos que podem ser vetores de bactérias. Ela foi originalmente composta de alimentos esterilizados por autoclave ou irradiação, porém, por causa da baixa aceitação, essa dieta foi modificada e os pacientes passaram a receber alimentos apenas coccionados e com técnicas adequadas de armazenamento e higiene. Embora mais aceitável do que a dieta estéril, a restrição alimentar imposta por essa dieta dificulta a ingestão alimentar adequada[56].

No Brasil a dieta restrita para pacientes neutropênicos ainda é amplamente utilizada, porém as restrições variam muito entre os hospitais. Um estudo realizado com 17 centros de TMO verificou que 100% proíbem o consumo de frutas com casca fina e 88% proíbem o consumo de qualquer fruta crua[57].

Não há na literatura evidências científicas de que a dieta restrita para pacientes neutropênicos reduza a incidência de infecções ou exerça impacto na redução da mortalidade desses pacientes[58]. Além disso, o uso dessa dieta pode interferir no tratamento e no estado nutricional dos pacientes imunocomprometidos, uma vez que os alimentos frescos (frutas e verduras cruas), frequentemente restritos nessa dieta, representam uma alternativa para os indivíduos com náusea, alteração de paladar, mucosite e aversões alimentares[59].

Ademais, os alimentos frescos são fontes de micronutrientes que podem minimizar os efeitos tóxicos de medicamentos antineoplásicos e contribuir para uma melhor resposta ao tratamento quimioterápico. Uma dieta inadequada pode resultar em difícil recuperação da contagem de neutrófilos, retardando o processo de recuperação do paciente[60].

Devido à falta de evidências científicas de sua eficácia, órgãos como o *Food and Drug Administration* (FDA) e o *Center for Disease Control* (CDC) não recomendam uma dieta restrita para pacientes neutropênicos[61].

No período de imunossupressão, recomenda-se a adoção rigorosa das boas práticas de higienização e manipulação dos alimentos, para que eles apresentem baixo potencial de contaminação por microrganismos (Quadro 17.5)[62].

Quadro 17.5. Boas práticas de higiene alimentar para pacientes imunocomprometidos

Higiene pessoal
– As mãos devem ser lavadas, principalmente antes e depois da manipulação de alimentos, antes de comer, após usar o banheiro, manusear lixos e tocar em animais.
– Seque as mãos com toalha de papel ou de pano, com uso exclusivo para essa atividade. Se for toalha de pano, trocar diariamente.
– Manter a unhas aparadas e limpas.
– Cabelos presos.
– Não manipular alimentos quando houver feridas nas mãos.
– Não tossir, espirrar ou falar durante o preparo dos alimentos.
– Não coçar o nariz, olhos e cabelos durante a manipulação dos alimentos.

Higiene do local, equipamentos e utensílios
– Todas as pias, balcões, mesas e outras superfícies que forem entrar em contato com os alimentos devem ser higienizados.
– As esponjas devem ser higienizadas em solução clorada por 5 minutos sempre depois de utilizá-las. Troque por uma nova em no máximo 1 semana.
– Lavar as tábuas e facas a cada troca de produto e sempre que achar necessário.
– As lixeiras nunca devem ficar em cima da pia, e sim no chão. Devem conter tampa, de preferência que abra com pedal. Limpar sempre que o saco for trocado por um novo.
– O refrigerador deve ser descongelado e limpo por dentro e por fora uma vez por semana. Os outros eletrodomésticos como batedeira e liquidificador devem ser desmontados e lavados peça por peça com água e sabão. Borrifar solução sanitizante. Verificar que todas as peças estão bem secas antes de montar novamente.
– Deixar os utensílios, sondas e mamadeiras de molho em produto à base de hipoclorito.

Higienização dos alimentos
– Lavar todas as embalagens antes de abri-las. Quando for produtos enlatados, trocar de embalagem para armazenar na geladeira.
– Proteger os alimentos com papel filme, papel-alumínio ou vasilhas tampadas.
– Os ovos não devem estar com a casca suja ou rachada. Lavar em água corrente antes de quebrá-los.
– Frutas e vegetais: não comprar se estiverem amassados, machucados ou estragados. Após a compra, devem ser mantidos sob refrigeração. Antes de consumir, lavar em água corrente e colocar em solução de hipoclorito por 15-30 minutos.

Fonte: Garófolo[29]; Protocolo HCFMRP-USP.

Não há um protocolo definido para prescrição da dieta para pacientes neutropênicos. A orientação deve ser feita evitando o mínimo de restrições para não prejudicar a ingestão alimentar desse paciente, que já estará comprometido pelos efeitos colaterais do tratamento. Além disso, as orientações quanto à higienização e preparação dos alimentos devem ser reforçadas e sempre discutidas com o paciente.

O Quadro 17.6 apresenta as orientações sobre os cuidados específicos que os pacientes neutropênicos devem ter com a alimentação.

A dieta oferecida durante a internação para pacientes neutropênicos deve seguir as mesmas recomendações feitas para a alta hospitalar. Recomenda-se a elaboração de protocolos e treinamento de funcionários para a correta manipulação, preparação e higienização dos alimentos. A Unidade de Alimentação e Nutrição deve seguir rigorosamente as boas práticas de higiene e manipulação de alimentos determinadas pela Agência Nacional de Vigilância Sanitária (Anvisa)[63].

Quadro 17.6. Cuidados específicos com a alimentação durante a neutropenia

- Todos os alimentos e preparações devem ser conservados sob refrigeração até o momento do consumo.
- Ao comprar um alimento, verificar a data de validade.
- Evitar o consumo de alimentos que não possam ser higienizados adequadamente, como: morango, uva, amora, framboesa, couve-flor e brócolis, mesmo cozidos.
- Evitar o consumo de alimentos com alto risco de contaminação:
- Salgadinhos de pacote;
- Ovos crus ou com a gema mole;
- Carnes e embutidos crus ou mal passados;
- Frios fatiados em bares, padarias e mercados;
- Patês à base de carne;
- Leite de saquinho não fervido;
- Alimentos provindos de bares, barracas, restaurantes ou de procedência desconhecida;
- Alimentos artesanais expostos em vitrines de mercados e padarias (pães, biscoitos, doces e bombons recheados);
- Cobertura de panificação à base de ovos crus;
- Derivados de leite não pasteurizados;
- Produtos vendidos a granel;
- Frutas vendidas fatiadas;
- Frutas e vegetais frescos NÃO lavados e sanitizados;
- Castanhas não tostadas;
- Todos os tipos de brotos crus;
- Maionese caseira ou salada com maionese pronta para consumo;
- Água de coco natural;
- Chás, sucos e gelo preparados com água não fervida;
- Mel não pasteurizado e favo de mel.
- As conservas devem ser cozidas antes de consumidas. Exemplo: milho, aspargo, palmito.
- A água deve ser filtrada e fervida por 20 minutos em fogo baixo após ebulição. Deve ser armazenada em recipientes limpos e tampados, de preferência sob refrigeração, e consumida em até 48 horas; não sendo consumida nesse período, deve ser desprezada. Se não for mantida em geladeira, consumir em até 12 horas.
- Procedimento adequado para ingestão de frutas:
  - A casca deve estar íntegra, sem furos, amassados ou escoriações. Lavar os alimentos em água corrente e potável para remover sujidades aderidas e reduzir o número de bactérias.
  - Esterilizar os alimentos conforme a Portaria CVS nº 6/99, que indica imersão em soluções cloradas por 15-30 minutos, para a desinfecção de alimentos. Entre as opções recomendadas, o hipoclorito de sódio a 1% pode ser utilizado, com diluição de 20 ml de solução em 1 litro de água.
  - Sugestão: utilizar solução de hipoclorito de sódio vendido em estabelecimentos comerciais e seguindo orientação de diluição do fabricante.

Fonte: Seattle Cancer Care Alliance[64]; Garófolo[29]; Abreu e cols.[65].

REFERÊNCIAS

1. Duncombe A. ABC of clinical haematology. BMJ. 1997;314(7088):1179-82.
2. Ruiz MA, Ruiz LP, Zola PA, Faria CMM, Melo E, Souza Jr. AS, et al. Transplante de medula óssea: a evolução e os resultados do Hospital de Base de São José do Rio Preto, São Paulo, Brasil. J Bras Transpl. 2004;7:34-9.
3. Muscaritoli M, Grieco G, Capria S, Iori AP, Rossi Fanelli F. Nutritional and metabolic support in patients undergoing bone marrow transplantation. Am J Clin Nutr. 2002;75(2):183-90.
4. August DA, Huhmann MB; American Society for Parenteral and Enteral Nutrition (A.S.P.E.N.) Board of Directors. A.S.P.E.N. clinical guidelines: nutrition support therapy during adult anticancer treatment and in hematopoietic cell transplantation. JPEN J Parenter Enteral Nutr. 2009;33(5):472-500.
5. Lozano JE, Cuéllar F. Transplante de médula ósea. Revisión de actualidad. Acta Med Colomb. 1991;16(6):322-32.
6. Bearman SI, Appelbaum FR, Buckner CD, Petersen FB, Fisher LD, Clift RA, et al. Regimen-related toxicity in patients undergoing bone marrow transplantation. J Clin Oncol. 1988;6(10):1562-8.
7. Mattsson T, Arvidson K, Heimdahl A, Ljungman P, Dahllof G, Ringdén O. Alterations in taste acuity associated with allogeneic bone marrow transplantation. J Oral Pathol Med. 1992;21(1):33-7.
8. Winston DJ, Ho WG, Champlin RE. Current approaches to management of infections in bone marrow transplants. Eur J Cancer Clin Oncol. 1989;25 Suppl 2:S25-35.

9. Martin-Salces M, de Paz R, Canales MA, Mesejo A, Hernandez-Navarro F. Nutritional recommendations in hematopoietic stem cell transplantation. Nutrition. 2008;24(7-8):769-75.

10. McVallum PD, Polisena CG. Patient-generated subjective global assessment. In: The clinical guide to oncology nutrition. Chicago, Illinois: The American Dietetic Association; 2000. p. 11-23.

11. Anders JC, Soler VM, Brandão EM, Vendramini EC, Bertagnolli CLS, Giovani PG, et al. Aspectos de enfermagem, nutrição, fisioterapia e serviço social no transplante de medula óssea. Medicina (Ribeirão Preto). 2000;33(4):463-85.

12. Sommacal HM, Jochims AMK, Schuch I, Silla LMR. Comparação de métodos de avaliação nutricional empregados no acompanhamento de pacientes submetidos a transplante de células-tronco hematopoéticas alogênico. Rev Bras Hematol Hemoter. 2010;32(1):50-5.

13. Kyle UG, Bosaeus I, De Lorenzo AD, Deurenberg P, Elia M, Gómez JM, et al.; Composition of the ESPEN Working Group. Bioelectrical impedance analysis – part I: review of principles and methods. Clin Nutr. 2004;23(5):1226-43.

14. Kyle UG, Bosaeus I, De Lorenzo AD, Deurenberg P, Elia M, Manuel Gómez J, et al.; ESPEN. Bioelectrical impedance analysis-part II: utilization in clinical practice. Clin Nutr. 2004;23(6):1430-53.

15. Toso S, Piccoli A, Gusella M, Menon D, Crepaldi G, Bononi A, et al. Bioimpedance vector pattern in cancer patients without disease versus locally advanced or disseminated disease. Nutrition. 2003;19(6):510-4.

16. Piccoli A, Pastori G. BIVA software. Padova: Department of Medical and Surgical Sciences, University of Padova, Italy; 2002. Disponível em: <apiccoli@unipd.it>.

17. Justino SR, Waitzberg DL. Terapia nutricional no transplante de células-tronco hematopoiéticas. In: Waitzberg DL. Dieta, nutrição e câncer. São Paulo: Atheneu; 2004. p. 608-15.

18. Brasil. Ministério da Saúde. Instituto Nacional de Câncer. Consenso nacional de nutrição oncológica. Rio de Janeiro: Inca; 2009.

19. Papadopoulou A. Nutritional considerations in children undergoing bone marrow transplantation. Eur J Clin Nutr. 1998;52(12):863-71.

20. Forchielli ML, Azzi N, Cadranel S, Paolucci G. Total parenteral nutrition in bone marrow transplant: what is the appropriate energy level? Oncology. 2003;64(1):7-13.

21. Herrmann VM, Petruska PJ. Nutrition support in bone marrow transplant recipients. Nutr Clin Pract. 1993;8(1):19-27.

22. Roberts S. Bone marrow transplantation. In: Nutritional support dietetics. 2ª ed. Silver Spring: ASPEN Publishers Inc; 1993. p. 423-32.

23. Seattle Cancer Care Alliance. Children's Hospital & Regional Medical Center. Long-term follow-up after hematopoietic stem cell transplant general guideline for referring physicians. Seattle: Fred Hutchinson Cancer Research Center; 2011. p. 73-5.

24. Martin CL, Murphy SP, Novotny R. Contribution of dietary supplements to nutrient adequacy among children in Hawaii. J Am Diet Assoc. 2008;108(11):1874-80.

25. Wøien H, Bjørk IT. Nutrition of the critically ill patient and effects of implementing a nutritional support algorithm in ICU. J Clin Nurs. 2006;15(2):168-77.

26. Darmon P, Karsegard VL, Nardo P, Dupertuis YM, Pichard C. Oral nutritional supplements and taste preferences: 545 days of clinical testing in malnourished in-patients. Clin Nutr. 2008;27(4):660-5.

27. Stratton RJ. Summary of a systematic review on oral nutritional supplement use in the community. Proc Nutr Soc. 2000;59(3):469-76.

28. Alves FR, Lins l, Barrios WD. Gastronomia no contexto oncológico. In: Garófolo A. Nutrição clínica, funcional e preventiva aplicada à oncologia. Rio de Janeiro: Rubio; 2012. p. 82-8.

29. Garófolo A. Manual de condutas nutricionais em câncer. Nutrição Clínica. Série Oncologia. São Paulo: IAG; 2011. p. 6-10.

30. Albertini SM, Ruiz MA. Nutrição em transplante de medula óssea: a importância da terapia nutricional. Arq Ciênc Saúde. 2004;11(3):182-8.

31. Candusso M, Faraguna D, Landini P. Artificial nutrition and bone marrow transplantation. Haematologica. 2000;85(11 Suppl):58-61.

32. Garófolo A. Contribuição da alimentação e da terapia nutricional para a necessidade de energia em pacientes submetidos ao transplante de medula óssea (TMO). Mundo Saúde. 2011;35(2):193-200.

33. Garcia RWD, Leandro-Merhi VA, Pereira AM. Estado nutricional e sua evolução em pacientes internados em clínica médica. Rev Bras Nutr Clin. 2004;19(2):59-63.

34. Albertini SM, Ruiz MA. O papel da glutamina na terapia nutricional do transplante de medula óssea. Rev Bras Hematol Hemoter. 2001;23 (1):41-7.

35. Luo X, Zhou Y, Tao D, Yu Y, Hu J, Qiu F, et al. Usefulness of oral mucosal epithelial cell apoptosis rate in nutritional assessment. Nutrition. 2006;22(10):1032-8.

36. Langdana A, Tully N, Molloy E, Bourke B, O'Meara A. Intensive enteral nutrition support in paediatric bone marrow transplantation. Bone Marrow Transplant. 2001;27(7):741-6.

37. Crowther M, Avenell A, Culligan DJ. Systematic review and meta-analyses of studies of glutamine supplementation in haematopoietic stem cell transplantation. Bone Marrow Transplant. 2009;44(7):413-25.

38. Ziegler TR, Young LS, Benfell K, Scheltinga M, Hortos K, Bye R, et al. Clinical and metabolic efficacy of glutamine-supplemented parenteral nutrition after bone marrow transplantation. A randomized, double-blind, controlled study. Ann Intern Med. 1992;116(10):821-8.

39. Bozzetti F, Arends J, Lundholm K, Micklewright A, Zurcher G, Muscaritoli M. ESPEN Guidelines on Parenteral Nutrition: non-surgical oncology. Clin Nutr. 2009;28(4):445-54.

40. Brown SA, Goringe A, Fegan C, Davies SV, Giddings J, Whittaker JA, et al. Parenteral glutamine protects hepatic function during bone marrow transplantation. Bone Marrow Transplant. 1998;22(3):281-4.

41. Goringe AP, Brown S, O'Callaghan U, Rees J, Jebb S, Elia M, et al. Glutamine and vitamin E in the treatment of hepatic veno-occlusive disease following high-dose chemotherapy. Bone Marrow Transplant. 1998;21(8):829-32.

42. Wilmore DW, Schloerb PR, Ziegler TR. Glutamine in the support of patients following bone marrow transplantation. Curr Opin Clin Nutr Metab Care. 1999;2(4):323-7.

43. Ziegler TR. Glutamine supplementation in cancer patients receiving bone marrow transplantation and high dose chemotherapy. J Nutr. 2001;131(9 Suppl):2578S-84S.

44. Murray SM, Pindoria S. Nutrition support for bone marrow transplant patients. Cochrane Database Syst Rev. 2009;(1):CD002920.

45. Orfila GM, Talaverón JML, García BG, Puigserver CM, Tahull MBB, Molas MT, et al. Utilización de Glutamina en nutrición parenteral total en el paciente crítico: efectos sobre la morbi-motalidad. Nutr Hosp. 2007;22 (1):61-7.

46. Gomez Candela C, Castillo R, Cos AI, Iglesias C, Martín MC, Aguado MJ, et al. Efectos de la glutamina parenteral en pacientes sometidos a trasplante de médula ósea. Nutr Hosp. 2006;21(1):13-21.

47. Arends J, Bodoky G, Bozzetti F, Fearon K, Muscaritoli M, Selga G, et al. ESPEN Guidelines on Enteral Nutrition: non-surgical oncology. Clin Nutr. 2006;25(2):245-59.

48. Bearman SI. The syndrome of hepatic veno-occlusive disease after marrow transplantation. Blood. 1995;85(11):3005-20.

49. Bergerson SL. Nutritional support in bone marrow transplant recipients. In: Burt RK, Deeg HS, Lothian ST, Santos GW. On call in bone marrow transplantation. Canada: RG Lander Company and Chapman & Hall; 1996. p. 343-55.

50. Shibya E, Trintin LA. Acompanhamento e suporte nutricional de pacientes submetidos a transplante de medula óssea. In: Aibara EHI. Nutrição em oncologia. São Paulo: Marina e Tecmed Editora; 2003. p. 237-58.

51. Nattakom TV, Charlton A, Wilmore DW. Use of vitamin E and glutamine in the successful treatment of severe veno-occlusive disease following bone marrow transplantation. Nutr Clin Pract. 1995;10(1):16-8.

52. Goringe AP, Brown S, O'Callaghan U, Rees J, Jebb S, Elia M, et al. Glutamine and vitamin E in the treatment of hepatic veno-occlusive disease following high-dose chemotherapy. Bone Marrow Transplant. 1998;21(8):829-32.

53. Vizoni SL, Lieber SR, Souza CA, Sell AM, Visentainer JEL. Papel das citocinas na imunopatogênese da doença do enxerto contra o hospedeiro. Rev Bras Hematol Hemoter. 2008;30(2):142-52.

54. DeMille D, Deming P, Lupinacci P, Jacobs LA. The effect of the neutropenic diet in the outpatient setting: a pilot study. Oncol Nurs Forum. 2006;33(2):337-43.

55. Neumann S, Krause SW, Maschmeyer G, Schiel X, von Lilienfeld-Toal M; Infectious Diseases Working Party (AGIHO); German Society of Hematology and Oncology (DGHO). Primary prophylaxis of bacterial infections and Pneumocystis jirovecii pneumonia in patients with hematological malignancies and solid tumors: guidelines of the Infectious Diseases Working Party (AGIHO) of the German Society of Hematology and Oncology (DGHO). Ann Hematol. 2013;92(4):433-42.

56. Albertini SM. Neutropenic diets in hematopoietic stem cell transplantation. Rev Bras Hematol Hemoter. 2012;34(2):73-9.

57. Vicenski PP, Alberti P, Amaral DJC. Dietary recommendations for immunosuppressed patients of 17 hematopoietic stem cell transplantation centers in Brazil. Rev Bras Hematol Hemoter. 2012;34(2):86-93.

58. French MR, Levy-Milne R, Zibrik D. A survey of the use of low microbial diets in pediatric bone marrow transplant programs. J Am Diet Assoc. 2001;101(10):1194-8.

59. Todd J, Schmidt M, Christain J, Williams R. The low-bacteria diet for immunocompromised patients. Reasonable prudence or clinical superstition? Cancer Pract. 1999;7(4):205-7.

60. Carter LW. Influences of nutrition and stress on people at risk for neutropenia: nursing implications. Oncol Nurs Forum. 1993;20(8):1241-50.

61. CDC. Infectious Disease Society of America and the American Society of Blood and Marrow Transplantation. Guidelines for preventing opportunistic infections among hematopoetic stem cell transplant recipients. Recommendations of CDC, the Infectious Disease Society of America, and the American Society of Blood and Marrow Transplantation. Disponível em: <http://www.cdc.gov/MMWR/Preview/mmwrhtml/rr4910a1.htm>. Acesso em: 14 set. 2011.

62. Modesto PC, Alves FR. Adaptações dietéticas para pacientes com câncer. In: Garófolo A. Nutrição clínica, funcional e preventiva aplicada à oncologia. Rio de Janeiro: Editora Rubio; 2012. p. 72-9.

63. Centro de Vigilância Sanitária do Estado de São Paulo [Internet]. Portaria CVS nº 6, de 10 de março. Dispõe sobre os parâmetros e critérios de controle higiênico-sanitário em estabelecimentos de alimentos. Disponível em: <http://www.cvs.saude.sp.gov.br/download.asp?tipo=zip&arquivo=99pcvs6.zip>. Acesso em: 14 set. 2011.

64. Seattle Cancer Care Alliance. University Washington. Children's Hospital & Regional Medical Center. Diet Guidelines for Immunosuppressed Patients. Seattle: Fred Hutchinson Cancer Research Center, 2002. Disponível em: <http://www.seattlecca.org/client/documents//practical-emotional-support/HSC-Diet-for-Immunosuppressed-Patients-032508_5888_0.pdf>. Acesso em: 4 abr. 2013.

65. Abreu ES, Simony RF, Takahashi AA, Santos CRB. Recomendações nutricionais para crianças que realizaram transplante de medula óssea. Rev Ciênc Med Biol. 2012;11(1):54-9.

18

ACOMPANHAMENTO NUTRICIONAL NO PRÉ E PÓS-OPERATÓRIO DE CIRURGIA BARIÁTRICA

Carla Barbosa Nonino

Simara Paganini Donadelli

Carolina Nicoletti Ferreira

INTRODUÇÃO

A obesidade é considerada um dos mais graves problemas de saúde pública da sociedade moderna[1]. Sua prevalência vem crescendo acentuadamente nos últimos anos, o que levou a Organização Mundial da Saúde (OMS) a considerá-la uma epidemia global. Estima-se que há mais de 1 bilhão de adultos com sobrepeso e cerca de 500 milhões de obesos no mundo[2].

O tratamento da obesidade visa à interrupção do ganho de peso e à perda e manutenção ponderal que seja capaz de beneficiar a saúde de forma geral, além do controle e prevenção de comorbidades. O tratamento clínico envolve restrição dietética, reeducação alimentar, aumento da prática de atividade física e, algumas vezes, o uso de medicamentos[3]. Esse tratamento é efetivo nos casos em que há adesão do paciente, especialmente nas formas leve (grau I) e moderada (grau II) da obesidade[4,5]; entretanto, essa modalidade terapêutica produz resultados insatisfatórios em obesos grau III, com 95% dos pacientes recuperando seu peso inicial em até dois anos[1,6].

Em virtude da necessidade de intervenção mais eficaz, a indicação do tratamento cirúrgico vem crescendo nos dias atuais e tem sido reconhecido como um método efetivo para a redução do peso e manutenção da perda ponderal a longo prazo, com resolução ou melhora das comorbidades e redução da mortalidade[7-10].

INDICAÇÕES CIRÚRGICAS

A cirurgia bariátrica é indicada para indivíduos com índice de massa corporal (IMC) igual ou superior a 40 kg/m² com ou sem comorbidades associadas ou para aqueles com IMC entre 35 e 39,9 kg/m² portadores de doenças crônicas desencadeadas ou agravadas pela obesidade. Além do IMC, outros critérios devem ser respeitados na indicação da cirurgia bariátrica[11-13]:

- Etiologia da obesidade não decorrente de alterações endócrinas;
- Faixa etária entre 16 e 65 anos;
- Capacidade intelectual para compreender o tratamento;
- Apoio familiar constante;
- Ausência de alcoolismo ou dependência química;
- Tentativa de tratamento convencional com resultados insatisfatórios por pelo menos um ano.

TÉCNICAS CIRÚRGICAS

As técnicas cirúrgicas são classificadas de acordo com o mecanismo primário para perda de peso, seja afetando a absorção de nutrientes ou limitando a ingestão de alimentos[3]. Dessa forma, as cirurgias são divididas em três grandes grupos: (1) Disabsortivas: com redução na absorção intestinal dos nutrientes e pequena diminuição do tamanho do estômago, como a derivação biliopancreática (DBP) e a derivação duodenal Switch; (2) Restritivas: reduzem a capacidade gástrica, resultando em saciedade precoce, redução da ingestão energética e diminuição da velocidade de esvaziamento gástrico, como a gastrectomia vertical e a banda gástrica ajustável (BGA); (3) Mistas: combinam a restrição gástrica com algum grau de disabsorção, como derivação gástrica em Y de Roux (DGYR), que é um dos procedimentos mais realizados atualmente[14] (Figura 18.1).

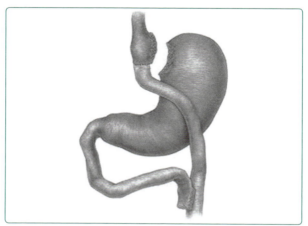

Figura 18.1. Derivação gástrica em Y de Roux.

Assim, os procedimentos cirúrgicos promovem modificações na anatomia e fisiologia do trato gastrointestinal, levando a alterações no processo de absorção e na quantidade e qualidade da dieta ingerida.

O monitoramento regular do paciente submetido ao tratamento cirúrgico é um aspecto importante no processo de perda e controle do peso. Esse acompanhamento deve ser composto de avaliações nutricional, psicológica, clínica e cirúrgica. Na rotina da equipe multiprofissional, a atuação do nutricionista deve englobar a fase pré-cirúrgica, o pós-operatório imediato e tardio e a monitorização permanente do paciente.

ACOMPANHAMENTO NUTRICIONAL

Pré-operatório

O acompanhamento da equipe multidisciplinar no pré-operatório contribui para melhor seleção dos pacientes com implicações favoráveis no pós-operatório, principalmente relacionadas às adaptações alimentares e psicológicas, além de melhor adesão e monitoramento.

Nessa fase, são importantes os esclarecimentos sobre riscos, benefícios e implicações do tratamento cirúrgico, técnicas cirúrgicas, modificações dos hábitos alimentares, prevenção de complicações e deficiências nutricionais e implicações psicológicas.

Nesse contexto, a função do nutricionista é preparar o paciente para a cirurgia por meio da educação nutricional, concentrando-se nos ensinamentos básicos de uma nutrição adequada, tanto para o paciente quanto para seus familiares. Ele deve explicar o papel da alimentação saudável e equilibrada, funções e grupos dos alimentos, modos de preparo saudáveis, leitura de rótulos e tamanho adequado de porções, desmitificando tabus alimentares.

A avaliação deve ser individualizada, considerando as preferências alimentares e o estilo de vida, enfatizando a escolha de alimentos saudáveis, com baixo teor de gorduras saturadas e açúcares e adequados em proteína e fibras. Deve-se ressaltar a responsabilidade do paciente na modificação de seu hábito alimentar e prática de atividade física[15].

A avaliação nutricional no período pré-operatório deve incluir:

- Dados antropométricos [peso, estatura, IMC, excesso de peso corporal (EP); circunferência abdominal];
- Histórico do peso;
- Antecedentes de tratamento para perda de peso;
- Histórico de comorbidades;
- Medicações atuais;
- Exames laboratoriais (Quadro 18.1);
- Análise do consumo alimentar, considerando as intolerâncias/alergias alimentares;
- Prática de atividade física.

Quadro 18.1. Exames laboratoriais relevantes na avaliação nutricional no período pré-operatório da cirurgia bariátrica

- Glicemia
- Perfil lipídico (colesterol total e frações, triglicerídeos)
- Ureia
- Creatinina
- Ácido úrico
- Proteínas totais
- Albumina
- Hemograma
- Capacidade latente de ligação do ferro
- Ferritina
- Ferro
- Ácido fólico
- Vitamina B_6
- Vitamina B_{12}
- Cálcio
- Zinco
- Magnésio
- Cobre
- Eletrólitos

Adaptado de: Sociedade Brasileira de Cirurgia Bariátrica (SCBM) e Metabólica e *American Society for Metabolic and Bariatric Surgery* (ASMBS)[16,17].

A obesidade pode estar associada a deficiências nutricionais subclínicas já no pré-operatório. O padrão alimentar dos indivíduos obesos com elevado consumo de calorias e baixa ingestão de alimentos ricos em nutrientes (frutas, verduras, legumes, cereais integrais e laticínios) pode atuar como fator preditor de deficiências de vitaminas e minerais antes da cirurgia[18]. As deficiências nutricionais devem ser diagnosticadas e tratadas antes da realização do procedimento cirúrgico, minimizando os riscos do pós-operatório.

Além disso, é importante avaliar o histórico de distúrbios alimentares e psiquiátricos, consumo de álcool e outras drogas, tabagismo, hábitos alimentares noturnos e de beliscar. A dentição e a mastigação devem ser avaliadas, e o encaminhamento a um profissional especializado deve ser realizado sempre que necessário.

Ressalta-se que a perda de 10% a 15% do peso corpóreo no pré-operatório, sobretudo em pacientes superobesos (IMC > 50 kg/m²), contribui para melhor condicionamento cardiorrespiratório, abordagem cirúrgica mais fácil e redução de complicações cirúrgicas[19]. Dessa forma, cabe ao nutricionista a orientação de dieta hipocalórica objetivando a perda de peso necessária para que possa ser realizada a cirurgia.

Ainda no período pré-operatório, o paciente deve ser orientado quanto à dieta do pós--operatório, textura progressiva da dieta, prevenção e tratamento de deficiências nutricionais, complicações clínicas que podem ocorrer após a cirurgia, como náuseas, vômitos, síndrome de *dumping*, constipação, diarreia e flatulência, assim como sobre a necessidade de suplementação de vitaminas e minerais.

O protocolo utilizado na avaliação pré-operatória pelo nosso serviço está exposto no Quadro 18.2.

Quadro 18.2. Protocolo de atendimento nutricional no período pré-operatório do Centro de Cirurgia Bariátrica do HCFMRP-USP, Ribeirão Preto

---

HIC
USP - RIBEIRÃO
assistência · ensino · pesquisa

CENTRO DE CIRURGIA BARIÁTRICA

OBSERVAÇÃO CLÍNICA NUTRICIONAL

DADOS PESSOAIS
Data: _____ / _____ / _____   Idade: _____ anos   Escolaridade: _____
Profissão: _____
Estado civil: _____ Nº de filhos: _____ Nº de pessoas na casa: _____ Renda mensal: _____

HISTÓRIA DE EVOLUÇÃO DE PESO CORPORAL E TRATAMENTOS REALIZADOS
Início do ganho ponderal (infância, adolescência, idade adulta): _____

Acompanhamentos anteriores (nutricional, médico, psicológico, etc) e resultados: _____

Utilização de medicamentos anorexígenos/ sacietógenos: _____

Peso máximo atingido (data): _____ **Peso mínimo alcançado (data):** _____
Peso almejado (paciente): _____

ANTECEDENTES PESSOAIS: _____

Tabagismo: (nº cigarros/dia; tempo): _____
Etilismo: (tipo de bebida; frequência, quantidade): _____
Prática de atividade física: (qual, quantas vezes /semana, Quantas horas/dia): _____

MEDICAMENTOS EM USO: _____

ANTECEDENTES FAMILIARES: _____

AVALIAÇÃO NUTRICIONAL
Avaliação antropométrica:
Peso atual: _____ Kg   Estatura: _____ cm   IMC/classificação: _____
Peso triagem: _____ Kg (Data: ___/___/___)
Bioimpedância: Res: _____ Reac: _____ Circunferência abdominal: _____ cm
Anamnese
Queixas gastrintestinais: _____
Hábito intestinal: _____ Hábito urinário: _____
Ingestão hídrica: _____
Intolerância ou alergia alimentar: _____
Compras (quem faz): _____ Refeições (quem prepara): _____
Influência de fatores emocionais sobre a ingestão alimentar (sensação de perda de controle, sentimento de culpa):
Hábito noturno de alimentação: _____ Hábito de beliscar: _____
Local das refeições: _____
Número de vezes que come por dia: _____ Duração das refeições: _____
Dentição (falhas arcada superior/inferior); Acompanhamento odontológico? _____

Continuação

Recordatório alimentar habitual:

Refeição / horário	Alimento / quantidade	Refeição / horário	Alimento / quantidade

Frequência alimentar:

Produto	Porção	D	S	M	R/N	Produto	Porção	D	S	M	R/N
Leite integral/desn.						Legumes/verduras					
Queijo						Fruta					
Iogurte integral/desn.						Lanches/ Pizza					
Carne vermelha						Frituras					
Frango						Churrasco					
Peixe						Bolo/torta					
Porco						Doces					
Ovo frito/cozido						Chocolate					
Vísceras						Sorvete					
Embutidos						Suco natural					
Arroz						Suco artificial					
Macarrão/massas						Refrigerante					
Batata/mandioca						Refrigerante diet/light					
Feijão/leguminosa						Adoçante					
Pão						Produtos diet/light					
Biscoito salgado						Temperos industrializ.					
Biscoito doce											

D: diária   S: semanal   M: mensal   R/N: raramente/nunca

Disponibilidade mensal de alimentos

nº pessoas que realizam as refeições em casa:_____

Açúcar: _____ kg/mês   Sal: _____ kg/mês   Óleo: _____ latas/mês   Banha de porco: _____ kg/mês

Manteiga/ margarina: _____/mês   Temperos industrializados (Sazon®, Caldo Knorr®, Caldo Maggi® e outros):
_____

CONDUTA: _____
_____
_____
_____
_____

Assinatura: _____

Pós-operatório

Após a cirurgia, a maior modificação em relação à dieta está na quantidade ingerida, podendo variar de acordo com a técnica utilizada, sendo necessários cuidados com a qualidade e a escolha de alimentos nutritivos, com ênfase nas fontes de proteína, ferro, cálcio e vitaminas.

Nas cirurgias restritivas, por preservarem a funcionalidade do trato gastrointestinal, a pequena ingestão alimentar deve garantir a oferta suficiente de micronutrientes para evitar as deficiências. Nos procedimentos disabsortivos, existe menor limitação na ingestão de alimentos, entretanto problemas na absorção de nutrientes são frequentes, principalmente de lipídios, com maior chance de ocorrer deficiências nutricionais[20]. Nas cirurgias mistas, devido à exclusão de parte do estômago, duodeno e jejuno, a dieta deve suprir todos os requerimentos nutricionais, com atenção especial para ferro, cálcio e vitamina B_{12}.

Após o procedimento cirúrgico, o acompanhamento nutricional deve ser dividido em três fases: pós-imediato (30 dias), pós-intermediário (30 a 60 dias) e pós-tardio (> 60 dias).

Dieta do pós-operatório imediato

A partir do primeiro dia pós-operatório, inicia-se o pós-imediato, fase de adaptação do trato gastrointestinal. O paciente, que ainda está internado, deve permanecer com dieta líquida sem sacarose. A introdução dos alimentos deve ser gradativa, iniciando-se com água e chás e progredindo com sucos, sopas e laticínios desnatados, em pequenas porções (100 ml ao longo de 1 hora), ofertando-se cerca de 1.000 kcal/dia[21]. Além disso, é importante estimular a ingestão hídrica de pelo menos 1 litro de água/dia, ressaltando que essa água deve ser ingerida em pequenos goles ao longo do dia.

Após a alta hospitalar, a dieta líquida sem sacarose deve ser mantida por 30 dias, fracionada em pequenos volumes (150 ml por hora). Nessa fase é importante a orientação de preparações variadas, a fim de diversificar o cardápio e contribuir para melhorar aceitação da dieta (Quadro 18.3).

Quadro 18.3. Orientações dietéticas para o pós-operatório imediato de cirurgia bariátrica

- Fracionar a dieta em 15 refeições por dia.
- Ingerir os alimentos em pequenos volumes.
- Incluir leite desnatado, sucos naturais, chás e água de coco no desjejum e lanches.
- Incluir sopa líquida com legumes, carne e uma fonte de carboidrato nas refeições principais. Cozer os alimentos, liquidificá-los aproveitando a água do cozimento e coá-los;
- Não consumir açúcar, pimenta, alimentos concentrados, industrializados e gordurosos.

Dieta do pós-operatório intermediário

Após o primeiro mês, a alimentação deve progredir para a consistência pastosa, fracionada em seis a oito refeições/dia, na qual são indicados alimentos amolecidos, umedecidos e bem cozidos. Nessa fase, podem-se adicionar queijos macios e com baixo teor de gordura, frutas moles, pães moles, purês, caldo de leguminosas (peneirados), carnes moídas ou desfiadas, ovos e legumes cozidos (sem cascas e sementes) (Quadro 18.4). O volume de alimento a ser ingerido deve ser orientado de acordo com a tolerância de cada paciente. O objetivo dessa segunda fase é o treinamento da mastigação. Dessa forma, deve-se orientar quanto à mastigação adequada e o tempo de refeição, que deve ser de aproximadamente 30 minutos. Essa etapa tem duração de três a quatro semanas, de acordo com a tolerância individual.

Quadro 18.4. Alimentos permitidos na dieta pastosa

Nas refeições complementares, incluir:
- Leite desnatado, iogurte desnatado ou queijo branco (1 copo americano – 150 ml ou 1 fatia);
- Pães macios ou biscoitos salgados umedecidos (1 fatia ou 3 unidades);
- Frutas moles sem casca, bagaço e sementes (1 unidade ou 1 fatia).

Nas refeições principais (almoço e jantar), devem ser indicados alimentos que representem os 4 grupos principais [1 a 2 colheres (sopa) para cada grupo]:
- Carboidratos: purê de batata, mandioca ou mandioquinha, polenta, arroz papa, macarrão bem cozido;
- Leguminosas: batidas e coadas;
- Carnes: preferir carne moída, frango ou peixe desfiados;
- Legumes: cozidos e amassados; retirar casca e sementes.

Dieta do pós-operatório tardio

A transição para dieta geral deve ser iniciada no segundo mês pós-cirurgia, enfatizando-se seis refeições/dia, na qual é permitido o consumo de alimentos sólidos e de todos os grupos alimentares, objetivando atender às recomendações de uma dieta equilibrada. Nessa fase, dá-se continuação ao processo de reeducação alimentar e estímulo à mudança de hábitos (Quadro 18.5).

Quadro 18.5. Orientações dietéticas no pós-operatório tardio

- Mastigar muito bem os alimentos;
- Comer em local tranquilo, preferencialmente à mesa;
- Fracionar a dieta em 6 refeições por dia;
- Preferir laticínios desnatados e queijos brancos;
- Consumir frutas *in natura*, tomando cuidado com casca, bagaço e sementes;
- Consumir carnes magras, frango e peixe duas vezes ao dia, dando preferência a carnes macias e/ou moídas;
- Dar preferência aos cereais integrais;
- Evitar doces, açúcares em geral, mel ou similares, substituindo-os por adoçantes artificiais;
- Evitar alimentos ricos em gorduras;
- Usar pouco óleo e sal no preparo das refeições;
- Evitar líquidos com as refeições;
- Tomar suplemento vitamínico-mineral diariamente;
- Ingerir cerca de 2 litros de água por dia.

Nesse momento, os pacientes podem tolerar volumes maiores, entretanto essa prática não deve ser incentivada. Deve-se orientar o consumo de 1 a 2 colheres (sopa) de cada grupo alimentar nas refeições principais, dando preferência à ingestão de fontes proteicas.

Considerando que a alimentação passa a ser mais consistente, deve-se orientar o paciente a mastigar exaustivamente os alimentos e a comer em local tranquilo. A falta de mastigação adequada, observada em muitos pacientes, dificulta a deglutição de determinados alimentos, levando à redução na ingestão de nutrientes essenciais, principalmente a proteína, e ao aumento no consumo de carboidratos e líquidos.

A partir de então, a evolução de cada paciente é variável e a escolha dos alimentos deve ser feita de acordo com a tolerância individual, respeitando o padrão alimentar e evitando desconfortos gastrointestinais.

A progressão da dieta ocorre até quase todos os alimentos serem incluídos e a alimentação se aproximar da ideal. Bebidas alcoólicas, bebidas gasosas, doces, açúcares simples e alimentos de difícil mastigação devem ser evitados até os seis primeiros meses do pós-operatório, e sua ingestão não deve ser incentivada.

Deve-se fazer restrição quanto ao consumo de líquidos durante as refeições, para que não ocupem o volume do estômago, atrapalhando a ingestão de alimentos importantes e/ou causando dilatação gástrica.

No pós-operatório tardio, deve-se trabalhar educação nutricional e a mudança no estilo de vida. A não conscientização de mudança de hábitos alimentares, tanto em quantidade quanto em qualidade, contribuirá para um processo de reganho de peso e/ou aparecimento de deficiências nutricionais específicas.

Intolerâncias alimentares

Intolerâncias alimentares e aversão a alimentos específicos são descritas no pós-operatório, principalmente no primeiro ano[22-24]. Podem ser decorrentes das adaptações do organismo ao novo volume gástrico, das alterações da anatomia e funcionalidade do trato gastrointestinal e da capacidade do indivíduo em adaptar-se à nova realidade. As intolerâncias tendem a diminuir com o decorrer do tempo pós-operatório, porém algumas vezes persistem pelo receio dos pacientes à ingestão de determinados alimentos[24,25]. Podem se manifestar com náuseas, vômitos, diarreia e desconforto abdominal, podendo levar a um inadequado consumo alimentar. Os alimentos relatados como menos tolerados são carne vermelha, frango, arroz e vegetais folhosos[25,26].

A intolerância à carne vermelha pode contribuir para deficiência de proteína, ferro, vitamina B_{12} e zinco. Para melhor aceitação desse alimento, deve-se modificar a maneira de preparo, dando preferência a carnes moles ou moídas/desfiadas, com atenção na mastigação adequada. Além disso, outras fontes desses nutrientes como laticínios, leguminosas e cereais integrais devem ser constantemente orientadas e estimuladas.

Recomendações de ingestão

As recomendações de ingestão de macro e micronutrientes no pós-operatório da cirurgia bariátrica ainda não estão bem estabelecidas.

A proteína, por ser um nutriente fundamental para cicatrização pós-cirúrgica e preservação da massa magra durante perda de peso, deve ter sua ingestão cuidadosamente monitorada. Dados da literatura referem como ingestão proteica ideal após a DGYR valores variando de 0,8 a 2,1 g/kg de peso ideal ou, ainda, ingestão entre 60 e 120 g/dia[20,27-29]. Para que essa recomendação seja atingida, deve-se orientar o consumo de carnes, produtos lácteos, produtos à base de soja e leguminosas.

Com relação ao consumo de carboidratos, sugere-se que 40% a 45% das calorias diárias sejam provenientes desse nutriente[28]. Alimentos com elevado conteúdo de açúcar simples devem ser evitados.

A ingestão de alimentos com alto teor de lipídios deve ser evitada, principalmente após cirurgias com caráter mal-absortivo. Ressalta-se que a ingestão de gorduras em quantidades excessivas tende a retardar a perda de peso.

Moizé e cols.[28] construíram uma pirâmide alimentar para os pacientes submetidos à DGYR (Quadro 18.6).

Quadro 18.6. Recomendações nutricionais de acordo com a pirâmide nutricional para pacientes após derivação gástrica em Y de Roux

Alimentos que devem ser evitados:
• Com alto teor de gordura saturada, trans e colesterol
• Com alto teor de açúcar
• Refrigerantes e bebidas alcoólicas
Alimentos que devem ser controlados (2 porções/dia):
• Arroz e massa: 1 porção = 90g
• Pão e torradas: 1 porção = 30g
• Leguminosas: 1 porção = 80g
• Tubérculos: 1 porção = 85g
Alimentos que devem ser preferencialmente ingeridos (2 a 3 porções/dia de cada grupo):
• Frutas com baixo teor de açúcar (melão, melancia, morango, maçã, laranja): 1 porção = 140g
• Frutas com alto teor de açúcar (uva, banana, nectarina, cereja, lichia, damasco): 1 porção = 80g
• Vegetais: 1 porção = 85g
• Óleo vegetal: 1 porção = 1 colher (chá)
Alimentos que devem ser preferencialmente ingeridos (4 a 6 porções/dia):
• Carnes magras (vaca, frango e porco): 1 porção = 60g
• Peixes: 1 porção = 60 a 85g
• Leite desnatado: 1 porção = 140g
• Iogurte desnatado: 1 porção = 115g
• Queijos magros: 1 porção = 80g
• Ovo: 1 porção = 50g

Adaptado de: Moizé e cols.[28].

Monitoramento do estado nutricional

O acompanhamento nutricional do paciente após a cirurgia bariátrica deve ser realizado em retornos ambulatoriais, periodicamente, a fim de alcançar o sucesso da perda ponderal e evitar e/ou minimizar as complicações nutricionais.

A consulta nutricional deve abordar avaliação completa do padrão alimentar, medidas antropométricas e avaliação clínica e bioquímica. O protocolo de atendimento nutricional utilizado nos retornos após a cirurgia em nosso serviço está mostrado no Quadro 18.7.

1. Anamnese alimentar: verificar a mastigação e a duração das refeições, a presença de intolerâncias alimentares e a ingestão hídrica. Realizar análise qualitativa e quantitativa do consumo de macro e micronutrientes (utilizar ferramentas como recordatório alimentar de 24 horas ou ingestão habitual e frequência alimentar).

2. Antropometria: medidas de peso e circunferência abdominal e cálculo do IMC devem ser utilizados na classificação do estado nutricional. Dados referentes à perda de peso e perda do excesso de peso (PEP), ambos em kg e %, predizem o sucesso cirúrgico (Quadro 18.8). Deve-se avaliar a composição corporal enfatizando a perda da massa gorda e preservação da massa magra.
3. Sintomatologia clínica: avaliar se houve alterações do funcionamento intestinal como diarreia ou constipação e presença de náuseas e/ou vômitos.
4. Exame físico: avaliar unhas (fracas e quebradiças), cabelo (brilho e queda) e pele (ressecada).
5. Dados bioquímicos: hemograma, ferro sérico, ferritina, vitamina B_{12}, vitamina A, vitamina D, ácido fólico, proteína total, cálcio, magnésio, zinco, lipidograma e glicemia[30].
6. Uso de suplementos nutricionais: avaliar quais suplementos estão sendo utilizados e sua periodicidade.

Quadro 18.7. Protocolo de atendimento nutricional no período pós-operatório do Centro de Cirurgia Bariátrica do HCFMRP-USP, Ribeirão Preto

---

CENTRO DE CIRURGIA BARIÁTRICA

EVOLUÇÃO CLÍNICA NUTRICIONAL

USP - RIBEIRÃO
assistência · ensino · pesquisa

AVALIAÇÃO NUTRICIONAL   Data: _____ / _____ / _____

Idade:_____ anos   Data cirurgia: _____/_____/_____

Peso pré operatório: _____ Kg   Peso último retorno: _____ Kg   Peso atual: _____ Kg

Perda de peso: _____ Kg _____ %   Altura: _____ m   IMC/classificação: _____

Bioimpedância: Res:_____ Reac:_____ Circunferência abdominal: _____ cm

Anamnese

Hábito intestinal:_____ Hábito urinário: _____

Constipação: ( ) sim ( ) não   Diarréia: ( ) sim ( ) não

Náuseas: ( ) sim ( ) não   Quantas vezes por dia/semana/mês? _____

Relação com algum tipo de alimento: _____

Vômito: ( ) sim ( ) não   Quantas vezes por dia/semana/mês? _____

Relação com algum tipo de alimento: _____

Algum fator que piore este sintoma:_____

Ingestão hídrica: _____

Hábito de beliscar: _____ Duração das refeições: _____

Uso de suplemento vitamínico: ( ) sim ( ) não   Quais:_____

Queda de cabelo: ( ) sim ( ) não   Unhas fracas: ( ) sim ( ) não

Prática de atividade física: (qual, quantas vezes /semana, quantas horas/dia): _____

_____
_____
_____
_____
_____

Ingestão de bebida alcoólica: ( ) sim ( ) não   Qual: _____ Frequência: _____

Quantidade:_____

Tolerância alimentar:

Carne vermelha: _____

Carne branca: _____

Arroz: _____

Pão: _____

Macarrão: _____

Verdura de folha: _____

Doces: _____

Outros: _____

Observações: _____
_____

Continuação

Recordatório alimentar habitual:

Refeição / horário	Alimento / quantidade	Refeição / horário	Alimento / quantidade

Frequência alimentar:

Produto	Porção	D	S	M	R/N	Produto	Porção	D	S	M	R/N
Leite integral/desn.											
Queijo						Legumes/verduras					
Iogurte integral/desn.						Fruta					
Carne vermelha						Lanches/pizza					
Frango						Frituras					
Peixe						Churrasco					
Porco						Bolo/torta					
Ovo frito/cozido						Doces					
Vísceras						Chocolate					
Embutidos						Sorvete					
Arroz						Suco natural					
Macarrão/massas						Suco artificial					
Batata/mandioca						Refrigerante					
Feijão/leguminosa						Refrigerante diet/light					
Pão						Adoçante					
Biscoito salgado						Produtos diet/light					
Biscoito doce						Temperos industrializ.					

D: diária   S: semanal   M: mensal   R/N: raramente/nunca

OBSERVAÇÕES: _____

CONDUTA: _____

Assinatura: _____

Quadro 18.8. Cálculo da perda de peso e perda de excesso de peso após a cirurgia bariátrica

Perda de peso (kg) = peso pré-operatório (kg) − peso atual (kg)

% PP = perda de peso (kg) × 100 / peso pré-operatório (kg)

Excesso de peso = peso pré-operatório (kg) − peso ideal (kg)

% PEP = perda de peso × 100 / excesso de peso

Para cálculo do peso ideal, deve-se utilizar a tabela de peso e altura da *Metropolitan Life Foundantion*[31].

As técnicas mistas e disabsortivas resultam em maior perda de peso quando comparadas às cirurgias exclusivamente restritivas. Dessa forma, dependendo do tipo de procedimento realizado, a perda de peso pode atingir de 20% a 40% do peso inicial e de 40% a 80% do excesso de peso após 24 meses da cirurgia. Autores consideram como resultado satisfatório quando a PEP atinge pelo menos 50%[32-34]. As medidas antropométricas utilizadas para avaliar perda de peso e sucesso do tratamento são %PEP e IMC (Quadro 18.9).

Quadro 18.9. Perda de excesso de peso e modificações do IMC nos procedimentos cirúrgicos (%média)

Procedimento	%PEP	% de redução do IMC
Banda gástrica ajustável	50	10,8
Gastroplastia vertical com bandagem	60	14,5
Derivação gástrica em Y de Roux	70	17
Derivação bileopancreática	72	16,7

Adaptado de: Buchwald e Willians[34] e Buchwald[35].

Falhas no tratamento cirúrgico definidas como incapacidade de perda de peso significativa ou reganho de peso podem ocorrer. A recuperação do peso está emergindo como uma das maiores ameaças do sucesso do tratamento a longo prazo, e o reganho ponderal pode estar associado ao retorno de comorbidades e piora da qualidade de vida[36].

O acompanhamento multiprofissional por pelo menos cinco anos do pós-operatório é necessário para garantir o sucesso da perda de peso após a cirurgia bariátrica.

COMPLICAÇÕES NUTRICIONAIS E METABÓLICAS

As complicações decorrentes das alterações anatômicas e fisiológicas após a cirurgia podem ser divididas em precoces e tardias (Quadro 18.10).

Quadro 18.10. Complicações nutricionais decorrentes da cirurgia bariátrica

Alterações precoces:
- Deficiência de tiamina
- Síndrome de *dumping*

Alterações tardias:
- Deficiências nutricionais:
- – macronutrientes
- – ferro (anemia ferropriva)
- – vitamina B_{12}
- – folato
- – cálcio
- Reganho de peso

Adaptado de: *American Society for Metabolic and Bariatric Surgery* (ASMBS)[17].

Vômitos podem ocorrer principalmente após os primeiros meses de cirurgia e são decorrentes de volume excessivo de comida ou mastigação rápida e/ou ineficiente. Níveis alterados de potássio e magnésio podem ser observados em caso de vômitos recorrentes, exigindo reposição oral. Vômitos podem sinalizar outros problemas como estenose, principalmente se surgirem após seis meses de cirurgia, necessitando de investigação[37]. Alopecia ou queda de cabelo e fragilidade das unhas devidas ao estresse secundário à rápida perda de peso podem surgir precocemente, especialmente após três a seis meses de cirurgia. Deficiência de zinco, proteína e ácidos graxos essenciais podem contribuir para a queda de cabelo. Estudos encontraram incidência de alopecia de 12% a 19% dos pacientes submetidos à cirurgia[38,39].

Nas técnicas disabsortivas e mistas, o desvio intestinal pode levar à produção inadequada de lactase a curto e longo prazo[40]. Assim, alguns pacientes podem desenvolver intolerância à lactose, com consequente formação de gases, distensão abdominal e diarreia após consumo de leite.

Deficiência de tiamina

A deficiência de tiamina pode ocorrer pela combinação da redução da ingestão de alimentos ricos nesse nutriente (cereais, carnes, peixes, ovos, hortaliças, frutas e produtos lácteos), vômitos frequentes e má absorção decorrente da menor acidificação do alimento. Como a absorção depende da acidificação do alimento pelo ácido gástrico, sua deficiência também é relatada em procedimentos puramente restritivos[41]. Os fatores de risco mais comuns associados à deficiência de tiamina são: perda de peso acentuada, vômitos persistentes, não adesão ao acompanhamento nutricional e presença de complicações pós-operatórias[42]. Estudos mostram prevalência de deficiência em cerca de 1% dos pacientes no final do primeiro ano pós-operatório[43]. Polineuropatia irreversível e síndrome de Wernick são as principais consequências da deficiência de tiamina[44]. A prevenção da deficiência é feita utilizando polivitamínicos que contenham esse nutriente.

Síndrome de *dumping*

A síndrome de *dumping* é causada pelo rápido esvaziamento gástrico de conteúdo hiperosmolar para o intestino delgado, levando ao desvio de líquidos do compartimento intravascular para a luz intestinal. Os pacientes podem apresentar dor abdominal, cólicas, rubor, palpitações, sudorese, taquicardia ou hipotensão. A síndrome precoce ocorre na primeira hora após a ingestão de uma refeição e pode estar relacionada à distensão súbita do jejuno por sólidos ou líquidos hipertônicos; a síndrome tardia ocorre 1 a 3 horas após a refeição e provavelmente é causada pela absorção rápida de glicose, seguida de hiperglicemia, provocando liberação excessiva de insulina e resultando em hipoglicemia de rebote[45].

Apesar de poucos estudos terem avaliado a síndrome de *dumping* nas diferentes técnicas, sabe-se que sua frequência é maior nos procedimentos disabsortivos e mistos. Estudos apontam incidência de 50% a 76% após DGYR[46,47], relacionada à ingestão de carboidratos de alto índice glicêmico, mas também pode ocorrer com produtos lácteos e algumas gorduras e frituras. Em alguns casos pode ser considerada um fator benéfico, promovendo maior perda ponderal por induzir o paciente a evitar alimentos ricos em açúcar[40].

A síndrome de *dumping* pode ser prevenida e tratada com orientações dietéticas, como fazer refeições pequenas e frequentes, comer devagar e evitar carboidratos simples e outros alimentos associados à síndrome.

Deficiências nutricionais

Apesar de a cirurgia bariátrica ser um tratamento efetivo para a obesidade, complicações como deficiências de micronutrientes têm sido reportadas[48]. Estudos mostram que cerca de 50% dos pacientes apresentam deficiência de vitaminas no final do primeiro ano pós-operatório[37,49]. Muitos fatores estão envolvidos na causa de deficiências após cirurgia bariátrica, e a obesidade por si só pode estar associada a deficiências nutricionais subclínicas[18], que podem ser agravadas no pós-operatório pelas alterações anatômicas e fisiológicas provocadas no trato gastrointestinal.

As deficiências nutricionais podem ocorrer por dois mecanismos: (1) devido à diminuição da ingestão alimentar pela restrição dietética e intolerâncias alimentares e (2) por causa de má absorção secundária à exclusão de segmentos do trato gastrointestinal[44,50]. Dessa forma, o conhecimento da técnica cirúrgica é fundamental para entender a abordagem nutricional e quais nutrientes podem ser depletados. Técnicas puramente restritivas raramente causam deficiências para pacientes em acompanhamento com equipe multiprofissional. A alteração na anatomia do estômago e a exclusão do duodeno do trânsito intestinal após técnicas mistas prejudicam a absorção de vitamina B_{12}, ferro, cálcio magnésio, zinco, cobre, vitaminas do complexo B e proteínas[51]. As técnicas disabsortivas podem acarretar, além das deficiências citadas nas técnicas mistas, inadequação na absorção de gorduras, afetando, assim, a absorção de vitaminas lipossolúveis.

O risco crescente de desenvolver distúrbios nutricionais após diferentes tipos de cirurgia bariátrica é: banda gástrica ajustável < gastrectomia vertical < derivação gástrica em Y de Roux < derivação bileopancreática[52].

Macronutrientes

As técnicas cirúrgicas mais utilizadas atualmente levam à redução no consumo total de calorias, principalmente nos primeiros seis meses após a cirurgia, contribuindo para redução na ingestão de todos os macronutrientes, especialmente proteína. Após o procedimento cirúrgico, deficiências de macronutrientes também podem ocorrer em decorrência da redução na ingestão e/ou má absorção[53].

A deficiência de proteína em procedimentos restritivos é menor do que nos disabsortivos, observando-se incidência de desnutrição proteica em procedimentos puramente restritivos entre 0%-2% e nos disabsortivos entre 13%-18%[54].

A ingestão inadequada de proteína pode ser causada por intolerância à carne, principalmente carne vermelha, dificuldade de mastigação e/ou intolerância a outros alimentos fontes desse nutriente, menor contato do alimento com as enzimas digestivas como o pepsinogênio (precursor da pepsina) e menor superfície de absorção intestinal[44]. Outros fatores que podem estar relacionados com a etiologia da deficiência proteica são anorexia, vômitos, diarreia, uso abusivo de álcool e drogas.

A deficiência de proteínas pode causar alterações clínicas importantes como deterioração do estado geral de saúde, fraqueza muscular, perda de massa magra, alopecia, unhas estriadas, dermatites, hipopigmentação e edema.

Em cirurgias mistas e disabsortivas, a secreção de sais biliares e enzimas digestivas está diminuída, pois os alimentos passam diretamente ao jejuno, havendo redução na absorção de lipídios. A má absorção de lipídios aumenta com a diminuição do tamanho do intestino remanescente e é evidenciada pela esteatorreia, podendo ter como consequência redução na absorção de vitaminas lipossolúveis[30,44].

Vitamina B$_{12}$

A vitamina B$_{12}$ é absorvida no íleo terminal, assim como o fator intrínseco secretado pelas células do antro do estômago. Por causa da redução da capacidade gástrica, há diminuição da secreção de ácido clorídrico, enzimas digestivas e do fator intrínseco, reduzindo, assim, a biodisponibilidade da vitamina B$_{12}$. Essa vitamina é encontrada em alimentos proteicos de origem animal, e sua deficiência é mais frequente na DGYR e pouco comum após DBP, visto que a produção de fator intrínseco não é afetada[3]. A sua deficiência ocorre principalmente após o primeiro ano, sendo sua incidência após dois anos da DGYR estimada em 25%, progredindo para 36% mais tardiamente. A suplementação de vitamina B$_{12}$ deve ser em dose diária mínima de 350 µg via oral[54]; dependendo de avaliação bioquímica, pode ser necessária suplementação intramuscular.

Ácido fólico

A deficiência de ácido fólico tem sido observada principalmente após DGYR e está associada com anemia macrocítica, leucopenia, trombocitopenia, glossite e elevados níveis de homocisteína[55]. Na maioria das vezes ocorre devido à diminuição da ingestão de alimentos fontes, como feijão, frutas e vegetais de folhas verdes, e não em decorrência de má absorção, pois o folato é absorvido em todo o intestino[44]. Atrofia gástrica, acloridria e gastrectomia também foram associadas com a má absorção de folato[55]. Sugere-se suplementação de 400 µg/dia, o que geralmente é encontrado em polivitamínicos existentes no mercado[29].

Ferro

A etiologia da deficiência de ferro é decorrente de: intolerância de alimentos, como a carne vermelha, limitando sua ingestão; redução da secreção ácida, que dificulta a conversão do ferro férrico para ferroso, diminuindo, assim, sua absorção[37]; exclusão do duodeno e jejuno proximal, principais sítios de absorção de ferro[55-57]. A consequência da deficiência de ferro é a anemia ferropriva, cujos principais sinais clínicos são: astenia, dispneia, palidez, zumbidos e perda de cabelo, com redução na ferritina sérica, seguida da diminuição do ferro sérico e posteriormente da hemoglobina[6]. Diversos estudos têm mostrado que a deficiência de ferro após a cirurgia se mantém a longo prazo e pode variar de 15% a 39% após quatro anos[58]. A suplementação oral de ferro consiste em doses de 40 a 65 mg por dia associada à vitamina C[29].

Cálcio e vitamina D

Após DGYR, o balanço negativo de cálcio pode ocorrer devido a menor ingestão de cálcio, menor acidez gástrica e menor absorção de cálcio e vitamina D em virtude da exclusão do duodeno e jejuno proximal[10,59]. A deficiência de vitamina D ocorre em 50%-80% após DGYR[51]. Doença metabólica óssea tem sido bem documentada como complicação da cirurgia a longo prazo. A suplementação de vitamina D deve ser feita com 400 a 800 UI/dia (via oral), associada ao citrato de cálcio[29].

Reganho de peso

A estabilização do peso a longo prazo é um dos grandes desafios pós-cirúrgicos, pois 20% dos pacientes submetidos à DGYR apresentam reganho após 5 a 10 anos[60].

Os fatores que levam ao reganho de peso são complexos e ainda não estão completamente estabelecidos, mas ocorrem devido às adaptações fisiológicas que ocorrem ao longo do período pós-cirúrgico. Possíveis causas podem ser apontadas:

- Redução dos sintomas da síndrome de *dumping*;
- Dilatação da bolsa gástrica;
- Melhora das intolerâncias alimentares;
- Compulsão alimentar;
- Retorno aos hábitos alimentares e estilo de vida errôneos do período pré-operatório (como consumo de líquidos altamente calóricos e compulsão alimentar);
- Inatividade física.

Autores apontam que alterações nos níveis de hormônios gastrointestinais podem ocorrer após dois anos de cirurgia e contribuir para o reganho[36]. Compulsão alimentar, perda de controle da ingestão e hábito de beliscar são práticas comuns após 2 a 10 anos da cirurgia e são fatores comportamentais que exercem influência no reganho de peso[61].

Falha no acompanhamento durante o pós-operatório tardio também pode ser apontada como fator predisponente ao reganho de peso. A adoção e promoção de um estilo de vida saudável e o acompanhamento multidisciplinar são fundamentais para a manutenção dos resultados da perda de peso a longo prazo.

CONCLUSÕES

A cirurgia bariátrica como tratamento da obesidade pode propiciar resultados satisfatórios de perda de peso e manutenção do peso perdido a longo prazo. Para que o tratamento seja efetivo, no período pré-operatório, é necessária indicação criteriosa dos pacientes, envolvendo aspectos clínicos e psicológicos, associada a um trabalho de educação nutricional que englobe a conscientização da necessidade de mudança dos hábitos alimentares e estilo de vida, tanto no pré quanto no pós-operatório.

O acompanhamento pós-operatório deve ser regular, sendo fundamental para prevenção de complicações nutricionais, principalmente as deficiências vitamínico-minerais. Ainda não há um consenso sobre as recomendações nutricionais para o pós-operatório da cirurgia bariátrica. Assim, cabe ao nutricionista adequar a dieta considerando capacidade gástrica, tolerâncias e preferências alimentares, necessidades nutricionais e respostas individuais.

REFERÊNCIAS

1. Bonazzi CL, Valença MCT, Bononi TCS, Navarro F. A intervenção nutricional no pré e pós-operatório da cirurgia bariátrica. Rev Bras Obes Nutr Emagrec. 2007;1(5):59-69.

2. World Health Organization (WHO). Obesity and overweight. 2011. Disponível em: <http://www.who.int/mediacentre/factsheets/fs311/en/index.html>.

3. Malone M. Recommended nutritional supplements for bariatric surgery patients. Ann Pharmacother. 2008;42(12):1851-8.

4. George LK, Benotti PN, Dwyer J, et al. Nonsurgical factors that influence the outcome of bariatric surgery: a review. Psychosom Med. 1998;60:338-46.

5. Crookes PF. Surgical treatment of morbid obesity. Annu Rev Med. 2006;57:243-64.

6. Segal A, Fandino J. Indicações e contraindicações para realização das cirurgias bariátricas. Rev Bras Pisiquiatr. 2002;24(Supl 3):68-72.

7. Kushner Rf. Micronutrient deficiencies and bariatric surgery. Curr Opin Endocrinol Diab. 2006;13:405-11.

8. Buchwald H. Consensus Conference Statement Bariatric surgery for morbid obesity: Health implications for patients, health professionals, and third-party payers. Surg Obes Rel Dis. 2005;1: 371-81.

9. Bult MJ, Dalen TV, Muller AF. Surgical treatment of obesity. Eur J Endocrinol. 2008;158:135-45.

10. Toh SY, Zarshenas N, Jorgensen J. Prevalence of nutrient deficiencies in bariatric patients. Nutrition. 2009;25(11-12):1150-6.

11. DeMaria EJ, Murr M, Byrne TK, Blackstone R, Grant JP, Budak A, et al. Validation of the obesity surgery mortality risk score in a multicenter study proves it stratifies mortality risk in patients undergoing gastric bypass for morbid obesity. Ann Surg. 2007;246(4):578-82.

12. Laville M, Romon M, Chavrier G, Guy-Grand B, Krempf M, Chevallier JM, et al. Recommendations regarding obesity surgery. Obes Surg. 2005;15(10):1476-80.

13. Brasil. Ministério da Saúde. Portaria nº 424, de 19 de março de 2013. Redefine as diretrizes para a organização da prevenção e do tratamento do sobrepeso e obesidade como linha de cuidado prioritária da Rede de Atenção à Saúde das Pessoas com Doenças Crônicas.

14. Garrido Jr. AB, Ferraz EM, Barroso FL, Marchesini JB, Szego T. Derivações gastrojejunais. In: Garrido Jr. AB. Cirurgia da obesidade. São Paulo: Atheneu; 2002. p. 166-1.

15. Wandreley GJP, Wanderley RC, Burgos MGPA, Ximenes EG. Rotinas da equipe multidisciplinar no pré-operatório. In: Burgos G. Nutrição em cirurgia bariátrica. Rio de Janeiro: Rubio; 2011. p. 29-46.

16. Sociedade Brasileira de Cirurgia Bariátrica e Metabólica. Consenso Bariátrico 2005. Disponível em: <www.sbcb.org.br/pacientes-consensobariatrico>.

17. Jeffrey I, Mechanick RFK, Surgerman HJ, et al.; AACE/TOS/ASMBS. Guidelines American Association of Clinical Endocrinologists, The Obesity Society and American Society for Metabolic and Bariatric Surgery Medical Guideline for Clinical Practice for the preoperative nutrition, metabolic and nonsurgical support of the bariatric surgery patient. Surg Obes Related Dis. 2008;4:S109-84.

18. Nicoletti CF, Lima TP, Donadelli SP, Salgado W Jr, Marchini JS, Nonino CB. New look at nutritional care for obese patient candidates for bariatric surgery. Surg Obes Relat Dis. 2013;9(4):520-5.

19. Tarnoff M, Kaplan LM, Shikora S. An evidenced-based assessment of preoperative weight loss in bariatric surgery. Obes Surg. 2008;18(9):1059-61.

20. Rubio MA, Moreno C. Implicaciones nutricionales de la cirugía bariátrica sobre el tracto gastrointestinal. Nutr Hosp. 2007;22(2):124-34.

21. Nonino-Borges CB, Bavaresco M, Erdmann A, Borges RM. Acompanhamento nutricional na cirurgia bariátrica. In: Moreira EAD, Chiarello PG. Atenção nutricional: abordagem dietoterápica em adultos. Rio de Janeiro: Guanabara-Koogan; 2008. cap. 16, p. 195-204.

22. Moize V, Geliebter A, Gluck ME, Yahav E, Lorence M, Colarusso T, et al. Obese patients have inadequate protein intake related to protein intolerance up to 1 year following Roux-en-Y gastric bypass. Obes Surg. 2003;13(1):23-8.

23. Bavaresco M, Paganini S, Lima TP, Salgado W Jr, Ceneviva R, Dos Santos JE, et al. Nutritional course of patients submitted to bariatric surgery. Obes Surg. 2010;20(6):716-21.

24. Quadros MRR, Savaris AL, Ferreira MV, Branco Filho AJ. Intolerância alimentar no pós-operatório de pacientes submetidos à cirurgia bariátrica. Rev Bras Nutr Clin. 2007;22(1):15-9.

25. Cruz MRR, Morimoto IMI. Intervenção nutricional no tratamento cirúrgico da obesidade mórbida: resultados de um protocolo diferenciado. Rev Nutr. 2004;17(2):263-72.

26. Silva MRSB, Silva SRB, Ferreira AD. Intolerância alimentar pós-operatória e perda de peso em pacientes submetidos à cirurgia bariátrica pela técnica bypass gástrico. J Health Sci Inst. 2011;29(1):41-4.

27. Allied Health Sciences Section Ad Hoc Nutrition Committee, Aills L, Blankenship J, Buffington C, Furtado M, Parrott J. ASMBS Allied Health Nutritional Guidelines for the Surgical Weight Loss Patient. Surg Obes Relat Dis. 2008;4(5 Suppl):S73-108.

28. Moizé VL, Pi-Sunyer X, Mochari H, Vidal J. Nutritional pyramid for post-gastric bypass patients. Obes Surg. 2010;20(8):1133-41.

29. Mechanick J, Kushner RF, Sugerman HJ, Gonzalez-Campoy JM, Collazo-Clavell ML, Spitz AF, et al.; American Association of Clinical Endocrinologists; Obesity Society; American Society for Metabolic & Bariatric Surgery. American Association of Clinical Endocrinologists, The Obesity Society, and American Society for Metabolic & Bariatric Surgery medical guidelines for clinical practice for the perioperative nutritional, metabolic, and nonsurgical support of the bariatric surgery patient. Obesity (Silver Spring). 2009;17 Suppl 1:S1-70.

30. Malinowski SS. Nutritional and metabolic complications of bariatric surgery. Am J Med Sci. 2006;331(4):219-25.

31. Sociedade Brasileira de Cirurgia Bariátrica e Metabólica. Consenso bariátrico brasileiro 2006. Disponível em: <www.sbcbm.org.br/imagens/pdf/consenso_bariatrico_brasileiro.pdf>.

32. Cummings DE, Overduin J, Foster-Schubert KE. Gastric bypass for obesity: mechanisms of weight loss and diabetes resolution. J Clin Endocrinol Metab. 2004;89(6):2608-15.

33. Brolin RE. Bariatric surgery and long-term control of morbid obesity. JAMA. 2002;288(22):2793-6.

34. Buchwald H, Willians SE. Bariatric surgery wordwide. Obes Surg. 2004;14:1157-64.

35. Buchwald H. Overview of bariatric surgery. J Am Coll Surg. 2002;194:367-75.

36. Freire RH, Borges MC, Alvarez-Leite JI, Toulson Davisson Correia MI. Food quality, physical activity, and nutritional follow-up as determinant of weight regain after Roux-en-Y gastric bypass. Nutrition. 2012;28(1):53-8.

37. Fujioka K. Follow-up of nutritional and metabolic problems after bariatric surgery. Diabetes Care. 2005;28(2):481-4.

38. Dias MC, Ribeiro AG, Scabim VM, Faintuch J, Zilberstein B, Gama-Rodrigues JJ. Dietary intake of female bariatric patients after anti-obesity gastroplasty. Clinics (Sao Paulo). 2006;61(2):93-8.

39. Pedrosa IV, Burgos MGPA, Souza NC, Morais CN. Aspectos nutricionais em obesos antes e após a cirurgia bariátrica. Rev Col Bras Cir. 2009;36(4):316-22.

40. Deitel M. The change in the dumping syndrome concept. Obes Surg. 2008;18(12):1622-4.

41. Chaves LC, Faintuch J, Kahwage S, Alencar Fde A. A cluster of polyneuropathy and Wernicke--Korsakoff syndrome in a bariatric unit. Obes Surg. 2002;12(3):328-34.

42. Thaisetthawatkul P, Collazo-Clavell ML, Sarr MG, Norell JE, Dyck PJ. A controlled study of peripheral neuropathy after bariatric surgery. Neurology. 2004;63(8):1462-70.

43. Koffman BM, Greenfield LJ, Ali II, Pirzada NA. Neurologic complications after surgery for obesity. Muscle Nerve. 2006;33(2):166-76.

44. Poitou Bernert C, Ciangura C, Coupaye M, Czernichow S, Bouillot JL, Basdevant A. Nutritional deficiency after gastric bypass: diagnosis, prevention and treatment. Diabetes Metab. 2007;33(1):13-24.

45. Decker GA, Swain JM, Crowell MD, Scolapio JS. Gastrointestinal and nutritional complications after bariatric surgery. Am J Gastroenterol. 2007;102(11):2571-80.

46. Mallory GN, Macgregor AM, Rand CS. The influence of dumping on weight loss after gastric restrictive surgery for morbid obesity. Obes Surg. 1996;6(6):474-8.

47. Loss AB, Souza AAP, Pitombo CA, Milcent M, Madureira FAV. Avaliação da síndrome de dumping em pacientes obesos mórbidos submetidos à operação de bypass gástrico com reconstrução em Y de Roux. Rev Col Bras Cir. 2009;36(5):413-9.

48. Murr MM, Balsiger BM, Kennedy FP, Mai JL, Sarr MG. Malabsorptive procedures for severe obesity: comparison of pancreaticobiliary bypass and very very long limb Roux-en-Y gastric bypass. J Gastrointest Surg. 1999;3(6):607-12.

49. Donadelli SP, Junqueira-Franco MV, de Mattos Donadelli CA, Salgado W Jr, Ceneviva R, Marchini JS, et al. Daily vitamin supplementation and hypovitaminosis after obesity surgery. Nutrition. 2012;28(4):391-6.

50. Bloomberg RD, Fleishman A, Nalle JE, Herron DM, Kini S. Nutritional deficiencies following bariatric surgery: what have we learned? Obes Surg. 2005;15(2):145-54.

51. Bordalo LA, Teixeira TSF, Bressan J, Mourão DM. Cirurgia bariátrica: como e por que suplementar. Rev Assoc Med Bras. 2011;57(1):113-20.

52. Koch TR, Finelli FC. Postoperative metabolic and nutritional complications of bariatric surgery. Gastroenterol Clin North Am. 2010;39(1):109-24.

53. Xanthakos SA, Inge TH. Nutritional consequences of bariatric surgery. Curr Opin Clin Nutr Metab Care. 2006;9(4):489-96.

54. Davies DJ, Baxter JM, Baxter JN. Nutritional deficiencies after bariatric surgery. Obes Surg. 2007;17:1150-8.

55. Alvarez-Leite JI. Nutrient deficiencies secondary to bariatric surgery. Curr Opin Nutr Metab Care. 2004;7(5):569-75.

56. Traina F. Deficiência de ferro no paciente submetido à ressecção gástrica ou intestinal: prevalência, causas, repercussões clínicas, abordagem diagnóstica e prevenção. Rev Bras Hematol Hemoter. 2010;32(Supl 2):78-83.

57. Xanthakos SA, Inge TH. Nutritional consequences of bariatric surgery. Curr Opin Clin Nutr Metab Care. 2006;9(4):489-96.

58. Skroubis G, Sakellaropoulos G, Pouggouras K, Mead N, Nikiforidis G, Kalfarentzos F. Comparison of nutritional deficiencies after Roux-en-Y gastric bypass and after biliopancreatic diversion with Roux-en-Y gastric bypass. Obes Surg. 2002;12(4):551-8.

59. Farias LM, Coêlho MPSS, Barbosa RF, et al. Aspectos nutricionais em mulheres obesas submetidas à gastroplastia vertical com derivação gastrojejunal em Y-de-Roux. Rev Bras Nutr Clin. 2006;21(2):98-103.

60. Christou NV, Sampalis JS, Liberman M, Look D, Auger S, McLean AP, et al. Surgery decreases long-term mortality, morbidity, and health care use in morbidly obese patients. Ann Surg. 2004;240(3):416-23.

61. Kalarchian MA, Marcus MD, Wilson GT, Labouvie EW, Brolin RE, LaMarca LB. Binge eating among gastric bypass patients at long-term follow-up. Obes Surg. 2002;12(2):270-5.

19

FUNDAMENTOS DE MOLÉSTIAS INFECCIOSAS E NUTRIÇÃO

Letícia Bizari

Infecção é "a penetração, multiplicação e/ou desenvolvimento de um agente infeccioso em determinado hospedeiro; doença infecciosa ou parasitária são as consequências das lesões causadas pelo agente e pela resposta do hospedeiro manifestada por sintomas e sinais e por alterações fisiológicas, bioquímicas e histopatológicas"[1].

As alterações que ocorreram nas últimas décadas (a partir de 1980 até o momento) no perfil de morbimortalidade da população brasileira permitiram identificar, no quadro das doenças infecciosas, algumas tendências: doenças infecciosas com tendência declinante, por exemplo, varíola (extinta em 1973), poliomielite (extinta em 1989), sarampo, tétano neonatal, raiva humana, difteria, coqueluche, tétano acidental, e algumas com áreas restritas de ocorrência, como doença de Chagas, febre tifoide, oncocercose, filariose e a peste[2].

Por outro lado, existem as doenças com quadro de persistência, entre elas: tuberculose (TB), hepatites virais (principalmente as formas B e C), leptospirose, meningite, leishmanioses (visceral e tegumentar), esquistossomose, malária e febre amarela. Ainda mais graves são as doenças infecciosas emergentes e reemergentes, que englobam: HIV/AIDS, cólera, dengue e hantavirose[2]. O Quadro 19.1 abaixo apresenta dados atualizados em 30/5/2012, da Secretaria de Vigilância em Saúde do Ministério da Saúde[3], com o número de casos confirmados para cada moléstia persistente, emergentes e/ou reemergentes desde o ano de 2005.

Dessa forma, o foco deste capítulo será no cuidado nutricional de pessoas que apresentam essas moléstias, as quais ainda são motivo de preocupação para as políticas públicas de saúde no Brasil.

CÓLERA

A cólera é uma doença infecciosa gastrointestinal aguda que advém do consumo de água com contaminação de origem fecal, na qual está presente a enterotoxina do *Vibrio cholerae* O1 ou O139[4]. Segundo a Organização Mundial da Saúde (OMS), de julho de 1998 até agosto de 2001, era a doença infecciosa mais frequente em 132 países avaliados[5]. As manifestações clínicas variam desde inaparentes ou assintomáticas até diarreias aquosas intensas, com perda de grande volume de líquido e eletrólitos, acidose e choque circulatório em poucas horas, e esse quadro está bastante relacionado ao estado nutricional prévio do indivíduo contaminado[4,5]. Pode ocorrer também hiperglicemia em virtude do aumento dos hormônios em resposta ao estresse, secretados em decorrência da hipovolemia[6].

Quadro 19.1. Número de casos das doenças infecciosas mais prevalentes nos anos de 2005 a 2011

Moléstias		2005	2006	2007	2008	2009	2010	2011
Cólera		5	1	0	0	0	0	1
Dengue		147.039	258.680	496.923	632.680	406.269	1.011.548	764.032
Esquistossomose		198.925	212.598	241.959	155.103	93.022	92.795	63.582
Febre amarela		3	2	13	46	47	2	*
Hantavirose		165	191	135	126	134	173	117
Hepatites	A	21.580	17.058	13.305	11.634	10.862	6.884	6.845
	B	12.015	12.195	12.037	12.918	14.439	13.188	14.609
	C	8.572	9.280	9.517	9.936	10.534	10.321	9.565
	D	169	174	203	214	288	283	362
	E	111	95	107	91	69	70	91
HIV/AIDS		33.166	32.280	34.128	36.523	35.980	34.218	14.522
Leishmaniose	Visceral	3.597	3.651	3.604	3.852	3.693	3.526	*
	Tegumentar	26.685	22.397	21.407	19.992	21.824	21.981	*
Leptospirose		3.534	4.369	3.331	3.679	3.948	3.790	4.832
Malária		607.801	550.917	458.649	315.630	306.908	*	*
Meningite		3.313	3.050	2.425	2.616	2.845	2.983	*
Tuberculose		76.468	72.213	71.825	73.536	70.854	69.429	71.337

* Não há dados disponíveis.

De modo geral, deve-se proceder à hidratação contínua do indivíduo, o qual deve tomar líquidos caseiros como: água de arroz, soro caseiro (1 colher de café de sal + 1 colher de sopa de açúcar em 1 litro de água mineral filtrada ou fervida, bem misturado[7]), chá, sucos, caldo de arroz, água de coco e sopas ou o soro de reidratação oral (SRO), o qual deve ser administrado após cada evacuação diarreica, e também se deve permitir a ingestão paralela de água. Recomenda-se evitar líquidos com alto teor de açúcar, os quais podem agravar a diarreia[6]. Como no início dos sintomas os vômitos podem ser intensos, recomenda-se que a alimentação seja reiniciada tão logo eles cessem, o que ocorre cerca de 3 a 4 horas após o início do tratamento (reidratação)[4,8].

A alimentação deve permanecer o mais próximo possível da habitual para prevenir a subnutrição, ou seja, crianças que são amamentadas devem continuar a receber leite materno, e assim sucessivamente até a idade adulta. Deve-se evitar diluir alimentos, por exemplo, o leite, para evitar que a oferta calórica fique muito abaixo do ideal recomendado[4]. Além da água contaminada, a qual é a principal fonte, os alimentos também apresentam potencial de veicular o *Vibrio cholerae*, principalmente aqueles com maior atividade de água (Aw) e menor teor ácido, de sal e açúcar. Durante a manipulação e o preparo dos alimentos também pode haver contaminação: manipuladores de alimentos com mãos contaminadas, processo de sanitização e binômio tempo-temperatura (atingir 70 °C no centro geométrico do alimento) inadequados, contaminação cruzada[4].

Em suma, embora a cólera apresente queda na sua incidência desde o ano de 2006, é preciso estar atento às condições básicas de higiene e saneamento, uma vez que com medidas simples, como a fervura de água, a lavagem correta das mãos e a cocção adequada dos alimentos, é possível extinguir essa doença infecciosa que aumenta o risco de morbimortalidade principalmente das populações de países em desenvolvimento[5].

DENGUE

A dengue é uma doença causada por um dos sorotipos dengue, vírus que pertence à família *Flaviviridae* e é transmitido aos humanos por meio da picada de fêmea do mosquito *Aedes aegypti* contaminado[9]. É a maior causa de doença infecciosa em países tropicais e subtropicais, sendo uma das doenças com maior incidência no Brasil, o que pode ser observado nos dados apresentados no Quadro 19.1. Essa doença apresenta amplo espectro de manifestações clínicas, as quais vão desde ausência de sintomas até quadros graves, evoluindo inclusive para óbito. Entre os principais sintomas, estão: febre alta (39 a 40 °C), cefaleia, mialgia, artralgia, dor retro-orbitária, anorexia, náuseas, vômitos e diarreias e, nos casos mais graves, manifestações hemorrágicas[10,11].

No manejo do indivíduo com dengue, a hidratação (oferta de soro oral), a diurese (cor, aspecto, quantidade) e o balanço hídrico e hidroeletrolítico compõem uma das primeiras condutas a serem adotadas quando do diagnóstico. Caso haja presença de sintomas como náuseas, vômitos e diarreia, a aceitação da dieta deve ser orientada e supervisionada. Caso a dieta não satisfaça as necessidades nutricionais (60% do recomendado) e/ou exista situação de risco nutricional ou subnutrição e a função do trato gastrointestinal esteja parcial ou totalmente íntegra, esses indivíduos são candidatos à terapia nutricional enteral (TNE)[10,12], de acordo com as necessidades energéticas e proteicas calculadas para seu peso habitual ou ideal (no caso de indivíduos não eutróficos), altura, idade e gênero[13].

A dieta deve ser de fácil digestão e absorção, uma vez que os indivíduos apresentam mudança em sua flora intestinal, com o crescimento de organismos patogênicos devido ao estado febril, e rica em frutas e hortaliças variadas para aumentar a resistência imunológica[14]. Além disso, o acompanhamento clínico e bioquímico também é útil para evitar a ocorrência de hiponatremia e hipocalemia. Por esse motivo, deve-se incentivar o consumo de alimentos ricos em potássio, como arroz integral, aveia, vegetais verde-escuros (agrião, almeirão, couve, escarola, rúcula), beterraba, frutas ácidas (tangerina, laranja), banana, mamão, tomate, peixes, frango, carne vermelha e leguminosas de forma geral[15], estimular a ingestão de SRO e líquidos de acordo com os hábitos, e manter o ambiente livre de odores desagradáveis para evitar mais episódios de náuseas e redução na aceitação alimentar.

Além dos aspectos clínicos, a antropometria também se faz necessária. Esses dois métodos de avaliação permitem acompanhar perda de massa muscular e/ou massa de gordura, bem como estado de hidratação do indivíduo[10]. No caso de indivíduos hospitalizados e acamados, o estudo de Santos e cols.[16] mostrou que as melhores fórmulas para estimativa da altura e do peso foram, respectivamente, de Chumlea e cols.[17] e Rabito e cols.[18].

ESQUISTOSSOMOSE

A esquistossomose, popularmente conhecida como "barriga d'água", é uma parasitose humana, decorrente da infecção pelo trematódeo parasita *Schistosoma mansoni*, o qual está presente em caramujos de água doce pertencentes ao gênero *Biomphalaria*[19]. Dados de 2006 apontam incidência de 5 milhões de casos a cada ano no Brasil[20].

É uma doença tropical negligenciada que afeta predominantemente as populações mais pobres e contribui para a perpetuação dos ciclos de pobreza, desigualdade e exclusão social, em razão principalmente de seu impacto na saúde infantil, na redução da produtividade da população trabalhadora e na promoção do estigma social. Isso ocorre porque os investimentos em pesquisa geralmente não revertem em desenvolvimento e ampliação de acesso a novos medicamentos, testes diagnósticos, vacinas e outras tecnologias para prevenção e controle[19,21].

Pode variar desde formas assintomáticas da doença até formas mais graves, que inclusive podem evoluir para óbito. Quando sintomática, as manifestações clínicas se dividem em duas fases: aguda, com diarreia, cefaleia, anorexia, emagrecimento, febre, sudorese; e crônica, a qual se manifesta com alterações hemodinâmicas, tendo como maior complicação a presença de hipertensão portal, a qual pode resultar em hemorragia, ascite, edema e insuficiência hepática grave, com fibrose e cirrose[19].

Há relação sinérgica entre o estado nutricional e a resposta imune para o prognóstico dessa doença infecciosa, ou seja, um pior estado nutricional piora o prognóstico por causa de prejuízos na resposta imune, por outro lado, a própria doença afeta negativamente o estado nutricional[21].

Ao avaliar o estado nutricional, ou seja, dados clínicos, bioquímicos, antropométricos e de consumo alimentar, observa-se uma relação direta entre prevalência de anemia e parasitemia, entre elas, a esquistossomose[21]. Dessa forma, o cuidado nutricional baseia-se na recuperação do estado nutricional dos indivíduos infectados e também daqueles não infectados, moradores de zonas endêmicas, haja vista a influência do estado nutricional sobre a resposta imune do hospedeiro[22].

Para indivíduos sintomáticos, deve ser dada ênfase no cuidado nutricional para controle da diarreia, anorexia e emagrecimento para melhor prognóstico[21]. Nos casos mais graves com hipertensão portal, a qual geralmente evolui com varizes esofágicas, a conduta inicial é estabilização hemodinâmica do indivíduo, a qual é uma atribuição da equipe médica[23]. O manejo da diarreia, anorexia e emagrecimento não exige condutas específicas, mas sim as rotineiramente utilizadas, as quais são apresentadas no Quadro 19.2[24].

Quadro 19.2. Principais sintomas e cuidado nutricional na esquistossomose

Sintomas	Cuidado nutricional
Diarreia	• Estímulo à hidratação; • Soro caseiro; • Evitar alimentos fermentativos como repolho, brócolis, ovos, couve-flor e leguminosas; • Atentar para a tolerância de alimentos ricos em sacarose e em lactose, especialmente o leite; • Atentar para tolerância de alimentos ricos em fibras, como as frutas e folhas.
Anorexia/Emagrecimento	• Mastigar bem os alimentos; • Evitar bebidas com as refeições; • Procurar alimentar-se com pequenas porções a cada 2 horas; • Estimular o consumo de alimentos da preferência do indivíduo; • Enriquecer os alimentos que consomem com azeite, creme de leite (de acordo com a tolerância), leite condensado (de acordo com a tolerância), sorvetes e molhos.

FEBRE AMARELA

A febre amarela é uma doença infecciosa aguda não contagiosa causada por um gênero de vírus conhecido como *Flavivirus*. Possui dois ciclos epidemiológicos distintos: a febre amarela urbana, na qual o mosquito vetor é o *Aedes aegypti*, sendo o homem o principal hospedeiro; e a febre amarela silvestre, na qual os primatas não humanos são os principais hospedeiros e o homem é um hospedeiro acidental[25].

Inicialmente a febre amarela se manifesta com febre, calafrios, cefaleia intensa, mialgia, anorexia, náuseas, vômitos e hemorragias gengivais de pequena intensidade, os quais geralmente são seguidos por período de remissão, porém nas formas graves cursa com a tríade: icterícia, hemorragias e insuficiência renal aguda[25].

Não há tratamento específico para a febre amarela, o que há disponível são apenas condutas, em sua maioria médicas, para controle dos sintomas, com uso de medicamentos, por exemplo, os analgésicos, antitérmicos, antieméticos e também medicamentos para proteger a mucosa gástrica (bloqueadores H2), os quais se mostram úteis para prevenir sangramentos gástricos que porventura possam ocorrer em formas mais graves dessa doença[26].

O método mais eficaz de prevenção é por meio da vacinação, para a qual ocorrem campanhas no Brasil. A vacina é produzida com vírus vivo atenuado[26]. A doença tem sua resolução completa em 85% dos indivíduos infectados, os quais se tornam permanentemente imunizados contra a doença[2].

HANTAVIROSE

A hantavirose é uma enfermidade aguda provocada por diferentes sorotipos de hantavírus eliminados nas fezes, urina e saliva de roedores silvestres. Geralmente a transmissão ao homem se dá por meio da inalação de aerossóis (partículas suspensas no ar) provenientes das secreções e excretas dos hospedeiros, que funcionam como reservatórios do vírus. Ela pode também ocorrer pelo contato direto com esse material infectado ou por meio de ferimentos na pele, assim como pela ingestão de água ou alimentos contaminados[27].

Os indivíduos infectados podem apresentar desde uma doença febril aguda inespecífica até um conjunto maior e mais grave de sintomas iniciais, que incluem febre, mialgias, cefaleia, sintomas gastrointestinais, seguidos da fase cardiopulmonar, que inclui febre, dispneia, taquipneia, taquicardia, tosse seca, hipotensão e edema pulmonar, que pode evoluir para insuficiência respiratória aguda e choque[28].

O tratamento é basicamente clínico, com rigoroso controle dos sinais vitais e dos parâmetros hemodinâmicos e ventilatórios, para evitar desencadeamento ou agravamento do quadro cardiorrespiratório. O manejo da hidratação deve ser cuidadoso para evitar sobrecarga de volume. Nas formas mais graves e com piora dos parâmetros hemodinâmicos e ventilatórios, preconiza-se a cuidadosa infusão endovenosa (EV) de líquidos, que, se excessiva, pode precipitar o edema pulmonar. O manejo adequado do aporte líquido é o principal elemento terapêutico. O balanço hídrico é outro parâmetro de grande importância, necessitando controle da diurese, com sondagem vesical (não obrigatória) e da função renal[28].

O cuidado nutricional consiste no controle dos sintomas inespecíficos, como vômitos e diarreias, de acordo com as condutas já citadas neste capítulo para outras enfermidades infecciosas[29]. Por outro lado, para o indivíduo que apresenta sintomas cardiopulmonares, com agravamento do quadro, o qual muitas vezes necessita de internação em unidade de tratamento intensivo (UTI), com uso de ventilador mecânico devido à presença de insuficiência respiratória aguda, o cuidado nutricional baseia-se no cálculo de calorias, que pode ser realizado pela fórmula de Harris-Benedict.

A oferta proteica deve variar de 1,0-1,5 g/kg de peso habitual ou então para o peso ajustado[29,30].

O aporte energético total pode ser distribuído preferencialmente da seguinte forma para a população brasileira: 50%-60% de carboidratos, 10%-15% de proteínas e 20%-30% de lipídios[30,31].

LEPTOSPIROSE

Doença infecciosa febril de origem bacteriana (espiroquetas patogênicas do gênero *Leptospira*) cuja ocorrência está relacionada a condições precárias de saneamento, bem como quando há episódios de enchentes, os quais expõem a maior risco de contato com a excreta (urina) dos principais agentes transmissores: os roedores (principais espécies: ratazana ou rato de esgoto, rato de telhado ou rato-preto, camundongo ou catita)[32].

As manifestações clínicas variam desde formas assintomáticas ou subclínicas até formas mais graves, inclusive que podem evoluir a óbito[33]. Inicialmente os sintomas são bastante inespecíficos (chamada de fase precoce), com febre, cefaleia, mialgia, anorexia, náuseas e vômitos, que regridem de três a sete dias[32]. Em 15% dos indivíduos infectados, a leptospirose pode evoluir para sua forma grave (chamada de fase tardia), com a tríade icterícia, insuficiência renal aguda, a qual geralmente necessita de diálise[34,35], e hemorragia, comumente hemorragia pulmonar[32].

O tratamento clínico é feito com o uso de antibióticos[33].

O cuidado nutricional para indivíduos infectados por leptospirose na fase precoce é o controle dos sintomas, em especial daqueles relacionados com a nutrição, de acordo com condutas já abordadas anteriormente[24]. Nos casos moderados a graves (fase tardia), a nutrição enteral ou parenteral pode ser necessária; nesse caso é importante observar a função renal, bem como o volume urinário, para adequar a dieta e o volume de fluidos ofertados (ainda que seja dieta via oral) ao estado clínico[32,35].

MALÁRIA

A malária é uma doença causada por protozoários do gênero *Plasmodium*, caracterizada por acessos recorrentes de febre e calafrios relacionados com a lise sincrônica de hemácias parasitadas[36,37]. A transmissão se dá por meio da picada de mosquito do gênero *Anopheles*, comumente conhecido como mosquito-prego[37]. O Brasil é o país do continente americano que concentra o maior número de casos[36].

As manifestações clínicas mais comuns são febre e calafrios; crianças podem apresentar diarreia. Nos casos mais graves, o indivíduo infectado pode evoluir para coma (malária cerebral), a qual é atribuída tanto ao bloqueio dos capilares pelas hemácias parasitadas como à hipoglicemia (glicemia < 40 mg/dl)[38]. A hipoglicemia pode ser originada por três causas distintas: (1) consumo de glicose pelo grande número de parasitas presentes no sangue; (2) depleção de glicogênio hepático em pessoas que passaram dias sem se alimentar antes de procurar ajuda médica; (3) liberação maior de insulina pelas células β do pâncreas devida à ação da quinina (medicamento antimalárico efetivo) ou da quinidina (medicamento antimalárico efetivo) durante o tratamento[37].

Outras manifestações nos casos mais graves são: insuficiência renal aguda, em alguns casos com necessidade de diálise e edema pulmonar[37].

O tratamento baseia-se principalmente em medicamentos antimaláricos, mas o suporte clínico como monitorização da glicemia e da função renal também é de extrema importância para evitar que o indivíduo evolua para coma[37].

Não há consenso nutricional sobre condutas a serem tomadas em caso de hipoglicemia reativa à malária e/ou em seu tratamento, porém recomenda-se dosagem de glicose sérica a cada 4 horas e, na suspeita ou presença de hipoglicemia, deve-se corrigir administrando glicose[39].

MENINGITE

A meningite é um processo inflamatório das membranas pia-aracnoide (mais interna) e aracnoide (mais externa), que envolvem o espaço subaracnoide e, em conjunto com a meníngea dura-máter, envolvem encéfalo e medula espinhal. Sendo assim, por consequência, a infecção pode atingir estruturas do sistema nervoso central (SNC)[40]. Esse comprometimento pode ser agudo, quando causado por bactérias (mais frequentes: *Streptococcus pneumoniae*, *Neisseria meningitidis* e *Haemophilus influenzae*) ou vírus (mais frequentes: *Poliovirus*, *Echiovirus*, *Coxsackievirus* e outros enterovírus)[41], ou crônico, quando causado por protozoários, espiroquetas, helmintos, fungos ou micobactérias[40].

Por serem as mais importantes do ponto de vista da saúde pública, este capítulo tratará apenas dos aspectos das meningites bacterianas, as quais possuem a capacidade de causar surtos e apresentam os casos mais graves[42].

De forma geral, as manifestações clínicas incluem: febre, vômitos, geralmente não alimentares, anorexia, rigidez de nuca, cefaleia holocraniana, que não cede com o uso de analgésicos, e alterações sensoriais do SNC[40].

O tratamento medicamentoso baseia-se em antibioticoterapia, enquanto o cuidado nutricional pauta-se em melhorar a aceitação via oral daqueles que apresentam anorexia, com alimentos que já compõem seu hábito alimentar e que sejam de sua preferência, bem como alimentos com maior densidade energética, como purês, alimentos com molhos, vitaminas de frutas, enriquecidos com creme de leite, leite condensado, azeite, entre outros[24].

Em indivíduos infectados que se encontram comatosos, é indicada a TNE a partir do segundo dia de tratamento[40]. Não há indicação da melhor dieta a ser utilizada, portanto ela deve basear-se na avaliação nutricional do indivíduo[40,43].

TUBERCULOSE

Segundo a OMS, a TB atinge um terço da humanidade, sendo, portanto, a doença mais comum. A *Mycobacterium tuberculosis* ou bacilo de Koch é o principal agente etiológico responsável pela manifestação dessa doença, que compromete principalmente os pulmões, podendo também ser causada por outras micobactérias como *Mycobacterium bovis* e *Mycobacterium africanum*[30,44].

A principal forma de transmissão é por meio do contato com partículas de escarro de um indivíduo contaminado, por essa razão, quanto maior a proximidade com o doente e menor ventilação no ambiente, maior é o risco, sendo as vias respiratórias a principal porta de entrada desse bacilo[44]. Nem todos os indivíduos que entram em contato com o bacilo adoecerão. Algumas condições importantes que afetam diretamente a imunidade do hospedeiro, como subnutrição, etilismo, idade avançada, HIV/AIDS, diabetes, entre outras, são fatores que podem contribuir para maior risco em desenvolver a doença[44,45].

Os principais sintomas são: tosse, inicialmente seca, podendo evoluir com expectoração e às vezes com sangue (hemoptise), dispneia, dor torácica, rouquidão, febre e sudorese noturna, anorexia e perda ponderal[44,46-48]. O esquema básico de tratamento com fármacos para adultos e adolescentes infectados pelo *Mycobacterium tuberculosis* é o popular esquema "RIPE": rifampicina, isoniazida, pirazinamida e etambutol; outros esquemas medicamentosos estão disponíveis em casos específicos[49].

O cuidado nutricional de indivíduos com TB concentra-se principalmente nas anormalidades presentes por doenças subjacentes (como o HIV, por exemplo) ou pela própria condição social[30]. Sabendo-se que é uma doença que, na grande maioria dos casos, apresenta comprometimento do sistema respiratório, mais especificamente o epitélio mucossecretor, recomenda-se atenção aos níveis séricos e de consumo alimentar da vitamina A, cujo sinergismo que mantém com as doenças infecciosas já é conhecido, bem como de micronutrientes como cálcio, zinco, ácido fólico e vitamina C, os quais guardam relação com a imunocompetência do indivíduo[46,47]. Além disso, as pessoas com TB necessitam de maior ingestão de líquidos e calorias. Merecem atenção especial os medicamentos utilizados no tratamento, os quais precipitam várias interações com a alimentação, de acordo com o exposto no Quadro 19.3[30,50].

Quadro 19.3. Medicamentos utilizados no tratamento da TB, possíveis interações com a alimentação e recomendações para minimizá-las

Medicamento	Interação	Recomendação
Rifampicina	• Alimento diminui sua absorção. • Anorexia. • Aumenta o metabolismo da vitamina D.	• Administrar 1h antes ou 2h após as refeições. • Condutas já citadas anteriormente para manejo da anorexia. • Estimular a exposição ao sol (principal fonte de vitamina D) nos horários com menor incidência dos raios UV. • Atentar para consumo de alimentos ricos em cálcio (leite e derivados) e fósforo (fontes proteicas).
Isoniazida	• Alimento diminui sua absorção. • Medicamento esgota a piridoxina (vitamina B6). • Interfere no metabolismo da vitamina D, diminuindo absorção de cálcio e fósforo.	• Administrar 1h antes ou 2h após as refeições. • Dar ênfase ao consumo de alimentos ricos em vitamina B6 (carnes, grãos integrais, hortaliças). • Estimular a exposição ao sol (principal fonte de vitamina D) nos horários com menor incidência dos raios UV. • Atentar para consumo de alimentos ricos em cálcio (leite e derivados) e fósforo (fontes proteicas).
Pirazinamida	• Anorexia.	• Condutas já citadas anteriormente para manejo da anorexia.
Etambutol	• Anorexia.	• Condutas já citadas anteriormente para manejo da anorexia.

O tratamento requer boa adesão, a qual não apresenta índices satisfatórios, pois é longo e pode desencadear inúmeros efeitos colaterais. Em vista disso, vários estudos encontraram boa adesão e resposta ao tratamento com medidas simples, como boa interação do indivíduo com a equipe e fornecimento de auxílio-transporte, vestuário, auxílio-alimentação ou cestas básicas, uma vez que a incidência maior dessa doença é nas populações menos favorecidas, em especial nos países em desenvolvimento[51,52].

LEISHMANIOSE

Há duas formas mais comuns de leishmaniose: a tegumentar e a visceral, ambas causadas por protozoários do gênero *Leishmania*, porém com espécies envolvidas diferentes: *Leishma-*

nia amazonensis, *Leishmania guyanensis* ou *Leishmania braziliensis* no primeiro caso e *Leishmania donovani* no segundo caso[53,54].

Por sua importância como crescente problema de saúde pública e sua relação mais próxima com a nutrição, abordaremos neste capítulo somente a leishmaniose visceral, também conhecida como calazar ou febre negra[55,56]. No Brasil essa doença é caracterizada como uma zoonose, na qual o animal doméstico, por exemplo, é o vetor e a transmissão se dá por meio da picada da fêmea do flebotomíneo da espécie *Lutzomyia longipalpis* e *Lutzomyia cruzi*, popularmente conhecido como mosquito-palha[57].

Os sinais clínicos mais comuns são: febre irregular de longa duração, acentuado emagrecimento, intensa palidez cutaneomucosa, a qual escurece a pele dos indivíduos caucasianos, hepatoesplenomegalia, anemia, leucopenia e trombocitopenia[56]. Importante ressaltar que a subnutrição é intensa, com acentuada hipoalbuminemia e hipergamaglobulinemia[56].

O tratamento clínico da leishmaniose visceral se dá principalmente por meio da droga antimonial pentavalente, miltefosina oral, anfotericina B lipossomal ou em complexos lipídios (menor toxicidade) e do aminoglicosídeo paramomicina[56].

No cuidado nutricional, para pacientes graves, é recomendável iniciar a TNE o mais precocemente possível para minimizar os efeitos do hipercatabolismo, utilizando a via enteral para evitar a atrofia da mucosa intestinal e a translocação bacteriana, endossado pelo fato de que a subnutrição prévia é fator de risco para o desenvolvimento dessa doença[57,58].

Assim, é importante tratar todas as deficiências nutricionais que o indivíduo apresentar, corrigindo a deficiência proteico-calórica e a falta de micronutrientes, especialmente aqueles relacionados com a defesa imunológica, como ferro, zinco, cobre, vitamina A e vitamina E. Vale enfatizar que se recomenda a correção de deficiências, e não a suplementação, uma vez que os estudos ainda são inconclusivos acerca dos benefícios ou não da suplementação de micronutrientes nessa doença[58-62].

HEPATITES

As hepatites virais podem ser divididas em cinco tipos de vírus: A – é transmitida por via fecal-oral, por meio da ingestão de água potável e alimentos contaminados; B e C – são transmitidas por sangue, derivados do sangue, sêmen e saliva e apresentam maior risco de cronificar; D – dependem do vírus B para sobrevivência e propagação em seres humanos; E – sua transmissão é fecal-oral[63,64]. Podem evoluir de forma benigna, porém com longo curso da doença, ou ainda de forma grave e fulminante[63].

De modo geral, os sintomas das hepatites virais agudas são divididos em: fase pré-ictérica – cursa geralmente com anorexia, náusea, febre baixa, cefaleia, mal-estar, perversões do paladar quanto ao sabor, aversão à fumaça de cigarro; fase ictérica – na qual os sintomas anteriores praticamente desaparecem e tem-se somente como sintoma marcante a presença de icterícia, fezes hipocólicas ou acólicas e urina escurecida (urobilinogênio); e por último a fase de convalescença – na qual há remissão da doença, porém ainda pode persistir por alguns meses a sensação de fraqueza e desconforto no hipocôndrio direito[63].

No processo agudo das hepatites o tratamento consiste em repouso intenso (redução do processo inflamatório e manutenção do fluxo sanguíneo adequado aos hepatócitos). O cuidado nutricional pauta-se somente na restrição de alimentos gordurosos, os quais podem intensificar os sintomas gastrointestinais, e de bebidas alcoólicas e medicamentos com metabolização hepática[65].

As formas agudas (presença de encefalopatia nas primeiras quatro semanas após o início dos sintomas) ou subagudas (presença de encefalopatia e/ou ascite por mais de quatro semanas e até seis meses após o início dos sintomas) são consideradas graves, ou chamadas de hepatite fulminante, e se caracterizam pela presença de ascite, encefalopatia hepática, coagulopatia, alterações hemodinâmicas e metabólicas (hipoglicemia, distúrbio acidobásico, hiponatremia, hipocalcemia, hipofosfatemia e hipomagnesemia) e repercussão renal e cardíaca em decorrência da necrose maciça dos hepatócitos. Nesse caso, a avaliação do estado nutricional é dificultada pelo estado clínico do indivíduo e pode não refletir a realidade, pois muitos dos parâmetros antropométricos e bioquímicos são influenciados pela doença subjacente[64]. Nessa situação, é interessante comparar as medidas antropométricas e os exames bioquímicos do indivíduo com ele mesmo e acompanhar sua evolução; também se mostrou efetivo aliar à avaliação antropométrica e bioquímica o uso da Avaliação Subjetiva Global (ASG)[64].

O cuidado nutricional deve considerar cobrir as demandas de energia e proteína. Ofertar aminoácidos de cadeia ramificada (leucina, isoleucina e valina) em detrimento dos aromáticos (fenilalanina, tirosina, histidina e triptofano), assim como maior teor de fibras na dieta, auxilia na redução de compostos nitrogenados, contribuindo para o controle de sintomas da encefalopatia[64,65].

O quadro de ascite pode levar à saciedade precoce, por esse motivo as refeições devem ser menores em volume e mais frequentes, o que contribui para evitar hipoglicemia. Restringir o sal a 2 g/dia pode evitar maior acúmulo de líquido na cavidade abdominal[64]. Não são recomendadas dietas muito restritas em sal por sua baixa palatabilidade e aceitação pelos indivíduos[64]. As necessidades energéticas geralmente estão aumentadas, por isso pode-se usar o fator de estresse de 1,5, enquanto o cálculo proteico encontra-se na faixa de 1,25-1,75 g/kg de peso ideal/dia[64].

No caso de hiponatremia, devem-se restringir líquidos (500-750 ml/dia + as perdas urinárias), não sendo eficaz a oferta de sódio, porque, se for excessiva, pode aumentar o acúmulo de líquido[64]. Deve-se atentar para o fato de que o indivíduo deve consumir no mínimo 0,8 grama de proteínas/kg de peso (menores quantidades podem agravar o quadro de encefalopatia, se presente) e 30 kcal/kg de peso. Caso seja inferior a esses limites, a terapia nutricional com uso de suplementos ou com a própria TNE é indicada, esse último caso desde que não tenha a presença de varizes esofágicas, as quais contraindicam a TNE[64].

O vírus C, por ser o que apresenta maior risco de cronicidade, também é o que está mais relacionado a complicações tais como fibrose hepática, esteatose, cirrose e carcinoma hepatocelular[66]. Entre vários fatores que podem contribuir para essas complicações, podem-se citar as concentrações plasmáticas de alguns minerais traço, os quais estão relacionados a essa patogênese, entre eles: zinco (Zn), selênio (Se) e cobre (Cu), que exercem papel antioxidante e também participam de muitos processos metabólicos no fígado[67-71]. Dessa forma, trabalhos recentes[72] atentam para a importância de monitorizar os níveis plasmáticos e corrigir, caso estejam alterados, os níveis desses minerais traço, os quais, em quantidades adequadas, podem diminuir a progressão da doença associada ao vírus C, devido ao menor risco de complicações.

HIV/AIDS

Doença causada por um retrovírus (são vírus RNA), que em 1986 recebeu o nome de vírus da imunodeficiência humana tipo 1 (HIV-1), quando posteriormente foi descoberto um segundo tipo, chamado de tipo 2 (HIV-2)[73].

Em relação à sua prevalência, o Brasil ocupa o segundo lugar de notificação de AIDS nas Américas[73].

Esse retrovírus infecta e leva à depleção de linfócitos que expressam o marcador celular de superfície CD4+, os quais são linfócitos que compõem a imunidade celular, que é a segunda linha de defesa de nosso organismo, precedida pela imunidade humoral[74,75]. A imunidade prejudicada não é somente contra o próprio HIV, mas contempla também o prejuízo ao combate de outros patógenos, o que explica o grande risco de infecções oportunistas que os indivíduos infectados pelo HIV apresentam[74-77].

Devido aos prejuízos ao sistema imune, essa infecção está bastante associada a manifestações de outras doenças, denominadas oportunistas, uma vez que se aproveitam da fraqueza do sistema imune para infectar o hospedeiro[78]. Dentre as doenças oportunistas mais comuns nos indivíduos com HIV/AIDS, destacam-se: infecções recorrentes ocasionadas por fungos (pele, boca e garganta); diarreia crônica há mais de 30 dias com perda ponderal; pneumonia, TB disseminada; neurotoxoplasmose; neurocriptococose; citomegalovirose; pneumocistose; sarcoma de Kaposi; linfoma não Hodgkin; linfoma de Burkitt[77,78]. Essas manifestações oportunistas são, muitas vezes, causa de diarreia, má absorção, febre e perda ponderal e estão inversamente relacionadas à contagem de células T CD4[+77].

O tratamento medicamentoso é realizado com o uso de antirretrovirais (TARV – terapia antirretroviral)[80-82].

O Ministério da Saúde disponibiliza 17 medicamentos para o tratamento do indivíduo com HIV/AIDS, os quais são combinados de acordo com o estado clínico de cada paciente[83]. Esses medicamentos podem levar a uma série de reações adversas relacionadas com a alimentação/nutrição, por esse motivo, algumas medidas são recomendadas[83]. Os medicamentos, as possíveis reações adversas e as recomendações estão presentes no Quadro 19.4.

Quadro 19.4. Terapia antirretroviral, interações com alimentos, possíveis reações adversas e recomendações para minimizar a interação com o alimento e as reações adversas

Droga	Interação com alimento	Possíveis reações adversas	Recomendações	
			Administração	Dietéticas/Suplementos
Zidovudina	Dieta rica em gordura diminui absorção	• Anemia • Depleção de Zn e Cu • D/N/V/A/AL/EH	Com ou sem alimento, evitando os gordurosos	Pode necessitar de suplementação de zinco (Zn)
Abacavir	–	• Leve hiperglicemia • D/N/V/A/EH	Com ou sem alimento Com alimento diminui irritação GI	–
Didanosina	Alimento diminui absorção	• Aumento de ácido úrico • Aumento de triglicérides • Aumento de glicemia • Aumento de pressão arterial • D/N/V/AL/EH/LA/NP	30 min antes ou 2h após as refeições	Evitar álcool (aumenta risco de pancreatite)
Tenofovir	–	• AL; EH	Com alimento gorduroso	–
Estavudina	–	• Dislipidemia • Lipodistrofia • NP/EH/AL/LA/A/D	Com ou sem alimento	–
Lamivudina	–	• D/N/V/A	Com ou sem alimento	–
Efavirenz	Alimento gorduroso aumenta absorção	• Dislipidemia • D/N • Lipodistrofia	Com ou sem alimento, evitando os gordurosos	–
Nevirapina	–	• –	Com ou sem alimento	
Ritonavir	–	• Dislipidemia • Aumento de glicemia • Aumento de ácido úrico • Diabetes • Lipodistrofia • D/N/V/A	Com alimento	Consumo de álcool é contraindicado
Indinavir	Alimento diminui absorção	• Nefrolitíase • Aumento de glicemia • Diabetes • Lipodistrofia • D/N/V • Dislipidemia	1h antes ou 2h após refeição com água e/ou chá	Ingerir no mínimo 1,5 litro de água por dia
Nelfinavir	Alimento melhora absorção	• Dislipidemia • Lipodistrofia • Diarreia	Com alimento	–

continuação

Droga	Interação com alimento	Possíveis reações adversas	Recomendações	
			Administração	Dietéticas/Suplementos
Saquinavir	Alimento melhora absorção	• Dislipidemia • Lipodistrofia	Com refeição completa	–
Lopinavir	Alimento melhora absorção	• Dislipidemia • Lipodistrofia • Diarreia	Com alimento	–
Amprenavir	Alimento gorduroso aumenta absorção	• Dislipidemia • Lipodistrofia	Com alimento gorduroso	–
Atazanavir	–	• Pequena intolerância GI	Com alimento	–

D: diarreia; AL: acidose láctica; N: náuseas; EH: esteatose hepática; V: vômitos; LA: lipoatrofia; A: anorexia; NP: neuropatia periférica; GI: gastrointestinal; PA: pressão arterial.

Como observado no Quadro 19.4, esses medicamentos podem levar a uma série de reações adversas relacionadas com a alimentação/nutrição. Para minimizar esses efeitos, as recomendações sugeridas estão no Quadro 19.5[84].

Quadro 19.5. Efeitos colaterais da TARV e as principais recomendações para minimizá-los

Efeitos colaterais	Principais recomendações
Náuseas	• Biscoitos secos (sem ingestão de líquidos). • Pequenas refeições várias vezes ao dia. • Não ingerir líquidos durante as refeições. • Evitar alimentos quentes, muito doces, gordurosos, bebidas gasosas, leite, café e condimentos.
Vômitos	• Utilizar soro caseiro ou SRO (1 colher de sopa a cada 5 ou 10 min). • Não deitar-se após se alimentar. • Líquidos gelados em pequenos goles várias vezes ao dia. • Alimentação mais suave. Evitar alimentos quentes, muito doces, gordurosos, bebidas gasosas, leite, café e condimentos.
Empachamento	• Evitar alimentos muito gordurosos. • Dar preferência ao consumo de carnes brancas (frango, peixe). • Não consumir líquidos durante as refeições e não se deitar após as refeições. • Ingerir chá digestivo após as refeições (exemplo: chá-verde).
Pirose	• Usar chá digestivo. • Evitar condimentos, pimenta e alimentos gordurosos. • Tomar pequenos goles de água gelada (ajuda a diluir o suco gástrico). • Não se deitar após as refeições.
Diarreia	• Observar tolerância individual a determinados alimentos e restringir seu consumo na dieta (procurar substituir sua fonte de vitamina por outro alimento que seja bem tolerado). • Evitar salada de folhas cruas (cozinhar abranda as fibras). • Pequenas refeições, várias vezes ao dia. • Consumir alimentos ricos em potássio (banana, batata, carnes brancas, laranja) pela perda nos episódios de diarreia. • Estimular ingestão de soro caseiro ou SRO ou água de coco. • Reduzir consumo de alimentos ricos em lactose (especialmente o leite). Coalhadas, queijos e iogurtes podem ser consumidos. • Probióticos (leites fermentados) auxiliam na recuperação da flora intestinal.
Constipação intestinal	• Aumentar consumo de fibras na dieta (salada de folhas, grãos integrais, frutas). • Aumentar ingestão de água. • Estimular atividade física (desde que não haja nenhuma restrição médica). • Utilizar azeite ou óleo vegetal nas verduras cruas.
Gases intestinais	• Evitar consumo de alimentos formadores de gases: bebidas gasosas, cervejas, doces, brócolis, couve-flor, couve, feijão, batata-doce, repolho. • Mastigar bem os alimentos e evitar conversar durante a mastigação para não engolir ar. • Reduzir consumo de alimentos ricos em fibras insolúveis: grãos e cereais, casca de frutas e verduras (alface, couve, almeirão, rúcula, entre outras).
Febre	• Aumentar ingestão de líquidos (água, sucos, água de coco). • Não pular refeições.

continuação

Efeitos colaterais	Principais recomendações
Suores noturnos	• Aumentar ingestão de líquidos (pelo menos 3 litros/dia).
Dificuldade de deglutição, inflamação na boca e/ou esôfago por *Candida albicans* (candidíase) ou outras infecções	• Consumir alimentos com consistência macia (líquidos e/ou pastosos). • Estimular consumo dos alimentos preferidos, mas com consistência macia. • Evitar temperaturas quentes, alimentos ácidos, picantes, sal, pimenta, chocolate, álcool, cafeína. • Pequenas refeições várias vezes ao dia. • Utilizar canudinhos plásticos para evitar contato do alimento com a cavidade oral caso esteja comprometida. • Se estiver com dificuldade de deglutição, dar preferência à alimentação mais cozida, evitando líquidos e alimentos em pasta, os quais exigem mais do processo de deglutição para passar pela glote. • Boca seca: estimular chicletes para aumentar produção de saliva. • Higienizar regularmente a cavidade oral.
Mudança de paladar	• Estimular consumo de alimentos ricos em Zn (peixes, carnes em geral, semente de abóbora, ovos). • Utilizar mais temperos no preparo das refeições (ervas, cebola, cebolinha, alho), mas sem aumentar o sal. • Se o indivíduo se queixar de "gosto metálico", indicar a substituição de carne vermelha por aves, peixes ou ovos. • Alimentos ácidos (suco de laranja, de limão, picles, vinagre) ajudam a intensificar o sabor dos alimentos.

A TARV é acompanhada de vários efeitos colaterais, entre eles alterações metabólicas que incluem: dislipidemia – a qual cursa com aumento de triglicérides, LDL-c, colesterol total e diminuição do HDL-c; resistência insulínica, hiperglicemia e redistribuição da gordura corporal – com redução de gordura periférica (braços, pernas e nádegas) e acúmulo de gordura na região abdominal, gibosidade dorsal, ginecomastia, aumento de mama em mulheres e proeminência das veias superficiais; há também relatos de alterações no metabolismo ósseo, os quais aumentam o risco de doenças cardiovasculares[77,85,86]. O conjunto desses sinais e sintomas é conhecido como síndrome lipodistrófica do HIV, a qual cursa com alterações endócrino--metabólicas que podem estar associadas a um elevado risco de doenças cardiovasculares[85,87-89].

Por outro lado, embora hoje menos comum, tem-se a síndrome de Wasting (ou síndrome consumptiva), relacionada à infecção pelo HIV, a qual cursa com perda ponderal involuntária, enfraquecimento, febre, diarreia, com quadro de subnutrição, que pode levar a uma série de alterações metabólicas e corpóreas: alterações no metabolismo da glicose e lipídios, alterações de distribuição de gordura corporal, acidose lática, osteopenia, entre outras[84].

O cuidado nutricional de indivíduos infectados pelo HIV abrange uma série de fatores importantes que devem ser considerados: história nutricional prévia do indivíduo (estado nutricional comprometido pelo uso de álcool e/ou drogas ilícitas, morador de rua, presidiário), estado atual, quando da descoberta do diagnóstico, uma vez que as doenças oportunistas que levam ao diagnóstico podem comprometer o estado nutricional, uso de TARV e suas alterações metabólicas, lipodistrofia já estabelecida[77].

Na avaliação antropométrica, deve-se levar em consideração: peso atual, peso ideal, perda recente de peso, circunferência da cintura e do quadril, relação cintura-quadril e avaliação da composição corporal, com uso da bioimpedância, quando disponível, ou por meio das dobras cutâneas[77]. A avaliação bioquímica pauta-se principalmente em alterações no estado de proteína visceral; valores de albumina sérica, pré-albumina, proteína ligante de retinol, transferrina e capacidade latente de ligação do ferro são úteis[77]. A contagem total de linfócitos não é um bom parâmetro por causa do estado imunológico comprometido desses indivíduos[77]. Outros exames são importantes para avaliar a resposta metabólica, a progressão da doença e o estado nutricional, principalmente quando se faz uso de TARV: lipidograma, glicemia de jejum, fosfatase alcalina, concentração sérica de eletrólitos, Zn, selênio (Se), vitaminas A e B_{12} e testes de função renal e hepática[77,86].

As necessidades energéticas para indivíduos assintomáticos é de 30 a 35 kcal/kg/dia, enquanto em pacientes sintomáticos, com AIDS propriamente dita e contagem de células T $CD4^+$ inferior a 200 células/mm³, recomendam-se 40 kcal/kg/dia[86]. As necessidades proteicas são de 1,2 g/kg de peso atual/dia na fase estável da doença e até 1,5 g/kg de peso atual/dia na fase aguda[86]. A proporção de lipídios dentro do valor calórico total da dieta é semelhante à de um indivíduo saudável, porém o tipo de lipídio pode ser diferente, uma vez que quando há presença de diarreia e esteatorreia, a oferta de triglicerídeos de cadeia média (TCM) pode beneficiar esses indivíduos[77].

A oferta de líquidos e eletrólitos é semelhante à de indivíduos saudáveis, devendo somente ser corrigida caso haja vômitos e/ou diarreia, os quais aumentam as perdas hidroeletrolíticas[77]. Quando não diagnosticada nenhuma deficiência específica, as recomendações de vitaminas e minerais são aquelas destinadas à população saudável, ou seja, baseadas na oferta de 100% das DRI, com atenção especial ao consumo e dosagens de vitaminas A, B, C e E, Fe, Zn e Se[77,86,90]. Deve-se orientar também boas práticas de higiene pessoal, de ambiente e durante a manipulação de alimentos, pois, uma vez que o indivíduo se encontra com o sistema imune comprometido, o risco de contrair alguma doença veiculada e relacionada com a manipulação de alimentos é maior[84].

A alimentação saudável e adequada às necessidades individuais é muito importante para indivíduos que convivem com o HIV, pois ela contribui para o aumento dos linfócitos T CD4[+], melhora a absorção intestinal e diminui as complicações em decorrência da diarreia, perda de massa muscular, síndrome da lipodistrofia, entre outras complicações. Para isso, de forma geral, desde que não haja nenhum tipo de intolerância específica, recomenda-se o consumo de todos os grupos de alimentos, para que o aporte de macro e micronutrientes seja atendido de forma integral[84].

REFERÊNCIAS

1. Firestein GS. Os mecanismos da inflamação e da regeneração tissular. In: Goldman L, Ausiello D. Tratado de medicina interna. 22ª ed. Rio de Janeiro: Elsevier; 2005. p. 263-70.

2. Brasil. Ministério da Saúde; Secretaria de Vigilância em Saúde; Departamento de Vigilância Epidemiológica. Doenças infecciosas e parasitárias – Guia de Bolso, 8ª edição; 2010.

3. Ministério da Saúde. Sinan – Sistema de Notificação de Agravos de Notificação. Brasília-DF. Disponível em: <http://sinan.saude.gov.br/sinan/login/login.jsf>. Acesso em: 3 jun. 2013.

4. Brasil. Ministério da Saúde; Secretaria de Vigilância em Saúde; Departamento de Vigilância Epidemiológica. Manual Integrado de Vigilância Epidemiológica da Cólera. 2ª ed. Brasília-DF; 2010.

5. Ashbolt NJ. Microbial contamination of drinking water and disease outcomes in developing regions. Toxicology. 2004;198(1-3):229-38.

6. Leal NC, Hofer CB, Hofer E. Imunopatogênese, clínica, diagnóstico e tratamento. In: Focaccia R. Tratado de infectologia. 4ª ed. São Paulo: Atheneu; 2009. p. 886-92.

7. Biblioteca Virtual em Saúde. Diarreia e Desidratação. Ministério da Saúde. Brasília-DF. Disponível em: <http://bvsms.saude.gov.br/bvs/dicas/214_diarreia.html>. Acesso em: 5 jun. 2013.

8. Brasil. Ministério da Saúde; Secretaria de Vigilância em Saúde; Departamento de Vigilância Epidemiológica. Manejo do paciente com diarreia. Manual Integrado de Vigilância Epidemiológica da Cólera. 2ª ed. Brasília-DF; 2010.

9. Fonseca BAL, Figueiredo LTM. Dengue. In: Focaccia R. Tratado de infectologia. 4ª ed. São Paulo: Atheneu; 2009. p. 397-410.

10. Brasil. Ministério da Saúde; Secretaria de Vigilância em Saúde; Diretoria Técnica de Gestão. Dengue – Manual de Enfermagem Adulto e Criança. 1ª ed. Brasília-DF; 2008.

11. Martina BE, Koraka P, Osterhaus AD. Dengue virus pathogenesis: an integrated view. Clin Microbiol Rev. 2009;22(4):564-81.

12. Secretaria de Desenvolvimento Econômico, Ciência e Tecnologia; Faculdade de Medicina de Marília; Complexo Assistencial – FAMEMA; Hospital das Clínicas de Marília – Unidade I; Unidade de Alimentação e Nutrição (Brasil). Protocolo de Terapia Nutricional em Adultos. Marília; 2012.

13. Hammond KA. Avaliação dietética e clínica. In: Mahan LK, Escott-Stump S. Alimentos, nutrição e dietoterapia. 11ª ed. São Paulo: Roca; 2005. p. 391-418.

14. Brasil. Ministério da Saúde; Fundação Nacional de Saúde. Guia de Vigilância Epidemiológica. volume 1 – Aids e Hepatites. 5ª ed. Brasília-DF; 2002.

15. Núcleo de Estudos e Pesquisas em Alimentação (NEPA); Universidade Estadual de Campinas (Unicamp). Tabela Brasileira de Composição de Alimentos – TACO. 4ª ed. revisada e ampliada. Campinas; 2011.

16. Santos EA, Camargo RN, Paulo AZ. Análise comparativa de fórmulas de estimativa de peso e altura para pacientes hospitalizados. Rev Bras Nutr Clin. 2012;27(4):213-7.

17. Chumlea WC, Guo SS, Steinbaugh ML. Prediction of stature from knee height for black and white adults and children with application to mobility-impaired or handicapped persons. J Am Diet Assoc. 1994;94(12):1385-8.

18. Rabito EI, Vannucchi GB, Suen VMM, Castilho Neto LL, Marchini JS. Weight and height prediction of immobilized patients. Rev Nutr. 2006;19(6):655-61.

19. Brasil. Centro de Vigilância Epidemiológica. Vigilância Epidemiológica e Controle da Esquistossomose; 2007.

20. Drummond SC, Silva LCS, Amaral RS, Sousa-Pereira SR, Antunes CM, Lambertucci JR. Morbidity of schistosomiasis mansoni in the state of Minas Gerais, Brazil. Mem Inst Oswaldo Cruz. 2006;101(Supl 1):37-44.

21. Werneck GL, Hasselmann MH, Gouvêa TG. Panorama dos estudos sobre nutrição e doenças negligenciadas no Brasil. Ciênc Saúde Coletiva. 2011;16(1):39-62.

22. Faintuch J. Transtornos nutricionais na doença hepática crônica. Arq Gastroenterol. 2000;37(1).

23. Carvalho EM, Lima AAM. Esquistossomose (bilharzíase). In: Focaccia R. Tratado de infectologia. 4ª ed. São Paulo: Atheneu; 2009. p. 2462-4.

24. Beyer PL. Terapia nutricional para distúrbios do trato gastrointestinal inferior. In: Mahan LK, Escott-Stump S. Alimentos, nutrição e dietoterapia. 11ª ed. São Paulo: Roca; 2005. p. 672-703.

25. Figueiredo LTM, Fonseca BAL. Febre amarela. In: Focaccia R. Tratado de infectologia. 4ª ed. São Paulo: Atheneu; 2009. p. 445-54.

26. Vasconcelos PFC. Febre amarela. Rev Soc Bras Med Trop. 2003;36(2):275-93.

27. Donalisio MR, Vasconcelos CH, Pereira LE, Ávila AMH, Katz G. Aspectos climáticos em áreas de transmissão de hantavirose no estado de São Paulo, Brasil. Cad Saude Publica. 2008;24(5):1141-50.

28. Ministério da Saúde. Portal da Saúde. Brasília-DF. Disponível: <http://portal.saude.gov.br/portal/saude/profissional/visualizar_texto.cfm?idtxt=31838>. Acesso em: 7 jun. 2013.

29. Pincelli MP, Barbas CSV, Carvalho CRR, Souza LTM, Figueiredo LTM. Síndrome pulmonar e cardiovascular por hantavírus. J Pneumologia. 2003;29(5).

30. Mueller DH. Terapia nutricional para doença pulmonar. In: Mahan LK, Escott-Stump S. Alimentos, nutrição e dietoterapia. 11ª ed. São Paulo: Roca; 2005. p. 895-917.

31. Philippi ST, Latterza AR, Cruz ATR, Ribeiro LC. Pirâmide alimentar adaptada: guia para escolha dos alimentos. Rev Nutr. 1999;12(1):65-80.

32. Brasil. Ministério da Saúde; Secretaria de Vigilância em Saúde; Guia de Vigilância Epidemiológica. Leptospirose. Brasília-DF; 2008.

33. Hutson CD, Petri Jr. WA. Leptospirose. In: Goldman L, Ausiello D. Tratado de medicina interna. 22ª ed. Rio de Janeiro: Elsevier; 2005. p. 2265-7.

34. Sociedade Brasileira de Nutrição Parenteral e Enteral; Sociedade Brasileira de Clínica Médica; Associação Brasileira de Nutrologia. Terapia nutricional no paciente com injúria renal aguda. Projeto Diretrizes da Associação Médica Brasileira e Conselho Federal de Medicina; 2011.

35. Cano NJM, Aparicio M, Brunori G, Carrero JJ, Cianciaruso B, Fiaccadori E, et al. ESPEN – Guidelines on Parenteral Nutrition: adult renal failure. Clin Nutr. 2009;28:401-14.

36. Gomes AP, Vitorino RR, Costa AP, Mendonça EG, Oliveira MGA, Siqueira-Batista R. Malária grave por Plasmodium falciparum. Rev Bras Ter Intensiva. 2011;23(3):358-69.

37. Krogstrad DJ. Malária. In: Goldman L, Ausiello D. Tratado de medicina interna. 22ª ed. Rio de Janeiro: Elsevier; 2005. p. 2421-6.

38. Alves A, Martins A, Adolphsson S, Bockorny B, Carleti G, Cabral G, et al. Malária grave importada. Relato de caso. Rev Bras Ter Intensiva. 2007;19(2):231-6.

39. Mascheretti M, Buolos M. Tratamento da malária. In: Focaccia R. Tratado de infectologia. 4ª ed. São Paulo: Atheneu; 2009. p. 1773-85.

40. Focaccia R. Meningites bacterianas e meningites agudas. In: Focaccia R. Tratado de infectologia. 4ª ed. São Paulo: Atheneu; 2009. p. 1141-58.

41. Ministério da Saúde. Portal da Saúde. Brasília-DF. Disponível: <http://portal.saude.gov.br/portal/saude/profissional/visualizar_texto.cfm?idtxt=3>. 1955. Acesso em: 10 jun. 2013.

42. Ministério da Saúde. Portal da Saúde. Brasília-DF. Disponível em: <<http://portal.saude.gov.br/portal/saude/profissional/visualizar_texto.cfm?idtxt=31955>. Acesso em: 10 jun. 2013.

43. Costa CS, Marmitt LP, Pastore CA. Terapia nutricional em neuropatia pediátrica decorrente de meningite meningocócica: relato de caso. XX Congresso de Iniciação Científica – III Mostra Científica – UFPEL; 2011.

44. Melo FAF, Afiune JB, Hijjar MA, Gomes M, Rodrigues DSS, Klautau GB, et al. Tuberculose. In: Focaccia R. Tratado de infectologia. 4ª ed. São Paulo: Atheneu; 2009. p. 1263-334.

45. Yamanaka K, Sakai S, Nomura F, Akashi T, Usui T. [A nutritional investigation of homeless patients with tuberculosis]. Kekkaku. 2001;76(4):363-70.

46. Ramalho RA, Costa RS, Vieira ACRE, Silva LB, Machado FCP, Menezes EMS, et al. Avaliação nutricional de pacientes com tuberculose pulmonar atendidos na UISHL. Bol Pneumol Sanit. 2000;8(2):13-20.

47. Wady MTB, Linhares-Carvalho MI, Salles-Costa R, Valle J, Castello-Branco LRR. Investigação dos aspectos nutricionais em homens abrigados em uma instituição filantrópica envolvida em surto de tuberculose. Bol Pneumol Sanit. 2004;12(1):11-6.

48. Albuquerque MDM, Ximenes RAA, Maruza M, Batista JDL, Albuquerque MFPM. Índice de massa corporal em pacientes coinfectados pela tuberculose-HIV em hospital de referência da cidade de Recife, estado de Pernambuco, Brasil. Epidemiol Serv Saúde. 2009;18(2):153-60.

49. Brasil. Ministério da Saúde, Secretaria de Vigilância em Saúde, Departamento de Vigilância Epidemiológica, Programa Nacional de Controle da Tuberculose. Nota técnica sobre as mudanças no tratamento da tuberculose no Brasil para adultos e adolescentes. 2009. Brasília-DF. Disponível em: <http://portal.saude.gov.br/portal/arquivos/pdf/nota_tecnica_versao_28_de_agosto_v_5.pdf>. Acesso em: 13 jun. 2013.

50. Martins C, Moreira SM, Pierosan SR. Interações droga-nutriente. 2ª ed. Curitiba: Nutroclínica; 2003.

51. Cantalice Filho JP. Efeito do incentivo alimentício sobre o desfecho do tratamento de pacientes com tuberculose em uma unidade primária de saúde no município de Duque de Caxias, Rio de Janeiro. J Bras Pneumol. 2009;35(10):992-97.

52. Buchanan RJ. Compliance with tuberculosis drug regimens: incentives and enablers offered by public health departments. Am J Public Health. 1997;87(12):2014-7.

53. Brasil. Ministério da Saúde. Portal da Saúde. Brasília-DF. Disponível em: <http://portal.saude.gov.br/portal/saude/profissional/visualizar_texto.cfm?idtxt=31916>. Acesso em: 12 jun. 2013.

54. Brasil. Ministério da Saúde. Portal da Saúde. Brasília-DF. Disponível em: <http://portal.saude.gov.br/portal/saude/profissional/visualizar_texto.cfm?idtxt=31935>. Acesso em: 12 jun. 2013.

55. Brasil. Ministério da Saúde. Portal da Saúde. Brasília-DF. Disponível em: <http://portal.saude.gov.br/portal/saude/profissional/area.cfm?id_area=1561>. Acesso em: 12 jun. 2013.

56. Duarte MIS, Badaró RS. Leishmaniose visceral (calazar). In: Focaccia R. Tratado de infectologia. 4ª ed. São Paulo: Atheneu; 2009. p. 1707-36.

57. Maciel BLL. Associação entre fatores nutricionais e a resposta frente à infecção por Leishmania chagasi [dissertação]. Universidade Federal do Rio Grande do Norte; 2008.

58. Brasil. Ministério da Saúde; Secretaria de Vigilância em Saúde; Departamento de Vigilância Epidemiológica. Leishmaniose visceral grave – normas e condutas. 1ª ed. Brasília-DF; 2006.

59. Badaró R, Jones TC, Lorenço R, Cerf BJ, Sampaio D, Carvalho EM, et al. A prospective study of visceral leishmaniasis in an endemic area of Brazil. J Infect Dis. 1986;154(4):639-49.

60. Garg R, Singh N, Dube A. Intake of nutrient supplements affects multiplication of Leishmania donovani in hamsters. Parasitology. 2004;129(Pt 6):685-91.

61. Doherty CP, Weaver LT, Prentice AM. Micronutrient supplementation and infection: a double-edged sword? J Pediatr Gastroenterol Nutr. 2002;34(4):346-52.

62. Cerf BJ, Jones TC, Badaro R, Sampaio D, Teixeira R, Johnson WD Jr. Malnutrition as a risk factor for severe visceral leishmaniasis. J Infect Dis. 1987;156(6):1030-3.

63. Focaccia R. Hepatites virais – quadro clínico das formas agudas. In: Focaccia R. Tratado de infectologia. 4ª ed. São Paulo: Atheneu; 2009. p. 485-7.

64. Hasse JM, Matarese LE. Terapia nutricional para distúrbios do fígado, sistema biliar e pâncreas. In: Mahan LK, Escott-Stump S. Alimentos, nutrição e dietoterapia. 11ª ed. São Paulo: Roca; 2005. p. 704-32.

65. Focaccia R, Oliveira UB, Galante VG. Hepatites virais – tratamento. In: Focaccia R. Tratado de infectologia. 4ª ed. São Paulo: Atheneu; 2009. p. 570-6.

66. Pearlman BL, Traub N. Sustained virologic response to antiviral therapy for chronic hepatitis C virus infection: a cure and so much more. 2011;52(7):889-900.

67. Ko WS, Guo CH, Yeh MS, Lin LY, Hsu GS, Chen PC, et al. Blood micronutrient, oxidative stress, and viral load in patients with chronic hepatitis C. World J Gastroenterol. 2005;11(30):4697-702.

68. Murakami Y, Koyabu T, Kawashima A, Kakibuchi N, Kawakami T, Takaguchi K, et al. Zinc supplementation prevents the increase of transaminase in chronic hepatitis C patients during combination therapy with pegylated interferon alpha-2b and ribavirin. J Nutr Sci Vitaminol (Tokyo). 2007;53(3):213-8.

69. Himoto T, Yoneyama H, Deguch A, Kurokohchi K, Inukai M, Masugata H, et al. Insulin resistance derived from zinc deficiency in non-diabetic patients with chronic hepatitis C. Exp Ther Med. 2010;1(4):707-11.

70. Himoto T, Yoneyama H, Kurokohchi K, Inukai M, Masugata H, Goda F, et al. Selenium deficiency is associated with insulin resistance in patients with hepatitis C virus-related chronic liver disease. Nutr Res. 2011;31(11):829-35.

71. Kang X, Zhong W, Liu J, Song Z, McClain CJ, Kang YJ, et al. Zinc supplementation reverses alcohol-induced steatosis in mice through reactivating hepatocyte nuclear factor-4alpha and peroxisome proliferator-activated receptor-alpha. Hepatology. 2009;50(4):1241-50.

72. Guo CH, Chen PC, Ko WS. Status of essential trace minerals and oxidative stress in viral hepatitis C patients with nonalcoholic fatty liver disease. Int J Med Sci. 2013;10(6):730-7.

73. Sabino EC, Barreto CC, Sanabani SS. Infecção por HIV e AIDS – etiologia e subtipos do HIV. In: Focaccia R. Tratado de infectologia. 4ª ed. São Paulo: Atheneu; 2009. p. 131-6.

74. Rizzo LV. Infecção por HIV e AIDS – imunopatogenia. In: Focaccia R. Tratado de infectologia. 4ª ed. São Paulo: Atheneu; 2009. p. 156-60.

75. Goronzy JJ, Weyand CM. Os sistemas imunológicos natural e adquirido. In: Goldman L, Ausiello D. Tratado de medicina interna. 22ª ed. Rio de Janeiro: Elsevier; 2005. p. 240-50.

76. Resende MR, Garcia MT, Aoki FH. Infecção por HIV e AIDS – prevenção e infecção pelo HIV. In: Focaccia R. Tratado de infectologia. 4ª ed. São Paulo: Atheneu; 2009. p. 312-5.

77. Fenton M, Silverman E. Terapia nutricional para a doença do vírus da imunodeficiência humana. In: Mahan LK, Escott-Stump S. Alimentos, nutrição e dietoterapia. 11ª ed. São Paulo: Roca; 2005. p. 980-1010.

78. Departamento de DST, AIDS e Hepatites Virais. Infecções Oportunistas. Ministério da Saúde. Brasília-DF. Disponível em: <http://www.aids.gov.br/pagina/infeccoes-oportunistas>. Acesso em: 17 jun. 2013.

79. Brasil. Ministério da Saúde; Secretaria de Vigilância em Saúde; Programa Nacional de DST e AIDS (Brasil). Critérios de definição de casos de AIDS em adultos e crianças. 2004.

80. Brasil. Ministério da Saúde; Secretaria de Vigilância em Saúde; Departamento de DST, Aids e Hepatites Virais (Brasil). Recomendações para terapia antirretroviral em adultos infectados pelo HIV – Suplemento II: Critérios para início do tratamento antirretroviral. 2010.

81. Brasil. Presidência da República. Lei nº 9.313, de 13 de novembro de 1996. Disponível em: <<http://www.planalto.gov.br/ccivil_03/leis/l9313.htm>. Acesso em: 17 jun. 2013.

82. Departamento de DST, AIDS e Hepatites Virais. Brasil é referência no tratamento ao HIV. Ministério da Saúde. Brasília-DF. Disponível em: <http://www.aids.gov.br/noticia/2011/brasil_e_referencia_na_assistencia_soropositivos_diz_diretor_executivo_do_fundo_global>. Acesso em: 17 jun. 2013.

83. Brasil. Ministério da Saúde; Secretaria de Vigilância em Saúde; Programa Nacional de DST e AIDS. Recomendações para terapia antirretroviral em adultos infectados pelo HIV. 7ª ed. Brasília-DF; 2008.

84. Brasil. Ministério da Saúde; Secretaria de Vigilância em Saúde; Secretaria de Atenção a Saúde; Programa Nacional de DST e AIDS. Manual Clínico de Alimentação e Nutrição na Assistência a Adultos Infectados pelo HIV. Brasília-DF; 2006.

85. Valente AMM, Reis AF, Machado DM, Succi RCM, Chacra AR. Alterações metabólicas da síndrome lipodistrófica do HIV. Arq Bras Endocr Metab. 2005;49(6).

86. Sociedade Brasileira de Nutrição Parenteral e Enteral; Associação Brasileira de Nutrologia. Terapia Nutricional na Síndrome da Imunodeficiência Adquirida (HIV/AIDS). Projeto Diretrizes da Associação Médica Brasileira e Conselho Federal de Medicina, 2011.

87. Diehl LA, Dias JR, Paes ACS, Thomazini MC, Garcia LR, Cinagawa E, et al. Prevalência da lipodistrofia associada ao HIV em pacientes ambulatoriais brasileiros: relação com síndrome metabólica e fatores de risco cardiovascular. Arq Bras Endocrinol Metab. 2008;52(4):658-67.

88. Coura CF, Guerra VR, Neri LCL. Lipodistrofia em crianças infectadas com HIV sob terapia antirretroviral: o desafio do século XXI. Pediatria. 2011;33(1):45-51.

89. Dutra CDT, Libonati RMF. Abordagem metabólica e nutricional da lipodistrofia em uso da terapia antirretroviral. Rev Nutr. 2008;21(4):439-46.
90. Institute of Medicine. Dietary reference intakes; the essential guide to nutrient requirements. Washington (DC): National Academy Press; 2006.

20

CUIDADO NUTRICIONAL NO TRANSPLANTE RENAL

Patrícia Viganó Contri Degiovanni

INTRODUÇÃO

Os rins são órgãos fundamentais para a manutenção da homeostase do corpo humano. A doença renal crônica (DRC), definida pela lesão do parênquima renal e/ou pela diminuição da taxa de filtração glomerular (TFG; TFG < 60 ml/min/1,73 m²) por um período igual ou superior a três meses[1], acarreta em comprometimento das funções regulatórias, excretórias e endócrinas do organismo.

A DRC é considerada um problema de saúde pública mundial; a hipertensão arterial sistêmica (HAS) e o *diabetes mellitus* (DM) representam as principais causas da DRC[2]. Outras doenças também estão relacionadas à perda de função renal, como as glomerulopatias, doença renal policística, doenças autoimunes, infecções sistêmicas e urinárias de repetição, uropatias obstrutivas e neoplasias.

Em 2002, a *Kidney Disease Outcome Quality Initiative* (KDOQI) sugeriu que a DRC fosse classificada em cinco estágios funcionais, conforme a presença de anormalidades no sedimento urinário, alteração em exame de imagem renal e determinação da TFG. Quando a filtração glomerular se encontra abaixo de 15 ml/min/1,73 m², atinge-se o estágio mais avançado de perda funcional dos rins, denominada de estágio 5 da DRC[1].

Nessa fase, os sintomas urêmicos se intensificam e as opções terapêuticas são os métodos de depuração artificial do sangue (hemodiálise – HD – ou diálise peritoneal – DP) ou o transplante renal (TxR). A escolha da terapêutica vai depender da situação clínica e dos aspectos físicos e psicológicos do paciente. Do ponto de vista clínico, social e econômico, o TxR é a melhor forma de tratamento, uma vez que se observam melhora na qualidade de vida, redução da morbidade e diminuição dos gastos com as diálises[3,4].

TRANSPLANTE RENAL

O TxR está indicado para todos os pacientes com DRC em estágio avançado da doença, em diálise ou em fase pré-dialítica, e o indivíduo não deve apresentar nenhuma das contraindicações listadas abaixo:

- História recente de câncer (dependendo do tipo de tumor);
- Infecção ativa;

- Doença extrarrenal grave ou sem indicação de tratamento, especialmente doença cardíaca ou pulmonar;
- Uso atual de drogas ilícitas, sem potencial de reabilitação.

No Brasil, só podem ser submetidos ao TxR indivíduos com *clearance* de creatinina menor que 10 ml/min ou menor que 15 ml/min, em casos de pacientes diabéticos ou menores de 18 anos[5].

O doador para TxR pode ser vivo relacionado (parente até quarto grau), vivo não relacionado (indivíduo sem relação genética com o receptor, como no caso dos cônjuges) ou doador falecido (indivíduo em morte encefálica, cuja família autorizou a equipe de captação de órgãos a realizar a retirada de órgãos para transplante). Após a implantação da Portaria nº 3.407 (5/8/98)[6], os pacientes candidatos ao TxR com doador falecido compõem uma lista única, controlada pelo Ministério Público, e os principais critérios da lista são o tipo sanguíneo (ABO) e a compatibilidade HLA (*human leukocyte antigen*, sistema de antígenos sintetizados a partir de uma região do cromossomo chamada *major histocompatibility complex*) entre o doador e o receptor.

Apesar das vantagens associadas ao TxR, pouca atenção ainda é dedicada aos aspectos nutricionais dessa terapia, uma vez que os pacientes e a própria equipe de saúde consideram o TxR como uma alternativa para evitar as restrições alimentares exigidas durante o período pré-dialítico ou durante a terapia renal substitutiva (TRS). Entretanto, o TxR não está isento de problemas e riscos nutricionais, que podem aumentar o risco de mortalidade e perda do enxerto, sendo o principal o desenvolvimento da obesidade, dislipidemias, diabetes, hipertensão e osteoporose.

O cuidado nutricional relacionado ao TxR será descrito neste capítulo conforme as duas fases relacionadas ao procedimento, didaticamente classificadas em: período pré-TxR e pós-TxR. Independentemente da fase relacionada ao TxR, a avaliação nutricional é de fundamental importância, com objetivo de identificar indivíduos em risco nutricional, subnutridos ou com excesso de peso.

Não existe um método isolado para avaliação segura e precisa do estado nutricional de pacientes com DRC, sendo necessário um conjunto de parâmetros para avaliação de diferentes aspectos da condição nutricional. Podem ser utilizados métodos objetivos (antropometria, composição corporal, exames bioquímicos e análise de ingestão alimentar) ou subjetivos (história clínica e exame físico)[7].

PERÍODO PRÉ-TRANSPLANTE RENAL

O estado nutricional dos candidatos ao TxR é de suma importância para o bom prognóstico do procedimento, interferindo diretamente na recuperação, manutenção do enxerto, cicatrização cirúrgica e minimização das complicações pós-cirúrgicas e do tempo de hospitalização. Dessa forma, Meier-Kriesche e cols.[8] apresentaram um padrão de riscos em forma de U, tal que os extremos dos valores de índice de massa corporal (IMC) estavam associados ao maior risco de morte e perda do enxerto renal.

A DRC, particularmente nas fases mais avançadas, pode acarretar alterações importantes no estado nutricional e no metabolismo, por causar redução do apetite, distúrbios gastrointestinais, acidose metabólica, resistência à insulina, hiperparatireoidismo secundário (HPTS) e inflamação. Essas condições estão associadas à diminuição da ingestão alimentar e ao hipercatabolismo[9].

A desnutrição energético-proteica (DEP) é uma das complicações mais prevalentes em indivíduos em TRS. Além dos fatores acima citados, restrições dietéticas rigorosas, medicamentos que interferem na absorção de alimentos, doenças intercorrentes, perda de nutrientes durante o tratamento dialítico e diálise inadequada podem estar envolvidos na deterioração do estado nutricional[10].

A literatura demonstra evidências de que a DPE está presente em 23%-76% dos indivíduos em HD e em 18%-50% de indivíduos em DP, e essa ampla variação na prevalência de subnutrição pode ser atribuída a diferentes métodos utilizados para a avaliação nutricional e da população estudada[11,12]. A DPE durante o período pré-TxR está associada com maiores taxas de morbidade e mortalidade pós-TxR[13], que são, em parte, causadas por prejuízos na cicatrização da ferida operatória e maior risco de infecções.

Rettkowski e cols.[14] avaliaram, de forma retrospectiva, 224 transplantados renais, a fim de verificar a relação entre o prejuízo do estado nutricional pré-TxR e a sobrevida do enxerto após 5 e 12,5 anos do TxR. Os resultados sugerem que indivíduos com IMC < 23 kg/m² apresentam risco aumentado (RR 1.85) de perder a função do enxerto renal após um ano de TxR.

Por outro lado, a obesidade pré-TxR também está associada com maior risco cirúrgico, em virtude das complicações pós-cirúrgicas, como infecção na ferida operatória[15] e deiscências na incisão cirúrgica, além de aumentar as complicações cardiovasculares[16-18]. A incidência de rejeição aguda parece não estar relacionada com a obesidade[19], e os efeitos da obesidade na sobrevida do enxerto e do paciente, em longo prazo, são controversos.

Nas últimas décadas, houve aumento significativo do número de pacientes obesos submetidos ao TxR, e pelo menos 60% dos pacientes atualmente na lista de espera de TxR são obesos[20]. O aumento da prevalência de obesidade nos indivíduos com DRC pode ser explicado pelo maior número de obesos na população geral, etiologia da DRC (por exemplo, nefropatia diabética), subgrupos que apresentam maior risco de obesidade (por exemplo, idosos e indivíduos que já foram submetidos ao TxR) e melhor manejo da uremia, o que reflete em melhora do apetite com ganho ponderal, além do sedentarismo[21].

Os trabalhos que utilizam apenas o IMC como forma de definir a obesidade, com objetivo de avaliar os desfechos relacionados com o TxR, não conseguem diferenciar os efeitos da adiposidade dos da massa muscular[22]. A redução da massa muscular (sarcopenia) é considerada um preditor de mortalidade em pacientes dialíticos[23], assim, a menor reserva de massa muscular e sua diminuição durante a espera para o TxR estão associadas com maior risco de mortalidade[24].

Streja e cols. observaram que a obesidade pré-TxR não parece estar associada com desfechos ruins no período pós-TxR e que maiores reservas de massa muscular estão associadas com melhor sobrevida do enxerto e do receptor renal[25], associação também observada por Oterdoom e cols.[26].

Dessa forma, quando pacientes com IMC acima de 35 kg/m² não são incluídos na lista de espera de TxR, sendo aconselhados a perder peso antes de serem novamente inscritos para TxR[27], o plano alimentar deve ser individualizado e cauteloso, a fim de evitar balanço nitrogenado negativo.

As recomendações nutricionais para o período pré-TxR estão resumidas na Tabela 20.1.

Tabela 20.1. Recomendações nutricionais para o período pré-transplante renal[28]

	Período pré-dialítico	Hemodiálise	Diálise peritoneal
Energia (kcal/kga/dia)	25 a 35 (manter ou atingir peso corporal ideal – considerar aporte energético proveniente da diálise peritoneal)		
Proteínas (g/kga/dia)	0,6 a 0,8	1,1 a 1,5	
Carboidratos (% VET)	50 a 60	50 a 60	50 a 60 (considerar glicose absorvida)
Lipídios (% VET)	25 a 35		
Fibras (g/dia)	25 a 35		
Sódio (mg/dia)	< 2.400	2.000 a 3.000	2.000 a 4.000
Potássio (g/dia)	Comumente, sem restrição	2 a 4 ou 40 mg/dia	Individualizado para manter K sérico
Líquidos (ml/dia)	Sem restrição	1.000 + diurese	Sem restrição, exceto na vigência de edema
Fósforo (mg/dia)	Comumente, sem restrição. Se hiperfosfatemia, individualizado para manter P sérico	800 a 1.000	
Cálcio (mg/dia)	1.400 a 1.600	Até 2.000 (dieta + medicações)	

VET: valor energético total. ᵃ Peso ideal ou ajustado. ᵇ Se peritonite.

PERÍODO PÓS-TRANSPLANTE RENAL

As primeiras quatro a seis semanas pós-TxR são definidas como período pós-TxR imediato, o qual está associado à recuperação da função renal e ao uso de elevadas doses de medicamentos (glicocorticoides e imunossupressores) que apresentam efeitos adversos relacionados diretamente ao estado nutricional[29].

A escolha dos componentes medicamentosos da terapia imunossupressora depende da instituição transplantadora, das características individuais do paciente, do órgão transplantado e do tempo de transplante. As drogas utilizadas após o TxR, e em geral por toda a vida do enxerto, são: corticosteroides, micofenolato de mofetila, azatioprina, tacrolimo, ciclosporina e sirolimo.

No período pós-TxR imediato, as principais complicações observadas são a infecção e a rejeição. Nessa fase, a administração de elevadas doses de esteroides associados ao estresse cirúrgico resulta em significativo catabolismo proteico. O aumento da neoglicogênese hepática é uma das principais consequências do uso dos glicocorticoides, o que resulta em hiperglicemia e hiperinsulinemia associadas a elevado catabolismo proteico e diminuição do anabolismo[30]. Nos episódios de rejeição aguda, em que o tratamento convencional consiste na administração de doses maiores de imunossupressores, incluindo os corticosteroides, observa-se catabolismo proteico ainda mais intenso. Em indivíduos previamente desnutridos, esses efeitos podem estar exacerbados, aumentando o risco de infecções e de atraso na cicatrização de feridas.

O período pós-TxR tardio, caracterizado pelo uso em longo prazo da terapia imunossupressora e seus diversos efeitos colaterais, também é acompanhado por grande número de problemas nutricionais, que podem influenciar a sobrevida do enxerto e do receptor de TxR. As principais complicações relacionadas à nutrição observadas no período pós-TxR tardio são: DPE, sobrepeso e obesidade, HAS, alterações do perfil lipídico, hiperglicemia, hiperuricemia, hipercalemia e alterações no metabolismo do cálcio, fósforo e vitamina D[15].

DESNUTRIÇÃO ENERGÉTICO-PROTEICA

A DEP está presente em 15% a 20% dos transplantados renais. Geralmente, o restabelecimento da função renal pós-TxR bem-sucedido é acompanhado de melhora do estado nutricional em indivíduos previamente subnutridos[31].

Entretanto, os níveis de albumina podem continuar abaixo dos valores de normalidade até um ano pós-TxR[32], sugerindo que a subnutrição proteica pode persistir pós-TxR. A hipoalbuminemia pode ser utilizada como fator preditivo para perda do enxerto, doença cardiovascular e mortalidade por todas as causas, mas os mecanismos envolvidos ainda precisam ser elucidados.

É provável que exista uma relação entre a DPE e a síndrome de desnutrição-inflamação--aterosclerose[33], presente desde o período pré-TxR e que resulta em consumo das reservas energéticas e redução da ingestão e da disponibilidade de energia. Outras condições também podem participar do desenvolvimento da DEP no pós-TxR, como os efeitos catabólicos da imunossupressão, presença de infecções agudas ou crônicas, necessidade de dietas restritivas, disfunção do enxerto renal (com sintomas urêmicos associados)[7] e acidose metabólica (observada em elevada parcela dos transplantados renais e considerada o principal estímulo para degradação de massa muscular)[34].

De qualquer forma, a prevenção e o tratamento da DEP pós-TxR são de extrema importância, uma vez que essa condição pode influenciar negativamente a sobrevida do enxerto e do paciente.

SOBREPESO E OBESIDADE

O sobrepeso e a obesidade são achados comuns em grande parcela dos transplantados, e a maior parte do ganho ponderal é observada nos primeiros 12 meses pós-TxR[35]. Vale ressaltar que nesse período a média de ganho ponderal é de 10% e em cinco anos pós-TxR a média do aumento do IMC é de 6,2%[36].

Um trabalho retrospectivo envolvendo 115 adultos receptores de TxR mostrou que, durante o primeiro ano pós-TxR, os receptores de 18 a 29 anos e os afro-americanos apresentaram ganho de peso mais significativo do que os indivíduos com mais de 50 anos e brancos. Não houve diferença entre o ganho ponderal entre homens e mulheres, embora as mulheres continuassem ganhando peso ao longo dos cinco anos de acompanhamento[37].

Cashion e cols.[38], em uma análise retrospectiva, com objetivo de avaliar o ganho de peso após o primeiro ano de TxR e sua associação com gênero, etnia e fatores de risco cardiovascular, observaram aumento significativo no peso corporal (6,2 ± 10,7 kg) e no IMC (2,1 ± 3,8 kg/m²), com maior prevalência de obesidade, independentemente do gênero ou etnia, e maior valor sérico de triglicérides no grupo de obesos.

Os receptores de rins que apresentam sobrepeso ou obesidade têm maior risco de desenvolver doenças relacionadas ao excesso de peso, como DM tipo 2, dislipidemia (DLP), HAS e hiperuricemia, as quais têm papel fundamental na patogênese da doença cardiovascular, considerada principal causa de morte em transplantados renais[17,18]. Além disso, o ganho de peso excessivo pós-TxR e a obesidade estão associados com diversos efeitos adversos, incluindo nefropatia crônica do enxerto (NCE), rejeição aguda e redução da sobrevida do enxerto e do paciente[39,40].

Os fatores envolvidos no ganho ponderal são diversos e incluem: hiperfagia e aumento do depósito de gordura associado ao uso de glicocorticosteroides (em altas doses, principalmente no período pós-TxR imediato); reversão do estado urêmico; menores restrições alimentares recomendadas durante o período de tratamento conservador ou diálise; melhora do bem-estar geral e da qualidade de vida, com consequente aumento da ingestão alimentar pós-TxR; estilo de vida sedentário; doença óssea, que pode limitar a atividade física e diminuir o gasto energético[13,41].

Estudos que avaliam o estado nutricional e a composição corporal dos transplantados renais ilustram que o aumento no peso corporal pós-TxR decorre de maior acúmulo de massa gorda, principalmente em região abdominal[35]. Os glicocorticoides apresentam efeito adverso na distribuição de gordura corporal e no metabolismo lipídico, contribuindo para o padrão de ganho ponderal observado pós-TxR.

Estudo longitudinal envolvendo 15 pacientes avaliou as mudanças na composição corporal pós-TxR, usando o método de densitometria por fóton duplo (DEXA). Observou-se aumento da quantidade de gordura corporal em 87% dos pacientes submetidos à TxR[42]. Em outro estudo prospectivo, em que 11 pacientes foram avaliados após um, três e seis meses do TxR, o ganho de peso à custa de massa gorda já foi evidente nos três primeiros meses pós-TxR[43].

Portanto, é de extrema importância a instituição de intervenção nutricional precoce, a fim de prevenir ou minimizar o ganho de peso corporal pós-TxR, com inclusão de plano alimentar individualizado em que se pode fazer restrição energética moderada (diminuição de 30% do gasto energético) para indivíduos com sobrepeso ou obesidade, além de acompanhamento nutricional regular[35,44].

Para ilustrar, Lopes e cols.[45] acompanharam 23 pacientes transplantados com função renal estável e IMC > 27 kg/m², com objetivo de avaliar perda ponderal após orientações nutricionais, conforme um guia da *American Heart Association*. Os autores observaram redução significativa na ingestão de energia, colesterol, carboidrato e gordura, com perda ponderal e diminuição da porcentagem de gordura corporal após seis meses de acompanhamento.

HIPERTENSÃO ARTERIAL SISTÊMICA

A HAS pós-TxR é observada em até 80% dos receptores renais e está associada com diminuição de sobrevida de enxerto, rejeição aguda e NCE, além de ser fator de risco para doenças cardiovasculares[46].

Disfunção do enxerto, estenose da artéria renal do enxerto, presença de rins primitivos, HAS essencial, obesidade, recorrência da doença de base que resultou na DRC e terapia imunossupressora (corticosteroides, ciclosporina e, em menor extensão, tacrolimo) podem estar envolvidas na patogênese da HAS pós-TxR[47,48].

O cuidado nutricional relacionado à HAS pós-TxR deve ser semelhante àqueles constantes das recomendações estabelecidas para a população em geral, e o nível máximo recomendado para ingestão diária de sódio é de 2.400 mg/dia (6g de sal/dia). Entretanto, em caso de retenção hídrica, a indicação de sódio pode ser mais restrita – 1 a 2 g/dia.

DISLIPIDEMIA

A DLP é considerada a principal complicação do TxR, sendo importante fator de risco modificável para o desenvolvimento da aterosclerose. Dependendo da fase pós-TxR em que os níveis séricos foram avaliados, sua prevalência pode variar entre 80%-90% dos receptores renais[18]; após um mês da cirurgia, a DLP atinge aproximadamente 60% dos receptores de TxR, e após 10 anos de TxR, entre 50%-70%[30].

O perfil lipídico pós-TxR é bastante variável, possivelmente em decorrência dos diferentes fatores causais associados à dislipidemia, como predisposição genética, uso dos imunossupressores, terapia anti-hipertensiva (diuréticos e betabloqueadores), elevada ingestão energética, de lipídios totais e colesterol, presença de obesidade, resistência insulínica e diabetes induzido por esteroides, síndrome nefrótica e proteinúria, além da própria alteração da função renal[7].

O uso de azatioprina e de esteroides tem sido associado à hipertrigliceridemia, enquanto a combinação de ciclosporina e prednisona tem sido relacionada à hipercolesterolemia. O acréscimo de sirolimo ao esquema imunossupressor com ciclosporina e prednisona em episódios de rejeição aguda do enxerto tem acarretado aumento da incidência e gravidade da DLP[18,47]. Os mecanismos pelos quais esses medicamentos interferem no metabolismo dos lipídios ainda não foram completamente elucidados[49].

Assim, as dislipidemias mais observadas no período pós-TxR são hipercolesterolemia, frequentemente acompanhada por níveis elevados de LDL-colesterol, e hipertrigliceridemia[47]. Baixos níveis de HDL-colesterol e hipertrigliceridemia são os principais preditores de doença cardiovascular nessa população.

A intervenção nutricional para o controle da DLP envolve manejo dietético considerando as recomendações para população geral e inclui planejamento alimentar para controle ponderal, redução do consumo de colesterol, ácidos graxos saturados e trans, além de maior consumo de fibras, prática de exercício físico e controle farmacológico, se necessário.

RESISTÊNCIA À INSULINA

Elevada incidência de resistência à ação da insulina (RI) é observada pós-TxR, em decorrência da presença de fatores que predispõem a essa alteração, como obesidade (relacionada ao tipo e à gravidade da obesidade – adiposidade visceral está mais associada à RI do que acúmulo de gordura subcutânea), insuficiência renal leve ou moderada e uso de medicações (glicocorticoides, diuréticos e betabloqueadores)[50,51]. A prevalência observada entre os receptores de TxR (31% a 33%) é maior do que a encontrada na população geral não diabética (20% a 25%)[47].

Independentemente da causa, a RI está associada com maior risco de eventos cardiovasculares nos receptores de TxR. Portanto, a dieta, o exercício físico e as modificações no estilo de vida, incluindo a suspensão do tabagismo, apresentam papel fundamental na prevenção e tratamento da RI, e a redução do peso corporal e da adiposidade visceral está diretamente associada ao aumento da sensibilidade à ação da insulina[47].

DIABETES MELLITUS PÓS-TXR

O DM pós-TxR é uma hiperglicemia persistente desenvolvida por alguns indivíduos, sem história prévia de DM, tendo incidência extremamente variável (2% a 54%), por falta de critério diagnóstico internacional. Andrade e Burgos avaliaram retrospectivamente a incidência de DM pós-TxR no primeiro ano pós-cirúrgico, e os resultados evidenciaram prevalência de 34,8%[52].

O desenvolvimento do DM pós-TxR está associado com função tardia do enxerto, redução da sobrevida do enxerto em longo prazo e aumento em duas a três vezes o risco de eventos cardiovasculares, quando comparado com indivíduos sem DM[18,53]. Sua etiologia é multifatorial e envolve: predisposição genética, efeitos da imunossupressão, idade acima de 40 anos, raça não branca, ganho de peso e obesidade pós-TxR.

Os glicocorticoides estão associados ao desenvolvimento de DM, provavelmente como resultado da RI e da relativa deficiência na produção de insulina[47]. O tacrolimo e a ciclosporina também estão envolvidos no desenvolvimento do DM pós-TxR por causa da toxicidade às ilhotas pancreáticas e de alterações na regulação da transcrição da insulina[54]; em indivíduos tratados com ciclosporina, a incidência de DM pós-TxR varia entre 2,2% e 19%, enquanto naqueles tratados com tacrolimo, varia entre 8,3% e 36,6%[53].

Modificação do estilo de vida, com prática de exercício físico e mudança no padrão alimentar, com consequente redução do peso corporal e da adiposidade visceral, tem apresentado papel importante na prevenção e tratamento da RI e do DM. As recomendações dietéticas para receptores renais com DM pós-TxR são semelhantes às dos indivíduos diabéticos com DRC[55].

HIPERURICEMIA

A hiperuricemia é comum em receptores de TxR em consequência ao uso dos imunossupressores (como ciclosporina e tacrolimo) e dos diuréticos e da própria diminuição da função do enxerto.

O tratamento dietético tem sido amplamente substituído pelo manejo farmacológico; ainda assim a orientação dietética é fundamental e baseia-se em[56]:

- Perda de peso, se necessário;
- Limitar o consumo de bebidas alcoólicas, refrigerantes ou outras bebidas adoçadas;
- Reduzir a ingestão de carne vermelha;
- Aumentar a ingestão de leite desnatado e outros produtos lácteos com baixo teor de gordura;
- Aumentar o consumo de proteínas vegetais, verduras, legumes e frutas;
- Adequar a ingestão hídrica.

NEFROPATIA CRÔNICA DO ENXERTO

A NCE, caracterizada pela perda progressiva da função do rim transplantado, com elevação dos níveis de ureia e creatinina e redução da TFG (< 40-50 ml/min), é a principal causa de perda do enxerto após o primeiro ano de TxR. Está associada a diversos fatores de risco, como: a condição do órgão doado (idade do doador, causa de morte encefálica, condição hemodinâmica, tempo de isquemia fria e comorbidades presentes), o esquema imunossupressor utilizado, a presença e a intensidade de episódios de rejeição aguda[57,58], assim como a presença de infecções e o uso de drogas nefrotóxicas.

Intervenções nutricionais podem ter papel relevante na progressão da NCE. Dessa forma, o cuidado nutricional volta a preconizar as recomendações ao paciente com DRC, conforme o tipo de tratamento (conservador, diálise ou diálise peritoneal) ao qual o paciente está sendo submetido.

ALTERAÇÕES DO METABOLISMO DO CÁLCIO, FÓSFORO E VITAMINA D

O TxR bem-sucedido geralmente corrige ou melhora os distúrbios do metabolismo mineral e ósseo da DRC no decorrer do primeiro ano pós-TxR, e a persistência dessas alterações é determinada pela magnitude das anormalidades no período dialítico, disfunção do enxerto e ação dos imunossupressores.

Os glicocorticosteroides podem agravar essas anormalidades por diminuírem a formação óssea, resultando em osteopenia e osteonecrose, por promoverem menor diferenciação e função dos osteoblastos e maior apoptose de osteoblastos e osteócitos. Além disso, esses medicamentos favorecem o desenvolvimento ou a manutenção do HPTS, por diminuírem a absorção intestinal de cálcio e aumentarem a calciúria[59].

A persistência do HPTS é a principal causa do aumento da perda de massa óssea nos transplantados estáveis[60,61]; a hipovitaminose D também contribui para o aumento da secreção do paratormônio (PTH), sendo sua reposição importante no controle do HPTS[62,63]. A recuperação da função renal contribui para melhorar e, às vezes, normalizar os níveis de calcitriol. No entanto, esse processo pode ser mais prolongado por causa da terapia imunossupressora, especialmente os inibidores de calcineurina (ciclosporina e tacrolimo), que causam diminuição do fluxo glomerular e toxicidade tubular, e/ou os corticosteroides, que diminuem a atividade da 1α-hidroxilase e aumentam a síntese de enzimas envolvidas no catabolismo da 25-hidroxivitamina D[64,65].

A incidência de hipovitaminose D nos transplantados renais é de cerca de 50%; sua causa é multifatorial, devido principalmente à baixa exposição solar e ao uso frequente de bloqueador solar.

CUIDADO NUTRICIONAL NO PERÍODO PÓS-TRANSPLANTE RENAL

Considerando as principais alterações metabólicas observadas no período pós-TxR (descritas anteriormente), os principais objetivos do cuidado nutricional nessa fase estão listados na Tabela 20.2[47].

Tabela 20.2. Objetivos do cuidado nutricional no período pós-transplante renal

Período	Objetivos nutricionais
Pós-TxR imediato	Manter os estoques de proteína viscerais apesar do catabolismo proteico elevado; Promover a cicatrização da ferida operatória; Prevenir infecções associadas com a cirurgia e imunossupressão; Prevenir as complicações eletrolíticas que acompanham as alterações da função renal.
Pós-TxR tardio	Manter ou recuperar o estado nutricional; Minimizar ou eliminar a obesidade, DLP e HAS; Promover bom controle glicêmico; Prevenir e controlar deficiências nutricionais.

RECOMENDAÇÕES NUTRICIONAIS PÓS-TRANSPLANTE RENAL

Os efeitos do estresse metabólico da cirurgia e as elevadas doses de imunossupressores acarretam diferentes exigências nutricionais, uma vez que ambos estão envolvidos em grande catabolismo proteico e aumento do gasto energético[7].

Durante o período pós-TxR imediato, recomenda-se que a ingestão proteica seja elevada para 1,3 a 1,5 g/kg/dia, mesmo durante episódios de rejeição aguda, atraso na função do enxerto ou necessidade dialítica. Esse aporte proteico deve ser controlado na presença de necrose tubular aguda com sintomas urêmicos associados[7].

A quantidade ideal de proteína para o receptores de TxR no período pós-TxR tardio ainda não foi estabelecida. Os objetivos devem ser otimizar o estado nutricional e preservar a função do enxerto renal em longo prazo. Evidências sugerem que é persistente o aumento do catabolismo proteico em indivíduos recebendo glicocorticoides em dose de manutenção. Por outro lado, a dieta hiperproteica pode levar à hiperfiltração glomerular e acelerar a insuficiência do enxerto, além de acarretar acidose metabólica, que agrava o catabolismo causando degradação de massa muscular.

Assim, a recomendação de proteína para o período pós-TxR tardio é de 1,0 g/kg/dia, a fim de estabilizar a função renal em longo prazo e manter estado nutricional adequado[66].

Para indivíduos com NCE, a oferta de 0,6 a 0,8 g/kg/dia de proteína pode ser considerada, desde que a ingestão de energia seja adequada (> 25 kcal/kg/dia) e a dose de prednisona não seja maior do que 0,2 mg/kg/dia; o estado nutricional e a composição corporal (especialmente a massa magra) devem ser monitorados. Essa recomendação proteica visa minimizar o grau de proteinúria, diminuir a atividade da renina plasmática e preservar a função do enxerto.

Com relação à energia, no período pós-TxR imediato ou durante episódios de rejeição aguda, recomenda-se a oferta de 30 a 35 kcal/kg/dia, e para os indivíduos com excesso de peso o objetivo deve ser a manutenção do peso corporal e, posteriormente, quando em dose de manutenção da imunossupressão, iniciar redução energética. Na presença de estresse metabólico, infecção ou febre, deve ser realizada avaliação nutricional individualizada, e a recomendação energética pode ser de 35 a 45 kcal/kg/dia.

No período pós-TxR tardio, a recomendação energética deve ser de 25 a 30 kcal/kg/dia; para indivíduos com sobrepeso ou obesidade, recomenda-se o controle do consumo energético, oferecendo de 20 a 25 kcal/kg/dia[7,47].

Considerando que a hiperglicemia e a hipertrigliceridemia são comuns em receptores renais, recomenda-se fracionar adequadamente as refeições (5 a 6 refeições ao dia), limitar a oferta de carboidratos a 50%-60% do VET da dieta e ingerir de 25 a 30g de fibras por dia. A quantidade de energia proveniente de lipídios no período pós-TxR imediato é de 30% a 35% do VET. Na presença de DLP no pós-TxR tardio, a energia proveniente de lipídios não deve ultrapassar 30% do VET, 10% de gordura saturada, 10% de gordura poli-insaturada, maior ou igual a 7% de gordura monoinsaturada e colesterol menor do que 300 mg/dia.

O aumento da diurese e da TFG pode não ser imediatamente acompanhado por restauração do balanço hidroeletrolítico[50]. Com isso, a prescrição de líquidos e eletrólitos deve ser feita individualmente, sendo necessário acompanhamento diário da função renal. A presença de necrose tubular aguda também deve ser considerada. No pós-TxR imediato, o esquema de imunossupressão com altas doses de ciclosporina pode aumentar a prevalência de hipercalemia, sendo necessária a restrição da ingestão de potássio (1 a 3 g/dia). Em casos de oligúria, também se recomenda a restrição desse mineral[7,47].

A hipomagnesemia e a hipofosfatemia são comuns durante o período pós-TxR, como resultado de maior excreção tubular renal de magnésio e fosfato relacionada aos efeitos dos imunossupressores (ciclosporina, tacrolimo, sirolimo) e diuréticos[50,67]. Geralmente, observa-se resolução da hipofosfatemia até o terceiro mês pós-TxR; seu tratamento é questionado, limitando-se a casos graves e com pequenas doses de reposição de fósforo.

A hipomagnesemia pode resultar em fraqueza muscular, hipocalemia e hipocalcemia, e a necessidade de suplementação deve ser avaliada individualmente, de acordo com os níveis séricos[7,47]. A quantidade de magnésio a ser suplementada ainda não foi estabelecida – a ingestão diária de referência (DRI) pode ser utilizada como valor inicial.

A ingestão de cálcio e fósforo deve ser individualizada e baseada em seus níveis séricos. Recomenda-se a ingestão de 800 a 1.500 mg de cálcio por dia; em caso de hipocalcemia, pode ser necessária suplementação medicamentosa. O consumo de fósforo recomendado é de 1.200 a 1.500 mg/dia; em casos de NCE, a ingestão de fósforo deve ser limitada a 800 mg/dia.

Ainda não foram estabelecidas recomendações de vitaminas hidrossolúveis para receptores de TxR. Espera-se que, com o maior consumo alimentar, as necessidades diárias recomendadas para a população saudável sejam atingidas, não sendo necessária a suplementação. Em casos de NCE, em vigência de dieta hipoproteica, pode ser necessária suplementação vitamínica semelhante às recomendações do tratamento conservador.

A Tabela 20.3 resume as recomendações nutricionais para o período pós-TxR.

Tabela 20.3. Recomendações nutricionais para o período pós-transplante renal

	Pós-TxR imediato	Pós-TxR tardio
Energia (kcal/kg)	30 a 35	25 a 30*
Proteína (g/kg)	1,3 a 1,5	1,0
Lipídios (% VET)	30 a 35	< 30 10% de gordura saturada 10% a 15% de gordura monoinsaturada 10% gordura poli-insaturada
Colesterol (mg/dia)		< 300
Carboidratos (% VET)	50 a 60	
Fibras (g/dia)	25 a 30	
Sódio (mg/dia)	2.400 (< 2.000 mg, se houver hipertensão, retenção hídrica ou oligúria)	
Potássio (mg/dia)	Avaliar níveis séricos 1.000 a 3.000, se houver hipercalemia ou oligúria	
Fósforo (mg/dia)	1.200 a 1.500 (800 mg, se houver NCE)	
Cálcio (mg/dia)	800 a 1.500 Suplementar se necessário	
Ferro (mg/dia)	Suplementação depende das reservas corporais	
Magnésio (mg/dia)	Avaliar níveis séricos Suplementação depende do uso de ciclosporina	
Vitaminas hidrossolúveis	Suplementar, se necessário (Suplementar, se houver rejeição crônica do enxerto e dieta hipoproteica)	
Vitamina D3	Suplementar, se necessário	

* Ou o suficiente para atingir ou manter peso ideal.

CONSIDERAÇÕES FINAIS

A avaliação nutricional criteriosa e frequente, associada a um programa de educação nutricional com pacientes, familiares e cuidadores, é de extrema importância em todas as fases, incluindo o período pré-TxR.

Intervenções nutricionais elaboradas por equipe multiprofissional são necessárias, com o objetivo de implementar hábitos de vida saudáveis, incluindo prática de atividade física e mudança dos padrões alimentares, conforme as condições clínicas do paciente, resultando em manutenção ou restabelecimento do estado nutricional e da qualidade de vida do transplantado renal.

REFERÊNCIAS

1. National Kidney Foundation. K/DOQI. Clinical practice guidelines for chronic kidney disease: evaluation, classification and stratification. Am J Kidney Dis. 2002;39(Suppl):1-246.
2. Hall JE, Kuo JJ, da Silva AA, de Paula RB, Liu J, Tallam L. Obesity-associated hypertension and kidney disease. Curr Opin Nephrol Hypertens. 2003;12(2):195-200.
3. Ward HJ. Nutritional and metabolic issues in solid organ transplantation: targets for future research. J Ren Nutr. 2009;19(1):111-22.
4. Fry K, Patwardhan A, Ryan C, Trevillian P, Chadban S, Westgarth F, et al. Development of evidence-based guidelines for the nutritional management of adult kidney transplant recipients. J Ren Nutr. 2009;19(1):101-4.
5. Diário Oficial da União. Portaria nº 2.600, de 21 de outubro de 2009.
6. Brasil. Ministério da Saúde. Seleção de pacientes para distribuição de fígado-doador cadáver. Portaria nº 3.407, de 05 de agosto de 1998, publicada no Diário Oficial da União nº 149, de 06 de agosto de 1998.
7. Martins C, Pecoits-Filho R, Riella MC. Nutrition for the post-renal transplant recipients. Transplant Proc. 2004;36(6):1650-4.
8. Meier-Kriesche HU, Arndorfer JA, Kaplan B. The impact of body mass index on renal transplant outcomes: a significant independent risk factor for graft failure and patient death. Transplantation. 2002;73(1):70-4.

9. Stenvinkel P, Heimbürger O, Lindholm B, Kaysen GA, Bergström J. Are there two types of malnutrition in chronic renal failure? Evidence for relationships between malnutrition, inflammation and atherosclerosis (MIA syndrome). Nephrol Dial Transplant. 2000;15(7):953-60.

10. Guarnieri G, Antonione R, Biolo G. Mechanisms of malnutrition in uremia. J Ren Nutr. 2003;13(2):153-7.

11. Ikizler TA, Hakim RM. Nutrition in end-stage renal disease. Kidney Int. 1996;50(2):343-57.

12. Pecoits-Filho R, Stenvinkel P, Lindholm B, Bergström J, Noronha I, Abensur H. Revisão: desnutrição, inflamação e aterosclerose (síndrome MIA) em pacientes portadores de insuficiência renal crônica hemodiálise. J Bras Nefrol. 2002;24:136-46.

13. Iglesias ML, Koll F, Delfante A, Ho HS, Grosembacher L, Rodota L. Evaluación nutricional de pacientes candidatos a lista de espera de trasplante renopancreático. Nutr Hosp. 2010; 25(3):406-13.

14. Rettkowski O, Wienke A, Hamza A, Osten B, Fornara P. Low body mass index in kidney transplant recipients: risk or advantage for long-term graft function? Transplant Proc. 2007;39(5):1416-20.

15. Lynch RJ, Ranney DN, Shijie C, Lee DS, Samala N, Englesbe MJ. Obesity, surgical site infection, and outcome following renal transplantation. Ann Surg. 2009;250(6):1014-20.

16. Lentine KL, Rocca-Rey LA, Bacchi G, Wasi N, Schmitz L, Salvalaggio PR, et al. Obesity and cardiac risk after kidney transplantation: experience at one center and comprehensive literature review. Transplantation. 2008;86(2):303-12.

17. Aalten J, Christiaans MH, de Fijter H, Hené R, van der Heijde JH, Roodnat J, et al. The influence of obesity on short- and long-term graft and patient survival after renal transplantation. Transpl Int. 2006;19(11):901-7.

18. Souza FC, Silva MI, Motta EM, Guimarães SS, Souza E, Torres MR. Prevalence of risk factors for cardiovascular disease in Brazilian renal transplant recipients. Transplant Proc. 2007;39(2):446-8.

19. Orofino L, Pascual J, Quereda C, Burgos J, Marcen R, Ortuño J. Influence of overweight on survival of kidney transplant. Nephrol Dial Transplant. 1997;12(4):855.

20. Moreira TR. Alterações nutricionais em transplantados renais: prevalência, fatores de risco e complicações [dissertação]. Porto Alegre: Universidade Federal do Rio Grande do Sul; 2010. p. 131.

21. Tanner RM, Brown TM, Muntner P. Epidemiology of obesity, the metabolic syndrome, and chronic kidney disease. Curr Hypertens Rep. 2012;14(2):152-9.

22. Postorino M, Marino C, Tripepi G, Zoccali C; CREDIT (Calabria Registry of Dialysis and Transplantation) Working Group. Abdominal obesity and all-cause and cardiovascular mortality in end-stage renal disease. J Am Coll Cardiol. 2009;53(15):1265-72.

23. Noori N, Kopple JD, Kovesdy CP, Feroze U, Sim JJ, Murali SB, et al. Mid-arm muscle circumference and quality of life and survival in maintenance hemodialysis patients. Clin J Am Soc Nephrol. 2010;5(12):2258-68.

24. Molnar MZ, Streja E, Kovesdy CP, Bunnapradist S, Sampaio MS, Jing J, et al. Associations of body mass index and weight loss with mortality in transplant-waitlisted maintenance hemodialysis patients. Am J Transplant. 2011;11(4):725-36.

25. Streja E, Molnar MZ, Kovesdy CP, Bunnapradist S, Jing J, Nissenson AR, et al. Associations of pretransplant weight and muscle mass with mortality in renal transplant recipients. Clin J Am Soc Nephrol. 2011;6(6):1463-73.

26. Oterdoom LH, van Ree RM, de Vries AP, Gansevoort RT, Schouten JP, van Son WJ, et al. Urinary creatinine excretion reflecting muscle mass is a predictor of mortality and graft loss in renal transplant recipients. Transplantation. 2008;86(3):391-8.

27. Moura LRR, Canziani MEF. Terapia renal substitutiva – transplante renal. In: Cuppari L, Avesani CM, Kamimura MA. Nutrição na doença renal crônica. Barueri: Manole; 2013. p. 81-96.

28. Beto JA, Ramirez WE, Bansal VK. Medical nutrition therapy in adults with chronic kidney disease: integrating evidence and consensus into practice for the generalist registered dietitian nutritionist. J Acad Nutr Diet. 2014;114(7):1077-87.

29. Pereira WA. Manual de transplante de órgãos e tecidos. Rio de Janeiro: Medsi; 2000. p. 177-200.

30. Saxena A, Sharma RK. Nutritional surveillance after renal transplant: review. Indian J Transplant. 2009;3:5-12.

31. van den Ham EC, Kooman JP, van Hooff JP. Nutritional considerations in renal transplant patients. Blood Purif. 2002;20(2):139-44.

32. Qureshi AR, Lindholm B, Alvestrand A, Bergström J, Tollemar J, Hultman E, et al. Nutritional status, muscle composition and plasma and muscle free amino acids in renal transplant patients. Clin Nephrol. 1994;42(4):237-45.

33. Kalantar-Zadeh K, Stenvinkel P, Pillon L, Kopple JD. Inflammation and nutrition in renal insufficiency. Adv Ren Replace Ther. 2003;10(3):155-69.

34. Ambühl PM. Posttransplant metabolic acidosis: a neglected factor in renal transplantation? Curr Opin Nephrol Hypertens. 2007;16(4):379-87.

35. Chadban S, Chan M, Fry K, Patwardhan A, Ryan C, Trevillian P, et al. The CARI guidelines. Nutritional management of overweight and obesity in adult kidney transplant recipients. Nephrology (Carlton). 2010;15 Suppl 1:S52-5.

36. Díaz JM, Sainz Z, Oliver A, Guirado LI, Facundo C, García-Maset R, et al. Post-renal transplantation weight gain: its causes and its consequences. Transplant Proc. 2005;37(9):3839-41.

37. Johnson CP, Gallagher-Lepak S, Zhu YR, Porth C, Kelber S, Roza AM, et al. Factors influencing weight gain after renal transplantation. Transplantation. 1993;56(4):822-7.

38. Cashion AK, Sánchez ZV, Cowan PA, Hathaway DK, Lo Costello A, Gaber AO. Changes in weight during the first year after kidney transplantation. Prog Transplant. 2007;17(1):40-7.

39. Gore JL, Pham PT, Danovitch GM, Wilkinson AH, Rosenthal JT, Lipshutz GS, et al. Obesity and outcome following renal transplantation. Am J Transplant. 2006;6(2):357-63.

40. Ojo AO, Hanson JA, Wolfe RA, Leichtman AB, Agodoa LY, Port FK. Long-term survival in renal transplant recipients with graft function. Kidney Int. 2000;57(1):307-13.

41. Pereira AML. Transplante RENAL. In: Cuppari L, Avesani CM, Kamimura MA. Nutrição na doença renal crônica. Barueri: Manole; 2013. p. 379-400.

42. Isiklar I, Akin O, Demirag A, Niron EA. Effect of renal transplantation on body composition. Transplant Proc. 1998;30:831-2.

43. van den Ham EC, Kooman JP, Christiaans MH, Leunissen KM, van Hooff JP. Posttransplantation weight gain is predominantly due to an increase in body fat mass. Transplantation. 2000;70(1):241-2.

44. National Health and Medical Research Council. Clinical Practice Guidelines for the Management of Overweight and Obesity in Adults. Canberra: National Health and Medical Research Council; 2003.

45. Lopes IM, Martín M, Errasti P, Martínez JA. Benefits of a dietary intervention on weight loss, body composition, and lipid profile after renal transplantation. Nutrition. 1999;15(1):7-10.

46. Díaz JM, Gich I, Bonfill X, Solà R, Guirado L, Facundo C, et al. Prevalence evolution and impact of cardiovascular risk factors on allograft and renal transplant patient survival. Transplant Proc. 2009;41(6):2151-5.

47. Teplan V, Valkovsky I, Teplan V Jr, Stollova M, Vyhnanek F, Andel M. Nutritional consequences of renal transplantation. J Ren Nutr. 2009;19(1):95-100.

48. Kasiske BL. Cardiovascular disease after renal transplantation. Semin Nephrol. 2000;20:176-87.

49. Kendrick E. Cardiovascular disease and the renal transplant patient. Am J Kidney Dis. 2001;38(6):S36-43.

50. Kasiske BL, Vazquez MA, Harmon WE, Brown RS, Danovitch GM, Gaston RS, et al. Recommendations for the outpatient surveillance of renal transplant recipients. American Society of Transplantation. J Am Soc Nephrol. 2000;11 Suppl 15:S1-86.

51. Fliser D, Pacini G, Engelleiter R, Kautzky-Willer A, Prager R, Franek E, et al. Insulin resistance and hyperinsulinemia are already present in patients with incipient renal disease. Kidney Int. 1998;53(5):1343-7.

52. Andrade IA, Burgos MGPA. Prevalência de diabetes mellitus pós-transplante renal: uma experiência do Hospital das Clínicas da UFPE. An Fac Med Univ Fed Pernamb. 2006;51(2):119-22.

53. Rangel EB, Melaragno CS, de Sá JR, Gonzalez AM, Linhares MM, Aguiar W, et al. Risk factors for the development of posttransplantation diabetes mellitus in simultaneous pancreas and kidney recipients. Transplant Proc. 2004;36(4):982-3.

54. Dumler F, Kilates C. Metabolic and nutritional complications of renal transplantation. J Ren Nutr. 2007;17(1):97-102.

55. Clinical Practice Guidelines and Clinical Practice Recommendations for diabetes and chronic kidney disease. K/DOQI, National Kidney Foundation. Am J Kidney Dis. 2007;2(S 2):95-107.

56. Álvarez-Lario B, Alonso-Valdivielso JL. Hiperuricemia y gota: el papel de la dieta. Nutr Hosp. 2014;29(4):760-70.

57. Pascual M, Theruvath T, Kawai T, Tolkoff-Rubin N, Cosimi AB. Strategies to improve long-term outcomes after renal transplantation. N Engl J Med. 2002;346(8):580-90.

58. Prommool S, Jhangri GS, Cockfield SM, Halloran PF. Time dependency of factors affecting renal allograft survival. J Am Soc Nephrol. 2000;11(3):565-73.

59. Gueiros APS, Neves CL, Sampaio EA, Custódio MR. Diretrizes dos distúrbios do metabolismo mineral e ósseo após o transplante renal. J Bras Nefrol. 2011;33(2):189-247.

60. Bubenicek P, Sotornik I, Vitko S, Teplan V. Early bone mineral density loss after renal transplantation and pre-transplant PTH: a prospective study. Kidney Blood Press Res. 2008;31(3):196-202.

61. Torregrosa JV, Campistol JM, Montesinos M, Pons F, Martinez de Osaba MJ. Evolution of bone mineral density after renal transplantation: related factors. Nephrol Dial Transplant. 1995;10 Suppl 6:111-3.

62. Lim WH, Coates PS, Russ GR, Coates PT. Hyperparathyroidism and vitamin D deficiency predispose to bone loss in renal transplant recipients. Transplantation. 2009;88(5):678-83.

63. Canalis E, Mazziotti G, Giustina A, Bilezikian JP. Glucocorticoid-induced osteoporosis: pathophysiology and therapy. Osteoporos Int. 2007;18(10):1319-28.

64. Sato T, Fukagawa M, Uchida K, Katayama A, Nagasaka T, Matsuoka S, et al. 1,25-dihydroxyvitamin D synthesis after renal transplantation: the role of fibroblast growth factor 23 and cyclosporine. Clin Transplant. 2009;23(3):368-74.

65. Dhawan P, Christakos S. Novel regulation of 25-hydroxyvitamin D3 24-hydroxylase (24(OH)ase) transcription by glucocorticoids: cooperative effects of the glucocorticoid receptor, C/EBP beta, and the Vitamin D receptor in 24(OH)ase transcription. J Cell Biochem. 2010;110(6):1314-23.

66. Bernardi A, Biasia F, Pati T, Piva M, D'Angelo A, Bucciante G. Long-term protein intake control in kidney transplant recipients: effect in kidney graft function and in nutritional status. Am J Kidney Dis. 2003;41(3 Suppl 1):S146-52.

67. Gupta BK, Glicklich D, Tellis VA. Magnesium repletion therapy improved lipid metabolism in hypomagnesemic renal transplant recipients: a pilot study. Transplantation. 1999;67(11):1485-7.

21

ATENÇÃO NUTRICIONAL EM PACIENTES COM CÂNCER

Nilian Carla Silva Souza

Daiane Cristina Guerra

INTRODUÇÃO

O câncer é considerado um importante problema de saúde pública no Brasil e no mundo e foi reconhecido recentemente pela *American Cancer Society* como a doença de maior impacto socioeconômico entre todas as causas de morte, incluindo as doenças transmissíveis e as não transmissíveis[1].

A Organização Mundial da Saúde (OMS) estimou que, no ano 2030, se podem esperar 27 milhões de casos novos de câncer e 17 milhões de mortes, com maior impacto nos países em desenvolvimento, onde ocorrem aproximadamente 70% dos óbitos[2].

No Brasil, as neoplasias representam a segunda causa de morte na população (15,6%), atrás apenas das doenças cardiovasculares. Segundo estimativas do Instituto Nacional de Câncer José Alencar Gomes da Silva (Inca), é esperada para o ano de 2014 a ocorrência de 576 mil casos novos de câncer, incluindo os casos de pele não melanoma, reforçando a magnitude do problema do câncer no país. O câncer de pele do tipo não melanoma (182 mil casos novos) será o mais incidente na população brasileira, seguido pelos tumores de próstata (69 mil), mama feminina (57 mil), cólon e reto (33 mil), pulmão (27 mil), estômago (20 mil) e colo do útero (15 mil)[3].

A OMS considera que cerca de 40% das mortes por câncer poderiam ser evitadas, o que faz da prevenção um componente essencial em todos os planos de controle da doença[4].

DESNUTRIÇÃO E CAQUEXIA ASSOCIADA AO CÂNCER

A prevalência de desnutrição no paciente oncológico pode variar entre 30% e 85%, dependendo de fatores relacionados à doença (tipo, localização e estadiamento do tumor) e ao tratamento instituído (clínico e/ou cirúrgico)[5-7].

As alterações do estado nutricional podem estar presentes já no momento do diagnóstico do câncer, e a perda de peso não intencional é frequentemente o primeiro sintoma a se manifestar. Observa-se que a perda de peso significativa atinge principalmente os pacientes com tumores do trato gastrointestinal superior (> 80%)[8,9], de cabeça e pescoço (57% a 69%)[9,10] e de pulmão (61% a 87%)[11,12].

A presença de desnutrição em pacientes com câncer tem sido associada a uma série de consequências clínicas negativas, incluindo diminuição da tolerância ao tratamento, maior risco de complicações, piora do *performance status* (PS), aumento do tempo de internação hospitalar e maior morbimortalidade, entre outras[9,13-16].

Outra condição igualmente importante é a caquexia, que tem sido diferenciada da desnutrição há pelo menos 10 anos, mas só recentemente recebeu uma definição padronizada. Embora a caquexia associada ao câncer constitua causa direta de mortalidade em até 40% dos pacientes, essa síndrome dificilmente é identificada ou diagnosticada e, ainda com menor frequência, tratada[17-19].

Em 2011 foi elaborado o Consenso Internacional de Caquexia, no qual a caquexia associada ao câncer foi definida como: "síndrome multifatorial, na qual há perda contínua de massa muscular (com perda ou não de massa gorda), que não pode ser totalmente revertida pela terapia nutricional (TN) convencional, conduzindo ao comprometimento funcional progressivo do organismo". A síndrome foi classificada segundo sua evolução e gravidade em três fases, de modo a permitir que o paciente receba o tratamento mais adequado às suas necessidades[20,21]. Os critérios propostos estão expostos na Tabela 21.1.

Tabela 21.1. Estágios da caquexia

Pré-caquexia	Caquexia	Caquexia refratária
• Perda de peso < 5% • Anorexia e alterações metabólicas	• Perda de peso > 5% OU IMC < 20 kg/m² e perda de peso > 2% OU sarcopenia e perda de peso > 2% • Redução da ingestão alimentar • Inflamação sistêmica	• Catabolismo não responsivo ao tratamento anticâncer • Baixo *performance status* • Expectativa de vida < 3 meses

IMC: índice de massa corporal. Adaptada de: Fearon e cols.[20]

O *performance status* é empregado para avaliar a capacidade funcional dos pacientes, acompanhar sua evolução clínica e determinar o tratamento e o prognóstico mais apropriados. As escalas mais utilizadas são a de Zubrod (PS), também conhecida como ECOG/WHO (*Eastern Cooperative Oncology Group/World Health Organization*), e a de Karnofsky (KPS), com a seguinte equivalência entre ambas: PS0 = KPS 100% – doente assintomático ou com sintomas mínimos; PS1 = KPS 80%-90% – doente sintomático, mas com capacidade para o comparecimento ambulatorial; PS2 = KPS 60%-70% – doente permanece no leito menos da metade do dia; PS3 = KPS 40%-50% – doente permanece no leito mais da metade do dia; PS4 = KPS 20%-30% – doente acamado, necessitando de cuidados constantes. A caquexia refratária é caracterizada por um baixo *performance status* (PS 3 ou 4)[22,23].

Embora a etiologia e os mecanismos da caquexia do câncer venham sendo extensivamente estudados, ainda não há consenso sobre os fatores envolvidos no início e manutenção desse complexo quadro[20,24]. Contudo, tem se destacado a concepção da síndrome como um estado inflamatório crônico, no qual a principal causa seria a reação do hospedeiro à presença do tumor[25-27].

De maneira geral, predomina uma reação do tipo inflamatória, que afeta o metabolismo intermediário e os eixos neuroendócrino e imunológico. Observam-se a elevação de hormônios contrarreguladores e fatores circulantes como interleucinas-1 e 6 (IL-1 e IL-6), interferon γ (IFN-γ), fator de necrose tumoral (TNF-α), fator indutor de proteólise (PIF) e fator mobilizador de lipídeos (LMF), além da intensificação de ciclos fúteis como o ciclo de Cori, entre outros[21].

As alterações metabólicas subjacentes manifestam-se de modo exacerbado na presença de caquexia e incluem distúrbios no metabolismo energético e de carboidratos (aumento da neoglicogênese, degradação de glicogênio hepático, intolerância à glicose e resistência à insulina), de lipídeos (aumento da lipólise com maior mobilização de reservas adiposas periféricas, excessiva oxidação de ácidos graxos não inibida pela glicose, hipertrigliceridemia, hipercolesterolemia, diminuição da captação e oxidação hepática e muscular de lipídeos, diminuição da síntese hepática de corpos cetônicos) e de proteínas (extensa proteólise, *turnover* aumentado, inibição do transporte de aminoácidos na musculatura esquelética, apoptose na musculatura esquelética e aumento da produção hepática de proteínas de fase aguda)[28].

O conhecimento das principais alterações metabólicas e suas repercussões clínicas no paciente oncológico contribui para a melhor compreensão do impacto da atenção nutricional sobre a evolução e o prognóstico dos pacientes com câncer.

TRIAGEM NUTRICIONAL

A triagem nutricional propõe-se a identificar os pacientes que se beneficiariam do suporte nutricional, como na presença do risco nutricional ou da desnutrição[29,30]. Entre os métodos de triagem nutricional disponíveis, a Avaliação Subjetiva Global Produzida pelo Próprio Paciente (ASG-PPP) é adotada como método de referência na avaliação inicial do paciente oncológico[31]. O questionário é dividido em duas partes. A primeira, respondida pelo paciente ou cuidador, envolve questões sobre perda de peso, alterações na ingestão alimentar e na capacidade funcional e sintomas que podem interferir no consumo alimentar, como perda de apetite, alteração no paladar, náuseas e vômitos. Na segunda parte, o avaliador atribui pontos às morbidades associadas, aos fatores relacionados ao diagnóstico e ao tratamento que aumentam a demanda metabólica, e ao exame físico, direcionado à avaliação da reserva muscular e adiposa e à presença de edema e ascite[32]. É considerado um método simples, rápido, de baixo custo, que pode ser aplicado por qualquer profissional da saúde bem treinado[33].

Recomenda-se realizar a triagem nutricional em até 48 horas após a internação hospitalar[34]. Os pacientes identificados com risco nutricional ou desnutrição devem ser submetidos à avaliação nutricional detalhada, no intuito de confirmar e classificar o grau de desnutrição[29,30].

Além de ser utilizada na avaliação do estado nutricional, a ASG-PPP pode ser empregada na elaboração de um plano de intervenção nutricional[32]. A partir da classificação obtida (A: bem nutrido; B: risco nutricional ou desnutrição moderada; C: desnutrição grave), associada à classificação do risco nutricional de acordo com o tipo de neoplasia e do tratamento antineoplásico instituído (Tabela 21.2), Marín Caro e cols.[35] desenvolveram um algoritmo de intervenção nutricional direcionado ao paciente oncológico (Figura 21.1).

Tabela 21.2. Classificação do risco nutricional de acordo com a localização do tumor e do tipo de tratamento antineoplásico

	Baixo	Médio	Alto
Tipo de neoplasia	Mama, SNC, osseomuscular, próstata, pele	Parótida, maxilar, fígado, vesícula biliar, rim, ovário, órgãos genitais	Boca, faringe, laringe, esôfago, intestino
Tipo de tratamento antineoplásico	Metotrexato em doses baixas, 5-fluorouracil em bólus, melfalano, clorambucila, derivados da vinca	Altas doses de cisplatina (80 mg/m^2 a cada três semanas), antraciclinas (5-fluorouracil em infusão contínua, irinotecano, docetaxel), ifosfamida, ciclofosfamida, capecitabina, carboplatina, paclitaxel, mitoxantrona	TMO, tratamento radio e quimioterápico em câncer de cabeça e pescoço e esôfago

SNC: sistema nervoso central; TMO: transplante de medula óssea. Adaptada de: Marín Caro e cols.[35]

AVALIAÇÃO NUTRICIONAL

A avaliação nutricional permite o monitoramento do estado nutricional durante e após o término do tratamento, com o intuito de recuperar o estado nutricional e prevenir a perda de peso ou o aparecimento de sinais clínicos da desnutrição. A avaliação nutricional do paciente oncológico deve considerar as variáveis antropométricas, dietéticas e bioquímicas, a história clínica, os aspectos psicológicos, o nível socioeconômico, o tipo, a localização e o estadiamento do tumor, os tratamentos em curso e os já realizados e o exame físico[29,30]. O paciente oncológico deve ser reavaliado a cada sete dias a partir do momento da internação[34].

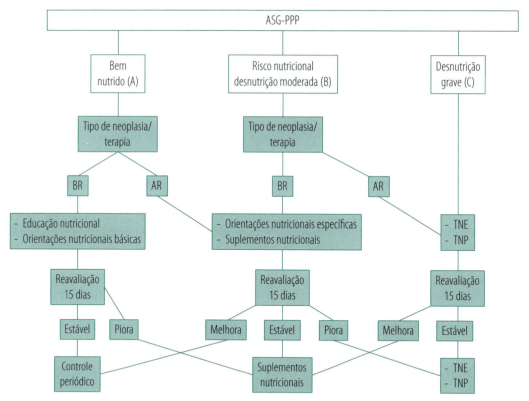

BR: baixo risco; AR: alto risco; TNE: terapia de nutrição enteral; TNP: terapia de nutrição parenteral. Adaptada de: Marín Caro e cols.[35].

Figura 21.1. Algoritmo de intervenção nutricional de acordo com a classificação do estado nutricional, obtida por meio da ASG-PPP, o tipo de neoplasia e o tipo de tratamento antineoplásico.

Antropometria

Embora o índice de massa corporal (IMC) seja uma medida simples e rápida de ser obtida, deve ser utilizado com cautela em pacientes oncológicos, tendo em vista a possível influência do desequilíbrio de fluidos e da massa tumoral. Além disso, os pontos de corte do IMC utilizados na classificação do estado nutricional são baseados em uma amostra de indivíduos saudáveis[29,30,36].

O percentual de perda de peso é considerado um indicador de risco nutricional, pois fornece informações sobre a duração e a extensão da perda de peso ao longo do tempo. Na avaliação inicial do paciente oncológico, o percentual de perda de peso pode apresentar maior sensibilidade em determinar o estado nutricional comparado à medida de IMC isolada[29,30]. Perda de peso superior a 10% em um ano está associada à piora do prognóstico clínico em pacientes com neoplasia de esôfago submetidos à cirurgia[37].

A sarcopenia (perda de massa muscular) tem sido encontrada em indivíduos com neoplasias em estágio avançado, mesmo apresentado IMC normais ou sobrepeso e obesidade (obesidade sarcopênica)[38-40]. Além de estar associada à diminuição da qualidade de vida e da sobrevida, a sarcopenia aumenta o risco de toxicidade decorrente da terapia antineoplásica[41,42]. É provável que as modificações na composição corporal sejam mais evidentes e representem melhor estimativa do estado nutricional, se comparadas ao IMC, em pacientes com câncer a longo prazo[43,44].

Dentre os métodos utilizados na avaliação da composição corporal, destaca-se a tomografia computadorizada (TC), por apresentar elevado grau de especificidade na discriminação de órgãos como a massa magra (músculo e órgãos viscerais) e o tecido adiposo (subcutâneo visceral e intramuscular). Além disso, o método é bastante preciso[45,46]. Mais recentemente, os exames de TC realizados com a finalidade de estadiamento tumoral e de monitoramento da resposta ao tratamento oncológico têm sido utilizados na avalição da composição corporal de pacientes oncológicos. A quantificação da massa magra e adiposa referente à região localizada no nível da terceira vértebra lombar (L3) apresenta boa correlação com as respectivas reservas corporais[47].

Além de a massa magra ser considerada um indicador do estado nutricional, o ângulo de fase, calculado por meio dos valores de reactância e resistência, obtidos pelo exame de bioimpedância elétrica (BIA), está associado à perda de massa celular corporal às alterações na integridade da membrana celular e no balanço de fluidos[48]. Segundo Selberg e Selberg[49], o ângulo de fase é considerado o parâmetro de impedância que melhor estabelece o diagnóstico de desnutrição, quando comparado a outras medidas antropométricas, e é considerado uma medida associada à capacidade funcional, à qualidade de vida e à evolução clínica em pacientes oncológicos[50-52].

A BIA é um método rápido, prático e de baixo custo. No entanto, o estado de hidratação pode influenciar os resultados. A aferição das pregas cutâneas e circunferências permite acompanhar alterações corporais e pode ser útil em pacientes com massa tumoral volumosa. No entanto, pacientes acamados e o estado de hidratação também podem limitar o seu uso[29].

Entre os métodos de avaliação da capacidade funcional, a força de preensão palmar tem se mostrado um bom marcador prognóstico e de reserva muscular[53,54]. Além disso, é um instrumento prático e simples, não sofre influência do estado de hidratação[36], apresenta correlação negativa com a perda de peso e pode apresentar-se alterada mesmo quando as variáveis antropométricas se encontram normais[55].

Consumo alimentar

Pacientes com câncer mostram redução na ingestão alimentar em consequência da localização do tumor ou dos efeitos colaterais da terapia antineoplásica. Náuseas, vômitos, anorexia, disgeusia, xerostomia, odinofagia e disfagia são sintomas que comprometem diretamente a ingestão alimentar e podem trazer prejuízos ao estado nutricional[56,57]. O efeito das drogas antineoplásicas sobre o funcionamento das células sensoriais gustativas e olfativas contribui para o desenvolvimento de aversões alimentares. Durante o tempo em que a droga permanece ativa, o processo de renovação celular é diminuído, o que altera a sensibilidade a alguns alimentos[58,59].

A avaliação do consumo alimentar deve ter como objetivo detectar problemas relacionados à alimentação, como aversões e intolerâncias alimentares. Deve incluir a avaliação do consumo alimentar atual e anterior ao diagnóstico ou ao tratamento antineoplásico, e a ingestão de líquidos. A história social também pode fornecer informações a respeito da carência ou incapacidade de obter ou preparar uma alimentação adequada. Problemas psicológicos decorrentes da doença também podem afetar a ingesta alimentar[29].

Exames laboratoriais

Apesar de a albumina, a pré-albumina e a transferrina serem utilizadas como marcadores de estado nutricional na prática clínica, seus níveis plasmáticos são influenciados por situações clínicas caracterizadas pelo aumento do estresse metabólico (como inflamação, trauma, sepse e neoplasias) e que levam ao aumento da síntese de proteínas de fase aguda positiva, como a proteína C reativa (PCR), dessa forma não são consideradas parâmetros específicos do estado nutricional. O hemograma também não é um bom preditor do estado nutricional, uma vez que seu resultado pode ser influenciado pelo tratamento quimioterápico[29,30].

Portanto, é necessária cautela na utilização dos exames bioquímicos como marcadores do estado nutricional no paciente oncológico. Como a albumina apresenta meia-vida longa (cerca de 20 dias), a pré-albumina, com meia-vida de dois dias, associada aos valores de PCR, tem se mostrado sensível em monitorar a eficácia da intervenção nutricional[36].

TRATAMENTO ANTINEOPLÁSICO

As principais modalidades de tratamento do câncer são a quimioterapia, a radioterapia e a cirurgia, utilizadas isoladamente ou em conjunto.

De acordo com as suas finalidades, a quimioterapia e a radioterapia podem ser classificadas em: **curativa** – usada com o objetivo de conseguir o controle completo do tumor; **adjuvante ou profilática** – quando se segue à cirurgia curativa, tendo o objetivo de esterilizar células tumorais residuais locais ou circulantes, diminuindo a incidência de metástases a distância; **neo-adjuvante/citorredutora ou prévia** – indicada para obter a redução parcial do tumor, como complementação terapêutica da cirurgia; **paliativa** – não tem finalidade curativa, sendo usada para melhorar a qualidade da sobrevida do paciente; **ablativa** – tem o objetivo de suprimir a função de um órgão[60].

Quimioterapia

Os efeitos terapêuticos e tóxicos dos quimioterápicos dependem do tempo de exposição, do tipo de droga e de sua concentração plasmática. A toxicidade também é variável de acordo com os diversos tipos de tecido.

Os agentes antineoplásicos mais empregados no tratamento do câncer incluem: **alquilantes** (busulfan, carmustina, clorambucila, cisplatina, carboplatina, ciclofosfamida, ifosfamida, melfalano etc.); **antimetabólitos** (citosina, 5-fluorouracil, capecitabina, mercaptopurina, metotrexato, gencitabina etc.); **antibióticos antitumorais** (mitomicina, bleomicina, daunorrubicina, doxorrubicina, actinomicina D e adriamicina); **inibidores mitóticos** (etoposídeo, teniposídeo, vinblastina, vincristina, vindesina, vinorelbina, paclitaxel, docetaxel etc.) e **outros** (dacarbazina, procarbazina, L-asparaginase, hidroxirureia etc.)[60].

Os agentes quimioterápicos citotóxicos têm efeito direto na mucosa gastrointestinal, causando inflamação, edema, ulceração e atrofia. A permeabilidade intestinal aumentada combinada aos efeitos secundários da imunossupressão predispõe ao aumento da suscetibilidade à translocação bacteriana, conduzindo potencialmente a septicemia, choque, hipotensão associada e isquemia secundária da mucosa[61]. O surgimento de intolerância à lactose é uma das causas de diarreia e flatulência durante a quimioterapia; além disso, o supercrescimento bacteriano no intestino delgado, a má absorção de ácidos biliares e a insuficiência pancreática são outros importantes fatores que contribuem para os sintomas gastrointestinais secundários à quimioterapia[62,63].

As principais complicações orais associadas ao tratamento são: estomatite, infecção, sangramento, mucosite, dor, perda de função e xerostomia[64]. A mucosite oral é um dos efeitos adversos mais comuns do tratamento antineoplásico, apresentando incidência entre 85% e 100%. É considerado um fator dose-limitante no regime terapêutico, pois, em virtude de sua condição potencialmente grave, a mucosite pode levar à suspensão ou interrupção do tratamento e, consequentemente, à diminuição da eficácia dele[65,66].

A classificação mais utilizada para a mensuração da intensidade da mucosite oral é a proposta pela OMS, que divide o processo em quatro categorias: **grau I** – ardência, sensibilidade e eritema; **grau II** – eritema e úlceras: é possível deglutir dieta sólida; **grau III** – eritema extenso: é possível deglutir apenas dieta líquida; **grau IV** – úlcera e mucosite extensa: não é possível alimentação via oral[67].

Náuseas e vômitos induzidos por quimioterapia (NVIQ) representam alguns dos sintomas mais temidos pelos pacientes que iniciam o tratamento de câncer[68]. O risco de NVIQ varia de acordo com o tipo de quimioterápico utilizado. Os agentes antineoplásicos foram classificados em quatro grupos, conforme o potencial de induzir náusea e vômitos após a quimioterapia (Tabelas 21.3 e 21.4). Essa classificação é atualmente utilizada nos consensos da *Multinational Association of Supportive Care in Cancer* (MASCC) e da *American Society of Clinical Oncology* (ASCO)[69,70].

Tabela 21.3. Potencial emetogênico dos agentes antineoplásicos – via intravenosa

Grau de emetogenicidade	Agente (via intravenosa)		
Alto (> 90%)	Carmustina Ciclofosfamida > 1,5 g/m²	Dacarbazina Cisplatina	Estreptozotocina Mecloretamina
Moderado (30%-90%)	Alemtuzumabe Azacitidina Bendamustina Carboplatina	Ciclofosfamida < 1,5 g/m² Citarabina > 1,0 g/m² Clorafenibe Daunorrubicina Doxorrubicina	Epirrubicina Idarrubicina Ifosfamida Irinotecano Oxaliplatina
Baixo (10%-30%)	5-fluorouracil Bortezomibe Cetuximabe Citarabina < 1,0 g/m² Docetaxel Doxorrubicina lipossomal	Etoposide Gencitabina Ixabepilona Metotrexato Mitomicina Mitoxantrona	Paclitaxel Panitumumabe Pemetrexede Temsirolimus Topotecano Trastuzumabe
Mínimo < 10%	2-clorodeoxiadenosina Bevacizumabe	Bleomicina Bussulfano Fludarabina	Vimblastina Vincristina Vinorelbina

Adaptada de: Consenso Brasileiro de Náuseas e Vômitos[71]; *National Comprehensive Cancer Network guidelines: Antiemesis* (NCCN, 2010)[72]; Grunberg e cols.[69]; Roila e cols.[70].

Tabela 21.4. Potencial emetogênico dos agentes antineoplásicos – via oral

Grau de emetogenicidade	Agente (via oral)		
Alto (> 90%)	Hexametilmelamina	Lomustina	Procarbazina
Moderado (30%-90%)	Ciclofosfamida	Imatinibe	Temozolomida Vinorelbina
Baixo (10%-30%)	Capecitabina Etoposide Everolimo	Fludarabina Lapatinibe Lenalidomida	Sunitinibe Talidomida Tegafur uracil
Mínimo < 10%	6-tioguanina Clorambucila Erlotinibe	Gefitinibe Hidroxiureia	Melfalano Metotrexato Sorafenibe

Adaptada de: Consenso Brasileiro de Náuseas e Vômitos[71]; *National Comprehensive Cancer Network guidelines: Antiemesis* (NCCN, 2010)[72]; Grunberg e cols.[69]; Roila e cols.[70].

O conhecimento do potencial emetogênico dos quimioterápicos permite melhor manejo de NVIQ. A falta de controle antiemético adequado apresenta várias consequências, como alteração do estado nutricional, diminuição da aderência ao tratamento e perda do prazer de se alimentar, além de poder aumentar os custos do tratamento[73,74].

Radioterapia

Os efeitos colaterais decorrentes da radioterapia estão relacionados a vários fatores, entre eles: a dose administrada, o fracionamento e o intervalo entre as sessões, a extensão e a localização da área a ser irradiada, a qualidade e o poder de penetração da radiação, e fatores individuais do paciente, além da exposição prévia à quimioterapia[75,76]. Os efeitos podem ser classificados em imediatos e tardios. Os efeitos imediatos são observados nos tecidos que apresentam maior capacidade proliferativa, como as mucosas do trato digestivo e a medula óssea, e manifestam-se clinicamente por mucosite e mielodepressão (leucopenia e plaquetopenia). Os efeitos tardios são mais raros e ocorrem quando as doses de tolerância dos tecidos normais são ultrapassadas, e manifestam-se por atrofias e fibroses. Todos os tecidos podem ser afetados, em graus variados, pelas radiações, e a cirurgia e a quimioterapia podem contribuir para o agravamento desses efeitos[60].

A radioterapia provoca, inicialmente, alterações na mucosa caracterizadas por inflamação ou morte celular e, posteriormente, a ativação persistente de citocinas na submucosa, que pode levar à isquemia progressiva e fibrose, contribuindo, assim, para a disfunção gastrointestinal. A disfunção gastrointestinal crônica pode se seguir aos sintomas agudos induzidos pela radioterapia ou surgir meses, anos ou mesmo décadas depois (Tabela 21.5).

Na prática clínica é muito importante conhecer os principais efeitos colaterais e as implicações nutricionais do tratamento antineoplásico. Na Tabela 21.6 estão expostas as principais orientações nutricionais direcionadas aos sinais e sintomas causados pela terapia antineoplásica.

Tabela 21.5. Complicações nutricionais associadas ao tratamento radioterápico

Região irradiada	Efeitos imediatos	Efeitos tardios
Cabeça e pescoço	Odinofagia, xerostomia, mucosite, anorexia, disosmia, hipogeusia	Ulcerações, xerostomia, cáries dentárias, osteorradionecrose, trismo, hipogeusia
Tórax	Disfagia	Fibrose, estenose, fístula
Abdome e pelve	Anorexia, náuseas, vômitos, diarreia, enterite actiníca aguda, colite aguda	Ulceração, má absorção, diarreia, enterite actiníca crônica, colite crônica

Fonte: Bozzetti e cols.[77].

Tabela 21.6. Orientações nutricionais para minimizar os efeitos colaterais mais comuns da quimioterapia e da radioterapia

Efeito colateral	Orientação nutricional
Anorexia	• Aumentar o fracionamento das refeições. • Variar o cardápio e modificar a textura/aroma das preparações. • Estimular o paciente a se alimentar. • Evitar ingerir líquidos, principalmente com gás, durante as principais refeições. • Realizar as refeições em ambientes agradáveis. • Aumentar a densidade calórica dos alimentos e bebidas: acrescentar azeite, óleo vegetal, creme de leite, manteiga ou margarina em sopas ou purês; adicionar leite em pó e farinhas instantâneas (de arroz, de aveia, amido de milho etc.) ao leite batido com frutas ou em mingaus. • Utilizar suplementos nutricionais, quando indicado.
Alterações do paladar	• Melhorar a apresentação dos pratos. • Evitar alimentos em extremos de temperatura. • Dar preferência a talheres de plástico para não acentuar o "gosto metálico" referido pelos pacientes.
Xerostomia	• Ingerir líquidos em maior fracionamento. • Na ausência de mucosite, estimular o consumo de balas de limão ou hortelã e gomas de mascar sem açúcar para aumentar a produção de saliva. • Dar preferência a preparações com molhos, caldos e sopas, e evitar alimentos secos.
Náuseas e vômitos	• Aumentar o fracionamento das refeições. • Evitar ficar longos períodos sem se alimentar. • Evitar a ingestão de líquidos durante as refeições. • Utilizar gelo. • Após os episódios eméticos, esperar um pouco antes de tentar se alimentar novamente. • Higienizar a cavidade oral com frequência.
Mucosite, estomatite e odinofagia	• Evitar alimentos ácidos, picantes, muito condimentados ou salgados. • Evitar alimentos secos e duros e em extremos de temperatura. • Utilizar pequenos volumes de água ou suco para auxiliar na deglutição. • Avaliar início de terapia nutricional em casos graves. • Procurar orientação odontológica para readaptação de próteses dentárias, quando necessário. • Modificar a consistência dos alimentos.
Disfagia para líquidos	• Procurar orientação fonoaudiológica e utilizar espessantes, conforme orientação especializada, para evitar o risco de broncoaspiração.
Saciedade precoce	• Aumentar o fracionamento das refeições. • Evitar o consumo de líquidos durante as refeições, principalmente bebidas gasosas. • Evitar preparações que estimulem a saciedade (alimentos crus, preparações gordurosas ou ricas em molhos).

continuação

Efeito colateral	Orientação nutricional
Diarreia	• Orientar sobre a importância da ingestão hídrica regular. • Dar preferência a alimentos ricos em fibra solúvel. • Dieta pobre em resíduos e em gordura. • Restringir alimentos com lactose, como leite e derivados. • Evitar alimentos açucarados como doces concentrados. • Utilizar leite de soja ou com baixo teor de lactose.
Constipação intestinal	• Aumentar a ingestão de líquidos. • Dar preferência a alimentos e sucos laxativos. • Aumentar o consumo de alimentos integrais e ricos em fibras insolúveis. • Evitar alimentos ricos em carboidratos refinados, como farinhas, amido de milho, entre outros. • Estimular a prática de atividades conforme avaliação médica.

Fonte: Guia de nutrição para pacientes e cuidadores: orientações aos pacientes – Inca, 2010[78]; Patient Education. The University of Texas MD Anderson Cancer Center (http://www.mdanderson.org)[79].

CIRURGIA

O tratamento cirúrgico pode ter finalidade curativa ou paliativa. É denominado curativo quando indicado nos casos iniciais da maioria dos tumores sólidos e paliativo quando tem a finalidade de reduzir a população de células tumorais ou de controlar sintomas que colocam em risco a vida do paciente ou que comprometem a qualidade de sua sobrevida, sendo utilizada, por exemplo, nos seguintes casos: controle da dor e de hemorragias, desvio de trânsitos aéreo, digestivo e urinário e retirada de lesões de difícil convivência por causa de seu aspecto e odor[80].

O planejamento cirúrgico deve incluir todos os cuidados referentes aos princípios gerais da cirurgia e ao preparo do paciente e seus familiares sobre as alterações fisiológicas e/ou mutilações que poderão advir do procedimento[80]. Cirurgias de ressecção radical podem causar modificações significativas da fisiologia gastrointestinal, com alterações no trânsito intestinal, no esvaziamento gástrico, na digestão e na absorção, por causa da modificação anatômica e estase, supercrescimento bacteriano, alterações da secreção biliar e insuficiência hepática, entre outras[61] (Tabela 21.7).

Tabela 21.7. Complicações nutricionais associadas ao tratamento cirúrgico

Ressecções cirúrgicas	Consequências nutricionais
Boca e faringe	Disgeusia, disfagia e odinofagia; anorexia por alterações psicossociais e emocionais relacionadas ao grau de ressecção cirúrgica.
Esôfago	Regurgitação do conteúdo gástrico para esôfago e faringe, com risco de broncoaspiração; saciedade precoce e estase gástrica; diarreia e esteatorreia (devidas à vagotomia total).
Estômago	Estase gástrica, pirose e eructação; síndrome de *dumping* com hipoglicemia reativa; má digestão de proteínas; má absorção de gorduras, ferro, cálcio e vitaminas; anemia perniciosa; trânsito intestinal acelerado.
Duodeno/jejuno/íleo (dependendo da extensão da ressecção, pode ocorrer a síndrome do intestino curto – SIC)	Má absorção de diversos nutrientes (carboidratos, gorduras, proteínas, vitaminas e minerais); anemia; diarreia, desidratação e esteatorreia; trânsito intestinal acelerado; alterações psicossociais; SIC (alteração na homeostase de fluidos e eletrólitos e má absorção generalizada).
Colectomia parcial/total	Perda de água e eletrólitos; diarreia; flatulência.
Pancreatectomia	Saciedade precoce; estase gástrica; diarreia e esteatorreia; má absorção de macro e micronutrientes, *diabetes mellitus*; perda excessiva de fluidos e eletrólitos.

Adaptada de: Bozzetti e cols.[77] e Waitzberg e cols.[81]

INDICAÇÕES DE TERAPIA NUTRICIONAL

A TN tem como objetivos prevenir e tratar a desnutrição, preservar a massa magra, reduzir os efeitos adversos decorrentes da doença e do tratamento e melhorar a qualidade de vida do paciente oncológico. A TN deve considerar a individualidade de cada paciente, o estado nutricional, o estadiamento da doença, o tipo de tratamento instituído e a função gastrointestinal[82,83].

Todos os pacientes oncológicos com diagnóstico de risco nutricional ou de desnutrição têm indicação de TN[34,82,84]. A melhor opção é a via oral, visto que é o acesso mais fisiológico e menos invasivo. O momento de iniciar a TN no paciente oncológico varia de acordo com o critério utilizado. Na Tabela 21.8 são mostradas as recomendações utilizadas pelas diferentes instituições.

Tabela 21.8. Critérios de indicação da terapia nutricional no paciente oncológico adulto

Instituição/Sociedade	Critérios de indicação
Instituto Nacional de Câncer (Inca), 2009[34]	• TNE: TGI total ou parcialmente funcionante: – TNE via oral: os suplementos nutricionais devem ser a primeira opção, quando a ingestão alimentar for < 75% das recomendações em até cinco dias, sem expectativa de melhora da ingestão; – TNE via sonda: impossibilidade de utilização da via oral, ingestão oral < 60% das recomendações em até cinco dias consecutivos, sem expectativa de melhora. • TNP: impossibilidade total ou parcial de uso do TGI.
European Society for Clinical Nutrition and Metabolism (ESPEN), 2006[82]	– TNE: ingestão alimentar < 60% do gasto energético estimado por 10 dias, ou presença de perda de peso devida à ingestão alimentar insuficiente. – TNP: impossibilidade total ou parcial de uso do TGI.
Projeto Diretrizes, 2011[85]	– TN: ingestão alimentar < 70% do gasto energético estimado por período maior que 10 dias, ou aqueles que não poderão alimentar-se por período maior do que sete dias.

TN: terapia nutricional; TNE: terapia nutricional enteral; TNP: terapia nutricional parenteral; TGI: trato gastrointestinal.

A TN precoce tem se mostrado efetiva em minimizar a perda de peso, em melhorar a tolerância ao tratamento e a sobrevida de pacientes oncológicos submetidos à quimioterapia e radioterapia[56,86]. Em pacientes oncológicos cirúrgicos desnutridos, a TN perioperatória foi benéfica em reduzir as taxas de complicações pós-operatórias e de mortalidade[87]. Segundo a *American Society of Parenteral and Enteral Nutrition* (ASPEN), a TN é indicada por no mínimo 7 a 14 dias em pacientes desnutridos no pré-operatório[84]. Em pacientes com neoplasia de cabeça e pescoço, a TN via sonda é indicada em casos de dificuldade na ingestão alimentar por obstrução da via alimentar ou mucosite severa acarretados pela massa tumoral ou pela radioterapia. Nos casos de doença avançada, e dependendo da dose de radiação, a colocação de gastrostomia percutânea pode ser indicada como medida profilática[30].

O desmame da TN via oral deve ser realizado quando a ingestão alimentar for superior a 75% do gasto energético total (GET), por cinco dias, e no caso da TN via sonda, quando a ingestão oral for superior a 60% do GET. A NP é suspensa quando for possível utilizar o trato gastrointestinal[34].

A prescrição e a evolução da TN deverão ser regularmente monitorizadas a fim de prevenir e/ou identificar possíveis intercorrências associadas à sua utilização. Em relação à TNE, podem ocorrer três principais tipos de complicações: gastrointestinais (distensão abdominal, obstrução intestinal, náuseas e vômitos, refluxo esofagiano, diarreia etc.), mecânicas (rinite, otite, parotidite, faringite, esofagite, aspiração pulmonar, perda do cateter, obstrução, perfuração etc.) e metabólicas (distúrbios hidroeletrolíticos, particularmente de potássio e fósforo, e síndrome da realimentação, entre outras).

RECOMENDAÇÕES NUTRICIONAIS

As recomendações nutricionais direcionadas ao paciente oncológico adulto podem variar de acordo com a finalidade da TN (Tabela 21.9).

Tabela 21.9. Recomendações nutricionais para o paciente oncológico adulto

Instituição/Sociedade	Recomendação energética (kcal/kg/dia)	Recomendação proteica (g/kg/dia)
Consenso Nacional de Nutrição Oncológica (Inca, 2009)[34]	– Realimentação: 20 – Obeso: 21 a 25 – Manutenção de peso: 25 a 30 – Ganho de peso: 30 a 35 – Repleção: 35 a 45	– Tratamento oncológico*: Sem complicações: 1,0 a 1,2 Com estresse moderado: 1,1 a 1,5 Com estresse grave e depleção proteica: 1,5 a 2,0
Diretrizes Brasileiras em Terapia Nutricional (DITEN, 2011)[85]	– Obesos ou manutenção: 21 a 25 – Adultos sedentários: 25 a 30 – Ganho de peso ou pacientes anabólicos: 30 a 35 – Má absorção: > 35	– Comprometimento hepático ou renal: 0,5 a 0,8 – Pacientes sem estresse: 1,0 a 1,5 – Pacientes hipermetabólicos ou com perda aumentada: 1,5 a 2,0
American Dietetic Association (ADA, 2006)[88]	– Obesos ou manutenção: 21 a 25 – Pacientes sedentários: 25 a 30 – Levemente hipermetabólicos, com ganho de peso ou anabólicos: 30 a 35 – Pacientes hipermetabólicos, com má absorção ou estresse grave: > 35	– Comprometimento hepático ou renal: 0,5-0,8 – Pacientes sem estresse: 1,0 a 1,5 – Pacientes hipermetabólicos ou com perda aumentada: 1,5 a 2,5
European Society for Clinical Nutrition and Metabolism (ESPEN, 2006)[82]	– Pacientes que deambulam: 30 a 35 – Pacientes restritos ao leito: 20 a 25	– Mínimo: 1 – Objetivo: 1,2 a 2

* Tratamento oncológico clínico (quimioterapia e radioterapia) e cirúrgico.

SOBREVIVENTES DE CÂNCER

De acordo com a publicação do *American Cancer Society* (2012)[89], foram estimados cerca de 14 milhões de sobreviventes de câncer nos Estados Unidos para o ano de 2012, alcançando 18 milhões em 2022. O aumento da expectativa de vida e os avanços, tanto na detecção precoce como no tratamento do câncer, são alguns dos fatores que têm contribuído para o aumento do número de sobreviventes de câncer.

São considerados sobreviventes de câncer os indivíduos que apresentam o diagnóstico de câncer, incluindo aqueles em tratamento ativo, na fase de recuperação, na fase de manutenção da saúde ou com doença avançada[83]. Neste capítulo, as recomendações são direcionadas ao sobrevivente de câncer em fase de manutenção da saúde, cujo objetivo é a prevenção de recorrência da doença, do segundo tumor primário e de outras doenças crônicas.

Apesar da alta prevalência de desnutrição e de perda de peso relacionadas a alguns tipos de câncer[9], o ganho de peso é cada vez mais frequente em indivíduos com neoplasias de mama e hematológicas[43,90]. A causa do aumento de peso é multifatorial e pode estar associada a aumento do consumo alimentar, decréscimo de atividade física e alteração da taxa metabólica basal[91,92].

A obesidade, além de estar associada ao aumento da incidência e da mortalidade, associa-se a maiores taxas de recaída em alguns tipos de câncer[93-96]. O tratamento oncológico também está relacionado a efeitos colaterais como o desenvolvimento de síndrome metabólica e ao aumento do risco de doenças cardiovasculares nessa população[97,98].

A atenção nutricional tem sido apontada como um componente importante no plano de cuidado dos sobreviventes de câncer. Tendo em vista a falta de estudos sobre o tema, a *American Cancer Society*[83] orienta que os sobreviventes de câncer, em fase de manutenção da saúde, sigam as recomendações direcionadas à prevenção de câncer resumidas na Tabela 21.10.

SUPLEMENTOS VITAMÍNICOS E MINERAIS

O consumo de suplementos vitamínicos e minerais vem crescendo nos últimos anos. A frequência do uso desses suplementos está em torno de 64% a 81% entre os sobreviventes de câncer, e 14% a 32% dessa população iniciam o uso do suplemento após o diagnóstico[99].

Tabela 21.10. Orientações de estilo de vida saudável direcionadas à prevenção do câncer

	Recomendações
Peso	Manter o peso corporal dentro dos limites normais (18,5 a 25 kg/m²) e evitar ganho de peso ao longo da vida. Promover a perda de peso em indivíduos com sobrepeso ou obesidade por meio da prática de atividade física e da restrição de alimentos e bebidas calóricas.
Prática de atividade física	Evitar hábitos sedentários. Praticar pelo menos 150 min de atividade moderada ou 75 min de atividade intensa por semana. Incluir exercícios de força pelo menos dois dias por semana. * Atividade física deverá ser recomendada conforme condição clínica e indicada por profissionais da área.
Alimentação	Evitar o consumo de alimentos e bebidas com alta densidade energética, bebidas açucaradas e alimentos do tipo *fast-food*. Consumir cinco porções de frutas e hortaliças por dia. Restringir carnes vermelhas e processadas. Dar preferência aos grãos integrais. Evitar consumo de alimentos salgados, processados ou preservados no sal.
Estilo de vida	Limitar o consumo de bebida alcoólica para no máximo uma dose ao dia, para o sexo feminino, e duas doses ao dia, para o sexo masculino. Não fumar.

Fonte: Rock e cols.[83].

O câncer, associado ao tratamento antineoplásico, é responsável pelo aumento do estresse oxidativo e está relacionado à diminuição da concentração de nutrientes e enzimas antioxidantes[101]. A anorexia, na medida em que diminui o aporte de substratos (proteínas, vitaminas e minerais) envolvidos na neutralização das espécies reativas do oxigênio, pode ser um fator adicional[102]. Não obstante, a quimioterapia pode alterar a absorção de nutrientes[103]. Tal fato leva a supor a existência de uma maior necessidade de nutrientes nesses pacientes[104].

O uso de suplementos nutricionais, em especial de vitaminas antioxidantes, durante o tratamento antineoplásico ainda é uma questão polêmica[105]. A maioria dos estudos não apresenta qualquer evidência de que esses tipos de suplementos são capazes de diminuir os efeitos colaterais decorrentes do tratamento antineoplásico e melhorar o prognóstico ou a sobrevida global dos pacientes oncológicos[105,106], ao contrário, podem levar ao aumento da mortalidade e da recorrência de alguns tipos de câncer[107,108].

Considerando a falta de evidências consistentes a favor do uso de suplementos vitamínicos e minerais, seu uso está contraindicado. Nesse sentido, a ingestão de quantidades fisiológicas desses micronutrientes é recomendada para pacientes oncológicos, durante ou após o tratamento antineoplásico, por meio de alimentação rica em frutas e vegetais fonte de antioxidantes, de acordo com a Ingestão Dietética de Referência (*Dietary Reference Intakes* – DRI)[109]. Mesmo em determinadas situações clínicas específicas que possam resultar em deficiência de algum micronutriente, o uso de suplementos vitamínicos e minerais deve ser analisado com cautela. Sua indicação deve ter como finalidade atingir as necessidades nutricionais sem, contudo, ultrapassar as DRI[83].

Assim como os suplementos vitamínicos e minerais, os fitoterápicos têm sido utilizados no manejo dos efeitos colaterais decorrentes do tratamento antineoplásico[110-112]. No entanto, os fitoterápicos são usados empiricamente, sem respaldo científico quanto à sua eficácia, à sua segurança e às suas interações farmacológicas com a administração conjunta de quimioterápicos[113,114]. Não obstante, a maioria dos estudos na área é inconclusiva e criticada quanto à qualidade metodológica[115]. Portanto, não é recomendado o uso de fitoterápicos em pacientes oncológicos[116].

IMUNOMODULADORES

Em virtude do impacto do estado nutricional no sistema imune e da resposta inflamatória ao estresse induzido pelo tratamento oncológico, nutrientes com ação imunomoduladora, tais como a arginina, a glutamina, o ácido graxo ômega-3 e os nucleotídeos, poderiam auxiliar no tratamento do paciente oncológico[117].

No entanto, as evidências são inconclusivas quanto ao uso de imunomoduladores em pacientes oncológicos submetidos ao tratamento quimio e radioterápico. Poucos estudos encontram resultados favoráveis ao uso de glutamina na prevenção da mucosite. Além disso, a maioria dos estudos apresenta limitações quanto a seu delineamento[118].

Em indivíduos com caquexia, apesar de alguns estudos mostrarem resultados favoráveis ao uso de ácidos graxos ômega-3 na manutenção do peso, na capacidade funcional e na qualidade de vida, a maioria dos estudos apresenta qualidade questionável, além de resultados limitados e contraditórios[82,119,120]. Alguns estudos têm demonstrado benefícios da utilização dos ácidos graxos ômega-3 na manutenção do peso e na melhoria da qualidade de vida e da resposta à quimioterapia em pacientes submetidos à quimio e radioterapia e em tratamento paliativo[121,122]. No entanto, há necessidade de mais estudos na área no intuito de comprovar tais benefícios.

Em relação aos indivíduos oncológicos submetidos à cirurgia, estudos têm demonstrado redução da incidência de complicações infecciosas no pós-operatório, do tempo de internação e dos custos hospitalares com a utilização de dietas imunomoduladoras em pacientes com tumores gastrointestinais[123-125]. Nesse sentido, a ESPEN recomenda o uso de fórmulas enterais enriquecidas com imunomoduladores no perioperatório, por no mínimo cinco a sete dias, em pacientes oncológicos submetidos a cirurgias de grande porte (como gastrectomia, esofagectomia, laringectomia e faringectomia), independentemente do estado nutricional[82,126].

Alguns autores têm mostrado maior benefício da dieta imunomoduladora em indivíduos desnutridos[127,128]. Um estudo caso-controle randomizado, que acompanhou indivíduos com diagnóstico de câncer gástrico submetidos à gastrectomia total, mostrou benefício do uso da dieta imunomoduladora, administrada por um período de cinco dias, apenas em indivíduos com perda de peso superior a 5%[129]. A ASPEN recomenda a utilização de dietas imunomoduladoras apenas em indivíduos oncológicos desnutridos submetidos a cirurgias de grande porte[84]. De acordo com Mariette e cols.[130], indivíduos desnutridos devem receber dieta imunomoduladora no período perioperatório e indivíduos bem nutridos, apenas no período pré-operatório.

Diante do exposto, os estudos mostram os benefícios da dieta imunomoduladora em pacientes cirúrgicos oncológicos, com destaque para os indivíduos desnutridos, por um período mínimo de cinco a sete dias.

SITES RECOMENDADOS

International Agency for Research on Cancer/World Health Organization(IARC/WHO): http://www.iarc.fr/

World Cancer Research Fund International (WCRF):

http://www.wcrf.org/ ; http://www.dietandcancerreport.org/

American Institute for Cancer Research (AICR): http://www.aicr.org/

Seattle Cancer Care Alliance (SCCA): http://www.seattlecca.org/

MD Anderson Cancer Center: http://www.mdanderson.org/

The European Society for Clinical Nutrition and Metabolism (ESPEN): http://www.espen.org/

American Society for Parenteral and Enteral Nutrition (ASPEN): www.nutritioncare.org

Instituto Nacional de Câncer José Alencar Gomes da Silva: www.inca.gov.br

Projeto Diretrizes (DITEN): http://www.projetodiretrizes.org.br/amb.php

REFERÊNCIAS

1. American Cancer Society. The Global Economic Cost of Cancer Report Summary. Atlanta: American Cancer Society; 2010. 12p.

2. Boyle P, Levin B, editors. World cancer report 2008. Lyon: IARC Press; 2008. 512p.

3. Brasil. Ministério da Saúde. Instituto Nacional do Câncer (Inca). Estimativa 2014: incidência de câncer no Brasil. Rio de Janeiro: Inca; 2014. 124p.

4. World Health Organization. Fact sheet number 297: Cancer. February 2012. Disponível em: <http://www.who.int/mediacentre/factsheets/fs297/en/index.html>. Acesso em: 26 nov. 2012.

5. Bozzetti F; SCRINIO Working Group. Screening the nutritional status in oncology: a preliminary report on 1,000 outpatients. Support Care Cancer. 2009;17(3):279-84.

6. Ramos Chaves M, Boléo-Tomé C, Monteiro-Grillo I, Camilo M, Ravasco P. The diversity of nutritional status in cancer: new insights. Oncologist. 2010;15(5):523-30.

7. von Haehling S, Anker SD. Cachexia as a major underestimated and unmet medical need: facts and numbers. J Cachexia Sarcopenia Muscle. 2010;1(1):1-5.

8. Deans DA, Tan BH, Wigmore SJ, Ross JA, de Beaux AC, Paterson-Brown S, et al. The influence of systemic inflammation, dietary intake and stage of disease on rate of weight loss in patients with gastro-oesophageal cancer. Br J Cancer. 2009;100(1):63-9.

9. Pressoir M, Desné S, Berchery D, Rossignol G, Poiree B, Meslier M, et al. Prevalence, risk factors and clinical implications of malnutrition in French Comprehensive Cancer Centres. Br J Cancer. 2010;102(6):966-71.

10. Daly JM, Fry WA, Little AG, Winchester DP, McKee RF, Stewart AK, et al. Esophageal cancer: results of an American College of Surgeons Patient Care Evaluation Study. J Am Coll Surg. 2000;190(5):562-72.

11. Whitman MM. The starving patient: supportive care for people with cancer. Clin J Oncol Nurs. 2000;4(3):121-5.

12. Huhmann MB, Cunningham RS. Importance of nutritional screening in treatment of cancer-related weight loss. Lancet Oncol. 2005;6(5):334-43.

13. Martin CA, Walsh GL, Moreland K. Relationship of weight loss and postoperative nutritional complications in esophagogastrectomy surgery. J Parenter Enter Nutr. 1999;23:S20.

14. Bossola M, Pacelli F, Tortorelli A, Doglietto GB. Cancer cachexia: it's time for more clinical trials. Ann Surg Oncol. 2007;14(2):276-85.

15. Sánchez-Lara K, Turcott JG, Juárez E, Guevara P, Núñez-Valencia C, Oñate-Ocaña LF, et al. Association of nutrition parameters including bioelectrical impedance and systemic inflammatory response with quality of life and prognosis in patients with advanced non-small-cell lung cancer: a prospective study. Nutr Cancer. 2012;64(4):526-34.

16. Chang PH, Wang CH, Huang JS, Lai CH, Wu TH, Lan YJ, et al. Low body mass index at 3 months following adjuvant chemoradiation affects survival of postoperative locally advanced oral cavity cancer patients. Laryngoscope. 2012;122(10):2193-8.

17. Evans WJ, Morley JE, Argilés J, Bales C, Baracos V, Guttridge D, et al. Cachexia: a new definition. Clin Nutr. 2008;27(6):793-9.

18. Springer J, von Haehling S, Anker SD. The need for a standardized definition for cachexia in chronic illness. Nat Clin Pract Endocrinol Metab. 2006;2(8):416-7.

19. Fox KM, Brooks JM, Gandra SR, Markus R, Chiou CF. Estimation of cachexia among cancer patients based on four definitions. J Oncol. 2009.

20. Fearon K, Strasser F, Anker SD, Bosaeus I, Bruera E, Fainsinger RL, et al. Definition and classification of cancer cachexia: an international consensus. Lancet Oncol. 2011;12(5):489-95.

21. Associação Brasileira de Cuidados Paliativos. Consenso Brasileiro de Caquexia e Anorexia. Rev Bras Cuidados Paliativos. 2011;3(3 Supl 1):3-42.

22. Karnofsky D, Abelman W, Craver L, Burchenal J. The use of nitrogen mustards in the palliative treatment of carcinoma. Cancer. 1948;1(4):634-56.

23. Zubrod CG, Schneiderman M, Frei III E, Brindley C, Gold GL, Shnider B, et al. Appraisal of methods for the study of chemotherapy of cancer in man: comparative therapeutic trial of nitrogen mustard and triethylene thiophosphoramide. J Chron Dis. 1960;11(1):7-33.

24. Bosaeus I. Nutritional support in multimodal therapy for cancer cachexia. Support Care Cancer. 2008;16(5):447-51.

25. Fearon KC, Moses AG. Cancer cachexia. Int J Cardiol. 2002;85(1):73-81.

26. McCarthy DO. Rethinking nutritional support for persons with cancer cachexia. Biol Res Nurs. 2003;5(1):3-17.

27. Lundholm K, Daneryd P, Bosaeus I, Körner U, Lindholm E. Palliative nutritional intervention in addition to cyclooxygenase and erythropoietin treatment for patients with malignant disease: Effects on survival, metabolism, and function. Cancer. 2004;100(9):1967-77.

28. Tisdale MJ. Molecular pathways leading to cancer cachexia. Physiology (Bethesda). 2005;20:340-8.

29. Davies M. Nutritional screening and assessment in cancer-associated malnutrition. Eur J Oncol Nurs. 2005;9 Suppl 2:S64-73.

30. Santarpia L, Contaldo F, Pasanisi F. Nutritional screening and early treatment of malnutrition in cancer patients. J Cachexia Sarcopenia Muscle. 2011;2(1):27-35.

31. Kubrak C, Jensen L. Critical evaluation of nutrition screening tools recommended for oncology patients. Cancer Nurs. 2007;30(5):E1-6.

32. Ottery FD. Definition of standardized nutritional assessment and interventional pathways in oncology. Nutrition. 1996;12(1 Suppl):S15-9.

33. Barbosa-Silva MCG, Barros AJD. Avaliação nutricional subjetiva. Parte 1 – Revisão de sua validade após duas décadas de uso. Arq Gastroenterol. 2002;39(3):181-7.

34. Brasil. Ministério da Saúde. Instituto Nacional do Câncer (Inca). Consenso Nacional de Nutrição Oncológica. Rio de Janeiro: Inca; 2009. 126p.

35. Marín Caro MM, Candela CG, Rabaneda RC, Nogueira TL, Huerta MG, Kohen VL, et al. Evaluación del riesgo nutricional e instauración de soporte nutricional en pacientes oncológicos, según el protocolo del grupo español de Nutrición y Cáncer. Nutr Hosp. 2008;23(5):458-68.

36. Barbosa-Silva MC. Subjective and objective nutritional assessment methods: what do they really assess? Curr Opin Clin Nutr Metab Care. 2008;11(3):248-54.

37. D'Journo XB, Ouattara M, Loundou A, Trousse D, Dahan L, Nathalie T, et al. Prognostic impact of weight loss in 1-year survivors after transthoracic esophagectomy for cancer. Dis Esophagus. 2012;25(6):527-34.

38. Prado CM, Lieffers JR, McCargar LJ, Reiman T, Sawyer MB, Martin L, et al. Prevalence and clinical implications of sarcopenic obesity in patients with solid tumours of the respiratory and gastrointestinal tracts: a population-based study. Lancet Oncol. 2008;9(7):629-35.

39. Tan BH, Birdsell LA, Martin L, Baracos VE, Fearon KC. Sarcopenia in an overweight or obese patient is an adverse prognostic factor in pancreatic cancer. Clin Cancer Res. 2009;15(22):6973-9.

40. Baracos VE, Reiman T, Mourtzakis M, Gioulbasanis I, Antoun S. Body composition in patients with non-small cell lung cancer: a contemporary view of cancer cachexia with the use of computed tomography image analysis. Am J Clin Nutr. 2010;91(4):1133S-1137S.

41. Prado CM, Baracos VE, McCargar LJ, Mourtzakis M, Mulder KE, Reiman T, et al. Body composition as an independent determinant of 5-fluorouracil-based chemotherapy toxicity. Clin Cancer Res. 2007;13(11):3264-8.

42. Prado CM, Baracos VE, McCargar LJ, Reiman T, Mourtzakis M, Tonkin K, et al. Sarcopenia as a determinant of chemotherapy toxicity and time to tumor progression in metastatic breast cancer patients receiving capecitabine treatment. Clin Cancer Res. 2009;15(8):2920-6.

43. Jarfelt M, Lannering B, Bosaeus I, Johannsson G, Bjarnason R. Body composition in young adult survivors of childhood acute lymphoblastic leukaemia. Eur J Endocrinol. 2005;153(1):81-9.

44. Gonzalez MC, Pastore CA, Orlandi SP, Heymsfield SB. Obesity paradox in cancer: new insights provided by body composition. Am J Clin Nutr. 2014;99(5):999-1005.

45. Heymsfield SB, Wang Z, Baumgartner RN, Ross R. Human body composition: advances in models and methods. Annu Rev Nutr. 1997;17:527-58.

46. Mitsiopoulos N, Baumgartner RN, Heymsfield SB, Lyons W, Gallagher D, Ross R. Cadaver validation of skeletal muscle measurement by magnetic resonance imaging and computerized tomography. J Appl Physiol (1985). 1998;85(1):115-22.

47. Shen W, Punyanitya M, Wang Z, Gallagher D, St-Onge MP, Albu J, et al. Total body skeletal muscle and adipose tissue volumes: estimation from a single abdominal cross-sectional image. J Appl Physiol (1985). 2004;97(6):2333-8.

48. Barbosa-Silva MC, Barros AJ. Bioelectrical impedance analysis in clinical practice: a new perspective on its use beyond body composition equations. Curr Opin Clin Nutr Metab Care. 2005;8(3):311-7.

49. Selberg O, Selberg D. Norms and correlates of bioimpedance phase angle in healthy human subjects, hospitalized patients, and patients with liver cirrhosis. Eur J Appl Physiol. 2002;86(6):509-16.

50. Toso S, Piccoli A, Gusella M, Menon D, Bononi A, Crepaldi G, et al. Altered tissue electric properties in lung cancer patients as detected by bioelectric impedance vector analysis. Nutrition. 2000;16(2):120-4.

51. Paiva SI, Borges LR, Halpern-Silveira D, Assunção MC, Barros AJ, Gonzalez MC. Standardized phase angle from bioelectrical impedance analysis as prognostic factor for survival in patients with cancer. Support Care Cancer. 2010;19(2):187-92.

52. Norman K, Stobäus N, Zocher D, Bosy-Westphal A, Szramek A, Scheufele R, et al. Cutoff percentiles of bioelectrical phase angle predict functionality, quality of life, and mortality in patients with cancer. Am J Clin Nutr. 2010;92(3):612-9.

53. Wang AY, Sea MM, Ho ZS, Lui SF, Li PK, Woo J. Evaluation of handgrip strength as a nutritional marker and prognostic indicator in peritoneal dialysis patients. Am J Clin Nutr. 2005;81(1):79-86.

54. Pham NV, Cox-Reijven PL, Wodzig WK, Greve JW, Soeters PB. SGA and measures for muscle mass and strength in surgical Vietnamese patients. Nutrition. 2007;23(4):283-91.

55. Corish CA, Flood P, Mulligan S, Kennedy NP. Apparent low frequency of undernutrition in Dublin hospital in-patients: should we review the anthropometric thresholds for clinical practice? Br J Nutr. 2000;84(3):325-35.

56. Ravasco P, Monteiro-Grillo I, Marques Vidal P, Camilo ME. Impact of nutrition on outcome: a prospective randomized controlled trial in patients with head and neck cancer undergoing radiotherapy. Head Neck. 2005;27(8):659-68.

57. Trabal J, Leyes P, Forga MT, Hervás S. Quality of life, dietary intake and nutritional status assessment in hospital admitted cancer patients. Nutr Hosp. 2006;21(4):505-10.

58. Berteretche MV, Dalix AM, d'Ornano AM, Bellisle F, Khayat D, Faurion A. Decreased taste sensitivity in cancer patients under chemotherapy. Support Care Cancer. 2004;12(8):571-6.

59. Steinbach S, Hummel T, Böhner C, Berktold S, Hundt W, Kriner M, et al. Qualitative and quantitative assessment of taste and smell changes in patients undergoing chemotherapy for breast cancer or gynecologic malignancies. J Clin Oncol. 2009;27(11):1899-905.

60. Brasil. Ministério da Saúde. Secretaria de Atenção à Saúde. Departamento de Regulação, Avaliação e Controle. Coordenação-Geral de Sistemas de Informação. Manual de bases técnicas da oncologia – SAI/SUS – Sistema de Informações Ambulatoriais. Brasília: Ministério da Saúde; 2011. 110p.

61. Andreyev HJ, Davidson SE, Gillespie C, Allum WH, Swarbrick E. Practice guidance on the management of acute and chronic gastrointestinal problems arising as a result of treatment for cancer. Gut. 2012;61(2):179-92.

62. Osterlund P, Ruotsalainen T, Peuhkuri K, Korpela R, Ollus A, Ikonen M, et al. Lactose intolerance associated with adjuvant 5-fluorouracil-based chemotherapy for colorectal cancer. Clin Gastroenterol Hepatol. 2004;2(8):696-703.

63. Andreyev HJ. A physiological approach to modernize the management of cancer chemotherapy-induced gastrointestinal toxicity. Curr Opin Support Palliat Care. 2010;4(1):19-25.

64. Adamietz IA, Rahn R, Böttcher HD, Schäfer V, Reimer K, Fleischer W. Prophylaxis with povidone-iodine against induction of oral mucositis by radiochemotherapy. Support Care Cancer. 1998;6(4):373-7.

65. Rubenstein EB, Peterson DE, Schubert M, Keefe D, McGuire D, Epstein J, et al.; Mucositis Study Section of the Multinational Association for Supportive Care in Cancer; International Society for Oral Oncology. Clinical practice guidelines for the prevention and treatment of cancer therapy-induced oral and gastrointestinal mucositis. Cancer. 2004;100(9 Suppl):2026-46.

66. Rodríguez-Caballero A, Torres-Lagares D, Robles-García M, Pachón-Ibáñez J, González-Padilla D, Gutiérrez-Pérez JL. Cancer treatment-induced oral mucositis: a critical review. Int J Oral Maxillofac Surg. 2012;41(2):225-38.

67. World Health Organization. Handbook for reporting results of cancer treatment. Geneva: WHO; 1979. p. 15-22.

68. Grunberg SM, Deuson RR, Mavros P, Geling O, Hansen M, Cruciani G, et al. Incidence of chemotherapy-induced nausea and emesis after modern antiemetics. Cancer. 2004;100(10):2261-8.

69. Grunberg SM, Osoba D, Hesketh PJ, Gralla RJ, Borjeson S, Rapoport BL, et al. Evaluation of new antiemetic agents and definition of antineoplastic agent emetogenicity – an update. Support Care Cancer. 2005;13(2):80-4.

70. Roila F, Hesketh PJ, Herrstedt J; Antiemetic Subcommitte of the Multinational Association of Supportive Care in Cancer. Prevention of chemotherapy- and radiotherapy-induced emesis: results of the 2004 Perugia International Antiemetic Consensus Conference. Ann Oncol. 2006;17(1):20-8.

71. Associação Brasileira de Cuidados Paliativos. Consenso Brasileiro de Náuseas e Vômitos. Rev Bras Cuidados Paliativos. 2011;3(3 Supl 2).

72. National Comprehensive Cancer Network (NCCN). Guidelines: Antiemesis (version 2.2010). Disponível em: <www.nccn.org/professionals/physician_gls/f_guidelines.asp>. Acessado em: 16 abr. 2010.

73. Aapro M. Optimising antiemetic therapy: what are the problems and how can they be overcome? Curr Med Res Opin. 2005;21(6):885-97.

74. Bloechl-Daum B, Deuson RR, Mavros P, Hansen M, Herrstedt J. Delayed nausea and vomiting continue to reduce patients' quality of life after highly and moderately emetogenic chemotherapy despite antiemetic treatment. J Clin Oncol. 2006;24(27):4472-8.

75. Bensadoun RJ, Magné N, Marcy PY, Demard F. Chemotherapy- and radiotherapy-induced mucositis in head and neck cancer patients: new trends in pathophysiology, prevention and treatment. Eur Arch Otorhinolaryngol. 2001;258(9):481-7.

76. Biswal BM, Zakaria A, Ahmad NM. Topical application of honey in the management of radiation mucositis: a preliminary study. Support Care Cancer. 2003;11(4):242-8.

77. Bozzetti F, Von, Meyenfeld MF. Terapia nutricional no câncer. In: Sobotka L, Allison SP, Furst P, Meier R, Pertkiewicz M, Soeters P. Bases da nutrição clínica. 3ª ed. Rio de Janeiro: Rubio; 2008. p. 353-61.

78. Brasil. Ministério da Saúde. Instituto Nacional do Câncer (Inca). Guia de nutrição para pacientes e cuidadores: orientações aos pacientes. 2ª ed. Rio de Janeiro: Inca; 2010. 16p.

79. The University of Texas. MD Anderson Cancer Center. Patient Education. Disponível em: <http://www2.mdanderson.org/app/pe/index.cfm?pageName=opendoc&docid=98>.

80. Brasil. Ministério da Saúde. Instituto Nacional do Câncer (Inca). Bases do tratamento. Ações de enfermagem para o controle do câncer: uma proposta de integração ensino-serviço. 3ª ed. Rio de Janeiro: Inca; 2008. 628p.

81. Waitzberg DL, Mazza RPJ, Alves CC. Consequências nutricionais do tratamento cirúrgico do trato gastrintestinal. In: Waitzberg DL. Dieta nutrição e câncer. São Paulo: Atheneu; 2004. p. 407-24.

82. Arends J, Bodoky G, Bozzetti F, Fearon K, Muscaritoli M, Selga G, et al.; ESPEN (European Society for Parenteral and Enteral Nutrition). ESPEN Guidelines on Enteral Nutrition: Non-surgical oncology. Clin Nutr. 2006;25(2):245-59.

83. Rock CL, Doyle C, Demark-Wahnefried W, Meyerhardt J, Courneya KS, Schwartz AL, et al. Nutrition and physical activity guidelines for cancer survivors. CA Cancer J Clin. 2012;62(4):243-74.

84. August DA, Huhmann MB; American Society for Parenteral and Enteral Nutrition (A.S.P.E.N.) Board of Directors. A.S.P.E.N. clinical guidelines: nutrition support therapy during adult anticancer treatment and in hematopoietic cell transplantation. JPEN J Parenter Enteral Nutr. 2009;33(5):472-500.

85. Associação Médica Brasileira. Conselho Federal de Medicina. Projeto Diretrizes. Terapia nutricional em Oncologia. São Paulo; 2011. v. 9, 494p.

86. Wang CH, Wang HM, Pang YP, Yeh KY. Early nutritional support in non-metastatic stage IV oral cavity cancer patients undergoing adjuvant concurrent chemoradiotherapy: analysis of treatment tolerance and outcome in an area endemic for betel quid chewing. Support Care Cancer. 2012;20(6):1169-74.

87. Wu GH, Liu ZH, Wu ZH, Wu ZG. Perioperative artificial nutrition in malnourished gastrointestinal cancer patients. World J Gastroenterol. 2006;12(15):2441-4.

88. Hurst JD, Gallagher AL. Energy, macronutrient, micronutrient, and fluid requirements. In: Elliot L, Molseed LL, McCallum PD, editors. The clinical guide to oncology nutrition. 2nd ed. Chicago, IL: The American Dietetic Association; 2006. p. 54-71.

89. American Cancer Society. Cancer Treatment and Survivorship Facts & Figures 2012-2013. Atlanta: American Cancer Society; 2012. 39p.

90. Trédan O, Bajard A, Meunier A, Roux P, Fiorletta I, Gargi T, et al. Body weight change in women receiving adjuvant chemotherapy for breast cancer: a French prospective study. Clin Nutr. 2010;29(2):187-91.

91. Demark-Wahnefried W, Peterson BL, Winer EP, Marks L, Aziz N, Marcom PK, et al. Changes in weight, body composition, and factors influencing energy balance among premenopausal breast cancer patients receiving adjuvant chemotherapy. J Clin Oncol. 2001;19(9):2381-9.

92. Jansen H, Postma A, Stolk RP, Kamps WA. Acute lymphoblastic leukemia and obesity: increased energy intake or decreased physical activity? Support Care Cancer. 2009;17(1):103-6.

93. Chromecki TF, Cha EK, Fajkovic H, Rink M, Ehdaie B, Svatek RS, et al. Obesity is associated with worse oncological outcomes in patients treated with radical cystectomy. BJU Int. 2013;111(2):249-55.

94. Protani M, Coory M, Martin JH. Effect of obesity on survival of women with breast cancer: systematic review and meta-analysis. Breast Cancer Res Treat. 2010;123(3):627-35.

95. Reeves GK, Pirie K, Beral V, Green J, Spencer E, Bull D; Million Women Study Collaboration. Cancer incidence and mortality in relation to body mass index in the Million Women Study: cohort study. BMJ. 2007;335(7630):1134.

96. Loi S, Milne RL, Friedlander ML, McCredie MR, Giles GG, Hopper JL, et al. Obesity and outcomes in premenopausal and postmenopausal breast cancer. Cancer Epidemiol Biomarkers Prev. 2005;14(7):1686-91.

97. de Haas EC, Oosting SF, Lefrandt JD, Wolffenbuttel BH, Sleijfer DT, Gietema JA. The metabolic syndrome in cancer survivors. Lancet Oncol. 2010;11(2):193-203.

98. Jung HS, Myung SK, Kim BS, Seo HG. Metabolic syndrome in adult cancer survivors: a meta-analysis. Diabetes Res Clin Pract. 2012;95(2):275-82.

99. Velicer CM, Ulrich CM. Vitamin and mineral supplement use among US adults after cancer diagnosis: a systematic review. J Clin Oncol. 2008;26(4):665-73.

100. Tsao SM, Yin MC, Liu WH. Oxidant stress and B vitamins status in patients with non-small cell lung cancer. Nutr Cancer. 2007;59(1):8-13.

101. Leung EY, Crozier JE, Talwar D, O'Reilly DS, McKee RF, Horgan PG, et al. Vitamin antioxidants, lipid peroxidation, tumour stage, the systemic inflammatory response and survival in patients with colorectal cancer. Int J Cancer. 2008;123(10):2460-4.

102. Mantovani G, Macciò A, Madeddu C, Mura L, Gramignano G, Lusso MR, et al. Quantitative evaluation of oxidative stress, chronic inflammatory indices and leptin in cancer patients: correlation with stage and performance status. Int J Cancer. 2002;98(1):84-91.

103. Melichar B, Dvorák J, Krcmová L, Hyspler R, Urbánek L, Solichová D. Intestinal permeability and vitamin A absorption in patients with chemotherapy-induced diarrhea. Am J Clin Oncol. 2008;31(6):580-4.

104. Elting LS, Cooksley C, Chambers M, Cantor SB, Manzullo E, Rubenstein EB. The burdens of cancer therapy. Clinical and economic outcomes of chemotherapy-induced mucositis. Cancer. 2003;98(7):1531-9.

105. Lawenda BD, Kelly KM, Ladas EJ, Sagar SM, Vickers A, Blumberg JB. Should supplemental antioxidant administration be avoided during chemotherapy and radiation therapy? J Natl Cancer Inst. 2008;100(11):773-83.

106. Ng K, Meyerhardt JA, Chan JA, Niedzwiecki D, Hollis DR, Saltz LB, et al. Multivitamin use is not associated with cancer recurrence or survival in patients with stage III colon cancer: findings from CALGB 89803. J Clin Oncol. 2010;28(28):4354-63.

107. Baron JA, Cole BF, Mott L, Haile R, Grau M, Church TR, et al. Neoplastic and antineoplastic effects of beta-carotene on colorectal adenoma recurrence: results of a randomized trial. J Natl Cancer Inst. 2003;95(10):717-22.

108. Bairati I, Meyer F, Jobin E, Gélinas M, Fortin A, Nabid A, et al. Antioxidant vitamins supplementation and mortality: a randomized trial in head and neck cancer patients. Int J Cancer. 2006;119(9):2221-4.

109. Institute of Medicine. National Research Council. Dietary Reference Intakes: The Essential Guide to Nutrient Requirements. Washington, DC: The National Academies Press; 2006.

110. Fox P, Butler M, Coughlan B, Murray M, Boland N, Hanan T, et al. Using a mixed methods research design to investigate complementary alternative medicine (CAM) use among women with breast cancer in Ireland. Eur J Oncol Nurs. 2013;17(4):490-7.

111. Iwase S, Yamaguchi T, Miyaji T, Terawaki K, Inui A, Uezono Y. The clinical use of Kampo medicines (traditional Japanese herbal treatments) for controlling cancer patients' symptoms in Japan: a national cross-sectional survey. BMC Complement Altern Med. 2012;12:222.

112. Horneber M, Bueschel G, Dennert G, Less D, Ritter E, Zwahlen M. How many cancer patients use complementary and alternative medicine: a systematic review and metaanalysis. Integr Cancer Ther. 2012;11(3):187-203.

113. Fukumasu H, Latorre AO, Bracci N, Górniak SL, Dagli MLZ. Fitoterápicos e potenciais interações medicamentosas na terapia do câncer. Rev Bras Toxicol. 2008;21(2):49-59.

114. Zeller T, Muenstedt K, Stoll C, Schweder J, Senf B, Ruckhaeberle E, et al. Potential interactions of complementary and alternative medicine with cancer therapy in outpatients with gynecological cancer in a comprehensive cancer center. J Cancer Res Clin Oncol. 2013;139(3):357-65.

115. Ernst E, Schmidt K, Baum M. Complementary/Alternative therapies for the treatment of breast cancer. A systematic review of randomized clinical trials and a critique of current terminology. Breast J. 2006;12(6):526-30.

116. Brasil. Ministério da Saúde. Instituto Nacional do Câncer (Inca). Consenso Nacional de Nutrição Oncológica. Rio de Janeiro: Inca; 2011.100p. 2v.

117. Marik PE, Flemmer M. Immunonutrition in the surgical patient. Minerva Anestesiol. 2012;78(3):336-42.

118. Gibson RJ, Keefe DM, Lalla RV, Bateman E, Blijlevens N, Fijlstra M, et al.; Mucositis Study Group of the Multinational Association of Supportive Care in Cancer/International Society of Oral Oncology (MASCC/ISOO). Systematic review of agents for the management of gastrointestinal mucositis in cancer patients. Support Care Cancer. 2013;21(1):313-26.

119. Bozzetti F, Arends J, Lundholm K, Micklewright A, Zurcher G, Muscaritoli M; ESPEN. ESPEN Guidelines on Parenteral Nutrition: non-surgical oncology. Clin Nutr. 2009;28(4):445-54.

120. Ries A, Trottenberg P, Elsner F, Stiel S, Haugen D, Kaasa S, et al. A systematic review on the role of fish oil for the treatment of cachexia in advanced cancer: an EPCRC cachexia guidelines project. Palliat Med. 2012;26(4):294-304.

121. Murphy RA, Mourtzakis M, Chu QS, Baracos VE, Reiman T, Mazurak VC. Supplementation with fish oil increases first-line chemotherapy efficacy in patients with advanced nonsmall cell lung cancer. Cancer. 2011;117(16):3774-80.

122. van der Meij BS, van Bokhorst-de van der Schueren MA, Langius JA, Brouwer IA, van Leeuwen PA. n-3 PUFAs in cancer, surgery, and critical care: a systematic review on clinical effects, incorporation, and washout of oral or enteral compared with parenteral supplementation. Am J Clin Nutr. 2011;94(5):1248-65.

123. Gianotti L, Braga M, Nespoli L, Radaelli G, Beneduce A, Di Carlo V. A randomized controlled trial of preoperative oral supplementation with a specialized diet in patients with gastrointestinal cancer. Gastroenterology. 2002;122(7):1763-70.

124. Zhang Y, Gu Y, Guo T, Li Y, Cai H. Perioperative immunonutrition for gastrointestinal cancer: a systematic review of randomized controlled trials. Surg Oncol. 2012;21(2):e87-95.

125. Mauskopf JA, Candrilli SD, Chevrou-Séverac H, Ochoa JB. Immunonutrition for patients undergoing elective surgery for gastrointestinal cancer: impact on hospital costs. World J Surg Oncol. 2012;10:136.

126. Weimann A, Braga M, Harsanyi L, Laviano A, Ljungqvist O, Soeters P; DGEM (German Society for Nutritional Medicine); ESPEN (European Society for Parenteral and Enteral Nutrition). ESPEN Guidelines on Enteral Nutrition: Surgery including organ transplantation. Clin Nutr. 2006;25(2):224-44.

127. Braga M, Gianotti L, Nespoli L, Radaelli G, Di Carlo V. Nutritional approach in malnourished surgical patients: a prospective randomized study. Arch Surg. 2002;137(2):174-80.

128. Klek S1 Szybinski P, Szczepanek K. Perioperative immunonutrition in surgical cancer patients: a summary of a decade of research. World J Surg. 2014;38(4):803-12.

129. Fujitani K, Tsujinaka T, Fujita J, Miyashiro I, Imamura H, Kimura Y, et al.; Osaka Gastrointestinal Cancer Chemotherapy Study Group. Prospective randomized trial of preoperative enteral immunonutrition followed by elective total gastrectomy for gastric cancer. Br J Surg. 2012;99(5):621-9.

130. Mariette C, De Botton ML, Piessen G. Surgery in esophageal and gastric cancer patients: what is the role for nutrition support in your daily practice? Ann Surg Oncol. 2012;19(7):2128-34.

22

ALIMENTAÇÃO E NUTRIÇÃO EM CUIDADOS PALIATIVOS

Cecília Helena Peinado de Sampaio Mattos

Josiane Cheli Vettori

"Você é importante porque você é você.
Você é importante até o último momento da sua vida.
E nós faremos tudo o que pudermos
Não só para ajudá-lo a morrer em paz,
Mas para viver até morrer."
Cicely Saunders

Quando não há possibilidade de tratamento com intenção curativa, a Organização Mundial da Saúde (OMS) recomenda um modelo de atenção à saúde cuja essência é minimizar os efeitos adversos ou complicações dos procedimentos terapêuticos. Nesse contexto, os objetivos maiores são a qualidade de vida e o conforto do paciente, até o momento da morte, e de seus familiares e cuidadores, até o luto. Apesar da subjetividade acerca da definição do termo "qualidade de vida", a OMS o descreve como a percepção de cada indivíduo em relação à sua existência, nos contextos culturais e no sistema de valores em que vive, considerando seus objetivos, expectativas, padrões e interesses[1]. Tal forma de assistência é denominada cuidados paliativos.

Na abordagem paliativista, são considerados os aspectos físicos, psicológicos, sociais e espirituais, e o profissional deve conhecer o estágio da doença e a estratégia terapêutica recomendada, assim como respeitar a autonomia e a capacidade de decisão do próprio paciente. Abordagens invasivas e terapias consideradas desnecessárias e fúteis em pacientes terminais podem resultar em desconforto e piora do estado geral, definindo o termo "distanásia".

É importante ressaltar que o cuidado paliativo não é reservado apenas a indivíduos em fase terminal ou em últimos dias de vida. As evidências apontam que a indicação dessa modalidade de cuidado é benéfica e deve ser instituída precocemente, assim que estabelecido o diagnóstico de doença sem perspectiva de cura[2].

Por tratar-se de um período de tempo relativamente limitado e intenso para o paciente e seus familiares, um fator importante a ser considerado é a comunicação entre todos os envolvidos na assistência ao paciente. As habilidades de comunicação adequadas são necessárias para orientar o paciente, a família e seus cuidadores durante todo o período da doença[3].

A alimentação é considerada uma atividade básica de vida diária (ABVD), fazendo parte da rotina do ser humano. A nutrição não é só necessária, como também possui um significado simbólico em nossa cultura. Dar de comer e beber é uma ação humana significativa de respeito à vida e ao cuidado dos nossos semelhantes[4].

O significado da preparação e oferta dos alimentos é importante para as famílias e os cuidadores. Isso se revela no aspecto de que o ser humano não vive apenas de nutrientes, mas também de símbolos relacionados com a sua cultura, a sua religião e as suas memórias e convívio social. Com isso, muitas vezes a oferta de alimentos ao paciente é tida por familiares e cuidadores como uma forma de amenizar o sofrimento de seu ente querido[5,6].

A dificuldade do paciente em comer e beber pode provocar ansiedade em seus familiares e cuidadores, que muitas vezes temem que o paciente tenha piora do quadro clínico ou sinta fome[5,6].

A conduta nutricional deve estar pautada no prognóstico do paciente e no estadiamento da doença apresentada, sempre com os objetivos de manter a qualidade de vida, o controle dos sintomas e a preservação da capacidade funcional.

AVALIAÇÃO E ACOMPANHAMENTO NUTRICIONAL

De acordo com o Consenso Nacional de Nutrição Oncológica do Instituto Nacional de Câncer (Inca), a avaliação nutricional deve ser realizada em todos os pacientes que recebem cuidados paliativos, e nos casos de doença avançada e terminal (considerados aqueles com prognóstico de mais e menos que seis meses, respectivamente), é recomendado o uso da Avaliação Subjetiva Global (ASG) (Anexo 22.1) ou da Avaliação Subjetiva Global – Produzida Pelo Paciente (ASG-PPP) (Anexo 22.2). Em pacientes que são internados já na fase final de vida (que compreende as 72 horas que antecedem o óbito), uma anamnese nutricional é suficiente, compreendendo dados clínicos e dietéticos[7].

Anexo 22.1. Avaliação Subjetiva Global (ASG)

A. HISTÓRIA
1. Peso Peso habitual: kg Perdeu peso nos últimos 6 meses: ( ) Sim   ( ) Não Quantidade perdida: kg % de perda de peso em relação ao peso habitual: % Nas duas últimas semanas: ( ) continua perdendo peso ( ) estável ( ) engordou
2. Ingestão alimentar em relação ao habitual ( ) sem alterações   ( ) houve alterações Se houve alterações, há quanto tempo: dias Se houve, para que tipo de dieta: ( ) sólida em quantidade menor ( ) líquida completa ( ) líquida restrita ( ) jejum
3. Sintomas gastrointestinais presentes há mais de 15 dias ( ) sim   ( ) não Se sim, ( ) vômitos   ( ) náuseas ( ) diarreia (mais de 3 evacuações líquidas/dia)   ( ) inapetência
4. Capacidade funcional ( ) sem disfunção   ( ) disfunção Se disfunção, há quanto tempo: dias Que tipo: ( ) trabalho subótimo ( ) em tratamento ambulatorial ( ) acamado
5. Doença principal e sua correlação com necessidades nutricionais Diagnóstico principal: Demanda metabólica: ( ) baixo estresse ( ) estresse moderado ( ) estresse elevado
B. EXAME FÍSICO
(Para cada item dê um valor: 0 = normal, 1 = perda leve, 2 = perda moderada, 3 = perda importante) (   ) perda de gordura subcutânea (tríceps e tórax) (   ) perda muscular (quadríceps e deltoides) (   ) edema de tornozelo (   ) edema sacral (   ) ascite
C. AVALIAÇÃO SUBJETIVA
(   ) Nutrido (   ) Moderadamente desnutrido ou suspeita de desnutrição (   ) Gravemente desnutrido

Anexo 22.2. Avaliação Subjetiva Global – Produzida pelo Paciente (ASG-PPP)

História (Caixas de 1 a 4 devem ser completadas pelo paciente.)

1.Peso (veja anexo 1)

Resumo do meu peso atual e recente:

Eu atualmente peso aproximadamente _____,___kg

Eu tenho aproximadamente 1 metro e _____cm

Há um mês atrás eu pesava aproximadamente _____,___kg

Há seis meses atrás eu pesava aproximadamente _____,___kg

Durante as 2 últimas semanas meu peso:

diminuiu (1)   ficou igual (0)   aumentou (0)

Caixa 1 ☐

2.Ingestão alimentar: Em comparação a minha alimentação normal, eu poderia considerar minha ingestão alimentar durante o último mês como:

sem mudanças (0)

mais que o normal (0)

menos que o normal (1)

Atualmente, eu estou comendo:

comida normal (alimentos sólidos) em menor quantidade (1)

comida normal (alimentos sólidos) em pouca quantidade (2)

apenas líquidos (3)

apenas suplementos nutricionais (3)

muito pouco de qualquer comida (4)

apenas alimentos por sonda ou pela veia (0)

Caixa 2 ☐

3.Sintomas: Durante as 2 últimas semanas eu tenho tido os seguintes problemas que me impedem de comer o suficiente (marque todos os que estiver sentindo):

sem problemas para se alimentar (0)

sem apetite, apenas sem vontade de comer (3)

náusea (1)   vômito (3)

constipação (1)   diarréia (3)

feridas na boca (2)   boca seca (1)

alimentos têm gosto estranho ou não têm gosto (1)

os cheiros me enjoam (1)   problemas para engolir (2)

rapidamente me sinto satisfeito (1)

dor; onde? (3)_____

outros** (1)_____

** ex: depressão, problemas dentários ou financeiros

Caixa 3 ☐

4.Atividades e função: No último mês, eu consideraria minha atividade como:

normal, sem nenhuma limitação (0)

não totalmente normal, mas capaz de manter quase todas as atividades normais (1)

não me sentindo bem para a maioria das coisas, mas ficando na cama ou na cadeira menos da metade do dia (2)

capaz de fazer pouca atividade, e passando a maior parte do tempo na cadeira ou na cama (3)

bastante tempo acamado, raramente fora da cama (3)

Caixa 4 ☐

Somatória dos escores das caixas 1 a 4 ☐ A

O restante do questionário será preenchido pelo seu médico, enfermeira ou nutricionista. Obrigada.

5. Doença e sua relação com requerimentos nutricionais (veja anexo 2)

Todos os diagnósticos relevantes (especifique) _____

Estadiamento da doença primária (circule se conhecido ou apropriado) I   II   III   IV   Outro _____

Idade _____

6. Demanda metabólica (veja anexo 3)

7. Exame físico (veja anexo 4)

Escore numérico do anexo 2 ☐ B

Escore numérico do anexo 3 ☐ C

Escore numérico do anexo 4 ☐ D

Avaliação Global (veja anexo 5)

Bem nutrido ou anabólico (ASG A)
Desnutrição moderada ou suspeita (ASG B)
Gravemente desnutrido (ASG C)

Escore total da ASG produzida pelo paciente
Escore numérico total de A + B + C + D acima ☐

(Siga as orientações de triagem abaixo)

Recomendações de triagem nutricional: A somatória dos escores é utilizada para definir intervenções nutricionais específicas, incluindo a orientação do paciente e seus familiares, manuseio dos sintomas incluindo intervenções farmacológicas e intervenção nutricional adequada (alimentos, suplementos nutricionais, nutrição enteral ou parenteral). A primeira fase da intervenção nutricional inclui o manuseio adequado dos sintomas.
0-1: Não há necessidade de intervenção neste momento. Reavaliar de forma rotineira durante o tratamento.
2-3: Educação do paciente e seus familiares pelo nutricionista, enfermeira ou outro profissional, com intervenção farmacológica de acordo com o inquérito dos sintomas (caixa 3) e exames laboratoriais se adequado.
4-8: Necessita intervenção pela nutricionista, juntamente com a enfermeira ou médico como indicado pelo inquérito dos sintomas (caixa 3).
≥ 9: Indica necessidade crítica de melhora no manuseio dos sintomas e/ou opções de intervenção nutricional.

Parte 2

Anexo 1 – Escore da perda de peso

Perda de peso em 1 mês	Pontos	Perda de peso em 6 meses
10% ou mais	4	20% ou mais
5 – 9,9%	3	10% - 19,9%
3 – 4,9%	2	6 – 9,9%
2 – 2,9%	1	2 – 5,9%
0 – 1,9%	0	0 – 1,9%

Pontuação para folha 1

Anote na caixa A ☐

Anexo 2 - Critério de pontuação para condição

Categoria:	Pontos
Câncer	1
AIDS	1
Caquexia pulmonar ou cardíaca	1
Úlcera de decúbito, ferida aberta ou fístula	1
Presença de trauma	1
Idade maior que 65 anos	1

Pontuação para folha 2

Anote na caixa B ☐

Anexo 3 – Estresse metabólico

Estresse	Nenhum (0)	Baixo (1)	Moderado (2)	Alto (3)
Febre	Sem febre	>37,2° e <38,3°	>=38,3° e <38,9°	>= 38,9°
Duração da febre	Sem febre	<72 horas	72 horas	>72 horas
Corticosteróides	Sem corticosteróides	dose baixa	dose moderada	dose alta
		(<10mg	(>=10 e <30mg	(>= 30mg
		prednisona/dia)	prednisona)	prednisona)

Pontuação para a folha 3

Anote na caixa C ☐

Anexo 4 – Exame físico

Reservas de gordura:		Estado de hidratação:	
Região periorbital	0 +1 +2 +3	Edema no tornozelo	0 +1 +2 +3
Prega de tríceps	0 +1 +2 +3	Edema sacral	0 +1 +2 +3
Gordura sobre as últimas costelas	0 +1 +2 +3	Ascite	0 +1 +2 +3
Avaliação geral do déficit de gordura	**0 +1 +2 +3**	**Avaliação geral do estado de hidratação**	**0 +1 +2 +3**

Estado Muscular:

Têmporas (músc. temporal)	0 +1 +2 +3
Clavículas (peitorais e deltoides)	0 +1 +2 +3
Ombros (deltoide)	0 +1 +2 +3
Musculatura interóssea	0 +1 +2 +3
Escápula (dorsal maior, trapézio edeltoide)	0 +1 +2 +3
Coxa (quadríceps)	0 +1 +2 +3
Panturrilha (gastrocnêmius)	0 +1 +2 +3
Avaliação geral do estado muscular	**0 +1 +2 +3**

Sem déficit	escore = 0 pontos
Déficit leve	escore = 1 ponto
Déficit moderado	escore = 2 pontos
Déficit grave	escore = 3 pontos

Pontuação para a folha 4

Anote na caixa D ☐

É importante ressaltar que muitas vezes, para os pacientes e seus familiares, a aferição frequente de peso e medidas como pregas cutâneas e circunferências pode ser uma causa de estresse, principalmente em casos de caquexia refratária ao suporte nutricional. Por isso, cabe ao profissional avaliar caso a caso qual a periodicidade ideal para que seja feita a reavaliação.

CUIDADO PALIATIVO E CAQUEXIA

O termo "caquexia", originado de duas palavras de origem grega, significa "mal estado", e sua definição e critérios diagnósticos vêm sofrendo transformações nos últimos anos.

De acordo com Fearon e cols.[8], caquexia é uma síndrome multifatorial caracterizada pela perda progressiva de massa magra esquelética (acompanhada ou não de perda de massa gorda), que não pode ser totalmente revertida pelo suporte nutricional convencional e evolui para perda funcional progressiva do indivíduo. A fisiopatologia da síndrome é caracterizada por um balanço energético e proteico negativo, resultado da combinação da ingestão alimentar reduzida associada a alterações metabólicas[8].

A caquexia é frequente em pacientes em cuidados paliativos, e não apenas em pacientes oncológicos terminais. Sua prevalência varia consideravelmente de acordo com a doença de base, mas pode estar presente em indivíduos que sofrem de insuficiência cardíaca grave, doença pulmonar obstrutiva crônica (DPOC), insuficiência renal crônica, fibrose cística, artrite reumatoide, doença de Alzheimer, entre outras doenças crônicas em fase avançada. Em casos de câncer em fase terminal, pode chegar a 80%[9]. Independentemente da patologia de base, a caquexia é um fator de mau prognóstico, além de ser associada à pior qualidade de vida[10].

Embora grande parte dos pacientes em cuidados paliativos apresente comprometimento do estado nutricional, nem sempre sua recuperação é possível. Os objetivos da intervenção nutricional em cuidados paliativos dependem da expectativa de vida e do estadiamento da doença. Em pacientes com prognóstico de meses ou anos, a dietoterapia deve garantir a manutenção do estado nutricional ou a recuperação dele. Já em fase final de vida, o enfoque deve ser exclusivamente o conforto e a preservação da qualidade de vida.

É primordial que o nutricionista estabeleça boa comunicação com o paciente, sua família e toda a equipe multiprofissional e, em conjunto, conceba sua conduta de acordo com o prognóstico e a expectativa de vida, sempre respeitando a decisão de quem está recebendo os cuidados. O acompanhamento contínuo e frequente do paciente é necessário, visando à avaliação da evolução do quadro clínico, bem como dos sinais e sintomas associados à doença de base.

FERRAMENTAS UTILIZADAS PARA AVALIAÇÃO DA CAPACIDADE FUNCIONAL E DE SINTOMAS EM CUIDADOS PALIATIVOS

Vários instrumentos padronizados e validados podem ser combinados de forma a complementarem as informações fornecidas na anamnese nutricional. Cada paciente deve se beneficiar de uma avaliação inicial e periódica do estado nutricional, associada à avaliação e ao acompanhamento de outros aspectos que interferem na qualidade de vida e na resposta ao tratamento dietoterápico, por exemplo, a avaliação da capacidade funcional.

Dessa forma, no planejamento da conduta nutricional em cuidados paliativos, algumas escalas de avaliação da capacidade funcional podem ser úteis.

Atualmente, as mais utilizadas são a escala ECOG (*Eastern Cooperative Oncology Group*) (Anexo 22.3) e a escala de Karnofsky (também conhecida como KPS – *Karnofsky Functional Status*) (Anexo 22.4), um pouco mais detalhada[11]. Ambas avaliam a autonomia e a capacidade para executar atividades diárias.

Além da capacidade funcional, na prática dos cuidados paliativos torna-se necessária a avaliação dos sinais e sintomas que são decorrentes da própria evolução da doença e do seu tratamento, convergindo em estratégias terapêuticas mais eficazes.

Dentre as ferramentas para tal finalidade, destaca-se a Escala de Avaliação de Sintomas de Edmonton (ESAS) (Anexo 22.5), que tem sido amplamente utilizada e permite a avaliação e o acompanhamento dos sintomas mais comuns nesses pacientes, tais como dor, fadiga, náuseas, depressão, ansiedade, sonolência, falta de ar e de apetite, além da avaliação da sensação geral de bem-estar[12,13].

Anexo 22.3. Escala de *Performance*: ECOG

0	Completamente ativo; capaz de realizar todas as suas atividades sem restrição.
1	Restrição a atividades físicas rigorosas; é capaz de trabalhos leves e de natureza sedentária.
2	Capaz de realizar todos os autocuidados, mas incapaz de realizar qualquer atividade de trabalho; em pé aproximadamente 50% das horas em que o paciente está acordado.
3	Capaz de realizar somente autocuidados limitados, confinado ao leito ou cadeira mais de 50% das horas em que o paciente está acordado.
4	Completamente incapaz de realizar autocuidados básicos, totalmente confinado ao leito ou à cadeira.

Anexo 22.4. Escala de *Performance*: Karnofsky

100%	Sem sinais ou queixas, sem evidência de doença.
90%	Mínimos sinais e sintomas, capaz de realizar suas atividades com esforço.
80%	Sinais e sintomas maiores, realiza suas atividades com esforço.
70%	Cuida de si mesmo, não é capaz de trabalhar.
60%	Necessita de assistência ocasional, capaz de trabalhar.
50%	Necessita de assistência considerável e cuidados médicos frequentes.
40%	Necessita de cuidados médicos especiais.
30%	Extremamente incapacitado, necessita de hospitalização, mas sem iminência de morte.
20%	Muito doente, necessita suporte.
10%	Moribundo, morte iminente.

Anexo 22.5. Escala de Avaliação de Sintomas de Edmonton (ESAS)

Sem dor = 0 – 1 – 2 – 3 – 4 – 5 – 6 – 7 – 8 – 9 – 10 = Pior dor possível
Sem cansaço = 0 – 1 – 2 – 3 – 4 – 5 – 6 – 7 – 8 – 9 – 10 = Pior cansaço possível
Sem náusea = 0 – 1 – 2 – 3 – 4 – 5 – 6 – 7 – 8 – 9 – 10 = Pior náusea possível
Sem depressão = 0 – 1 – 2 – 3 – 4 – 5 – 6 – 7 – 8 – 9 – 10 = Pior depressão possível
Sem ansiedade = 0 – 1 – 2 – 3 – 4 – 5 – 6 – 7 – 8 – 9 – 10 = Pior ansiedade possível
Sem sonolência = 0 – 1 – 2 – 3 – 4 – 5 – 6 – 7 – 8 – 9 – 10 = Pior sonolência possível
Muito bom apetite = 0 – 1 – 2 – 3 – 4 – 5 – 6 – 7 – 8 – 9 – 10 = Pior apetite possível
Sem falta de ar = 0 – 1 – 2 – 3 – 4 – 5 – 6 – 7 – 8 – 9 – 10 = Pior falta de ar possível
Melhor sensação de bem-estar = 0 – 1 – 2 – 3 – 4 – 5 – 6 – 7 – 8 – 9 – 10 = Pior sensação de bem-estar possível

TERAPIA NUTRICIONAL: PARTICULARIDADES NOS CUIDADOS PALIATIVOS

O nutricionista em cuidados paliativos aborda e convive com dois aspectos amplos: a vida e a morte, que devem ser tratados em igual medida, com o objetivo de alcançar a melhor qualidade de vida e a melhor qualidade de morte. Deve-se ter em mente que esse é um tipo de cuidado que ultrapassa as barreiras curativas e que envolve o "viver" da forma mais plena e digna possível ante o quadro clínico do paciente e seu contexto familiar.

Para tanto, ressalta-se que a alimentação desempenha papel central na vida de todos o tempo todo e todos os dias, um papel que não diminui com a doença progressiva avançada, muito embora no alimento esteja presente uma série de valores simbólicos e intrínsecos da vivência de cada um[14].

Na filosofia dos cuidados paliativos, é de fundamental importância aceitarmos o significado complexo do ato de se alimentar e reconhecermos que a presença de valores psicossociais e religiosos, bem como a perda da funcionalidade e a modificação da autonomia, da autoimagem e do prazer associados à alimentação e ao estado nutricional, gera também um profundo impacto no quadro clínico do paciente, repercutindo negativamente em sua qualidade de vida e bem-estar e no surgimento de insegurança por parte dos familiares e cuidadores[14,15].

Todos esses aspectos associados exigem que o nutricionista e a equipe multiprofissional utilizem todos os recursos disponíveis para apoiar o paciente, seus familiares e cuidadores, possibilitando a interação e o convívio entre eles e a troca de valores psicoemocionais.

Para isso, o nutricionista necessita de habilidade, sensibilidade e conhecimento, para que, em conjunto com a equipe, trabalhe no cuidado do paciente em sua totalidade. Adequar a intervenção nutricional às necessidades específicas do quadro clínico de cada paciente, assim como escolher a melhor via para alimentação, é de extrema importância para melhorar o bem-estar por meio da nutrição[3,16,17].

Ao selecionar o tipo de intervenção nutricional, a vontade do paciente e de sua família deve ser considerada. Contudo, ao longo da evolução da doença e do tratamento a que está sendo submetido, o paciente frequentemente vai trazendo consigo modificações em sua resposta ao tratamento nutricional, repercutindo em alterações em seu estado nutricional e, consequentemente, na sua qualidade de vida. Ao longo da construção desse cenário, as alterações nutricionais devem ser identificadas, a fim de se planejar uma estratégia, que necessita ser discutida com a equipe multiprofissional de saúde e esclarecida com o paciente e seus familiares e cuidadores, devendo ser revista conforme alterações no quadro clínico do paciente[16].

Isso se torna ainda mais relevante e evidente em pacientes em fase final de vida, em que a relação entre o estado nutricional e a qualidade de vida se torna uma questão crítica, e cujos quadro clínico e bem-estar a oferta nutricional excessiva pode piorar[18].

RECOMENDAÇÕES NUTRICIONAIS[7,19]

De acordo com o Consenso Nacional de Nutrição Oncológica do Inca, as recomendações energéticas, proteicas e de hidratação do paciente em cuidados paliativos são estabelecidas conforme o estágio da doença, sendo considerados: com doença avançada, os pacientes que apresentam expectativa de vida superior a seis meses; com doença terminal, aqueles com expectativa inferior a seis meses; e em cuidados ao final de vida, aqueles cuja expectativa de vida é de até 72 horas. Tais recomendações são descritas abaixo.

Necessidades calóricas:
- Pacientes em doença avançada: de 20 a 35 kcal/kg/dia. Orienta-se nesses casos o ajuste do peso corpóreo para casos de retenção hídrica, obesidade e massa tumoral.
- Pacientes em doença terminal: de 20 a 35 kcal/kg/dia. Orienta-se o uso do peso teórico calculado ou do peso usual, ou do peso mais recente apresentado pelo paciente.
- Pacientes em cuidados ao fim da vida: não se usam estimativas fixas, devendo-se realizar a oferta energética de acordo com a aceitação e tolerância do paciente.

Necessidades proteicas:
- Pacientes em doença avançada: de 1,0 a 1,8 g/kg/dia. Orienta-se o ajuste de acordo com o peso corpóreo e com a presença de comorbidades, tais como doença renal e hepática.
- Pacientes em doença terminal: priorizar o fornecimento de dieta normoproteica, podendo evoluir até 1,8 g/kg/dia de proteínas. Tal oferta deverá ser realizada de acordo com a tolerância e aceitação do paciente, devendo-se estimar a oferta proteica de acordo com o peso teórico calculado ou o peso usual ou, ainda, o peso mais recente apresentado pelo paciente. Orienta-se também que seja realizado ajuste para comorbidades presentes.
- Pacientes em cuidados ao fim da vida: não existem valores estabelecidos, portanto deve-se realizar a oferta proteica de acordo com a aceitação e tolerância do paciente.

Necessidades hídricas:
- Pacientes em doença avançada ou em doença terminal: de 30 a 35 ml/kg/dia para pacientes adultos e 25 ml/kg/dia para pacientes idosos. Os líquidos devem ser ofertados conforme a tolerância e sintomatologia do paciente.
- Pacientes em cuidados ao fim da vida: recomenda-se o mínimo de 500 a 1.000 ml/dia. Pode-se, ainda, usar os valores de referência de 30 a 35 ml/kg/dia para pacientes adultos e 25 ml/kg/dia para pacientes idosos, contudo deve-se respeitar a tolerância e sintomatologia do paciente.

TERAPIA NUTRICIONAL NO MANEJO DOS SINTOMAS[7,20]

Frequentemente, pacientes que apresentam doenças incuráveis, especialmente aqueles em fase terminal, apresentam hiporexia e menor consumo alimentar. Quando submetidos a terapias que visam ao alívio da sintomatologia associada, tais como múltiplos medicamentos, quimioterapia e radioterapia, é ainda mais comum a ocorrência de sintomas que afetam o estado nutricional, como xerostomia, náuseas, vômitos, entre outros. Mudanças na percepção de paladar e olfato ocorridas com a progressão tumoral e com o tratamento oncológico também contribuem com a anorexia[21].

Algumas condutas nutricionais podem ser tomadas a fim de incrementar o aporte nutricional por via oral e controlar sintomas que interferem na aceitação da dieta:

- Anorexia/hiporexia e saciedade precoce:
  - Aumentar o fracionamento das refeições (de seis a oito refeições ao dia);
  - Acrescentar no cardápio preparações calóricas, coloridas e nutritivas;
  - Utilizar suplementos nutricionais orais, conforme aceitação do paciente;
  - Concentrar o valor calórico das preparações (utilizando alimentos com alta densidade energética, suplementos e/ou módulos de nutrientes);
  - Alimentações pequenas e frequentes, com ênfase nas alimentações da manhã, são sugeridas (pacientes com câncer frequentemente reclamam da capacidade diminuída de se alimentarem conforme o dia progride; a esse sintoma, atribui-se a digestão e o esvaziamento gástrico vagarosos, como resultado de produção diminuída de secreções digestivas, atrofia da mucosa gastrointestinal e atrofia gástrica muscular).
- Náuseas/vômitos:
  - Dar preferência a alimentos secos;
  - Aumentar o fracionamento das refeições (de seis a oito refeições ao dia);
  - Evitar jejum desnecessário por longos períodos;
  - Evitar preparações muito condimentadas;
  - Evitar preparações muito quentes ou muito frias;
  - Evitar ingestão de líquidos durante as refeições.
- Xerostomia:
  - Adequar a consistência da dieta de acordo com o caso;
  - Incluir no cardápio alimentos umedecidos e macios;
  - Utilizar gotas de limão nas saladas e bebidas;
  - Oferecer líquidos nas refeições, visando facilitar a mastigação e a deglutição;
  - Servir caldos e molhos;
  - Servir sorvetes à base de frutas, ou água de coco;
  - Evitar sal e condimentos em excesso.
- Disgeusia:
  - Oferecer alimentos da preferência do paciente;
  - Concentrar o valor calórico das preparações (utilizando alimentos com alta densidade energética, suplementos e/ou módulos de nutrientes);
  - Utilizar temperos e condimentos nas preparações;
  - Incluir no cardápio alimentos com sabores mais marcantes;
  - Aumentar o fracionamento das refeições (de seis a oito refeições ao dia).
- Mucosite:
  - Adaptar a consistência da dieta de acordo com a tolerância do paciente;
  - Evitar alimentos secos, vegetais crus ou fibrosos;
  - Oferecer alimentos macios;
  - Evitar excesso de condimentos, bebidas e alimentos ácidos.

- Disfagia:
  - Modificar a consistência da dieta, conforme aceitação da dieta e de acordo com orientações do fonoaudiólogo;
  - Na vigência de disfagia para líquidos, indicar o uso de espessantes alimentares, na quantidade indicada pelo fonoaudiólogo (néctar, mel ou pudim);
  - Na vigência de disfagia para sólidos, orientar o paciente a ingerir volumes pequenos de líquidos nas refeições, visando facilitar a mastigação e a deglutição;
  - Evitar alimentos secos e de dupla consistência (por exemplo: sopa com pedaços de carnes ou de legumes);
  - Oferecer alimentos umedecidos, conforme a tolerância.
- Diarreia:
  - Aumentar o fracionamento das refeições (de seis a oito refeições ao dia);
  - Evitar alimentos de alta fermentação (couve-flor, couve, feijão, pepino, rabanete, brócolis, entre outros);
  - Restringir (e liberar conforme tolerância) lactose, cafeína, sacarose e glúten;
  - Ingerir líquidos entre as refeições.
- Constipação intestinal:
  - Oferecer alimentos laxantes, ricos em fibras;
  - Estimular a ingestão hídrica;
  - Se necessário, utilizar módulo de fibras para atingir a necessidade diária;
  - Evitar alimentos obstipantes.

TERAPIA NUTRICIONAL ORAL, ENTERAL E PARENTERAL

Em pacientes com doença avançada, o uso da terapia nutricional contribui na prevenção e redução de deficiências nutricionais, bem como das complicações da desnutrição e dos sinais e sintomas apresentados pelo paciente, gerando benefícios à qualidade de vida. Em pacientes em doença terminal e em cuidados ao fim da vida, a terapia nutricional promove conforto do paciente e alívio de sinais e sintomas e fornece melhorias na qualidade de vida não só do próprio paciente, mas também de seus familiares.

Assumem-se alguns critérios para o início da terapia nutricional em pacientes em cuidados paliativos. Nos casos de pacientes que se encontram em risco nutricional ou que apresentam desnutrição, estando com ingestão via oral inferior a 60% das suas necessidades energéticas diárias por até cinco dias consecutivos, sem expectativas de melhoras do consumo alimentar, recomenda-se a prescrição de terapia nutricional enteral, devendo essa ser suspensa caso haja instabilidade hemodinâmica. Ressalta-se, ainda, que a suplementação nutricional via oral deve ser realizada mais precocemente, assim que o consumo alimentar do paciente seja inferior a 75% das necessidades calóricas diárias.

Admite-se, ainda, que não há indicação de terapia nutricional via oral ou via enteral para pacientes em cuidados de fim da vida e parte-se do pressuposto de que, em todos os tipos de terapias, deve haver um consenso entre a conduta nutricional e a vontade do paciente, seus familiares e a equipe multiprofissional[7].

O Consenso de Nutrição Oncológica do Inca orienta também o uso do KPS (Anexo 22.4) como indicador da prescrição da terapia nutricional enteral para pacientes em cuidados paliativos, de tal forma que um KPS inferior a 30% é fator de contraindicação[7].

Em pacientes em cuidados paliativos, as complicações ou o desconforto resultantes da terapia nutricional enteral devem ser revistos pelo nutricionista e a equipe multiprofissional. Caso a conduta seja alterada, as razões para tal mudança devem ser discutidas com o paciente e seus familiares, considerando suas preferências e a vontade do paciente. É necessário reconhecer que muitos pacientes e seus familiares assumem a terapia nutricional como o alimento na sua conotação ampla de cuidado, carinho e conforto[22-24].

A realização de gastrostomia e a jejunostomia em pacientes em cuidados paliativos está associada ao maior risco de complicações que podem ser contrárias aos objetivos dos cuidados paliativos, tendo sido, portanto, contraindicada na grande maioria dos casos[22].

Tem-se discutido na literatura científica que a nutrição enteral parece ser um fator de diminuição da qualidade de vida, principalmente pelo fato de essa ser utilizada em pacientes cuja maioria se encontra em condições clínicas e nutricionais demasiadamente comprometidas[25].

No que diz respeito ao uso de nutrição parenteral em pacientes em cuidados paliativos, estudos indicam que ela apresenta riscos específicos e custos elevados para os serviços de saúde, além de não aumentar a sobrevida. Dados na literatura sugerem que a nutrição parenteral não gera efeitos benéficos para os pacientes em estado terminal, não oferecendo melhora na capacidade funcional e na qualidade de vida[26].

O Inca assume a possibilidade da nutrição parenteral somente em pacientes em estágio de doença avançada, contudo, relativamente a pacientes em doença terminal e em cuidados ao fim da vida, revela que não há dados contundentes que justifiquem a indicação e os benefícios dessa via de alimentação[7].

É importante ressaltar que cada caso deve ser avaliado individualmente, em conjunto com a equipe multiprofissional e com o paciente e seus familiares e cuidadores.

INTERAÇÕES DROGA-NUTRIENTES EM CUIDADOS PALIATIVOS

A interação droga-nutriente é considerada aquela que resulta de uma relação física, química ou fisiológica entre um fármaco e um nutriente presente nos alimentos consumidos, sejam por vira oral, enteral e até mesmo parenteral[27-29].

As drogas presentes nos fármacos e os nutrientes dos alimentos compartilham várias características, incluindo os sítios semelhantes de absorção no intestino, a habilidade de alterar processos fisiológicos e a capacidade de causar toxicidade, quando ingeridos em altas doses[27-29].

As drogas podem influenciar a biodisponibilidade de nutrientes por meio de efeitos sobre o apetite, a absorção, a motilidade gastrointestinal, o metabolismo hepático e a excreção urinária, ao passo que a absorção da droga e a sua ação no metabolismo humano, por vezes, pode ser influenciada pelos nutrientes ingeridos[27-29].

Pacientes em cuidados paliativos geralmente fazem uso de grande número de medicamentos e em alta dosagem, além de apresentarem aceitação alimentar muitas vezes comprometida, resultando em carências de macro e micronutrientes.

Em uma revisão publicada por Fainsinger e cols.[30], foram listadas as principais classes de medicamentos utilizados em pacientes em cuidados paliativos, sendo eles os opioides, os neurolépticos, os antidepressivos, os anticoagulantes, os antieméticos, os laxantes, os corticosteroides e os antibióticos[31]. Tais dados foram também encontrados em um estudo mais recente de Maderoa e cols.[31], que apontou, além dessas classes terapêuticas, os diuréticos, os analgésicos e as drogas anti-inflamatórias não esteroidais[31].

Diante da variedade de classes de medicamentos, são numerosos os efeitos colaterais provocados pelo uso deles.

Os medicamentos mais utilizados na prática clínica e seus efeitos mais relevantes sobre o estado nutricional estão relacionados na Tabela 22.1[32].

CONCLUSÃO

Em cuidados paliativos, a nutrição deve possibilitar meios alternativos de alimentação, reduzindo os efeitos adversos provocados pelo tratamento instituído e atenuando ou retardando o ciclo anorexia-caquexia, sempre que possível. Devem também ser considerados os significados simbólico, psicológico e afetivo relacionados aos alimentos. O controle de sintomas e a manutenção da hidratação, peso, composição corporal e, principalmente, da qualidade de vida tornam o nutricionista um profissional indispensável no cuidado a pacientes sem perspectiva de cura.

Tabela 22.1. Medicamentos e interações com o estado nutricional

Medicação	Categoria	Aspectos nutricionais relevantes	Principais efeitos secundários com impacto nutricional
Amitriptilina	Antidepressivo	O consumo excessivo de fibras pode reduzir o efeito do fármaco. Deve-se limitar o consumo de cafeína.	Pode aumentar o peso corporal e o apetite. Pode gerar sintomas como boca seca, obstipação intestinal, alterações no paladar, náusea e vômito, diarreia e flatulência etc.
Corticosteroide	Anti-inflamatório e imunossupressor	O uso de corticosteroides pode gerar retenção de sódio e água e maior excreção de potássio. Podem também aumentar a excreção de cálcio e o catabolismo de proteína.	Pode gerar balanço nitrogenado negativo. Pode ocasionar náusea, vômito e flatulência, bem como edema, fraqueza, tontura e cefaleia.
Fentanil	Opioide analgésico	-	Pode gerar anorexia. Está associado com a ocorrência de sintomas como boca seca, dispepsia, náuseas e vômitos, dor abdominal, obstipação, diarreia e flatulência.
Morfina	Opioide analgésico	Deve estar associado à ingestão hídrica adequada.	Pode ocasionar sintomas como boca seca, redução da motilidade gástrica, náuseas e vômitos e obstipação intestinal.
Omeprazol	Antiúlcera, antissecretório, antirrefluxo gastroesofágico	Pode reduzir a absorção de ferro e de vitamina B12.	Pode diminuir a secreção de ácido gástrico. Pode gerar náuseas, dor abdominal e diarreia.

Adaptada de: Martins e cols.[32]

REFERÊNCIAS

1. World Health Organization. Executive summary: national cancer control programmes: policies and managerial guidelines. Geneva: WHO; 2002. Disponível em: <http://www.who.int/cancer>.

2. Temel JS, Greer JA, Muzikansky A, Gallagher ER, Admane S, Jackson VA, et al. Early palliative care for patients with metastatic non-small-cell lung cancer. N Engl J Med. 2010;363(8):733-42.

3. Prevost V, Grach MC. Nutritional support and quality of life in cancer patients undergoing palliative care. Eur J Cancer Care (Engl). 2012;21(5):581-90.

4. Fernández-Roldán AC. Nutrición en el paciente terminal. Punto de vista ético. Nutr Hosp. 2005;20(3):88-92.

5. Chiu TY, Hu WY, Chuang RB, Chen CY. Nutrition and hydration for terminal cancer patients in Taiwan. Support Care Cancer. 2002;10(8):630-6.

6. van der Riet P, Higgins I, Good P, Sneesby L. A discourse analysis of difficult clinical situations in relation to nutrition and hydration during end of life care. J Clin Nurs. 2009;18(14):2104-11.

7. Brasil. Ministério da Saúde. Instituto Nacional de Câncer (Inca). Consenso nacional de nutrição oncológica. Rio de Janeiro. 2009. Disponível em: <http://www.inca.gov.br/inca/Arquivos/publicacoes/Consenso_Nutricao_internet.pdf>. Acessado em: 11 fev. 2013.

8. Fearon K, Strasser F, Anker SD, Bosaeus I, Bruera E, Fainsinger RL, et al. Definition and classification of cancer cachexia: an international consensus. Lancet Oncol. 2011;12(5):489-95.

9. Haehling, SV, Anker SD. Cachexia as major underestimated unmet medical need: facts and numbers. Int J Cardiol. 2012;161(3):121-3.

10. Parsons HA. Caquexia e anorexia. In: Carvalho RT, organizador. Manual de cuidados paliativos da Academia Nacional de Cuidados Paliativos. Rio de Janeiro: Diagraphic; 2009. p. 154-61.

11. Baldwin DR. Lung cancer: investigation and staging. Medicine. 2012;40(4):194-201.

12. Nekolaichuk C, Watanabe S, Beaumont C. The Edmonton Symptom Assessment System: a 15-year retrospective review of validation studies (1991-2006). Palliat Med. 2008;22(2):111-22.

13. Delgado-Guay MO, Hui D, Parsons HA, Govan K, De la Cruz M, Thorney S, et al. Spirituality, religiosity, and spiritual pain in advanced cancer patients. J Pain Symptom Manage. 2011;41(6):986-94.

14. Addington-Hall J, McCarthy M. Dying from cancer: results of a national population-based investigation. Palliat Med. 1995;9(4):295-305.

15. Hopkins K. BAPEN Symposium 2: Nutrition in palliative care. Food for life, love and hope: an exemplar of the philosophy of palliative care in action. Proc Nutr Soc. 2004;63(3):427-9.

16. Acreman S. Nutrition in palliative care. Br J Community Nurs. 2009;14(10):427-8, 430-1.

17. Nitenberg G, Raynard B. Nutritional support of the cancer patient: issues and dilemmas. Crit Rev Oncol Hematol. 2000;34(3):137-68.

18. Ho SY, Guo HR, Chen HH, Peng CJ. Nutritional predictors of survival in terminally ill cancer patients. J Formos Med Assoc. 2003;102(8):544-50.

19. Martins C, Cardoso SP. Terapia nutricional enteral e parenteral. Manual de rotina técnica. Curitiba: Nutroclinica; 2000.

20. Frankmann CB. Terapia clínica nutricional na doença neoplásica. In: Mahan LK, Escott-Stump S. Krause. Alimentos, nutrição e dietoterapia. 10ª ed. São Paulo: Roca; 2003. p. 838-58.

21. Silva MPN. Síndrome da anorexia-caquexia em portadores de câncer. Rev Bras Cancerol. 2006;52(1):59-77.

22. Bachmann P, Marti-Massoud C, Blanc-Vincent MP, Desport JC, Colomb V, Dieu L, et al.; FNCLCC. Summary version of the Standards, Options and Recommendations for palliative or terminal nutrition in adults with progressive cancer (2001). Br J Cancer. 2003;89 Suppl 1:S107-10.

23. Winter SM. Terminal nutrition: framing the debate for the withdrawal of nutritional support in terminally ill patients. Am J Med. 2000;109(9):723-6.

24. Planas M, Camilo ME. Artificial nutrition: dilemmas in decision-making. Clin Nutr. 2002;21(4):355-61.

25. Marín Caro MM, Laviano A, Pichard C. Impact of nutrition on quality of life during cancer. Curr Opin Clin Nutr Metab Care. 2007;10(4):480-7.

26. Klein S, Koretz RL. Nutrition support in patients with cancer: what do the data really show? Nutr Clin Pract. 1994;9(3):91-100.

27. Roe DA. Diet and drug interactions. New York: Van Nostrand Reinhold; 1989.

28. Thomas JA. Drug and nutrient interactions. Nutr Rev. 1995;53(10):271-82.

29. Boullata JI, Barber JR. A perspective on drug-nutrient interactions. In: Boullata JI, Armenti VT. Handbook of drug-nutrient interactions. New Jersey: Humana Press; 2004. p. 3-27.

30. Fainsinger R, Bruera E, Watanabe S. Commonly prescribed medications in advanced cancer patients. Presented at the 6th Canadian Palliative Care Conference, Halifax, Nova Scotia; 1995.

31. Maderoa AD, Hernándeza CR, Pollob DR, Gonzálezb MM, Martínezc NG, Arruz AB. Interacciones farmacológicas en una unidad de cuidados paliativos. Med Paliat. 2012;19(1):17-23.

32. Martins C, Moreira SM, Pierosan SR. Interações droga-nutriente. 2ª ed. Curitiba: Nutroclínica; 2003.

23

PARTICULARIDADES DO ATENDIMENTO NUTRICIONAL ESPECIALIZADO DE PACIENTES COM DOENÇAS RARAS – DESCRIÇÃO DA ABORDAGEM NUTRICIONAL EM CITRULINEMIA TIPO II

Mariana Arruda Silva

Juliana Maria Faccioli Sicchieri

Anderson Marliere Navarro

Os erros inatos do metabolismo (EIM) constituem um grupo heterogêneo de doenças metabólicas hereditárias, caracterizadas por alterações bioquímicas de origem genética na estrutura ou na função de uma proteína. Individualmente são consideradas doenças raras. Como consequência dos distúrbios metabólicos, podem ocorrer acúmulo de compostos no organismo em níveis tóxicos e deficiência de substratos que participam das vias do metabolismo de carboidratos, proteínas e lipídios. Sem tratamento adequado, esses distúrbios podem levar a sérias complicações clínicas, lesões neurológicas e até mesmo à morte[1-3].

Atualmente o diagnóstico de doenças raras é feito de forma mais rápida e eficiente, e isso se deve aos avanços na medicina e nas técnicas laboratoriais. Ainda assim, muitos pacientes não são diagnosticados, e isso ocorre, em parte, pela falta de profissionais capacitados e pela carência de recursos tecnológicos e centros especializados para diagnóstico e tratamento dessas doenças fora dos grandes centros urbanos[4].

Na era pós-genoma, a genética tem contribuído com avanços consideráveis no diagnóstico e tratamento de várias doenças. Especialmente nas doenças metabólicas hereditárias, o profissional geneticista é peça fundamental na equipe médica. Além de médicos e enfermeiros, outros profissionais, como nutricionistas, psicólogos, fisioterapeutas, fonoaudiólogos e assistentes sociais, devem compor uma equipe multiprofissional especializada nos cuidados com os pacientes portadores de EIM[5].

O nutricionista é responsável pela abordagem terapêutica nutricional nas doenças metabólicas hereditárias. Na maioria dos casos, a terapia nutricional é primordial e de grande impacto no prognóstico da doença. Os tratamentos nutricionais costumam ser complexos e geralmente envolvem a restrição de nutrientes, o que contribui para uma baixa ingestão alimentar e, consequentemente, para o desenvolvimento de carências nutricionais. Além disso, a adesão em propostas tão específicas e muitas vezes pouco palatáveis costuma resultar em falha terapêutica, colocando em risco a saúde do paciente[6].

A suplementação com vitaminas, aminoácidos e outros compostos pode ser necessária para repor nutrientes condicionalmente essenciais ou aumentar atividades enzimáticas[3].

Doenças como a fenilcetonúria, tirosinemia, galactosinemia e fibrose cística possuem abordagens terapêuticas nutricionais específicas e documentadas. Na fenilcetonúria, o tratamento nutricional engloba a restrição dietética de fenilalanina, enquanto na tirosinemia se recomenda a restrição de tirosina e fenilalanina. Na galactosinemia, há deficiência de galactose-1-fosfato uridil transferase, que leva ao acúmulo de galactose, desencadeando déficit de crescimento, retardo do desenvolvimento e insuficiência hepática. Nesse caso, a exclusão da galactose da dieta é essencial para reverter ou prevenir as manifestações agudas da doença[2,4].

Não existem diretrizes nutricionais para a maioria dos EIM, e a abordagem terapêutica nutricional muitas vezes é delineada com base em opiniões de especialistas, estudos de casos e experiências práticas de profissionais da área. A baixa prevalência de EIM e, por sua vez, o limitado número de estudos controlados são fatores que dificultam a consolidação de diretrizes. É importante que os casos de doenças raras sejam retratados em documentos científicos, para nortear discussões sobre diagnósticos e terapias, em busca do aprimoramento no manejo dessas doenças. Com esse objetivo, um caso clínico de citrulinemia tipo II, com enfoque na terapia nutricional, será descrito em seguida.

CITRULINEMIA TIPO II

A citrulinemia tipo II (CTLN2) é uma doença hereditária autossômica recessiva caracterizada por deficiência quantitativa de argininosuccinato sintetase no ciclo da ureia. Esse distúrbio metabólico, que pode ter apresentações tanto no período neonatal quanto na fase adulta, cursa com acúmulo de citrulina e amônia no plasma. Os pacientes exibem manifestações neurológicas semelhantes às encontradas na encefalopatia, e o edema cerebral é a principal causa de morte[7,8].

A CTLN2 tem difícil diagnóstico e muitas vezes é confundida com epilepsia, depressão, esquizofrenia ou intoxicação alcoólica aguda por causa dos sintomas semelhantes caracterizados por episódios neurológicos e por sintomas psicóticos incluindo delírio, comportamentos anormais, desorientação, perda de memória, crise convulsiva e coma[9].

O tratamento mais eficaz é o transplante hepático e o manejo da doença envolve estratégias para a remoção da amônia sérica, manutenção da excreção de nitrogênio urinário, redução da frequência de episódios intercorrentes e suporte nutricional[7].

CASO CLÍNICO

Paciente do sexo masculino, de 60 anos de idade, iniciou acompanhamento no Hospital das Clínicas da Faculdade de Medicina de Ribeirão Preto, Universidade de São Paulo (HC-FMRP-USP), em 1998. O diagnóstico inicial foi de cirrose hepática de origem não esclarecida (Child-Pugh B7). Sintomas como vertigem, astenia, sonolência e visão turva eram comumente relatados. O paciente apresentava encefalopatia grau I, hipertensão arterial primária e síndrome de hipertensão portal com varizes esofagianas. A investigação diagnóstica levou muitos anos e, após avaliação do médico geneticista, em 2009, a CTLN2 foi diagnosticada.

Até a definição diagnóstica, o tratamento nutricional preconizava a restrição de proteínas considerando o quadro de hiperamonemia. O paciente foi encaminhado à Divisão de Nutrição e Metabolismo do hospital e, após o diagnóstico de CTLN2, a dietoterapia passou a ser o eixo principal do tratamento. Por meio de extensiva revisão da literatura científica, o tratamento nutricional foi definido baseando-se na restrição do consumo de carboidratos e consumo moderado de proteínas. A relação entre a ingestão de carboidratos e o nível de amônia sérica na CTLN2 já é conhecida. Segundo Nakamura e cols.[10], o metabolismo de carboidratos aumenta a razão NADH/NAD+ no citosol do hepatócito, impedindo a formação de ureia e ocasionando o acúmulo de amônia.

Considerando a avaliação nutricional (Tabela 23.1), a prescrição dietética foi definida tomando-se como ponto de partida um estudo de caso prévio[10]; dessa forma, o plano alimentar proposto foi de 1.800 kcal, com percentual energético de carboidratos, lipídios e proteínas de 45%, 40% e 15%, respectivamente.

Tabela 23.1. Dados da avaliação nutricional realizada em paciente com citrulinemia tipo II, no Hospital das Clínicas da Faculdade de Medicina de Ribeirão Preto, São Paulo, em 2011

Características nutricionais	IMC	GER
Obesidade grau I	31,6 kg/m²	1.540 kcal
Restrição voluntária do consumo de carnes vermelhas		
Alto consumo de carboidratos em pequenas refeições		
Dificuldade na prática de atividades físicas devido a sintomas da doença		

IMC: índice de massa corporal (classificação segundo a OMS); GER: gasto energético de repouso medido por calorimetria indireta (Deltatrac® II – GE Health Care).

Em 2011, durante acompanhamento ambulatorial, o paciente apresentava queixas de "tonturas de leve intensidade", e os exames bioquímicos demonstraram amônia sérica de 116 µg/dl (valor de referência de normalidade de 80 µg/dl). Havia relatos subsequentes de baixa adesão dietoterápica, especificamente em relação à restrição de carboidratos, contribuindo para elevar os níveis de amônia plasmática.

Diante dessas dificuldades, a contagem de carboidratos foi proposta com o objetivo de favorecer o controle de sua ingestão. O método consiste de um planejamento alimentar, desenvolvido para o tratamento do *diabetes mellitus*, em que o paciente calcula a quantidade de carboidratos ingeridos em cada refeição, possibilitando exercitar o livre poder de escolha[11].

Paciente e familiares foram orientados, e o novo plano alimentar com 1.800 kcal (45% de carboidratos, 40% de lipídeos e 15% de proteínas) possuía 225 g/dia de carboidratos distribuídos em seis refeições/dia, com lista de substituição em porções caseiras.

A adesão ao novo plano alimentar com contagem de carboidratos foi avaliada durante seis meses por meio de anamnese nutricional e cálculo de registros alimentares.

Ao todo, 48 registros alimentares foram calculados, sendo 10 registros referentes ao período pré-contagem de carboidratos (período A) e 38 referentes ao período pós-contagem (período B). Os cálculos dos registros alimentares foram agrupados em seis tempos distintos referentes ao mês em que os registros foram feitos. Exames bioquímicos, incluindo a amônia plasmática, foram coletados mensalmente. As medianas mensais dos nutrientes e de energia consumidos e os respectivos níveis de amônia plasmática estão descritos na Tabela 23.2. A ingestão de carboidratos, proteínas e lipídios antes e após o método de contagem está descrita nos gráficos apresentados no Quadro 23.1.

Após a nova abordagem terapêutica, o consumo de carboidratos permaneceu abaixo de 60% do valor energético total (VET) e os níveis de amônia permaneceram abaixo do valor limítrofe de normalidade, de 80 µmg/dl (Tabela 23.2). Nos exames laboratoriais também foi observada melhora no perfil aminoacídico.

Apesar da diminuição na ingestão de carboidratos no período pós-contagem, houve difícil controle, observado pela grande dispersão dos dados no gráfico (Quadro 23.1A). Esse efeito pode ser atribuído ao próprio método de contagem de carboidratos, em que o processo educacional é lento e gradual, exigindo esforço mútuo entre paciente e nutricionista. Além disso, no início do uso do método de contagem pode ocorrer abuso no consumo de carboidratos devido a substituições equivocadas. No entanto, com o tempo, a adequação ao método melhora e o paciente consegue obter bons controles[12].

Levando em consideração as limitações metodológicas para a avaliação da adesão ao tratamento dietoterápico com contagem de carboidratos e a limitada validade externa para o tratamento da CTLN2, pode-se concluir que a contagem de carboidratos é um método seguro que pode auxiliar no controle da ingestão de carboidratos em pacientes com CTLN2.

O caso descrito refere-se ao primeiro caso de CTLN2 documentado até o momento no Brasil[13].

Quadro 23.1. Distribuição do consumo de carboidratos (A), lipídios (B) e proteínas (C) do paciente com citrulinemia tipo II, antes e depois da contagem de carboidratos

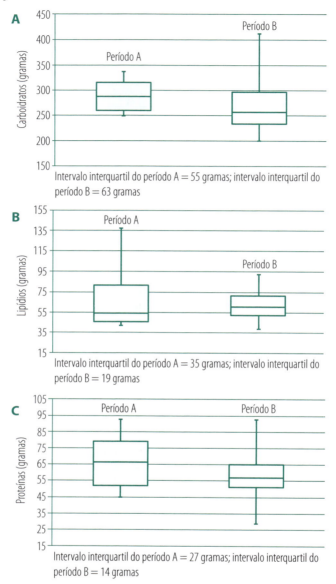

Tabela 23.2. Ingestão energética e de macronutrientes e níveis de amônia plasmática do paciente com citrulinemia tipo II, antes e depois da contagem de carboidratos

Período	Tempo	Energia (kcal)	Carboidrato (g/dia)	(%)	Proteína (g/dia)	(%)	Lipídio (g/dia)	(%)	Amônia (µg/dl)
A	1 (n = 6)	1.923	301	63	61	13	51	24	116
	2 (n = 5)	1.846	281	61	61	13	50	24	29
B	3 (n = 7)	1.665	236	57	54	13	59	32	57
	4 (n = 6)	1.953	289	59	57	12	62	29	38
	5 (n = 12)	1.889	249	53	65	14	63	30	48
	6 (n = 12)	1.794	263	59	56	12	62	31	65

A: dietoterapia sem contagem de carboidratos. B: dietoterapia com contagem de carboidratos.

CONSIDERAÇÕES FINAIS

A terapia nutricional nos EIM é de difícil manejo, especialmente quando não há diretrizes e consensos específicos. Tal situação obriga o nutricionista a buscar alternativas terapêuticas que satisfaçam as particularidades do tratamento de uma doença sem precedentes no serviço. O tratamento nutricional nesses casos é direcionado baseando-se em repercussões no prognóstico da doença, no estado de saúde atual do paciente e em relatos de casos de outros serviços, sendo de grande importância a divulgação e a publicação de estratégias usadas em casos tão específicos.

É importante levar em consideração questões éticas sobre o tratamento de doenças raras, buscando sempre a melhor prática terapêutica em conjunto com a equipe multiprofissional, o paciente e seus familiares. Documentar e esclarecer todos os procedimentos, bem como seus benefícios e efeitos adversos, é primordial.

Muitas vezes, o nutricionista sem formação especializada não possui conhecimento e habilidade prática no tratamento das doenças metabólicas hereditárias. Faz-se necessária a capacitação do nutricionista para lidar com abordagens terapêuticas em doenças metabólicas hereditárias; para isso, são necessários programas de educação continuada.

O incentivo à pesquisa é essencial para o aperfeiçoamento da equipe multiprofissional e para expandir o conhecimento sobre essas doenças na comunidade científica, buscando novas alternativas diagnósticas e terapêuticas.

REFERÊNCIAS

1. Souza MV, Krug BC, Picon PD, Schwartz IVD. Medicamentos de alto custo para doenças raras no Brasil: o exemplo das doenças lisossômicas. Ciênc Saúde Coletiva. 2010;15(Supl 3):3443-54.
2. Sanjurjo P, Baldellou A, Aldámiz-Echevarría K, Montejo M, García Jiménez MC. Los errores congénitos del metabolismo como enfermedades raras con un planteamiento global específico. Anales Sis San Navarra. 2008;31(Supl 2):55-73.
3. Camp KM, Lloyd-Puryear MA, Huntington KL. Nutritional treatment for inborn errors of metabolism: indications, regulations, and availability of medical foods and dietary supplements using phenylketonuria as an example. Mol Genet Metab. 2012;107(1-2):3-9.
4. Riguetto ALC, Turcato MF, Anselmo JNN, Jotha MCD, Santos CD, Garcia DF, et al. Erros inatos do metabolismo confirmados no Hospital das Clínicas de Ribeirão Preto-SP no período de 2000 a 2008. Medicina (Ribeirão Preto). 2010;43(4):419-26.
5. Souza CFM, Schwartz IV, Giuglian R. Triagem neonatal de distúrbios metabólicos. Ciênc Saúde Coletiva. 2002;7(1):129-37.
6. Ferreira DC, Michele AS, Cynthia RMSP. Aspectos nutricionais do tratamento de crianças fenilcetonúricas. Cad Escola Saúde. 2009;1(2):1-7.
7. Tan H, Chow W, Lim K, Wan W, Chung AYF, Cheow P, et al. Liver transplantation in an adult with Citrullinemia type 2. J Transplant. 2011;1:1-4.
8. Yazaki M, Takei Y, Kobayashi K, Saheki T, Ikeda S. Risk of worsened encephalopathy after intravenous glycerol therapy in patients with adult-onset type II citrullinemia (CTLN2). Intern Med. 2005;44(3):188-95.
9. Noto D, Takahashi K, Hamaguchi T, Inamura K, Nobata K, Yazaki M, et al. A case of adult onset type II citrullinemia with portal-systemic shunt. J Neurol Sci. 2009;281(1-2):127-9.
10. Nakamura M, Yazaki M, Kobayashi Y, Fukushima K, Ikeda S, Kobayashi K, et al. The characteristics of food intake in patients with type II citrullinemia. J Nutr Sci Vitaminol (Tokyo). 2011;57(3):239-45.
11. Souto DL, Rosado EL. Use of carb counting in the dietary treatment of diabetes mellitus. Nutr Hosp. 2010;25(1):18-25.
12. Hissa ASR, Albuquerque LL, Hissa MN. Avaliação do grau de satisfação da contagem de carboidratos em diabetes mellitus tipo 1. Arq Bras Endocrinol Metab. 2004;48(3):394-7.
13. Silva MA, Navarro AM, Lourenço CM, Sicchieri JMF. Carbohydrate counting in the nutritional treatment of citrullinemia type II: case report. Eur J Clin Nutr. 2013;8:256-9.

PARTE IV

ATENÇÃO NUTRICIONAL AMBULATORIAL

24

GESTÃO DE AMBULATÓRIOS DE NUTRIÇÃO

Camila Cremonezi Japur

Fernanda Rodrigues de Oliveira Penaforte

Rosa Wanda Diez-Garcia

A atenção nutricional em ambulatórios requer do nutricionista, além dos conhecimentos, habilidades e atitudes técnicos voltados para o atendimento nutricional em si, que ele seja capaz de administrar o serviço – planejando, organizando, implementando e monitorando a qualidade de um ambulatório –, assim como de manter as atividades técnico-administrativas dos serviços já estabelecidos.

Este capítulo objetiva descrever os tipos de atendimento, recursos humanos, estrutura física e estrutura do atendimento em ambulatórios de nutrição, assim como apresentar métodos de controle de qualidade no atendimento nutricional ambulatorial.

AMBULATÓRIOS DE NUTRIÇÃO

É o local destinado à realização de consultas para pessoas que necessitam de tratamento e acompanhamento nutricional e não estejam hospitalizadas, considerando ambulatórios vinculados a hospitais ou clínicas especializadas de atendimento ambulatorial. Deve dispor de estrutura para garantir a privacidade do atendimento e condições para acomodar o paciente, o terapeuta e o acompanhante, se for necessário. O espaço e o ambiente devem ser adequados para avaliação do estado nutricional, com local para medidas antropométricas e maca para avaliação da composição corporal por bioimpedância elétrica.

A consulta nutricional consiste em um atendimento visando à recuperação ou manutenção do estado nutricional, a melhorias na qualidade da alimentação e do comportamento alimentar e/ou ao tratamento de doenças por meio da alimentação, feito pelo nutricionista.

Para cumprir esses objetivos, deverá ser desenvolvido um protocolo de atendimento específico (de acordo com perfil da clientela e de especificidades das enfermidades) para a avaliação alimentar e nutricional completa, que embase a conclusão dos diagnósticos nutricional e do consumo alimentar e propicie o levantamento dos problemas e dos argumentos a serem utilizados para o estabelecimento da conduta nutricional. No ano de 2005, o Conselho Federal de Nutricionistas publicou uma resolução que estabelece as atribuições obrigatórias e complementares do nutricionista em ambulatórios e consultórios[1], as quais estão descritas no Quadro 24.1.

Pode ser necessário tratamento nutricional após a alta hospitalar, para o restabelecimento da saúde do paciente após uma doença aguda ou para que ele saia de uma condição crítica para uma condição de equilíbrio, ou até para a obtenção das metas nutricionais estabelecidas no início do acompanhamento. Para prevenção de doenças secundárias e/ou tratamento nutricional de doenças crônicas, há necessidade de tratamento contínuo, variando a regularidade do acompanhamento de acordo com as demandas do paciente e o grau de adesão. Todavia, sempre é necessário estimular o paciente na busca da autonomia e estabelecer critérios de alta.

Quadro 24.1. Atribuições do nutricionista em ambulatórios e consultórios definidas na Resolução nº 380/2005 do Conselho Federal de Nutricionistas

Atividades obrigatórias
• Elaborar o diagnóstico nutricional, com base nos dados clínicos, bioquímicos, antropométricos e dietéticos;
• Elaborar a prescrição dietética, com base nas diretrizes do diagnóstico nutricional;
• Registrar, em prontuário do cliente/paciente, a prescrição dietética e a evolução nutricional, de acordo com protocolos preestabelecidos pelo serviço e aprovados pela instituição;
• Promover educação alimentar e nutricional para clientes/pacientes, familiares ou responsáveis;
• Estabelecer receituário individualizado de prescrição dietética, para distribuição ao cliente/paciente;
• Encaminhar aos profissionais habilitados o cliente/paciente sob sua responsabilidade profissional, quando identificar que as atividades demandadas para a respectiva assistência fujam às suas atribuições técnicas;
• Elaborar o plano de trabalho anual, contemplando os procedimentos adotados para o desenvolvimento das atribuições;
• Efetuar controle periódico dos trabalhos executados;
• Colaborar com as autoridades de fiscalização profissional e/ou sanitária.

Atividades complementares
• Solicitar exames laboratoriais necessários à avaliação nutricional, à prescrição dietética e à evolução nutricional do cliente/paciente;
• Prescrever suplementos nutricionais, bem como alimentos para fins especiais, em conformidade com a legislação vigente, quando necessários à complementação da dieta;
• Interagir com a equipe multiprofissional, definindo com ela, sempre que pertinente, os procedimentos complementares à prescrição dietética;
• Participar do planejamento e da execução de programas de treinamento, estágios para alunos de nutrição e educação continuada para profissionais de saúde, desde que sejam preservadas as atribuições privativas do nutricionista;
• Realizar e divulgar estudos e pesquisas relacionadas à sua área de atuação, promovendo o intercâmbio técnico-científico;
• Prestar serviços de auditoria, consultoria e assessoria na área.

AMBULATÓRIOS EM HOSPITAIS

Para a criação de um serviço ambulatorial de nutrição, vinculado ao sistema de saúde, é necessário considerar:

- **Demandas externas:** provenientes dos encaminhamentos da rede pública de saúde (níveis de atenção primário e secundário):
  - Demanda local (município ou região) por atendimentos nutricionais, de acordo com o perfil epidemiológico da população, com a identificação dos principais problemas de saúde e nutricionais;
  - Número de serviços de saúde no município e/ou região que oferecem tratamento nutricional, tanto no nível de atendimento secundário em ambulatórios de especialidade de hospitais públicos quanto no nível primário em unidades básicas de saúde;
  - Descrição da cobertura dos serviços existentes e avaliação da necessidade de ampliação do número de atendimentos.
- **Demandas internas:** provenientes do próprio hospital (pacientes com doenças crônicas com acompanhamento de rotina nos ambulatórios médicos e após alta hospitalar – nível de atenção terciário):
  - Levantamento de prioridades/necessidades dos serviços em relação ao atendimento nutricional de pacientes em hospitais gerais (por exemplo, Hospital de Clínicas) e de especialidades (por exemplo, Hospital do Câncer).

Por fazerem parte do serviço público de saúde, os princípios do Sistema Único de Saúde (SUS) devem sempre ser respeitados e seguidos.

Princípios do SUS[2]:

- **Universalidade:** garantia do acesso universal à assistência em saúde. Para que esse princípio seja alcançado em termos de atenção nutricional, ainda é necessária a ampliação da cobertura e da oferta de serviços para esse fim.

- **Integralidade:** a atenção à saúde deve considerar as necessidades específicas de pessoas ou grupos de pessoas.
  - **Equidade:** igualdade de oportunidade em usar o sistema de saúde.

PLANEJAMENTO E ORGANIZAÇÃO

Para o planejamento e a organização de um ambulatório de nutrição, é necessário definir alguns aspectos:

- Tipo de atendimento;
- Recursos humanos;
- Estrutura física do serviço;
- Estrutura do atendimento.

Tipo de atendimento

O tipo de atendimento diz respeito às características das doenças a serem tratadas no serviço ambulatorial de nutrição.

Pode ser um ambulatório de **atendimento geral**, quando há pacientes de mais de uma especialidade e/ou de diferentes estados nutricionais (desnutridos, eutróficos, obesos). Esses atendimentos geram uma demanda por protocolos de avaliação nutricional mais amplos e materiais de orientação com múltiplos enfoques. Nesse tipo de serviço, o profissional acaba fazendo um atendimento mais geral, tanto em relação à avaliação quanto às condutas estabelecidas. Contudo, o nutricionista precisa estabelecer protocolos que permitam qualificar o atendimento e prevenir condutas de improviso.

Os ambulatórios de **especialidade** são aqueles em que são atendidos pacientes de uma única especialidade médica ou com estado nutricional específico. Esse tipo é o mais comum e, uma vez que pode ter protocolos mais específicos, voltados para a identificação de problemas peculiares e mais prevalentes nesse grupo de pessoas, facilita o manejo do tratamento nutricional no que diz respeito às estratégias de orientação e acompanhamento nutricional. Por terem serviços mais focados, proporcionam ao profissional a possibilidade de atualização científica mais específica, por exemplo, por meio de leitura de artigos científicos ou participação em eventos científicos da área, para a constante revisão e aprimoramento de suas condutas. Nesses serviços, geralmente se encontram profissionais mais especializados na área em que atuam, o que favorece a qualidade do serviço.

Recursos humanos

O número de nutricionistas disponíveis para o atendimento é importante para determinar o número de atendimentos por dia e a complexidade das consultas. Identificar se existem outros profissionais para apoio do atendimento nutricional, como auxiliares de enfermagem e secretárias, para pesagem dos pacientes e agendamento de retornos, respectivamente, também compõe o planejamento do serviço. O planejamento do número de atendimentos no período deve respeitar a qualidade da consulta, uma vez que esta deve fundamentar-se em estratégias de empoderamento do paciente e de negociação de condutas para eficácia do tratamento. Critérios para o encaminhamento de pacientes pelo serviço médico devem ser elaborados considerando essas características da consulta de nutrição.

Segundo a Resolução CFN n° 380/2005[1], que dispõe sobre áreas de atuação do nutricionista e sobre atribuições e parâmetros numéricos de atendimento, um nutricionista deverá atender no máximo 16 clientes/pacientes por dia, considerando quatro casos novos de 40 minutos e o restante em retornos de 20 minutos. Esses parâmetros não incluem uma discussão, preparo de material para as consultas, registro em prontuário e em banco de dados, avaliação por parte do paciente, entre outros. É interessante pensar na distribuição de responsabilidades dentro da equipe de nutricionistas de modo a ter todas as tarefas paralelas cumpridas e incluídas na rotina de trabalho.

Estrutura física do serviço

A estrutura física disponível para a implantação do ambulatório de nutrição hospitalar ou em centro de saúde é fundamental para a organização do serviço.

É necessário identificar o número de salas de atendimento que serão exclusivas para o atendimento nutricional e se há uma sala especial para a realização das medidas antropométricas e de composição corporal. Essas informações são necessárias para estabelecer o número de atendimentos por dia.

O segundo passo é identificar quais são os móveis e equipamentos disponíveis no serviço para uso dos nutricionistas:

- Móveis: mesa, cadeira, maca, armários para armazenamento dos equipamentos e materiais de apoio para avaliação e orientação (pastas, impressos, livros);
- Equipamentos: computador (fixo ou portátil); calculadora; balança; fita métrica, estadiômetro; adipômetro e bioimpedância elétrica.

Caso não haja todos os equipamentos ou móveis disponíveis no serviço, torna-se necessário avaliar se há a possibilidade de deslocamento deles de outros serviços próximos para o alcance dos objetivos do atendimento. No caso de não haver uma maca fixa para realização de exame de bioimpedância elétrica, pode-se avaliar se é possível deslocar uma maca até a sala nos dias de atendimento nutricional.

Caso seja um serviço novo, é necessário descrever quais são as necessidades do serviço em relação a móveis e equipamentos e justificá-las de acordo com os objetivos do tratamento nutricional e com o protocolo de atendimento, de avaliação antropométrica e de composição corporal a ser implantado.

Estrutura do atendimento

O número de atendimentos por dia dependerá principalmente do número de salas e de nutricionistas do serviço, do tempo total de atendimento no ambulatório (que geralmente tem a duração de um período de 4 a 5 horas), do número de consultas de cada tipo agendadas (caso novo, reavaliação e retorno) e do tempo médio das consultas na prática. Mesmo que não seja de forma rígida, delimitar um tempo protocolar para retorno e caso novo pode ajudar na organização da consulta.

É difícil determinar qual seria o tempo ideal de uma consulta. Isso vai depender do perfil dos pacientes atendidos e do ambulatório. Todavia, é importante que o protocolo seja estabelecido considerando o tempo disponível. Geralmente, considera-se a demanda por atendimentos nutricionais da instituição ou do serviço de encaminhamento médico, do número de salas de atendimento e do número de nutricionistas disponíveis para o atendimento. Após a determinação do tempo total de atendimento no ambulatório e do número de atendimentos esperados por dia, estima-se uma média do tempo da consulta, que deve variar de acordo com o tipo da consulta (caso novo ou primeira consulta, retorno ou reavaliação).

A consulta de caso novo ou primeira consulta geralmente demanda tempo maior, pois é nela que se faz toda a avaliação inicial do paciente, englobando a anamnese alimentar e nutricional, a avaliação do consumo alimentar atual, comumente com mais de um tipo de inquérito alimentar, e a avaliação antropométrica e de composição corporal completa (não apenas com o peso corporal, que é o indicador mais comum nas consultas de retorno para avaliar adesão ao tratamento). As consultas de reavaliação também são mais demoradas, pois se deve aplicar o protocolo que envolve análise das mudanças alimentares e corporais. Já as consultas de retorno podem, e devem, ser mais rápidas que as consultas de caso novo e reavaliação.

Na prática, observa-se que consultas de caso novo duram em torno de 1h30, reavaliações, 1h e retornos, 40 min, aproximadamente. É importante destacar aos membros da equipe e à coordenação do hospital que as consultas de nutrição são mais longas que as consultas médicas, pois há a necessidade de interrogar o paciente sobre diversos aspectos relacionados à alimentação, e não somente sobre os relacionados aos alimentos consumidos em si. Além disso, a disponibilidade de espaço físico e de recursos humanos para o atendimento nutricional geralmente é muito menor que para o atendimento médico, tornando a comparação de indicadores de volume de atendimentos incompatível entre essas especialidades.

Periodicidade

Para a definição do tempo entre as consultas (semanais, quinzenais, mensais, bimestrais, trimestrais, semestrais ou anuais), é preciso considerar em primeiro lugar os objetivos do tratamento nutricional (a curto, médio e longo prazo) e a constância necessária de avaliações para o alcance dos objetivos. Essa frequência também será definida pelo método de tratamento. Se for adotado um programa no método comportamental cognitivo, por exemplo, a frequência pode ser semanal, com um número de consultas previstas para o tratamento.

Uma periodicidade mais curta, como semanal ou quinzenal, pode ser benéfica, por auxiliar o paciente a se comprometer com o tratamento. Dependendo da característica da pessoa, pode ocorrer efeito contrário: em vez de surtir efeito positivo com maior comprometimento com o tratamento, há aumento da ansiedade e da pressão em realizar a mudança, culminando em maior consumo alimentar, não desejável para o tratamento nutricional quando o foco é a perda de peso.

Em seguida, há que se avaliar o número de pacientes aguardando para iniciar o tratamento e o número de vagas disponíveis no ambulatório de nutrição.

Outro ponto importante é avaliar a disponibilidade do paciente em comparecer às consultas, principalmente daqueles que precisam de dispensa do trabalho para o comparecimento ao serviço. Por outro lado, pode-se estabelecer a periodicidade e utilizar como critério para a inclusão do paciente a própria disponibilidade em comparecer às consultas.

Tempo de tratamento

Programar o tempo de tratamento é interessante por possibilitar a rotatividade dos pacientes no serviço e também para criar no paciente a necessidade de responsabilização e autonomia no tratamento nutricional.

Dependendo da periodicidade e do número de consultas programadas, chega-se ao tempo total da intervenção. Essas variáveis são definidas de acordo com os objetivos do tratamento nutricional, por meio do estabelecimento de critérios. Os critérios devem ser definidos de acordo com as características e a capacidade do serviço.

Por exemplo, em um serviço de atendimento nutricional para perda de peso, em que há pacientes com diferentes graus de índice de massa corporal (IMC), pode-se utilizar o IMC como critério para estabelecer o tempo de tratamento (priorizar pacientes com graus mais leves de obesidade, promovendo tratamento mais longo? menor tempo de tratamento para pacientes com sobrepeso?). Outro critério pode ser o nível do paciente em relação aos tratamentos nutricionais: iniciante ou novo, quando nunca passou por tratamento nutricional prévio, nem no serviço em questão nem em outro, ou quando já passou pelo tratamento nutricional e, por algum motivo (reganho de peso, perda de seguimento), é reencaminhado, necessitando de um número menor de consultas e, consequentemente, de menor tempo de tratamento.

Ao final do tempo programado de tratamento, recomenda-se espaçar o intervalo interconsultas (trimestral, semestral ou até anual) e programar consultas de manutenção, visando avaliar a autonomia do paciente em manter os objetivos alcançados (de mudanças alimentares e corporais).

Agendamento

O primeiro ponto a ser determinado na estrutura do atendimento é o método de encaminhamento e agendamento dos pacientes. Deve haver um acordo entre os serviços que encaminham os pacientes e o ambulatório de nutrição para que o instituído seja cumprido. O nutricionista deve ter autonomia para gerir todos os agendamentos no ambulatório de nutrição, desde a triagem/pré-consulta até a remarcação de um retorno perdido. Isso possibilita o controle sobre o número e a periodicidade de atendimentos.

Como os serviços médicos ou de outras especialidades profissionais que encaminham os pacientes geralmente ocorrem no mesmo período do dia e no mesmo espaço físico, os encaminhamentos ao ambulatório de nutrição são feitos no dia da consulta nesses serviços. Quando ocorrerem em dias diferentes, o encaminhamento é feito e o paciente é agendado de acordo com o método instituído.

O paciente não necessariamente deve ou precisa ser atendido no ambulatório de nutrição no mesmo dia do encaminhamento. É por isso que deve haver a definição de como será o agendamento-atendimento.

Existem duas possibilidades de agendamento-atendimento após o encaminhamento dos pacientes.

1. Atendimento nutricional no mesmo dia do encaminhamento ou agendado para a próxima vaga, sem realização de triagem ou pré-consulta (livre-demanda)

Nesse caso, é necessário programar espaços vagos na agenda para acomodar essa demanda incerta de pacientes.

As vantagens desse método é que não necessita de recursos humanos e espaço físico para realização de triagem ou pré-consulta e todos os pacientes encaminhados são atendidos, aumentando a cobertura do serviço e respeitando o princípio da universalidade.

Por outro lado, apresenta algumas desvantagens. A primeira diz respeito à relação entre o número de vagas disponíveis e o número de pacientes encaminhados, pois pode acontecer de não ter pacientes suficientes no dia para suprir o número de vagas, desperdiçando o tempo de trabalho do profissional.

No caso de haver maior número de pacientes encaminhados no dia do que o número de vagas disponíveis para esse mesmo dia, o paciente pode ser agendado para a próxima vaga. A ausência de conversa prévia ao atendimento de caso novo, por meio da pré-consulta ou triagem, pode favorecer as ausências nas consultas de caso novo, acarretando o mesmo problema citado acima. Isso pode acontecer pelo fato de o paciente não ter disponibilidade ou mesmo não ter interesse em fazer o tratamento nutricional e na situação de consulta médica, por exemplo, em que ele acaba de receber orientações sobre sua saúde e a necessidade de recuperação do seu estado nutricional, ele se sente pressionado e aceita ser agendado.

Outro problema associado à livre-demanda de pacientes é que pode acontecer um colapso no ambulatório de nutrição, visto que todo serviço tem capacidade limitada de atendimento (número de vagas). Isso pode gerar atraso para o início do tratamento nutricional, ou mesmo aumento do tempo entre as consultas, podendo diminuir a eficácia e a adesão dos pacientes em tratamento, pela menor periodicidade das consultas e pelo distanciamento entre paciente e profissional, reduzindo a resolutividade do problema. Outro risco é piorar a qualidade do atendimento.

Nesse método, torna-se fundamental a avaliação de indicadores de eficácia e adesão ao tratamento, assim como o estabelecimento de critérios de alta que sejam cumpridos na prática.

2. Triagem no dia do encaminhamento ou agendamento da triagem antes da primeira consulta

A triagem é importante para eleger os pacientes que se enquadrem no perfil do tratamento e que estejam dispostos a frequentar as consultas. Além disso, é importante tentar avaliar se o paciente está preparado para iniciar um tratamento nutricional que requer mudanças em sua alimentação e, consequentemente, na sua vida cotidiana.

Alguns tópicos podem ser incluídos no questionário de triagem visando identificar a necessidade do tratamento e a motivação.

Necessidade do tratamento:

Perguntas que avaliem se o paciente consegue fazer relação da doença com o estado nutricional, ou da doença com a alimentação habitual, e sobre a necessidade de modificar os hábitos alimentares e comportamento alimentar podem ser incluídas no questionário. Elas podem indicar a baixa percepção do paciente em relação ao seu problema alimentar e nutricional e mostrar a necessidade de fazer um preparo desse paciente para as consultas individuais com reflexões e conscientização do problema, por meio de discussões de temas e problemas reais de alimentação e nutrição. Podem também guiar o acompanhamento nutricional durante o tratamento. Conhecer o histórico de tratamentos anteriores também permite reflexão sobre o perfil do paciente e suas dificuldades de adesão.

Motivação:

Outro ponto fundamental é a avaliação do interesse e da motivação do paciente em fazer o tratamento, seja por estética, necessidade de cuidado dietoterápico por doença aguda ou crônica, desejo de engravidar, *performance* esportiva, ou qualquer outra razão que o mobilize para alterar sua alimentação e seu comportamento alimentar. É fundamental atribuir autonomia e responsabilidade pelo tratamento, de modo que o paciente saiba que sem o seu envolvimento não há como prosseguir um tratamento. Essa transferência de poder e responsabilidade para o paciente deve ser muito bem trabalhada pelo nutricionista. É fundamental que o paciente tenha a dimensão de que o atendimento pode ajudá-lo desde que ele tenha a liderança no processo.

Não existe um método de triagem "padrão-ouro" capaz de eleger os pacientes mais preparados e que possam ter maior adesão ao tratamento. Para a instituição de um protocolo de triagem no ambulatório de nutrição, é necessário refletir sobre os objetivos do tratamento e organizar as questões de acordo com eles.

A triagem não fere o princípio da universalidade, uma vez que a ideia não é negar atendimento nutricional a nenhum paciente, independentemente de seu perfil, mas de incluí-lo em outros tipos de tratamento prévios, como os grupos de preparo e orientação para o tratamento nutricional individual, com o intuito de melhorar a eficácia e a adesão ao tratamento.

Os métodos de triagem não devem ser estáticos, devendo ser continuamente avaliados por indicadores de adesão ao tratamento, com análise do alcance dos objetivos preestabelecidos e de assiduidade às consultas. Caso necessário, os protocolos de triagem devem ser reconstruídos e novamente testados.

Tipo de consulta

Primeira consulta – Caso novo

No primeiro atendimento de nutrição, o nutricionista de ambulatório, consultório ou domicílio realiza entrevista para coleta de dados pessoais, anamnese alimentar e avaliação do estado nutricional para, em seguida, proceder ao diagnóstico nutricional e estabelecer um plano alimentar que envolve vários aspectos da vida e orientação individualizada[1].

Estrutura da consulta:

- História alimentar e nutricional;
- Avaliação nutricional (antropométrica, bioquímica e de consumo alimentar);
- Diagnóstico dos principais problemas alimentares e nutricionais;
- Conduta: estabelecimento de metas para próxima consulta.

Consulta de retorno

São consultas intermediárias entre o caso novo e as consultas de reavaliação. Esse tipo de consulta é o que necessita de maior investimento em termos de avaliação e orientação alimentar e nutricional, uma vez que o tratamento é predominantemente constituído por ele.

Estrutura da consulta:

- Avaliação do tratamento (mudanças na alimentação e corporais);
- Diagnóstico dos principais problemas;
- Conduta: estabelecimento de metas para próxima consulta.

Consulta de reavaliação

É importante estabelecer esse tipo de consulta com o intuito de registrar a reavaliação realizada e padronizar o tempo de realização da reavaliação. A periodicidade da reavaliação deve estar de acordo com os objetivos do tratamento e o tempo que se espera que seja possível identificar mudanças objetivas por meio de medidas antropométricas, bioquímicas e de consumo alimentar.

Estrutura da consulta:

- Reavaliação de consumo alimentar (objetiva e subjetiva);
- Reavaliação antropométrica e de composição corporal;
- Avaliação do tratamento pela paciente (sua percepção em relação aos aspectos alimentares, nutricionais e qualidade de vida);

Conduta:

- Dar *feedback* da evolução do tratamento para o paciente (e consequentemente para o profissional);
- Auxiliar no direcionamento do tratamento com base na avaliação e estabelecer metas para próxima consulta.

Alta ambulatorial

A alta ambulatorial é necessária para definir o final do tratamento nutricional. No entanto, essa é uma das atividades mais difíceis de ser realizadas, pois depende da definição de critérios de alta e da aplicação de tais critérios na prática.

Os critérios de alta dependerão dos objetivos do tratamento. De maneira geral, podem-se utilizar dois critérios para caracterizar a alta: (1) adesão ao tratamento e (2) tempo de tratamento.

Para definirmos adesão ao tratamento, podemos utilizar critérios objetivos de avaliação, tais como indicadores de mudança na alimentação e no peso corporal. A assiduidade pode ser considerada também um critério de adesão, pois o paciente precisa comparecer às consultas para ser considerado em tratamento.

São exemplos de critérios a serem utilizados para definição da alta por adesão: (a) ausência em duas consultas consecutivas ou três faltas aleatórias; (b) quem não perde ou ganha peso em três consultas consecutivas (quando o objetivo do tratamento for a perda de peso, mas sempre considerando os problemas referidos pelo paciente).

A finalização do tempo previsto de tratamento nutricional pode ser um critério para a alta, mas na prática é difícil aplicar esse critério tão estático, uma vez que há variações no tempo que a pessoa precisa para realmente entrar em tratamento nutricional. Muitas vezes, o critério tempo de tratamento na prática não é o melhor momento para desligar o paciente do tratamento.

Outras situações de alta ambulatorial podem ser: a pedido do paciente (atendimento em outro serviço, falta de vontade em seguir o tratamento) e presença de problemas psicológicos importantes que impedem a continuidade do tratamento nutricional. Nesse caso, o paciente deve ser encaminhado para um serviço de psicologia.

Abaixo exemplificaremos alguns aspectos relacionados à estrutura de atendimento do Ambulatório de Nutrição da Endocrinologia Ginecológica (ANECG) do Hospital das Clínicas de Ribeirão Preto (HCFMRP-USP), que atende mulheres em idade fértil, com diagnósticos predominantes de obesidade, síndrome do ovário policístico, resistência insulínica e infertilidade.

Tratamento nutricional

As pacientes são encaminhadas pela equipe médica do Ambulatório de Endocrinologia Ginecológica, que funciona no mesmo local e horário que o ANECG, todas as sextas-feiras, das 8h às 13h, no Hospital das Clínicas de Ribeirão Preto, exceto feriados e férias.

Após o encaminhamento, é realizada uma pré-consulta, na qual as pacientes são questionadas quanto à história do ganho de peso e ao interesse em fazer o tratamento.

Na pré-consulta, os pacientes são orientados quanto ao tipo de tratamento oferecido (por mudanças na alimentação e no estilo de vida) e à periodicidade necessária nas consultas.

Quando a paciente mostra interesse em participar do programa de tratamento nutricional, são feitas orientações quanto ao preparo para realização de exames (bioquímicos – insulina, glicemia e lipidograma – e de composição corporal por bioimpedância elétrica). Orienta-se também que elas preencham um registro alimentar de três dias em casa e entreguem no dia da primeira consulta.

Primeira consulta (C1)

Na primeira consulta, aplicam-se os protocolos "Atenção Nutricional" e "Avaliação do Consumo Alimentar" (Anexo 24.1), padronizados e aprovados pela Comissão de Análise de Prontuários e Óbitos (CAPO) do HCFMRP-USP, que são inseridos no prontuário do paciente.

Essa avaliação inicial engloba o processo de ganho de peso, diagnóstico médico, presença de comorbidades, prática de atividades que envolvem gasto de energia (física ou laboral), aspectos do ambiente que influenciam o consumo alimentar, a rotina diária e as práticas e comportamentos alimentares, resultado dos exames bioquímicos, além da avaliação do consumo alimentar por métodos tradicionais (registro alimentar de três dias, recordatório de 24 horas, questionário de frequência de alimentos e disponibilidade domiciliar *per capita* de alimentos).

Retornos (consultas intermediárias: C2, C3, C4, C6, C7...)

A periodicidade das consultas é mensal. Nas consultas de retorno, as pacientes são questionadas em relação às possíveis modificações na rotina ou intercorrências no último mês que possam ter influenciado o consumo alimentar. São exemplos de intercorrências: problemas em relacionamentos interpessoais, tanto familiares (marido, filhos, pais, irmãos) quanto ocupacionais (colegas de trabalho ou chefes); doenças na família; episódios de ansiedade, depressão e compulsão alimentar; exposição a situações de consumo alimentar exagerado (festas, comemorações e reuniões de família); entre outros. O ambiente de consumo alimentar doméstico e no trabalho também é avaliado, uma vez que esse pode ser fator determinante do consumo alimentar consciente ou mesmo inconsciente. Outros pontos avaliados são: percepção em relação ao consumo alimentar, aos hábitos de vida, às suas motivações e objetivos de vida; motivação e satisfação com o tratamento; consumo alimentar por recordatório de 24 horas. Avaliam-se, ao final, o alcance das mudanças propostas e as dificuldades encontradas no processo.

As consultas de retorno são variáveis, não sendo abordados todos os tópicos de avaliação acima em todas as consultas.

Reavaliação (C5, C10, C15)

A cada cinco consultas, realiza-se uma consulta de reavaliação. A reavaliação do consumo alimentar inclui a repetição do protocolo "Avaliação do Consumo Alimentar" feito na primeira consulta e do registro alimentar de três dias. A reavaliação antropométrica e de composição corporal envolve a repetição das medidas antropométricas e da bioimpedância elétrica avaliadas na primeira consulta. Além disso, questiona-se a paciente quanto ao que ela considera ter mudado em sua alimentação e o que acha que ainda precisa mudar, e sobre o que ela considera ter mudado no cotidiano e na vida após o início do tratamento. Ao final da consulta de reavaliação, é feito um *feedback* do tratamento para a paciente em relação às mudanças alimentares e corporais no período avaliado (últimas 5, 10 ou 15 consultas).

Anexo 24.1. Protocolo de Atenção Nutricional e de Avaliação do Consumo Alimentar

ATENÇÃO NUTRICIONAL

**Ambulatório de Nutrição
Endocrinologia Ginecológica
(ANECG)**

DADOS PESSOAIS: **DATA:** _____ / _____ / _____
Data de Nascimento: _____ Idade: _____
Estado Civil: _____ Profissão: _____ Escolaridade: _____
Endereço: _____ Telefone: _____
Número de pessoas na família: _____ Renda mensal familiar: _____ Renda *per capita*: _____
Número de filhos: _____ Desejo de engravidar: ( ) Sim ( ) Não

HIPÓTESE DIAGNÓSTICA: _____
_____

MEDICAMENTOS EM USO: _____
_____

ANTECEDENTES FAMILIARES: _____
_____

HISTÓRICO SOBRE ALTERAÇÕES DO PESO CORPORAL: _____
_____
_____
_____
_____
_____

Peso habitual: _____ Peso máximo atingido: _____

HISTÓRICO SOBRE TRATAMENTOS ANTERIORES PARA PERDA DE PESO: _____
_____
_____

INGESTÃO HÍDRICA: _____

HÁBITO INTESTINAL (FREQUÊNCIA E CONSISTÊNCIA): _____

ATIVIDADES DE ROTINA QUE ENVOLVEM GASTO DE ENERGIA (tipo, frequência e duração) _____
_____

HORAS DE SONO: _____

EXAMES	C1	C5	C10	C15	C20
Colesterol Total (mg/dl)					
HDL (mg/dl)					
LDL (mg/dl)					
Triglicérides (mg/dl)					
Glicemia (mg/dl)					
Insulina Basal (μ UI/dl)					
Índice QUICKI					
Índice HOMA					

- HC. 36.12 i -

Peso da triagem: Peso desejado:
Peso inicial: Altura: IMC inicial:

Consulta (data)	Peso (kg)	Alteração
C1		
C2		
C3		
C4		
C5		
C6		
C7		
C8		
C9		
C10		

Consulta (data)	Peso (kg)	Alteração
C11		
C12		
C13		
C14		
C15		
C16		
C17		
C18		
C19		
C20		

CURVA DE EVOLUÇÃO PONDERAL

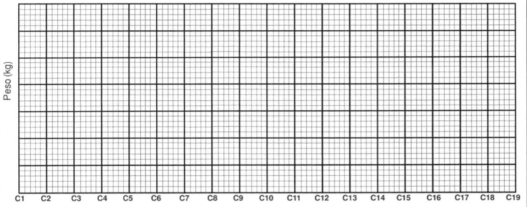

Número da consulta

Composição corporal (BIA)	C1	C5	C10	C15	C20
Resistência (Ω)					
Reactânia (Ω)					
Gordura corporal (kg/%)					
Massa magra (kg)					
Água corporal total (litros/%)					
Circunferências:	C1	C5	C10	C15	C20
Abdomen (cm)					
Quadril (cm)					
Braço (cm)					
Tronco (cm)					
Pescoço (cm)					

AVALIAÇÃO DO CONSUMO ALIMENTAR

**Ambulatório de Nutrição
Endocrinologia Ginecológica
(ANECG)**

FREQUÊNCIA ALIMENTAR

1. Você come fruta normalmente?
( ) Não ( ) 1x/ dia ( ) 2x/dia ( ) 3x ou +/dia ( ) Às vezes (não todo dia)

2. Você come verduras em folhas?
( ) Não ( ) 1x/ dia ( ) 2x/dia ( ) Às vezes (não todo dia)

3. Você come legumes?
( ) Não ( ) 1x/ dia ( ) 2x/dia ( ) Às vezes (não todo dia)

4. Você come feijão?
( ) Não ( ) 1x/ dia ( ) 2x/dia ( ) Às vezes (não todo dia)

5. Você toma leite?
( ) Não ( ) 1x/ dia ( ) 2x/dia ( ) 3x ou +/dia ( ) Às vezes (não todo dia)

6. Você come queijo?
( ) Sim, sempre (quase todo dia) ( ) Não ( ) Às vezes (não toda semana)

7. Você consome carne (qualquer tipo de carne, ave ou pescado)?
( ) não ( ) 1x/ dia ( ) 2x/dia ( ) 3x ou +/dia ( ) às vezes (não todo dia)

8. Você come pão?
( ) Não ( ) 1x/ dia ( ) 2x/dia ( ) 3x ou +/dia ( ) Às vezes (não todo dia)

9. Você costuma comer fritura?
( ) Todos os dias ( ) 4-5x/semana ( ) 2-3x/semana ( ) <1x/semana ( ) <1x/mês

10. Você costuma comer doce?
( ) Várias vezes ao dia ( ) 1x/ dia ( ) Às vezes (não todo dia) ( ) Não costumo comer
Tipo de doce: _____

11. Você toma refrigerante? ( ) 1x/ dia ( ) 2x/dia ou +/dia ( ) Somente nos finais semana ( ) Não consumo
Tipo (light/zero/normal): _____ Locais: _____

12. Faz uso de bebidas alcoólicas? Tipo: _____ Frequência: _____
Quantidade: _____ Local: _____

DISPONIBILIDADE DOMICILIAR DE ALIMENTOS		Nº PESSOAS:
Alimentos	**Compra mensal**	**Disponibilidade diária per capita***
Óleo		
Sal		
Açúcar		
Arroz		
Feijão		
Refrigerante		
Suco industrializado		
Margarina		
Achocolatado		

* Disponibilidade diária per capita = compra mensal/nº pessoas/30 dias

Alimentação fora de casa: _____ Frequência: _____ Locais: _____

Alimentação no trabalho: ( ) Compra comida pronta ( ) Prepara em casa e leva pronta

- HC. 36.11 i -

ROTINA ALIMENTAR:

Práticas e comportamento alimentar:

Número de vezes que come ao dia:

Hábito de beliscar ( ) Sim ( ) Não   Tipo de alimento e horários: _____

Tipo de almoço: _____ Tipo de jantar: _____

Quais horários você costuma sentir fome? Descreva. _____
_____

Costuma comer realizando outra atividade (TV, computador)? ( ) Sim ( ) Não _____

Manifestações de ansiedade e/ou depressão associadas ao consumo alimentar: _____
_____

Episódios de compulsão alimentar: _____
_____

Acorda à noite para comer? ( ) Sim ( ) Não Tipo de alimento e horários: _____

Diagnóstico do consumo alimentar: _____
_____
_____
_____
_____

Nutricionista: _____
Carimbo

Os pontos positivos desse processo de reavaliação são bilaterais: nutricionista e paciente. Ao profissional, oferece um panorama da evolução do tratamento, o que o auxilia a traçar novas estratégias para a continuidade da intervenção. Para o paciente, além de receber retorno da evolução do tratamento, o estimula a refletir sobre as conquistas ou dificuldades vivenciadas até o momento (mudanças alimentares e corporais) e serve como motivação para que ele se comprometa com futuras modificações de rotina e hábitos alimentares e de vida.

É importante padronizar a orientação na consulta prévia à de reavaliação (C4, C9, C14), quanto ao preparo para realização de exames bioquímicos e de bioimpedância elétrica, e entrega do impresso para o registro alimentar de três dias.

Orientação nutricional

Os objetivos do tratamento são as mudanças alimentares e corporais (voltadas para a perda de peso e de gordura corporal), e a aquisição de autonomia para se alimentar corretamente visando à continuidade da perda de peso ou à manutenção do peso perdido após o final do tratamento.

Ao final da primeira consulta e após a discussão do caso clínico com a equipe de nutrição, uma lista de problemas alimentares e nutricionais a serem tratados é construída e registrada e propõe-se a conduta nutricional. Opta-se por intervir com dois ou, no máximo, três objetivos dessa lista por consulta, com o intuito de facilitar a adesão às mudanças propostas. Nessa consulta é entregue ao paciente um cartão de automonitoramento do peso (Anexo 24.2).

Anexo 24.2. Cartão de automonitoramento do peso

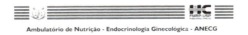
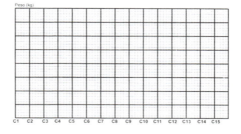

Para evitar a repetição das orientações ao longo do tratamento, tornando-o monótono e desmotivador, instituímos a revisão do prontuário no dia anterior ao ambulatório. Nessa revisão são levantadas e registradas em formulário próprio informações sobre: evolução do peso ao longo do tratamento; mudanças alimentares conquistadas; dificuldades frequentes em relação às mudanças; orientações nutricionais passadas nas consultas anteriores (atenção para orientações comuns e repetitivas). Ao final dessa revisão, o avaliador propõe tópicos a serem incluídos na próxima consulta.

O resultado da revisão do prontuário, assim como os pontos não abordados da lista de problemas e as informações coletadas na consulta de retorno, guia o estabelecimento dos objetivos para a próxima consulta.

No caso da reavaliação, são propostos novos objetivos após as explicações sobre a evolução do tratamento em relação à alimentação e às mudanças corporais.

Os principais tópicos de intervenção são:

- Expectativa de perda de peso e processo de alteração de peso: orientações quanto à perda de peso saudável, que deve ser lenta e gradativa, com mudanças alimentares permanentes que sejam assimiladas no hábito alimentar para favorecer a manutenção da perda de peso;
- Promoção e manutenção de mudanças alimentares e nos hábitos de vida;
- Relação da paciente com o alimento; neste tópico contamos com o apoio da equipe de psicologia do serviço;
- Ambientes doméstico, de trabalho e de lazer que propiciam situações de risco para maior consumo alimentar ou que dificultam as mudanças alimentares (ambiente obesogênico): estratégias para enfrentar esse problema, visto que não necessariamente é modificável;
- Percepção do consumo alimentar e das práticas associadas: utilização de instrumento de registro de adesão às orientações propostas (Anexo 24.3);

Anexo 24.3. Instrumento de registro de adesão às orientações propostas

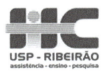

Hospital das Clínicas de Ribeirão Preto
Faculdade de Medicina de Ribeirão Preto – HCFMRP/USP
Ambulatório de Nutrição – Endocrinologia Ginecológica – ANECG

Frequência de adesão à orientação nutricional

Proposta sugerida:

Dias do mês

1	2	3	4	5	6	7	8	9	10	11	12	13	14	15	16	17	18	19	20	21	22	23	24	25	26	27	28	29	30	31

Observações
Exemplos de propostas:
1. Consumir salada antes das refeições; 2. Praticar atividade física; 3. Fracionar a alimentação; 4. Não comer doces; 5. Não beber refrigerante; 6. Comer frutas; 7. Substituir açúcar por adoçante; 8. No lanche, associar fruta com proteína ou fibra; 9. Não comer fritura; 10. Comer devagar; 11. Beliscar.
2. Orientar a pessoa a marcar um X nos dias em que conseguiu aderir à proposta sugerida. No mês seguinte, pode-se avaliar a frequência semanal e mensal de adesão. É um bom instrumento para estimular a percepção do paciente quanto às suas conquistas e de monitoramento de adesão às mudanças alimentares e de rotina.

- Estímulo ao autocuidado;
- Busca de atividades prazerosas e que ocupem o tempo livre, evitando que encontrem satisfação exclusivamente na alimentação e em atividades sedentárias (longos períodos em frente à televisão ou computador);
- Responsabilidade e comprometimento com o tratamento: não culpando o paciente pelas dificuldades enfrentadas em atingir os objetivos, mas auxiliando-o na busca de estratégias para superá-los;
- Estímulo à autonomia para estabelecer uma relação saudável com a alimentação e com os novos hábitos de vida.

PROTOCOLOS DE ATENDIMENTO NUTRICIONAL

Os objetivos de elaborar protocolos de atendimento nutricional na forma de manuais são:
- Facilitar o acesso a informações teóricas importantes para a condução dos casos, no que diz respeito aos aspectos fisiopatológicos e dietoterápicos;
- Padronizar o atendimento nutricional;
- Instrumentar a aplicação dietética das diretrizes dietoterápicas;
- Listar os materiais de apoio disponíveis para realização de educação alimentar e nutricional, com as orientações de como utilizá-los.

Os itens a serem incluídos nos protocolos estão descritos a seguir.

Caracterização do ambulatório:
- Localização no hospital;
- Número de salas disponíveis;
- Rotina do ambulatório (horário de início, encaminhamento, agendamento).

Caracterização da população a ser atendida:
- Quem serão os pacientes atendidos?
  - Gênero;
  - Faixa de idade;
  - Estado nutricional predominante;
  - Diagnósticos clínicos mais prevalentes;
  - Nível socioeconômico.

Principais doenças:
- Características fisiopatológicas;
- Implicações das doenças no estado nutricional e na alimentação;
- Tratamento medicamentoso: efeitos colaterais, interação com nutrientes, indicações de uso (em relação à alimentação, jejum etc.);
- Tratamento nutricional:
  - Metas do tratamento;
  - Diretrizes dietoterápicas (O que há na literatura para embasar o tratamento dietético?);
  - Aplicação dietética das diretrizes;
- Materiais de apoio para a intervenção nutricional:
  - Álbum fotográfico de alimentos;
  - *Kit* de medidas caseiras: avaliação e orientação;
  - Materiais de orientação alimentar (*folders* e cartazes);
  - Orientação de preparo de receitas (baixo teor energético, rica em fibras, molhos para salada...);
  - Intervenções na sala de espera;
  - Vídeos educativos;
  - Oficinas culinárias e degustação de receitas.

Fichas de atendimento e manual de preenchimento

Nesse item são anexadas as fichas de atendimento propriamente ditas, de caso novo, de retorno e de reavaliação e um manual descrevendo como cada item deve ser preenchido com o objetivo de padronizar o modo de questionar e de registrar as informações do protocolo.

QUALIDADE NO ATENDIMENTO

Diversas são as definições para a palavra qualidade[3]. A ideia de qualidade no atendimento nutricional ambulatorial também pode se apresentar em diferentes facetas. Seria um atendimento de qualidade aquele que alcança os objetivos do tratamento nutricional (perda ou ganho de peso, mudanças alimentares, melhora de indicadores bioquímicos, melhora de sintomas gastrointestinais)? Ou aquele que traz satisfação ao paciente, independentemente se os resultados do tratamento não foram tão satisfatórios? Ou aquele que segue regras de procedimentos de atendimento e abordagem de maneira padronizada? Talvez a qualidade no atendimento nutricional seja uma mistura de todos esses critérios, avaliados separadamente ou em conjunto, que direcionam ações de mudanças na prática do ambulatório (tanto no atendimento quanto na gestão do serviço).

Nesse item, propusemos algumas maneiras de avaliar e de buscar atingir a qualidade em um serviço ambulatorial de nutrição.

DISCUSSÕES DOS CASOS CLÍNICOS[4]

A realização de reuniões periódicas para discutir casos clínicos pode ser interessante para:
- Aprimorar o conhecimento técnico-científico, a capacitação e a atualização do profissional envolvido no serviço;
- Padronizar e socializar condutas;
- Consolidar fundamentos científicos nos procedimentos práticos;
- Auxiliar na identificação de características biológicas e psicológicas e socioeconômicas da população atendida, que podem indicar a necessidade de replanejamento de estratégias alimentares e da abordagem de práticas e comportamentos;
- Ajudar na detecção de problemas administrativos (problemas com agendamento e tempo de espera dos pacientes, necessidade de criação de materiais educativos mais efetivos e voltados para uma população específica, capacitação de recursos humanos envolvidos no atendimento).

DISCUSSÕES SOBRE GESTÃO DO AMBULATÓRIO[4]

Este é um espaço para discutir questões administrativas do ambulatório, problemas ou questões vivenciados na rotina pela equipe (falta de comunicação com outros profissionais da equipe, mecanismos de encaminhamento e agendamento no ambulatório de nutrição, filosofia de trabalho, alterações no protocolo de atendimento, tempo das consultas e atrasos no atendimento...).

Para análise das observações do cotidiano do ambulatório, é recomendável manter um bloco de anotações destinado à equipe de nutrição para que problemas da rotina sejam anotados, ou mesmo demandas do paciente ou do serviço, dúvidas e ideias que possam surgir momentaneamente, de modo que esses registros possam ser consultados para a constituição da pauta da reunião.

O protocolo de atendimento estabelecido para o serviço também deve ser constantemente reavaliado e, quando necessário, atualizado para adequar-se ao perfil do paciente e às necessidades percebidas no cotidiano do serviço.

Essas reuniões promovem o comprometimento dos membros da equipe, com reflexões e discussões periódicas sobre questões importantes referentes ao atendimento ambulatorial, que muitas vezes são esquecidas pelo excesso de tarefas no período de trabalho.

AVALIAÇÃO DA QUALIDADE DO SERVIÇO PELO USUÁRIO

O usuário (ou o paciente) qualifica o serviço de acordo com suas necessidades e expectativas[5]. Muitas vezes o paciente tem expectativa diferente do que é proposto pelo tratamento, e isso pode resultar em prejuízo no alcance de resultados e na satisfação em relação ao atendimento nutricional. Situações de desencontro entre o que é oferecido e o que é esperado pelo paciente muitas vezes passam despercebidas pelos gestores do serviço e pelos profissionais envolvidos no atendimento, que não conseguem detectar qual o problema com o tratamento no sentido do não alcance dos resultados esperados e acabam atribuindo a responsabilidade única e exclusivamente ao paciente.

Por esse motivo, é importante esclarecer ao paciente qual é a proposta do serviço em termos de estrutura de atendimento, tipo de intervenção nutricional e responsabilidades atribuídas a ele. Por outro lado, deve-se atentar às queixas ou às demandas que o paciente traz em relação ao serviço e ao tratamento nutricional.

Outro ponto que pode ajudar a promover melhor adesão é a antecipação de possíveis situações esperadas, mas indesejadas. Por exemplo, no início do tratamento para perda de peso, o paciente deve ser alertado de suas limitações biológicas para perda de peso, quando feita de maneira fisiológica, considerando a adaptação do organismo na tentativa de recuperar o peso perdido, e principalmente em relação à expectativa de perda de peso. Muitas vezes, o paciente obeso deseja perder grande parte de seu peso com o tratamento e, na prática, isso é extremamente difícil de acontecer, a não ser que ele se submeta a procedimentos mais agressivos, como é o caso da cirurgia bariátrica. Foster e cols.[6] apontaram as disparidades entre expectativa de perda de peso e peso perdido no tratamento, mostrando o distanciamento entre o idealizado e a realidade. Em nosso serviço, fizemos levantamento das expectativas de perda de peso em 65 mulheres obesas com idade entre 20 e 50 anos, de acordo com as categorias propostas por Foster e cols.[6] [Peso dos Sonhos (PS) – Se você pudesse chegar ao peso que quisesse, qual seria esse peso?; Peso Aceitável (PAc) – Não tendo atingido aquele peso sonhado, qual peso seria considerado aceitável?; Peso Insatisfatório (PIn) – Qual seria o peso que te deixaria insatisfeito ao chegar ao final do tratamento?]. Os resultados mostraram que a expectativa de perda de peso para atingir o peso dos sonhos variava entre perder 14% e 55% do peso inicial; para algumas delas, perdas até 34% do peso inicial foram consideradas insatisfatórias[7].

Outro ponto que pode ser abordado em relação ao peso é a possibilidade de reganho no meio do tratamento, que não deve ser considerado como algo impeditivo de sucesso, levando em conta o tratamento como um todo.

Os questionários de satisfação, portanto, devem incluir, além das questões relacionadas com a qualidade dos recursos humanos e da estrutura física do serviço e de atendimento (tempo de espera para a consulta, periodicidade e tempo do tratamento, qualidade das consultas e do tratamento recebido), aquelas relacionadas com o suprimento de expectativas e necessidades pessoais.

Para que os pacientes se motivem a preencher adequadamente os questionários, o foco deve ser a melhoria da qualidade do serviço e do tratamento recebido por ele no hospital. Para isso, ele não deve ser induzido ou apressado a responder ao questionário, pois há risco de ele não ter tempo de pensar e de analisar as diversas alternativas e, consequentemente, de as respostas não retratarem a real experiência vivenciada no atendimento e vinculada às suas expectativas e necessidades[8]. Dessa forma, o questionário perderia sua validade, resultando em respostas uniformes, com poucas sugestões e observações. É importante também adequar a linguagem do questionário ao nível de escolaridade dos pacientes, para que o entendimento seja pleno e responda com fidelidade ao que está sendo perguntado.

Sobre a forma de apresentação das avaliações, é pertinente que contenham questões fechadas e abertas, pois é comum a atribuição de um conceito alto para a questão teste associada ao registro de observações, reclamações e sugestões sobre o mesmo item na resposta aberta, em que pode haver, inclusive, o acréscimo de novos aspectos não abordados anteriormente[8]. Além do uso de questionários, podem ser utilizados também urnas de sugestões, telefonemas e entrevistas[9]. Apesar de considerar a satisfação expressa pelo usuário um parâmetro facilmente mensurável, Kloetzel e cols.[10] acreditam que a avaliação tem pouca precisão para servir de indicador de qualidade, pois traduz uma reação subjetiva a um episódio único e isolado.

MONITORAMENTO DO ATENDIMENTO

A implantação de um sistema de monitoramento de atendimento nutricional ambulatorial tem como objetivo desenvolver um acompanhamento dinâmico das características dos pacientes atendidos no serviço, dos resultados do tratamento e de outros fatores como a assiduidade e o abandono do tratamento. Com base nesses dados, é possível refletir sobre a prática, permitindo o mapeamento de problemas, e avaliar se as estratégias utilizadas estão adequadas e se as metas do serviço estão sendo atingidas. Desse modo, podem ser feitas propostas de mudanças em qualquer etapa e aspecto do atendimento.

Inicialmente, é necessário instituir um protocolo de atendimento, adequado às características da população atendida no serviço, que deve ser testado e modificado conforme a necessidade. As informações presentes nesse protocolo podem ser organizadas em planilhas que formam o banco de dados.

Nessas planilhas haverá informações que serão preenchidas apenas nas consultas de caso novo e algumas apenas nas consultas de retorno e de reavaliação. O importante é que sejam preenchidas a cada dia de atendimento, evitando perda de informações, que acarreta análises incompletas e errôneas.

O banco de dados propicia o armazenamento de informações objetivas do tratamento e proporciona condições para[4]:

- Caracterizar a população atendida, seu estado nutricional e alimentação;
- Avaliar os resultados periodicamente;
- Identificar os problemas existentes e avaliar os motivos (falhas no programa instituído);
- Verificar a adesão ao atendimento (frequência nas consultas) e evolução nutricional; e
- Gerar um *feedback* do atendimento para os profissionais envolvidos.

Com o sistema sendo continuamente "alimentado", há transformação dos dados em informações por um processo dinâmico, que se tornam úteis para a tomada de decisão e solução de problemas[11].

A análise dos resultados gerados pelo banco de dados pode indicar problemas da rotina dos ambulatórios, por exemplo, aumento de evasão ou de falta dos pacientes. Tais problemas podem ser discutidos nas reuniões periódicas citadas anteriormente. Para guiar a análise dos resultados, é necessária a instituição de indicadores que serão calculados com base nos dados coletados, buscando responder a questões sobre a qualidade do atendimento prestado e do funcionamento do serviço.

Previamente à construção dos indicadores, é necessária a instituição de metas para o serviço, em termos de cobertura e resolutividade, e de tratamento para o paciente a curto, médio e longo prazo, visando nortear o processo avaliativo[4].

O termo "indicador" vem da palavra latina "*indicare*", que significa anunciar, apontar ou indicar[12]. Entre outras exigências, indicadores devem estar voltados para um objetivo, que, por sua vez, deve estar sustentado em conceitos ou em um marco teórico, de modo a expressar da melhor forma aquilo que pretende avaliar. As técnicas e instrumentos de coleta de dados e os critérios e a agregação de indicadores devem responder aos objetivos da existência dos indicadores, bem como alertar, definir tendências ou avaliar impacto e dar respostas às necessidades do serviço e às demandas de seus partícipes. Além disso, os indicadores devem ser confiáveis, simples e fáceis de ser interpretados[13].

A construção de indicadores para o monitoramento deve acompanhar as demandas para a melhoria da qualidade do serviço, de forma cíclica e continuada, norteando a avaliação de cada proposta de mudança. Os indicadores devem refletir os objetivos do atendimento e as características do serviço.

A título de exemplo, enumeramos possíveis indicadores para o monitoramento da qualidade do atendimento nutricional ambulatorial[4]:

- Indicadores de assiduidade e adesão: número de faltas em consultas em determinado período de tempo, número de pacientes que desistiram do tratamento em diferentes momentos (triagem, primeira consulta, segunda consulta, após cinco consultas...).
- Indicadores de resultados do tratamento: número de pacientes com perda, manutenção ou ganho de peso por período de tempo, ou por determinado número de consultas; alterações positivas ou negativas em exames laboratoriais e condições clínicas; alterações de consumo alimentar de tópicos específicos de acordo com os objetivos do tratamento dietético e utilizando índices de qualidade da dieta ou outros parâmetros que avaliem mudanças na alimentação. Tais indicadores podem guiar a avaliação da adesão ao tratamento.
- Indicadores de consumo alimentar: número de frutas consumidas por dia, número de frascos de óleo utilizados pela família por mês, aumento/redução de itens alimentares saudáveis e indesejáveis, número de refeições por dia. Esses são exemplos de indicadores que podem ser utilizados para analisar a eficácia das estratégias utilizadas no tratamento (abordagem alimentar e nutricional) por meio do diagnóstico de problemas relacionados à evolução das práticas e do comportamento alimentar, ou seja, permite identificar se os objetivos propostos pelo atendimento são atingidos.
- Indicadores subjetivos de mudanças: existem também indicadores mais subjetivos que são de difícil mensuração, como o esforço demandado pelo paciente para modificar determinado comportamento, ou mesmo o relato de ele ter sentido que mudou, ou o quanto já mudou, e que não são menos importantes para a avaliação da qualidade do tratamento prestado e da adesão do paciente. Nesses casos podem ser criadas escalas subjetivas para mensuração de tais mudanças, com perguntas relacionadas ao tema, por exemplo, "O quanto você se esforçou para aumentar seu consumo de água no último mês?", com respostas que vão do extremo "nada", "não consegui" ao "mudei muito", podendo, de acordo com a necessidade e o item investigado, colocar nuances como "muito pouco/quase nada", "pouco", "o suficiente", "muito", "ainda estou tentando mudar". Esses dizeres se referem a modificações qualitativas, que o indivíduo pode sentir e relatar e o profissional não ser capaz de captar pelo simples relato ao longo do tempo. Essas escalas devem ser bem trabalhadas com o paciente, e seus resultados devem ter outros parâmetros de contraponto. Por exemplo, ao avaliar se o paciente está conseguindo fazer as refeições regularmente, pode-se avaliar por meio dessas escalas e cruzar essas informações com o recordatório de 24 horas, a fim de associar as informações e também colaborar para que o paciente perceba melhor as suas mudanças. Outro exemplo é sobre aquelas pessoas que consomem muito doce ou refrigerante e não sabem dimensionar o seu consumo. Além de aplicar uma escala, pode-se questionar se está sentindo falta, como dimensionaria essa redução, se mudou o tipo de doce ou refrigerante, enfim, abordar o tema sob outra perspectiva.

A periodicidade da avaliação depende das necessidades e das condições operacionais para realizá-la. Contudo, mesmo que seja uma avaliação parcial, é importante haver uma revisão semestral e, anualmente, ser realizada uma análise mais detalhada. Ao final dessa avaliação, detecção de problemas, possíveis explicações e recomendações serão construídas, incluindo a revisão das metas previamente estabelecidas e o replanejamento de estratégias para que tais metas sejam cumpridas, visando retroalimentar o processo do atendimento ambulatorial e servir de base para suas revisões anuais[4].

Além de revisões periódicas do que está sendo feito, é fundamental o registro das atividades de monitoramento. Alguns questionamentos podem ser utilizados para esse propósito[4]:

- As soluções, atividades e metas propostas pela avaliação estão sendo realizadas?
- O que impede o estabelecimento de alguma recomendação proposta na avaliação?
- Os indicadores estão medindo o que se pretendia medir?
- Está sendo possível seguir todos os procedimentos estabelecidos (inclusive os registros em banco de dados)?

Desse modo, é possível instituir continuamente o replanejamento do processo, o delineamento de novas estratégias focadas na realidade vivenciada e a reflexão sobre o próprio processo avaliativo.

O Quadro 24.2 apresenta, de maneira esquemática, uma proposta para estruturação de um sistema de monitoramento da qualidade do atendimento nutricional ambulatorial.

Quadro 24.2. Etapas para a construção de um sistema de monitoramento da qualidade do atendimento nutricional ambulatorial[4]

a) Caracterização da população do ambulatório
Quem serão os pacientes atendidos?
Avaliação inicial das características sociodemográficas (gênero, idade, nível socioeconômico), principais morbidades, estado nutricional predominante e seus indicadores da população a ser atendida. Pode ser feito por levantamento de dados epidemiológicos da região ou nos dados estatísticos do serviço.
b) Construção dos critérios e do protocolo de atendimento
Quais as características específicas das doenças?
O que há na literatura para embasar o tratamento dietético?
Quais são as metas do tratamento dietético?
Qual a abordagem ao paciente?
Como será a estrutura do atendimento?
Quais as diretrizes para a orientação alimentar e nutricional?
Quais práticas e comportamentos precisam ser trabalhados e que mudanças são esperadas?
Que itens deverão conter o protocolo de atendimento? Como o protocolo deverá ser preenchido? (elaboração de um manual para fins de padronização)
c) Criação de um banco de dados com os itens contidos no protocolo de atendimento
Que dados são importantes para o acompanhamento e o monitoramento da atenção nutricional?
Qual a periodicidade de coleta de dados e quem vai "alimentar" esse banco?
d) Monitoramento das ações, avaliação e planejamento
Quais são as metas para o serviço, em termos de cobertura e resolutividade?
Que indicadores serão utilizados?
Com que periodicidade serão feitas as avaliações?
Quem fará a avaliação dos resultados e o planejamento das ações?
Quais foram os problemas encontrados?
Que recomendações serão sugeridas para o enfrentamento dos problemas encontrados? Que estratégias serão utilizadas?

CONSIDERAÇÕES FINAIS

Os aspectos aqui abordados poderão servir como guia para que serviços sejam criados e organizados de acordo com suas peculiaridades. O arcabouço proposto é fruto de algumas experiências que devem ser ampliadas, e a estrutura de atendimento deve ser fundamentada pelas demandas locais.

REFERÊNCIAS

1. Conselho Federal dos Nutricionistas. Resolução CFN nº 380/2005. Dispõe sobre a definição das áreas de atuação do nutricionista e suas atribuições.
2. Brasil. Ministério da Saúde, Secretaria Executiva. Sistema Único de Saúde (SUS): princípios e conquistas. Brasília: Ministério da Saúde; 2000. p. 29-32.

3. Gomes PJP. A evolução do conceito de qualidade: dos bens manufacturados aos serviços de informação. Cadernos BAD 2 2004:6-18. Disponível em: <http://eprints.rclis.org/10401/1/Gomes-BAD204.pdf>. Acesso em: 9 dez. 2013.

4. Japur CC, Diez-Garcia RW, Penaforte FRO. Qualidade no atendimento nutricional ambulatorial. In: Diez-Garcia RW, Cervato-Mancuso AM, organizadores. Mudanças alimentares e educação nutricional. 1ª ed. Rio de Janeiro: Guanabara Koogan; 2011. p. 347-72.

5. Nogueira RP. Perspectivas da qualidade em saúde. Rio de Janeiro: Qualitymark; 1994.

6. Foster GD, Wadden TA, Vogt RA, Brewer G. What is a reasonable weight loss? Patients' expectations and evaluations of obesity treatment outcomes. J Consult Clin Psychol. 1997;65(1):79-85.

7. Penaforte FRO, Japur CC, Garcia RWD. Idealization of the body and expectations for weight loss in women in treatment of obesity. In: II World Congress of Public Health Nutrition/I Latinamerican Congress of Community Nutrition, 2010, Porto. Public Health Nutrition 2010.

8. Kotaka F, Pacheco MLR, Higaki Y. Avaliação pelos usuários dos hospitais participantes do programa de qualidade hospitalar no Estado de São Paulo, Brasil. Rev Saúde Pública. 1997;31(2):171-7.

9. Ornstein SW, Roméro M. Avaliação pós-ocupação do ambiente construído. São Paulo: Studio Nobel/Edusp; 1992.

10. Kloetzel K, Bertoni AM, Irazoqui MC, Campos VDG, Santos RN. Controle de qualidade em atenção primária à saúde. I – A satisfação do usuário. Cad Saude Publica. 1998;14(3):623-8.

11. Silva RO. Teorias da administração. São Paulo: Pioneira Thomson Learning; 2001.

12. Von Schirnding YER. Indicadores para o estabelecimento de políticas e a tomada de decisão em saúde ambiental – versão preliminar (junho, 1998). Genebra: OMS; 1998.

13. Wills JT, Briggs DJ. Developing indicators for environment and health. World Health Stat Q. 1995;48(2):155-63.

OBESIDADE: ENFRENTAMENTO DAS DIFICULDADES NA ABORDAGEM NUTRICIONAL AMBULATORIAL

Vivianne Rêis Bertonsello

Diana Ruffato Resende Campanholi

Mariana Rambelli Bibian Fadoni

Marília Liotino dos Santos

Juliana Maria Faccioli Sicchieri

INTRODUÇÃO

A obesidade, de forma geral, é conceituada como excesso de gordura corporal, resultante do desequilíbrio crônico entre o consumo alimentar e o gasto energético[1]. Mais detalhadamente, pode ser definida como o acúmulo excessivo de gordura corporal em extensão tal que acarreta prejuízos à saúde dos indivíduos, tais como dificuldades respiratórias, problemas dermatológicos e distúrbios do aparelho locomotor, além de favorecer o surgimento de outras doenças crônicas não transmissíveis (DCNT), como dislipidemia, doenças cardiovasculares, diabetes não insulinodependente (DM2) e certos tipos de câncer[2].

O sobrepeso e a obesidade vêm crescendo ao longo dos anos e já deixaram de ser considerados um problema de saúde apenas de países desenvolvidos, estando em franca ascensão nos países de baixa e média renda, principalmente nas áreas urbanas. Segundo a Organização Mundial da Saúde (OMS), em 2012, mais de 40 milhões de crianças menores de 5 anos estavam acima do peso. Mais de 30 milhões de crianças com excesso de peso estão vivendo em países em desenvolvimento e 10 milhões em países desenvolvidos[3].

As implicações do aumento da prevalência da obesidade observadas em ambos os gêneros, especialmente nas classes sociais menos favorecidas, são de grande amplitude para a saúde pública no Brasil[4]. A obesidade é fator de risco para diversas DCNT, como o diabetes, hipertensão arterial, problemas renais e articulares, doenças respiratórias e alguns tipos de câncer, males que demandam cuidados e sobrecarregam o Sistema Único de Saúde (SUS)[5].

Ao estudar a obesidade e sua evolução, é certo admitir que o seu aumento requer a definição de prioridades e estratégias de ação de saúde pública, em especial quanto à prevenção e ao controle das doenças crônicas, reservando lugar de destaque a ações de educação em alimentação e nutrição e a práticas de atividades físicas que alcancem de forma eficaz todas as camadas sociais da população[6].

Diversas medidas de saúde pública, incluindo diminuição na ingestão calórica, melhoramento do conteúdo de macronutrientes das dietas e aumento da atividade física, devem ser tomadas para converter a epidemiologia de obesidade[7]. O desenvolvimento social e econômico, bem como políticas nas áreas de agricultura, transporte, planejamento urbano, educação ambiental, processamento de alimentos, distribuição e *marketing*, influencia os hábitos alimentares e preferências das crianças, assim como seu padrão de atividade física, promovendo, assim, ganho de peso e aumento na prevalência de obesidade infantil. Crianças obesas serão adolescentes obesos e estarão mais propensas a desenvolver diabetes e doenças cardiovasculares, as quais, por sua vez, estão associadas a maior chance de morte prematura[3].

Com o objetivo de melhorar a comunicação e o entendimento, um novo guia de alimentação foi publicado recentemente pelo Departamento de Agricultura dos Estados Unidos (USDA). Instituído em 2011 e denominado *MyPlate*, foi elaborado para substituição da antiga pirâmide alimentar, com o objetivo de facilitar a compreensão do que seria uma alimentação saudável e ajudar na prática da educação nutricional. O *MyPlate* constitui-se em uma ilustração de um prato dividido em seções que correspondem a aproximadamente 30% de grãos (amiláceos), 30% de hortaliças, 20% de frutas e 20% de proteína, acompanhado do desenho de um pequeno círculo que representaria os *dairy products* (alimentos produzidos com leite, como um copo de leite desnatado ou semidesnatado ou iogurte). Além disso, ele é complementado com algumas recomendações adicionais como: "faça metade do seu prato de frutas e vegetais", "escolha leite desnatado ou semidesnatado", "consuma grãos integrais" e "varie as escolhas proteicas". Esse guia também recomenda controlar a ingestão das porções, saboreando a comida, além de reduzir a ingestão de sal e açúcar[8].

EPIDEMIOLOGIA DA OBESIDADE NO BRASIL E NO MUNDO

Em 2008, mais de 1,4 bilhão de adultos estavam com excesso de peso e mais de meio bilhão eram obesos. O sobrepeso e a obesidade são o quinto principal fator de risco para mortalidade. Pelo menos 2,8 milhões de adultos morrem a cada ano por estar acima do peso ou por ser obesos. Além disso, 44% dos casos de diabetes, 23% das doenças cardíacas isquêmicas e entre 7% e 41% de alguns tipos de câncer são atribuídos ao sobrepeso e à obesidade[3].

No Brasil, segundo o último estudo da Pesquisa de Orçamento Familiar (POF) 2008-2009, o excesso de peso foi diagnosticado em cerca de metade dos homens e das mulheres com idade igual ou superior a 20 anos. Aproximadamente 12,5% dos homens e 16,9% das mulheres foram diagnosticados com obesidade[9]. Dados de atualização da *World Health Organization* (WHO), realizada em 2010, mostram que 60,3% e 54% de mulheres e homens com idade igual ou superior a 15 anos, respectivamente, apresentavam excesso de peso (IMC ≥ 25 kg/m²) e que 24,5% e 12,4% apresentavam obesidade (IMC ≥ 30 kg/m²), respectivamente, no Brasil[10]. Ainda no Brasil, segundo dados da Vigilância de Fatores de Risco para Doenças Crônicas por Inquérito Telefônico (Vigitel) de 2013, o excesso de peso foi observado em 50,8% dos indivíduos, sendo 54,7% nos homens e 47,4% nas mulheres, além de obesidade em 17,5% dos indivíduos de ambos os sexos. Observa-se ainda aumento significativo da frequência de excesso de peso e obesidade na população na evolução dos anos (de 2006 para 2013)[11].

Com relação à região, os homens com excesso de peso e obesidade foram mais frequentes nas regiões Sudeste, Sul e Centro-Oeste do que nas regiões Norte e Nordeste, principalmente em áreas urbanas. Em mulheres, foi observada maior prevalência de excesso de peso e de obesidade na região Sul, em relação às demais regiões do país[9].

CAUSAS DO SOBREPESO/OBESIDADE

Atualmente, assume-se que os principais fatores envolvidos na obesidade são os de origem genética, hábitos dietéticos e atividade física. É estimado que 40% a 70% da variação nos fenótipos relacionados com a obesidade são hereditários, enquanto influências ambientais podem explicar cerca de 30% dos casos de obesidade[12].

Dados sobre o consumo alimentar da população brasileira, segundo a POF 2008-2009, mostram que o consumo alimentar combina uma dieta tradicional à base de arroz e feijão com alimentos de teor reduzido de nutrientes e de alto teor calórico. Por exemplo, observa-se consumo muito aquém do recomendado para frutas, verduras e legumes e consumo elevado de bebidas com adição de açúcar, como sucos, refrigerantes e refrescos. Além disso, observa-se consumo excessivo de açúcar, o qual foi referido por 61% da população, e de gordura saturada, com prevalência de 82% na população; 68% da população apresentam consumo de fibras abaixo do recomendado e mais de 70% da população consomem sódio em quantidades superiores ao valor máximo de ingestão tolerável[9].

Além disso, fatores psicossociais podem influenciar na etiologia da obesidade, ou vice-versa. Famílias de indivíduos obesos podem apresentar dificuldades de relacionamento intrafamiliar, desmame precoce mais frequente, introdução precoce de alimentos sólidos e substituições frequentes de refeições por lanches[1]. Além disso, encontra-se maior prevalência de sobrepeso e obesidade em camadas sociais mais baixas e com nível de escolaridade também mais baixa[5,9].

O papel da predisposição genética pode afetar ambos os termos da equação de balanço energético (ingestão e gasto). Genes podem influenciar sinais aferentes e eferentes, bem como mecanismos envolvidos na regulação do peso corporal. Uma atualização da genética de humanos obesos relevou que o número de genes ou marcadores que têm sido ligados com a obesidade humana está aumentando rapidamente e agora chega a 200. Alguns genes – como aqueles envolvendo leptina, receptor de leptina, beta-2-adrenérgico e beta-3 etc. – têm sido relacionados ao gasto energético e podem ser afetados especificamente pela ingestão dietética e composição e também pela atividade física. Assim, alguns genes estão envolvidos no controle da ingestão alimentar ou na regulação da termogênese e gasto energético[12].

SISTEMA ÚNICO DE SAÚDE

O acompanhamento nutricional do paciente obeso no SUS passa por várias dificuldades. Na grande maioria das situações, o paciente está inserido em um ambulatório para acompanhamento de alguma DCNT e recebe alguma orientação nutricional direcionada para aquele problema que geralmente não considera hábitos individuais, estilo de vida, condições sociais, diagnósticos adicionais etc. As reconsultas costumam acontecer em grandes intervalos de tempo em virtude do *overbooking* dos sistemas assistenciais da maioria dos serviços públicos e, como resultado desse tipo de abordagem, observam-se baixas taxas de adesão ao tratamento, uma espécie de ceticismo em relação à obesidade como doença, desmotivação para mudanças e evolução dos casos para complicações sérias ou busca dos pacientes por tratamento cirúrgico.

O investimento em Programas de Saúde da Família (PSF), que orienta as primeiras condutas e faz encaminhamentos, surgiu em um momento de reformulação das estratégias assistenciais do SUS. Entretanto, ainda há muito que se fazer para melhorar esse panorama, como a inserção do nutricionista em PSF, que possibilitaria o trabalho interdisciplinar de ações preventivas, promocionais e assistenciais com intervenções efetivas em diversas demandas nutricionais. Uma vez que o perfil nutricional da população brasileira passa por constantes alterações e essas têm impacto importante nos padrões de morbimortalidade da população, qualquer que seja a área demográfica, a faixa etária, a zona rural ou urbana, torna-se imprescindível a presença do profissional nutricionista em PSF, justamente para diagnosticar e promover a saúde em indivíduos considerados de risco nutricional[14].

DIFICULDADES DE ADESÃO AO TRATAMENTO: VISÃO DO PROFISSIONAL

O tratamento da obesidade é considerado, por profissionais de saúde, um dos mais complicados entre as condições crônicas, perdendo apenas para o tratamento de vício em drogas[15]. A maioria dos nutricionistas classifica esse tratamento como difícil ou muito difícil[16].

Inicialmente, trata-se de uma condição de difícil enquadramento, classificada ora como doença, ora como fator de risco, dificultando o diagnóstico preciso[16]. Com isso, a incidência de pacientes cientes de seu diagnóstico é comprometida, diminuindo, assim, o número daqueles que desejam perder peso[17].

Outra razão é que a maioria dos nutricionistas não se sente preparada para tratar a obesidade. Os motivos alegados são falta de acompanhamento do paciente obeso por equipe multiprofissional, escassez de conhecimento técnico na área específica da obesidade e falta de habilidade no trato com o obeso, por não credibilidade em relatos de consumo alimentar dos obesos e incapacidade de reverter o quadro de desmotivação apresentado com frequência[16].

Existe também dificuldade em relação ao ambiente de trabalho em que o nutricionista se encontra inserido. Em um trabalho realizado no Hospital das Clínicas de Ribeirão Preto, as principais dificuldades relacionadas ao tratamento da obesidade foram a falta de grupos para atendimento ao obeso e de equipe multiprofissional, limitação do número de consultas ambulatoriais, grande intervalo de tempo entre as consultas, falta de acesso a exames e de material adequado para o obeso, tanto clínico quanto mobiliário, como cadeiras resistentes[16].

Nutricionistas relatam que o paciente obeso apresenta dificuldades em aderir ao tratamento por causa de características pessoais, como desmotivação e falta de comprometimento, e aspectos do modo de vida, socioeconômicos ou mesmo biológicos, como o prazer ao se alimentar[16]. Profissionais de saúde atribuem a obesidade a estereótipos negativos, depositando a responsabilidade do sucesso do tratamento neles, enquanto os pacientes depositam essa reponsabilidade nos profissionais de saúde[15,19].

Com relação à utilização de fármacos no tratamento da obesidade, considera-se uma alternativa quando há falha do tratamento tradicional, por promoverem perda de peso, entretanto não se pode ignorar seus efeitos colaterais e as recidivas de ganho de peso após suspensão do medicamento[20]. A grande maioria dos nutricionistas não encaminharia o paciente a um médico com o intuito de indicação de medicamentos para emagrecer.

É importante que os nutricionistas tenham o conhecimento de que a obesidade é uma doença multicausal. Ela não deve ser atribuída somente ao ato de comer em demasia e à falta de controle pessoal do obeso, mas também ao ambiente que cerca o obeso e a fatores sociais, endócrinos, genéticos e psicológicos. Para que o tratamento tenha sucesso, é necessário que o profissional esteja motivado, assuma sua carga de responsabilidade no tratamento e delegue ao paciente obeso a carga de responsabilidade que lhe cabe[16].

INTERVENÇÕES NUTRICIONAIS EM AMBULATÓRIOS

As orientações nutricionais e intervenções para o paciente obeso podem mudar de um serviço para outro. Na literatura, há recomendação de avaliação criteriosa para identificar quais pacientes se beneficiariam de redução ponderal e indicar terapia dietética nesses casos[21]. A abordagem nutricional deve variar conforme as dificuldades apresentadas pelo paciente. Posturas muito rigorosas, sem considerar particularidades de cada caso, tornam-se infrutíferas. Em nossa estratégia, abordamos as principais falhas e dificuldades que envolvem a alimentação e apresentamos uma proposta de restrição energética gradativa.

Quando se julga necessário, são elaborados módulos didáticos para facilitar o aprendizado e auxiliar na superação dos erros e dificuldades. Os temas comumente abordados são a respeito da leitura de rótulos alimentares, diferenças entre produtos dieteticamente modificados, tipos de óleos e gorduras, entre outros. Esses temas são definidos em conjunto com o paciente para serem discutidos na consulta da semana seguinte.

Para melhorar a motivação e a adesão do paciente ao tratamento, vários cardápios, com diferentes valores calóricos, e listas de substituição próprias foram desenvolvidos. Durante a primeira consulta é realizado o cálculo do gasto energético por meio da fórmula de Harris-Benedict. Para esse cálculo, é utilizado o peso ideal ou o peso ajustado quando a porcentagem de adequação de peso é superior a 115%[22].

Assim, o paciente recebe um cardápio com valor calórico correspondente às suas necessidades calculadas, porém abaixo da sua ingestão alimentar habitual. Semanalmente é realizada a progressão da dieta por meio de um novo cardápio e lista de substituição, sempre com valor calórico inferior ao do cardápio anterior. Essa redução calórica é realizada até chegar a um esquema alimentar com aporte energético igual ao gasto energético calculado para o peso ideal do paciente. Paralelamente a isso, registros alimentares e outros inquéritos são aplicados para monitorar as adaptações a novas intervenções. O recordatório alimentar inicial é coletado com o objetivo de marcar as características iniciais da alimentação do paciente, mas, de acordo com a literatura, boa parte dos pacientes subrrelata o consumo de alimentos nas consultas nutricionais, não fornecendo, portanto, informações muito confiáveis para o manejo de oferta dietética[23].

PROTOCOLOS DE ORIENTAÇÃO NUTRICIONAL

A recomendação mais aceitável para obesos é uma perda de peso gradativa, com redução de aproximadamente 10% do peso inicial em um período de seis meses, o que pode reduzir significativamente a gravidade dos fatores de riscos para o desenvolvimento de outras doenças relacionadas[24]. Muitos pacientes atingem esse objetivo, mas geralmente essa perda de peso não é permanente[25]. Assim, com o objetivo de atingir uma perda de peso persistente, faz-se necessária uma modificação no estilo de vida por meio de abordagem multidisciplinar, a qual incentiva a redução no consumo excessivo de alimentos e o aumento da atividade física[21].

Dietas com valores calóricos muito baixos (800-1.200 kcal/dia) podem reduzir 8% a 10% do peso inicial em seis meses, e dietas extremamente restritivas (250-800 kcal/dia) atingirão esse objetivo mais rapidamente. Entretanto, essa abordagem deve ser desencorajada, uma vez que possui riscos elevados de complicações, como desequilíbrios eletrolíticos e deficiências de nutrientes[26].

Os protocolos atuais recomendam que a redução calórica total deva relacionar-se ao IMC (redução de 300-500 kcal/dia para indivíduos com IMC entre 27 e 35 kg/m² e redução de 500-1.000 kcal/dia para indivíduos com IMC acima de 35 kg/m²)[27].

Além disso, uma queixa persistente de pacientes obesos é a dificuldade em manter a adesão ao tratamento por causa de diversos fatores, como falta de motivação e de apoio familiar, cardápios difíceis de serem adaptados ao contexto econômico e dificuldade em driblar situações sociais, como comemorações, horas de lazer e finais de semana[28].

Algumas inovações e recursos tecnológicos para controle de peso, como uso de aplicativos para telefones móveis, são discutidos na literatura, mas ainda não são disponíveis no SUS[29]. Dessa forma, desenvolveu-se um protocolo de atendimento ambulatorial aos pacientes obesos, com o objetivo melhorar a adesão ao tratamento. Foi priorizado o aumento do vínculo entre o nutricionista e o paciente para maior entendimento das dificuldades dos pacientes, melhora da escuta das queixas e sensibilização do profissional para o desenvolvimento de táticas para motivar a continuidade do tratamento.

Para aumentar a motivação do paciente ao tratamento, vários cardápios, com diferentes valores calóricos, e listas de substituição próprias foram desenvolvidos. Foram calculados cardápios com valores calóricos de 1.000 kcal, 1.200 kcal, 1.400 kcal, 1.500 kcal, 1.600 kcal, 1.700 kcal, 1.800 kcal, 1.900 kcal, 2.000 kcal, 2.200 kcal, 2.400 kcal e 2.500 kcal. Todos possuíam fracionamento de seis refeições diárias.

A adequação dos macronutrientes obedeceu às recomendações da *Acceptable Macronutrient Distribution Range* (AMDR). Quanto aos micronutrientes, quanto mais restritivos os cardápios, maiores as chances de inadequações, dessa forma os cardápios menos restritivos atingiram todas as RDA (ingestão dietética recomendada) para micronutrientes[30].

Para cada cardápio foi feita uma lista de substituição própria, já considerando a medida caseira de cada alimento presente no cardápio, o que facilita a consulta e o entendimento do paciente. Outro fator imprescindível é o uso de figuras que ilustrem as medidas caseiras, uma vez que muitos pacientes confundem algumas medidas, além de ser importante esclarecer quantidades como cheias, niveladas e rasas. Isso pode ser feito com o uso de imagens obtidas de livros técnicos da área, utensílios para demonstração ou modelos que possam servir de referência[31].

Os cardápios elaborados e suas respectivas listas de substituição estão listados nos Anexos 25.1, 25.2 e 25.3.

Anexo 25.1. Esquemas alimentares utilizados pela equipe de Nutrição do Hospital das Clínicas de Ribeirão Preto

Alimentos	1.000 kcal	1.200 kcal	1.400 kcal
Café da manhã			
Leite de vaca desnatado	1 copo americano	0	0
Leite de vaca semidesnatado	0	1 copo americano	1 copo de requeijão
Leite de vaca Integral	0	0	0
Café preto	1 copinho de café	1 copinho de café	1 copinho de café
Açúcar	0	0	0
Pão	1/2 unidade	1 unidade	1 unidade
Margarina	1 ponta de faca	1 ponta de faca	1 ponta de faca
Lanche da manhã			
Fruta	1 porção	1 porção	1 porção
Biscoito	0	0	0
Almoço			
Verdura	1 prato raso cheio	1 prato raso cheio	1 prato raso cheio
Legume	1 porção	1 porção	1 porção
Arroz	3 colheres de sopa	3 colheres de sopa	4 colheres de sopa
Feijão	2 colheres de sopa	2 colheres de sopa	2 colheres de sopa
Carne	1/2 bife pequeno	1/2 bife pequeno	1 bife pequeno
Fruta	1 porção	1 porção	1 porção
Azeite de oliva	0	0	0
Lanche da tarde			
Fruta	1 porção	1 porção	1 porção
Iogurte desnatado	0	0	0
Iogurte natural	0	0	0
Aveia	0	0	0
Jantar			
Verdura	1 prato de sobremesa raso	1 prato de sobremesa raso	1 prato de sobremesa raso
Legume	1 porção	1 porção	1 porção
Arroz	4 colheres de sopa	4 colheres de sopa	4 colheres de sopa
Feijão	2 colheres de sopa	2 colheres de sopa	2 colheres de sopa
Carne	1/2 bife pequeno	1/2 bife pequeno	1 bife pequeno
Azeite de oliva	0	0	0
Ceia			
Leite de vaca desnatado			
Leite de vaca semidesnatado	1 copo americano	1 copo americano	1 copo requeijão
Leite de vaca integral	0	0	0
Bisnaguinha	0	0	0
Margarina	0	0	0
Café preto	0	0	0
Açúcar	0	0	0
Fruta	1 porção	1 porção	1 porção

continuação

Alimentos	1.500 kcal	1.600 kcal	1.700 kcal
Café da manhã			
Leite de vaca desnatado	0	0	0
Leite de vaca semidesnatado	1 copo de requeijão	1 copo de requeijão	1 copo de requeijão
Leite de vaca integral	0	0	0
Café preto	1 copinho de café	1 copinho de café	1 copinho de café
Açúcar	0	1 colher de chá rasa	1 colher de chá rasa
Pão	1 unidade	1 unidade	1 unidade
Margarina	1 ponta de faca	1 ponta de faca	1 ponta de faca
Lanche da manhã			
Fruta	1 porção	1 porção	1 porção
Biscoito	0	0	0
Almoço			
Verdura	1 prato raso cheio	1 prato raso cheio	1 prato raso cheio
Legume	1 porção	1 porção	1 porção
Arroz	4 colheres de sopa	4 colheres de sopa	4 colheres de sopa
Feijão	2 colheres de sopa	3 colheres de sopa	3 colheres de sopa
Carne	1 bife pequeno	1 bife pequeno	1 bife pequeno
Fruta	1 porção	1 porção	1 porção
Azeite de oliva	0	0	0
Lanche da tarde			
Fruta	1 porção	1 porção	1 porção
Iogurte desnatado	1 copo de requeijão	1 copo de requeijão	1 copo de requeijão
Iogurte natural	0	0	0
Aveia	1 colher de sopa cheia	1 colher de sopa cheia	1 colher de sopa cheia
Jantar			
Verdura	1 prato de sobremesa raso	1 prato de sobremesa raso	1 prato de sobremesa raso
Legume	1 porção	1 porção	1 porção
Arroz	4 colheres de sopa	4 colheres de sopa	4 colheres de sopa
Feijão	2 colheres de sopa	2 colheres de sopa	3 colheres de sopa
Carne	1 bife pequeno	1 bife pequeno	1 bife pequeno
Azeite de oliva	0	0	0
Ceia			
Leite de vaca desnatado			
Leite de vaca semidesnatado	1 copo de requeijão	1 copo de requeijão	1 copo de requeijão
Leite de vaca integral	0	0	0
Bisnaguinha	0	0	0
Margarina	0	0	0
Café preto	0	0	0
Açúcar	0	0	0
Fruta	1 porção	1 porção	1 porção

continuação

Alimentos	1.800 kcal	1.900 kcal	2.000 kcal
Café da manhã			
Leite de vaca desnatado	0	0	0
Leite de vaca semidesnatado	1 copo de requeijão	1 copo de requeijão	1 copo de requeijão
Leite de vaca integral	0	0	0
Café preto	1 copo cafezinho	1 copo cafezinho	1 copo cafezinho
Açúcar	1 colher de chá rasa	1 colher de chá rasa	1 colher de chá rasa
Pão	1 unidade	1 unidade	1 unidade
Margarina	1 colher de chá rasa	1 colher de chá rasa	1 colher de chá rasa
Lanche da manhã			
Fruta	1 porção	1 porção	1 porção
Biscoito	4 unidades	4 unidades	4 unidades
Almoço			
Verdura	1 prato raso cheio	1 prato raso cheio	1 prato raso cheio
Legume	1 porção	1 porção	1 porção
Arroz	4 colheres de sopa cheias	4 colheres de sopa cheias	4 colheres de sopa cheias
Feijão	3 colheres de sopa	3 colheres de sopa	4 colheres de sopa cheias
Carne	1 bife pequeno	1 bife pequeno	1 bife pequeno
Fruta	1 porção	1 porção	1 porção
Azeite de oliva	0	0	1 colher de sobremesa
Lanche da tarde			
Fruta	1 porção	1 porção	1 porção
Iogurte desnatado	1 copo de requeijão	1 copo de requeijão	1 copo de requeijão
Iogurte natural	0	0	0
Aveia	1 colher de sopa cheia	1 colher de sopa cheia	1 colher de sopa cheia
Jantar			
Verdura	1 prato raso cheio	1 prato raso cheio	1 prato raso cheio
Legume	1 porção	1 porção	1 porção
Arroz	4 colheres de sopa cheias	4 colheres de sopa cheias	4 colheres de sopa cheias
Feijão	3 colheres de sopa	3 colheres de sopa	4 colheres de sopa cheias
Carne	1 bife pequeno	1 bife pequeno	1 bife pequeno
Azeite de oliva	0	0	1 colher de sobremesa
Ceia			
Leite de vaca desnatado	0	0	0
Leite de vaca semidesnatado	1 copo de requeijão	1 copo de requeijão	1 copo de requeijão
Leite de vaca integral	0	0	0
Bisnaguinha	0	0	1 unidade
Margarina	0	0	1 colher de chá rasa
Café preto	0	0	0
Açúcar	0	0	0
Fruta	1 porção	1 porção	1 porção

continuação

Alimentos	2.200 kcal	2.400 kcal	2.500 kcal
Café da manhã			
Leite de vaca desnatado	0	0	0
Leite de vaca semidesnatado	1 copo de requeijão	0	0
Leite de vaca integral	0	1 copo de requeijão	1 copo de requeijão
Café preto	1 copo cafezinho	1 copo cafezinho	1 copo cafezinho
Açúcar	1 colher de chá rasa	1 colher de chá rasa	1 colher de chá rasa
Pão	1 unidade	1 unidade	1 unidade
Margarina	1 colher de chá rasa	1 colher de chá rasa	1 colher de chá rasa
Lanche da manhã			
Fruta	1 porção	1 porção	1 porção
Biscoito	4 unidades	4 unidades	4 unidades
Almoço			
Verdura	1 prato raso cheio	1 prato raso cheio	1 prato raso cheio
Legume	1 porção	1 porção	1 porção
Arroz	5 colheres de sopa cheias	5 1/2 colheres de sopa cheias	5 1/2 colheres de sopa cheias
Feijão	4 colheres de sopa cheias	4 colheres de sopa cheias	4 colheres de sopa cheias
Carne	1 bife médio	1 bife médio	1 bife médio
Fruta	1 porção	1 porção	1 porção
Azeite de oliva	1 colher de sobremesa	1 colher de sobremesa	1 colher de sobremesa
Lanche da tarde			
Fruta	1 porção	1 porção	1 porção
Iogurte desnatado	1 copo de requeijão	0	0
Iogurte natural	0	1/2 copo de requeijão	1 copo de requeijão
Aveia	1 colher de sopa cheia	1 colher de sopa cheia	1 colher de sopa cheia
Jantar			
Verdura	1 prato raso cheio	1 prato raso cheio	1 prato raso cheio
Legume	1 porção	1 porção	1 porção
Arroz	5 colheres de sopa cheias	5 1/2 colheres de sopa cheias	5 1/2 colheres de sopa cheias
Feijão	4 colheres de sopa cheias	4 colheres de sopa cheias	4 colheres de sopa cheias
Carne	1 bife médio	1 bife médio	1 bife médio
Azeite de oliva	1 colher de sobremesa	1 colher de sobremesa	1 colher de sobremesa
Ceia			
Leite de vaca desnatado	0	0	0
Leite de vaca semidesnatado	1 copo de requeijão	0	0
Leite de vaca integral	0	1 copo de requeijão	1 copo de requeijão
Bisnaguinha	2 unidades	2 unidades	2 unidades
Margarina	1 colher de chá rasa	1 colher de chá rasa	1 colher de chá rasa
Café preto	0	0	0
Açúcar	0	1 colher de chá rasa	1 colher de chá rasa
Fruta	1 porção	1 porção	1 porção

Anexo 25.2. Listas de substituição para cada esquema alimentar

Grupos alimentares	Equivalentes de 1 porção para 1.000 kcal	Equivalentes de 1 porção para 1.200 kcal	Equivalentes de 1 porção para 1.400 kcal
Leite e derivados			
Leite	1 copo americano (semidesnatado)	1 copo americano (semidesnatado)	1 copo de requeijão (semidesnatado)
Queijo tipo minas	1 fatia pequena	1 fatia pequena	2 fatias pequenas
Iogurte desnatado	1 copo americano	1 copo americano	1 copo de requeijão
Ricota	1 fatia média	1 fatia média	2 fatias grandes
Requeijão	1 colher de sopa rasa	1 colher de sopa rasa	1 e 1/2 colher de sopa cheia
Queijo tipo muçarela	1 fatia fina	1 fatia fina	2 fatias médias
Queijo tipo prato	1 fatia fina	1 fatia fina	2 fatias médias
Pães e cereais			
Pão francês	1/2 unidade	1 unidade	1 unidade
Pão de forma	1 fatia	2 fatias	2 fatias
Pão de queijo	1 unidade média	2 unidades médias	2 unidades médias
Biscoito de água e sal	3 unidades	7 unidades	7 unidades
Biscoito de polvilho (rosca)	3 unidades	11 unidades	11 unidades
Bolacha maisena	3 unidades	6 unidades	6 unidades
Cereal matinal (Sucrilhos)	4 colheres de sopa	10 colheres de sopa cheias	10 colheres de sopa cheias
Aveia	1 colher de sopa	5 colheres de sobremesa cheias	5 colheres de sobremesa cheias
Torrada caseira	3 unidades	6 unidades	6 unidades
Biscoito de aveia	2 unidades	8 unidades	8 unidades
Bisnaguinha	1 unidade pequena	2 unidades	2 unidades
Arroz e massas			
Arroz	3 colheres de sopa rasas	3 colheres de sopa rasas	4 colheres de sopa rasas
Macarrão	1 e ½ colher de sopa	1 e ½ colher de sopa	2 colheres de sopa
Purê de batata	1 e ½ colher de sopa	1 e ½ colher de sopa	2 colheres de sopa
Batata cozida	1 unidade pequena	1 unidade pequena	1 e 1/2 unidade pequena
Polenta	2 colheres de sopa	2 colheres de sopa	2 e 1/2 colheres de sopa
Mandioca cozida	2 colheres de sopa	2 colheres de sopa	2 e 1/2 colheres de sopa
Farofa	1 colher de sopa cheia	1 colher de sopa cheia	1 e 1/2 colher de sopa cheia
Abóbora cozida	2 escumadeiras	2 escumadeiras	2 e 1/2 escumadeiras
Milho	4 colheres de sopa	4 colheres de sopa	5 e 1/2 colheres de sopa
Carnes (1 porção)			
Bife bovino	1/2 unidade pequena	1/2 unidade pequena	1 bife pequeno
Omelete feito com 1 ovo	1 unidade	1 unidade	1 ovo médio
Ovo cozido	1 unidade	1 unidade	2 unidades médias
Presunto	6 fatias finas	6 fatias finas	10 fatias
Mortadela	2 fatias médias	2 fatias médias	3 1/2 fatias médias
Peito de frango sem pele	1/2 unidade pequena	1/2 unidade pequena	1/2 peito médio
Peixe assado	1 filé pequeno	1 filé pequeno	1 filé grande
Lombo de porco	1/2 pedaço pequeno	1/2 pedaço pequeno	1 fatia pequena
Carne moída	2 colheres de sopa	2 colheres de sopa	3 colheres de sopa cheias
Feijão e leguminosas (1 porção)			
Feijão	2 colheres de sopa	2 colheres de sopa	2 colheres de sopa
Lentilha	3 colheres de sopa	3 colheres de sopa	3 colheres de sopa
Grão-de-bico	1 e 1/2 colher de sopa	1 e 1/2 colher de sopa	1 e 1/2 colher de sopa
Ervilha	2 colheres de sopa	2 colheres de sopa	2 colheres de sopa
Soja	2 colheres de sopa	2 colheres de sopa	2 colheres de sopa

continuação

Grupos alimentares	Equivalentes de 1 porção para 1.000 kcal	Equivalentes de 1 porção para 1.200 kcal	Equivalentes de 1 porção para 1.400 kcal
Legumes (1 porção)			
Cenoura	1 colher de sopa	1 colher de sopa	1 colher de sopa
Abobrinha refogada	1 colher de sopa	1 colher de sopa	1 colher de sopa
Beterraba cozida	1 e 1/2 colher de sopa	1 e 1/2 colher de sopa	1 e 1/2 colher de sopa
Berinjela cozida	1 colher de sopa	1 colher de sopa	1 colher de sopa
Brócolis cozido	6 colheres de sopa	6 colheres de sopa	6 colheres de sopa
Chuchu cozido	1 escumadeira	1 escumadeira	1 escumadeira
Vagem cozida	2 colheres de sopa	2 colheres de sopa	2 colheres de sopa
Couve refogada	1 folha pequena	1 folha pequena	1 folha pequena
Jiló	1 unidade pequena	1 unidade pequena	1 unidade pequena
Quiabo	1 colher de sopa	1 colher de sopa	1 colher de sopa
Couve-flor	1 ramo grande	1 ramo grande	1 ramo grande
Verduras (1 porção)			
Alface	1 prato raso cheio	1 prato raso cheio	1 prato raso cheio
Agrião	1 prato raso cheio	1 prato raso cheio	1 prato raso cheio
Rúcula	1 prato raso cheio	1 prato raso cheio	1 prato raso cheio
Couve crua	1 prato raso cheio	1 prato raso cheio	1 prato raso cheio
Almeirão	1 prato raso cheio	1 prato raso cheio	1 prato raso cheio
Chicória/escarola	1 prato raso cheio	1 prato raso cheio	1 prato raso cheio
Espinafre	1 prato raso cheio	1 prato raso cheio	1 prato raso cheio
Repolho	1 prato raso cheio	1 prato raso cheio	1 prato raso cheio
Frutas (1 porção)			
Abacaxi	2 fatias finas	2 fatias finas	2 fatias médias
Banana-maçã	1 unidade pequena	1 unidade pequena	1 unidade média
Maçã	1 unidade pequena	1 unidade pequena	1 unidade média
Laranja	1 unidade pequena	1 unidade pequena	2 unidades médias
Manga-espada	1 unidade pequena	1 unidade pequena	1 fatia grande
Melancia	2 fatias finas	2 fatias finas	1 fatia média
Tangerina	1 unidade pequena	1 unidade pequena	1 unidade média
Morango	3 unidades grandes	3 unidades grandes	8 unidades
Abacate	0	0	1 colher de sobremesa
Goiaba	1/2 unidade	1/2 unidade	1/2 unidade grande
Ameixa	2 unidades pequenas	2 unidades pequenas	2 unidades médias
Pera	1 unidade média	1 unidade média	1 unidade
Mamão	1 fatia média	1 fatia média	1 fatia média
Pêssego	1 unidade média	1 unidade média	1 e 1/2 unidade grande
Uva	5 unidades grandes	5 unidades grandes	7 unidades grandes

continuação

Grupos alimentares	Equivalentes de 1 porção para 1.500 kcal	Equivalentes de 1 porção para 1.600 kcal	Equivalentes de 1 porção para 1.700 kcal
Leite e derivados			
Leite semidesnatado	1 copo de requeijão (250 ml)	1 copo de requeijão (250 ml)	1 copo de requeijão (250 ml)
Queijo tipo minas	2 fatias pequenas	2 fatias pequenas	2 fatias pequenas
Iogurte desnatado	1 copo de requeijão (250 ml)	1 copo de requeijão (250 ml)	1 copo de requeijão (250 ml)
Ricota	1 fatia grande	1 fatia grande	1 fatia grande
Requeijão	2 e 1/2 colheres de sopa rasas	2 e 1/2 colheres de sopa rasas	2 e 1/2 colheres de sopa rasas
Queijo tipo muçarela	3 fatias finas	3 fatias finas	3 fatias finas
Queijo tipo prato	2 fatias finas	2 fatias finas	2 fatias finas
Pão francês	1 unidade	1 unidade	1 unidade
Pão de forma	2 fatias	2 fatias	2 fatias
Pão de queijo	2 unidades médias	2 unidades médias	2 unidades médias
Biscoito de água e sal	6 unidades	6 unidades	6 unidades
Biscoito de polvilho (rosca)	6 unidades	6 unidades	6 unidades
Bolacha maisena	6 unidades	6 unidades	6 unidades
Cereal matinal (Sucrilhos)	8 colheres de sopa	8 colheres de sopa	8 colheres de sopa
Aveia	2 colheres de sopa rasas	2 colheres de sopa rasas	2 colheres de sopa rasas
Torrada caseira	6 unidades	6 unidades	6 unidades
Biscoito de aveia	4 unidades	4 unidades	4 unidades
Bisnaguinha	2 unidades pequenas	2 unidades pequenas	2 unidades pequenas
Arroz e massas			
Arroz	4 colheres de sopa rasas	4 colheres de sopa rasas	4 colheres de sopa rasas
Macarrão	2 colheres de sopa	2 colheres de sopa	2 colheres de sopa
Purê de batata	2 colheres de sopa	2 colheres de sopa	2 colheres de sopa
Batata cozida	1 e 1/2 unidade	1 e 1/2 unidade	1 e 1/2 unidade
Polenta	2 e 1/2 colheres de sopa	2 e 1/2 colheres de sopa	2 e 1/2 colheres de sopa
Mandioca cozida	2 e 1/2 colheres de sopa	2 e 1/2 colheres de sopa	2 e 1/2 colheres de sopa
Farofa	1 e 1/2 colher de sopa	1 e 1/2 colher de sopa	1 e 1/2 colher de sopa
Abóbora cozida	2 e 1/2 escumadeiras	2 e 1/2 escumadeiras	2 e 1/2 escumadeiras
Milho	4 e 1/2 colher de sopa	4 e 1/2 colher de sopa	4 e 1/2 colher de sopa
Carnes (1 porção)			
Bife bovino	1 unidade pequena	1 unidade pequena	1 bife pequeno
Omelete feito com 1 ovo	1 unidade	1 unidade	1 ovo médio
Ovo cozido	1 unidade	1 unidade	2 unidades médias
Presunto	6 fatias	6 fatias	10 fatias
Mortadela	2 e 1/2 fatias médias	2 e 1/2 fatias médias	3 1/2 fatias médias
Peito de frango sem pele	1 unidade pequena	1 unidade pequena	1/2 peito médio
Peixe assado	1 filé médio	1 filé médio	1 filé grande
Lombo de porco	1 pedaço pequeno	1 pedaço pequeno	1 fatia pequena
Carne moída	3 colheres de sopa	3 colheres de sopa	3 colheres de sopa cheias
Feijão e leguminosas (1 porção)			
Feijão	2 colheres de sopa	2 colheres de sopa	3 colheres de sopa
Lentilha	3 colheres de sopa	3 colheres de sopa	4 colheres de sopa
Grão-de-bico	1 e 1/2 colher de sopa	1 e 1/2 colher de sopa	2 colheres de sopa
Ervilha	2 colheres de sopa	2 colheres de sopa	3 colheres de sopa
Soja	2 colheres de sopa	2 colheres de sopa	3 colheres de sopa

continuação

Grupos alimentares	Equivalentes de 1 porção para 1.500 kcal	Equivalentes de 1 porção para 1.600 kcal	Equivalentes de 1 porção para 1.700 kcal
Legumes (1 porção)			
Cenoura	2 colheres de sopa	2 colheres de sopa	2 colheres de sopa
Abobrinha refogada	2 colheres de sopa	2 colheres de sopa	2 colheres de sopa
Beterraba cozida	3 colheres de sopa	3 colheres de sopa	3 colheres de sopa
Berinjela cozida	2 colheres de sopa	2 colheres de sopa	2 colheres de sopa
Brócolis cozido	1 escumadeira	1 escumadeira	1 escumadeira
Chuchu cozido	2 escumadeiras	2 escumadeiras	2 escumadeiras
Vagem cozida	4 colheres de sopa	4 colheres de sopa	4 colheres de sopa
Couve refogada	2 folhas	2 folhas	2 folhas
Jiló	2 unidades	2 unidades	2 unidades
Quiabo	2 colheres de sopa	2 colheres de sopa	2 colheres de sopa
Couve-flor	2 ramos	2 ramos	2 ramos
Verduras (1 porção)			
Alface	1 prato raso cheio	1 prato raso cheio	1 prato raso cheio
Agrião	1 prato raso cheio	1 prato raso cheio	1 prato raso cheio
Rúcula	1 prato raso cheio	1 prato raso cheio	1 prato raso cheio
Couve crua	1 prato raso cheio	1 prato raso cheio	1 prato raso cheio
Almeirão	1 prato raso cheio	1 prato raso cheio	1 prato raso cheio
Chicória/escarola	1 prato raso cheio	1 prato raso cheio	1 prato raso cheio
Espinafre	1 prato raso cheio	1 prato raso cheio	1 prato raso cheio
Repolho	1 prato raso cheio	1 prato raso cheio	1 prato raso cheio
Frutas (1 porção)			
Abacaxi	2 fatias médias	2 fatias médias	2 fatias médias
Banana-maçã	1 unidade média	1 unidade média	1 unidade média
Maçã	1 unidade média	1 unidade média	1 unidade média
Laranja	2 unidades médias	2 unidades médias	2 unidades médias
Manga-espada	1 fatia grande	1 fatia grande	1 fatia grande
Melancia	1 fatia média	1 fatia média	1 fatia média
Tangerina	1 unidade média	1 unidade média	1 unidade média
Morango	8 unidades	8 unidades	8 unidades
Abacate	1 colher de sobremesa	1 colher de sobremesa	1 colher de sobremesa
Goiaba	1/2 unidade grande	1/2 unidade grande	1/2 unidade grande
Ameixa	2 unidades médias	2 unidades médias	2 unidades médias
Pera	1 unidade	1 unidade	1 unidade
Mamão	1 fatia média	1 fatia média	1 fatia média
Pêssego	1 e 1/2 unidade grande	1 e 1/2 unidade grande	1 e 1/2 unidade grande
Uva	7 unidades grandes	7 unidades grandes	7 unidades grandes

continuação

Grupos alimentares	Equivalentes de 1 porção para 1.800 kcal	Equivalentes de 1 porção para 1.900 kcal	Equivalentes de 1 porção para 2.000 kcal
Leite e derivados			
Leite	1 copo de requeijão (semidesnatado)	1 copo de requeijão (semidesnatado)	1 copo de requeijão (semidesnatado)
Queijo tipo minas	2 fatias pequenas	2 fatias pequenas	2 fatias pequenas
Iogurte Desnatado	1 copo de requeijão	1 copo de requeijão	1 copo de requeijão
Ricota	2 fatias grande	2 fatias grande	2 fatias grande
Requeijão	1 e 1/2 colher de sopa cheia	1 e 1/2 colher de sopa cheia	1 e 1/2 colher de sopa cheia
Queijo tipo muçarela	2 fatias médias	2 fatias médias	2 fatias médias
Queijo tipo prato	2 fatias médias	2 fatias médias	2 fatias médias
Pães e cereais			
Pão francês	1 unidade	1 unidade	1 unidade
Pão de forma	2 fatias	2 fatias	2 fatias
Pão de queijo	2 unidades médias	2 unidades médias	2 unidades médias
Biscoito de água e sal	7 unidades	7 unidades	7 unidades
Biscoito de polvilho (rosca)	11 unidades	11 unidades	11 unidades
Bolacha maisena	6 unidades	6 unidades	6 unidades
Cereal matinal (Sucrilhos)	10 colheres de sopa cheias	10 colheres de sopa cheias	10 colheres de sopa cheias
Aveia	5 colheres de sobremesa cheias	5 colheres de sobremesa cheias	5 colheres de sobremesa cheias
Torrada caseira	6 unidades	6 unidades	6 unidades
Biscoito de aveia	8 unidades	8 unidades	8 unidades
Bisnaguinha	2 unidades	2 unidades	2 unidades
Arroz e massas			
Arroz	4 colheres de sopa cheias	4 colheres de sopa cheias	4 colheres de sopa cheias
Macarrão	4 1/2 colheres de sopa cheias	4 1/2 colheres de sopa cheias	4 1/2 colheres de sopa cheias
Purê de batata	6 colheres de sopa rasas	6 colheres de sopa rasas	6 colheres de sopa rasas
Batata cozida	1 e 1/2 unidade média	1 e 1/2 unidade média	1 e 1/2 unidade média
Polenta	3 e 1/2 colheres de sopa cheias	3 e 1/2 colheres de sopa cheias	3 e 1/2 colheres de sopa cheias
Mandioca cozida (picada)	3 colheres de sopa cheias	3 colheres de sopa cheias	3 colheres de sopa cheias
Farofa	2 e 1/2 colheres de sopa cheias	2 e 1/2 colheres de sopa cheias	2 e 1/2 colheres de sopa cheias
Abóbora cozida	3 escumadeiras médias rasas	3 escumadeiras médias rasas	3 escumadeiras médias rasas
Milho	5 colheres de sopa cheias	5 colheres de sopa cheias	5 colheres de sopa cheias
Carnes (1 porção)			
Bife bovino	1 bife pequeno	1 bife pequeno	1 bife pequeno
Omelete feito com 1 ovo	1 ovo médio	1 ovo médio	1 ovo médio
Ovo cozido	2 unidades médias	2 unidades médias	2 unidades médias
Presunto	10 fatias	12 fatias	12 fatias
Mortadela	3 1/2 fatias médias	4 fatias médias	4 fatias médias
Peito de frango sem pele	1/2 peito médio	1 peito pequeno	1 peito pequeno
Peixe assado	1 filé grande	1 filé grande	1 filé grande
Lombo de porco	1 fatia pequena	1 fatia média	1 fatia média
Carne moída	3 colheres de sopa cheias	3 1/2 colheres de sopa cheias	3 1/2 colheres de sopa cheias
Feijão e leguminosas (1 porção)			
Feijão	3 colheres de sopa	3 colheres de sopa	4 colheres de sopa cheias
Lentilha	2 colheres de sopa	2 colheres de sopa	3 colheres de sopa
Grão-de-bico	1 colher de sopa cheia	1 colher de sopa cheia	1 1/2 colher de sopa cheia
Ervilha	1 1/2 colher de sopa cheia	1 1/2 colher de sopa cheia	2 1/2 colheres de sopa cheias
Soja	2 colheres de sopa cheias	2 colheres de sopa cheias	3 1/2 colheres de sopa cheias

continuação

Grupos alimentares	Equivalentes de 1 porção para 1.800 kcal	Equivalentes de 1 porção para 1.900 kcal	Equivalentes de 1 porção para 2.000 kcal
Legumes (1 porção)			
Cenoura	4 colheres de sopa rasas	4 colheres de sopa cheias	4 colheres de sopa rasas
Abobrinha refogada	3 1/2 colheres de sopa cheias	5 1/2 colheres de sopa cheias	3 1/2 colheres de sopa cheias
Beterraba cozida	3 colheres de sopa cheias	4 colheres de sopa cheias	3 colheres de sopa cheias
Berinjela cozida	3 1/2 colheres de sopa cheias	5 1/2 colheres de sopa cheias	3 1/2 colheres de sopa cheias
Brócolis cozido	6 colheres de sopa cheias	10 colheres de sopa cheias	6 colheres de sopa cheias
Chuchu cozido	5 colheres de sopa cheias	8 colheres de sopa cheias	5 colheres de sopa cheias
Vagem cozida	2 colheres de sopa cheias	5 colheres de sopa cheias	2 colheres de sopa cheias
Couve refogada	1 folha pequena	2 folhas pequenas	1 folha pequena
Jiló	3 unidades pequenas	2 unidades grandes	3 unidades pequenas
Quiabo	3 1/2 colheres de sopa cheias	5 colheres de sopa cheias	3 1/2 colheres de sopa cheias
Couve-flor	3 ramos pequenos	2 1/2 ramos médios	3 ramos pequenos
Verduras (1 porção)			
Alface	1 prato raso cheio	1 prato raso cheio	1 prato raso cheio
Agrião	1 prato raso cheio	1 prato raso cheio	1 prato raso cheio
Rúcula	1 prato raso cheio	1 prato raso cheio	1 prato raso cheio
Couve crua	1 prato raso cheio	1 prato raso cheio	1 prato raso cheio
Almeirão	1 prato raso cheio	1 prato raso cheio	1 prato raso cheio
Chicória/escarola	1 prato raso cheio	1 prato raso cheio	1 prato raso cheio
Espinafre	1 prato raso cheio	1 prato raso cheio	1 prato raso cheio
Repolho	1 prato raso cheio	1 prato raso cheio	1 prato raso cheio
Frutas (1 porção)			
Abacaxi	1 fatia grande	1 fatia grande	1 fatia grande
Banana-prata	1 unidade média	1 unidade média	1 unidade média
Maçã	1 unidade pequena	1 unidade pequena	1 unidade pequena
Laranja	2 unidades pequenas	2 unidades pequenas	2 unidades pequenas
Manga-espada	1 unidade pequena	1 unidade pequena	1 unidade pequena
Melancia	1 fatia média	1 fatia média	1 fatia média
Tangerina	1 unidade média	1 unidade média	1 unidade média
Morango	15 unidades médias	15 unidades médias	15 unidades médias
Abacate	1 1/2 colher de sopa	1 1/2 colher de sopa	1 1/2 colher de sopa
Goiaba	1 unidade pequena	1 unidade pequena	1 unidade pequena
Ameixa	3 unidades pequenas	3 unidades pequenas	3 unidades pequenas
Pera	1 unidade média	1 unidade média	1 unidade média
Mamão	1 fatia pequena	1 fatia pequena	1 fatia pequena
Pêssego	3 unidades médias	3 unidades médias	3 unidades médias
Uva	14 unidades médias	14 unidades médias	14 unidades médias

continuação

Grupos alimentares	Equivalentes de 1 porção para 2.200 kcal	Equivalentes de 1 porção para 2.400 kcal	Equivalentes de 1 porção para 2.500 kcal
Leite e derivados			
Leite	1 copo de requeijão (semidesnatado)	1 copo de requeijão (integral)	1 copo de requeijão (Integral)
Queijo tipo minas	2 fatias pequenas	2 1/2 fatias pequenas	2 1/2 fatias pequenas
Iogurte desnatado	1 copo de requeijão	2 copos americanos	2 copos americanos
Ricota	2 fatias grande	3 1/2 fatias médias	3 1/2 fatias médias
Requeijão	1 e 1/2 colher de sopa cheia	2 colheres de sopa cheias	2 colheres de sopa cheias
Queijo tipo muçarela	2 fatias médias	3 fatias médias	3 fatias médias
Queijo tipo prato	2 fatias médias	2 1/2 fatias grandes	2 1/2 fatias grandes
Pães e cereais			
Pão francês	1 unidade	1 unidade	1 unidade
Pão de forma	2 fatias	2 fatias	2 fatias
Pão de queijo	2 unidades médias	2 unidades médias	2 unidades médias
Biscoito de água e sal	7 unidades	7 unidades	7 unidades
Biscoito de polvilho (rosca)	11 unidades	11 unidades	11 unidades
Bolacha maisena	6 unidades	6 unidades	6 unidades
Cereal matinal (Sucrilhos)	10 colheres de sopa cheias	10 colheres de sopa cheias	10 colheres de sopa cheias
Aveia	5 colheres de sobremesa cheias	5 colheres de sobremesa cheias	5 colheres de sobremesa cheias
Torrada caseira	6 unidades	6 unidades	6 unidades
Biscoito de aveia	8 unidades	8 unidades	8 unidades
Bisnaguinha	2 unidades	2 unidades	2 unidades
Arroz e massas			
Arroz	5 colheres de sopa cheias	5 1/2 colheres de sopa cheias	5 1/2 colheres de sopa cheias
Macarrão	5 1/2 colheres de sopa cheias	6 colheres de sopa cheias	6 colheres de sopa cheias
Purê de batata	4 colheres de sopa cheias	4 1/2 colheres de sopa cheias	4 1/2 colheres de sopa cheias
Batata cozida	1 unidade grande	2 unidades médias	2 unidades médias
Polenta	4 colheres de sopa cheia	4 1/2 colheres de sopa	4 1/2 colheres de sopa
Mandioca cozida (picada)	4 colheres de sopa cheias	4 1/2 colheres de sopa cheias	4 1/2 colheres de sopa cheias
Farofa	3 1/2 colheres de sopa cheias	3 1/2 colheres de sopa cheias	3 1/2 colheres de sopa cheias
Abóbora cozida	3 escumadeiras médias cheias	3 escumadeiras médias cheias	3 escumadeiras médias cheias
Milho	6 colheres de sopa cheias	6 1/2 colheres de sopa cheias	6 1/2 colheres de sopa cheias
Carnes (1 porção)			
Bife bovino	1 bife médio	1 bife médio	1 bife médio
Omelete feito com 1 ovo	2 ovos médios	2 ovos médios	2 ovos médios
Ovo cozido	2 unidades médias	2 unidades médias	2 unidades médias
Presunto	12 1/2 fatias	12 1/2 fatias	12 1/2 fatias
Mortadela	4 1/2 fatias médias	4 1/2 fatias médias	4 1/2 fatias médias
Peito de frango sem pele	1 peito pequeno	1 peito pequeno	1 peito pequeno
Peixe assado	1 1/2 filé médio	1 1/2 filé médio	1 1/2 filé médio
Lombo de porco	1 1/2 fatia pequena	1 1/2 fatia pequena	1 1/2 fatia pequena
Carne moída	4 colheres de sopa cheias	4 colheres de sopa cheias	4 colheres de sopa cheias
Feijão e leguminosas (1 porção)			
Feijão	4 colheres de sopa cheias	4 colheres de sopa cheias	4 colheres de sopa cheias
Lentilha	3 colheres de sopa	3 colheres de sopa	3 colheres de sopa
Grão-de-bico	1 1/2 colher de sopa cheia	1 1/2 colher de sopa cheia	1 1/2 colher de sopa cheia
Ervilha	2 1/2 colheres de sopa cheias	2 1/2 colheres de sopa cheias	2 1/2 colheres de sopa cheias
Soja	3 1/2 colheres de sopa cheias	3 1/2 colheres de sopa cheias	3 1/2 colheres de sopa cheias

continuação

Grupos alimentares	Equivalentes de 1 porção para 2.200 kcal	Equivalentes de 1 porção para 2.400 kcal	Equivalentes de 1 porção para 2.500 kcal
Legumes (1 porção)			
Cenoura	4 colheres de sopa rasas	4 colheres de sopa rasas	4 colheres de sopa rasas
Abobrinha refogada	3 1/2 colheres de sopa cheias	3 1/2 colheres de sopa cheias	3 1/2 colheres de sopa cheias
Beterraba cozida	3 colheres de sopa cheias	3 colheres de sopa cheias	3 colheres de sopa cheias
Berinjela cozida	3 1/2 colheres de sopa cheias	3 1/2 colheres de sopa cheias	3 1/2 colheres de sopa cheias
Brócolis cozido	6 colheres de sopa cheias	6 colheres de sopa cheias	6 colheres de sopa cheias
Chuchu cozido	5 colheres de sopa cheias	5 colheres de sopa cheias	5 colheres de sopa cheias
Vagem cozida	2 colheres de sopa cheias	2 colheres de sopa cheias	2 colheres de sopa cheias
Couve refogada	1 folha pequena	1 folha pequena	1 folha pequena
Jiló	3 unidades pequenas	3 unidades pequenas	3 unidades pequenas
Quiabo	3 1/2 colheres de sopa cheias	3 1/2 colheres de sopa cheias	3 1/2 colheres de sopa cheias
Couve-flor	3 ramos pequenos	3 ramos pequenos	3 ramos pequenos
Verduras (1 porção)			
Alface	1 prato raso cheio	1 prato raso cheio	1 prato raso cheio
Agrião	1 prato raso cheio	1 prato raso cheio	1 prato raso cheio
Rúcula	1 prato raso cheio	1 prato raso cheio	1 prato raso cheio
Couve crua	1 prato raso cheio	1 prato raso cheio	1 prato raso cheio
Almeirão	1 prato raso cheio	1 prato raso cheio	1 prato raso cheio
Chicória/escarola	1 prato raso cheio	1 prato raso cheio	1 prato raso cheio
Espinafre	1 prato raso cheio	1 prato raso cheio	1 prato raso cheio
Repolho	1 prato raso cheio	1 prato raso cheio	1 prato raso cheio
Frutas (1 porção)			
Abacaxi	2 1/2 fatias pequenas	1 fatia grande	2 1/2 fatias pequenas
Banana-prata	1 unidade média	1 unidade média	1 unidade média
Maçã	1 unidade média	1 unidade pequena	1 unidade média
Laranja	1 unidade média	2 unidades pequenas	1 unidade média
Manga-espada	1 unidade pequena	1 unidade pequena	1 unidade pequena
Melancia	1 fatia média	1 fatia média	1 fatia média
Tangerina	1 unidade média	1 unidade média	1 unidade média
Morango	16 unidades médias	15 unidades médias	16 unidades médias
Abacate	1 1/2 colher de sopa	1 1/2 colher de sopa	1 1/2 colher de sopa
Goiaba	1 unidade pequena	1 unidade pequena	1 unidade pequena
Ameixa	3 unidades médias	3 unidades pequenas	3 unidades médias
Pera	1 unidade média	1 unidade média	1 unidade média
Mamão	1 fatia média	1 fatia pequena	1 fatia média
Pêssego	5 unidades pequenas	3 unidades médias	5 unidades pequenas
Uva	14 unidades médias	14 unidades médias	14 unidades médias

Anexo 25.3. Composição nutricional de cada esquema alimentar

	1.000 kcal	1.200 kcal	1.400 kcal	1.500 kcal	1.600 kcal	1.700 kcal	1.800 kcal	1.900 kcal	2.000 kcal	2.200 kcal	2.400 kcal	2.500 kcal
Energia (kcal)	1014,275	1199,585	1404,95	1503,465	1606,25	1708,15	1797,5	1927	2029,5	2223	2408	2493,55
CHO (g)	128,96	158,825	173,6	189,26	198,105	218,91	233,86	245,54	248,79	275,74	304,035	319,305
LPD (g)	31,335	36,375	44,16	45,755	47,765	48,745	51,94	57,355	67,165	72,605	80,61	81,33
PTN (g)	53,955	59,345	78,13	83,5	95,725	60,525	98,515	107,145	107,23	116,685	116,655	121,085
LPDsat	9,02	11,43	15,69	16,06	17,06	17,05	19,225	20,465	22,025	23,555	25,91	26,195
LPDmon	8,47	10,1	11,655	11,815	12,7	12,68	13,385	15,94	21,905	22,995	24,52	24,65
LPDpol	10,53	10,675	11,775	11,785	11,825	11,95	12,46	12,72	14,065	14,76	15,08	15,215
Fibra dietética (g)	12,77	15,165	15,54	17,9	18,09	21,19	20,715	23,115	24,47	25,79	26,675	27,285
Ca (mg)	520,715	550,235	788,025	947,045	1025,815	1054,125	1212,555	1265,385	1153,115	1166,33	1022,74	1189,75
P (mg)	688,575	747,715	1010,3	1146,605	1261,33	1304,24	1386,255	1470,005	1409,155	1459,13	1401,39	1514,34
Mg (mg)	176,105	197,41	234,425	257,99	270,735	292,765	294,785	309,18	309,495	320,16	308,24	326,3
Fe (mg)	7,36	8,435	9,75	10,15	10,925	11,7	11,805	13,425	13,035	13,895	15,09	15,18
Na (mg)	1903,82	1986,13	2145,245	2135,46	2170,97	2273,845	2320,275	2341,17	2479,735	2578,85	2750,41	2793,59
K (mg)	2259,68	2385,76	2840,985	3000,455	3162,885	3308,43	3143,275	3287,615	3258,815	3395,8	3412,835	3489,875
Zn (mg)	8,315	7,895	11,815	12,71	13,09	13,43	14,83	16,225	16,015	17,37	17,26	17,83
Cu (mg)	0,6	0,71	0,765	0,855	0,94	1,035	0,925	0,965	1,025	1,04	1,335	1,335
Mn (mg)	1,43	1,64	1,755	1,825	1,84	2,015	2,085	2,135	2,435	2,595	2,79	2,79
Vit A (mcg)	354,55	443,525	530,075	636,975	642,975	648,475	156,275	1071,275	666,585	682,5	613,25	618,75
Vit E (mg)	7,89	8,645	8,8	8,8	8,8	9	9,9	10,25	10,5	10,75	11,2	11,2
Vit C (mg)	47,085	53,31	55,385	58,415	59,3	88,205	77,815	75,76	74,145	103,035	88,525	117,615
Tiamina (mg)	0,47	0,59	0,76	0,79	0,79	0,85	0,8	0,92	0,87	0,88	1,06	1,08
Riboflavina (mg)	0,99	1,02	1,32	1,62	1,67	1,71	1,93	1,99	1,82	1,84	2,3	2,54
Niacina (mg)	2,98	3,17	4,72	5,8	4,66	5,47	6,22	8,57	6,34	6,91	14,27	14,69
Vit B6 (mg)	0,48	0,675	0,76	0,81	0,815	0,83	0,9	0,93	0,83	0,85	1,02	1,025
Vit B12 (mcg)	1,195	1,225	1,98	2,15	2,315	2,315	2	2	2	2	2,01	2,315
Folato (mcg)	39,51	42,525	51,4	54,75	58,1	66,2	63,85	563,85	61,95	70,2	76,2	66,2
% CHO	50,885	52,94	49,45	50,32	49,365	51,295	52,055	51,3	49,065	49,595	50,465	51,215
% PTN	21,295	19,78	22,255	22,24	23,82	22,99	21,93	22,245	21,14	20,965	19,51	19,42
% LPD	27,82	27,28	28,295	27,39	26,77	25,56	26,015	26,775	29,795	29,39	30,125	29,35
% LPD SAT	7,995	8,5	10	9,55	9,55	8,95	9,55	9,5	9,75	9,5	9,65	9,4
% LPD MONO	7,51	7,525	7,4	7,045	7,1	6,65	6,65	7,4	9,65	9,3	9,1	8,85
% LPD POLI	9,3	7,95	7,5	7	6,55	6,25	6,15	5,95	6,25	5,95	5,62	5,4

REFERÊNCIAS

1. Peixoto MRG, Benício MHA, Latorre MRDO, Jardim PCBV. Circunferência da cintura e índice de massa corporal como preditores da hipertensão arterial. Arq Bras Cardiol. 2006;87(4):462-70.

2. Pinheiro ARO, Freitas SFT, Corso ACT. Uma abordagem epidemiológica da obesidade. Rev Nutr. 2004;17(4):523-33.

3. WHO. Obesity and overweight. Glob. Strateg DIET, Phys. Act. Heal. 2003 p. 1-2.

4. Sartorelli DS, Franco LJ. Trends in diabetes mellitus in Brazil: the role of the nutritional transition. Cad Saude Publica. 2003;19 Suppl 1:S29-36.

5. Sociedade Brasileira de Cirurgia Bariátrica e Metabólica. Pesquisa obesidade – SBCBM [Internet]. 2007. Disponível em: <http://www.sbcb.org.br/asbcbm_pesquisa_obesidade_2007.php>.

6. Francischi RPP, Pereira LO, Freitas CS, Klopfer M, Santos RC, Vieira P, et al. Obesidade: atualização sobre sua etiologia, morbidade e tratamento. Rev Nutr. 2000;13(1):17-28.

7. Apovian CM. The causes, prevalence, and treatment of obesity revisited in 2009: what have we learned so far? Am J Clin Nutr. 2010;91(1):277S-279S.

8. USDA. ChooseMyPlate.gov [Internet]. 2011. Available from: <www.choosemyplate.gov>.

9. IBGE. Pesquisa de Orçamentos Familiares: 2008-2009. Antropometria e Estado Nutricional. Biblioteca – Ministério do Planejamento, Orçamento e Gestão. 2010. p. 1-130.

10. WHO. Global Database on Body Mass Index [Internet]. 2014. Available from: <http://apps.who.int/bmi/index.jsp>.

11. Ministério da Saúde. Vigilância de Fatores de Risco e Proteção para Doenças Crônicas por Inquérito Telefônico. Vigitel Brasil 2012 [Internet]. 1ª edição. Brasília; 2013. Available from: <www.saude.gov.br/svs>.

12. Martinez JA. Body-weight regulation: causes of obesity. Proc Nutr Soc. 2000;59:337-45.

13. Luiz AMAG, Gorayeb R, Liberatore Jr. RDR, Domingos NAM. Depressão, ansiedade, competência social e problemas comportamentais em crianças obesas. Estud Psicol. 2005;10(3):371-5.

14. Geus LMM, Maciel CS, Burda ICA, Daros SJ, Batistel S, Martins TCA, et al. A importância na inserção do nutricionista na Estratégia Saúde da Família. Ciênc Saúde Coletiva. 2011;16(Supl 1):797-804.

15. Foster GD, Wadden TA, Makris AP, Davidson D, Sanderson RS, Allison DB, et al. Primary care physicians' attitudes about obesity and its treatment. Obes Res. 2003;11(10):1168-77.

16. Liotino-Santos M. Percepção da obesidade em mulheres obesas e profissionais de saúde. São Paulo: Universidade de São Paulo; 2012.

17. Singh D, Singh D. Role of body fat and body shape on judgment of female health and attractiveness: an evolutionary perspective. Psychological Topics. 2006;15(2):331-50.

18. Befort CA, Greiner KA, Hall S, Pulvers KM, Nollen NL, Charbonneau A, et al. Weight-related perceptions among patients and physicians: how well do physicians judge patients' motivation to lose weight? J Gen Intern Med. 2006;21(10):1086-90.

19. Ogden J, Bandara I, Cohen H, Farmer D, Hardie J, Minas H, et al. General practitioners' and patients' models of obesity: whose problem is it? Patient Educ Couns. 2001;44(3):227-33.

20. Cheung BM. Drug treatment for obesity in the post-sibutramine era. Drug Saf. 2011;34(8):641-50.

21. Jensen MD, Ryan DH. New obesity guidelines: promise and potential. JAMA. 2014;311(1):23-4.

22. Hall KD, Sacks G, Chandramohan D, Chow CC, Wang YC, Gortmaker SL, et al. Quantification of the effect of energy imbalance on bodyweight. Lancet. 2011;378(9793):826-37.

23. Scagliusi FB, Lancha Jr. AH. Subnotificação da ingestão energética na avaliação do consumo alimentar. Rev Nutr. 2003;16(4):471-81.

24. National Heart Lung and Blood Institute, National Institutes of Health (NIH) National Heart, Lung, and Blood Institute N. Clinical guidelines on the identification, evaluation, and treatment of overweight and obesity in adults. The Evidence Report, NIH Publication No. 98-4083. [Internet]. Arch Intern Med. 1998:51S-209S. Available from: https://hearttruth.gov/health/public/heart/obesity/wecan/portion/documents/CORESET1.pdf

25. Weinsier RL, Nagy TR, Hunter GR, Darnell BE, Hensrud DD, Weiss HL. Do adaptive changes in metabolic rate favor weight regain in weight-reduced individuals? An examination of the set-point theory. Am J Clin Nutr. 2000;72(5):1088-94.

26. Foster GD, Wyatt HR, Hill JO, Makris AP, Rosenbaum DL, Brill C, et al. Weight and metabolic outcomes after 2 years on a low-carbohydrate versus low-fat diet: a randomized trial. Ann Intern Med. 2010;153(3):147-57.

27. Cerezo C, Segura J, Praga M, Ruilope LM. Guidelines updates in the treatment of obesity or metabolic syndrome and hypertension. Curr Hypertens Rep. 2013;15(3):196-203.

28. Oliveira V, Paula A, Alexina M, Catarina S, Ribeiro MA. Fatores conjugais e familiares que dificultam a perda de peso em mulheres obesas. Saúde Transform Soc. 2013;4:65-74.

29. Carter MC, Burley VJ, Nykjaer C, Cade JE. Adherence to a smartphone application for weight loss compared to website and paper diary: pilot randomized controlled trial. J Med Internet Res. 2013;15(4):e32.

30. Trumbo P, Schlicker S, Yates AA, Poos M; Food and Nutrition Board of the Institute of Medicine, The National Academies. Dietary reference intakes for energy, carbohydrate, fiber, fat, fatty acids, cholesterol, protein and amino acids. J Am Diet Assoc. 2002;102(11):1621-30.

31. Monteiro J, Pfrimer K, Tremeschin M, Molina M, Chiarelo P. Consumo alimentar: visualizando porções. Série Nutrição e Metabolismo. 1ª ed. Rio de Janeiro: Guanabara Koogan; 2007. p. 80.

26

ATENÇÃO NUTRICIONAL AMBULATORIAL EM ESTEATOSE HEPÁTICA NÃO ALCOÓLICA

Amanda F. Canale

Bianca Bellizzi de Almeida

Daphne S. Leonardi de Carvalho

Gabriela Salim Ferreira de Castro

Paula Garcia Chiarello

INTRODUÇÃO

A esteatose hepática não alcoólica (NAFLD – do inglês "*non-alcoholic fatty liver disease*") é um importante problema de saúde pública, devido a sua crescente incidência nos últimos anos. Refere-se a um amplo espectro de dano hepático, desde o acúmulo de gordura hepática até esteato-hepatite não alcoólica (NASH, do inglês "*non-alcoholic steatohepatitis*"), fibrose e cirrose.

A alta incidência de NAFLD está vinculada ao aumento da obesidade e de doenças associadas a ela, como a resistência à insulina, hipertensão arterial e dislipidemia. Dessa forma, o desenvolvimento de estratégias nutricionais para o tratamento e a prevenção da NAFLD e de sua progressão para NASH possui um papel fundamental[1]. Além disso, até o momento não existe uma terapia específica para o tratamento de NAFLD e NASH[2].

A NAFLD é definida como a infiltração gordurosa no fígado, e a maior parte de lipídios acumulados são triacilgliceróis. Alterações na oxidação hepática de gordura ou redução da exportação de lipoproteínas de muito baixa densidade (VLDL) são os principais mecanismos ligados à patogênese dessa doença[3].

A persistência dos fatores desencadeantes da NAFLD, a suscetibilidade a espécies reativas de oxigênio, o efeito das citocinas e a toxicidade de ácidos graxos livres influenciam a progressão para a NASH[4]. A NASH também apresenta crescente incidência mundial e caracteriza-se por sua maior gravidade, pois pode progredir para cirrose, fibrose e, em casos mais raros, câncer hepático[5].

Assim, este capítulo tem como objetivo elucidar os mecanismos fisiopatológicos da instalação da NAFLD e de progressão para a NASH, vinculando-os aos hábitos alimentares e ao tratamento dietoterápico apropriado para essas doenças.

FISIOPATOLOGIA

A classificação da NAFLD é realizada por suas características histológicas. A esteatose hepática isolada é caracterizada por um acúmulo de gordura macrovesicular, na forma de triacilgliceróis, acima de 5% no citoplasma do hepatócito[6,7]. A classificação da esteatose é de leve a grave, de acordo com o percentual de infiltração de lipídios. A esteatose leve envolve o acúmulo de gordura em menos de 30% dos hepatócitos. O acúmulo de gordura em cerca de

60% dos hepatócitos é classificado como moderado, sendo considerado grave se envolve mais de 60% dos hepatócitos[8].

A NAFLD é constituída por amplo espectro, que inclui a esteatose isolada e a NASH. O primeiro estágio é caracterizado pela esteatose isolada. A presença de esteatose associada à inflamação caracteriza o segundo estágio. No terceiro estágio a esteatose está associada ao dano hepatocelular e à degeneração em balonização do hepatócito. A esteatose associada à fibrose sinusoidal e ao corpúsculo de Mallory é encontrada no quarto estágio da doença. A NASH é caracterizada pela presença de inflamação e fibrose nos estágios 3 e 4, por isso é considerada a forma mais grave da doença[5].

O diagnóstico da NAFLD pode ser realizado por ultrassonografia hepática em indivíduos sem história de consumo significativo de álcool (< 21 doses/semana para homens e < 14 doses/semana para mulheres, por período de dois anos anteriores[7], ou acima de 20g por dia para mulheres e 30g por dia para homens, por período de um ano anterior à avaliação)[6]. Além da ingestão excessiva de álcool, devem ser excluídos outros fatores causadores de doença hepática, como: medicamentos (tamoxifeno e metotrexato), toxinas (tetracloreto de carbono e arsênico), hepatite viral B ou C, sendo a C mais comum como causa de esteatose, hemocromatose, doença de Wilson, e associada à nutrição parenteral[5,9].

O método padrão-ouro para classificar o grau de infiltração de lipídios e a presença de inflamação e fibrose é a biópsia hepática[8]. Porém, os métodos não invasivos, como os exames de imagem, auxiliam no diagnóstico, pois permitem identificar a distribuição dos depósitos de lipídios. Apenas a biópsia hepática pode não representar a distribuição da doença em todo o fígado[6].

As enzimas hepáticas podem ser encontradas em níveis normais na maioria dos pacientes com NAFLD (cerca de 80%), mesmo na doença avançada. As alterações dos marcadores laboratoriais de dano hepático, como as transaminases [alanina aminotransferase (ALT) e aspartato aminotransferase (AST)] e a gamaglutamil transferase (GGT), podem sugerir o diagnóstico de NAFLD, quando excluídas outras causas de doença hepática. No entanto, essas enzimas não são utilizadas como marcadores da doença[10].

Alguns fatores de significância clínica e marcadores bioquímicos estão sendo estudados para identificação da esteato-hepatite. A síndrome metabólica é um importante preditor da presença de esteato-hepatite em pacientes com NAFLD[7]. Estudos recentes descrevem que a presença de esteato-hepatite também pode ser investigada pelos níveis séricos dos fragmentos circulantes de citoqueratina (CK-18), que se encontram elevados em pacientes com NASH. Testes não invasivos para identificação de fibrose avançada estão sendo desenvolvidos e apresentaram bons resultados em sensibilidade e especificidade em metanálises. Um exemplo é o "*NAFLD Fibrose Score Test*", baseado em seis variáveis: idade, índice de massa corporal (IMC), hiperglicemia, contagem de plaquetas, albumina e razão AST/ALT[11].

Atualmente, a NAFLD é considerada uma manifestação da síndrome metabólica[6]. Os fatores de risco associados à doença são múltiplos (sobrepeso, obesidade abdominal, resistência à insulina, intolerância à glicose e diabetes tipo 2, dislipidemia – aumento de triacilgliceróis e colesterol total e redução do HDL-colesterol e hipertensão arterial)[12].

A progressão para a forma mais grave da doença (NASH) é associada a fatores como idade ≥ 50 anos, obesidade (IMC > 30 kg/m²), diabetes, elevação de transaminases séricas (duas vezes acima do normal) e histórico familiar de doença hepática[8]. Um estudo aponta que em pacientes obesos e com diabetes 100% tinham esteatose, 50%, esteato-hepatite e 19%, cirrose[13].

O mecanismo de patogênese tem a resistência à insulina como um dos fatores-chave no desenvolvimento da NAFLD e da progressão à NASH. A relação entre esteatose e resistência à insulina é de que um pode potencializar o outro, por isso não está definido que fator se inicia primeiro. Em síntese, o acúmulo hepático de lipídios é resultante da síntese *de novo* hepática (síntese de ácidos graxos), do aumento do fluxo hepático de ácidos graxos provenientes da dieta ou do tecido adiposo, do aumento da captação hepática de lipídios e também de alterações no catabolismo e transporte extra-hepático.

Em pacientes com NAFLD a resistência à insulina resulta em hiperinsulinemia e impede a supressão do fluxo hepático de ácidos graxos provenientes da lipólise no tecido adiposo[5]. Os adipócitos do tecido adiposo visceral contribuem em grande parte para o desenvolvimento da NAFLD, resistência à insulina, inflamação e complicações metabólicas, pois os ácidos graxos liberados na lipólise são transportados diretamente para o fígado; também esses adipócitos são menos responsivos à insulina[9]. A maior parte dos triacilgliceróis hepáticos é proveniente dos ácidos graxos livres do tecido adiposo (60%) e um percentual menor, da lipogênese (25%)[14].

O processo da síntese *de novo* hepática é mediado pela insulina e consiste na conversão da glicose a ácidos graxos por estímulo aos fatores de transcrição, como o "*sterol regulatory element binding protein 1c*" (SREBP1c)[9]. A captação de glicose pelo fígado não depende da insulina e encontra-se aumentada nos casos de hiperglicemia[5], agravando o acúmulo hepático de lipídios.

A indução da esteatose também ocorre pelo aumento da captação hepática de ácidos graxos, processo mediado pela insulina e estimulação da expressão do CD-36. Em situações de hiperinsulinemia, a redução do transporte extra-hepático de lipídios pode exacerbar a esteatose pela redução da secreção da VLDL[9].

Alterações na oxidação de lipídios também favorecem o acúmulo hepático. A ação da insulina e alterações na função do fator de transcrição "*peroxisome proliferator-activated receptor alpha*" (PPAR-alfa) podem suprimir a betaoxidação mitocondrial de ácidos graxos. O aumento do TNF-alfa, do estresse oxidativo e do dano mitocondrial está associado ao acúmulo de ácidos graxos livres potencialmente tóxicos, associados à progressão da esteato-hepatite[9].

O mecanismo de progressão à NASH foi proposto por Day e James em 1998, segundo a teoria dos "dois *hits*". O acúmulo hepático de lipídios atua como o primeiro "*hit*", que é seguido de uma sequência de eventos, como a produção de citocinas (TNF-alfa, IL-8) e adipocinas pró-inflamatórias, disfunção mitocondrial e estresse oxidativo, que contribuem para a inflamação, fibrose e morte celular[5].

As espécies reativas ao oxigênio produzidas em excesso pela metabolização dos ácidos graxos livres nos microssomos, peroxissomos e mitocôndrias resultam na subsequente peroxidação lipídica na produção de citocinas pró-inflamatórias (TNF-alfa), podendo levar à fibrose (ativação das células de Kupfer) e resultar em apoptose e dano ao DNA nuclear e mitocondrial[15].

O aumento do fluxo de ácidos graxos pode gerar sobrecarga e resultar em estresse do retículo endoplasmático, agravando ainda mais o acúmulo hepático de lipídios e levar a apoptose, ativação das vias pró-inflamatórias, resistência à insulina e disfunção mitocondrial por ativação das vias JNK e NF-kB[16].

Estudos sugerem a influência genética na NAFLD por polimorfismos do gene *PNPLA3* que diferenciam a progressão à NASH e está associada à indução do fator de transcrição SREBP-1c, favorecendo o acúmulo hepático de lipídios[17].

O estímulo de genes pró-inflamatórios também está associado ao desenvolvimento da esteato-hepatite não alcoólica[9]. Atualmente é exposto na literatura que a inflamação inicial pode anteceder a esteatose, encontrada em pacientes com NASH associada a pouco acúmulo de gordura hepática, portanto a produção de citocinas inflamatórias pode resultar em esteatose secundária[15].

A produção de citocinas pró-inflamatórias (TNF-alfa, IL-1 e IL-6) na NAFLD pode agravar a resistência à insulina[8] e também está relacionada a alterações nos níveis de adipocinas com propriedades anti-inflamatórias e antilipotóxicas (adiponectina e leptina)[17]. Em pacientes com sobrepeso/obesidade e NAFLD, verifica-se a resistência à leptina, a qual se encontra em níveis circulantes acima do normal, mas não cumpre o seu papel de inibir o apetite, aumentar o gasto energético e prevenir a entrada de lipídios no fígado, devido a essa resistência. A adiponectina, que atua na inibição da lipogênese e ativação da oxidação de ácidos graxos, apresenta os níveis reduzidos na síndrome metabólica e na NASH[9]. São necessários mais estudos para investigar a eficácia da ação desses hormônios, pois há formas de compensação como o aumento do número de receptores para a adiponectina[18]. As alterações desses hormônios estão mais pronunciadas na NASH, por esse motivo estudos sugerem que a razão adiponectina/leptina poderia representar um marcador para distinguir a NASH da NAFLD[17,19].

Os fatores dietéticos que influenciam a progressão da doença à NASH estão mais relacionados à composição da dieta. A ingestão excessiva de carboidratos e de gordura por esses pacientes pode resultar em aumento da glicemia e insulina e das concentrações séricas de ácidos graxos, que contribuem para o acúmulo hepático de lipídios[5]. O carboidrato simples, principalmente a frutose, é utilizado como substrato para a lipogênese e é associado à resposta inflamatória hepática. Os dados da literatura não são consistentes em associar à ingestão da gordura total, gordura saturada e AGPI n-3 à gravidade da doença[9].

Desde que as causas sejam eliminadas, o acúmulo de gordura hepática na NAFLD pode ser revertido[6].

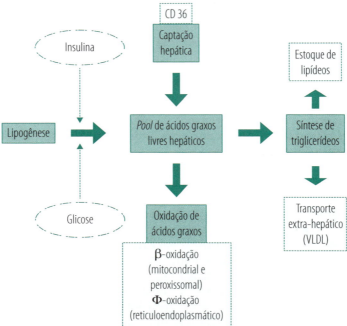

VLDL: lipoproteína de muito baixa densidade. Adaptada de: Larter e cols.[9].
Figura 26.1. Vias metabólicas que influenciam o *pool* de ácidos graxos livres hepáticos.

PREVALÊNCIA

A síndrome metabólica e a obesidade têm aumentado na população mundial, portanto espera-se que a prevalência da NAFLD também aumente[20]. A prevalência da NAFLD pode sofrer variações de acordo com o método utilizado para avaliação diagnóstica (biópsia ou ultrassonografia) e com a população avaliada[12].

Segundo Narciso-Schiavon e cols.[6], a prevalência de esteatose hepática na população em geral é de 16% a 29%, diagnosticada por ultrassonografia, 31% a 34%, por ressonância magnética por imagem (MRI), e 15% a 39%, por biópsia hepática.

Na população mundial atual, em geral, estima-se que a prevalência de NAFLD alcance uma média de 20% e que a de NASH atinja uma faixa de 3% a 5%. Diferenças na prevalência são observadas conforme o método diagnóstico. Entre os pacientes submetidos à biópsia hepática, 39% a 52% apresentam NAFLD e, desses, 32% a 34% apresentam NASH[10]. A NASH pode ser a causa de aproximadamente 80% da cirrose criptogênica[8] e de 13% dos casos de carcinoma hepatocelular[21]. Nos países ocidentais, a prevalência de NAFLD avaliada por tomografia computadorizada é estimada em 20% a 30% e em países asiáticos, em 15%[10].

Verifica-se um aumento da prevalência da NAFLD em indivíduos com maior risco, portadores de doenças crônicas como *diabetes mellitus* tipo 2 (69%-87%) e dislipidemia (50%)[12]. Mais de 80% dos indivíduos com NAFLD apresentam sobrepeso e de 30% a 70%, hipertensão arterial[8]. A faixa de prevalência de pacientes obesos com NAFLD varia de 30% a 100%[10]. Em pacientes obesos submetidos à cirurgia bariátrica, a prevalência é de 90%[12].

Os dados também podem variar em relação a idade, gênero e raça. A NAFLD é três a cinco vezes mais comum nos homens do que nas mulheres[8]. Apesar de na década de 1990 o diagnóstico de NASH ser mais comum nas mulheres de meia-idade, atualmente os homens entre 40 e 65 anos apresentam maior prevalência de NAFLD. Os hispânicos (28%) apresentam maior risco de desenvolver NAFLD em relação aos asiáticos (18%)[10].

Os dados populacionais sobre a prevalência de NAFLD no Brasil ainda são escassos. Em um estudo nacional publicado em 2011, o diagnóstico de NAFLD foi realizado em 1.280 pacientes. O espectro da doença encontrado foi de que 41,9% dos indivíduos apresentavam esteatose isolada, 31,1%, esteato-hepatite e 27%, esteato-hepatite associada à fibrose e cirrose[22].

AVALIAÇÃO NUTRICIONAL

História clínica

A esteato-hepatite não alcoólica é frequentemente assintomática e seu diagnóstico é normalmente realizado após a detecção de alterações em transaminases hepáticas em exames de rotina[23]. O diagnóstico é médico e é realizado com base em exames de imagem ou avaliação histológica do tecido, após exclusão de causas secundárias (Tabela 26.1)[12].

O consumo de bebidas alcoólicas é considerado uma causa secundária importante da doença hepática e deve ser descartado. Contudo, a definição do que seria considerado consumo significativo, em estudos clínicos, varia entre > 1 dose (10g de álcool) e 4 doses (40g de álcool) por dia. Segundo Chalasani e cols.[12] e Sakugawa e cols.[24], o consumo de álcool deve ser avaliado de forma distinta entre homens e mulheres, sendo o limite máximo de 21 doses/semana para homens (210g de álcool/semana ou 30g de álcool/dia) e de 14 doses/semana para mulheres (140g de álcool/semana ou 20g de álcool/dia)[25]. Para avaliação da ingestão de álcool, é necessário considerar o consumo habitual e esporádico de bebidas alcoólicas pelo paciente, assim como o teor alcoólico das bebidas consumidas (Tabela 26.2)[26].

Tabela 26.1. Causas secundárias a serem consideradas no diagnóstico de NASH ou NAFLD[12]

Esteatose macrovesicular	Esteatose microvesicular
Consumo excessivo de álcool	Síndrome de Reye
Hepatite C	Doença gordurosa hepática na gravidez
Doença de Wilson	Síndrome HELLP
Lipodistrofia	Erros inatos do metabolismo (deficiência de LCAT, doença de Wolman e doença do depósito de éster de colesterol)
Desnutrição grave	
Nutrição parenteral	
Abetalipoproteinemia	
Medicamentos esteatogênicos (corticosteroides, tamoxifeno, amiodarona e metotrexato)	

Tabela 26.2. Concentração de álcool nas bebidas[26]

Bebida	Teor alcoólico
Chope/cerveja	5%
Vinho	12%
Uísque e vodca	40% a 50%
Aguardente	50%

Diversos fatores de risco têm sido associados à doença não alcoólica do fígado gorduroso, como obesidade, intolerância à glicose, *diabetes mellitus* tipo 2, dislipidemia, síndrome metabólica e hipertensão[27]. Considerando-se a importância da alimentação e da prática de atividade física no ganho de peso e nas alterações no metabolismo glicídico e lipídico, é possível concluir que o estilo de vida está relacionado ao desenvolvimento da doença não alcoólica do fígado gorduroso. Outras condições também têm sido propostas como possíveis fatores de risco associados a essa hepatopatia, entre eles: síndrome do ovário policístico, hipotireoidismo, apneia do sono obstrutiva, hipopituitarismo, hipogonadismo e ressecção pancreatoduodenal[27].

Embora a alimentação e o estilo de vida tenham papel importante no desenvolvimento da doença não alcoólica do fígado gorduroso, alguns estudos têm sugerido que há fatores hereditários que podem estar relacionados a essa hepatopatia[28,29]. Em um estudo de coorte retrospectivo que incluiu 90 pacientes, Willner e cols.[28] observaram que 18% dos pacientes com NASH possuíam um parente de primeiro grau com doença do NAFLD. Os autores sugeriram que a NASH fosse, portanto, considerada uma doença de etiologia genética. Evidências de papel importante da hereditariedade na NASH e na cirrose criptogênica foram também observadas em um estudo conduzido por Abdelmalek e cols.[29], que detectaram antecedentes familiares positivos para NASH em pacientes diagnosticados com a doença. Apesar dessas constatações, o aspecto hereditário na NAFLD ainda não é conclusivo. Segundo Chalasani e cols.[12], não é recomendável a avaliação sistemática de familiares de pacientes com NAFLD.

AVALIAÇÃO BIOQUÍMICA

A avaliação bioquímica do paciente com NAFLD ou NASH deve ser realizada levando em consideração os marcadores séricos da função hepática e das alterações metabólicas mais comuns (principalmente relacionadas ao metabolismo dos carboidratos e lipídios).

A dosagem das transaminases hepáticas no soro (alanina transaminase e aspartato transaminase) é frequentemente realizada em pacientes com NAFLD ou NASH, visto que alterações nessas enzimas são achados comuns. É importante destacar, todavia, que a presença de esteatose hepática está relacionada principalmente ao aumento sérico da ALT[12]; e na presença de esteatose com fibrose do tecido hepático, o marcador mais importante é o AST[27]. A razão AST/ALT < 1 tem sido proposta como importante preditor de fibrose hepática[30].

Além das alterações nas enzimas hepáticas descritas acima, observa-se também, em pacientes com NAFDL ou NASH, aumento nos níveis de fostatase alcalina e de ferritina sérica[31]. Os níveis elevados de ferritina não indicam necessariamente a presença de hemocromatose. Contudo, a elevação persistente da ferritina e da saturação da transferrina pode indicar outras causas secundárias para a doença hepática[12,27].

Os exames bioquímicos para avaliação da função hepática, assim como outros exames de natureza imunológica, têm sidos propostos como possíveis indicadores do grau de fibrose hepática. Entretanto, não há consenso quanto ao melhor indicador. O escore para fibrose em NAFLD (http://nafldscore.com) é considerado um instrumento promissor na identificação de pacientes com NAFLD que possuem alto risco para fibrose avançada. Esse instrumento considera os seguintes fatores: idade, hiperglicemia, IMC, contagem de plaquetas, albumina e razão AST/ALT[27].

Apesar de as alterações nos marcadores hepáticos descritos acima sugerirem presença de esteatose ou esteato-hepatite, o padrão-ouro para diagnóstico dessa hepatopatia ainda são os exames de imagem torácica ou abdominal e o exame histológico do tecido hepático[23,24]. O grau de elevação das transaminases ou o padrão das alterações bioquímicas hepáticas não são considerados bons preditores de atividade da doença, risco de progressão ou estágio da fibrose. Além disso, alguns pacientes podem não apresentar alterações em exames bioquímicos, ou apresentar apenas aumento discreto nesses indicadores séricos, apesar de possuírem alterações celulares hepáticas características de NAFLD ou NASH[27].

A avaliação de parâmetros bioquímicos relacionados ao metabolismo de carboidratos e lipídios é também de suma importância, visto que a grande maioria dos pacientes com NAFLD ou NASH possui um ou mais dos fatores de risco citados anteriormente[12]. Exames bioquímicos que avaliem parâmetros relacionados ao metabolismo glicídico e lipídico, portanto, são necessários para determinação da conduta dietoterápica e para acompanhamento do paciente ao longo do tratamento.

A síndrome metabólica é considerada um dos principais fatores de risco para NAFLD ou NASH. Segundo Marceau e cols.[32], entre os pacientes com síndrome metabólica, 86% foram diagnosticados com NAFLD, 24% com NASH e 2% com cirrose criptogênica. Um estudo observacional realizado no Japão demonstrou que indivíduos com síndrome metabólica tinham mais propensão para o desenvolvimento da doença não alcoólica do fígado gorduroso. Da mesma maneira, a presença de NAFLD aumentou o risco do aparecimento subsequente de síndrome metabólica[33]. Sabendo-se da importância da síndrome metabólica como fator predisponente para a doença não alcoólica do fígado gorduroso, é importante avaliar em pacientes com NAFLD ou NASH os parâmetros que caracterizam a presença da síndrome. A síndrome metabólica é definida pela presença de três dos cinco critérios abaixo[27]:

1. Circunferência da cintura maior que 102 cm (homens) e 88 cm (mulheres);
2. Triacilgliceróis séricos superiores a 150 mg/dl ou tratamento medicamentoso para hipertrigliceridemia;
3. HDL-colesterol sérico inferior a 40 mg/dl (homens) e 50 mg/dl (mulheres);
4. Pressão sistólica maior ou igual a 130 mmHg ou pressão diastólica maior ou igual 85 mmHg ou em tratamento medicamento para hipertensão arterial sistêmica;
5. Glicose de jejum maior ou igual a 110 mg/dl ou tratamento para glicose sérica elevada.

A intolerância à glicose e o *diabetes mellitus* tipo 2 também são considerados fatores de risco para NAFLD e NASH. O inverso – NAFLD como fator de risco para o aparecimento de *diabetes mellitus* tipo 2 – é igualmente verdadeiro[27]. Segundo estudos recentes, a presença de *diabetes mellitus* tipo 2 aumenta, respectivamente, em 128 vezes e 75 vezes o risco para NASH e fibrose[34]. A resistência insulínica tem sido considerada um preditor significativo de alterações histológicas hepáticas, como a fibrose. Nesse contexto, a avaliação da glicemia e de índices de resistência insulínica (HOMA-IR) é muito importante. Segundo Boza e cols.[35] e Haentjens e cols.[36], um índice de HOMA-IR superior a 5,8 é considerado um fator de risco para o desenvolvimento de NAFLD em indivíduos com sobrepeso não diabéticos.

HOMA-IR: glicemia em jejum (mmol/L) × insulina em jejum (mU/L) ÷ 22,50[37].

Considerando os aspectos citados anteriormente, os principais exames bioquímicos a serem considerados na avaliação inicial e no acompanhamento nutricional de pacientes com NAFLD ou NASH constam na Tabela 26.3.

Tabela 26.3. Exames bioquímicos a serem avaliados na NAFLD ou NASH

Marcadores hepáticos no soro	Relacionados ao metabolismo glicídico	Relacionados ao metabolismo lipídico
ALT	Glicose de jejum	Colesterol total
AST	Insulina basal	HDL-colesterol
Fosfatase alcalina	HOMA-IR	LDL-colesterol
Ferritina sérica*		VLDL-colesterol
Saturação da transferrina*		Triacilgliceróis

* Para diagnóstico diferencial. Não é necessária dosagem de rotina desses parâmetros se eles estiverem normais na avaliação inicial.

Avaliação antropométrica

A avaliação antropométrica é importante na determinação do estado nutricional do paciente. Contudo, não há instrumentos ou métodos específicos a serem utilizados em pacientes com hepatopatias.

A obesidade tem sido considerada um fator de risco para o desenvolvimento da doença não alcoólica do fígado gorduroso[27]. Nesse contexto, o IMC tem papel significativo, já que classifica o estado nutricional considerando o peso e a altura do indivíduo. A classificação do estado nutricional segundo o IMC, para adultos e idosos, encontra-se na Tabela 26.4[38].

A quantidade total de gordura (composição corporal) e a localização dos depósitos lipídicos no corpo (obesidade androide ou ginoide) são também fatores que devem ser avaliados para determinação do estado nutricional[38]. Estudos têm observado que o aumento da gordura corporal, independentemente da classificação pelo IMC, é um fator de risco para o a doença não alcoólica do fígado gorduroso[27]. O principal depósito lipídico que tem sido relacionado à NAFLD é a gordura visceral, que se encontra muito elevada principalmente na obesidade androide. Além disso, um dos melhores indicadores antropométricos da obesidade androide é a razão cintura/quadril elevada. Esses aspectos, portanto, ressaltam a importância da medição da circunferência abdominal e do quadril em pacientes com NAFLD[38].

A avaliação da gordura abdominal, no contexto da NAFLD, pode ser também justificada pela síndrome metabólica. Sabe-se que a síndrome metabólica é um fator de risco para o desenvolvimento de NAFLD e que um dos critérios diagnósticos para essa síndrome é o aumento da circunferência abdominal[27].

Considerando-se a importância da avaliação de diversos parâmetros antropométricos na determinação do estado nutricional, as principais medidas a serem aferidas em pacientes com doença não alcoólica do fígado gorduroso são:

* Peso;
* Altura;
* Circunferência abdominal;
* Circunferência do quadril;
* Circunferência do braço;
* Pregas cutâneas (tricipital, bicipital, subescapular e suprailíaca)[38].

Utilizando-se essas medidas, outros parâmetros podem ser calculados, para auxiliar na determinação do estado nutricional. São eles:

* IMC;
* Relação cintura/quadril;
* Circunferência muscular do braço;
* Área muscular do braço;
* Percentual de gordura corporal (estimada com o resultado obtido nas quatro pregas cutâneas)[38].

A composição (massa magra × massa gorda) e a distribuição de gordura corporal (obesidade androide ou ginoide) podem também ser avaliadas por outros métodos, além dos descritos acima. A impedância bioelétrica (BIA), por exemplo, é um método não invasivo, rápido, sensível, indolor e relativamente preciso, que determina, por meio da passagem de corrente elétrica de baixa intensidade e alta frequência, a composição corporal. Há vários tipos de BIA disponíveis, entre eles: BIA de frequência única, BIA de multifrequências e BIA segmentada[39]. Outros métodos não convencionais que podem ser utilizados na avaliação de composição corporal são:

* Densitometria computadorizada: por meio da emissão de fóton de energia, fornece dados em quilo quanto aos compartimentos de massa magra, massa gorda e massa óssea;
* Pesagem hidrostática: avalia o peso médio pela pesagem do indivíduo embaixo d'água e estima a composição corporal (massa magra e massa gorda) com base em cálculos matemáticos;
* Isótopos marcados: com o uso de água contendo isótopos marcados, é possível medir a água corporal total e estimar a massa magra e a massa gorda;
* Análise da ativação de nêutrons *in vivo*: avalia a composição corporal e a hidratação após exposição à radiação e contagem dos elementos ativados;

- Ressonância magnética: avalia a composição corporal baseada em imagens de alta resolução[40].

Tabela 26.4. Classificação do estado nutricional de acordo com o IMC[38]

Adultos	
IMC (kg/m^2)	Classificação
< 16	Desnutrição grau 3
16,0 a 16,9	Desnutrição grau 2
17,0 a 18,4	Desnutrição grau 1
18,5 a 24,9	Eutrofia
25,0 a 29,9	Sobrepeso
30,0 a 34,9	Obesidade grau 1
35 a 39,9	Obesidade grau 2
> 40,0	Obesidade grau 3
Idosos	
IMC (kg/m^2)	Classificação
< 22,0	Desnutrição
22,0-27,0	Eutrofia
> 27,0	Excesso de peso

Se houver agravamento da doença hepática, com evolução para cirrose, é necessário cautela na escolha dos métodos utilizados. Nessas situações há alteração em parâmetros bioquímicos frequentemente utilizados na avaliação do estado nutricional. A presença de ascite pode comprometer os resultados obtidos na BIA e na aferição da circunferência abdominal. Portanto, o uso de outros métodos, como a força do aperto de mão não dominante aferida pelo dinamômetro, é recomendado. Apesar de esse método apresentar alta sensibilidade e baixa especificidade, é considerado um instrumento importante na avaliação e acompanhamento desses pacientes[38,40].

Avaliação da ingestão alimentar

A avaliação da ingestão alimentar na NAFLD ou NASH é de extrema importância, visto que a alimentação exerce papel fundamental na indução, prevenção e tratamento[23]. As primeiras evidências de uma relação causal entre a ingestão de nutrientes e o desenvolvimento dessa hepatopatia foram detectadas em estudos populacionais. Segundo Musso e cols.[41], pacientes com a doença não alcoólica do fígado gorduroso apresentavam consumo elevado de gorduras saturadas e colesterol e baixo aporte dietético de ácidos graxos poli-insaturados, fibras, vitamina C e vitamina E. Em um estudo semelhante desenvolvido por Zelber-Sagi e cols.[42], o padrão alimentar de pacientes com NAFLD ou NASH foi caracterizado pela alta ingestão de carne e refrigerante e baixo consumo de peixes ricos em ômega-3.

Inúmeros nutrientes têm sido caracterizados como possíveis indutores da doença não alcoólica do fígado gorduroso, particularmente os lipídios saturados e os carboidratos simples[43-45]. Outros nutrientes, como os ácidos graxos insaturados, teriam papel protetor ou indutor, dependendo da quantidade de gordura e de antioxidantes dietéticos. Nesse contexto, os antioxidantes protegeriam os ácidos graxos insaturados da peroxidação lipídica causada pelos radicais livres[23].

Considerando-se o papel da alimentação na doença não alcoólica do fígado gorduroso, é importante avaliar o consumo de alimentos que contenham nutrientes preventivos, indutores ou terapêuticos. Na Tabela 26.5 constam algumas sugestões de alimentos que poderiam ter seu consumo investigado.

Tabela 26.5. Alimentos ricos em nutrientes indutores, protetores ou terapêuticos para a doença não alcoólica do fígado gorduroso[46-48,65]

Alimentos ricos em gordura saturada		
Leite integral	Creme de leite	Óleo de coco, palma e dendê
Queijos gordos	Manteiga	Carnes gordas
Iogurte integral	Banha	Toucinho
Alimentos ricos em açúcares simples		
Açúcar refinado	Rapadura	Refrigerantes e sucos artificiais
Açúcar demerara	Mel	Doces, balas, chocolates e biscoitos
Açúcar mascavo	Glicose de milho	
Alimentos ricos em ômega-3		
Peixes ricos em ômega-3: salmão, atum, cavalinha, truta, sardinha, peixe-espada e arenque	Algas	Semente de linhaça e óleo de linhaça
	Óleo de canola	Nozes
Alimentos ricos em antioxidantes		
Frutas e verduras – preferencialmente cruas e frescas	Especiarias (manjericão, cardamomo, canela, chilli, curry, cravo-da-índia, cominho, pimenta vermelha, alho, gengibre, entre outras)	
Chocolate, vinho, suco de uva e oleaginosas		

De fato, não há instrumentos específicos para a anamnese alimentar de pacientes com hepatopatias. A quantificação da ingestão pode ser realizada por diferentes métodos de inquérito alimentar, dentre os quais se destacam os métodos retrospectivos (quando o indivíduo relata o alimento já ingerido) e prospectivos (quando o registro é realizado no momento da ingestão)[49].

Os principais métodos para avaliação do consumo alimentar são: questionário de frequência alimentar, recordatório de 24 horas, diário alimentar, história alimentar e consumo familiar. Na Tabela 26.6 encontram-se as principais vantagens e desvantagens de cada um desses métodos[49].

- **Questionário de frequência alimentar:** método retrospectivo utilizado principalmente em estudos epidemiológicos. O principal objetivo desse questionário é estimar a frequência com que um alimento, ou um grupo de alimentos, é consumido, fornecendo informações sobre a ingestão habitual. A principal desvantagem desse método, considerando a avaliação do consumo durante a anamnese alimentar, é a quantificação pouco exata da ingestão absoluta e relativa de macronutrientes. Há ainda a necessidade da aplicação de questionários de frequência específicos para a população avaliada, visto que a ausência de receitas ou ingredientes habituais pode subestimar o consumo alimentar[49].

- **Recordatório de 24 horas:** método retrospectivo que quantifica, por meio da entrevista feita por um profissional qualificado, o consumo alimentar 24 horas antes ou durante o dia anterior. Embora um único recordatório de 24 horas possa ser utilizado na avaliação do consumo alimentar, múltiplos recordatórios são recomendados (dois a sete dias) quando se espera obter uma quantificação mais precisa de algum nutriente. O cálculo da ingestão de energia e de nutrientes, após a aquisição dos dados, é determinado pela escolha do programa computacional ou das tabelas de composição química de alimentos a serem utilizados[49].

- **Diário alimentar:** método prospectivo que consiste no registro do tipo e da quantidade de alimentos consumidos ao longo do dia. O registro é realizado pelo paciente ou por um familiar, após a orientação do profissional. Ele pode conter, além dos alimentos e das quantidades, outros fatores que podem influenciar na ingestão alimentar, como: sensações físicas, fome, saciedade e gula. Recomenda-se que os alimentos sejam anotados assim que consumidos, ou cada hora do dia, em detrimento da anotação ao final do dia. O registro imediato evita que o paciente não inclua alimentos por esquecimento[49]. Os alimentos podem ser anotados em medidas caseiras ou em gramas, quando se utiliza balança de alimentos para averiguar o peso da porção a ser consumida e das sobras. Para avaliação do consumo habitual, pode-se solicitar ao paciente o registro de um, três, cinco ou sete dias, preferencialmente em dias não consecutivos e incluindo o final de semana. Quando o método é aplicado por mais de sete dias, pode haver comprometimento da fidedignidade dos dados[50].

- **História alimentar:** método retrospectivo que procura avaliar a ingestão habitual por meio da coleta de diversas informações, como: número de refeições, apetite, preferências alimentares, uso de suplementos nutricionais, recordatório de 24 horas e outras informações adicionais (tabagismo, etilismo, prática de atividade física, entre outras). A principal vantagem desse método é a possibilidade de avaliar a ingestão habitual considerando as variações do dia a dia. As principais desvantagens são o longo tempo para aplicação e a necessidade de treinamento do avaliador[50].

- **Consumo familiar:** método que avalia a disponibilidade de alimentos no domicílio, inferida a partir do consumo mensal pela família. Apesar de esse método sugerir a ingestão diária de alguns alimentos por pessoa, não há como medir especificamente o consumo individual de cada um dos integrantes da família. Segundo Claro[51], esse instrumento avalia a disponibilidade de alimentos, e não o consumo real, além de excluir os alimentos ingeridos fora do domicílio[49].

Tabela 26.6. Vantagens e desvantagens dos métodos para avaliação da ingestão alimentar[49,50]

Método	Vantagens	Desvantagens
Questionário de frequência alimentar	Ótimo instrumento para investigação do consumo alimentar em estudos epidemiológicos.	Quantificação pouco exata da ingestão absoluta e relativa de macronutrientes.
		Requer memória do passado.
		A lista de alimentos pode ser muito extensa ou restrita.
	Fácil aplicabilidade e alta confiabilidade.	Ausência de ingredientes ou receitas habitualmente consumidas pela população avaliada.
Recordatório de 24 horas	Aplicação rápida.	Requer memória, cooperação e fidedignidade do entrevistado.
	Lembrança recente da ingestão alimentar.	O entrevistador deve ter a capacidade de estabelecer diálogo com o entrevistado.
	Aplicabilidade para analfabetos.	Um único recordatório não reflete a ingestão habitual do indivíduo.
	Método que menos propicia alteração na ingestão alimentar.	
Diário alimentar	Apresenta resultados mais exatos e fiéis pela descrição do consumo imediato.	Fatores cognitivos, emocionais e motivacionais podem alterar a percepção do registro.
		O paciente pode mudar a alimentação habitual, ou excluir alimentos do registro alimentar, com o intuito de impressionar ou omitir informações do investigador.
História alimentar	Descreve a dieta habitual, eliminando variações do dia a dia.	O avaliador deve ser treinado.
		A aplicação requer longo tempo.
		Depende da memória do paciente.
Consumo familiar	Avalia a disponibilidade de alimentos para consumo no domicílio.	Não quantifica o consumo individual de alimentos, pois não infere a distribuição intrafamiliar.
		Não considera o consumo de alimentos fora do domicílio.

É importante destacar que, independentemente do método, a subnotificação do consumo é muito frequente, principalmente de alimentos hipercalóricos e hipergordurosos. Acredita-se que a omissão de alimentos nos registros, por relato verbal ou escrito, possa estar relacionada à tendência do indivíduo de fornecer respostas mais adequadas ou ideais, do ponto de vista social (desejo de aceitação social). Outros fatores que poderiam comprometer a veracidade das informações fornecidas pelos pacientes são: renda, escolaridade, insatisfação corporal, IMC e idade avançada[49]. Considerando esses fatores, a associação de mais de um método poderia reduzir o viés da subnotificação[50].

DIETOTERAPIA

Mudanças nos hábitos é o principal foco do tratamento para esteatose hepática e esteato-hepatite não alcoólica, por meio de alterações dietéticas, perda de peso e prática de atividade física. Entretanto, não há diretrizes específicas para o tratamento dietético da esteatose e da esteato-hepatite *não alcoólica*, devido à grande relação com excesso de peso, obesidade e síndrome metabólica. As recomendações nutricionais para o tratamento da doença hepática não alcoólica objetivam essencialmente uma alimentação saudável e balanceada, por meio da correção de erros alimentares, e perda de peso.

As modificações nutricionais devem ser escolhidas de acordo com o estado geral de saúde do paciente. As estratégias de tratamento incluem também as recomendações nutricionais para outros distúrbios metabólicos associadas, como diabetes, dislipidemias e hipertensão.

A perda de peso deve ser encorajada em indivíduos com sobrepeso (IMC de 25 a 29,9 kg/m²) e obesos (IMC > 30 kg/m²), por meio do consumo de uma dieta que oferte 25 a 30 kcal/kg diariamente. Evidências sugerem que a perda de 10% do peso inicial em seis meses é suficiente para reduzir a gordura hepática acumulada[52], dessa forma recomenda-se perda de peso lenta, minimizando, assim, a entrada de ácidos graxos livres no fígado[30]. A perda de peso repentina é desestimulada, pois, por razões ainda desconhecidas, a rápida perda de peso parece favorecer a progressão da doença em alguns pacientes[5].

Recentemente, a cirurgia bariátrica se tornou bastante popular por ser um meio rápido e permanente de alcançar perda de peso significativa, principalmente em obesos mórbidos. Além disso, as cirurgias bariátricas vêm sendo empregadas na tentativa de melhorar ou resolver os marcadores da síndrome metabólica, bem como de reduzir a mortalidade por diabetes, doenças do coração e câncer. Entretanto, ainda hoje o efeito da perda de peso após a cirurgia bariátrica sobre a histologia hepática da esteatose permanece obscuro[53].

Dados publicados recentemente indicam que a perda de peso por meio da cirurgia bariátrica conduz à melhoria das lesões histológicas do fígado. Por outro lado, a perda de peso rápida pode ocasionar aumento na inflamação portal e fibrose[54]. Ainda, as cirurgias bariátricas podem produzir perda de peso significativa, no entanto algumas técnicas cirúrgicas, tais como o desvio jejunoileal, causam má absorção, consequentemente há alterações metabólicas e imunológicas que geram danos e falência hepática, em alguns casos. Portanto, são necessários mais estudos que avaliem o impacto da perda de peso decorrente das cirurgias bariátricas sobre a esteatose e a esteato-hepatite[54].

As alterações na alimentação devem priorizar uma dieta saudável, com distribuição de macronutrientes balanceada. Portanto, no planejamento da dieta devemos fornecer aproximadamente 55% do valor calórico total de carboidratos, 30% de gordura e 15% de proteínas[55] (Tabela 26.7). São úteis mudanças como fracionamento alimentar adequado (cinco a seis refeições por dia), substituição de alimentos com alta densidade energética por outros com menor valor calórico e consumo de alimentos com baixo índice glicêmico e ricos em fibras[5].

O consumo adequado de carboidratos complexos e o aumento da ingestão de fibras devem ser encorajados; sugere-se a ingestão de pelo menos 20g de fibras por dia[55]. A dieta objetiva também a diminuição da ingestão de carboidratos simples, não devendo ultrapassar 10% do consumo total de carboidratos diário, além da redução do consumo de bebidas industrializadas como refrigerantes e sucos que contenham sacarose e frutose (xarope de milho rico em frutose)[5], pois muitos estudos têm mostrado que o consumo excessivo dessas bebidas aumenta a ingestão calórica em 150-300 kcal por dia e favorece a progressão da esteatose hepática, estimulando a síntese *de novo* de lipídios[5,55].

Durante as últimas décadas, as recomendações nutricionais aconselharam a diminuição do consumo de ácidos graxos saturados (AGS), por a ingestão excessiva de AGS ser considerada um fator de risco para doenças cardiovasculares, evidenciado por diversos estudos. Ainda não há um consenso que defina qual a ingestão adequada de AGS para pacientes com esteatose hepática, entretanto estudos sugerem que o consumo de ASG não ultrapasse 10% de toda a energia consumida diariamente[5,55], pois o consumo acima desse valor favorece o desenvolvimento e a progressão de esteatose hepática.

A associação entre os ácidos graxos *trans* (AG *trans*) e o aumento do risco de desenvolvimento de resistência à insulina e doença coronariana, pelo aumento dos níveis de LDL-colesterol, redução dos níveis de HDL-colesterol e elevação dos níveis de triacilgliceróis e proteína C reativa, sugere que os AG *trans* também podem estar envolvidos na patogênese da NAFLD, entretanto mecanismos de ação ainda não foram elucidados[55]. Portanto, deve-se ter cautela com relação ao consumo de AG *trans*, devido aos riscos de dislipidemia.

Estudos epidemiológicos têm mostrado resultados ainda conflitantes sobre o efeito do consumo de colesterol dietético sobre a NAFLD e a NASH. Autores sugerem que o consumo de colesterol pode induzir a síntese de ácidos graxos hepáticos, apoptose hepática, inflamação e fibrose. E quando o consumo de colesterol é menor, observa-se diminuição da esteatose e prevenção da inflamação[56]. Entretanto, a quantidade ideal de colesterol que deve ser consumido para prevenção dessa situação ainda não é conhecida, dessa forma sugere-se que o consumo de colesterol não ultrapasse 200-300 mg/dia[5].

O aumento na ingestão de ácidos graxos monoinsaturados (MUFA), especialmente como um substituto para AGS, pode ser benéfico para pacientes com NAFLD, pois os MUFA proporcionam efeitos positivos sobre os níveis de triacilgliceróis e HDL-colesterol, e sobre diversos mecanismos envolvidos na etiopatogenia do diabetes tipo 2 e resistência insulínica, e colaboram na redução da colesterolemia (I Diretriz sobre o consumo de gorduras e saúde cardiovascular, 2013). Entretanto, não há evidências concretas do consumo ideal de MUFA para os pacientes com NAFLD[56]; estudos sugerem que a ingestão desse ácido graxo não deva ultrapassar 15% do consumo total de energia diário[55].

Estudos epidemiológicos e clínicos mostram que o consumo de ácidos graxos poli-insaturados (PUFA), como os ácidos ω-3 (ácido α-linolênico) e ω-6 (ácido linoleico), diminui os riscos de doenças cardiovasculares[5,55]. Dessa forma, a razão ω-6/ω-3 parece ser importante para determinar os efeitos dos PUFA no metabolismo lipídico e na esteatose hepática, entretanto não há uma razão ideal de consumo já definida. Em estudos de coorte vê-se que o maior consumo de ω-3, por meio da elevada ingestão de peixes e dieta do mediterrâneo, melhora o metabolismo hepático de gordura e a esteatose[57]. Alguns autores sugerem que a suplementação de 1 mg de ω-3 por dia seja benéfica para a esteatose hepática, além de reduzir os níveis de triacilgliceróis e enzimas hepáticas, entretanto ainda não há evidências suficientes que comprovem tal eficiência. Portanto, o consumo de PUFA deve compreender 5% do consumo total de energia diário[55].

Os triacilgliceróis de cadeia média (TCM) são hidrolisados rapidamente no intestino em ácidos graxos de cadeia média, os quais são absorvidos e transportados diretamente para o fígado através da veia porta, onde serão oxidados. Devido a sua rápida absorção e alta solubilidade, o TCM é indicado para o tratamento de síndromes de má absorção[58]. Atualmente ele tem sido muito estudado pelos seus possíveis benefícios no auxílio do tratamento da obesidade. Além disso, alguns autores sugerem que o TCM reduz a lesão hepática induzida por álcool, melhorando a peroxidação lipídica. Entretanto, em estudos experimentais, animais com esteatose hepática não alcoólica foram suplementados com TCM, mas não apresentaram melhora no acúmulo de gordura hepática e em outros parâmetros de lesão hepática, porém foram observados aumentos dos lipídios circulatórios e de marcadores de inflamação hepática, como TNF-α e colágeno mensurável[59]. Portanto, deve-se ter cautela ao recomendar TCM aos pacientes com esteatose hepática, pois não se sabe ao certo qual quantidade de TCM ingerida pode tornar-se hepatotóxica.

Há poucas informações na literatura sobre o consumo de proteína e fisiopatologia da esteatose hepática; sabe-se que a deficiência de alguns aminoácidos como a metionina e colina leva ao desenvolvimento da esteatose hepática. Não há evidências sobre o consumo excessivo de proteínas e o desenvolvimento de esteatose hepática, mas alguns autores têm associado a ingestão elevada de proteína à resistência insulínica e à intolerância à glicose[60,61]. Portanto, recomenda-se que o consumo proteico seja o mesmo de uma dieta saudável, 15% do valor total de energia, priorizando o consumo de proteínas de alto valor biológico com menor concentração de gordura, como as carnes magras.

Tabela 26.7. Quantidades relativas de nutrientes em uma dieta saudável

Carboidratos	Gordura total	Proteína	AGS	MUFA	PUFA	Colesterol	Fibra
% VCT	% VCT	% VCT	% VCT	% VCT	% VCT	mg/dia	g/dia
55%	30%	15%	< 10%	15%	5%	200-300	20

VCT: em porcentagem de valor calórico total; AGS: ácido graxo saturado; MUFA: ácido graxo monoinsaturado; PUFA: ácido graxo poli-insaturado[5].

No tratamento farmacológico, alguns agentes mostram-se promissores em estudos preliminares. O uso de medicação é recomendado quando a dieta saudável e a atividade física não apresentam resultados efetivos para melhora dos marcadores bioquímicos e dos achados morfológicos da esteatose hepática. Quando o foco do tratamento é a obesidade, são utilizados medicamentos como sibutramina e orlistate; já na resistência insulínica, metformina e tiazolidinedionas são empregados; e no *diabetes mellitus* também são utilizados análogos de incretinas e inibidor da alfaglicosidase[62]. Entretanto, níveis elevados de evidência indicam que mudanças de hábitos alimentares, prática de atividade física e perda de peso são suficientes para gerar melhora na esteatose hepática[8].

Outros compostos bioativos vêm sendo testados como possíveis tratamentos para a esteatose hepática. A betaína é um componente do ciclo metabólico da metionina que aumenta os níveis de S-adenosilmetionina (SAM), protegendo contra o desenvolvimento da esteatose hepática em modelos animais da doença hepática alcoólica (AFL). Dessa forma, sugere-se que a betaína seja promissora também no tratamento de pacientes com NASH. Estudos experimentais e clínicos mostram que, ao tratar a esteatose não alcoólica com a betaína, houve atenuação dos níveis sanguíneos de ALT e melhora dos graus de esteatose, inflamação e fibrose[63]. A utilização da betaína parece ser segura, pois poucos efeitos adversos foram descritos, os quais incluem náusea, desconforto gastrointestinal e diarreia, entretanto se observou um efeito significativo no aumento de triacilgliceróis sanguíneos, provavelmente decorrente da sua participação no mecanismo de mobilização de ácidos graxos hepáticos[64]. Assim, são necessários mais estudos randomizados, controlados com placebo, em larga escala e com maior duração para observar o real efeito do tratamento da esteatose não alcoólica com betaína.

Como o estresse oxidativo desempenha papel importante na patogênese do NASH, a suplementação de antioxidantes tem sido considerada uma opção terapêutica para a esteatose hepática. Vários antioxidantes, entre eles α-tocoferol, lecitina, vitamina C, vitamina E, ß-caroteno, selênio e complexo B, vêm sendo testados para tratamento da esteatose hepática não alcoólica, entretanto sem resultados convincentes[64].

Um antioxidante que merece destaque é a vitamina E, que vem sendo muito estudada por causa de sua capacidade de proteger o fígado contra o desenvolvimento de fibrose[30,57], aumentar os níveis de glutationa reduzida e melhorar a resistência insulínica[30]. Apesar de pequenos ensaios clínicos apresentarem resultados negativos, um grande estudo mostrou melhora na inflamação hepática, mas não na fibrose[57]. Contudo, algumas metanálises mostram efeito negativo de altas doses de vitamina E, acima de 400 UI, no aumento da mortalidade[57]. Como esses resultados ainda não são claros, devem ser recomendadas doses seguras de vitamina E, não ultrapassando os valores das DRI (Tabela 26.8) para sexo e faixa etária. O mesmo deve ser seguido para outras vitaminas e minerais, pois não há estudos suficientes que comprovem os benefícios da suplementação de micronutrientes na esteatose hepática.

Tabela 26.8. Recomendações de ingestão de vitamina E de acordo com *Dietary Reference Intakes* (DRI): *Recommended Dietary Allowances, Food and Nutrition Board, Institute of Medicine, National Academies,* 2002[65]

Faixa etária (anos)	Homens (mg/d)	Mulheres (mg/d)
9-13	11	11
14-18	15	15
19-30	15	15
31-50	15	15
51-70	15	15
> 70	15	15

Estudos recentes têm demonstrado um possível impacto da flora intestinal sobre o desenvolvimento da esteatose hepática e da esteato-hepatite. Os probióticos são utilizados como fatores biológicos para modulação da microflora intestinal, e recentemente pesquisadores observaram melhora da função hepática pela ação dos probióticos, sugerindo sua aplicação no tratamento da esteatose hepática, por sua capacidade de reduzir o impacto das bactérias patogênicas, bem como modificar a permeabilidade epitelial, melhorando a proteção intestinal. Estudos experimentais mostraram alguns efeitos benéficos dos probióticos na NAFLD, como redução dos ácidos graxos hepáticos, melhora na esteatose hepática, inflamação e fibrose, diminuição dos níveis séricos de ALT, colesterol total, LDL-colesterol e triacilgliceróis, e redução do estresse oxidativo e resistência à insulina[66]. Entretanto, as evidências em estudos clínicos são menores, como melhora nos marcadores plasmáticos de peroxidação lipídica e redução de enzimas hepáticas séricas (ALT, AST, gama-GT)[66]. De acordo com os resultados já encontrados, o uso dos probióticos no tratamento da esteatose hepática é promissor, entretanto, para aplicação desse conceito na área clínica, são necessários mais estudos com grandes amostras e de longo prazo de seguimento.

O chá-preto e o chá-verde (*Camellia sinensis*) são fontes de polifenóis e flavonoides, apresentando diversas propriedades anti-inflamatórias. Estudos experimentais mostram benefícios na hiperglicemia, dislipidemia, perda de peso e peroxidação lipídica. Entretanto, já foram descritos pelo menos 36 casos de hepatotoxicidade em humanos por uso indiscriminado de chá-verde. Portanto, não há evidências suficientes para recomendar a ingestão de chá-verde e chá-preto para portadores de esteatose hepática não alcoólica[56]. Também não há evidências que comprovem que o consumo de café, fonte de polifenóis, realmente melhore a tolerância à glicose e a esteatose hepática. Desse modo, mesmo que não haja evidências suficientes para recomendar o consumo de café, a ingestão não deve ser desencorajada em pacientes com NAFLD[56].

Atividade física é uma importante ferramenta para o tratamento da esteatose, pois, mesmo que não haja perda de peso, os exercícios físicos promovem benefícios metabólicos. Os inúmeros benefícios do exercício devem ser destacados para os pacientes, no sentido de encorajá-los a praticar algum tipo de atividade física[57]. Estudos mostram que a prática de atividade física melhora discretamente o conteúdo lipídico intra-hepática, além de aumentar a sensibilidade à insulina sistêmica, independentemente da perda de peso[67].

O consumo de bebida alcoólica deve ser desencorajado, não devendo ultrapassar 10g de álcool por dia para as mulheres e 20g por dia para os homens, pois não há evidências que comprovem que a abstinência alcoólica seja benéfica na esteatose hepática. Alguns autores afirmam que o consumo de bebida alcoólica deve ser totalmente excluído dos hábitos de indivíduos com NAFLD por causa de sua hepatotoxicidade. Portanto, os pacientes com NASH que já apresentam cirrose devem evitar o consumo de bebida alcoólica, pois ele aumenta as chances do desenvolvimento de hepatocarcinoma nesses pacientes[56].

CONSIDERAÇÕES FINAIS

A NAFLD é uma doença multifatorial, e seu aparecimento parece estar diretamente ligado ao estilo de vida. A mudança de hábitos alimentares é um dos principais tratamentos para a NAFLD.

A investigação adequada do consumo alimentar possibilita que as mudanças necessárias à terapêutica sejam diagnosticadas e implementadas, prevenindo, assim, a progressão para NASH, a qual apresenta maior gravidade e risco de complicações.

As orientações nutricionais visam garantir o tratamento adequado, contudo é preciso que o paciente seja envolvido e tome a responsabilidade pelas mudanças. O estabelecimento de metas sem a imposição de um cardápio permite que as mudanças prementes sejam abordadas no início e que as principais queixas possam ser atendidas mais rapidamente. Ressalta-se que, para aqueles casos em que a perda de peso é parte das metas a serem atingidas no seguimento, ela deve acontecer de forma mais lenta e gradual, diminuindo a chance de reganho desse peso.

O tratamento dietoterápico da NAFLD e da NASH exige atualização constante dos profissionais de saúde, pois novas formas de tratamento são comumente apresentadas. O efeito terapêutico de nutrientes específicos no metabolismo hepático pode, muitas vezes, estar próximo à toxicidade.

Alimentação balanceada e perda de peso duradoura são usualmente os principais objetivos em longo prazo para os pacientes que obtiveram sucesso no tratamento da NAFLD.

REFERÊNCIAS

1. Valtueña S, Pellegrini N, Ardigò D, Del Rio D, Numeroso F, Scazzina F, et al. Dietary glycemic index and liver steatosis. Am J Clin Nutr. 2006;84(1):136-42.

2. Comar KM, Sterling RK. Review article: Drug therapy for non-alcoholic fatty liver disease. Aliment Pharmacol Ther. 2006;23(2):207-15.

3. Browning JD, Horton JD. Molecular mediators of hepatic steatosis and liver injury. J Clin Invest. 2004;114(2):147-52.

4. Ishii H. Common pathogenic mechanisms in ASH and NASH. Hepatol Res. 2004;28(1):18-20.

5. Zivkovic AM, German JB, Sanyal AJ. Comparative review of diets for the metabolic syndrome: implications for nonalcoholic fatty liver disease. Am J Clin Nutr. 2007;86(2):285-300.

6. Narciso-Schiavon JL, Schiavon LL, Carvalho-Filho RJ, Hayashida DY, Wang JHJ, Souza TS, et al. Características clínicas associadas a esteatose hepática à ultrassonografia em pacientes com alanina aminotransferase elevada. Sao Paulo Med J. 2010;128(6):342-7.

7. Sanyal AJ, Brunt EM, Kleiner DE, Kowdley KV, Chalasani N, Lavine JE, et al. Endpoints and clinical trial design for nonalcoholic steatohepatitis. Hepatology. 2011;54(1):344-53.

8. Grattagliano I, Portincasa P, Palmieri VO, Palasciano G. Managing nonalcoholic fatty liver disease – Recommendations for family physicians. Can Fam Physician. 2007;53(5):857-63.

9. Larter CZ, Chitturi S, Heydet D, Farrell GC. A fresh look at NASH pathogenesis. Part 1: the metabolic movers. J Gastroenterol Hepatol. 2010;25(4):672-90.

10. Bellentani S, Scaglioni F, Marino M, Bedogni G. Epidemiology of non-alcoholic fatty liver disease. Dig Dis. 2010;28(1):155-61.

11. Musso G, Gambino R, Cassader M, Pagano G. Meta-analysis: natural history of non-alcoholic fatty liver disease (NAFLD) and diagnostic accuracy of non-invasive tests for liver disease severity. Ann Med. 2011;43(8):617-49.

12. Chalasani N, Younossi Z, Lavine JE, Diehl AM, Brunt EM, Cusi K, et al. The diagnosis and management of non-alcoholic fatty liver disease: Practice guideline by the American Association for the Study of Liver Diseases, American College of Gastroenterology, and the American Gastroenterological Association. Am J Gastroenterol. 2012;107(6):811-26.

13. Silverman JF, O'Brien KF, Long S, Leggett N, Khazanie PG, Pories WJ, et al. Liver pathology in morbidly obese patients with and without diabetes. Am J Gastroenterol. 1990;85(10):1349-55.

14. Donnelly KL, Smith CI, Schwarzenberg SJ, Jessurun J, Boldt MD, Parks EJ. Sources of fatty acids stored in liver and secreted via lipoproteins in patients with nonalcoholic fatty liver disease. J Clin Invest. 2005;115(5):1343-51.

15. Takaki A, Kawai D, Yamamoto K. Multiple hits, including oxidative stress, as pathogenesis and treatment target in non-alcoholic steatohepatitis (NASH). Int J Mol Sci. 2013;14(10):20704-28.

16. Dara L, Ji C, Kaplowitz N. The contribution of endoplasmic reticulum stress to liver diseases. Hepatology. 2011;53(5):1752-63.

17. Romeo S, Kozlitina J, Xing C, Pertsemlidis A, Cox D, Pennacchio LA, et al. Genetic variation in PNPLA3 confers susceptibility to nonalcoholic fatty liver disease. Nat Genet. 2008;40(12):1461-5.

18. Nannipieri M, Cecchetti F, Anselmino M, Mancini E, Marchetti G, Bonotti A, et al. Pattern of expression of adiponectin receptors in human liver and its relation to nonalcoholic steatohepatitis. Obes Surg. 2009;19(4):467-74.

19. Polyzos SA, Toulis KA, Goulis DG, Zavos C, Kountouras J. Serum total adiponectin in nonalcoholic fatty liver disease: a systematic review and meta-analysis. Metabolism. 2011;60(3):313-26.

20. Ferolla SM, Ferrari TC, Lima ML, Reis TO, Tavares-Jr WC, Couto OF, et al. Dietary patterns in Brazilian patients with nonalcoholic fatty liver disease: a cross-sectional study. Clinics (Sao Paulo). 2013;68(1):11-7.

21. Dowman JK, Tomlinson JW, Newsome PN. Pathogenesis of non-alcoholic fatty liver disease. QJM. 2010;103(2):71-83.

22. Cotrim HP, Parise ER, Oliveira CP, Leite N, Martinelli A, Galizzi J, et al. Nonalcoholic fatty liver disease in Brazil. Clinical and histological profile. Ann Hepatol. 2011;10(1):33-7.

23. Mehta K, Van Thiel DH, Shah N, Mobarhan S. Nonalcoholic fatty liver disease: pathogenesis and the role of antioxidants. Nutr Rev. 2002;60(9):289-93.

24. Sakugawa H, Nakayoshi T, Kobashigawa K, Yamashiro T, Maeshiro T, Miyagi S, et al. Clinical usefulness of biochemical markers of liver fibrosis in patients with nonalcoholic fatty liver disease. World J Gastroenterol. 2005;11(2):255-9.

25. Brunt EM, Tiniakos DG. Histopathology of nonalcoholic fatty liver disease. World J Gastroenterol. 2010;16(42):5286-96.

26. Vannucchi H. Alcoolismo e nutrição – Nutrição clínica. 1ª ed. Rio de Janeiro: Guanabara Koogan; 2007. p. 137-56, cap. 11.

27. Masuoka HC, Chalasani N. Nonalcoholic fatty liver disease: an emerging threat to obese and diabetic individuals. Ann N Y Acad Sci. 2013;1281:106-22.

28. Willner IR, Waters B, Patil SR, Reuben A, Morelli J, Riely CA. Ninety patients with nonalcoholic steatohepatitis: insulin resistance, familial tendency, and severity of disease. Am J Gastroenterol. 2001;96(10):2957-61.

29. Abdelmalek MF, Angulo P, Jorgensen RA, Sylvestre PB, Lindor KD. Betaine, a promising new agent for patients with nonalcoholic steatohepatitis: results of a pilot study. Am J Gastroenterol. 2001;96(9):2711-7.

30. Patrick L. Nonalcoholic fatty liver disease: relationship to insulin sensitivity and oxidative stress. Treatment approaches using vitamin E, magnesium, and betaine. Altern Med Rev. 2002;7(4):276-91.

31. Pantsari MW, Harrison SA. Nonalcoholic fatty liver disease presenting with an isolated elevated alkaline phosphatase. J Clin Gastroenterol. 2006;40(7):633-5.

32. Marceau P, Biron S, Hould FS, Marceau S, Simard S, Thung SN, et al. Liver pathology and the metabolic syndrome X in severe obesity. J Clin Endocrinol Metab. 1999;84(5):1513-7.

33. Hamaguchi M, Kojima T, Takeda N, Nakagawa T, Taniguchi H, Fujii K, et al. The metabolic syndrome as a predictor of nonalcoholic fatty liver disease. Ann Intern Med. 2005;143(10):722-8.

34. Beymer C, Kowdley KV, Larson A, Edmonson P, Dellinger EP, Flum DR. Prevalence and predictors of asymptomatic liver disease in patients undergoing gastric bypass surgery. Arch Surg. 2003;138(11):1240-4.

35. Boza C, Riquelme A, Ibañez L, Duarte I, Norero E, Viviani P, et al. Predictors of nonalcoholic steatohepatitis (NASH) in obese patients undergoing gastric bypass. Obes Surg. 2005;15(8):1148-53.

36. Haentjens P, Massaad D, Reynaert H, Peeters E, Van Meerhaeghe A, Vinken S, et al. Identifying non-alcoholic fatty liver disease among asymptomatic overweight and obese individuals by clinical and biochemical characteristics. Acta Clin Belg. 2009;64(6):483-93.

37. Vasques ACJ, Rosado LEFPL, Alfenas RCG, Geloneze B. Análise crítica do uso dos índices do Homeostasis Model Assessment (HOMA) na avaliação da resistência à insulina e capacidade funcional das células-β pancreáticas. Arq Bras Endrocrinol Metab. 2008;52(1):32-9.

38. Dias MCG, Horie LM, Waitzberg DL. Exame físico e antropometria. In: Waitzberg DL. Nutrição oral, enteral e parenteral na prática clínica. 4ª ed. São Paulo: Atheneu; 2009. p. 457-71.

39. Coppini LZ, Horie LM, Waitzberg DL. Impedância bioelétrica. In: Waitzberg DL. Nutrição oral, enteral e parenteral na prática clínica. 4ª ed. São Paulo: Atheneu; 2009. p. 441-55.

40. Baxter YC, Waitzberg DL, Peres G. Biomarcadores dietéticos e medida da qualidade de vida. Waitzberg DL. Nutrição oral, enteral e parenteral na prática clínica. 4ª ed. São Paulo: Atheneu; 2009. p. 383-419.

41. Musso G, Gambino R, De Michieli F, Cassader M, Rizzetto M, Durazzo M, et al. Dietary habits and their relations to insulin resistance and postprandial lipemia in nonalcoholic steatohepatitis. Hepatology. 2003;37(4):909-16.

42. Zelber-Sagi S, Nitzan-Kaluski D, Goldsmith R, Webb M, Blendis L, Halpern Z, et al. Long term nutritional intake and the risk for non-alcoholic fatty liver disease (NAFLD): a population based study. J Hepatol. 2007;47(5):711-7.

43. Canale AF. Perfil hepático e sanguíneo de ratos Wistar submetidos à privação alimentar e posterior realimentação com dietas de diferentes composições nutricionais [dissertação]. Ribeirão Preto: Faculdade de Medicina de Ribeirão Preto da Universidade de São Paulo; 2012.

44. Leonardi-Carvalho DS. Diferenças patogênicas e metabólicas na esteatose hepática induzida por dieta hiperlipídica e hiperlipídica/hiperproteica em ratos [dissertação]. Ribeirão Preto: Faculdade de Medicina de Ribeirão Preto da Universidade de São Paulo; 2011.

45. Almeida BB. Ações do óleo de peixe e triglicerídeos de cadeia média na esteatose hepática e estresse oxidativo induzidos pela dieta hiperlipídica em ratos [dissertação]. Ribeirão Preto: Faculdade de Medicina de Ribeirão Preto da Universidade de São Paulo; 2011.

46. Tur JA, Bibiloni MM, Sureda A, Pons A. Dietary sources of omega 3 fatty acids: public health risks and benefits. Br J Nutr. 2012;107 Suppl 2:S23-52.

47. Levy RB, Claro RM, Bandoni DH, Mondini L, Monteiro CA. Disponibilidade de "açúcares de adição" no Brasil: distribuição, fontes alimentares e tendência temporal. Rev Bras Epidemiol. 2012;15(1):3-12.

48. Chang CY, Argo CK, Al-Osaimi AM, Caldwell SH. Therapy of NAFLD: antioxidants and cytoprotective agents. J Clin Gastroenterol. 2006;40 Suppl 1:S51-60.

49. Carvalho FG, Monteiro BA, Goulart-de-Andrade DE, Bronzi ES, Oliveira MRM. Métodos de avaliação de necessidades nutricionais e consumo de energia em humanos. Rev Simbio-Logias. 2012;5(7):99-120

50. Fisberg RM, Colucci ACA. Inquéritos alimentares – métodos e base científica. In: Waitzberg DL. Nutrição oral, enteral e parenteral na prática clínica. 4ª ed. São Paulo: Atheneu; 2009. p. 383-419.

51. Claro RM. A influência da renda e preços dos alimentos sobre a participação de frutas, legumes e verduras no consumo alimentar das famílias do município de São Paulo [tese]. São Paulo: Faculdade de Saúde Publica da Universidade de São Paulo; 2006.

52. Preiss D, Sattar N. Non-alcoholic fatty liver disease: an overview of prevalence, diagnosis, pathogenesis and treatment considerations. Clin Sci (Lond). 2008;115(5):141-50.

53. Mummadi RR, Kasturi KS, Chennareddygari S, Sood GK. Effect of bariatric surgery on nonalcoholic fatty liver disease: systematic review and meta-analysis. Clin Gastroenterol Hepatol. 2008;6(12):1396-402.

54. Stratopoulos C, Papakonstantinou A, Terzis I, Spiliadi C, Dimitriades G, Komesidou V, et al. Changes in liver histology accompanying massive weight loss after gastroplasty for morbid obesity. Obes Surg. 2005;15(8):1154-60.

55. Finelli C, Tarantino G. Is there any consensus as to what diet or lifestyle approach is the right one for NAFLD patients? J Gastrointestin Liver Dis. 2012;21(3):293-302.

56. Carvalhana S, Machado MV, Cortez-Pinto H. Improving dietary patterns in patients with nonalcoholic fatty liver disease. Curr Opin Clin Nutr Metab Care. 2012;15(5):468-73.

57. Mahady SE, George J. Management of nonalcoholic steatohepatitis: an evidence-based approach. Clin Liver Dis. 2012;16(3):631-45.

58. Aoyama T, Nosaka N, Kasai M. Research on the nutritional characteristics of medium-chain fatty acids. J Med Invest. 2007;54(3-4):385-8.

59. Lieber CS, DeCarli LM, Leo MA, Mak KM, Ponomarenko A, Ren C, et al. Beneficial effects versus toxicity of medium-chain triacylglycerols in rats with NASH. J Hepatol. 2008;48(2):318-26.

60. Tessari P, Coracina A, Cosma A, Tiengo A. Hepatic lipid metabolism and non-alcoholic fatty liver disease. Nutr Metab Cardiovasc Dis. 2009;19(4):291-302.

61. Linn T, Geyer R, Prassek S, Laube H. Effect of dietary protein intake on insulin secretion and glucose metabolism in insulin-dependent diabetes mellitus. J Clin Endocrinol Metab. 1996;81(11):3938-43.

62. Le T, Loomba R. Management of non-alcoholic fatty liver disease and steatohepatitis. J Clin Exp Hepatol. 2012;2(2):156-73.

63. Purohit V, Abdelmalek MF, Barve S, Benevenga NJ, Halsted CH, Kaplowitz N, et al. Role of S-adenosylmethionine, folate, and betaine in the treatment of alcoholic liver disease: summary of a symposium. Am J Clin Nutr. 2007;86(1):14-24.

64. Abdelmalek MF, Liu C, Shuster J, Nelson DR, Asal NR. Familial aggregation of insulin resistance in first-degree relatives of patients with nonalcoholic fatty liver disease. Clin Gastroenterol Hepatol. 2006;4(9):1162-9.

65. Recommended Dietary Allowances: 10th edition. National Research Council (US) Subcommittee on the Tenth Edition of the Recommended Dietary Allowances. Washington (DC): National Academies Press (US); 1989. The National Academies Collection: Reports funded by National Institutes of Health.

66. Kelishadi R, Farajian S, Mirlohi M. Probiotics as a novel treatment for non-alcoholic fatty liver disease; a systematic review on the current evidences. Hepat Mon. 2013;13(4):e7233.

67. Torres DM, Williams CD, Harrison SA. Features, diagnosis, and treatment of nonalcoholic fatty liver disease. Clin Gastroenterol Hepatol. 2012;10(8):837-58.

27

NUTRIÇÃO, EXERCÍCIO FÍSICO E ALTERAÇÕES METABÓLICAS NA SÍNDROME DA IMUNODEFICIÊNCIA ADQUIRIDA

Erika Grasiela Marques de Menezes Barbosa

André Pereira dos Santos

Mariana Palma Guimarães

Anderson Marliere Navarro

INTRODUÇÃO: AIDS – HISTÓRIA NATURAL DA DOENÇA E O TRATAMENTO COM A TERAPIA ANTIRRETROVIRAL

A primeira descrição da síndrome da imunodeficiência adquirida (AIDS) foi em 1981 nos Estados Unidos[1]. É uma doença provocada por um retrovírus, o vírus da imunodeficiência humana (HIV), que ataca e prejudica o sistema de defesa natural do corpo contra doenças e infecções[1,2].

O Programa Conjunto das Nações Unidas sobre HIV/AIDS (UNAIDS) relata que, no final de 2010, havia 34 milhões de pessoas entre adultos e crianças (31,6 milhões – 35,2 milhões) vivendo com HIV e AIDS em todo o mundo, correspondendo a um aumento de 17% a partir de 2001. Isso reflete um número contínuo de novas infecções pelo HIV e expansão significativa de acesso à terapia antirretroviral (TARV), o que reduziu a relação entre AIDS e morte, especialmente em anos mais recentes[3]. No Brasil, desde a identificação do primeiro caso de AIDS, no início da década de 1980, até junho de 2012, foram notificados 656.701 mil casos, e o boletim epidemiológico sinaliza queda na taxa de mortalidade; no ano de 2010 o país teve 11.965 óbitos e em 2009 foram 12.097[4].

Os vírus da imunodeficiência humana tipos 1 e 2 (HIV-1 e HIV-2) pertencem ao gênero Lentivírus da família Retroviridae e possuem um genoma complexo contendo genes acessórios e regulatórios[5,6].

A transmissão do HIV pode ocorrer pela relação sexual e pelo sangue. A falta de uso do preservativo, a reutilização de seringas e agulhas, o recebimento de sangue contaminado ou acidentes ocupacionais envolvendo agulhas contaminadas estão associados com a infecção pelo HIV. A transmissão também pode ocorrer de mãe para filho – pré-parto, intraparto, pós-parto ou por aleitamento materno[7].

Após a infecção pelo HIV, algumas pessoas podem desenvolver uma síndrome viral. O próximo estágio da infecção pelo HIV, que pode durar até 10 anos, também não tem sintomas importantes, mas, durante essa fase, o HIV destrói lentamente as células do sistema imunitário, incluindo as células T CD4+[8]. Ambos os linfócitos, T CD4+ e CD8+, são importantes para o controle da infecção pelo HIV[9]. Eventualmente, com a destruição das células T CD4+, o sistema imune não pode mais combater infecções por outros organismos causadores de doenças. Pessoas infectadas pelo HIV desenvolvem uma ou mais condições definidoras da AIDS, incluindo infecções graves e neoplasias[8].

O estadiamento clínico dos pacientes soropositivos para HIV baseia-se no sistema de classificação recomendada pelo *Centers for Disease Control and Prevention* (CDC)[10]. A categorização do CDC de HIV/AIDS é baseada nas concentrações séricas de linfócitos CD4+ e em categorias clínicas (Tabela 27.1):

Tabela 27.1. Sistema de classificação de adultos infectados pelo HIV[10]

Categoria da contagem células CD4	Categorias clínicas		
	A* Assintomática, HIV aguda ou linfadenopatia	B** Condições sintomáticas (sem A ou C)	C*** AIDS – Condições indicadoras
(1) ≥ 500 céls./μL	A1	B1	C1
(2) 200–499 céls./μL	A2	B2	C2
(3) < 200 céls./μL	A3	B3	C3

* Categoria A, condições assintomáticas – inclui: diagnóstico de infecção aguda pelo HIV; lindadenopatia > 0,5 cm em mais de dois sítios além do inguinal; hepatomegalia; esplenomegalia; dermatite; parotidite.

**Categoria B, condições sintomáticas – inclui: angiomatose bacilar; candidíase orofaríngea; candidíase vulvovaginal persistente ou resistente; doença inflamatória pélvica; displasia cervical (moderada ou severa)/carcinoma cervical; leucoplasia pilosa; herpes-zóster; púrpura trombocitopênica idiopática; sintomas constitucionais, como febre (> 38,5 ºC), diarreia com duração > 1 mês; neuropatia periférica.

*** Categoria C, condições indicadores da AIDS – inclui: pneumonia bacteriana recorrente (dois ou mais episódios em 12 meses); candidíase dos brônquios, traqueia ou pulmões; candidíase esofágica; carcinoma cervical; coccidioidomicose, disseminada ou extrapulmonar; criptococose extrapulmonar; citomegalovírus (com exceção do fígado, baço); encefalopatia; herpes simplex; histoplasmose; sarcoma de Kaposi; linfoma de Burkitt; micobactérias kansassi; tuberculose; pneumocistose; toxoplasmose cerebral; leucoencefalopatia; septicemia por *Salmonella* sp.; síndrome consumptiva.

A partir de 1996, iniciou-se a utilização da terapia antirretroviral combinada (TARVc), sendo altamente eficaz e capaz de trazer benefícios significativos[11], como a redução da mortalidade, ocorrências de doenças oportunistas e melhoria da qualidade de vida[12,13].

Com as evoluções técnico-científicas e, principalmente, farmacológicas, especialmente após o desenvolvimento da TARV, o indivíduo portador do HIV/AIDS tem a oportunidade de viver com a doença e não para a doença, como nos anos iniciais. A AIDS, que culturalmente era percebida como uma morte anunciada, transformou-se em uma doença com perspectiva de cronicidade e possibilitou mudanças de valores, crenças, hábitos e conhecimentos individuais[14].

Os critérios definidos pelo Ministério da Saúde para o início da TARV para adultos vivendo com HIV/AIDS incluem[15]:

- Pessoas assintomáticas com LT-CD4+ < 500 células/mm³ – expansão da recomendação de início de tratamento, incluindo pessoas assintomáticas com contagem de linfócitos T-CD4+ abaixo de 500 células/mm³.
- Pessoas assintomáticas com LT-CD4+ > 500 células/mm³ – indicação da TARV para pacientes com LT-CD4+ acima de 500 células/mm³ coinfectados por hepatite B e com indicação de tratamento da hepatite. Além disso, deve-se considerar o início da TARV em pacientes com doença cardiovascular (DCV) ou risco cardiovascular elevado e neoplasias que necessitam de tratamento imunossupressor, mesmo para pacientes com LT-CD4+ superior a 500 células/mm³.
- Sintomáticos, independentemente da contagem de LT-CD4+ – maior ênfase à indicação de tratamento para todos sintomáticos ou na presença de manifestações associadas ao HIV, independentemente da contagem de LT-CD4+. Essa situação inclui tuberculose ativa, independentemente da forma clínica, alterações neurológicas, nefropatia e cardiomiopatia associadas ao HIV.

Atualmente, 25 antirretrovirais (ARV) estão licenciados pelo *Food and Drug Administration* (FDA), incluindo: os inibidores de transcriptase reversa análogos de nucleosídeos e nucleotídeos (ITRN): abacavir, didanosina, emtricitabina, lamivudina, estavudina, zidovudina, zalcitabina e tenofovir; os inibidores de transcriptase reversa não análogos de nucleosídeos (ITRNN): delavirdina, efavirenz, nevirapina, rilpivirina e etravirina; inibidores de protease (IP): atazanavir, fosamprenavir, indinavir, ritonavir, nelfinavir, saquinavir, tipranavir, amprenavir e darunavir; o inibidor de fusão: enfuvirtida; o antagonista CCR5: maraviroc; o inibidor da integrase: raltegravir[13,16,17].

Apesar dos benefícios e da eficácia do uso da TARV, ela não está isenta dos efeitos adversos, e tem sido observado, especialmente, o surgimento de lipodistrofia e suas complicações metabólicas como alterações no metabolismo ósseo, resistência à insulina e síndrome metabólica[18,19].

Estudo de Deeks[20] mostrou que pessoas infectadas pelo HIV podem apresentar mais manifestações de envelhecimento precoce do que a população geral, com o aparecimento de doenças cardiovasculares e ósseas, desordens cognitivas, câncer e complicações metabólicas. Estudos clínicos sugerem que a fisiopatologia desse envelhecimento precoce pode ser multifatorial, incluindo a própria infecção pelo HIV, ativação imune (levando à imunodeficiência) e uso de alguns antirretrovirais, que podem contribuir para a inflamação sistêmica, levando à senescência de tecidos e ao surgimento de doenças degenerativas e proliferativas[21,22].

Embora ainda não haja cura para a infecção do HIV, a TARV proporcionou que a AIDS se tornasse uma doença crônica tratável[8] e significativamente importante, por reduzir a relação entre HIV e morbidades, prolongar a duração e a qualidade de vida, preservar a função imunológica, suprimir a carga viral e prevenir a transmissão do HIV[19].

SÍNDROME DA LIPODISTROFIA DO HIV

Como citado anteriormente, o uso da TARV alterou o curso da infecção pelo HIV. Do mesmo modo, os aspectos nutricionais do HIV têm mudado ao longo dos últimos anos, e os problemas relacionados à desnutrição estão sendo substituídos por alterações no metabolismo das gorduras, resistência à insulina, diabetes tipo 2, intolerância à glicose e redistribuição anormal de gordura corporal[23-25].

O conjunto dessas alterações metabólicas e morfológicas é denominado síndrome da lipodistrofia do HIV (SL-HIV). Ela foi descrita inicialmente em 1998 e ainda hoje sua patogênese não está claramente definida. Sabe-se que fatores genéticos, ambientais, esquema e tempo de uso dos antirretrovirais, coinfecção com o vírus da hepatite C e o próprio HIV desempenham papel importante no seu desencadeamento[26-29].

Alterações morfológicas

A redistribuição anormal de gordura corporal é uma característica importante na SL-HIV. Ela pode ser dividida em lipoatrofia e lipo-hipertrofia. Essas duas condições podem ocorrer juntas ou isoladamente[29].

A lipoatrofia (LA) é definida como a perda de gordura subcutânea, principalmente na face, nádegas, braços e pernas, o que torna as veias e os músculos mais proeminentes[30]. Diferentemente da síndrome consumptiva do HIV, na lipoatrofia a massa muscular é preservada ou não se encontra diminuída[29].

Vários fatores de risco estão associados ao desenvolvimento da lipoatrofia, dentre eles destaca-se o uso dos inibidores de transcriptase reversa análogo de nucleosídeos e nucleotídeos (ITRN), principalmente a estavudina e a lamivudina[31,32]. No entanto, alguns estudos também associam o uso de IP ao desenvolvimento dessa condição[29].

Outros fatores de risco para o desenvolvimento da lipoatrofia incluem maior idade do paciente, diminuição do índice de massa corporal (IMC) antes do início do uso do TARV, tempo de diagnóstico da AIDS, menor contagem de células T CD4, duração e severidade do HIV, raça branca, sexo masculino e a utilização de um IP por mais de dois anos[29].

Já a lipo-hipertrofia (LH) é caracterizada pelo acúmulo de tecido adiposo principalmente na região intra-abdominal. Também pode ocorrer acúmulo de gordura na região dorsocervical ("giba de búfalo"), nas mamas e nas áreas suprapúbica, sob a axila e anterior do pescoço. No entanto, observa-se que na lipo-hipertrofia, diferentemente da obesidade visceral tradicional, a gordura subcutânea não aumenta ou, ainda, pode estar diminuída[33].

Os fatores de risco associados com o desenvolvimento de LH no contexto do HIV e TARV incluem maior idade, sexo feminino, IMC maior que 25 kg/m², uso de IP e tempo da TARV[31,29].

A redistribuição anormal de gordura corporal vista nos pacientes soropositivos para HIV em uso de TARV está associada às alterações metabólicas como resistência à insulina, diabetes tipo 2, intolerância à glicose e dislipidemias[28].

Alterações metabólicas

A dislipidemia é um efeito colateral frequente entre os portadores de HIV. Antes da HAART (*Highly Active Antiretorviral Therapy*), os portadores desse vírus apresentavam hipertrigliceridemia e baixos níveis de colesterol total, lipoproteína de baixa densidade (LDL) e lipoproteína de alta densidade (HDL). Com a ampliação das classes dos ARV, essas pessoas passaram a apresentar níveis aumentados de triglicérides, colesterol total e LDL-c, além de níveis reduzidos de lipoproteína de alta densidade (HDL-c). Essas alterações podem ocorrer conjuntamente ou de forma isolada e estão associadas à resistência à insulina[28,33].

Cada classe dos antirretrovirais produz diferentes efeitos no metabolismo lipídico. Os IP estão associados ao aumento de triglicérides, colesterol total e LDL-c, mas não reduzem HDL-c. Os ITRNN associam-se ao aumento de colesterol total e HDL-c. Alguns ITRN estão associados à hipercolesterolemia[29,25]. Os efeitos da TARV na patogênese da dislipidemia são agravados por fatores ambientais, genéticos, nutricionais e comportamentais[26].

Desordens no metabolismo da glicose também são observadas nos pacientes que usam ARV. A prevalência de resistência à insulina, intolerância à glicose e diabetes tipo 2 aumentou significativamente após a introdução da HAART, sendo os IP a classe de medicamentos mais relacionada com as alterações da homeostase da glicose[33,25]. Um estudo prospectivo realizado por Walmsley e cols.[34] avaliou 74 pacientes soropositivos para HIV em uso de TARV e encontrou que, após dois anos de seguimento, 37% dos avaliados apresentaram alteração na resposta do teste de tolerância à glicose.

Os fatores de risco para o desenvolvimento de anormalidades no metabolismo da glicose, nessa população, incluem idade avançada, presença de lipoatrofia, raça não branca, história familiar de diabetes tipo 2 e coinfeção com o vírus da hepatite C[33,28].

DIAGNÓSTICO DA SÍNDROME DA LIPODISTROFIA DO HIV

Não há consenso sobre a forma de diagnóstico mais apropriada para a SL-HIV. Os métodos como a dupla absorção de raios X (DEXA), tomografia computadorizada e ressonância magnética fornecem imagens diretas do tecido adiposo e auxiliam no diagnóstico da lipodistrofia. No entanto, a utilização desses métodos combinados apresenta alto custo operacional, disponibilidade limitada e risco de exposição ionizante. Assim, os critérios mais utilizados atualmente são os clínicos e subjetivos, que incluem o relato do paciente de alterações na distribuição de gordura corporal associado à confirmação dessas alterações pela inspeção do avaliador. Nesse último, podem ser utilizados medidas antropométricas, como circunferências e dobras cutâneas, para a estimativa de perda ou ganho de gordura corporal, e alguns exames bioquímicos[29,35-38].

Em virtude da falta de definição clara no diagnóstico da SL-HIV, sua incidência e prevalência permanecem indefinidas. Segundo Loonam e Mullen[25], os estudos que avaliaram a prevalência da SL-HIV variaram entre 9% e 83%, dependendo dos critérios de avaliação utilizados.

TRATAMENTO DA SÍNDROME DA LIPODISTROFIA DO HIV

Não existe um tratamento específico para a síndrome da lipodistrofia, uma vez que sua patogênese ainda não está definida. Assim, o tratamento é direcionado para as anormalidades metabólicas e morfológicas, pois estas aumentam o risco de doenças cardiovasculares entre os pacientes soropositivos para HIV[39]. Segundo Crum e cols.[40], os eventos cardiovasculares já respondem com mais de 20% das mortes observadas nesses pacientes. Assim, é importante que essas alterações sejam monitoradas e tratadas, principalmente nos pacientes com fatores de risco ou com alterações lipídicas preexistentes[41].

As recomendações gerais incluem mudanças no estilo de vida, uso de hipolipemiantes e modificação da TARV[42]. Por sua eficácia e segurança, a dieta e a prática de atividade física têm sido consideradas o tratamento de primeira escolha[25].

Tratamento não medicamentoso

A nutrição desempenha papel fundamental na manutenção da saúde dos indivíduos infectados pelo HIV. Evidências indicam que uma alimentação saudável, baseada no padrão da dieta mediterrânea, reduz os riscos de desenvolver as anormalidades metabólicas e morfológicas da SL-HIV[25].

Um estudo conduzido por Lazzaretti e cols.[43] avaliou a eficácia da intervenção dietética, segundo as recomendações do *National Cholesterol Education Program Adult Treatment Panel III* (NCEP ATP III), no perfil lipídico de 83 pacientes portadores do HIV no início do TARV, e encontrou que no final do período de um ano 21% dos indivíduos que receberam intervenção nutricional desenvolveram alterações no perfil lipídico compatíveis com dislipidemia em comparação com 68% no grupo que não recebeu intervenções dietéticas (p < 0,001). Esse estudo mostra a importância da intervenção dietética na prevenção das alterações metabólicas da SL-HIV, sugerindo que elas devem ser iniciadas assim que os pacientes começam o tratamento com a TARV.

As condutas dietoterápicas para as pessoas com SL-HIV são as mesmas da população geral com dislipidemias, sendo focadas na redução da ingestão de gordura saturada e colesterol e no consumo adequado de frutas, vegetais e alimentos fontes de fibras alimentares. As calorias da dieta devem ser equalizadas para permitir o ajuste e a manutenção do peso saudável[44-46]. A Tabela 27.2 apresenta as recomendações dietéticas para o tratamento das dislipidemias.

– Gorduras

Recomenda-se baixa ingestão de alimentos ricos em gordura saturada, gordura *trans* e colesterol, uma vez que eles estão relacionados ao aumento dos níveis plasmáticos de LDL-c. Além disso, a gordura *trans* também exerce influência negativa no HDL-c, por isso se recomenda que seu consumo não ultrapasse 1% do valor energético total da dieta. A gordura saturada deve ser substituída pelos ácidos graxos insaturados, tais como ômega-6 e ômega-3 (poli-insaturados) e ômega-9 (monoinsaturado), já que a substituição reduz os níveis plasmáticos de LDL-c e o colesterol total. No entanto, o consumo excessivo de ácidos graxos poli-insaturados pode induzir maior oxidação lipídica e diminuir o HDL-c[44-46].

– Carboidratos

A substituição dietética de gordura saturada por carboidratos reduz o LDL-c, entretanto dietas com mais de 60% do valor calórico total (VCT) na forma de carboidratos reduzem o HDL-c e aumentam os triglicérides. Essa resposta pode ser atenuada com a ingestão de fibras alimentares. Recomenda-se que, para pessoas com hipertrigliceridemia, o consumo de carboidratos seja em torno de 50% do VCT da dieta[44].

As fibras são carboidratos complexos, classificadas em solúveis e insolúveis. As fibras solúveis são capazes de reduzir o tempo de trânsito intestinal e a absorção enteral de colesterol. Já as fibras insolúveis aumentam a saciedade, auxiliando na redução da ingestão calórica[45]. Além disso, o consumo de alimentos fontes de fibras contribui para a melhora da sensibilidade à insulina, reduzindo o risco de desenvolver diabetes. Recomenda-se ingestão total de fibras de 20 a 30 g/dia, sendo de 5 a 10g de fibras solúveis[46,47].

– Proteínas

A proteína tem pouca influência nos níveis de LDL-c e outras frações de lipoproteínas. Há evidências de que o consumo de proteína da soja (25 g/dia) pode diminuir os níveis plasmáticos de colesterol[44,45].

Deve-se priorizar o consumo de alimentos fontes de proteína vegetal, como as leguminosas, e de proteínas animais com reduzida quantidade de gorduras saturadas e colesterol, como peixes, frango sem pele e leite e derivados com baixo teor de gordura[45,46].

– Outras substâncias

Os fitoesteróis possuem funções análogas às do colesterol, portanto competem com a absorção dele na luz intestinal, reduzindo sua absorção. São encontradas somente em alimentos vegetais. A ingestão de 2g de fitoesterol reduz de 10%-15% o LDL-c[44-46].

Os alimentos de fonte vegetal também são fontes de substâncias antioxidantes importantes para a manutenção da saúde. Dentre eles, podemos destacar os flavonoides, que inibem a oxidação do LDL-c, prevenindo a aterogênese[45].

Tabela 27.2. Composição dietética para tratamento e prevenção das dislipidemias

Nutriente	Recomendação de ingestão
Carboidrato	50% a 60% do VCT
Proteína	Aproximadamente 15% do VET
Gordura total	25% a 35% do VCT
Gordura saturada	≤ 7% do VCT
Gordura poli-insaturada	≤ 10% do VCT
Gordura monoinsaturada	≤ 20% do VCT
Colesterol	< 200 mg/d
Fibras	20 a 30 g/d
Calorias	Ajustadas ao peso desejável

Fonte: IV Diretriz Brasileira sobre Dislipidemias e Prevenção da Aterosclerose[45].

Tratamento farmacológico

A prescrição do tratamento medicamentoso deve ser feita quando não houver efeito satisfatório na mudança de estilo de vida ou quando não for possível aguardar os efeitos dela por prioridade clínica[45]. Segundo Bonnet e cols.[48], o uso de estatinas e fibratos é seguro e está associado a efeitos favoráveis, porém modestos, nos lipídios plasmáticos de pacientes HIV+ em uso dos ARV. Silverberg e cols.[49] também observaram uma resposta mais atenuada dos hipolipemiantes nas dislipidemias de pacientes soropositivos quando comparados a pacientes soronegativos.

De acordo com a IV Diretriz Brasileira sobre Dislipidemias e Prevenção da Aterosclerose[45], os medicamentos que atuam predominantemente na colesterolemia são as estatinas (sinvastatina, lavastatina, provastatina, fluvastatina, atorvastatina e rosuvastatina). Elas podem ser usadas em associação com a ezetimiba, que é um inibidor da absorção de colesterol, ou a colestiramina, uma resina de troca que reduz a absorção intestinal de sais biliares. Para o tratamento da hipertrigliceridemia, os fibratos (bezafibrato, ciprofibrato, etofibrato, fenofibrato e gemfibrozil) são prioritariamente recomendados. Podem ainda ser indicados o ácido nicotínico, que reduz a ação da lipase tecidual nos adipócitos, e o ácido graxo ômega-3, que reduz a síntese hepática dos triglicerídeos.

Novos fármacos têm sido propostos atualmente. São eles: inibidores da proteína de transferência de éster de colesterol (CETP – torcetrapib), que atua aumentando as concentrações de colesterol na HDL e as reduzindo nas lipoproteínas que contêm apo B; inibidor da *microsomal transfer protein* (MTP – lomitapide), que promove redução dos níveis de colesterol e triglicérides plasmáticos; inibidores do *proprotein convertase subtilisin kexin type* 9 (PCSK9), que reduz os níveis de LDL-c; e os inibidores da síntese de apolipoproteína B (mipomersen), que também estão relacionados com a diminuição das concentrações plasmáticas de VLDL, LDL e Lp(a)[46]. No entanto, segundo a V Diretriz Brasileira sobre Dislipidemias e Prevenção da Aterosclerose[46], são necessários mais estudos para determinar a segurança e a eficácia desses novos fármacos na redução de eventos cardiovasculares.

Esses medicamentos podem ser prescritos conjuntamente dependendo dos critérios clínicos. A escolha da terapia hipolipemiante deve levar em consideração a TARV, tendo em vista o potencial para interações medicamentosas[39].

ALTERAÇÕES METABÓLICAS ÓSSEAS

O osso é um tecido complexo e dinâmico que está em contínua renovação e tem como função apoio e sustentação para a musculatura, proteção para os órgãos vitais e medula óssea. Além disso, fornece manutenção contínua da homeostase mineral e equilíbrio ácido-base e é o maior reservatório dos íons cálcio (Ca), fósforo (P) e magnésio (Mg), assim como de fatores de crescimento e citocinas[50-52].

A remodelação é um processo contínuo de destruição e renovação, relacionado à homeostasia de cálcio e fósforo, que permite a remoção de osso velho pela ação dos osteoclastos, responsável pela reabsorção óssea e a troca por osso novo pela ação dos osteoblastos, responsável pela ação de formação óssea[53].

Quando se completa o crescimento esquelético, o osso continua sua remodelagem em resposta a estresses sobre o esqueleto, adaptação às alterações de estilo de vida e ingestões dietéticas, manutenção da concentração de cálcio nos fluidos extracelulares, inflamações sistêmicas e doenças ósseas[54].

Os principais hormônios envolvidos com a regulação do metabolismo mineral são: hormônio da paratireoide (PTH), 1,25-diidroxivitamina D e - calcitonina[53,55].

O PTH é um importante mediador no desenvolvimento do esqueleto e na remodelação óssea, por estar envolvido na homeostase de cálcio[56]. Suas principais ações são: liberação de cálcio para o líquido extracelular; aumento da reabsorção de cálcio e diminuição de reabsorção de fosfato pelos túbulos renais; conversão de 25-hidroxicolecalciferol em 1,25-diidroxivitamina D, que, por sua vez, aumenta a absorção de cálcio pelos intestinos[56,57]. O PTH age sobre a reabsorção, regulando a liberação de cálcio e fosfato para o líquido extracelular e, quando secretado de forma contínua, favorece a perda de massa óssea[55].

A vitamina D é um nutriente essencial para a mineralização do esqueleto e a manutenção da massa óssea; na sua forma ativa, a 1,25-diidroxivitamina D desempenha papel essencial na homeostase de cálcio e fósforo e potente efeito de aumentar a absorção de cálcio no trato intestinal, apresentando efeitos significativos sobre a deposição e a absorção óssea[58,59]. A calcitonina, hormônio peptídico secretado pela glândula tireoide, diminui a concentração plasmática de cálcio e tem efeitos opostos aos do PTH. A calcitonina inibe diretamente a atividade osteoclástica[57,60,61].

O cálcio exerce inúmeras funções fisiológicas no organismo, e a função principal está associada ao desenvolvimento e à manutenção óssea[62,63]. Mais de 99% do cálcio corporal encontram-se nos ossos e dentes, principalmente sob a forma de hidroxiapatita, que é um cristal complexo basicamente composto de cálcio e de fosfato, e 1% encontra-se no fluido extracelular. A homeostase do cálcio é mantida pela integridade entre trato gastrointestinal, rim e tecido ósseo. As concentrações séricas de cálcio são controladas extracelularmente pelo hormônio da paratireoide, calcitriol (forma ativa da vitamina D) e calcitonina[63].

A adequada atuação dos hormônios e da absorção intestinal de cálcio é fundamental na manutenção da massa óssea, e qualquer fator, dietético ou não, que interfira nesse sistema comprometerá a massa óssea[57].

Em 2010, o Instituto de Medicina (IOM) divulgou novas ingestões dietéticas de referência para cálcio. A necessidade média estimada (EAR) de cálcio para homens e mulheres, na faixa etária de 19 a 70 anos de idade, é de 800 mg/dia e para aqueles acima de 70 anos é de 1.000 mg/dia. Na gravidez e no período da lactação, a recomendação para a faixa etária de 14 a 18 anos de idade é de 1.100 mg/dia de cálcio e para a faixa etária de 19 a 50 anos é de 800 mg/dia. A EAR de vitamina D para ambos os sexos, na faixa etária de 9 a 70 anos de idade ou acima de 70 anos, é de 10 µg/dia[64].

O cálcio dietético está disponível principalmente no leite e derivados e em alguns vegetais verde-escuros e grãos. As principais fontes de vitamina D estão em óleos de fígado de peixes, alimentos derivados do leite, como manteiga e queijos gordurosos, ovos e margarinas enriquecidas. Deve-se ressaltar que a absorção de cálcio pode ser reduzida na presença de outros componentes alimentares, como o ácido fítico (presente em derivados da soja, sementes e oleaginosas) e o oxalato (presente no espinafre, ruibarbo, feijão cru, sementes, castanhas, cacau, cafeína)[64,65].

O IOM, no final de 2010, concluiu que os níveis séricos de 25-hidroxivitamina D (25OHD) de 16 ng/ml (40 nmol/litro) cobrem as necessidades da metade da população saudável norte-americana e os níveis de 20 ng/ml (50 nmol/litro) cobrem os requisitos de pelo menos 97,5% dessa população. Assim, no caso de níveis séricos de 25OHD acima de 50 ng/ml (125 nmol/litro), deve haver preocupação sobre os potenciais efeitos adversos[64]. Em relação à concentração sérica normal de cálcio, consideram-se os valores de 8,8 mg/dl a 10,3 mg/dl para homens e mulheres abaixo de 50 anos de idade e considera-se 8,8 mg/dl a 10,0 mg/dl acima de 50 anos de 8,8 mg/dl a 10,2 mg/dl. Considera-se normal o valor de < 250 mg/24h para calciúria[66].

A osteoporose é uma doença esquelética sistêmica que se caracteriza por baixa massa óssea e deterioração da microarquitetura do tecido ósseo, com consequente aumento da fragilidade óssea e suscetibilidade a fraturas, especialmente no quadril, coluna e punho, embora qualquer osso possa ser afetado[65-68]. Essa doença é classificada como primária quando resulta de qualquer mudança óssea relacionada com a idade ou causas idiopáticas e como secundária quando é resultante do estilo de vida, medicamentos e outras doenças[67].

Para a determinação da massa óssea, a medida por absorciometria de raios X com energia dupla (DXA) tornou-se padrão-ouro para diagnóstico da osteoporose e melhor preditor de riscos de fraturas, com alta reprodutibilidade, acurácia e rápida realização, podendo detectar baixa densidade mineral óssea (DMO) de até 1%[67]. Essa técnica compara, por meio de duas diferentes fontes de raios X, o tecido macio e o osso e, em seguida, subtrai do tecido mole, deixando uma estimativa da DMO do esqueleto[69,70]. Além disso, os marcadores de remodelação óssea são considerados indispensáveis para a avaliação dinâmica do esqueleto e incluem: os marcadores de formação óssea – osteocalcina, fosfatase alcalina óssea, peptídeo carboxi-terminal do procolágeno I (PICP), peptídeo amino-terminal do procolágeno I (PINP) – e os marcadores de reabsorção óssea: fosfatase ácida tartarato-resistente, hidroxiprolina, calciúria, piridinolina, deoxipiridinolina e telopeptídeos das ligações cruzadas do colágeno tipo I (N-Tx e C-Tx)[52,71].

Há um conjunto de fatores que são considerados de risco para o desenvolvimento da osteoporose e são influenciados pela menopausa, envelhecimento, baixo peso, raça branca, tabagismo, perda de peso, história familiar, fratura prévia, uso de álcool, uso de glicocorticoides, inatividade física, deficiência de vitamina D e ingestão inadequada de cálcio[72]. Outros fatores para perda óssea são os efeitos diretos da inflamação e os efeitos dos tratamentos medicamentosos[51].

Um fator importante para a redução da DMO são as complicações metabólicas da infecção pelo HIV e seu tratamento com a TARV. A prevalência de osteoporose é estimada três vezes maior em infectados pelo HIV quando comparados com não infectados[67,71,73-75].

Apesar do sucesso da TARV na melhora da sobrevida dos pacientes com infecção pelo HIV, estudos vêm demonstrando efeitos adversos do uso da TARV, tais como doenças ósseas, osteopenia e osteoporose[71,76].

Os estudos de Cotter e Powderly[77] e Haskelberg e cols.[78] mostraram dois mecanismos para redução da DMO em pacientes infectados pelo HIV. Em primeiro lugar, eles relataram que o metabolismo ósseo é alterado por efeitos diretos do HIV na atividade dos osteoclastos e osteoblastos ou, indiretamente, pela inflamação generalizada, promovendo apoptose dos osteoblastos, reduzindo a funcionalidade dessas células, e torna-se mais agravante com a introdução da TARV. Em segundo lugar, relataram que pacientes infectados pelo HIV representam uma população com excesso de fatores de risco (perda de peso, tabagismo, aumento do metabolismo basal) que predispõem à osteopenia.

Estudo de Brown e cols.[79] avaliou o impacto inicial da TARV na DMO e mostrou a perda de 2% a 6% da DMO após 48 a 96 semanas de terapia, independentemente do tipo de esquema de classe antirretroviral, sendo essa porcentagem de perda óssea maior do que se espera pelo próprio envelhecimento.

Stellbrink e cols.[80] e Walker e Brown[75] relataram que a perda da DMO com o início da TARV é explicada por um rápido aumento na remodelação óssea e aumentos significativos na osteocalcina (marcador de formação óssea) e C-telopeptídeos (marcadores de reabsorção óssea). A quantificação baixa dos linfócitos T CD4+ está associada com maior redução na DMO, o que implica que o início mais cedo da TARV agravará a perda de massa óssea[75].

Estudo recente de McComsey e cols.[81] comparou a perda óssea com os três diferentes esquemas de classes da TARV, tais como os ITRN, ITRNN e IP. As três diferentes classes conduziram à perda da DMO, que, após 48 semanas, foi estabilizada, mas os ITRN foram associados à maior perda significativa da DMO no quadril e coluna. Outro estudo recente mostrou que a classe de ITRN resultou na perturbação da expressão gênica de osteoblastos e que essas mudanças implicam defeito na função dos osteoblastos, reduzindo a DMO[82].

Segundo relato de Childs e cols.[83], o tenofovir, um regime da classe de ITRN, afeta as células tubulares renais e causa perda de eletrólitos, levando à desmineralização óssea. Modelos experimentais mostraram especificamente que o tenofovir (ITRN) prejudica a mineralização óssea[75].

As alterações no metabolismo ósseo têm sido acometidas em pacientes infectados pelo HIV, sendo importante considerar as complicações metabólicas da infecção pelo HIV e o tratamento com TARV, que leva à baixa DMO. A causalidade é certamente multifatorial, envolvendo fatores como estilo de vida, idade, baixo peso corpóreo, ingestão inadequada de cálcio, inatividade física, em conjunto com a infecção pelo HIV e tempo de uso da TARV[77].

AIDS E EXERCÍCIO FÍSICO

Em conjunto, a expansão dos estudos que abordam a melhora da qualidade de vida de pessoas vivendo com HIV/AIDS (PVHA), com tratamento farmacológico e acompanhamentos médico, nutricional, odontológico, psicológico, do serviço social, entre outros, e um programa de exercícios físicos, orientados com base nas necessidades individuais, considerando principalmente o condicionamento cardiorrespiratório e neuromuscular, os possíveis efeitos deletérios da lipodistrofia como DCV, osteopenia/osteoporose, osteonecrose, síndrome do túnel do carpo e capsulite adesiva, possibilitam ao paciente benefícios fisiológicos, psicológicos e de adesão ao tratamento.

Doença cardiovascular – Após a avaliação do médico e a confirmação da DCV, se o paciente for liberado para a prática de exercício físico, os objetivos da reabilitação cardiovascular prescrita de maneira interdisciplinar e supervisionada são: incentivar e possibilitar um estilo de vida ativo e de hábitos saudáveis, minimizar as possíveis incapacidades físicas e reduzir o risco de complicação cardiovascular. Os benefícios inerentes à DCV oriundos da prática do exercício físico são: melhora da composição corporal, melhora da resposta inflamatória devida à diminuição do tecido adiposo e melhora nos quadros de sensibilidade à insulina e dislipidemia[84]. A prescrição do exercício físico para PVHA não difere da de indivíduos soronegativos. Contudo, é necessário considerar as características e o grau da DCV, bem como outras possíveis comorbidades.

Alterações osteoarticulares – As regiões com maior incidência de fraturas patológicas secundárias à osteoporose são: coluna, colo de fêmur e punho. Com relação ao exercício físico, o objetivo da prescrição consiste em estimular ao máximo o efeito piezoelétrico sobre a estrutura óssea, e esse mecanismo é mais eficaz em atividades de peso, seja o próprio peso corporal ou algum acessório. O principal benefício do exercício físico, verificado em diversos estudos em PVHA e indivíduos soronegativos, é atenuar a perda de massa óssea[84-88].

Outra problemática que apresenta maior incidência em PVHA do que em indivíduos soronegativos é a **osteonecrose asséptica**, a qual frequentemente acomete as articulações do quadril, ombros e joelho[89,90].

A prescrição do treinamento físico é feita de acordo com as orientações que serão descritas, tendo importante papel no tratamento pré e pós-operatório desses pacientes. Tratando-se dessa complicação, o profissional que orienta os exercícios físicos deve estar atento à presença de dor periarticular, associada à diminuição da amplitude de movimento articular normal e alteração do padrão normal da marcha[18].

Há outras alterações osteoarticulares que também apresentam maior incidência em PVHA, como a **síndrome do túnel do carpo** e a **capsulite adesiva**[91,92]. Para essas alterações, o treinamento físico deve ser prescrito com o objetivo de promover a contínua evolução motora obtida no processo de reabilitação, evitar a evolução do quadro, que pode levar à restrição articular, e favorecer melhora sintomática.

Todas as PVHA que apresentam estado clínico estável podem participar de um programa de treinamento físico, desde que avaliadas e consideradas aptas pelo médico que as acompanham. O profissional de educação física deve avaliar e reavaliar os componentes de aptidão física relacionados à saúde, para que tenha condições de prescrever e acompanhar o treinamento proposto, a fim de intervir de maneira adequada na evolução apresentada pelo aluno.

Benefícios gerais do exercício físico

Grande parte das pesquisas que abordam o aumento do gasto energético de PVHA, por meio de ações espontâneas (atividade física) ou por intermédio de situações específicas (exercício físico), aponta benefícios semelhantes sobre o estado clínico geral, capacidade funcional, aptidão física relacionada à saúde e aspectos psicológicos. Todavia, a amplitude dos benefícios diverge as distintas intensidades da atividade física e do exercício físico. De maneira geral, ressaltam-se os principais benefícios evidenciados do exercício físico para a PVHA:

- Potencializa a aquisição de hábitos de vida saudáveis;
- Melhora a saúde mental e o aspecto social[93];
- Aprimora a força e a resistência muscular[94];
- Aprimora a aptidão cardiorrespiratória, aumentando o VO_2 máximo[94];
- Aprimora a composição corporal de pacientes com e sem uso de TARV, com diminuição do tecido adiposo da região central e do tecido adiposo total e aumento da massa magra total[95];
- Não diminui a contagem do número de linfócitos T CD4+ quando bem orientado e prescrito, pela possibilidade de imunossupressão oriunda do não controle do volume e intensidade do exercício físico[18].

Nesse sentido, depreende-se que os benefícios gerais, seja por intermédio da atividade física ou do exercício físico para PVHA, fundamentam-se no aumento do gasto energético, necessário desde o início do acompanhamento de pessoas assintomáticas e durante a inserção da TARV, objetivando a prevenção de agravos e o tratamento complementar de complicações relacionadas à infecção pelo HIV e aos efeitos colaterais da TARV[18].

É importante enfatizar que a relação positiva ou não do gasto energético sobre a ingesta alimentar é dependente, sobretudo, do estado clínico do paciente, de sua condição morfológica e da característica estrutural da lipodistrofia desenvolvida (lipoatrofia e/ou lipo-hipertrofia).

Programa de treinamento físico para PVHA

Como dito anteriormente, a elaboração e a aplicação do treinamento físico para PVHA devem ser realizadas de maneira individual, considerando o estágio clínico do aluno/paciente, a combinação terapêutica e seu condicionamento físico.

Treinamento aeróbio: os exercícios que utilizam o oxigênio como principal substrato energético para o fornecimento de energia, quando controlados volume e intensidade, apresentam principalmente adaptações metabólica e cardiorrespiratória.

A prescrição e suas respostas fisiológicas são similares em PVHA e indivíduos soronegativos[96-98].

O *American College of Sports Medicine* (ACSM)[99] recomenda o esforço em intensidade de 55% a 90% da frequência cardíaca máxima (50% a 85% do VO_2máx) para a melhora da capacidade cardiorrespiratória.

Recomenda-se a execução de exercícios aeróbios em uma frequência de duas a três vezes por semana, na intensidade acima descrita. É notável que a intensidade sugerida é ampla e, dessa forma, a prescrição do programa de treinamento deve levar em conta os princípios básicos do treinamento esportivo, bem como o condicionamento físico atual do indivíduo.

Benefícios do exercício aeróbio em PVHA

Tabela 27.3. Benefícios do exercício aeróbio

Autor	Frequência semanal	Volume do exercício físico	Benefícios
Nixon e cols.[89]	3x semana	20 min	↑VO_2máx, CD4=
Lindegaard e cols.[100]	3x semana	35 min	↓Peso corporal, ↓ GC, ↑Tecido magro, ↑VO_2máx, ↓ Colesterol total, ↓ LDL-colesterol ↑HDL-colesterol
Terry e cols.[98]	3x semana	30 min	↑VO_2máx, CD4=, ↓ Fadiga ↓ IMC, ↓ Peso corporal
Thöni e cols.[101]	2x semana	45 min	↑VO_2máx, CD4=, ↓ AGC ↓ GV
Smith e cols.[102]	3x semana	30 min	↑VO_2máx, CD4=, ↓ Fadiga ↑ IMC, ↓ RCQ
Lox e cols.[103]	3x semana	45 min	↑VO_2máx, CD4=

VO_2máx: consumo máximo de oxigênio; CD4: linfócitos CD4; GC: gordura corporal; AGC: acúmulo de gordura central; GV: gordura visceral; IMC: índice de massa corporal; RCQ: relação cintura-quadril. Adaptada de: Brasil, 2012[18].

Treinamento de força: diversos estudos já relataram a importância desse tipo de treinamento, relacionando-o a melhora da capacidade funcional de PVHA[103,104]. Os principais efeitos do treinamento de força são a hipertrofia muscular e o aumento da força muscular e da massa magra, variáveis que proporcionarão melhor execução das tarefas da vida diária[105-107].

Toda atividade física é passível de força, todavia o método mais utilizado para treinamento dessa capacidade física é o treinamento de resistência progressiva (TRP)[99].

De modo geral, na maioria dos objetivos do TRP, o número de séries por grupo muscular que apresenta os melhores resultados é em torno de oito, sendo esses grupos musculares exercitados três vezes por semana. Todavia, em iniciantes, três séries parecem produzir melhores resultados do que uma ou duas. Recomenda-se aumentar o número de séries à medida que o nível de treinamento do aluno/paciente melhore. Para aprimoramento da força, são recomendadas repetições de uma a seis séries, com intervalos entre elas de 3 a 5 minutos, e para hipertrofia muscular, repetições de seis a doze, com intervalos de 1 a 2 minutos[99].

O TRP tem grande importância no programa de treinamento proposto para PVHA, pois produz considerável melhora em relação à dislipidemia, como redução de triglicérides e aumento do HDL, auxilia na manutenção do índice glicêmico e melhora a resistência à insulina[100,108]. Além disso, percebe-se evolução nos fatores psicológicos do paciente com a melhora na fisionomia devida ao aumento de massa magra, principalmente nos membros superiores e inferiores, prevenindo e/ou combatendo a lipoatrofia nessa região.

Benefícios do exercício de força em PVHA

Tabela 27.4. Benefícios do exercício de força

Autor	Frequência semanal	Volume do exercício físico	Benefícios
Santos e cols.[109]	3x semana	40 min	↑Peso corporal, ↓GC, ↑Tecido magro
Lindegaard e cols.[100]	3x semana	45-60 min	↓Peso corporal, ↓GC, ↑Tecido magro, ↓Colesterol total, ↑HDL-colesterol
Yarasheski e cols.[110]	4x semana	60-90 min	↑Massa muscular
Roubenoff e cols.[111]	3x semana	Não relatado	↑Massa muscular, ↑Força, ↑Capacidade funcional, CD4=
Bhasin e Storer[112]	3x semana	Não relatado	↑Massa muscular, ↑Força

GC: gordura corporal; CD4: linfócitos CD4. Adaptada de: Brasil, 2012[18].

Treinamento combinado: também denominado de treinamento concorrente, é a realização do exercício de força e resistência aeróbia na mesma sessão de treino[113].

A razão para a realização do treinamento combinado é que os benefícios de ambos – treinamento de força e resistência aeróbia – serão simultaneamente adquiridos[114]. No entanto, em intensidades altas e/ou grandes volumes, o treinamento combinado na rotina de treino pode ser afetado pela interferência que a primeira atividade pode causar na atividade subsequente[113].

Recomenda-se a prática do treinamento combinado de duas a três vezes por semana, por um período de 60 minutos cada sessão, com a realização de 20 minutos de exercício aeróbio em intensidade de 50%-80% da frequência cardíaca máxima, seguido de TRP em intensidade de 50%-80% de uma repetição máxima, em um montante aproximado de três séries de 10 repetições, com intervalos entre cada série de 1 a 2 minutos, contemplando os segmentos corporais associados à lipodistrofia: tórax e dorso, abdome, braços, coxas e pernas[115].

Benefícios do exercício combinado em PVHA

É importante salientar que, nos estudos apresentados, e também em outras pesquisas, os programas de treinamentos não promoveram alterações na contagem dos linfócitos T CD4+ e na quantificação de carga viral do HIV[98,118,119,122-124], exceto no trabalho de Mendes e cols.[116], que, após 12 semanas de treinamento combinado, verificaram aumento dos linfócitos T CD4 em 97 células/mm³.

Assim, faz-se necessário que o profissional que acompanha o aluno/paciente no desenvolvimento do programa de treinamento esteja atento, principalmente quando se objetiva a perda de tecido adiposo, para evitar a possível exposição do aluno a características de lipoatrofia (veias salientes).

Tabela 27.5. Benefícios do exercício combinado

Autor	Frequência semanal	Volume do exercício físico	Benefícios
Mendes e cols.[116]	3x semana	60-80 min	↓G sub, ↓ % GC, ↑Tecido magro, ↓ Colesterol total, ↓ Triglicérides, ↓LDL-colesterol, ↑HDL-colesterol, ↑Força muscular, ↑VO$_2$máx,
Robinson e cols.[117]	2x semana	60-90 min	↓GC, ↑Força muscular, ↑VO$_2$máx, ↓ Triglicérides
Engelson e cols.[118]	3x semana	90 min	↑VO$_2$máx, ↑Força, ↓ Peso corporal, ↓ Gordura corporal, ↓ IMC, Sensibilidade a insulina=, CD4 e CV=
Dolan e cols.[119]	3x semana	120 min	↑VO$_2$máx, ↑Força, ↓ IMC, CD4 e CV=
Fillipas e cols.[115]	2x semana	60 min	↑VO$_2$máx, ↑Força, CD4 e CV=
Rojas e cols.[120]	2x semana	60 min	↑VO$_2$máx, ↑Força, CD4 e CV=
Jones e cols.[121]	3x semana	60 min	↑Peso corporal, ↓ Gordura corporal, ↓ RCQ, ↓ Colesterol total, ↓ Triglicérides
Roubenoff e cols.[104]	3x semana	90 min	↓Gordura corporal, ↑ Força

G sub: gordura subcutânea; %GC: percentual de gordura corporal; VO$_2$máx: consumo máximo de oxigênio; GC: gordura corporal; IMC: índice de massa corporal; CD4: linfócitos CD4; CV: carga viral; RCQ: relação cintura-quadril.

CONTRAINDICAÇÕES PARA A PRÁTICA DE EXERCÍCIOS FÍSICOS

A manutenção constante do diálogo com o aluno/paciente, associada às informações coletadas na anamnese e também nos exames necessários, respalda e fundamenta as ações de ambos (profissional e aluno/paciente) em relação à prescrição e à execução de exercícios físicos com qualidade. Nesse sentido, o profissional de educação física deve estar atento a algumas contraindicações:

- Baixa contagem de linfócitos T CD4+ e infecção oportunista;
- Comorbidades não controladas que contraindiquem a sua prática (hipertensão arterial sistêmica e *diabetes mellitus* tipo II);
- Hepatopatia grave com plaquetopenia (risco de sangramento);
- Alto risco cardiovascular e/ou outras situações clínicas a serem verificadas pelo médico do paciente[18].

CONSIDERAÇÕES FINAIS

Avanços da TARV possibilitaram declínio de mortalidade em indivíduos infectados pelo HIV/AIDS e aumento na expectativa de vida. Apesar do progresso e da eficácia do tratamento antirretroviral, há preocupação em relação aos efeitos adversos da própria infecção crônica pelo HIV e do uso da TARV no longo prazo, incluindo alterações metabólicas e morfológicas, como a SL-HIV.

A patogênese da SL-HIV permanece indefinida e seu desenvolvimento está relacionado ao aumento do risco de doenças cardiovasculares nesses pacientes. Assim, o foco principal do tratamento da SL-HIV é o incentivo a mudanças de estilo de vida, tais como alimentação saudável, voltada ao ajuste do peso corporal adequado e melhores níveis sanguíneos de colesterol total, LDL-c, HDL-c, triglicerídeos e glicose, garantia da saúde óssea, cessação do fumo e prática de atividade física.

É importante considerar as complicações no metabolismo ósseo causadas por um conjunto de fatores, tais como a própria infecção crônica do HIV, tratamento antirretroviral, ingestão inadequada de cálcio, estilo de vida, idade, baixo peso corpóreo e inatividade física, que contribuem para a redução da massa óssea. Assim, a escolha mais favorável do esquema da TARV e estratégias nutricionais são fundamentais para prevenir a redução da DMO e riscos de fraturas.

O exercício físico, quando prescrito e ajustado às necessidades do aluno/paciente, auxilia na prevenção e não evolução das alterações cardiovasculares, osteoarticulares, metabólicas e da composição corporal. No que diz respeito às características morfológicas da lipodistrofia, o exercício físico, em suas vias de fornecimento de energia – aeróbio, anaeróbio e treinamento combinado –, é fundamental para que haja melhora na harmonia da composição corporal.

REFERÊNCIAS

1. Barré-Sinoussi F, Chermann JC, Rey F, Nugeyre MT, Chamaret S, Gruest J, et al. Isolation of a T-lymphotropic retrovirus from a patient at risk for acquired immune deficiency syndrome (AIDS). Science. 1983;220(4599):868-71.

2. Quagliarello V. The Acquired Immunodeficiency Syndrome: current status. Yale J Biol Med. 1982;55(5-6):443-52.

3. UNAIDS/WHO – Joint United Nations Programme on HIV/AIDS (UNAIDS)/World Health Organization (WHO). Aids epidemic update; 2011 [citado 8 dez. 2012]. Disponível em: <http://www.unaids.org/en/media/unaids/contentassets/documents/unaidspublication/2011/JC2216_WorldAIDSday_report_2011_en.pdf>.

4. Brasil. Ministério da Saúde. Boletim Epidemiológico AIDS-DST, ano VIII, nº 1; 2011 [citado 10 dez. 2012]. Disponível em: <http://www.aids.gov.br/publicacao/2011/boletim_epidemiologico_2011>.

5. Soto-Rifo R, Limousin T, Rubilar PS, Ricci EP, Décimo D, Moncorgé O, et al. Different effects of the TAR structure on HIV-1 and HIV-2 genomic RNA translation. Nucleic Acids Res. 2012;40(6):2653-67.

6. Sudharshan S, Biswas J. Introduction and immunopathogenesis of acquired immune deficiency syndrome. Indian J Ophthalmol. 2008;56(5):357-62.

7. Vermund SH, Leigh-Brown AJ. The HIV Epidemic: High-Income Countries. Cold Spring Harb Perspect Med. 2012;2(5):a007195.

8. Opportunistic Infections Project Team of the Collaboration of Observational HIV Epidemiological Research in Europe (COHERE) in EuroCoord, Young J, Psichogiou M, Meyer L, Ayayi S, Grabar S, Raffi F, et al. CD4 cell count and the risk of AIDS or death in HIV-Infected adults on combination antiretroviral therapy with a suppressed viral load: a longitudinal cohort study from COHERE. PLoS Med. 2012;9(3):e1001194.

9. Duggal S, Chugh TD, Duggal AK. HIV and malnutrition: effects on immune system. Clin Dev Immunol. 2012;2012:784740.

10. CDC – Centers for Disease Control and Prevention. HIV Classification: CDC and WHO Staging Systems. 2012 [citado 3 dez. 2012]. Disponível em: <http://www.aidsetc.org/aidsetc?page=cg-205_hiv_classification>.

11. Chopra KF, Tyring SK. Current antiretroviral therapy in the treatment of HIV infection. Semi Cutan Med Surg. 1997;16(3):224-34.

12. Campos LN, César CC, Guimarães MD. Quality of life among HIV-infected patients in Brazil after initiation of treatment. Clinics (Sao Paulo). 2009;64(9):867-75.

13. Sociedade Brasileira de Infectologia. Manual prático sobre as alterações metabólicas e vasculares no HIV/AIDS. 2007. [citado 20 nov. 2012]. Disponível em: <http:// www.infectologia.org.br/anexos/fórum alterações % 20 metabólicas %20 e %20 cardiovasculares %20 no % 20 HIV-Aids.pdf>.

14. Schaurich D, Coelho DF, Motta MGC. A cronicidade no processo saúde-doença: repensando a epidemia da AIDS após os antirretrovirais. Rev Enferm UERJ. 2006;14(13):455-62.

15. Brasil. Ministério da Saúde – Recomendações para terapia antirretroviral em adultos e adolescentes infectados pelo HIV. 2008 [citado 3 dez. 2012]. Disponível em: <http://bvsms.saude.gov.br/bvs/publicacoes/recomendacao_terapia.pdf>.

16. CDC – Centers for Disease Control and Prevention. Guidelines for the use of antiretroviral agents in adults and adolescents. 2012 [citado 10 maio 2012]. Disponível em: <http://www.aidsetc.org/aidsetc?page=etres-display&resource=etres-6>.

17. FDA US. Food and Drug Administration. Antiretroviral drugs used in the treatment of HIV infection. [citado 04 set. 2013]. Disponível em: <http://www.fda.gov/ForConsumers/ByAudience/ForPatienAdvocates/HIVandAIDSActivities/ucm118915.htm>.

18. Brasil. Ministério da Saúde. Recomendações para a prática de atividades físicas vivendo com HIV e AIDS. 2012. [citado 10 dez. 2012]. Disponível em: <http://www.aids.gov.br/publicacao/2012/recomendacoes_para_pratica_de_atividades_fisicas_para_pessoas_vivendo_com_hiv_e_aids>.

19. CDC – Centers for Disease Control and Prevention. Issues affecting ART success: adherence, ARV toxicity, drug interactions. 2012 [citado 10 maio 2012]. Disponível em: <http://www.aidsetc.org/aidsetc?page=etres-display&resource=etres-6>.

20. Deeks SG. HIV infection, inflammation, immunosenescence, and aging. Annu Rev Med. 2011;62:141-55.

21. Capeau J. [Premature aging in human immunodeficiency virus (HIV) infected patients: detection, pathophysiological mechanisms and management]. Bull Acad Natl Med. 2011;195(9):2013-22.

22. Deeks SG. Immune dysfunction, inflammation, and accelerated aging in patients on antiretroviral therapy. Top HIV Med. 2009;17(4):118-23.

23. Shevitz AH, Knox TA. Nutrition in the era of highly active antiretroviral therapy. Clin Infect Dis. 2001;32(12):1769-75.

24. Ceccato MG, Bonolo PF, Souza Neto AI, Araújo FS, Freitas MI. Antiretroviral therapy-associated dyslipidemia in patients from a reference center in Brazil. Braz J Med Biol Res. 2011;44(11):1177-83.

25. Loonam CR, Mullen A. Nutrition and the HIV-associated lipodystrophy syndrome. Nutr Res Rev. 2012;25(2):267-87.

26. Carr A. HIV lipodystrophy: risk factors, pathogenesis, diagnosis and management. AIDS. 2003;17 Suppl 1:S141-8.

27. Dubé MP, Stein JH, Aberg JA, Fichtenbaum CJ, Gerber JG, Tashima KT, et al.; Adult AIDS Clinical Trials Group Cardiovascular Subcommittee; HIV Medical Association of the Infectious Disease Society of America. Guidelines for the evaluation and management of dyslipidemia in human immunodeficiency virus (HIV)-infected adults receiving antiretroviral therapy: recommendations of the HIV Medical Association of the Infectious Disease Society of America and the Adult AIDS Clinical Trials Group. Clin Infect Dis. 2003;37(5):613-27.

28. Jevtović D, Salemović D, Ranin J, Pesić I, Zerjav S, Djurković-Djaković O. The dissociation between virological and immunological responses to HAART. Biomed Pharmacother. 2005;59(8):446-51.

29. Omolayo O, Sealy PL. HIV lipodystrophy syndrome. Hosp Physician. 2008;44(5):7-14.

30. Engelson ES, Kotler DP, Tan Y, Agin D, Wang J, Pierson RN Jr, et al. Fat distribution in HIV-infected patients reporting truncal enlargement quantified by whole-body magnetic resonance imaging. Am J Clin Nutr. 1999;69(6):1162-9.

31. Jacobson DL, Knox T, Spiegelman D, Skinner S, Gorbach S, Wanke C. Prevalence of, evolution of, and risk factors for fat atrophy and fat deposition in a cohort of HIV-infected men and women. Clin Infect Dis. 2005;40(12):1837-45.

32. van Griensven J, De Naeyer L, Mushi T, Ubarijoro S, Gashumba D, Gazille C, et al. High prevalence of lipoatrophy among patients on stavudine-containing first-line antiretroviral therapy regimens in Rwanda. Trans R Soc Trop Med Hyg. 2007;101(8):793-8.

33. Gkrania-Klotsas E, Klotsas AE. HIV and HIV treatment: effects on fats, glucose and lipids. Br Med Bull. 2007;84:49-68.

34. Walmsley S, Cheung AM, Fantus G, Gough K, Smaill F, Azad, et al. A prospective study of body fat redistribution, lipid, and glucose parameters in HIV-infected patients initiating combination antiretroviral therapy. HIV Clin Trials. 2008;9(5):314-23.

35. Currier J, Carpenter C, Daar E, Kotler D, Wanke C. Identifying and managing morphologic complications of HIV and HAART. AIDS Read. 2002;12(3):114-9, 124-5.

36. Benn P, Ruff C, Cartledge J, Sauret V, Copas A, Linney A, et al. Overcoming subjectivity in assessing facial lipoatrophy: is there a role for three-dimensional laser scans? HIV Med. 2003;4(4):325-31.

37. Cavalcanti RB, Cheung AM, Raboud J, Walmsley S. Reproducibility of DXA estimations of body fat in HIV lipodystrophy: implications for clinical research. J Clin Densitom. 2005;8(3):293-7.

38. Sutinen J, Yki-Järvinen H. Increased resting energy expenditure, fat oxidation, and food intake in patients with highly active antiretroviral therapy-associated lipodystrophy. Am J Physiol Endocrinol Metab. 2007;292(3):E687-92.

39. Sattar N, Mallon PW. Cardiovascular risk in the hiv-infected patient. Eur Infect Dis. 2008;2(1):12-9.

40. Crum NF, Riffenburgh RH, Wegner S, Agan BK, Tasker SA, Spooner KM, et al.; Triservice AIDS Clinical Consortium. Comparisons of causes of death and mortality rates among HIV-infected persons: analysis of the pre-, early, and late HAART (highly active antiretroviral therapy) eras. J Acquir Immune Defic Syndr. 2006;41(2):194-200.

41. Ronchini KR, Duarte AJ, Casseb JS, Gidlund M. Cardiovascular complications and increased levels of circulating modified low density lipoprotein in HIV patients and patients with lipodystrophy. Braz J Med Biol Res. 2004;37(1):119-22.

42. Tsiodras S, Poulia KA, Yannakoulia M, Chimienti SN, Wadhwa S, Karchmer AW, et al. Adherence to Mediterranean diet is favorably associated with metabolic parameters in HIV-positive patients with the highly active antiretroviral therapy-induced metabolic syndrome and lipodystrophy. Metabolism. 2009;58(6):854-9.

43. Lazzaretti RK, Kuhmmer R, Sprinz E, Polanczyk CA, Ribeiro JP. Dietary intervention prevents dyslipidemia associated with highly active antiretroviral therapy in human immunodeficiency virus type 1-infected individuals: a randomized trial. J Am Coll Cardiol. 2012;59(11):979-88.

44. National Cholesterol Education Program (NCEP) Expert Panel on Detection, Evaluation, and Treatment of High Blood Cholesterol in Adults (Adult Treatment Panel III). Third Report of the National Cholesterol Education Program (NCEP) Expert Panel on Detection, Evaluation, and Treatment of High Blood Cholesterol in Adults (Adult Treatment Panel III) final report. Circulation. 2002;106(25):3143-421.

45. Sociedade Brasileira de Cardiologia. IV Diretriz Brasileira Sobre Dislipidemias e Prevenção da Aterosclerose Departamento de Aterosclerose da Sociedade Brasileira de Cardiologia. Arq Bras Cardiol. 2007;88(1):1-19.

46. Sociedade Brasileira de Cardiologia. V Diretriz Brasileira de Dislipidemias e Prevenção da Aterosclerose da Sociedade Brasileira de Cardiologia. Arq Bras Cardiol. 2013;101 Supl.1:1-22.

47. American Diabetes Association. Nutrition Recommendations and Interventions for Diabetes: a position statement of the American Diabetes Association. Diabetes Care. 2008; 31 Supl.1:S61-78.

48. Bonnet F, Balestre E, Thiébaut R, Mercié P, Dupon M, Morlat P, Dabis F; Groupe d'Epidémiologie Clinique du SIDA en Aquitaine (GECSA).

49. Silverberg MJ, Leyden W, Hurley L, Go AS, Quesenberry CP Jr, Klein D, et al. Response to newly prescribed lipid-lowering therapy in patients with and without HIV infection. Ann Intern Med. 2009;150(5):301-13.

50. Czekanska EM, Stoddart MJ, Richards RG, Hayes JS. In search of an osteoblast cell model for in vitro research. Eur Cell Mater. 2012;24:1-17.

51. Mackiewicz Z, Niklinska WE, Kowalewska J, Chyczewski L. Bone as a source of organism vitality and regeneration. Folia Histochem Cytobiol. 2011;49(4):558-69.

52. Szejnfeld VL, editor. Osteoporose – diagnóstico e tratamento. São Paulo: Sarvier; 2000. capítulos 1-4, p. 3-39.

53. Eriksen EF. Cellular mechanisms of bone remodeling. Rev Endocr Metab Disord. 2010;11(4): 219-27.

54. Anderson JJB. Nutrição e saúde óssea. In: L. Kathleen Mahan, Sylvia Escott-Stump. Alimentos, nutrição e dietoterapia. 11ª ed. São Paulo: Roca; 2005. p. 614-6.

55. Pacifici R. The immune system and bone. Arch Biochem Biophys. 2010;503(1):41-53.

56. Datta NS. Osteoporotic fracture and parathyroid hormone. World J Orthop. 2011;18(2):67-74.

57. Hall JE, Guyton CA. Paratormônio, calcitonina, metabolismo de cálcio e fosfato, vitamina D, ossos e dentes. In: Hall JE, Guyton CA. Tratado de fisiologia médica. 12ª ed. Rio de Janeiro: Elsevier; 2011. p. 1005-18.

58. Rosen CJ, Gallagher JC. The 2011 IOM report on vitamin D and calcium requirements for North America: clinical implications for providers treating patients with low bone mineral density. J Clin Densitom. 2011;14(2):79-84.

59. Tsiaras WG, Weinstock MA. Factors influencing vitamin D status. Acta Derm Venereol. 2011;91(2):115-24.

60. Kuo YJ, Tsuang FY, Sun JS, Lin CH, Chen CH, Li JY, et al. Calcitonin inhibits SDCP-induced osteoclast apoptosis and increases its efficacy in a rat model of osteoporosis. PLoS One. 2012;7(7):e40272.

61. Turner AG, Tjahyono F, Chiu WS, Skinner J, Sawyer R, Moore AJ, et al. The role of the calcitonin receptor in protecting against induced hypercalcemia is mediated via its actions in osteoclasts to inhibit bone resorption. Bone. 2011;48(2):354-61.

62. Bronner F. Calcium nutrition and metabolism. Dent Clin North Am. 2003;47(2):209-24.

63. Chung M, Balk EM, Brendel M, Ip S, Lau J, Lee J, et al. Vitamin D and calcium: a systematic review of health outcomes. Evid Rep Technol Assess (Full Rep). 2009;(183):1-420.

64. Ross AC, Manson JE, Abrams SA, Aloia JF, Brannon PM, Clinton SK, et al. The The 2011 report on dietary reference intakes for calcium and vitamin D from the Institute of Medicine: what clinicians need to know. J Clin Endocrinol Metab. 2011;96(1):53-8.

65. Garriguet D. Bone health: osteoporosis, calcium and vitamin D. Health Rep. 2011;22(3):7-14.

66. Young DS. Implementation of SI units for clinical laboratory data. Style specifications and conversion tables. Ann Intern Med. 1987;106(1):114-29.

67. Gretchen MD. Osteoporosis in men. J Mens Health. 2011;8(1):72-82.

68. Lix LM, Azimaee M, Osman BA, Caetano P, Morin S, Metge C, et al. Osteoporosis-related fracture case definitions for population-based administrative data. BMC Public Health. 2012;8;12:301.

69. Eastell R. Osteoporosis. Medicine. 2009;37(9):475-80.

70. Lash RW, Nicholson JM, Velez L, Harrison RV, McCort J. Diagnosis and management of osteoporosis. Prim Care. 2009;36(1):181-98.

71. Czepiel J, Biesiada G, Mach T, Garlicki A. Osteopenia and osteoporosis among patients with human immunodeficiency virus infection. HIV & AIDS Review. 2012;11:37-41.

72. Orwig DL, Chiles N, Jones M, Hochberg MC. Osteoporosis in men: update 2011. Rheum Dis Clin North Am. 2011;37(3):401-14.

73. Bander D, Parczewski M. Osteoporosis and vitamin D deficiency in HIV-infected patients: genetic and classical factors compared to the HIV-associated ones. HIV & AIDS Review. 2012;11(1):1-4.

74. Cournil A, Eymard-Duvernay S, Diouf A, Moquet C, Coutherut J, Ngom Gueye NF, et al.; ANRS 1215 Study Group. Reduced quantitative ultrasound bone mineral density in HIV-infected patients on antiretroviral therapy in Senegal. PLoS One. 2012;7(2):e31726.

75. Walker Harris V, Brown TT. Bone loss in the HIV-infected patient: evidence, clinical implications, and treatment strategies. J Infect Dis. 2012;205 Suppl 3:S391-8.

76. Briot K, Kolta S, Flandre P, Boué F, Ngo Van P, Cohen-Codar I, et al. Prospective one-year bone loss in treatment-naïve HIV+ men and women on single or multiple drug HIV therapies. Bone. 2011;48(5):1133-9.

77. Cotter AG, Powderly WG. Endocrine complications of human immunodeficiency virus infection: hypogonadism, bone disease and tenofovir-related toxicity. Best Pract Res Clin Endocrinol Metab. 2011;25(3):501-15.

78. Haskelberg H, Carr A, Emery S. Bone turnover markers in HIV disease. AIDS Rev. 2011;13(4):240-50.

79. Brown TT, McComsey GA, King MS, Qaqish RB, Bernstein BM, da Silva BA. Loss of bone mineral density after antiretroviral therapy initiation, independent of antiretroviral regimen. J Acquir Immune Defic Syndr. 2009;51(5):554-61.

80. Stellbrink HJ, Orkin C, Arribas JR, Compston J, Gerstoft J, Van Wijngaerden E, et al.; ASSERT Study Group. Comparison of changes in bone density and turnover with abacavir-lamivudine versus tenofovir-emtricitabine in HIV-infected adults: 48-week results from the ASSERT study. Clin Infect Dis. 2010;51(8):963-72.

81. McComsey GA, Kitch D, Daar E, Tierney C, Jahed N, Tebas P, et al. Bone and limb fat outcomes of ACTG A5224s, a substudy of ACTG A5202: a prospective, randomized, partially blinded phase III trial of ABC/3TC or TDF/FTC with EFV or ATV/r for initial treatment of HIV-1 infection. In: 17th Conference on Retroviruses and Opportunistic infections; 2010; San Francisco. [citado 6 dez. 2012]. Disponível em: <http://www.natap.org/2010/CROI/croi_20.htm>.

82. Grigsby IF, Pham L, Mansky LM, Gopalakrishnan R, Carlson AE, Mansky KC. Tenofovir treatment of primary osteoblasts alters gene expression profiles: implications for bone mineral density loss. Biochem Biophys Res Commun. 2010;394(1):48-53.

83. Childs KE, Fishman SL, Constable C, Gutierrez JA, Wyatt CM, Dieterich DT, et al. Short communication: Inadequate vitamin D exacerbates parathyroid hormone elevations in tenofovir users. AIDS Res Hum Retroviruses. 2010;26(8):855-9.

84. Grunfeld C, Kotler DP, Arnett DK, Falutz JM, Haffner SM, Hruz P, et al.; Working Group 1. Contribution of metabolic and anthropometric abnormalities to cardiovascular disease risk factors. Circulation. 2008;118(2):e20-8.

85. Ryan AS, Treuth MS, Rubin MA, Miller JP, Nicklas BJ, Landis DM, et al. Effects of strength training on bone mineral density: hormonal and bone turnover relationships. J Appl Physiol (1985). 1994;77(4):1678-84.

86. Madsen KL, Adams WC, Van Loan MD. Effects of physical activity, body weight and composition, and muscular strength on bone density in young women. Med Sci Sports Exerc. 1998;30(1):114-20.

87. Creighton DL, Morgan AL, Boardley D, Brolinson PG. Weight-bearing exercise and markers of bone turnover in female athletes. J Appl Physiol (1985). 2001;90(2):565-70.

88. Bonato M, Bossolasco S, Galli L, Pavei G, Testa M, Bertocchi C, et al. Moderate aerobic exercise (Brisk Walking) increases bone density in cART- treated persons. J Int AIDS Soc. 2012;15(4):18318.

89. Nixon SA, O'Brien KK, Rubin G. Nonsurgical management of severe osteonecrosis of the knee in an HIV-positive patient: a case report. Case Rep Infect Dis. 2011;2011:93504.

90. González García A, Sifuentes Giraldo WA, Blázquez Cañamero MÁ, Ahijón Lana M, Navas Elorza E, Vázquez Díaz M. Multifocal osteonecrosis associated with human immunodeficiency virus infection. Reumatol Clin. 2012;8(6):361-4.

91. Sclar G. Carpal tunnel syndrome in HIV-1 patients: a metabolic consequence of protease inhibitor use? AIDS. 2000;14(3):336-8.

92. De Ponti A, Viganò MG, Taverna E, Sansone V. Adhesive capsulitis of the shoulder in human immunodeficiency virus-positive patients during highly active antiretroviral therapy. J Shoulder Elbow Surg. 2006;15(2):188-90.

93. Ogalha C, Luz E, Sampaio E, Souza R, Zarife A, Neto MG, et al. A randomized, clinical trial to evaluate the impact of regular physical activity on the quality of life, body morphology and metabolic parameters of patients with AIDS in Salvador, Brazil. J Acquir Immune Defic Syndr. 2011;57 Suppl 3:S179-85.

94. Yahiaoui A, McGough EL, Voss JG. Development of evidence-based exercise recommendations for older HIV-infected patients. J Assoc Nurses AIDS Care. 2012;23(3):204-19.

95. Mesquita Soares TC, Galvão De Souza HA, De Medeiros Guerra LM, Pinto E, Pipolo Milan E, Moreira Dantas P, et al. Morphology and biochemical markers of people living with HIV/AIDS undergoing a resistance exercise program: clinical series. J Sports Med Phys Fitness. 2011;51(3):462-6.

96. Baigis J, Korniewicz DM, Chase G, Butz A, Jacobson D, Wu AW. Effectiveness of a home-based exercise intervention for HIV-infected adults: a randomized trial. J Assoc Nurses AIDS Care. 2002;13(2):33-45.

97. Ciccolo JT, Jowers EM, Bartholomew JB. The benefits of exercise training for quality of life in HIV/AIDS in the post-HAART era. Sports Med. 2004;34(8):487-99.

98. Terry L, Sprinz E, Stein R, Medeiros NB, Oliveira J, Ribeiro JP. Exercise training in HIV-1-infected individuals with dyslipidemia and lipodystrophy. Med Sci Sports Exerc. 2006;38(3):411-7.

99. American College of Sports Medicine. American College of Sports Medicine position stand. Progression models in resistance training for healthy adults. Med Sci Sports Exerc. 2009;41(3):687-708.

100. Lindegaard B, Hansen T, Hvid T, van Hall G, Plomgaard P, Ditlevsen S, et al. The effect of strength and endurance training on insulin sensitivity and fat distribution in human immunodeficiency virus-infected patients with lipodystrophy. J Clin Endocrinol Metab. 2008;93(10):3860-9.

101. Thöni GJ, Fedou C, Brun JF, Fabre J, Renard E, Reynes J, et al. Reduction of fat accumulation and lipid disorders by individualized light aerobic training in human immunodeficiency virus infected patients with lipodystrophy and/or dyslipidemia. Diabetes Metab. 2002;28(5):397-404.

102. Smith BA, Neidig JL, Nickel JT, Mitchell GL, Para MF, Fass RJ. Aerobic exercise: effects on parameters related to fatigue, dyspnea, weight and body composition in HIV-infected adults. AIDS. 2001;15(6):693-701.

103. Lox CL, McAuley E, Tucker RS. Aerobic and resistance exercise training effects on body composition, muscular strength, and cardiovascular fitness in an HIV-1 population. Int J Behav Med. 1996;3(1):55-69.

104. Roubenoff R, McDermott A, Weiss L, Suri J, Wood M, Bloch R, et al. Short-term progressive resistance training increases strength and lean body mass in adults infected with human immunodeficiency virus. AIDS. 1999;13(2):231-9.

105. Wilson IB, Roubenoff R, Knox TA, Spiegelman D, Gorbach SL. Relation of lean body mass to health-related quality of life in persons with HIV. J Acquir Immune Defic Syndr. 2000;24(2):137-46.

106. Agin D, Gallagher D, Wang J, Heymsfield SB, Pierson RN Jr, Kotler DP. Effects of whey protein and resistance exercise on body cell mass, muscle strength, and quality of life in women with HIV. AIDS. 2001;15(18):2431-40.

107. Wilson IB, Jacobson DL, Roubenoff R, Spiegelman D, Knox TA, Gorbach SL. Changes in lean body mass and total body weight are weakly associated with physical functioning in patients with HIV infection. HIV Med. 2002;3(4):263-70.

108. Sattler FR, Schroeder ET, Dube MP, Jaque SV, Martinez C, Blanche PJ, et al. Metabolic effects of nandrolone decanoate and resistance training in men with HIV. Am J Physiol Endocrinol Metab. 2002;283(6):E1214-22.

109. Santos WR, Paes PP, Santos AP, Machado DRL, Navarro AM, Fernandes APM. Impact of progressive resistance training in Brazilian HIV patients with lipodystrophy. J AIDS Clin Res. 2013;4(4):1-4.

110. Yarasheski KE, Tebas P, Stanerson B, Claxton S, Marin D, Bae K, et al. Resistance exercise training reduces hypertriglyceridemia in HIV-infected men treated with antiviral therapy. J Appl Physiol (1985). 2001;90(1):133-8.

111. Roubenoff R, Wilson IB. Effect of resistance training on self-reported physical functioning in HIV infection. Med Sci Sports Exerc. 2001;33(11):1811-7.

112. Bhasin S, Storer TW. In reply: exercise regimens for men with HIV. JAMA. 2000;284:175-6.

113. Gomes RV, Aoki MS. Suplementação de creatina anula o efeito adverso do exercício de endurance sobre o subsequente desempenho de força. Rev Bras Med Esporte. 2005;11(2):131-4.

114. Leveritt M, Abernethy PJ, Barry B, Logan PA. Concurrent strength and endurance training: the influence of dependent variable selection. J Strength Cond Res. 2003;17(3):503-8.

115. Fillipas S, Oldmeadow LB, Bailey MJ, Cherry CL. A six-month, supervised, aerobic and resistance exercise program improves self-efficacy in people with human immunodeficiency virus: a randomised controlled trial. Aust J Physiother. 2006;52(3):185-90.

116. Mendes EL, Ribeiro Andaki AC, Brito CJ, Córdova C, Natali AJ, Santos Amorim PR, et al. Beneficial effects of physical activity in an HIV-infected woman with lipodystrophy: a case report. J Med Case Rep. 2011;5:430.

117. Robinson FP, Quinn LT, Rimmer JH. Effects of high-intensity endurance and resistance exercise on HIV metabolic abnormalities: a pilot study. Biol Res Nurs. 2007;8(3):177-85.

118. Engelson ES, Agin D, Kenya S, Werber-Zion G, Luty B, Albu JB, et al. Body composition and metabolic effects of a diet and exercise weight loss regimen on obese, HIV-infected women. Metabolism. 2006;55(10):1327-36.

119. Dolan SE, Frontera W, Librizzi J, Ljungquist K, Juan S, Dorman R, et al. Effects of a supervised home-based aerobic and progressive resistance training regimen in women infected with human immunodeficiency virus: a randomized trial. Arch Intern Med. 2006;166(11):1225-31.

120. Rojas R, Schlicht W, Hautzinger M. Effect of exercise training on quality of life, psychological well-being, immune status, and cardiopulmonary fitness in HIV-1positive population. J Sport Exerc Psychol. 2003;25:440-55.

121. Jones SP, Doran DA, Leatt PB, Maher B, Pirmohamed M. Short-term exercise training improves body composition and hyperlipidaemia in HIV-positive individuals with lipodystrophy. AIDS. 2001 19;15(15):2049-51.

122. Strawford A, Barbieri T, Van Loan M, Parks E, Catlin D, Barton N, et al. Resistance exercise and supraphysiologic androgen therapy in eugonadal men with HIV-related weight loss: a randomized controlled trial. JAMA. 1999;281(14):1282-90.

123. Driscoll SD, Meininger GE, Ljungquist K, Hadigan C, Torriani M, Klibanski A, et al. Differential effects of metformin and exercise on muscle adiposity and metabolic indices in human immunodeficiency virus-infected patients. J Clin Endocrinol Metab. 2004;89(5):2171-8.

124. Lazzarotto AR, Deresz LF, Sprinz E. HIV/AIDS e treinamento concorrente: a revisão sistemática. Rev Bras Med Esporte. 2010;16(2):149-54.

28

ATENÇÃO NUTRICIONAL AMBULATORIAL NA SÍNDROME URÊMICA

Andresa Marques de Mattos

Larissa Rodrigues Neto Angéloco

Letícia Bertoldi Sanches

Paula Garcia Chiarello

DOENÇA RENAL CRÔNICA: DEFINIÇÃO, EPIDEMIOLOGIA E ESTADIAMENTO

A doença renal crônica (DRC) consiste em uma síndrome clínica caracterizada por lesão renal e perda progressiva e irreversível da função dos rins. Suas principais causas são *diabetes mellitus*, hipertensão arterial sistêmica, glomerulonefrites, doença dos rins policísticos e doenças tubulointersticiais[1]. Em sua fase mais avançada, denominada fase terminal da DRC, os rins são incapazes de manter a normalidade do meio interno do paciente[2].

A DRC constitui-se hoje num importante problema de saúde pública no mundo e no Brasil, onde sua incidência e prevalência têm aumentado significantemente, porém seu prognóstico permanece ruim e os custos despendidos no seu tratamento são bastantes altos[3]. De acordo com o censo brasileiro de diálise de 2010, realizado pela Sociedade Brasileira de Nefrologia (SBN), o número estimado de pacientes em tratamento dialítico cresceu de 42.695, em 2000, para 92.091, em 2010. A taxa de prevalência do tratamento dialítico em 2010 foi de 483 pacientes por milhão da população[4]. Estudos epidemiológicos indicam que, para cada paciente mantido em programa de diálise crônica, existem cerca de 50 a 70 pacientes com algum grau de disfunção renal[5].

A SBN adotou a definição de DRC proposta nos guias americanos elaborados pela *National Kidney Foundation, Kidney Disease Outcome Quality Initiative* (NKF/KDOQI), que se baseia em três componentes: (1) um componente anatômico ou estrutural (marcadores de dano renal); (2) um componente funcional (baseado na taxa de filtração glomerular – TFG) e (3) um componente temporal (presença de alteração estrutural ou funcional há pelo menos três meses)[6]. Portanto, de acordo com essa definição, seria portador de DRC qualquer indivíduo que, independentemente da causa, apresentasse TFG < 60 ml/min/1,73 m² ou TFG > 60 ml/min/1,73 m² associada a pelo menos um marcador de dano renal parenquimatoso presente há pelo menos três meses[7].

Na prática clínica, a TFG pode ser determinada por meio da dosagem de creatinina sérica e/ou pela depuração desta pelo rim (detalhamento na seção "Avaliação bioquímica na fase pré-dialítica"). As equações que usam a creatinina sérica para estimar a TFG (Tabela 28.1) são amplamente utilizadas, e estudos brasileiros e internacionais demonstraram excelente correlação entre as TFG encontradas por meio da equação e dos valores determinados por técnicas que utilizam radioisótopo, consideradas padrão-ouro[3].

A SBN recomenda que seja utilizada preferencialmente a equação de Cockcroft-Gault em nosso meio, ainda que ela não contenha padronização para área de superfície corporal. A equação simplificada derivada do estudo *Modification of Diet in Renal Disease* (MDRD) é recomendada pelo KDOQI[8], porém no Brasil, devido à grande miscigenação racial, a definição de raça pode ser um fator limitante na sua aplicação. É importante salientar que a utilização de fórmulas de estimativa da TFG está indicada somente para situações de estabilidade da função renal[3,9].

Tabela 28.1. Principais equações utilizadas para estimar TFG em adultos

Equação de Cockcroft-Gault:
TFG (ml/min) = (140 − idade × peso) / 72 × creatinina sérica × (0,85 se mulher)

Equação simplificada do MDRD:
TFG (ml/min/1,73 m²) = 186 × (creatinina sérica)$^{-1154}$ × idade$^{-0,203}$ × (0,742 se mulher) × (1,210 se negro)

Idade (anos); peso atual (quilogramas). Fonte: Projeto Diretrizes − Doença Renal Crônica[3].

A lesão no parênquima renal pode ser diagnosticada por testes laboratoriais que avaliam a presença de proteínas na urina, denominada proteinúria, ou por meio da detecção de albumina urinária, conhecida como albuminúria. Outros marcadores de lesão renal incluem alterações de parâmetros bioquímicos e em sedimentos urinários, como a hematúria (detalhamento na seção parâmetros bioquímicos em avaliação do estado nutricional na fase pré-diálise[3].

Com o objetivo de uniformizar a linguagem entre os profissionais que trabalham com a DRC, evitar a ambiguidade e facilitar as comparações no meio científico, uma classificação da DRC baseada na TFG foi proposta em consenso pela KDOQI/KDIGO (*Kidney Disease: Improving Global Outcomes*), que definiram cinco estágios funcionais[3]. Estes foram adotados pela SBN, que incluiu ainda o estágio 0, no qual estão inseridos os indivíduos com função renal normal, sem lesão renal, ou seja, pessoas integrantes dos chamados grupos de risco para o desenvolvimento da DRC, como hipertensos, diabéticos, parentes de hipertensos, diabéticos e portadores de DRC, entre outros[9].

O estágio 1 corresponde às fases iniciais de lesão renal, todavia a TFG está preservada. No estágio 2, ocorre o início da perda de função dos rins, porém os níveis séricos de ureia e creatinina plasmáticos ainda são normais. No estágio 3, os níveis de ureia e creatinina séricos já estão elevados e o paciente pode apresentar sinais e sintomas discretos de uremia. Os sinais e sintomas de uremia estarão marcadamente presentes nos estágios 4 e 5, visto que os rins já não possuem mais o controle do meio interno. No estágio 5, as opções terapêuticas são o transplante renal ou o tratamento dialítico (Tabela 28.2)[9].

Conforme a doença renal progride, inicia-se a retenção de diversos compostos, que em condições normais seriam filtrados pelos rins saudáveis. Essa carga de soluto é composta, em sua maioria, por excreções nitrogenadas resultantes do metabolismo de proteínas. Esses solutos que ficam retidos no organismo e interagem negativamente em funções biológicas são chamados de toxinas urêmicas[10].

Níveis elevados dessas toxinas no organismo resultam na síndrome urêmica, caracterizada por manifestações metabólicas e clínicas, tais como resistência insulínica, acidose metabólica, inflamação, anemia e distúrbios gastrointestinais e no metabolismo ósseo (Quadro 28.1). Esses sintomas começam a aparecer no estágio 3 da DRC e tornam-se cada vez mais intensos à medida que a doença avança[2].

Mais recentemente, o KDIGO criou uma nova classificação para a DRC baseada na avaliação do nível de albuminúria, na qual indivíduos com taxa de excreção de albumina < 30 mg/24 horas são classificados como normal ou levemente aumentado (categoria A1), já indivíduos com taxa entre 30 e 300 mg/24 horas são classificados como moderadamente aumentado (categoria A2) e indivíduos com taxa > 300 mg/24 horas são classificados como gravemente aumentado (categoria A3). Essa classificação deve ser utilizada associada à classificação da DRC baseada na TFG (Tabela 28.2). Tal associação permite inferir sobre o prognóstico da doença renal, ou seja, permite estimar o risco para desenvolver complicações concomitantes à DRC e consequências futuras a ela[12].

Tabela 28.2. Estadiamento da doença renal crônica

Estágio	Taxa de filtração glomerular (ml/min)	Característica
0	> 90	Grupos de risco para DRC Ausência de lesão renal
1	> 90	Lesão renal com TFG normal ou aumentada
2	60-89	Lesão renal com leve redução da TFG
3	30-59	Lesão renal com moderada redução da TFG
4	15-29	Lesão renal com grave redução da TFG
5	< 15 ou diálise	Falência renal

Fonte: Doença Renal Crônica: Definição, Epidemiologia e Classificação[11].

Quadro 28.1. Principais manifestações clínicas da síndrome urêmica

Sistema nervoso	Sistema endócrino
Alterações do nível de consciência até o coma	Intolerância à glicose
Distúrbios do sono	Hiperparatireoidismo
Fadiga	Hiperlipidemia
Convulsões	Infertilidade
Alterações de comportamento	Retardo de crescimento
Flapping	Hipogonadismo
Polineurite	Amenorreia
Demência	
Cefaleia	**Sistema hematológico**
Irritabilidade muscular	Anemia e sangramentos
Sistema gastrointestinal	**Sistema cardiovascular**
Soluços	Pericardite
Anorexia	Insuficiência cardíaca congestiva
Náuseas e vômitos	Ateromatose
Hemorragia digestiva	Edema
Epigastralgia	Hipertensão
Salivação	Miocardite
Hálito urêmico	
Diarreia	**Sistema respiratório**
	Pleurite
Pele	Edema agudo de pulmão
Prurido	Pulmão da uremia
Palidez	
Coloração amarelo-palha	**Sistema imunológico**
	Imunodepressão
Sistema musculoesquelético	Maior incidência de neoplasias
Doença óssea e amiloidose	Remissão de doenças imunes

Fonte: Cuppari L. Guia de Nutrição: Nutrição Clínica no adulto[13].

AVALIAÇÃO DO ESTADO NUTRICIONAL NA FASE PRÉ-DIÁLISE

Diretrizes internacionais e nacionais indicam que a monitorização do estado nutricional de pacientes com DRC deve ser realizada periodicamente para prevenir, diagnosticar e tratar a subnutrição proteico-energética, especialmente nos estágios 3 a 5[14]. A identificação e o tratamento do déficit nutricional, principalmente antes do início da diálise, podem contribuir para reduzir a mortalidade dos pacientes, como também o risco de infecções e outras complicações[15,16].

Na maioria das vezes, a classificação do estado nutricional de pacientes renais crônicos é baseada na simples comparação de uma medida única com um padrão de referência, o que pode não refletir a real condição nutricional do paciente. Na avaliação do estado nutricional desses pacientes, não deve haver um marcador isolado, em razão das diversas anormalidades inerentes à própria enfermidade[17].

A forma ideal do monitoramento do estado nutricional na prática clínica inclui uma combinação de vários parâmetros[14], de forma a contornar as limitações que cada um dos métodos apresenta quando empregados isoladamente, e, assim, melhorar a acurácia e a precisão do diagnóstico nutricional[17]. Ainda devemos considerar como medida muito importante o monitoramento longitudinal do mesmo paciente[18].

Entre os parâmetros nutricionais indicados para a avaliação desses pacientes, estão a antropometria, análise da composição corporal, investigação do consumo alimentar e parâmetros bioquímicos, sendo a presença do nutricionista essencial para obter a melhor qualidade da avaliação nutricional[19].

Antropometria e composição corporal

Recentemente, diversos parâmetros nutricionais têm sido utilizados para diagnóstico de subnutrição em indivíduos com DRC. Entre eles, os mais comuns consistem na antropometria, bioimpedância elétrica (BIA), albumina plasmática e recordatórios alimentares. Contudo, não se sabe ainda qual ou quais desses métodos devem ser empregados para detectar com maior precisão os pacientes subnutridos, já que todos esses parâmetros apresentam limitações quando avaliados isoladamente[17].

Pela dificuldade em diagnosticar o paciente subnutrido, o comitê da *International Society of Renal Nutrition and Metabolism* se reuniu com o objetivo de criar critérios capazes de identificá-los. Esses critérios foram divididos em quatro categorias distintas: (1) indicadores bioquímicos, (2) baixo peso corporal, redução da gordura corporal ou perda de peso, (3) diminuição da massa muscular e (4) baixa ingestão proteica ou energética (Quadro 28.2)[20]. Dessa forma, busca-se contornar as dificuldades de empregar um método isolado para avaliar o estado nu-

Quadro 28.2. Critérios para diagnóstico de subnutrição energético-proteica em pacientes com DRC não dialítica

Parâmetros séricos	• Albumina sérica < 3,8 g/dl (método: verde de bromocresol) • Colesterol sérico < 100 mg/dl
Massa muscular	• Perda de massa muscular: redução de 5% em 3 meses ou de 10% em 6 meses • Redução da área muscular do braço: > 10% em relação ao percentil 50 da população de referência
Peso/gordura corporal	• IMC < 23 kg/m² • Perda de peso não intencional de 5% em 3 meses ou de 10% em 6 meses • Gordura corporal total < 10%
Consumo alimentar	• Redução não intencional por 2 meses: • < 0,6g proteína/kg/dia; • Energia < 25 kcal/kg/dia;

Fonte: *A Consensus Statement From the International Society of Renal Nutrition and Metabolism*[20].

tricional. Porém, apesar de esses critérios individualmente serem válidos e se associarem com desfechos clínicos, a combinação deles, conforme proposto, ainda necessita ser validada.

O monitoramento do peso corporal é um parâmetro importante no diagnóstico de subnutrição. Uma perda de peso em curto período de tempo nos pacientes com DRC prevê maior risco de morbimortalidade. Contudo, devido à retenção hídrica, condição comum nessa população, o peso corporal mensurado pode não ser acurado e mascarar uma maior perda de peso[6]. É difícil estabelecer nesses pacientes se o edema ocorre em virtude da dificuldade renal em excretar líquidos ou da depleção proteica. Com o objetivo de melhorar a precisão do peso atual medido em pacientes renais crônicos com retenção hídrica, é utilizado um ajuste pelo grau de edema (Quadro 28.3)[18].

Quadro 28.3. Estimativa de peso atual ajustado por edema

Edema		Excesso de peso hídrico (kg)
+	Tornozelo	1
++	Joelho	3-4
+++	Raiz da coxa	5-6
++++	Anasarca	10-12

Fonte: Riella e Martins[18].

A força de preensão palmar (FPP) é uma medida que tem sido usualmente empregada como indicador geral de força e potência musculares[21]. Essa medida está associada com a presença de subnutrição, além de indicar a perda de massa muscular, ou seja, pacientes renais crônicos não dialíticos subnutridos tendem a ter a FPP reduzida[22].

Um estudo recente demonstrou que a FPP avaliada por meio do *hand grip* é um preditor independente de mortalidade nesses pacientes, e sua redução está associada a maior chance de dependência de diálise no estágio terminal. Assim, a FPP pode ser incorporada à prática clínica para avaliar o estado nutricional e prognóstico renal em pacientes com DRC pré-diálise e em risco de subnutrição energético-proteica[23].

Por outro lado, há um crescimento na prevalência de sobrepeso e obesidade nessa população. A média do índice de massa corporal (IMC) tem aumentado progressivamente desde a metade da década de 1980. Na Austrália e na Nova Zelândia, a média do IMC de pacientes no início da diálise cresceu de 22,1 kg/m² para 26,0 kg/m². O mesmo aumento foi reportado em estudos nos Estados Unidos, em que a média do IMC em 1995 era de 25,7 kg/m² e, em 2002, esse valor passou a ser de 27,5 kg/m² [24].

Os dados no Brasil sobre a prevalência de obesidade em pacientes com DRC ainda são escassos. Contudo, de modo geral, os valores indicativos de sobrepeso e obesidade avaliados pelo IMC estão presentes em cerca de 50% a 60% desses pacientes[25], o que corrobora o estudo de Sanches e cols., realizado no Ambulatório de Doença Renais da Universidade Federal de São Paulo[26].

Sabe-se que a obesidade, principalmente pelo excesso de gordura corporal, é um fator de risco independente para a DRC, podendo contribuir para o aumento da sua prevalência[27]. Vários mecanismos têm sido postulados segundo o qual a obesidade impacta diretamente a doença renal, sendo o principal as alterações na hemodinâmica renal incluindo hiperfiltração e aumento da tensão da parede capilar glomerular. Como o excesso de peso continua a ser um fator de risco modificável para a DRC, é necessário reconhecer os melhores parâmetros para detecção desse quadro[28].

A Organização Mundial da Saúde define a obesidade como a presença de excesso de gordura corporal, e o IMC continua a ser o marcador nutricional antropométrico de referência[29]. No entanto, estudos prévios realizados com pacientes renais crônicos pré-diálise têm demonstrado que ele tem baixa especificidade na avaliação do conteúdo de massa gorda[30].

Um estudo epidemiológico recente encontrou uma associação inversa entre a obesidade determinada pelo IMC e eventos cardiovasculares e mortalidade em adultos nos estágios 1 a 4 da DRC, o que foi denominado de epidemiologia reversa[31]. A explicação para esse achado seria pelo fato de o IMC refletir tanto a massa magra como a gorda, sendo o tecido adiposo abdominal o principal responsável por predizer o risco cardiovascular, enquanto a massa magra atuaria como fator protetor[32,33].

Sabe-se que a circunferência abdominal (CA) correlaciona-se altamente com a adiposidade visceral[26]. Assim, Kramer e cols. conduziram um estudo para observar a associação da CA e do IMC com o risco de mortalidade[28]. Os achados desse estudo demonstraram uma ocorrência de mortalidade maior nos renais crônicos com IMC menor ou naqueles com maior média da CA. Evans e cols. encontraram resultados semelhantes, nos quais as medidas que incluem o aumento de gordura visceral foram associadas aos fatores de risco para a progressão da DRC e doenças cardiovasculares comparado ao IMC nos pacientes renais crônicos em estágio 3[34].

Assim, pelo fato de o IMC não ter associação com a massa magra, sugere-se que esse parâmetro não seja usado de forma isolada na avaliação do estado nutricional, além de considerarmos a possibilidade de os valores serem influenciados em situações de retenção hídrica, frequentes na DRC. As evidências sugerem que a circunferência abdominal pode ser uma ferramenta clínica simples e confiável para a detecção de adiposidade visceral, sendo esse um melhor preditor de morbidade e risco cardiovascular quando comparado ao IMC[35].

A análise da composição corporal é outra ferramenta extremamente importante para a avaliação desses pacientes, já que muitas vezes ela se encontra alterada devido às alterações metabólicas, ao consumo alimentar e à variação na homeostase de fluidos[36,37]. Técnicas padrão-ouro, tais como ressonância magnética e absorção de raios X de dupla energia (DEXA), estão disponíveis para estimar a composição corporal, no entanto essas técnicas apresentam custo elevado para a prática clínica[38].

Assim, criaram-se métodos alternativos mais acessíveis e de menor custo para se realizar a aferição dos compartimentos corporais (massa magra e gordura corpórea) em pacientes renais crônicos. Entre eles, podemos citar o uso das pregas cutâneas (PC) e a BIA[39].

Podemos utilizar a antropometria para determinar a composição corporal por meio do somatório de quatro PC: bicipital, tricipital, subescapular e suprailíaca. Essas medidas serão inseridas na equação de Durnin e Womersley para o cálculo da densidade corporal, o qual será aplicado na equação de Siri para avaliação do percentual de gordura corporal[40,41]. Mais recentemente, uma nova equação utilizando PC foi desenvolvida para avaliar a composição corporal, e o resultado dela parece ser mais acurado para os pacientes renais crônicos. Nessa equação são utilizadas as seguintes pregas: da coxa, tricipital, subescapular e suprailíaca (Quadro 28.4)[42].

Existem evidências de que a avaliação de gordura corporal em pacientes renais crônicos pré-diálise realizada por meio do somatório de PC apresenta um grau moderado de reprodutibilidade comparado com o padrão-ouro[30,43], entretanto podem ocorrer variações interobservador e baixa precisão em indivíduos com IMC acima de 25 kg/m² com o uso dessa técnica. Como alternativa para determinar a gordura corporal nesse grupo, recomenda-se a utilização da equação validada por Weltman e cols. (Quadro 28.4)[44,45].

A análise de BIA, em suas diferentes modalidades [monofrequência, espectroscópicas (BIS) e vetorial (BIVA)], também é amplamente utilizada por toda a comunidade científica como uma ferramenta de diagnóstico para mudanças na composição corporal. Esse sistema foi descrito e validado por Kushner e Schoeller e suas principais vantagens são baseadas em não ser invasiva e apresentar viabilidade econômica, eficácia comprovada e facilidade de utilização, em comparação com outras técnicas de referência[46].

A BIA monofrequencial faz medições de resistência, reactância e ângulo de fase em uma única frequência de 50 kHz. Observa-se que pacientes com DRC apresentam menor resistência (R), redução no ângulo de fase, menor massa celular e água corporal total ligeiramente superior. Essas alterações provavelmente estão relacionadas com a disfunção renal, sendo mais acentuadas na presença de diabetes, e indicam a presença de sobrecarga de fluidos[47].

Quadro 28.4. Equações para estimar a porcentagem de gordura corporal

Equação de Siri[41]

Gordura corporal (%) = [(4,95/densidade corporal) − 4,50] × 100

Equação de Peterson e cols.[42]

Homens

- Gordura corporal (%) = 20,94878 + (idade (anos) × 0,1166) − (altura (cm) × 0,11666) + (somatório de 4 pregas × 0,42696) − (somatório de 4 pregas^2 × 0,00159)

Mulheres

- Gordura corporal (%) = 22,18945 + (idade (anos) × 0,06368) + (IMC × 0,60404) − [altura (cm) × 0,14520] + (somatório de 4 pregas × 0,30919) − (somatório de 4 pregas^2 × 0,00099562)

Equações de Weltman e cols.[44]

Homens

- Gordura corporal (%) = [0,31457 × circunferência abdominal (cm)] − [0,10969 × peso (kg)] + 10,8336

Mulheres

- Gordura corporal (%) = [0,11077 × circunferência abdominal (cm)] − [0,17666 × altura (cm)] + [0,14354 × peso (kg)] + 51,03301

A precisão da BIA para estimar a gordura corporal em indivíduos com DRC é controversa[48]. Resultados demonstram que há subestimação da gordura corporal e superestimação da massa livre de gordura nessa população, possivelmente influenciados por níveis mais elevados de hidratação e alterações de massa óssea[30,45,49,50]. Além disso, as medidas de composição corporal realizadas por meio da BIA têm correlação menor em relação às medidas determinadas pelo somatório de PC, quando comparadas ao padrão-ouro[45]. Para superar essas limitações, enfatiza-se a necessidade de equações específicas na DRC[39].

Recentemente, foi desenvolvido e validado um método conhecido por espectroscopia de bioimpedância, semelhante à BIA, porém capaz de determinar a resistência e a capacitância de forma mais precisa por utilizar múltiplas frequências[51] e, assim, verificar tanto a composição corporal como o nível de hidratação[52]. Essa ferramenta tem sido aplicada principalmente na terapia renal substitutiva; dessa forma, para aumentar a confiabilidade do seu uso nos pacientes na fase não dialítica, são necessários mais estudos[53-55].

Outra ferramenta útil na avaliação da composição corporal na DRC é a análise vetorial de bioimpedância, baseada no comprimento do vetor de impedância e seu ângulo de fase. O comprimento do seu vetor estabelece o nível de hidratação e, quanto maior for o ângulo de fase, melhor será o estado nutricional[56], sendo esse também relacionado ao prognóstico para a sobrevivência na DRC[57].

O melhor método para avaliar a adiposidade corporal em pacientes com DRC no cenário clínico ainda não está definido. Portanto, a análise cuidadosa da precisão de diferentes métodos para estimar a adiposidade corporal pode ter grandes impactos sobre a forma de avaliar e tratar essa população[45].

Parâmetros bioquímicos

Os exames bioquímicos são mais uma ferramenta indispensável no diagnóstico da DRC, bem como na avaliação do estado nutricional, da doença óssea-mineral e das substâncias retidas no organismo dos indivíduos renais crônicos pré-diálise. Esses testes ainda apresentam um papel muito importante no monitoramento ambulatorial desses pacientes em relação à eficácia da intervenção dietética e modificações no estilo de vida propostos.

Idealmente, a TFG deveria ser medida por meio do *clearance* de substâncias exógenas como a inulina e o iohexol. Esses agentes são excretados do corpo via filtração glomerular e não estão sujeitos à secreção e/ou reabsorção quando passam nos túbulos renais. Como essas substâncias não estão presentes na circulação e, consequentemente, precisam ser infundidas, a medida desses *clearances* é difícil e tem sido utilizada em geral de forma restrita, para fins de pesquisa ou em condições patológicas específicas[3].

No entanto, na prática clínica a TFG é estimada por meio da concentração de creatinina sérica e/ou de sua depuração pelo rim, visto que ela é considerada um bom marcador endógeno por ser quase exclusivamente um produto do metabolismo da creatina e da fosfocreatina no músculo esquelético, embora a ingestão proteica possa contribuir levemente com seus níveis plasmáticos. Elevações em seus níveis plasmáticos são observadas após a TFG ter decaído para cerca de 50%-60%[12]. Recomenda-se sua utilização associada a uma equação preditiva. Em circunstâncias específicas, nas quais essas equações sejam menos acuradas, o *clearance* de creatinina deve ser realizado para confirmar a diminuição da TFG[12].

O diagnóstico de lesão do parênquima renal é realizado por meio da proteinúria, bem como do acompanhamento da progressão da DRC[3]. Por diferentes razões, a prática clínica está mudando o foco para a albuminúria em vez da proteinúria: (1) a albumina é o principal componente da proteína urinária na maioria das doenças renais; (2) há associação forte entre a quantidade de albumina urinária e risco para doença renal e cardiovascular; (3) recentemente, o monitoramento da evolução da DRC tem sido classificado por nível de albuminúria[12].

À medida que a TFG declina, o quadro clínico se torna pior, com retenção renal de água, sódio, potássio, fósforo e íons de hidrogênio, que resultará em edema, hiponatrenia ou hipernatrenia, hipercalemia, hiperfosfatemia e acidose metabólica[1]. Esta última é uma complicação frequente na DRC e afeta o funcionamento adequado de diversos órgãos e tecidos, tais como os ossos e os músculos, o que pode resultar em hipercatabolismo proteico, subnutrição e mortalidade aumentada nesse grupo[3,58].

O aumento na queda da TFG também é observado em pacientes diabéticos que apresentam controle glicêmico inadequado. Visto que cerca de 50% dos indivíduos com DRC são diabéticos, o controle do diabetes por meio da dosagem da glicose plasmática em jejum e da hemoglobina glicada pode auxiliar na diminuição da velocidade de progressão da DRC[59].

A anemia é outra complicação comum e precoce na DRC. Os pacientes com concentrações baixas de hemoglobina têm desfechos piores do que aqueles com valores mais altos[7]. A principal causa de anemia na DRC é a deficiência de produção da eritropoietina pelos fibroblastos peritubulares renais. Todavia, outros fatores podem determinar a ocorrência de anemia nessa população, especialmente a deficiência de ferro, que é vista em 20% a 70% dos casos, de acordo com a idade e o estágio da DRC[3,58]. Por isso, é recomendado avaliar as reservas de ferro, vitamina B_{12} e ácido fólico antes de iniciar a terapia com agentes estimuladores da eritropoiese[7].

A DRC evolui com alta prevalência de alterações no metabolismo lipídico, e os pacientes apresentam grande mortalidade cardiovascular[3]. A dislipidemia é considerada um marcador independente de progressão da DRC. Entretanto, são adotadas para esse grupo de pacientes as mesmas recomendações aplicadas para a população em geral com risco cardiovascular elevado[58]. É importante salientar que, até o presente momento, não há evidências definitivas de que o controle adequado do perfil lipídico interfira na progressão da DRC, nem na redução dos riscos cardiovasculares nessa população[3].

Outro fator importante associado ao aumento do risco de mortalidade é a subnutrição energético-proteica[60]. Sua prevalência é de cerca de 10%-25% nos pacientes renais crônicos estágio 3 e superior a 48% nos pacientes estágios 4 e 5[61]. Além da ingestão alimentar insuficiente, devido ao baixo apetite e às restrições dietéticas, outros fatores bastante comuns na DRC contribuem para o desenvolvimento da subnutrição. Eles incluem as alterações induzidas pela uremia como o aumento do gasto energético, a inflamação persistente, acidose e múltiplas desordens endocrinológicas que resultam em um estado de hipermetabolismo, levando ao aumento do catabolismo de músculos e gordura. Acrescentam-se, ainda, as comorbidades associadas com a DRC e a baixa prática de atividade física, contribuindo também para a subnutrição[20].

A albumina sérica é um dos testes mais comumente utilizados no diagnóstico da subnutrição, no entanto em pacientes com DRC esse biomarcador parece refletir melhor o estado inflamatório do que a situação nutricional, uma vez que suas concentrações séricas são influenciadas pela presença de citocinas inflamatórias e também pelo estado de hidratação do pacientes e as perdas urinárias[62].

As anormalidades no metabolismo ósseo-mineral também têm sido associadas com as doenças cardiovasculares e a progressão da DRC[63], bem como as manifestações clínicas expressas em alterações ósseas, calcificação vascular e dos tecidos moles[3]. Ainda que as alterações do metabolismo da vitamina D e do equilíbrio do fosfato sejam documentadas precocemente, os distúrbios graves ocorrem somente quando o paciente atinge uma TFG inferior a 45 ml/min/1,73m² [12]. Pacientes com níveis de hormônio da paratireoide (PTH) acima do limite superior de referência devem ser avaliados quanto à presença de hipocalcemia, hiperfosfatemia ou fração de excreção de P elevada, e deficiência de 25-hidroxivitamina D (25-vit D)[64].

As informações relevantes para solicitação, interpretação e monitoramento dos principais exames bioquímicos utilizados na rotina de tratamento dos pacientes com DRC estão descritas a seguir. Essas informações foram apresentadas neste capítulo por meio de uma estrutura de tópicos preestabelecidos para tornar a sua visualização mais clara e prática.

Diagnóstico, progressão e classificação da doença renal crônica

Creatinina plasmática

Princípios – Considerada até pouco tempo o marcador endógeno cujo perfil mais se assemelhava àquele de uma substância endógena ideal para medir a TFG[7].

Limitações ou interações – Seus níveis séricos podem ser influenciados pela ingestão de proteínas, pela quantidade de massa muscular do indivíduo e por condições de instabilidade clínica[37]. Além disso, a dislipidemia, a hemólise, a cetonemia elevada e o uso de fármacos, como cefalosporina e ácido ascórbico, podem interferir em suas concentrações[65].

Intervalo de referência – Em mulheres, o valor de referência varia entre 0,6 e 1,1 mg/dl, e nos homens, esses valores variam entre 0,7 e 1,3 mg/dl[65].

Interpretação – Valores acima de 4,0 mg/dl indicam importante perda de função renal[65].

Frequência de avaliação – Deve ser realizada mensalmente, durante o primeiro ano. Após esse período, a avaliação poderá ser realizada a cada seis meses[66].

Depuração ou clearance de creatinina

Princípios – Método utilizado para determinar a TFG por meio da razão entre a quantidade de creatinina urinária excretada num período de 24 horas e a concentração plasmática de creatinina[3].

Limitações ou interações – Possibilidade de a urina de 24 horas ser coletada de maneira inadequada ou imprecisa por falta de compreensão do procedimento ou pelo tipo de atividade do paciente[3].

Intervalo de referência – Valores de TFG ≥ 90 ml/min/1,73m² são considerados normais[11].

Interpretação – Valores inferiores a 90 ml/min/1,73m² devem ser interpretados de acordo com os estágios da DRC (Tabela 28.2).

Frequência de avaliação – A TFG deverá ser realizada pelo menos anualmente. Essa avaliação deverá ser mais frequente para indivíduos com alto risco de progressão e/ou quando a avaliação for impactar decisões terapêuticas (Tabela 28.3)[12].

Proteinúria ou albuminúria

Princípios – Utilizado para diagnosticar lesão no parênquima renal. Proteinúria é um termo genérico que engloba a excreção de albumina na urina e qualquer outra proteína. Já a albuminúria refere-se exclusivamente à excreção de albumina. Após a detecção de proteína na urina, o próximo passo é quantificá-la, o que pode ser feito em urina coletada em um período de 24 horas e em amostras de urina, seja por meio de uma fita de imersão ou da relação proteinúria/albuminúria e creatinina plasmática[3].

Tabela 28.3. Frequência de avaliação da TFG de acordo com os diferentes estágios da DRC

Estágio da DRC	Periodicidade de avaliação
1	Anualmente
2	Anualmente
3	1 a 3 vezes ao ano
4	3 a 4 vezes ao ano
5	4 vezes ao ano

Fonte: KDIGO[12].

Limitações ou interações – O teste com fitas reagentes é não específico, semiquantitativo e pouco sensível para detectar níveis de albumina < 300 mg/L[7]. Em relação à coleta urinária de 24 horas, as limitações foram descritas no teste de depuração de creatinina.

Intervalo de referência – Descrito a seguir na Tabela 28.4.

Interpretação – O resultado do teste será considerado positivo na ocorrência de dois ou mais resultados positivos em um intervalo superior a três meses entre os testes[3].

Frequência de avaliação – Caso o resultado seja negativo, a avaliação deverá ser repetida anualmente. Todavia, em caso de resultado positivo, deve-se aprofundar a investigação para confirmar o diagnóstico[3].

Tabela 28.4. Níveis urinários que definem proteinúria e albuminúria

	Método de coleta da urina	Normal	Albuminúria ou proteinúria clínica
Proteína total	Urina de 24 horas	≤ 300 mg/dia	> 300 mg/dia
	Urina isolada (fita de imersão)	≤ 30 mg/dl	> 30 mg/dl
	Urina isolada (proteína/creatinina)	≤ 200 mg/g	> 200 mg/g
Albumina	Urina de 24 horas	≤ 30 mg/dl	> 300 mg/dia
	Urina isolada (fita de imersão)	≤ 3 mg/dl	Não aplicável
	Urina isolada (proteína/creatinina)	< 17 mg/g (M) < 25 mg/g (H)	> 250 mg/g (M) > 355 mg/g (H)

M: mulheres; H: homens. Fonte: Associação Médica Brasileira (AMB) – Conselho Federal de Medicina (CFM)[3] e KDIGO[12].

Avaliação e monitoramento de anemia na DRC

Hemograma

Princípios – Deficiências no tamanho ou no número de eritrócitos, bem como na quantidade de hemoglobina que eles apresentam, podem ser determinadas por meio do hemograma. Essa condição é denominada anemia[37].

Limitações ou interações – Os valores do hemograma podem ser influenciados pelo estado de hidratação do paciente, pela presença de hiperglicemia, que pode superestimar os valores do hematócrito. Já as concentrações de hemoglobina podem ser influenciadas pelo gênero dos indivíduos, devido às diferenças na produção de estrógeno e testosterona após a puberdade e na pós-menopausa[14].

Intervalo de referência – São considerados valores normais de hemoglobina para indivíduos adultos do sexo masculino as concentrações > 13 g/dl e para o sexo feminino as concentrações > 12 g/dl. Esta última concentração também deve ser utilizada para homens com idade superior a 65 anos[12].

Interpretação – Pacientes com valores de hemoglobina inferiores aos recomendados apresentam anemia[3].

Frequência de avaliação – Os níveis de hemoglobina em indivíduos com TFG < 60 ml/min/1,73m² devem ser monitorados conforme o estágio da DRC (Tabela 28.5).

Tabela 28.5. Periodicidade recomendada de monitorização do nível plasmático de hemoglobina

Estágio da DRC	Periodicidade de avaliação
3	Anualmente
4	A cada 6 meses
5	A cada 3 meses

Fonte: KDIGO[12].

Ferro plasmático

Princípios – Entre os exames laboratoriais utilizados na avaliação do estado nutricional relativo ao ferro, este é o primeiro a ser determinado[37].

Limitações ou interações – Há grande variação diária nos seus níveis plasmáticos[37].

Intervalo de referência – As concentrações normais de ferro no plasma variam entre 115 e 165 μg/dl, entretanto podem estar mais elevadas durante o período da manhã e chegar a valores até 30% menores durante a tarde[37].

Interpretação – A deficiência de ferro plasmático ocorre a partir de valores < 60 μg/dl[37].

Frequência de avaliação – Recomenda-se avaliar os níveis séricos de ferro pelo menos a cada três meses[67].

Ferritina plasmática

Princípios – Utilizada como indicador da reserva de ferro no organismo[37].

Limitações ou interações – Seus níveis plasmáticos estão elevados na presença de inflamação e de reações de fase aguda[67].

Intervalo de referência – As reservas de ferro são consideradas adequadas quando os níveis de ferritina forem superiores a 100 ng/ml[7].

Interpretação – Valores inferiores ao recomendado indicam presença de deficiência de ferro[7], especialmente concentrações ≤ 30 ng/ml, que refletem deficiência grave de ferro[67].

Frequência de avaliação – Recomenda-se avaliar os níveis séricos de ferritina pelo menos a cada três meses[67].

Saturação da transferrina

Princípios – É o método mais utilizado para avaliar a disponibilidade do ferro para participar da eritropoiese[67].

Limitações ou interações – Seus níveis plasmáticos são influenciados na presença de inflamação e de reações de fase aguda[67].

Intervalo de referência – As reservas de ferro são consideradas adequadas quando a saturação da transferrina for > 20% nos pacientes com DRC[7].

Interpretação – Valores de saturação inferiores ao recomendado indicam presença de deficiência de ferro[7].

Frequência de avaliação – Recomenda-se avaliar a saturação de transferrina pelo menos a cada três meses[67].

Avaliação e monitoramento de acidose metabólica na DRC

Bicarbonato plasmático

Princípios – Com a diminuição da TFG, ocorre limitação na excreção de ácidos gerados no organismo, visto que o rim é a principal via de eliminação de ácidos não voláteis[3].

Limitações ou interações – As técnicas utilizadas para coletar o sangue e transportá-lo até o laboratório podem influenciar nos resultados das concentrações séricas de bicarbonato, bem como o método utilizado para sua determinação. Recomenda-se evitar o contato entre o sangue e o ar, evitar longos períodos entre a coleta e a dosagem laboratorial e métodos de dosagem enzimáticas, por serem menos acurados[14].

Intervalo de referência – Valores de bicarbonato dosado em sangue venoso > 22 mEq/L são considerados normais[3].

Interpretação – O diagnóstico de acidose metabólica é dado quando a concentração de bicarbonato é inferior a 22 mEq/L, especialmente em TFG < 30 ml/min/1,73m[27].

Frequência de avaliação – É recomendado investigar a presença de acidose metabólica em todos os pacientes com DRC com TFG < 30 ml/min/1,73m² pelo menos uma vez por ano[3].

Avaliação e monitoramento de distúrbio ósseo-mineral na DRC

Cálcio total plasmático

Princípios – Sua determinação é um dos principais métodos propedêuticos do diagnóstico e do tratamento do distúrbio ósseo-mineral na DRC[3]. Na presença de hiperfosfatemia e deficiência de vitamina D, ocorre hipocalcemia, que está associada a anormalidade na homeostase óssea e aumento na fragilidade dos ossos e fraturas[7].

Limitações ou interações – Os níveis plasmáticos desse mineral podem não refletir seu verdadeiro estado nutricional, uma vez que, na presença da deficiência dietética de cálcio, há aumento na eficiência de sua absorção intestinal com objetivo de manter a necessidade de cálcio pelo organismo[68].

Intervalo de referência – Nos estágios 3 e 4 da DRC, as concentrações séricas de cálcio total devem ser mantidas dentro do intervalo de referência do laboratório onde foram dosadas. No estágio 5, os níveis devem variar entre 8,4 e 9,5 mg/dl[69]. Vale ressaltar que é recomendada a utilização do cálcio total corrigido pela concentração sérica de albumina, calculada usando a seguinte fórmula[70]: Ca total corrigido = Ca total medido + [(4 - albumina) x 0,8].

Interpretação – Concentrações séricas de cálcio superiores aos valores recomendados indicam presença de hipercalcemia. Já níveis séricos inferiores aos recomendados indicam a ocorrência de hipocalcemia.

Frequência de avaliação – Recomenda-se monitorar os níveis de cálcio em pacientes com TFG < 45 ml/min/1,73m[23]. A periodicidade dessa avaliação vai variar conforme o estágio da DRC (Tabela 28.6).

Tabela 28.6. Intervalos razoáveis de monitorização do nível plasmático de cálcio

Estágio da DRC	Periodicidade de avaliação
3	A cada 6-12 meses
4	A cada 3-6 meses
5	A cada 1-3 meses

Fonte: KDIGO[71] e Diretriz Distúrbio Mineral Ósseo[70].

Fósforo plasmático

Princípios – Assim como o cálcio plasmático, a determinação do fósforo é um dos principais métodos propedêuticos do diagnóstico e do tratamento do distúrbio ósseo-mineral na DRC[3].

Limitações ou interações – A ingestão crônica de antiácido à base de alumínio, a utilização de glicocorticoides, a ingestão elevada de magnésio e a presença de hipoparatireoidismo podem contribuir para a diminuição das concentrações plasmáticas desse mineral[72].

434

Intervalo de referência – Nos estágios 3 e 4 da DRC, os níveis de fósforo sérico devem ser mantidos entre 2,7 e 4,6 mg/dl; já no estágio 5 os níveis devem variar entre 3,5 e 5,5 mg/dl[69].

Interpretação – Concentrações séricas de fósforo superiores aos valores recomendados indicam a presença de hiperfosfatemia. Níveis séricos inferiores aos recomendados indicam a ocorrência de hipofosfatemia.

Frequência de avaliação – Segue os mesmos intervalos razoáveis recomendados para monitorização do cálcio plasmático (Tabela 28.6).

Hormônio da paratireoide (PTH)

Princípios – Com o cálcio e o fósforo plasmáticos, a determinação do PTH é essencial para o diagnóstico do distúrbio mineral ósseo[3]. Na presença de hiperfosfatemia, as glândulas paratireoides são estimuladas a liberar o PTH, o que pode levar ao desenvolvimento de hiperparatireoidismo secundário[7]

Limitações ou interações – É fundamental que as amostras colhidas sejam imediatamente colocadas em gelo e rapidamente centrifugadas, em centrífuga refrigerada, para que a molécula não se degrade e influencie os resultados[73].

Intervalo de referência – Níveis ideais de PTH intacto para pacientes no estágio 3 da DRC variam entre 35-70 pg/ml. Já no estágio 4, são ideais os valores entre 70-110 pg/ml, e no estágio 5 são preconizados valores entre 150-300 pg/ml[69].

Interpretação – Níveis de PTH superiores às faixas de valores recomendados indicam a presença de hiperparatireoidismo[69].

Frequência de avaliação – Recomenda-se monitorar os níveis de PTH em pacientes com TFG < 45 ml/min/1,73m²[3]. A periodicidade dessa avaliação vai variar conforme o estágio da DRC (Tabela 28.7).

Tabela 28.7. Intervalos razoáveis de monitorização do nível plasmático de PTH

Estágio da DRC	Periodicidade de avaliação
III	Anualmente
IV	A cada 6-12 meses
V	A cada 3-6 meses

Fonte: KDIGO[71] e Associação Médica Brasileira (AMB) – Conselho Federal de Medicina (CFM)[3].

Vitamina D

Princípios – É responsável pela manutenção das concentrações plasmáticas de cálcio e fósforo em variações normais[74]. A elevação sérica do PTH, na presença de hiperfosfatemia, resulta na inibição da síntese da 1,25-dihidroxivitamina D_3, o que leva à deficiência de vitamina D ativa e, por consequência, à hipocalcemia e à osteodistrofia renal[7].

Limitações ou interações – Doenças que alterem o metabolismo lipídico podem prejudicar a absorção intestinal dessa vitamina, assim como a utilização de medicamentos como antiepiléticos, corticosteroides e aqueles que reduzem a absorção de lipídeos. Os níveis dessa vitamina também podem estar diminuídos em obesos, em idosos e em indivíduos com baixa exposição solar[74].

Intervalo de referência – Níveis superiores a 30 ng/ml são considerados normais[70].

Interpretação – Indivíduos com níveis séricos inferiores a 15 ng/ml são classificados como deficientes em vitamina D, e aqueles cujos níveis encontram-se entre 16 e 30 ng/ml, como insuficientes[70].

Frequência de avaliação – Recomenda-se monitorar os níveis de 25(OH)D anualmente, em pacientes com TFG < 45 ml/min/1,73m²[3].

Avaliação e monitoramento do estado nutricional, perfil lipídico e outros nutrientes

Albumina plasmática

Princípios – Avalia o estado nutricional proteico visceral e na DRC é um indicador de risco de mortalidade e prognóstico da doença[37].

Limitações ou interações – Seus níveis plasmáticos podem diminuir na presença de inflamação, estresse oxidativo, acidose metabólica e estados de retenção hídrica[37].

Intervalo de referência – Valores plasmáticos de albumina ≥ 3,8 g/dl são considerados normais[75].

Interpretação – Valores de albumina inferiores ao recomendado podem indicar a presença de subnutrição energético-proteica, e uma investigação mais completa deve ser realizada[37].

Frequência de avaliação – No estágio III da DRC, o intervalo de dosagem da albumina deve ser a cada 6-12 meses, já nos estágios IV e V a avaliação deve ser a cada 1-3 meses[37].

Glicose plasmática de jejum

Princípios – Utilizada tradicionalmente para diagnosticar e monitorar *diabetes mellitus* e intolerância à glicose[37].

Limitações ou interações – Fatores não nutricionais podem influenciar suas concentrações, como a presença de infecções, estresse fisiológico, tabagismo, não realização de jejum para a coleta, entre outros[37].

Intervalo de referência – Valores de glicemia < 100 mg/dl são considerados normais[76].

Interpretação – Valores de glicemia entre 100-125 mg/dl indicam presença de intolerância à glicose e valores > 126 mg/dl podem indicar presença de diabetes, porém o diagnóstico deverá ser confirmado[76].

Frequência de avaliação – A avaliação dos níveis séricos de glicose em jejum deve ser realizada mensalmente[66].

Hemoglobina glicada (HbA1c)

Princípios – A quantidade de glicose ligada à hemoglobina é proporcional à concentração média de glicose no sangue. Uma vez que a hemoglobina tem vida-média de aproximadamente 120 dias, a determinação da quantidade de glicose ligada a ela pode fornecer informações sobre o controle glicêmico no período de 60 a 120 dias antes da realização do exame[37].

Limitações ou interações – Algumas condições clínicas podem afetar os resultados desse exame, como hemoglobinopatias, gestação, anemia hemolítica e transfusão ou perdas sanguíneas[37].

Intervalo de referência – Recomenda-se manter os níveis de HbA1c < 7,0%[12,58].

Interpretação – Níveis superiores ao valor recomendado sugerem mau controle glicêmico nos últimos dois a três meses. Cada 1% de aumento na HbA1c reflete elevação média de 35 mg/dl na glicose sérica[37].

Frequência de avaliação – Em indivíduos diabéticos, a HbA1c deve ser dosada a cada seis meses. Já em pacientes submetidos à alteração no esquema terapêutico ou que não estejam atingindo as metas do tratamento, a HbA1c deve ser dosada a cada três meses[37].

Colesterol total

Princípios – Utilizado na avaliação de risco de doença coronariana e no diagnóstico de dislipidemia[37]. Um aspecto particular nos pacientes com DRC é que níveis de colesterol total baixos estão associados à maior mortalidade[18].

Limitações ou interações – Seus níveis são afetados por fatores não nutricionais iguais aos descritos para a albumina[37].

Intervalo de referência – Vale ressaltar que, devido a sua associação com o estado nutricional energético-proteico na DRC, valores > 150 mg/dl são preconizados[18], porém sem exceder o valor desejável, que é < 200 mg/dl. São considerados valores limites entre 201-239 mg/dl e valores ≥ 240 mg/dl são considerados altos[77].

Interpretação – Como indicador do estado nutricional energético-proteico, este é pouco sensível, todavia valores baixos de colesterol total na DRC podem ser utilizados como triagem para possíveis déficits nutricionais. Já valores elevados indicam a presença de hipercolesterolemia e associam-se a maior incidência de aterosclerose[37].

Frequência de avaliação – A avaliação do perfil lipídico deve estar presente na primeira consulta nutricional. O intervalo mínimo de tempo para solicitar novamente o perfil lipídico para monitorar a eficácia do tratamento nutricional é de seis semanas. Após alcançar a meta do tratamento, o monitoramento deverá ser realizado no intervalo de quatro a seis meses[37].

Triglicerídeos

Princípios – São transportados por lipoproteínas de densidade muito baixa (VLDL), de densidade intermediária (IDL) e quilomícrons, todos considerados aterogênicos. Também são utilizados para diagnosticar dislipidemia[37].

Limitações ou interações – O preparo incorreto para a realização do exame pode alterar os resultados. Para garantir a acurácia, é necessário jejum de 12 horas, que não haja ingestão de álcool nas 72 horas prévias e controle dos medicamentos utilizados pelo indivíduo, visto que alguns anticoagulantes afetam o resultado[37].

Intervalo de referência – Valores de triglicerídeos < 150 mg/dl são considerados normais. Valores entre 150 e 199 mg/dl são considerados limítrofes. Valores entre 200 e 499 mg/dl são considerados altos e valores ≥ 500 mg/dl são considerados muito altos[77].

Interpretação – Concentrações > 150 mg/dl indicam a presença de hipertrigliceridemia. Valores > 1.000 mg/dl aumentam o risco para quilomicronemia e pancreatite[37].

Frequência de avaliação – Deve seguir a mesma frequência de avaliação e monitoramento descrita para o colesterol total[37].

Lipoproteína de alta densidade (HDL-colesterol)

Princípios – Responsável por transportar o colesterol dos tecidos periféricos para o fígado, onde esse é excretado[37].

Limitações ou interações – A acurácia em sua determinação pode ser influenciada por variações analíticas, como no caso de alguns métodos de precipitação, que, dessa forma, subestimam as reais concentrações plasmáticas de HDL-colesterol[37].

Intervalo de referência – São considerados valores normais de HDL-colesterol aqueles superiores a 40 mg/dl para homens e maiores que 50 mg/dl para mulheres[77].

Interpretação – Concentrações baixas de HDL-colesterol indicam a presença de dislipidemia e contribuem para aumento no risco de desenvolvimento de aterosclerose e de doenças cardiovasculares[37].

Frequência de avaliação – Deve seguir a mesma frequência de avaliação e monitoramento descrita para o colesterol total[37].

Lipoproteína de baixa densidade (LDL-colesterol)

Princípios – Contém cerca de 70%-75% do colesterol plasmático e, na prática clínica, seus níveis são estimados por meio da equação de Friedwald: LDL-colesterol = colesterol total – HDL-colesterol (triglicerídeos/5)[78].

Limitações ou interações – O cálculo utilizando a equação só é válido para níveis de triglicerídeos inferiores a 400 mg/dl[78].

Intervalo de referência – São considerados valores desejáveis de LDL-colesterol aqueles < 100 mg/dl. São aceitáveis valores entre 100 e 129 mg/dl, já valores entre 130 e 159 mg/dl são considerados limítrofes e valores ≥ 160 mg/dl são considerados altos[58,77].

Interpretação – Concentrações elevadas de LDL-colesterol são consideradas preditores importantes de risco para aterosclerose e doenças cardiovasculares, visto que essa fração lipídica é responsável por carregar o colesterol da circulação para as paredes arteriais[37].

Frequência de avaliação – Deve seguir a mesma frequência de avaliação e monitoramento descrita para o colesterol total[37].

Ácido úrico plasmático

Princípios – É gerado a partir do metabolismo das purinas, por meio da degradação oxidativa mediada pela enzima uricase. Cerca de dois terços do urato produzido pelo organismo são eliminados pelos rins[79].

Limitações ou interações – O uso de álcool e de cafeína, a hipertrigliceridemia e o uso de alguns fármacos podem interferir na acurácia das concentrações séricas[80].

Intervalo de referência – São considerados níveis séricos normais de ácido úrico aqueles ≤ 7,0 mg/dl (≤ 420 mmol/l)[12].

Interpretação – Indivíduos com concentração sérica superior a 7,0 mg/dl (> 420 mmol/l) apresentam hiperuricemia[12].

Frequência de avaliação – É sugerido que no estágio 2 da DRC a avaliação bioquímica dos níveis de ácido úrico seja realizada anualmente. Nos outros estágios da doença recomenda-se que a avaliação seja semestral[81].

Potássio plasmático

Princípios – Exerce papel importante na manutenção da pressão osmótica e do equilíbrio hídrico do organismo. Pequenas alterações na sua concentração plasmática podem afetar a transmissão neural, a contração muscular e o tônus vascular[82].

Limitações ou interações – Drogas como os inibidores da enzima conversora de angiotensina, bloqueadores de receptores de angiotensina e alguns diuréticos podem impedir a excreção normal de potássio, assim como a presença de algumas doenças, como o diabetes e a doença cardíaca grave[82].

Intervalo de referência – Valores normais de potássio plasmático podem variar entre 3,8 e 5,0 mmol/L[82].

Interpretação – Valores superiores a 5,0 mmol/L indicam a ocorrência de hipercalemia[82].

Frequência de avaliação – É sugerido que no estágio 2 da DRC os níveis de potássio sejam avaliados anualmente. Nos estágios 3 e 4 da doença, recomenda-se que a avaliação seja trimestral, e no estágio 5 a avaliação deve ser mais frequente, bimestral[81].

Sódio plasmático

Princípios – É o cátion mais abundante no líquido extracelular corporal e age para regular a pressão osmótica e manter o equilíbrio hídrico no interior do organismo[82].

Limitações ou interações – A administração de sais de potássio parece aumentar a excreção urinária de sódio. No caso de vômito, diarreia e transpiração profusa, podem ocorrer perdas significativas de sódio[82].

Intervalo de referência – O sódio é encontrado no plasma, na concentração de 140 mmol/L[82].

Interpretação – Valores plasmáticos inferiores indicam a presença de hiponatrenia; já valores superiores sugerem a ocorrência de hipernatremia[82].

Frequência de avaliação – É sugerido que no estágio 2 da DRC a avaliação bioquímica dos níveis de sódio seja realizada anualmente. Nos outros estágios da doença recomenda-se que a avaliação seja semestral[81].

TRATAMENTO NUTRICIONAL DA DOENÇA RENAL CRÔNICA NA FASE PRÉ-DIÁLISE

Para os pacientes renais crônicos pré-diálise, os cuidados nutricionais visam retardar a progressão da DRC, controlar os distúrbios metabólicos e hormonais causados pela sua progressão, atenuar os sintomas da síndrome urêmica e manter ou recuperar o estado nutricional do paciente para o início da terapia renal substitutiva[83,84].

Historicamente, a dieta hipoproteica tem sido utilizada com o objetivo de reduzir a progressão da DRC. No entanto, essa menor ingestão de proteínas leva à redução obrigatória no consumo de energia, de maneira que os pacientes com DRC ficam expostos ao risco de desenvolver subnutrição energético-proteica[85,86]. Na tentativa de compensar o consumo reduzido de energia dessa dieta, observa-se aumento no consumo de lipídeos sem levar-se em consideração a qualidade dela[84,85]. A baixa ingestão frequente de proteína e energia nesses pacientes ressalta a necessidade de melhor avaliação da ingestão alimentar[87].

Energia

A ingestão energética constitui um importante fator para assegurar um balanço nitrogenado neutro e, assim, permitir a manutenção de um estado nutricional adequado. A recomendação de energia é de 30 a 35 kcal/kg de peso ideal/dia[14]. O peso ideal ou ajustado deve ser calculado quando a adequação do peso for > 115% ou < 95%. Ajustes devem ser feitos para pacientes com subnutrição ou em risco nutricional, principalmente aqueles que apresentam doenças crônicas graves associadas. Em outras situações, como em pacientes idosos ou sedentários, a necessidade energética pode ser reduzida[75].

Estudo realizado com pacientes renais crônicos nos estágios 3 e 4, que teve como objetivo avaliar o consumo energético por meio da aplicação de recordatório alimentar de 24 horas, encontrou ingestão média de 18,0 ± 7,0 kcal/kg/dia. Durante 18 meses, esses pacientes receberam aconselhamento nutricional ambulatorial para aumentar a ingestão energética, que ao final do estudo teve média de 17,0 ± 9,0 kcal/kg/dia. Os autores concluíram que, apesar do acompanhamento nutricional regular, os pacientes têm dificuldade em alcançar a recomendação de energia, fato que pode submetê-los a maior risco nutricional[88].

Alguns alimentos fontes de energia e com pequena quantidade de proteína podem ser utilizados com o objetivo de elevar o consumo alimentar desses pacientes, sem influenciar no controle proteico, como: frutas e hortaliças (verificar restrições de potássio), tapioca, farinha de mandioca, fécula de batata, maisena, óleos vegetais (milho, soja, canola, girassol e oliva), creme de leite, margarina e maionese (em casos nos quais os pacientes não sejam dislipidêmicos) e mel, geleia, compotas e sorvetes de frutas (em casos nos quais os pacientes não sejam diabéticos e/ou dislipidêmicos)[6].

Lipídeos

Adultos com DRC apresentam maior risco de desenvolver doenças cardiovasculares do que a população em geral. É recomendada para esses pacientes a aplicação do *Adult Treatment Panel III* e dos guias da *American Heart Association*, que incluem modificações do tipo e da quantidade de lipídeos[83].

Dessa forma, a ingestão de gordura total não deve ultrapassar 30% do valor energético total (VET) consumido, com ênfase nas gorduras consideradas saudáveis[83]. Para isso, o consumo de ácidos graxos saturados (AGS) deve ser < 7% VET; os ácidos graxos monoinsaturados (MUFA) devem contribuir com até 20% VET e os poli-insaturados (PUFA) com até 10% VET; deve-se evitar o consumo de gorduras *trans* e o colesterol não deve ultrapassar 200 mg/dia[69].

Essas recomendações são baseadas em evidências de que a substituição dos AGS pelos MUFA favorece um melhor controle dos fatores de risco tradicionais para a doença cardiovascular aterosclerótica. A dieta rica em MUFA proporciona redução nas concentrações de triglicérides e HDL-c, bem como um efeito hipocolesterolêmico[89]. Já os PUFA têm efeito redutor de colesterol em humanos, bem como são associados com uma menor razão entre o colesterol total e o HDL-c. A substituição de AGS por PUFA contribui para a redução no LDL-c[90,91].

Um grande número de evidências sugere que os ácidos graxos ômega-3 possuem efeito cardioprotetor por meio de diversos mecanismos, como a modulação de função e estrutura das membranas celulares, que apresenta potente ação anti-inflamatória, na agregação plaquetária, na hipertensão arterial e sobre os parâmetros lipídicos, com redução das concentrações de triglicérides e melhora nos níveis de HDL-c[89,92].

No entanto, mais trabalhos com DRC são necessários para confirmar o real benefício da suplementação desses ácidos graxos, bem como para estabelecer recomendações formais de ingestão nessa população[89]. Até o presente momento, a recomendação contida nos guias da *American Heart Association* pode ser aplicada, ou seja, pacientes considerados com alto risco de desenvolvimento de doenças cardiovasculares devem consumir diariamente 1g de ômega-3[11,92,93].

Proteínas e fósforo

É amplamente difundido que dietas com alto teor de proteínas resultam na hiperfiltração e hipertensão glomerular, aumentando a progressão da doença renal[84]. Dessa forma, há séculos a manipulação dietética mais empregada no tratamento da DRC é a restrição proteica[1], de maneira que, em condições clínicas estáveis, esses pacientes são capazes de ativar mecanismos adaptativos, que possibilitam a manutenção das reservas proteicas corporais, desde que a oferta de energia seja suficiente[83].

Entretanto, estudos mais recentes demonstram que a redução no consumo de proteínas com o objetivo de retardar a perda de função renal ainda permanece inconclusiva em humanos[75]. Há evidências de que a restrição proteica tem importante papel de minimizar os distúrbios metabólicos e hormonais resultantes da progressão da DRC, como a redução de toxinas urêmicas provenientes do metabolismo de proteína e aminoácidos, a melhora da acidose metabólica pela menor geração de ácidos no organismo, a redução do consumo dietético de fósforo (1g de proteína equivale em média a 15 mg de fósforo), a melhora do metabolismo da glicose pela diminuição da resistência insulínica e a redução da proteinúria com favorecimento da manutenção adequada das concentrações séricas de albumina[7].

Portanto, ainda que não haja consenso sobre a quantidade de proteína a ser prescrita na DRC pré-diálise, a maior parte dos guias especiais para essa população recomenda uma ingestão normoproteica (0,8g de proteína/kg de peso ideal/dia) para pacientes nos estágios 1 e 2. Nos estágios 3, 4 e 5, recomenda-se uma leve restrição proteica (0,6g de proteína/kg de peso ideal/dia). Para pacientes nesses estágios com muita dificuldade de aderir à restrição proteica, recomenda-se ingestão de 0,75g de proteína/kg de peso ideal/dia. Independentemente da quantidade de proteína prescrita, uma porcentagem mínima de 50% deve vir de fontes de alto valor biológico[75,83].

Nos casos em que o paciente apresentar proteinúria inferior a 3g em 24 horas, recomenda-se a ingestão de 0,8g de proteína/kg de peso ideal/dia. A mesma recomendação utilizada para pacientes com proteinúria superior a 3g/dia, no entanto nesses casos se acrescenta mais 1g de proteína a cada grama de proteinúria. Dieta normoproteica também é recomendada para pacientes com DRC diabéticos que estejam com um mau controle glicêmico, para compensar um possível catabolismo proteico. Todavia, se houver bom controle da glicemia, recomenda-se restrição proteica de 0,6g de proteína/kg de peso ideal/dia, visto que existem evidências mais consistentes de retardo na progressão da doença renal com restrição proteica nesses pacientes[81].

A dieta muito restrita em proteína (0,3g/kg/dia) suplementada com aminoácidos essenciais e cetoácidos é outra possibilidade de prescrição para pacientes com TFG < 30 ml/minuto. Ela parece segura do ponto de vista nutricional, além de oferecer melhora dos sintomas urêmicos, do controle da pressão arterial, da acidose metabólica, da sensibilidade à insulina e dos distúrbios do metabolismo ósseo, ainda que exista carência de estudos controlados, de longo prazo e com número de indivíduos significativo[75]. Recomenda-se a prescrição de um comprimido para cada 5 kg de peso corporal, divididos em três a quatro vezes ao dia. A dosagem máxima diária de 50 comprimidos deverá ser respeitada[81].

Existe ainda certa resistência à prescrição de dieta hipoproteica para os pacientes renais crônicos pré-diálise, especialmente relacionada à preocupação em expor esses pacientes a maior risco nutricional, todavia há evidências de que esse risco pode ser mínimo se o paciente for acompanhado regularmente por um nutricionista especializado. Dessa forma, o consumo energético e de outros nutrientes será precisamente monitorado e adaptações necessárias do consumo serão prontamente realizadas. Recomenda-se fazer acompanhamento nutricional intenso, com a frequência de pelo menos quatro vezes ao ano. Porém, se o paciente já apresentar um quadro de subnutrição energético-proteica estabelecido, a restrição de proteína não deverá ser utilizada[94].

Uma forma confiável de monitorar e avaliar a adesão do paciente à quantidade proteica prescrita pode ser obtida por meio do cálculo do equivalente proteico do aparecimento de nitrogênio (PNA – *protein equivalent of total nitrogen appearance*), desde que o paciente esteja em balanço nitrogenado neutro. Tal cálculo baseia-se na excreção do produto final do catabolismo proteico, a ureia, a partir da urina de 24 horas (Quadro 28.5). Essa medida é importante, pois os pacientes podem consumir menos do que a quantidade prescrita e, quando isso é detectado, a dieta deve ser corrigida. Dessa forma, um nutricionista qualificado pode projetar e elaborar uma dieta aceitável para a maioria dos pacientes[81].

Quadro 28.5 – Fórmulas para cálculo da estimativa do equivalente proteico do aparecimento de nitrogênio (PNA)

Cálculo do PNA
• PNA (g proteína/dia) = [(NUU (g) + (0,031 g x peso (kg))] x 6,25
NUU: nitrogênio ureico urinário
• NUU (g) = [ureia urinária (g/L) / 2,14] x volume urinário 24 h (L)
Normalização do PNA (nPNA)
• nPNA (g/kg/dia) = PNA (g/dia) / peso Ideal (kg)

Fonte: Cuppari e cols.[81].

Na tentativa de diminuir os efeitos metabólicos na progressão da DRC causados pelo consumo de proteínas de origem animal, a substituição por fontes proteicas de origem vegetal tem sido sugerida por ter possíveis benefícios sobre a hemodinâmica renal, independentemente da quantidade de proteína ingerida[84]. Existe um pressuposto de que a proteína vegetal possa ser menos indutora de hipertensão e hiperfiltração renal, em virtude da diferente composição de aminoácidos e da forma como eles são metabolizados[1].

No entanto, ainda que os efeitos benéficos da proteína soja estejam bem estabelecidos em ratos, eles continuam inconclusivos em seres humanos[95]. Um estudo comparou a ingestão de dieta hipoproteica (0,75g/kg/dia) em pacientes com DRC pré-diálise, no qual um grupo recebeu proteína exclusivamente de fonte animal e o outro recebeu proteína apenas da soja. Em ambos os grupos foi observado retardo na progressão da doença e diminuição da proteinúria. Os autores concluíram que esses benefícios possivelmente resultaram da restrição proteica, independentemente do tipo de proteína[96].

Atualmente, os principais benefícios da proteína vegetal descritos na literatura para pacientes renais crônicos são: a menor ingestão de gordura saturada e colesterol, o melhor controle da homeostase de fósforo, pela diminuição da biodisponibilidade de fósforo quelado pelos fitatos, além da manutenção do estado nutricional dos pacientes, visto que a proteína de soja é considerada de alto valor biológico[95,97].

Tão importante quanto a quantidade e o tipo de proteína sobre a progressão da DRC é o fato de ela associar-se ao aumento da ingestão de fósforo[98], que pode acarretar o desenvolvimento de doença cardiovascular, aumento de mortalidade, prejuízo na ativação enzimática da vitamina D e o desenvolvimento do hiperparatireoidismo secundário[97,99].

A hiperfosfatemia ocorre em fases mais tardias da DRC, quando a TFG se encontra inferior a 15 ml/minuto. Se não houver alterações séricas de fósforo ou do PTH na fase pré-diálise da doença renal, o consumo desse mineral é livre em uma dieta que forneça 0,8g de proteína/kg/dia[100]. Entretanto, na vigência de níveis elevados de fósforo, existe indicação do controle dele na dieta[98,99]. Recomenda-se restringir o consumo de fósforo a 800 mg por dia (10 a 12 mg/kg/dia)[75].

No entanto, essa restrição não é específica e implica a restrição proteica e de produtos lácteos, principais fontes dietéticas de fósforo, predispondo ao desenvolvimento de subnutrição[97]. A escolha de alimentos ricos em proteína e com pouca quantidade de fósforo, como a clara de ovo e as carnes em geral, pode auxiliar em uma restrição mais seletiva[101]. Embora a quantidade de fósforo consumida seja relevante, o tipo (orgânico *versus* inorgânico) e a origem (animal *versus* vegetal) também devem ser considerados[18]. Em casos em que o controle das concentrações de fósforo não for alcançado por meio da restrição alimentar, a utilização de quelantes de fósforo deve ser indicada.

Minerais

Com a restrição proteica, a ingestão de cálcio também fica reduzida e a absorção intestinal dele diminui com a progressão da DRC, devido ao metabolismo alterado da vitamina D[18]. A recomendação da ingestão de cálcio é de 1.000 a 1.200 mg/dia[75], e sua suplementação pode ser necessária, assim como a da vitamina D ativa[18,102]. Entretanto, a decisão de suplementar o paciente com DRC deve ser bem fundamentada, visto que a sobrecarga de cálcio pode predispor à calcificação de tecidos moles. Recomenda-se que o consumo total de cálcio elementar (dieta + quelantes) não ultrapasse 2.000 mg por dia[18].

Geralmente, o potássio não é restrito na dieta do paciente com DRC pré-dialítica, até que haja perda significativa da função renal (TFG < 30 ml/min/1,73m^2), quando a recomendação passa a ser individualizada, ou seja, dependente da presença de níveis elevados ou não de potássio sérico[83]. Além da redução da função renal, o consumo dietético e a utilização de anti-hipertensivos inibidores da enzima conversora de angiotensina podem favorecer a ocorrência de hiperpotassemia. Nesses casos, recomenda-se o consumo de potássio entre 40 e 70 mEq/dia[75]. O aconselhamento nutricional é fundamental para manter a ingestão de potássio dentro da faixa recomendada. A restrição absoluta das principais fontes alimentares não é recomendada, visto que elas fornecem também vitaminas, minerais e fibras alimentares. Portanto, deve-se dar preferência ao consumo de frutas e hortaliças com menor quantidade de potássio por porção (Quadro 28.6), além da utilização do cozimento, que pode remover cerca de até 60% do conteúdo de potássio dos alimentos. Para isso, sugere-se cortar os alimentos em pequenos pedaços com objetivo de aumentar a área de contato e cozinhar em grandes quantidades de água, que, posteriormente, será desprezada[83].

A recomendação de ferro é de 10 a 18 mg/dia, sendo a suplementação necessária pela reduzida ingestão proteica e para os pacientes em terapia com eritropoietina[75].

Sódio e líquidos

Indivíduos com função renal diminuída podem ser particularmente suscetíveis aos efeitos adversos da ingestão excessiva de sódio. Como o controle primário da concentração de sódio é realizado pelos rins, os pacientes com DRC podem ter a habilidade de excreção de sódio reduzida, o que os torna menos capazes de compensar a alta carga de sódio característica da dieta ocidental. Estudos recentes sugeriram que a ingestão diária de sódio está associada à redução da TFG e com a albuminúria[103]. A restrição de sódio na dieta contribui para controle da progressão da lesão e da perda da função renal[84].

Quadro 28.6. Classificação de porções de alimentos de acordo com a quantidade de potássio

Alimentos com pequena e média quantidade (< 5 mEq/porção)	
1 banana maça média	5 folhas de alface
1 caqui médio	2 pires (chá) de agrião
2 pires (chá) de jabuticaba	1/2 pepino P
1 fatia média abacaxi	1 pires (chá) de repolho
1 laranja lima P	3 rabanetes M
10 morangos	1 pimentão M
1 maça M	1 tomate P
10 acerolas	1/2 cenoura M
1/2 manga M	1 pires (chá) de escarola
1 pera	
1/2 copo de suco de limão	
Alimentos com elevada quantidade (> 5 mEq/porção)	
1 banana nanica M	1 pires (chá) de alcega
1 fatia M de melão	2 pires (chá) de couve
1 laranja-pera M	3 colheres (sopa) de beterraba crua
1 kiwi M	1 pires (chá) batata frita
1/2 abacate M	2 colheres (sopa) massa de tomate
1 mexerica M	1 concha P de feijão
1 fatia M mamão	1 concha P de lentilha
1 cacho P de uva	

P: pequena (o); M: média (o). Fonte: Cuppari e cols.[81].

Portanto, recomenda-se o controle das quantidades de sódio intrínseco entre 1.000 e 2.000 mg/dia ou aproximadamente 5g de NaCl/dia. Além disso, o sal de adição, temperos industrializados e embutidos deverão ser evitados, pela grande quantidade de sódio em sua composição[12,75]. Em substituição ao sal de adição, recomenda-se a utilização de temperos naturais, como salsinha, cebolinha, cebola, alho, coentro, tomilho, manjericão, pimenta, gengibre, orégano, louro, limão, canela, entre outros. Os substitutos de sal à base de potássio não são recomendados na DRC[18].

Usualmente, a retenção de fluidos não é observada nos estágios 3 e 4 da DRC, a não ser que ela curse concomitantemente com certas comorbidades, como a falência cardíaca congestiva. Portanto, a restrição de ingestão hídrica nesses pacientes não é necessária, pois a função renal existente ainda é capaz de manter o balanço hídrico. No entanto, um monitoramento contínuo do estado hídrico deverá ser feito nesses pacientes, por meio da avaliação da presença de edema e alterações bruscas no peso corporal e pressão arterial[83].

Vitaminas

As necessidades de vitaminas na fase pré-diálise da DRC ainda não estão bem definidas. As deficiências são observadas na fase avançada da DRC ou na terapia dialítica, principalmente como resultado da ingestão alimentar inadequada, pelas restrições dietéticas impostas pelo tratamento e/ou pela interação fármaco-nutriente (exemplo: piridoxina e quelantes de fósforo). Portanto, até que se tenha mais conhecimento a respeito das necessidades dessas vitaminas e do seu estado nutricional nesse grupo, a recomendação para prevenir ou corrigir deficiências vitamínicas é a mesma utilizada para a população adulta saudável, com exceção do ácido fólico e da vitamina B_6, cujas quantidades parecem ser maiores. Em casos de dietas com restrição proteicas, a suplementação de vitamina B_{12} também pode ser necessária. Entretanto, a suplementação de qualquer vitamina só deverá ser realizada mediante confirmação clínica e/ou bioquímica de deficiência[81].

As reservas de vitamina A estão, aparentemente, aumentadas e sua suplementação não é recomendada[75]. Há indicação de suplementação de vitamina D para os pacientes com DRC que apresentam concentrações da vitamina abaixo de 30 ng/ml e/ou concentrações séricas alteradas de PTH[12]. No entanto, é importante ressaltar que, para os casos que não se enquadrarem na condição acima, se deve avaliar individualmente a necessidade de suplementação da vitamina D, visto que não há estudos randomizados controlados que tenham demonstrado os benefícios da sua suplementação[84].

Um resumo das principais recomendações de energia e nutrientes para pacientes na fase pré-diálise está apresentado no Quadro 28.7.

Quadro 28.7. Recomendações diárias de energia e nutrientes para pacientes na fase pré-diálise

Energia	30,0 a 35,0 kcal/kg de peso atual ou ideal
Proteína	
Estágios 1 e 2	0,8g/kg peso ideal
Estágios 3, 4 e 5	0,6–0,75g/kg peso ideal
Proteinúria < 3g em 24h	0,8g/kg peso ideal
Proteinúria > 3g em 24h	0,8g/kg peso ideal + 1g a cada grama de proteinúria
Lipídeos	< 30% VET: saturada < 7% VET; monoinsaturada < 20% VET; poli-insaturada < 10% VET e colesterol < 200 mg
Fósforo	Individualizado: geralmente não restrito, ou restrição de 800,0 mg (10 a 12 mg/kg)
Cálcio	1.000,0 a 2.000,0 mg; não ultrapassar 2.000,0 mg
Sódio	1.000,0 a 2.000,0 mg (± 5,0 g de NaCl)
Potássio	Individualizado: geralmente não restrito, ou restrição de 40,0 a 70,0 mEq
Ferro	10,0 a 18,0 mg
Zinco (Homem – Mulher)	11,0 mg – 8,0 mg
Selênio	55,0 µg
Vitamina A (Homem – Mulher)	900,0 µg – 700,0 µg; não suplementar
Vitamina E	15,0 mg
Vitamina D	5,0 µg
Vitamina C (Homem – Mulher)	90,0 a 75,0 mg
Tiamina (Homem – Mulher)	1,2 a 1,1 mg
Riboflavina (Homem – Mulher)	1,3 a 1,1 mg
Niacina (Homem – Mulher)	16,0 a 14,0 mg
Piridoxina	5,0 mg
Folato	1,0 mg
Vitamina B_{12}	2,4 µg

APLICAÇÕES PRÁTICAS DO TRATAMENTO NUTRICIONAL DA DOENÇA RENAL CRÔNICA NA FASE PRÉ-DIÁLISE

Com o objetivo de tornar prática a teoria exposta neste capítulo, na rotina de tratamento ambulatorial dos pacientes com DRC pré-diálise, alguns fluxogramas foram desenvolvidos no Ambulatório de Nutrição e Síndrome Urêmica (ANSU) do Hospital das Clínicas de Ribeirão Preto-FMRP/USP. Esses fluxogramas contêm informações importantes que devem ser coletadas detalhadamente durante a anamnese nutricional e a avaliação do estado nutricional, para que possam embasar o diagnóstico nutricional do paciente e guiar a conduta nutricional e o monitoramento da adesão ao tratamento. O sequenciamento das informações contidas nesses fluxogramas auxilia na definição do diagnóstico nutricional e direciona para a conduta nutricional mais adequada, de acordo com as recomendações dos principais guias especializados na área.

O Fluxograma 28.1 apresenta as recomendações para prescrição da ingestão proteica na DRC pré-diálise de acordo com o estado nutricional atual, a TFG e a presença/quantidade de proteinúria em 24 horas. Vale ressaltar que os critérios para avaliar a presença de subnutrição energético-proteica adotado são os definidos pela *International Society of Renal Nutrition and Metabolism* (ISRNM). De acordo com esses critérios, a presença de subnutrição é confirmada caso o paciente preencha um item em pelo menos três categorias[20].

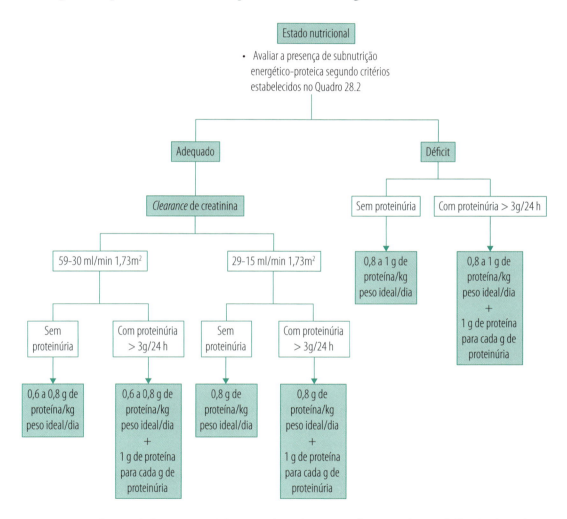

Fluxograma 28.1. Recomendações para a prescrição proteica de acordo com o estado nutricional, a taxa de filtração glomerular e a presença de proteinúria.

No Fluxograma 28.2 estão apresentadas as principais comorbidades associadas à DRC na fase pré-diálise. Nesse fluxograma estão descritas as principais informações a serem coletadas na avaliação nutricional de acordo com a presença de cada uma das doenças. Com base nas informações coletadas, é possível definir pelo fluxograma qual a prioridade de tratamento na consulta atual, bem como as condutas nutricionais a serem tomadas, além de permitir a programação de prioridades a serem abordadas em consultas futuras.

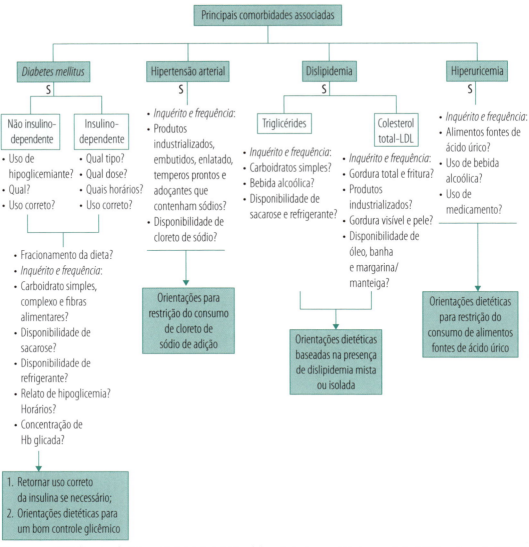

Fluxograma 28.2. Recomendações para tratamento nutricional das principais comorbidades associadas à DRC na fase pré-diálise. S: indica a presença da comorbidade.

O Fluxograma 28.3 tem como objetivo descrever o manejo dietético de alterações nas concentrações dos principais micronutrientes (fósforo, sódio, cálcio e potássio), observadas nos pacientes com DRC pré-diálise. Essas alterações podem ser diagnosticadas por meio de exames bioquímicos, físicos ou pelos inquéritos alimentares, e se estiverem realmente presentes, as informações do fluxograma podem indicar a conduta nutricional mais adequada.

O Fluxograma 28.1 pode ser aplicado para todos os pacientes com DRC na fase pré-diálise, já os Fluxogramas 28.2 e 28.3 somente serão necessários se o paciente for portador de alguma comorbidade associada à DRC e/ou apresentar alguma alteração nos níveis séricos ou na ingestão alimentar dos micronutrientes citados acima. É possível que a aplicação simultânea de mais de um fluxograma seja necessária. No entanto, é importante verificar a prioridade de tratamento na consulta atual para evitar um excesso de informações e metas na conduta nutricional, visto que isso pode confundir o paciente, aumentar a chance de esquecimento e prejudicar a adesão ao tratamento.

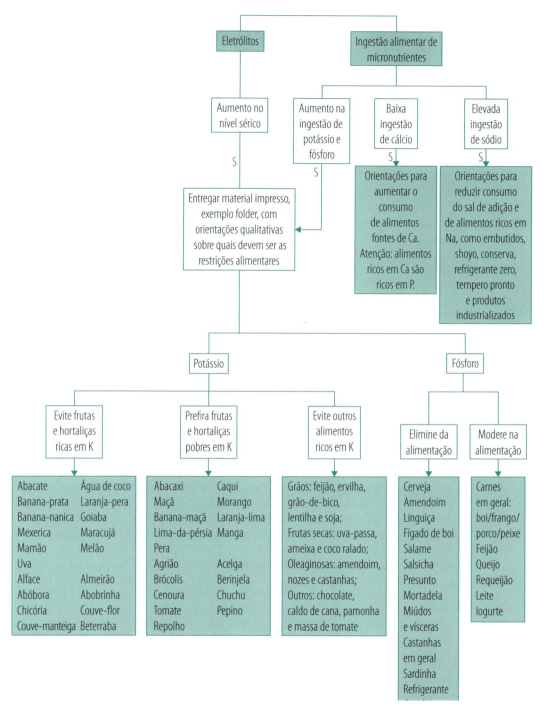

Fluxograma 28.3. Recomendações para controle dietético das principais alterações de micronutrientes associadas à DRC na fase pré-diálise. S: indica a presença da comorbidade.

REFERÊNCIAS

1. Kalista-Richards M. The kidney: medical nutrition therapy – yesterday and today. Nutr Clin Pract. 2011;26(2):143-50.

2. Barbosa TBC, Mecenas AS, Barreto JG, Silva MIB, Bregman R, Avesani CA. Avaliação longitudinal do estado nutricional de pacientes com doença renal crônica na fase não dialítica. Ceres. 2010;5(3):127-37.

3. Associação Médica Brasileira (AMB); Conselho Federal de Medicina (CFM). Projeto Diretrizes. Doença renal crônica (pré-terapia renal substitutiva): diagnóstico. São Paulo: AMB/CFM; 2011. Disponível em: <URL:http://www.projetodiretrizes.org.br/substuicao10/doenca_renal_cronica_pre_terapia_renal_substitutiva_diagnostico.pdf>.

4. Sesso RC, Lopes AA, Thomé FS, Lugon JR, dos Santos DR. Relatório do censo brasileiro de diálise de 2010. J Bras Nefrol. 2011;33(4):442-7.

5. Cirillo M, Lombardi C, Mele AA, Marcarelli F, Bilancio G. A population-based approach for the definition of chronic kidney disease: the CKD Prognosis Consortium. J Nephrol. 2012;25(1):7-12.

6. National Kidney Foundation. K/DOQI clinical practice guidelines for chronic kidney disease: evaluation, classification, and stratification. Am J Kidney Dis. 2002;39(2 Suppl 1):S1-266.

7. Bastos MG, Kirsztajn GM. Doença renal crônica: importância do diagnóstico precoce, encaminhamento imediato e abordagem interdisciplinar estruturada para melhora do desfecho em pacientes ainda não submetidos à diálise. J Bras Nefrol. 2011;33(1):93-108.

8. Levey AS, Bosch JP, Lewis JB, Greene T, Rogers N, Roth D. A more accurate method to estimate glomerular filtration rate from serum creatinine: a new prediction equation. Modification of Diet in Renal Disease Study Group. Ann Intern Med. 1999;130(6):461-70.

9. Pecoits-Filho R. Diagnóstico de doença renal crônica: avaliação da função renal. J Bras Nefrol. 2004;26(3 Suppl 1):4-5.

10. Duranton F, Cohen G, De Smet R, Rodriguez M, Jankowski J, Vanholder R, et al.; European Uremic Toxin Work Group. Normal and pathologic concentrations of uremic toxins. J Am Soc Nephrol. 2012;23(7):1258-70.

11. Romão Jr. JE. Doença renal crônica: definição, epidemiologia e classificação. J Bras Nefrol. 2004;26 (3 Suppl 1):1-3.

12. KDIGO. Clinical Practice Guideline for the Evaluation and Management of Chronic Kidney Disease. Kidney Int. 2013;3(1):1-150.

13. Cuppari L. Guia de nutrição: nutrição clínica no adulto. 2ª ed. Barueri (SP): Manole; 2005.

14. National Kidney Foundation. KDOQI clinical practice guidelines for nutrition in chronic kidney disease. Am J Kidney Dis. 2000;35(Suppl 2):1-140.

15. Oliveira CM, Kubrusly M, Mota RS, Silva CA, Oliveira VN. [Malnutrition in chronic renal failure: what is the best diagnostic method to assess?]. J Bras Nefrol. 2010;32(1):55-68.

16. Jadeja YP, Kher V. Protein energy wasting in chronic kidney disease: An update with focus on nutritional interventions to improve outcomes. Indian J Endocrinol Metab. 2012;16(2):246-51.

17. Vegine PM, Fernandes ACP, Torres MRSG, Silva MIB, Avesani CM. Assessment of methods to identify protein-energy wasting in patients on hemodialysis. J Bras Nefrol. 2011;33(1):55-61.

18. Riella MC, Martins C. Nutrição e o rim. 2ª ed. Rio de Janeiro: Guanabara Koogan; 2013.

19. Bellizzi V, Di Iorio BR, Brunori G, De Nicola L, Minutolo R, Conte G, et al. Assessment of nutritional practice in Italian chronic kidney disease clinics: a questionnaire-based survey. J Ren Nutr. 2010;20(2):82-90.

20. Carrero JJ, Stenvinkel P, Cuppari L, Ikizler TA, Kalantar-Zadeh K, Kaysen G, et al. Etiology of the protein-energy wasting syndrome in chronic kidney disease: a consensus statement from the International Society of Renal Nutrition and Metabolism (ISRNM). J Ren Nutr. 2013;23(2):77-90.

21. Dias JA, Ovando AC, Külkamp W, Borges-Junior NG. Hand grip strength: evaluation methods and factors influencing this measure. Rev Bras Cineantropom Desempenho Hum. 2010;12(3):209-16.

22. Pagels A, Heiwe S, Hylander B. [Nutritional status of pre-dialysis patients]. J Ren Care. 2006;32(3):162-6.

23. Chang YT, Wu HL, Guo HR, Cheng YY, Tseng CC, Wang MC, et al. Handgrip strength is an independent predictor of renal outcomes in patients with chronic kidney diseases. Nephrol Dial Transplant. 2011;26(11):3588-95.

24. Johnson DW. What is the optimal fat mass in peritoneal dialysis patients? Perit Dial Int. 2007;27 Suppl 2:S250-4.

25. Kramer HJ, Saranathan A, Luke A, Durazo-Arvizu RA, Guichan C, Hou S, et al. Increasing body mass index and obesity in the incident ESRD population. J Am Soc Nephrol. 2006;17(5):1453-9.

26. Sanches FM, Avesani CM, Kamimura MA, Lemos MM, Axelsson J, Vasselai P, et al. Waist circumference and visceral fat in CKD: a cross-sectional study. Am J Kidney Dis. 2008;52(1):66-73.

27. Kalaitzidis RG, Siamopoulos KC. The role of obesity in kidney disease: recent findings and potential mechanisms. Int Urol Nephrol. 2011;43(3):771-84.

28. Kramer H, Shoham D, McClure LA, Durazo-Arvizu R, Howard G, Judd S, et al. Association of waist circumference and body mass index with all-cause mortality in CKD: The REGARDS (Reasons for Geographic and Racial Differences in Stroke) Study. Am J Kidney Dis. 2011;58(2):177-85.

29. World Health Organization Expert Committee on Physical Status: the Use and Interpretation of Anthropometry. Technical Report Series No. 854. Geneva, Switzerland: World Health Organization; 1995.

30. Agarwal R, Bills JE, Light RP. Diagnosing obesity by body mass index in chronic kidney disease: an explanation for the "obesity paradox?". Hypertension. 2010;56(5):893-900.

31. Kalantar-Zadeh K, Streja E, Kovesdy CP, Oreopoulos A, Noori N, Jing J, et al. The obesity paradox and mortality associated with surrogates of body size and muscle mass in patients receiving hemodialysis. Mayo Clin Proc. 2010;85(11):991-1001.

32. Leitzmann MF, Moore SC, Koster A, Harris TB, Park Y, Hollenbeck A, et al. Waist circumference as compared with body-mass index in predicting mortality from specific causes. PLoS One. 2011;6(4):e18582.

33. Bonanni A, Mannucci I, Verzola D, Sofia A, Saffioti S, Gianetta E, et al. Protein-energy wasting and mortality in chronic kidney disease. Int J Environ Res Public Health. 2011;8(5):1631-54.

34. Evans PD, McIntyre NJ, Fluck RJ, McIntyre CW, Taal MW. Anthropomorphic measurements that include central fat distribution are more closely related with key risk factors than BMI in CKD stage 3. PLoS One. 2012;7(4):e34699.

35. Burton JO, Gray LJ, Webb DR, Davies MJ, Khunti K, Crasto W, et al. Association of anthropometric obesity measures with chronic kidney disease risk in a non-diabetic patient population. Nephrol Dial Transplant. 2012;27(5):1860-6.

36. Jha V, Jairam A, Sharma MC, Sakhuja V, Piccoli A, Parthasarathy S. Body composition analysis with bioelectric impedance in adult Indians with ESRD: comparison with healthy population. Kidney Int. 2006;69(9):1649-53.

37. De Mattos AM, Chiarello PG. Indicadores bioquímicos para acompanhamento nutricional em ambulatórios. In: Garcia-Diez RW, Cervato-Mancuso AM. Mudanças alimentares e educação nutricional. Rio de Janeiro: Guanabara Koogan; 2011. p. 383-407.

38. Carter M, Zhu F, Kotanko P, Kuhlmann M, Ramirez L, Heymsfield SB, et al. Assessment of body composition in dialysis patients by arm bioimpedance compared to MRI and 40K measurements. Blood Purif. 2009;27(4):330-7.

39. Barreto Silva MI, Avesani CM, Vale B, Lemos C, Bregman R. Agreement between anthropometry and bioelectrical impedance for measuring body fat in nonobese and obese nondialyzed chronic kidney disease patients. J Ren Nutr. 2008;18(4):355-62.

40. Durnin JV, Womersley J. Body fat assessed from total body density and its estimation from skinfold thickness: measurements on 481 men and women aged from 16 to 72 years. Br J Nutr. 1974;32(1):77-97.

41. Siri WE. Body composition from fluids spaces and density: analysis of methods. In: Brozek J, Henschel A, editors. Techniques for measuring body composition. Washington, DC: National Research Council; 1961. p. 234-44.

42. Peterson MJ, Czerwinski SA, Siervogel RM. Development and validation of skinfold-thickness prediction equations with a 4-compartment model. Am J Clin Nutr. 2003;77(5):1186-91.

43. Avesani CM, Draibe SA, Kamimura MA, Cendoroglo M, Pedrosa A, Castro ML, et al. Assessment of body composition by dual energy X-ray absorptiometry, skinfold thickness and creatinine kinetics in chronic kidney disease patients. Nephrol Dial Transplant. 2004;19(9):2289-95.

44. Weltman A, Levine S, Seip RL, Tran ZV. Accurate assessment of body composition in obese females. Am J Clin Nutr. 1988;48(5):1179-83.

45. Silva MI, Vale BS, Lemos CC, Torres MR, Bregman R. Body adiposity index assess body fat with high accuracy in nondialyzed chronic kidney disease patients. Obesity (Silver Spring). 2013;21(3):546-52.

46. Kushner RF, Schoeller DA. Estimation of total body water by bioelectrical impedance analysis. Am J Clin Nutr. 1986;44(3):417-24.

47. Bellizzi V, Scalfi L, Terracciano V, De Nicola L, Minutolo R, Marra M, et al. Early changes in bioelectrical estimates of body composition in chronic kidney disease. J Am Soc Nephrol. 2006;17(5):1481-7.

48. Kamimura MA, Avesani CM, Cendoroglo M, Canziani ME, Draibe SA, Cuppari L. Comparison of skinfold thicknesses and bioelectrical impedance analysis with dual-energy X-ray absorptiometry for the assessment of body fat in patients on long-term haemodialysis therapy. Nephrol Dial Transplant. 2003;18(1):101-5.

49. Flakoll PJ, Kent P, Neyra R, Levenhagen D, Chen KY, Ikizler TA. Bioelectrical impedance vs air displacement plethysmography and dual-energy X-ray absorptiometry to determine body composition in patients with end-stage renal disease. JPEN J Parenter Enteral Nutr. 2004;28(1):13-21.

50. Cuppari L, Kamimura MA. Nutritional evaluation in chronic kidney disease: challenges in clinical practice. J Bras Nefrol. 2009;31(Supl 1):28-35

51. Voroneanu L, Cusai C, Hogas S, Ardeleanu S, Onofriescu M, Nistor I, et al. The relationship between chronic volume overload and elevated blood pressure in hemodialysis patients: use of bioimpedance provides a different perspective from echocardiography and biomarker methodologies. Int Urol Nephrol. 2010;42(3):789-97.

52. Devolder I, Verleysen A, Vijt D, Vanholder R, Van Biesen W. Body composition, hydration, and related parameters in hemodialysis versus peritoneal dialysis patients. Perit Dial Int. 2010;30(2):208-14.

53. Essig M, Escoubet B, de Zuttere D, Blanchet F, Arnoult F, Dupuis E, et al. Cardiovascular remodelling and extracellular fluid excess in early stages of chronic kidney disease. Nephrol Dial Transplant. 2008;23(1):239-48.

54. Bomback AS, Kshirsagar AV, Ferris ME, Klemmer PJ. Disordered aldosterone-volume relationship in end-stage kidney disease. J Renin Angiotensin Aldosterone Syst. 2009;10(4):230-6.

55. Booth J, Pinney J, Davenport A. The effect of vascular access modality on changes in fluid content in the arms as determined by multifrequency bioimpedance. Nephrol Dial Transplant. 2011;26(1):227-31.

56. López-Gómez JM. Evolution and applications of bioimpedance in managing chronic kidney disease. Nefrologia. 2011;31(6):630-4.

57. Cigarrán Guldrís S. Future uses of vectorial bioimpedance (BIVA) in nephrology. Nefrologia. 2011;31(6):635-43.

58. Associação Médica Brasileira (AMB); Conselho Federal de Medicina (CFM). Projeto Diretrizes. Doença renal crônica (pré-terapia renal substitutiva): Tratamento. São Paulo: AMB/CFM; 2011. Disponível em: <http://www.projetodiretrizes.org.br/diretrizes10/doenca_renal_cronica_pre_terapia_renal_substitutiva_tratamento.pdf>.

59. Munson L. Strategies for setting medical nutrition therapy priorities for patients with stage 3 and 4 chronic kidney disease. J Ren Nutr. 2013;23(2):e43-6.

60. Dukkipati R, Kopple JD. Causes and prevention of protein-energy wasting in chronic kidney failure. Semin Nephrol. 2009;29(1):39-49.

61. Kovesdy CP, George SM, Anderson JE, Kalantar-Zadeh K. Outcome predictability of biomarkers of protein-energy wasting and inflammation in moderate and advanced chronic kidney disease. Am J Clin Nutr. 2009;90(2):407-14.

62. Walther CP, Carter CW, Low CL, Williams P, Rifkin DE, Steiner RW, et al. Interdialytic creatinine change versus predialysis creatinine as indicators of nutritional status in maintenance hemodialysis. Nephrol Dial Transplant. 2012;27(2):771-6.

63. Górriz JL, Molina P, Bover J, Barril G, Martín-de Francisco AL, Caravaca F, et al.; en nombre de los investigadores del estudio OSERCE. Characteristics of bone mineral metabolism in patients with stage 3-5 chronic kidney disease not on dialysis: results of the OSERCE study. Nefrologia. 2013;33(1):46-60.

64. Sociedade Brasileira de Nefrologia. Diretrizes brasileiras de prática clínica para o distúrbio mineral e ósseo na doença renal crônica. J Bras Nefrol. 2011;33(Supl 1):1-57.

65. Bazanelli AP, Baria F, Lopes MGG. Doença renal crônica. In: Calixto-Lima L, Reis NT. Interpretação de exames laboratoriais aplicados à nutrição clínica. 1ª ed. Rio de Janeiro: Rubio; 2012. p. 329-43.

66. Anvisa – Agência Nacional de Vigilância Sanitária. Resolução RDC nº 154. Regulamento técnico para o funcionamento dos serviços de diálise. Disponível em: <http://portal.anvisa.gov.

br/wps/content/Anvisa+Portal/Anvisa/Inicio/Laboratorios/Assuntos+de+Interesse/Legislacao/Resolucao+da+Diretoria+Colegiada+-+RDC>.

67. KDIGO. Clinical Practice Guideline for Anemia in Chronic Kidney Disease. Kidney Int. 2012;2(4):1-335.

68. Da Silva AGH, Pires LV, Cozzolino SMF. Cálcio. In: Cozzolino SMF. Biodisponibilidade de nutrientes. Barueri, SP: Manole; 2011. p. 579-611.

69. National Kidney Foundation. KDOQI clinical practice guidelines for managing dyslipidemias in chronic kidney disease. Am J Kidney Dis. 2003;41(4 Suppl 3):1-77.

70. Diretrizes Brasileiras de Prática Clínica para o Distúrbio Mineral e Ósseo na Doença Renal Crônica. J Bras Nefrol. 2011;33(Supl 1):S42-S57.

71. KDIGO. Clinical practice guidelines for the diagnosis, evaluation, prevention and treatment of chronic kidney disease-mineral and bone disorder (CKD-MBD). Kidney Int. 2009;76:1-113.

72. Da Silva AGH, Callou KRA, Cozzolino SMF. Fósforo. In: Cozzolino SMF. Biodisponibilidade de nutrientes. Barueri, SP: Manole; 2011. p. 613-27.

73. Gueiros JEB, Hernandes FR, Karohl C, Jorgetti V. Prevenção e tratamento do hiperparatireoidismo secundário na DRC. J Bras Nefrol. 2011;33(Suppl 1):189-247.

74. Cominetti C, Cozzolino SMF. Vitamina D (calciferol). In: Cozzolino SMF. Biodisponibilidade de nutrientes. Barueri, SP: Manole; 2011. p. 343-64.

75. Associação Médica Brasileira (AMB); Conselho Federal de Medicina (CFM). Projeto Diretrizes. Terapia nutricional para pacientes na fase não dialítica da doença renal crônica. São Paulo: AMB/CFM; 2011. Disponível em: URL: <http://www.projetodiretrizes.org.br/9_volume/terapia_nutricional_para_pacientes_na_fase_nao_dialitica_da_doenca_renal_cronica.pdf>.

76. American Diabetes Association. Standards of Medical Care in Diabetes –2010. Diabetes Care. 2010;33(Suppl 1):11-61.

77. Expert Panel on Detection, Evaluation, and Treatment of High Blood Cholesterol in Adults. Executive Summary of The Third Report of The National Cholesterol Education Program (NCEP) Expert Panel on Detection, Evaluation, And Treatment of High Blood Cholesterol In Adults (Adult Treatment Panel III). JAMA. 2001;285(19):2486-97.

78. Friedewald WT, Levy RI, Fredrickson DS. Estimation of the concentration of low-density lipoprotein cholesterol in plasma, without use of the preparative ultracentrifuge. Clin Chem. 1972;18(6):499-502.

79. Mount DB. The kidney in hyperuricemia and gout. Curr Opin Nephrol Hypertens. 2013;22(2):216-23.

80. Calixto-Lima L, Reis NT. Interpretação de exames laboratoriais aplicados à nutrição clínica. 1ª ed. Rio de Janeiro: Rubio; 2012.

81. Cuppari L, Avesani CM, Kamimura MA. Nutrição na doença renal crônica. 1ª ed. Barueri, SP: Manole; 2013.

82. Tramonte VLCG, Callou KRA, Cozzolino SMF. Sódio, cloro e potássio. In: Cozzolino SMF. Biodisponibilidade de nutrientes. Barueri, SP: Manole; 2011. p. 555-78.

83. Beto JA, Ramirez WE, Bansal VK. Medical nutrition therapy in adults with chronic kidney disease: integrating evidence and consensus into practice for the generalist registered dietitian nutritionist. J Acad Nutr Diet. 2014;114(7):1077-87.

84. Filipowicz R, Beddhu S. Optimal nutrition for predialysis chronic kidney disease. Adv Chronic Kidney Dis. 2013;20(2):175-80.

85. Kramer H. Dietary patterns, calories, and kidney disease. Adv Chronic Kidney Dis. 2013;20(2):135-40.

86. Axelsson TG, Irving GF, Axelsson J. To eat or not to eat: dietary fat in uremia is the question. Semin Dial. 2010;23(4):383-8.

87. Fouque D, Guebre-Egziabher F. Do low-protein diets work in chronic kidney disease patients? Semin Nephrol. 2009;29(1):30-8.

88. Barbosa TBC, Mecenas AS, Barreto JG, Silva MIB, Bregman R, Avesani CM. Avaliação longitudinal do estado nutricional de pacientes com doença renal crônica na fase não dialítica. Ceres. 2010;5(3);127-37.

89. Santos RD, Gagliardi ACM, Xavier HT, Magnoni CD, Cassani R, Lottenberg AMP, et al.; Sociedade Brasileira de Cardiologia. I Diretriz sobre o consumo de gorduras e saúde cardiovascular. Arq Bras Cardiol. 2013;100(1 Supl 3):1-40.

90. Mensink RP, Zock PL, Kester AD, Katan MB. Effects of dietary fatty acids and carbohydrates on the ratio of serum total to HDL cholesterol and on serum lipids and apolipoproteins: a meta-analysis of 60 controlled trials. Am J Clin Nutr. 2003;77(5):1146-55.

91. Kris-Etherton P, Fleming J, Harris WS. The debate about n-6 polyunsaturated fatty acid recommendations for cardiovascular health. J Am Diet Assoc. 2010;110(2):201-4.

92. Friedman AN. The importance of considering metabolism when indexing the GFR. Am J Kidney Dis. 2010;56(6):1218-20.

93. Kris-Etherton PM, Harris WS, Appel LJ; American Heart Association. Nutrition Committee. Fish consumption, fish oil, omega-3 fatty acids, and cardiovascular disease. Circulation. 2002;106(21):2747-57.

94. Menon V, Kopple JD, Wang X, Beck GJ, Collins AJ, Kusek JW, et al. Effect of a very low-protein diet on outcomes: long-term follow-up of the Modification of Diet in Renal Disease (MDRD) Study. Am J Kidney Dis. 2009;53(2):208-17.

95. Ahmed MS, Calabria AC, Kirsztajn GM. Efeitos a curto prazo da dieta com proteína da soja em pacientes com glomerulopatias proteinúricas. J Bras Nefrol. 2011;33(2):150-9.

96. Soroka N, Silverberg DS, Greemland M, Birk Y, Blum M, Peer G, et al. Comparison of a vegetable-based (soya) and an animal-based low-protein diet in predialysis chronic renal failure patients. Nephron. 1998;79(2):173-80.

97. Moe SM, Zidehsarai MP, Chambers MA, Jackman LA, Radcliffe JS, Trevino LL, et al. Vegetarian compared with meat dietary protein source and phosphorus homeostasis in chronic kidney disease. Clin J Am Soc Nephrol. 2011;6(2):257-64.

98. Kremsdorf RA, Hoofnagle AN, Kratz M, Weigle DS, Callahan HS, Purnell JQ, et al. Effects of a high-protein diet on regulation of phosphorus homeostasis. J Clin Endocrinol Metab. 2013;98(3):1207-13.

99. Sigrist M, Tang M, Beaulieu M, Espino-Hernandez G, Er L, Djurdjev O, et al. Responsiveness of FGF-23 and mineral metabolism to altered dietary phosphate intake in chronic kidney disease (CKD): results of a randomized trial. Nephrol Dial Transplant. 2013;28(1):161-9.

100. Carvalho AB, Cuppari L. Diretrizes brasileiras de prática clínica para o distúrbio mineral e ósseo na doença renal crônica. J Bras Nefrol. 2011;33(Supl 1):S1-S6.

101. Kalantar-Zadeh K, Gutekunst L, Mehrotra R, Kovesdy CP, Bross R, Shinaberger CS, et al. Understanding sources of dietary phosphorus in the treatment of patients with chronic kidney disease. Clin J Am Soc Nephrol. 2010;5(3):519-30.

102. Avesani CM, Cuppari L. Terapia nutricional no tratamento conservador da doença renal crônica. In: Silva SMCS, Mura JAP. Alimentação, nutrição e dietoterapia. 2ª ed. São Paulo: Roca; 2010. p. 875-80.

103. McMahon EJ, Campbell KL, Mudge DW, Bauer JD. Achieving salt restriction in chronic kidney disease. Int J Nephrol. 2012;2012:720429.

29

ESTRATÉGIAS NUTRICIONAIS NA HIPERFOSFATEMIA DA DOENÇA RENAL CRÔNICA

Vivianne Rêis Bertonsello

Mariana Rambelli Bibian Fadoni

José Abrão Cardeal da Costa

Paula Garcia Chiarello

Como já bem descrito na literatura, a doença renal crônica (DRC) é um importante problema de saúde pública e está associada com o risco para doença vascular e mortalidade cardiovascular precoce[1]. Consiste em lesão renal e perda progressiva e irreversível da função dos rins (glomerular, tubular e endócrina), e em sua fase mais avançada, os rins não conseguem mais manter uma adequada homeostase[2]. Dessa forma, com a progressão da DRC, complicações que incluem anemia, acidose metabólica e desordens eletrolítica e mineral começam a aparecer, mesmo que possam ser assintomáticas por longo período[3]. Atualmente se tem dado bastante importância ao distúrbio mineral e ósseo (DMO) associado à DRC, uma vez que a retenção de fósforo e a consequente hiperfosfatemia estão intimamente relacionadas ao desenvolvimento desse distúrbio, que contribui para o aumento da mortalidade nesses pacientes.

DISTÚRBIO MINERAL E ÓSSEO DA DOENÇA RENAL CRÔNICA (DMO-DRC)

"Osteodistrofia renal" ou, como atualmente conhecida, "DMO-DRC" são termos utilizados para se referir às complicações esqueléticas decorrentes das desordens na remodelação óssea comum no paciente com DRC avançada. Hoje em dia se utiliza a denominação DMO-DRC, pois esta, diferentemente da osteodistrofia renal, inclui todas as alterações clínicas, bioquímicas e ósseas e fraturas, além da calcificação extraesquelética, que ocorrem nos pacientes com DRC e contribuem para a elevada taxa de morbimortalidade observada nesses pacientes. Os distúrbios na homeostase do cálcio, fósforo, calcitriol ou 1,25-di-hidroxivitamina D e do hormônio da paratireoide (PTH), com consequente hiperparatireoidismo secundário (HPS), ocorrem precocemente nesses pacientes e são peças-chave no desenvolvimento do DMO-DRC, uma vez que são os responsáveis pela manutenção do metabolismo do tecido ósseo[4,5].

Relatórios baseados em evidências recentes demonstram que mudanças importantes na fisiologia mineral e óssea, com a principal mudança no metabolismo do fósforo, ocorrem muito mais cedo na progressão da DRC, e essas alterações podem ocorrer sem elevação do fósforo sérico[6]. A Figura 29.1 mostra o caminho envolvido na evolução da desordem do metabolismo mineral e ósseo[7].

O DMO manifesta-se com as seguintes alterações:
- Anormalidades no cálcio, fósforo, PTH ou metabolismo do calcitriol;
- Anormalidades no balanço ósseo, mineralização, volume, crescimento linear ou em comprimento do osso;
- Calcificação vascular ou em outros tecidos moles[8].

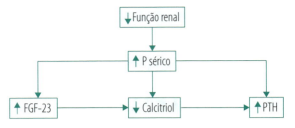

FGF-23: fator de crescimento de fibroblasto 23; PTH: hormônio da paratireoide; P: fósforo. Adaptada de: Martin e González[7].

Figura 29.1. Caminho envolvido na evolução da desordem do metabolismo mineral ósseo no curso inicial da doença renal crônica.

Esse distúrbio é uma complicação comum em pacientes com DRC. Ele pode ser classificado como doença óssea de alta remodelação, incluindo o HPS, caracterizado pela osteíte fibrosa e doença mista, e de baixa remodelação, como a doença óssea adinâmica e a osteomalácia[9].

HIPERPARATIREOIDISMO SECUNDÁRIO DA DOENÇA RENAL CRÔNICA

O HPS é resultado de diversos fatores presentes no paciente com DRC, como a hipocalcemia, a produção renal alterada de calcitriol, a resistência esquelética à ação biológica do PTH, a alteração na regulação de transcrição gênica do pré e pró-PTH, a redução da expressão dos receptores de vitamina D e cálcio na glândula da paratireoide e a hiperfosfatemia, comum nesses pacientes, em decorrência da diminuição da excreção renal de fósforo. Todos esses fatores ajudam na sustentação de níveis elevados de PTH, causando hiperplasia da glândula e consequente HPS[10,11].

HIPERFOSFATEMIA NA DOENÇA RENAL CRÔNICA

Nesse contexto, em que ocorrem várias alterações metabólicas, tem-se a hiperfosfatemia. Ingestão excessiva de fósforo, redução da depuração de fósforo, tanto pelos rins quanto pelos métodos dialíticos em pacientes em estágio mais avançado da doença, e estado de remodelação óssea são os principais fatores que levam à hiperfosfatemia[12]. A acidose metabólica, comum nesses pacientes, pode fazer com que haja aumento da circulação sanguínea de fósforo, devido à mobilização do estoque ósseo de fósforo e cálcio, funcionando como um sistema tampão do equilíbrio acidobásico.

A retenção do fósforo é uma condição comum e inevitável que ocorre com o declínio da função renal do indivíduo. No entanto, a hiperfosfatemia não é notada nos estágios iniciais da doença renal por causa dos mecanismos homeostáticos que tentam manter normais os níveis séricos de fósforo. O PTH e o fator de crescimento de fibroblasto-23 (FGF-23) atuam como reguladores, uma vez que aumentam a fosfatúria e diminuem a reabsorção tubular de fosfato, mantendo, assim, o nível sérico de fósforo controlado. O FGF-23, um hormônio produzido pelos osteoblastos e osteócitos, suprime também a síntese do calcitriol, limitando, assim, a absorção intestinal de fósforo e cálcio. Por esse motivo, muitas vezes podem ser encontrados níveis elevados de PTH mesmo com níveis séricos de fósforo dentro da faixa de normalidade. Com a progressão da DRC para estágios mais avançados, esse mecanismo homeostático acaba sendo sobrecarregado, a hiperfosfatemia acontece e os níveis de PTH e FGF-23 aumentam progressivamente[7].

Uma vez que a hiperfosfatemia, por si só, pode estar associada a desfechos de mortalidade na DRC, é essencial que seu controle aconteça desde as fases iniciais da doença (quando há apenas a retenção de fosfato), e não apenas nos estágios finais, quando se iniciam as orientações e restrições alimentares, além do uso de quelantes de fósforo na tentativa de normalizar os níveis séricos. O controle precoce da retenção de fosfato, ou mesmo da hiperfosfatemia, traria benefícios como a diminuição do risco de calcificação vascular e de tecidos moles e a prevenção de eventos cardiovasculares e de progressão da DRC[11]. Outra alternativa para detectar alterações na retenção de fósforo, além da avaliação do aumento do PTH e FGF-23, seria mensurar a reabsorção tubular de fosfato (RTF) em pacientes com DRC nos estágios III e IV, como um índice integrado do mecanismo hemeostático (Tabela 29.1). Para evitar a hiperfosfatemia com o declínio da filtração glomerular, o aumento do PTH e do FGF-23, considerados hormônios fosfatúricos, aumenta a fosfatúria, reduzindo a fração de fosfato filtrado, que é reabsorvido. Assim, quando a RTF cai abaixo do normal (< 80%), é interessante iniciar intervenções para limitar a retenção de fosfato e evitar a consequente elevação do fósforo sérico. No entanto, a utilidade clínica dessa abordagem necessita ser testada e validada. Essa seria uma boa ferramenta, simples e rápida, que poderia contribuir para a manutenção do fósforo estável dentro dos níveis de normalidade e prevenindo pequenas oscilações, que, mesmo sendo mínimas, podem levar a um distúrbio mineral precoce[7].

A hiperfosfatemia é um fator de risco bem estabelecido para mortalidade por eventos cardiovasculares em pacientes com doença renal em estágio avançado. Os mecanismos pelos quais a retenção de fósforo aumenta o risco para eventos cardiovasculares e de mortalidade ainda não estão totalmente elucidados. No entanto, sabe-se que esses mecanismos envolvem a transformação fenotípica das células musculares lisas da camada média dos vasos arteriais, induzidas pelo fósforo ou indiretamente pelos efeitos da hiperfosfatemia sobre o PTH, desencadeando a calcificação vascular, o HPS e o consequente desenvolvimento do DMO-DRC[12,13].

Um estudo realizado por Chartsrisak e cols. avaliou a associação entre parâmetros minerais, incluindo fósforo sérico, PTH e calcitriol, com a progressão da DRC e mortalidade. Foi verificado que o HPS e a deficiência do calcitriol ocorrem precocemente no curso da DRC, mas a hiperfosfatemia apenas se desenvolve nos estágios finais da doença. Mesmo assim, níveis séricos de fósforo maiores que 4,2 mg/dl estavam associados com a progressão da doença e mortalidade, mesmo quando ajustados para fatores de risco cardiovasculares como diabetes, albumina, sexo, idade e índice de massa corporal. Resultado parecido foi observado em relação aos níveis de PTH maiores que 65 pg/ml[13].

Níveis séricos de fósforo

Segundo o *Kidney Disease Outcomes Quality Initiation* de 2003, recomendam-se valores de 2,7 a 4,6 mg/dl de fósforo sérico para pacientes com DRC nos estágios II a IV e de 3,5 a 5,5 mg/dl nos estágios V e em diálise, uma vez que, pela necessidade de uma dieta hiperproteica, é ainda mais difícil o controle da fosfatemia[8]. As Diretrizes Brasileiras de Prática Clínica (DBPC) para o DMO-DRC ressaltam que o controle do fósforo sérico deve ser feito em todos os pacientes com DRC a partir do estágio III – taxa de filtração glomerular < 60 ml/min/1,73m² (Tabela 29.1)[12].

CONTROLE DA HIPERFOSFATEMIA

As principais estratégias terapêuticas que visam ao controle do fósforo sérico incluem sua restrição dietética, redução da absorção intestinal por meio de quelantes e remoção por meio da diálise[14]. Entretanto, o tratamento dialítico convencional apresenta efeito limitado na remoção do fósforo sérico para a maioria dos pacientes.

Tabela 29.1. Valores recomendados e frequência de avaliação dos níveis de fósforo (P) nos diferentes estágios da DRC

Estágio da DRC	TFG (ml/min)	Nível de P (mg/dl)	Frequência de dosagem
III	30-59	3,0-4,6	Semestral/anual
IV	15-29	3,0-4,6	Semestral/trimestral
V	< 15	3,0-5,5	Trimestral/mensal
V D	Diálise	Reduzir em direção ao valor normal	Mensal

TFG: taxa de filtração glomerular. Fonte: Carvalho e Cuppari[12].

Fontes alimentares

O fósforo é um mineral amplamente encontrado em diversos alimentos, principalmente naqueles que são fontes de proteína, o que dificulta a sua restrição. As principais fontes de fósforo orgânico de origem animal são as carnes, peixes, aves, ovos e produtos lácteos; as de origem vegetal são as leguminosas e as oleaginosas[14].

O fósforo orgânico da dieta pode apresentar absorção média de 30% a 60%, variando de acordo com a digestibilidade dos nutrientes da dieta, biodisponibilidade do fósforo dietético, nível de ativação de receptores da vitamina D no trato intestinal e a presença ou ausência de fatores que podem quelar o fósforo ou interferir na absorção intestinal[15,16].

Por outro lado, há o fósforo inorgânico proveniente dos aditivos alimentares que são adicionados aos alimentos para preservar a umidade e a cor, emulsificar ingredientes, aumentar o sabor e conferir estabilidade ao alimento[17,18]. Entram nessa lista os alimentos processados, como *fast-food*, queijos, embutidos, biscoitos, salgadinhos, cereais matinais, alimentos instantâneos e bebidas. Acredita-se que os sais de fósforo podem apresentar absorção intestinal de até 90%[17,19-21].

No Brasil, a Agência Nacional de Vigilância Sanitária (Anvisa) exige que sejam descritos nos rótulos das embalagens, na parte dos ingredientes, os nomes dos aditivos alimentares que possuem fósforo em sua composição. Entretanto, a legislação não exige dos fabricantes o fornecimento da quantidade de fósforo nos rótulos[22]. Esse fato prejudica tanto a orientação nutricional do paciente como a quantificação da sua ingestão de fósforo[15].

Terapia nutricional

Como o fósforo é muito difundido entre os alimentos, torna-se fácil atingir suas necessidades, o que pode levar até mesmo a um consumo superior ao recomendado para indivíduos saudáveis. Tendo em vista que os aditivos alimentares também contribuem para o aumento da ingestão de fósforo, alimentos industrializados merecem atenção especial. Um exemplo disso é o que foi observado no ano de 1990 nos Estados Unidos, onde foi demonstrado que os aditivos alimentares contribuíam para um consumo de 500 mg/dia de fósforo no dia alimentar e que ao longo dos últimos anos podem chegar a contribuir para uma ingestão de fósforo superior a 1.000 mg/dia[20,21,23].

Dessa forma, a recomendação dietética para pacientes com DRC deve priorizar a ingestão de alimentos fontes de proteína, porém com o menor teor de fósforo. Os alimentos recomendados seriam aqueles com menor razão fósforo/proteína (Tabela 29.2). Um estudo evidenciou que dietas com razão fósforo/proteína elevada podem elevar em até 2,37 vezes o risco de morte[14].

Com base no que já foi citado anteriormente, alimentos industrializados que possuem aditivos à base de fósforo devem ter seu consumo restrito[12,23,26].

De acordo com as DBPC para o DMO-DRC, para pacientes em estágios III e IV é indicada uma ingestão dietética de fósforo condizente com a recomendação proteica entre 0,6 e 0,8 g/dia, não devendo ultrapassar 700 mg se o fósforo sérico estiver acima dos valores de normalidade e/ou se o PTH estiver acima do nível recomendado para DRC[12].

No estágio V da DRC, o consumo dietético de fósforo deverá ser de 800 a 1.000 mg/dia, com atenção para a ingestão de proteínas, a qual deverá ser de no mínimo 1g de proteína/kg/dia, desde que o nível sérico de fósforo não esteja abaixo de 3,5 mg/dl. Ressalta-se que a ingestão proteica deve ser de pelo menos 50% de proteínas de alto valor biológico[12].

Diante da complexidade encontrada no controle da hiperfosfatemia, torna-se imprescindível a individualização das orientações por nutricionistas aliada a programas de educação nutricional[27,28].

ADESÃO AO TRATAMENTO E NOVAS PERSPECTIVAS

Um estudo realizado em sete países revelou que menos de 50% dos pacientes conseguem atingir níveis séricos adequados de fósforo[29]. Com relação à adesão aos medicamentos prescritos e à dieta, estudos revelam que menos de 25% dos pacientes em diálise seguem corretamente as orientações[30].

Tabela 29.2. Alimentos fontes de fósforo e proteína[24,25]

Alimento	Quantidade (g)	Medida caseira	Pª (mg)	PTNᵇ (g)	Relação P/PTN (mg/g)
Clara de ovo	35	1 unidade	5,25	4,6	1,1
Carne bovina	100	1 bife médio	189	31,9	5,92
Carne de frango	100	1 filé médio	224	31,5	7,1
Carne de porco	100	1 bisteca média	290	37,7	7,6
Atum em óleo	48	3 colheres de sopa cheias	101,2	12,5	8
Ovo inteiro	50	1 unidade	92	6,6	13,9
Amendoim	50	1 pacote pequeno	203,5	13,6	14,9
Queijo mozarela	40	2 fatias médias	161,2	9	17,9
Pescada	100	1 filé pequeno	504	27,4	18,3
Feijão-carioca	80	1 concha média rasa	69,6	3,8	18,3
Presunto	30	2 fatias médias	82,2	4,3	19,1
Leite de soja	150	1 copo americano	79,5	3,6	22
Iogurte natural	100	1 pote pequeno	119	4,1	29
Leite de vaca	150	1 copo americano	145,2	4,8	30,2
Castanha-do-brasil	8	2 unidades	68,24	1,16	58,82

ª P: fósforo; ᵇ PTN: proteína.

Uma revisão publicada em 2008 revelou que os principais fatores que influenciam na adesão ou não ao tratamento de pacientes em hemodiálise são: confiança na equipe, redes de apoio, nível de escolaridade, aceitação da doença, efeito colateral da terapêutica, falta de acesso aos medicamentos, tratamento longo, esquema terapêutico complexo e ausência de sintomas[31].

Para melhor adesão ao tratamento, é necessário envolvimento de todos os integrantes da equipe multidisciplinar, com orientação e acompanhamento constantes. As estratégias do tratamento devem envolver familiares e cuidadores para que eles tenham conhecimento da importância de aderir ao tratamento[31,32].

Diante de todas essas barreiras encontradas no manejo da hiperfosfatemia, novas estratégias e ferramentas devem ser criadas tanto para identificar sua causa como para melhorar o comprometimento dos pacientes com o tratamento.

1. Questionário de frequência alimentar para diálise

Um questionário de frequência alimentar específico para diálise foi elaborado, inspirado no questionário de frequência alimentar criado por Block (*Block food frequency Questionnaires*)[33]. Essa ferramenta foi produzida com base nos registros alimentares de três dias (um dia de hemodiálise e dois sem) de 154 pacientes em hemodiálise pertencentes ao estudo americano *"Nutrition and Inflammation in Dialysis Patients"* (NIED)[33,34]. Os alimentos incluídos foram aqueles que contribuem de forma significativa para o aporte de energia, proteínas, fósforo, potássio, sódio, vitamina A, vitamina C e água da dieta[33].

Esse questionário de frequência apresenta aproximadamente 100 itens alimentares e leva de 20 a 40 minutos para ser preenchido. Em relação às porções, há figuras ilustrativas para que a quantificação do tamanho e quantidade das porções seja coletada com maior fidedignidade. Essa ferramenta pode representar a dieta referente a até três meses anteriores, ponto importante para identificar possíveis mudanças no padrão alimentar. Ressalta-se que esse instrumento é recomendado para avaliação do consumo alimentar de populações em diálise, sendo contraindicado para avaliação individual de pacientes.

Entre as principais vantagens dessa ferramenta, estão: apresenta conveniência e facilidade para ser administrada em grandes populações, representa amplo período de tempo, reforça o efeito das variações sazonais, tem elevado grau de confiabilidade na classificação de cada item alimentar, é aplicável e com baixo custo para estudos epidemiológicos de larga escala.

As limitações encontradas foram: tendência para subestimação da ingestão de nutrientes em nível individual, deficiência de precisão para avaliar o consumo e a adequação da ingestão alimentar de indivíduos ou grupos pequenos, incapacidade de abranger a inclusão de todos os itens alimentares disponíveis, representação de diversas variedades de alimentos em apenas um único alimento, deficiência para identificar diferenças entre subtipos de alimentos. Dessa forma, o questionário de frequência alimentar para diálise é uma ferramenta que pode ser utilizada para analisar o consumo de determinados nutrientes entre populações de diálise. Ressalta-se que ele não deve ser utilizado para avaliar a ingestão de nutrientes em nível individual e, também, novos estudos são necessários para melhor análise de suas vantagens e limitações.

Como esse instrumento é formado com alimentos norte-americanos e reflete o consumo alimentar dessa população, torna-se necessário o desenvolvimento de um questionário de frequência alimentar para diálise formado com alimentos brasileiros que são usualmente consumidos por pacientes em diálise no Brasil. Instrumentos que auxiliam na identificação do padrão alimentar ajudam na elaboração de estratégias para melhorar as orientações nutricionais.

2. Autoajuste da dose do quelante de fósforo

Ahlenstiel e cols.[35] desenvolveram o Programa de Educação em Fósforo (PEP), que consiste em estimar visualmente o teor de fósforo das refeições e classificá-lo em unidades de fósforo para realizar o autoajuste da dose do quelante de fósforo. Sua dose é resultante da prescrição individual baseada na razão unidade de quelante/unidade de fósforo.

Para cada unidade de fósforo, foi definido o equivalente a 100 mg de fósforo para cada porção. Como os alimentos de cada grupo alimentar apresentam teores de fósforo similares, o PEP categorizou os alimentos em grupos alimentares para uniformizar a mesma unidade de fósforo para cada grupo, evitando que os pacientes tivessem que memorizar o teor exato de fósforo de cada alimento. A Tabela 29.3 ilustra como é realizada a conversão do teor de fósforo para unidade de fósforo.

Cada unidade de fósforo é equivalente a uma unidade de quelante de fósforo. Por exemplo, se em uma refeição ocorreu o consumo de cinco unidades de fósforo, o paciente deverá ingerir cinco unidades de quelante de fósforo.

Esse material foi aplicado em 16 crianças com DRC (4 a 17 anos), com auxílio de seus pais ao longo de 24 semanas. Havia crianças na fase pré-dialítica, em hemodiálise e em diálise

Tabela 29.3. Equivalência do teor de fósforo para unidade de fósforo

Teor de fósforo (mg)	Unidade de fósforo
0-50	0
50-100	1
100-200	2
200-300	3
300-400	4
400-500	5
500-600	6

peritoneal. O efeito do PEP foi observado por meio de exames bioquímicos, dose do quelante de fósforo e consumo alimentar.

Observou-se que os níveis séricos de fósforo apresentaram redução apenas entre a 7^a e a 12ª semana; já entre a 19^a e 24ª semana não houve diferença estatística. Em relação ao cálcio sérico, não houve alteração entre a 7^a e a 12ª semana e a 19^a e a 24ª semana. Já o produto cálcio x fósforo apresentou melhora ao longo da intervenção, apresentando entre a 3^a e a 6ª semana redução significativa.

Após a intervenção com o PEP, o uso do quelante de fósforo aumentou significativamente. Já o comportamento alimentar e a ingestão de fósforo não apresentaram alterações.

3. Tabela de contagem de fósforo

Bertonsello[36] elaborou uma Tabela de Contagem de Fósforo (TCF), na Faculdade de Medicina de Ribeirão Preto da Universidade de São Paulo, para auxiliar no controle da hiperfosfatemia em pacientes em hemodiálise. Nela os alimentos foram classificados em grupos alimentares e tiveram o teor de fósforo definido. Estipulado o teor de fósforo para os grupos, cada alimento teve sua quantidade ajustada de acordo com esse teor e, em seguida, sua porção foi convertida para medida caseira. Dessa forma, foi estabelecida uma pontuação para cada grupo alimentar, que é equivalente ao teor de fósforo.

A TCF foi aplicada em 50 pacientes em hemodiálise, que a seguiram por um período de dois meses. Trinta dias antes da sua aplicação, foi suspenso o quelante de fósforo desses pacientes e essa suspensão se prolongou até o final da intervenção para evitar vieses. Todos foram orientados a consumir, diariamente, uma pontuação entre 276 e 333 pontos, que equivalem a uma ingestão de 800 a 1.000 mg de fósforo.

O seu efeito foi analisado por meio de exames bioquímicos e do consumo alimentar. Os exames bioquímicos foram coletados após 30 dias da suspensão do quelante (T0) e ao final do primeiro e do segundo mês de intervenção (T1 e T2).

Não foi encontrada alteração nos níveis séricos de fósforo e no produto cálcio x fósforo ao longo da intervenção. Já o cálcio sérico no tempo T0 apresentou média significativamente superior à do tempo T1. Quando a amostra foi dividida de acordo com a adesão à TCF, o grupo aderente não apresentou alteração do fósforo sérico nos tempos analisados; já o grupo não aderente apresentou fósforo médio no tempo T2 superior ao coletado no tempo T0 e ao do tempo T1. O cálcio sérico não apresentou alteração entre os tempos analisados para o grupo aderente e não aderente. No grupo aderente o produto cálcio x fósforo apresentou no tempo T0 média superior à do tempo T1 e à do tempo T2; no não aderente a média no tempo T2 foi superior à do tempo T0 e à do tempo T1.

Ressalta-se que para esse estudo os pacientes conseguiram manter os níveis séricos de fósforo sem o uso do quelante de fósforo, realizando apenas o controle alimentar por meio da TCF.

Após a intervenção, não foram observados prejuízo do estado nutricional e mudança na ingestão de fósforo.

Esse estudo mostrou que a TCF pode auxiliar no controle dos níveis séricos de fósforo e que, se for seguida corretamente, permite ao paciente o autoajuste da dieta, talvez sem a necessidade do uso de quelantes de fósforo ou do uso em doses reduzidas.

QUELANTES DE FÓSFORO

Como a hiperfosfatemia apresenta difícil controle, tanto pela restrição alimentar como pela diálise, torna-se necessário o uso de quelantes de fósforo. Entre os quelantes mais comuns, estão o carbonato e o acetato de cálcio, e o cloridrato de sevelâmer[12].

O carbonato e o acetato de cálcio, apesar de serem eficazes e apresentarem um custo, podem levar à hipercalcemia com calcificação metastática e consequente elevação do produto cálcio × fósforo[37]. Assim, não devem ser utilizados na presença de hipercalcemia, calcificação vascular, doença óssea adinâmica ou níveis séricos de PTH persistentemente baixos. Sua prescrição deve ser realizada desde que a dose total de cálcio elementar neles contida não exceda 1,5 g/dia ou, somado ao cálcio da dieta, não ultrapasse 2 g/dia[12].

Já o cloridrato de sevelâmer apresenta a vantagem de não possuir cálcio em sua formulação, além de auxiliar na redução de lipoproteínas de baixa densidade (LDL) e aumentar as lipoproteínas de alta densidade (HDL)[38]. Por outro lado, esse quelante apresenta custo elevado e efeitos colaterais relacionados a sintomas gastrointestinais, como diarreia ou constipação, flatulência, náuseas e dispepsia[12]. Esses sintomas podem contribuir para a redução da ingestão alimentar comumente encontrada nessa classe de pacientes. A Tabela 29.4 apresenta os principais quelantes de fósforo e suas peculiaridades.

Os quelantes devem ser administrados em maior quantidade nas refeições em que o teor de fósforo é maior, e não há necessidade de ingeri-los em refeições com teor mínimo de fósforo. Não se deve esquecer de que lanches ou alimentos ricos em fósforo, ingeridos em qualquer situação, precisam ser associados a quelantes[12].

Para melhor sucesso no tratamento, deve haver constante acompanhamento para realização de ajustes da prescrição de acordo com a rotina alimentar de cada paciente. Explicar para o paciente como agem os quelantes é uma alternativa para facilitar a adesão e possibilitar melhores resultados para o tratamento[12].

Tabela 29.4. Principais quelantes de fósforo e suas características

Quelante	Poder quelante	Vantagens	Efeitos adversos
Carbonato de cálcio (40% de cálcio elementar)	Baixo	Baixo custo	– Constipação – Hipercalcemia – Calcificação metastática
Acetato de cálcio (25% de cálcio elementar)	Moderado	Maior poder quelante com menor oferta de cálcio que o carbonato de cálcio	– Constipação e náuseas – Hipercalcemia – Calcificação metastática
Cloridrato de sevelâmer	Moderado	Não contém alumínio ou cálcio	– Diarreia ou constipação – Flatulência – Náuseas e dispepsia

Fonte: Carvalho e Cuppari[12].

CONSIDERAÇÕES FINAIS

Considerando todas as consequências provocadas pela hiperfosfatemia e seus desfechos clínicos, torna-se importante o controle da fosfatemia no paciente com DRC, principalmente naqueles em terapia renal substitutiva, nos quais o controle do fósforo é mais difícil de ser alcançado por causa da maior necessidade proteica. Dessa forma, novas ferramentas que facilitem e estimulem a adesão do paciente ao tratamento tornam-se necessárias.

REFERÊNCIAS

1. Mula-Abed WA, Al Rasadi K, Al-Riyami D. Estimated glomerular filtration rate (eGFR): a serum creatinine-based test for the detection of chronic kidney disease and its impact on clinical practice, Oman Med J. 2012;27(2):108-13.
2. Romão Jr. JE. Doença renal crônica: definição, epidemiologia e classificação. J Bras Nefrol. 2004;26(3 Suppl 1):1-3.
3. Moranne O, Froissart M, Rossert J, Gauci C, Boffa JJ, Haymann JP, et al.; NephroTest Study Group. Timing of onset of CKD-related metabolic complications. J Am Soc Nephrol. 2009;20(1):164-71.
4. Hruska KA, Teitelbaum SL. Renal osteodystrophy. N Engl J Med. 1995;333(3):166-74.
5. Jorgetti V. Visão geral da doença óssea na doença renal crônica (DRC) e nova classificação. J Bras Nefrol. 2008;30 Suppl 1:4-5.

6. Molony DA, Stephens BW. Derangements in phosphate metabolism in chronic kidney diseases/ endstage renal disease: therapeutic considerations. Adv Chronic Kidney Dis. 2011;18(2):120-31.

7. Martin KJ, González EA. Prevention and control of phosphate retention/hyperphosphatemia in CKD-MBD: what is normal, when to start, and how to treat? Clin J Am Soc Nephrol. 2011;6(2):440-6.

8. National Kidney Foundation. KDOQI: Clinical Practice Guidelines for Bone Metabolism and Disease in Chronic Kidney Disease. Am J Kidney Dis. 2003;42(4 Suppl 3):1-201.

9. Sherrard DJ, Hercz G, Pei Y, Maloney NA, Greenwood C, Manuel A, et al. The spectrum of bone disease in end-stage renal failure – an evolving disorder. Kidney Int. 1993;43(2):436-42.

10. Goodman WG. Calcium and phosphorus metabolism in patients who have chronic kidney disease. Med Clin North Am. 2005;89(3):631-47.

11. National Kidney Foundation. Parathyroid Hormone and Secondary Hyperparathyroidism in Chronic Kidney Disease. New York; 2012. p. 1-12.

12. Carvalho AB, Cuppari L. Controle da hiperfosfatemia na DRC – Diretrizes Brasileiras de Prática Clínica para o Distúrbio Mineral e Ósseo na Doença renal Crônica. J Bras Nefrol. 2011;33(Suppl 1):1-6.

13. Chartsrisak K, Vipattawat K, Assanatham M, Nongnuch A, Ingsathit A, Domrongkitchaiporn S, et al. Mineral metabolism and outcomes in chronic kidney disease stage 2-4 patients. BCM Nephrol. 2013;14(14):1-7.

14. Noori N, Sims JJ, Kopple JD, Shah A, Colman S, Shinaberger CS, et al. Organic and inorganic dietary phosphorus and its management in chronic kidney disease. Iran J Kidney Dis. 2010;4(2):89-100.

15. Uribarri J. Phosphorus homeostasis in normal health and in chronic kidney disease patients with special emphasis on dietary phosphorus intake. Semin Dial. 2007;20(4):295-301.

16. Sampathkumar K, Selvam M, Sooraj YS, Gowthaman S, Ajeshkumar RN. Extended release nicotinic acid – a novel oral agent for phosphate control. Int Urol Nephrol. 2006;38(1):171-4.

17. Uribarri J, Calvo MS. Hidden sources of phosphorus in the American diet: does it matter in nephrology? Semin Dial. 2003;16(3):186-8.

18. Murphy-Gutekunst L. Hidden phosphorus in popular beverages. Nephrol Nurs J. 2005;32(4):443-5.

19. Noori N, Kalantar-Zadeh K, Kovesdy CP, Bross R, Benner D, Kopple JD. Association of dietary phosphorus intake and phosphorus to protein ratio with mortality in hemodialysis patients. Clin J Am Soc Nephrol. 2010;5(4):683-92.

20. Sullivan CM, Leon JB, Sehgal AR. Phosphorus-containing food additives and the accuracy of nutrient databases: implications for renal patients. J Ren Nutr. 2007;17(5):350-4.

21. Calvo MS. Dietary considerations to prevent loss of bone and renal function. Nutrition. 2000;16(7-8):564-6.

22. Carvalho AB, Cuppari L. Dieta e quelantes como ferramentas para o manuseio do hiperparatireoidismo secundário. J Bras Nefrol. 2008;30 Suppl 1:27-31.

23. Sullivan C, Sayre SS, Leon JB, Machekano R, Love TE, Porter D, et al. Effect of food additives on hyperphosphatemia among patients with end-stage renal disease: a randomized controlled trial. JAMA. 2009;301(6):629-35.

24. Núcleo de Estudos e Pesquisas em Alimentação. Tabela brasileira de composição química de alimentos – TACO. 4ª ed. Campinas: Unicamp; 2011. 161p.

25. Pinheiro ABV, Lacerda EMA, Benzecry EH, Gomes MCS, Costa VM. Tabela para avaliação de consumo alimentar em medidas caseiras. 5ª ed. São Paulo: Atheneu; 2008. 131p.

26. Kalantar-Zadeh K, Gutekunst L, Mehrotra R, Kovesdy CP, Bross R, Shinaberger CS, et al. Understanding sources of dietary phosphorus in the treatment of patients with chronic kidney disease. Clin J Am Soc Nephrol. 2010;5(3):519-30.

27. Nisio JM, Bazanelli AP, Kamimura MA, Lopes MGG, Ribeiro FSM, Vasselai P, et al. Impacto de um programa de educação nutricional no controle da hiperfosfatemia de pacientes em hemodiálise. J Bras Nefrol. 2007;29(3):152-7.

28. Cupisti A, D'Alessandro C, Baldi R, Barsotti G. Dietary habits and counseling focused on phosphate intake in hemodialysis patients with hyperphosphatemia. J Ren Nutr. 2004;14(4):220-5.

29. Young EW, Akiba T, Albert JM, McCarthy JT, Kerr PG, Mendelssohn DC, et al. Magnitude and impact of abnormal mineral metabolism in hemodialysis patients in the Dialysis Outcomes and Practice Patterns Study (DOPPS). Am J Kidney Dis. 2004;44(5 Suppl 2):34-8.

30. Hoover HH. Compliance in hemodialysis patients: a review of the literature. J Am Diet Assoc. 1989;89(7):957-9.

31. Maldaner CR, Beuter M, Brandani CM, Busó MLD, Pauletto MC. Fatores que influenciam a adesão ao tratamento na doença crônica: o doente em terapia hemodialítica. Rev Gaúcha Enferm. 2008;29(4):647-53.

32. Nerbass FB, Morais JG, dos Santos RG, Krüger TS, Koene TT, da Luz Filho HA. Adherence and knowledge about hyperphosphatemia treatment in hemodialysis patients with hyperphosphatemia. J Bras Nefrol. 2010;32(2):149-55.

33. Kalantar-Zadeh K, Kovesdy CP, Bross R, Benner D, Noori N, Murali SB, et al. Design and development of a dialysis food frequency questionnaire. J Ren Nutr. 2011;21(3):257-62.

34. Colman S, Bross R, Benner D, Chow J, Braglia A, Arzaghi J, et al. The Nutritional and Inflammatory Evaluation in Dialysis patients (NIED) study: overview of the NIED study and the role of dietitians. J Ren Nutr. 2005;15(2):231-43.

35. Ahlenstiel T, Pape L, Ehrich JH, Kuhlmann MK. Self-adjustment of phosphate binder dose to meal phosphorus content improves management of hyperphosphataemia in children with chronic kidney disease. Nephrol Dial Transplant. 2010;25(10):3241-9.

36. Bertonsello VR. Elaboração e aplicação de uma tabela de contagem de fósforo para controle da hiperfosfatemia em pacientes em hemodiálise [dissertação]. Ribeirão Preto: Universidade de São Paulo, Faculdade de Medicina de Ribeirão Preto; 2013.

37. Sesso R, Ferraz MB. Avaliação crítica do sevelâmer no tratamento da hiperfosfatemia em pacientes com insuficiência renal crônica. Rev Assoc Med Bras. 2003;49(1):103-8.

38. Chertow GM, Burke SK, Dillon MA, Slatopolsky E. Long-term effects of sevelamer hydrochloride on the calcium x phosphate product and lipid profile of haemodialysis patients. Nephrol Dial Transplant. 1999;14(12):2907-14.

30

SAÚDE ÓSSEA E ASPECTOS DIETÉTICOS NO PERÍODO DE ENVELHECIMENTO REPRODUTIVO FEMININO

Adriana Lelis Carvalho

Anderson Marliere Navarro

O ENVELHECIMENTO REPRODUTIVO FEMININO

O eixo reprodutivo feminino, composto pelo eixo hipotalâmico-pituitário-ovariano e as estruturas müllerianas (útero, por exemplo), atinge um estado não funcional muito antes do que os demais sistemas orgânicos na mulher. O envelhecimento reprodutivo feminino é um processo natural, que se inicia após o nascimento e ocorre continuamente até o evento da menopausa[1].

A menopausa é o marcador biológico que caracteriza o fim do período reprodutivo com a ocorrência do último fluxo menstrual[2]. O termo "menopausa natural" corresponde ao período de 12 meses consecutivos de amenorreia, para o qual não há nenhuma causa patológica conhecida[3].

A população feminina brasileira totaliza mais de 98 milhões de mulheres, e 32% delas encontram-se entre 35 e 65 anos de idade, período no qual ocorre o final do envelhecimento reprodutivo feminino[4].

No final do período de envelhecimento reprodutivo, ocorrem manifestações clínicas, tais como: alterações menstruais, distúrbios neurovegetativos (sintomas vasomotores, sintomas neuropsíquicos, disfunções sexuais), alterações urogenitais e distúrbios metabólicos. Esses últimos são caracterizados por alterações no metabolismo lipídico e, também, no metabolismo ósseo[4].

Este capítulo abordará os aspectos dietéticos relacionados com a saúde óssea das mulheres nessa fase de vida.

A DOENÇA ÓSSEA NO PERÍODO DE ENVELHECIMENTO REPRODUTIVO: OSTEOPOROSE

A osteoporose é um sério problema de saúde pública que atinge, em especial, as mulheres no período pós-menopausa[5]. De acordo com a definição dada pela Organização Mundial da Saúde (OMS), a osteoporose é uma desordem esquelética caracterizada por redução da massa óssea e por alterações da microarquitetura do tecido ósseo, levando à redução da resistência óssea e ao aumento da suscetibilidade a fraturas[6,7]. As fraturas osteoporóticas estão relacionadas com o aumento da morbidade e da mortalidade de mulheres idosas na pós-menopausa[5]. A osteoporose é responsável por cerca de 90% das fraturas de quadril e coluna vertebral em mulheres americanas caucasianas entre 65 e 84 anos de idade[5].

O ganho de massa óssea ocorre em média até a terceira década de vida. Quanto maior for o ganho, menor será a perda de massa óssea no final da idade adulta e, portanto, menor será o risco de desenvolvimento de osteoporose[8]. Os fatores genéticos parecem determinar cerca de 80% do pico da massa óssea, sendo o restante influenciado por fatores ambientais, como a atividade física, tabagismo, uso de medicamentos e alimentação[9].

Assim, apesar de a alimentação não apresentar papel determinante e único no desenvolvimento da osteoporose, a ingestão adequada de determinados nutrientes, tais como proteína, vitamina D, vitamina K, cálcio, zinco e fósforo, é importante para o desenvolvimento, manutenção e saúde óssea em geral[5,10,11].

ASPECTOS DIETÉTICOS NA MANUTENÇÃO DA SAÚDE ÓSSEA

Proteína

A proteína é um importante constituinte do tecido ósseo. Em sua composição, um terço do volume ósseo, aproximadamente, é composto por 50% de proteína. Sabe-se que a matriz óssea orgânica é constituída por fibras colágenas do tipo I (em torno de 95%), glicoproteínas, proteoglicanas e proteínas não colágenas, por exemplo, a osteocalcina[12-14]. As fibrilas colágenas na matriz óssea são responsáveis por proporcionar ao tecido ósseo maior flexibilidade e elasticidade, garantindo maior resistência às tensões e ao impacto físico[8,15].

Ao longo da vida adulta, a manutenção e a renovação do tecido ósseo ocorrem por meio do processo contínuo de remodelação óssea[16,17]. A ingestão de proteína é fundamental para a síntese do colágeno tipo I, que envolve modificações pós-traducionais de aminoácidos, incluindo a hidroxilação de lisina e prolina, e também de outras proteínas não colágenas da matriz óssea[12-14]. A maior parte do colágeno liberado na proteólise durante a remodelação óssea não pode ser reutilizada para a formação de nova matriz óssea[14]. Dessa maneira, o consumo proteico adequado é importante para garantir a integridade da estrutura óssea e também do tecido muscular, o que auxilia na manutenção da mobilidade e na promoção da saúde de indivíduos durante o envelhecimento[9].

A investigação do papel da proteína no metabolismo ósseo contempla aspectos como a quantidade de proteína ingerida, a origem da proteína consumida e a relação da ingestão proteica e de cálcio[14,18,19].

A descoberta da relação entre a ingestão proteica e a excreção urinária de cálcio suscitou discussões sobre a origem do cálcio adicional excretado na urina. O aumento da ingestão proteica poderia apresentar um papel na homeostase do cálcio e ser um fator prejudicial ao tecido ósseo[18,20,21].

O mecanismo pelo qual as proteínas exerceriam seu efeito osteocatabólico seria explicado pela hipótese do resíduo ácido orgânico[14]. De acordo com essa hipótese, a dieta hiperproteica poderia ter certa influência na etiologia da osteoporose. Isso porque um consumo maior de proteína de origem animal, mais especificamente de aminoácidos sulfurados, aumentaria a formação de grande quantidade de carga metabólica ácida. Esse excesso de íons H^+ no organismo seria decorrente do processo de oxidação dos aminoácidos sulfurados em ácido sulfúrico. Quando a quantidade residual ácida ultrapassa a capacidade de metabolização renal, ocorre aumento na mobilização de minerais ósseos (hidroxiapatita, bicarbonato e carbonatos) para manter o equilíbrio do pH orgânico e evitar a ocorrência de acidose metabólica[11,18,19,21-23]. Como consequência, ocorre aumento na reabsorção óssea, com elevação da excreção urinária de cálcio[11,19,23-25].

De acordo com Fenton e cols.[18], estudos que avaliaram a quantidade e o tipo de proteína consumida e o papel da proteína no equilíbrio orgânico do cálcio demonstraram que uma maior ingestão proteica, em especial de origem animal, não seria prejudicial para a homeostase do cálcio. Entre os estudos que avaliaram associações entre consumo de frutas e vegetais, proteína ou excreção ácida e alterações na densidade mineral óssea (DMO) e/ou fraturas, a maioria não sustentou a hipótese do resíduo ácido[18].

A literatura discute se a produção ácida endógena induzida pelo aumento da ingestão proteica teria magnitude suficiente para gerar consequências adversas sobre a massa óssea. Isso porque o consumo de proteínas ocorre em horas específicas do dia e a formação de carga ácida geralmente é pós-prandial, sendo facilmente neutralizada durante os períodos de jejum[19].

Apesar de alguns estudos *in vitro* mostrarem que abaixo do pH fisiológico ($\leq$ 7,3) há maior liberação de cálcio e atividade osteoclástica, não parece haver evidências de que a alimentação modifique o equilíbrio acidobásico do organismo ou de que as pequenas alterações no pH orgânico pelo uso de sais alcalinos possam realmente influenciar a desmineralização óssea[18]. Além disso, alguns estudos mostram que o aumento do consumo proteico se relaciona com o aumento da absorção intestinal de cálcio, em dietas com baixo teor de cálcio, o que questiona a teoria de que a hipercalciúria seria proveniente do aumento de atividade osteoclástica[21,24,26].

As proteínas são responsáveis pela manutenção da produção hepática e das concentrações plasmáticas do hormônio de crescimento (GH) e do fator de crescimento semelhante à insulina (IGF-I), que, por sua vez, estão envolvidos na diferenciação, maturação e recrutamento de osteoblastos[27]. A ingestão hiperproteica está relacionada com o aumento dos níveis de IGF-I, hormônio peptídeo anabolizante utilizado como marcador do efeito osteoanabólico[24,28,29].

Estudo prospectivo conduzido com 40 mil mulheres em Iowa, nos Estados Unidos, mostrou que o consumo de uma dieta com maior oferta proteica, principalmente de origem animal, associou-se com redução de 69% na incidência de risco de fraturas na região do quadril[30]. Os dados do *Framinghan Osteoporosis Study* mostraram que a ingestão proteica entre 85 e 150g por dia apresentou-se como fator protetor contra perda de massa óssea na região da coluna e do fêmur em homens e mulheres idosos[31].

O consumo de dieta hiperproteica reduziu em 52% as concentrações de marcadores de reabsorção em indivíduos acima de 50 anos[28]. Hunt e cols.[24] também encontraram que mulheres pós-menopausadas apresentaram redução das concentrações dos marcadores de reabsorção óssea após a ingestão de uma dieta com maior quantidade de proteína durante um período de sete semanas.

Dessa maneira, a ingestão dietética recomendada (RDA) de 0,8 g/kg de peso/dia, que corresponde a um consumo diário de 46g de proteína, não parece ser ideal para garantir a manutenção da saúde óssea em mulheres que se encontram no final do período de envelhecimento reprodutivo[9,32] (Tabela 30.1). Kerstetter e cols.[20] mostraram que mulheres jovens que consumiram dietas com 0,7 e 0,8g de proteína/kg de peso/dia apresentaram redução da absorção intestinal de cálcio e, também, aumento das concentrações séricas de paratormônio (PTH) e de calcitriol (1,25-dihidroxivitamina D). As alterações hormonais persistiram por um período de duas a quatro semanas após o consumo das dietas hipoproteicas, provavelmente como um mecanismo orgânico para restabelecer as concentrações séricas de cálcio[20]. Assim, as dietas hipoproteicas, quando consumidas em longo prazo, podem promover maior desmineralização óssea, acentuando a perda de massa óssea nas mulheres no período de transição menopausal.

É importante ressaltar que, além da perda de massa óssea, durante o processo de envelhecimento, ocorre também perda muscular. Sendo assim, o consumo adequado de proteínas é importante para a preservação da massa muscular. A ingestão de dietas hipoproteicas está relacionada com o desenvolvimento de sarcopenia, com o prejuízo do estado nutricional e clínico e com o aumento do risco de quedas, o que torna esses indivíduos mais suscetíveis a fraturas[12].

Gaffney-Stomberg e cols.[33] propõem que o consumo proteico para indivíduos mais idosos de 1 e 1,2g de proteína/kg de peso/dia manteria a homeostase do metabolismo do cálcio e balanço nitrogenado sem afetar a função renal, o que permitiria prevenir ou atenuar a osteoporose e a sarcopenia.

A necessidade dietética proteica é a quantidade de proteína ou a composição de aminoácidos, ou ambos, que deve ser alcançada por meio da alimentação para satisfazer a demanda metabólica e atingir o equilíbrio orgânico de nitrogênio[34].

Tabela 30.1. Recomendação de ingestão proteica para mulheres acima de 31 anos

Recomendações	Proteína	
	g/dia	g/kg/dia
Necessidade Média Estimada (EAR)	38	0,66 g/kg de peso/dia
Ingestão Dietética Recomendada (RDA)	46	0,8 g/kg de peso/dia
Faixa Aceitável de Distribuição de Macronutriente (AMDR)	10% a 35% do valor calórico total (VCT)	

Fonte: *Dietary Reference Intakes* (DRI)[32].

Assim, é importante salientar que, além da quantidade proteica consumida, a qualidade nutricional da proteína é outro aspecto importante para a manutenção da saúde óssea[9].

A qualidade proteica é uma medida da biodisponibilidade da proteína que recebe a influência de fatores tais como a digestibilidade e a eficiência de absorção celular dos aminoácidos, o que caracteriza o seu valor biológico[34]. O valor biológico da proteína é influenciado pelas quantidades relativas de aminoácidos dispensáveis e indispensáveis e outros compostos que contêm nitrogênio. Para que os aminoácidos indispensáveis consumidos apresentem utilização eficaz, é importante que o consumo dos aminoácidos dispensáveis seja adequado, já que a síntese proteica requer ingestão adequada de ambos os tipos de aminoácidos[34].

As proteínas de origem animal, como carnes e leite e derivados, são fontes de aminoácidos indispensáveis, importantes para a formação da estrutura da matriz óssea orgânica[12-14,35,36].

Alguns efeitos benéficos para a massa óssea, tais como aumento das concentrações de IGF-I e redução das concentrações de marcador de reabsorção óssea, foram observados com o consumo de dietas hiperproteicas, cuja fonte proteica consumida era a carne[24,35].

O conteúdo proteico da carne varia de acordo com o tipo de carne, mas em média é em torno de 22%. O papel da carne, principalmente a carne vermelha, como fonte proteica de alto valor biológico é indiscutível[36].

O leite e seus derivados, além de serem a principal fonte de cálcio, são uma boa fonte proteica[9]. Alguns estudos indicam que determinadas proteínas encontradas no leite parecem ter efeito na remodelação óssea[37-41]. Estudo *in vitro* mostrou que pequenos peptídeos provenientes da caseína do leite fermentado com *Lactobacillus helveticus*, o isoleucil-prolil-prolina (IPP) e o valil-prolil-prolina (VPP), aumentaram a atividade das células osteoblásticas, ou seja, promoveram a formação óssea. No entanto, mesmo que os mecanismos ainda não estejam bem esclarecidos, parece que a enzima conversora de angiotensina e a prostaglandina E_2 estão envolvidas[40].

Experimentos *in vitro* e *in vivo* mostraram que a lactoferrina, uma glicoproteína ligada ao ferro presente no leite, apresenta efeitos osteoanabólicos e está envolvida na proliferação e na diferenciação de osteoblastos, evitando a apoptose destas células de formação óssea. Além disso, a lactoferrina também inibe a osteoclastogênese, reduzindo o número de células ativas para a reabsorção óssea[38,39].

Alguns estudos mostraram que a proteína do soro do leite, especialmente a proteína alcalina do leite (*milk basic protein* – MBP), contém vários componentes que apresentam efeitos na remodelação óssea. Estudo conduzido com mulheres jovens saudáveis, que receberam suplementação de 40 mg de MBP por seis meses, mostrou que a suplementação de MBP promoveu aumento da formação óssea e inibiu a reabsorção óssea[41]. Já o uso de suplementação de MBP em mulheres pós-menopausadas somente se relacionou com a redução da perda de massa óssea, e não com a formação óssea[37].

A fonte proteica mais consumida pela mulher brasileira é a de origem vegetal. A Pesquisa de Orçamento Familiar (POF) mostrou que os alimentos mais consumidos pela população brasileira ainda são o arroz e o feijão[42].

Sabe-se que o perfil de aminoácidos dos vegetais não é tão completo quanto o das fontes de origem animal. Pires e cols.[43], ao avaliarem a qualidade proteica pela digestibilidade *in vivo*, o escore químico de aminoácidos (EQ) e o escore químico de aminoácidos corrigido pela digestibilidade proteica (PDCAAS), encontraram que as proteínas de origem animal apresentaram maiores valores de digestibilidade que as de origem vegetal. As proteínas de origem animal avaliadas não apresentaram nenhum aminoácido indispensável limitante quando comparadas com o padrão da *Food and Agricultural Organization/World Health Organization* (FAO/WHO). Já as proteínas de origem vegetal como o feijão, a soja convencional, a soja geneticamente melhorada (KTI-LOX-) e a proteína texturizada de soja (PTS) apresentaram os aminoácidos sulfurados (metionina e cisteína) como limitantes[43]. Cintra e cols.[44], ao avaliarem a qualidade da proteína da combinação arroz e feijão (2:1), encontraram que a mistura apresentou como limitante os aminoácidos sulfurados. O estudo de Pires e cols.[43] também encontrou que a soja melhorada geneticamente e a PTS apresentaram maior qualidade proteica que a soja convencional.

A FAO/WHO sugere que a ingestão de proteínas provenientes de cereais com modestas quantidades de proteínas de legumes ou oleaginosas ou a ingestão de proteínas de origem animal não são suscetíveis de ser limitadas em seu teor de aminoácidos[34]. Contudo, como a digestibilidade da proteína nem sempre reflete a digestibilidade de aminoácidos indispensáveis da dieta de um indivíduo, a FAO/WHO apresentou recentemente uma nova ferramenta para avaliação da qualidade proteica da dieta, o escore químico de digestibilidade de aminoácidos indispensáveis (DIAAS), que avalia a composição de aminoácidos individualmente, considerando a digestibilidade ileal de cada aminoácido indispensável[45]. O cálculo do DIAAS apresenta três diferentes usos práticos, tais como: a avaliação da qualidade proteica de dietas mistas contendo diferentes tipos de fontes proteicas; a classificação e monitoramento da adequação proteica de alimentos e de produtos alimentares vendidos aos consumidores; a identificação das fontes proteicas com melhor perfil de aminoácidos que possam ser usadas para complementar as fontes de proteínas com menor valor nutricional[45], o que auxiliará na realização de melhor avaliação da qualidade proteica da alimentação.

Nesse contexto, a adequação da quantidade e da qualidade da proteína consumida é necessária para garantir a manutenção da saúde óssea e minimizar a perda de massa óssea e a deterioração da microarquitetura do tecido ósseo. Por essa razão, a orientação quanto ao tipo de proteína consumida deve fazer parte da conduta nutricional do profissional.

Vitamina D

O colecalciferol (vitamina D_3) e o ergocalciferol (vitamina D_2) são as duas principais formas de vitamina D, sendo ambas consideradas pró-hormônios e vitaminas. A colecalciferol é um secoesteroide formado pela transformação fotoquímica do 7-dehidrocolesterol durante reação não enzimática induzida por radiação ultravioleta B na pele. Nas células hepáticas, a vitamina D_3 é transformada em 25-hidroxivitamina-D [25(OH)D], por meio de reação de hidroxilação. Nos rins, a partir da 25(OH)D, ocorre a formação da 1,25-dihidroxivitamina D_3 [1,25(OH)$_2$D$_3$], que representa a forma hormonal ativa da vitamina[46].

A produção renal da forma ativa é estimulada pela ação do PTH e inibida pela ação do fator de crescimento fibroblástico 23 (FGF-23), cálcio, fósforo e pela própria 1,25(OH)$_2$D$_3$. A 1,25(OH)$_2$D$_3$ produzida pelos rins exerce sua ação no balanço orgânico de cálcio, ao se ligar aos receptores de vitamina D (VDR) que estão presentes em três tecidos-alvo clássicos: intestino, rins e ossos[46].

Essa vitamina apresenta importante papel no desenvolvimento e manutenção do tecido ósseo, promovendo a formação, a diferenciação e a reabsorção óssea. A sua deficiência severa resulta em osteomalacia, em adultos, e raquitismo, em crianças, o que mostra claramente a importância do papel da vitamina D para a manutenção da integridade óssea[8].

Além da exposição solar, a vitamina D também é encontrada, em pequenas quantidades, em alguns alimentos, tais como: peixes (salmão, sardinha, atum) e produtos alimentícios fortificados (leite, margarina, cereais matinais)[8,9,46].

O Estudo Nacional de Avaliação do Risco de Osteoporose (NORA), conduzido nos Estados Unidos com mulheres caucasianas pós-menopausadas, durante três anos, mostrou que a ingestão de vitamina D associou-se com redução do risco de desenvolvimento de osteoporose (OR 0,73; 95% CI: 0,66-0,81)[47]. Bischoff-Ferrari e cols.[48] mostraram que a ingestão de 700-800 UI por dia reduz o risco relativo de fraturas não vertebrais em 23% e de fraturas de quadril em 26% quando comparado com o grupo placebo.

Os valores de Ingestão Dietética de Referência (IDR) para a vitamina D também foram revisados, sendo estabelecidos os valores de EAR e RDA para esse nutriente de acordo com as evidências dos efeitos que a concentração sérica da 25(OH)D apresenta na saúde óssea. Essas evidências sugerem que concentrações séricas de 16 ng/ml (40 nmol/L) correspondem às necessidades de metade da população, o que seria atingido com a ingestão do valor de EAR proposto. E as concentrações séricas de pelo menos 20 ng/ml (50 nmol/L), que satisfazem as necessidades de 97,5% da população, seriam alcançadas com o consumo do valor de RDA[49,50] (Tabela 30.2).

Tabela 30.2. Valores de Ingestão Dietética de Referência (IDR) para vitamina D para mulheres acima de 31 anos

Faixa etária	Recomendação de ingestão de vitamina D (UI/dia)		
	Necessidade Média Estimada (EAR)	Ingestão Dietética Recomendada (RDA)	Nível máximo de ingestão (UL)
31 a 50 anos	400	600	4.000
51 a 70 anos	400	600	4.000
> 70 anos	400	800	4.000

Fonte: Dietary Reference Intakes (DRI)[49].

As novas recomendações de ingestão dessa vitamina foram baseadas na suposição de que haja pouca ou nenhuma exposição solar pelos indivíduos. Dessa maneira, os valores propostos assegurariam que indivíduos com síntese endógena insuficiente não apresentem deficiência da vitamina, já que existe certa variação na síntese por razões como diferentes pigmentações da pele, sazonalidade da exposição ao sol, fatores genéticos individuais, idade, latitude, entre outras[50].

Vitamina K

A vitamina K também é um nutriente importante para a manutenção do tecido ósseo. Essa vitamina participa como cofator na reação de conversão dos resíduos glutâmicos (Glu) em resíduos Υ- carboxiglutâmico (Gla) em inúmeras proteínas. Esses resíduos Gla estão presentes na molécula de osteocalcina, que é a principal proteína não colágena da matriz óssea sintetizada pelos osteócitos. A porção central da molécula contém os domínios Gla que possuem alta afinidade de ligação com a hidroxiapatita (íons Ca^{++}). A osteocalcina descarboxilada (GluOC), durante a reabsorção óssea, representa um marcador funcional da vitamina K da matriz óssea. O consumo adequado da vitamina K está relacionado com aumento da Υ- carboxilação da osteocalcina. O aumento da concentração sérica de GluOC parece estar relacionado com maior fator de risco para fraturas e DMO reduzida[51]. A principal forma alimentar da vitamina K é a filoquinona (vitamina K_1), presente em vegetais verdes folhosos. As recomendações são baseadas no seu efeito sobre a função de coagulação, e o valor de Ingestão Adequada (*Adequate Intake* – AI) é de 90 μg/dia para mulheres acima de 31 anos[51,52].

Cálcio

Enquanto a elasticidade e a flexibilidade óssea são características decorrentes da presença de colágeno tipo I e de proteínas não colágenas na matriz óssea, a rigidez do tecido ósseo é devida ao seu conteúdo mineral. O tecido ósseo contém 99% do cálcio presente no organismo, primariamente na forma de cristais de hidroxiapatita $[Ca_{10}(PO_4)_6(OH)_2]$, e também é composto por pequenas quantidades de sódio, magnésio, potássio, zinco e carbonato, que estão ligados a uma matriz óssea proteica[8,15].

Além das diversas funções biológicas nas quais está envolvido, o cálcio é importante para obtenção do pico máximo de massa óssea e sua manutenção ao longo da vida[27]. Estudos epidemiológicos mostram que maior consumo de cálcio ao longo da vida pode reduzir o risco de fratura em torno de 60%[53]. Contudo, a biodisponibilidade desse mineral depende tanto de fatores exógenos, por exemplo, o consumo concomitante de alimentos que contenham grande quantidade de fitato, oxalato, tanino e/ou sódio, como de fatores endógenos, como idade, condições fisiológicas e regulação hormonal[27].

A ingestão adequada e a absorção intestinal eficaz de cálcio são importantes para a regulação das concentrações desse mineral no fluido extracelular, as quais são mantidas bem controladas em uma estreita faixa de normalidade. Quando há redução das concentrações séricas de cálcio, ocorre aumento da produção de PTH, que, além de atuar aumentando a reabsorção renal e a absorção intestinal de cálcio, estimula a reabsorção óssea para liberação de íons cálcio para o fluido extracelular[9,15,54].

A principal fonte de cálcio são os produtos lácteos e o leite, porém também existem outras fontes, como alguns vegetais verdes (por exemplo, brócolis, couve, acelga chinesa), sardinha, nozes e tofu[9]. A maioria dos estudos encontrou resultados positivos com relação ao consumo de leite e produtos lácteos, tais como a redução da perda de massa óssea e a redução de risco de fratura, mostrando que o aumento da ingestão de cálcio, por meio do consumo de alimentos fontes desse mineral, tem efeito protetor para o osso[55]. Estudo com mulheres pós-menopausadas mostrou que o consumo de cálcio acima de 1.400 mg/dia estava relacionado com efeitos benéficos na DMO[56]. De acordo com dados do Estudo Nacional de Avaliação do Risco de Osteoporose (NORA), conduzido nos Estados Unidos, o consumo de cálcio acima de 800 mg/dia já se mostrou como fator protetor contra a osteoporose em mulheres caucasianas pós-menopausadas, mesmo não encontrando associação entre a ingestão de cálcio e risco de fratura[47]. A ingestão inadequada do nutriente parece estar envolvida no processo de perda de massa óssea em mulheres japonesas na peri- e pós-menopausa, que apresentaram aumento na excreção de marcador de reabsorção óssea[57]. No entanto, não foi encontrada associação entre o consumo de cálcio e a perda de massa óssea em mulheres japonesas com idade acima de 69 anos[58].

Recentemente, os valores de IDR para o cálcio foram revisados[49]. Anteriormente, a recomendação de cálcio era baseada nos valores de Ingestão Adequada, valor de consumo recomendável baseado em levantamentos de dados experimentais ou estimativas de ingestão para grupo de pessoas saudáveis, sendo considerado um valor incerto[59]. Na última publicação, os valores de Necessidade Média Estimada (*Estimated Average Requirement* – EAR) e Ingestão Dietética Recomendada (*Recommended Dietary Allowances* – RDA) foram estabelecidos para orientação mais adequada do consumo desse mineral a indivíduos e grupos populacionais[49] (Tabela 30.3).

Tabela 30.3. Valores de Ingestão Dietética de Referência (IDR) para cálcio para mulheres acima de 31 anos

Faixa etária	Recomendação de ingestão de cálcio (mg/dia)		
	Necessidade Média Estimada (EAR)	Ingestão Dietética Recomendada (RDA)	Nível máximo de ingestão (UL)
31 a 50 anos	800	1.000	2.500
51 a 70 anos	1.000	1.200	2.000
> 70 anos	1.000	1.200	2.000

Fonte: *Dietary Reference Intakes* (DRI)[49].

Alguns estudos mostram que a suplementação de cálcio também apresenta o mesmo efeito positivo sobre a massa óssea[55]. No entanto, é importante lembrar que os suplementos de cálcio estão relacionados a distúrbios gastrointestinais, como constipação, flatulência, náusea, dor gástrica e diarreia. Além disso, o cálcio interfere na absorção intestinal de ferro e zinco[60]. Outro aspecto importante relacionado com o uso de suplementos de cálcio é o aumento do risco de eventos cardiovasculares em mulheres pós-menopausadas com mais de 80 anos de idade e que já apresentaram evento cardiovascular prévio[61]. Assim, a suplementação deve ser considerada apenas para as mulheres com consumo diário de cálcio abaixo do recomendado para a faixa etária em que se encontra[9].

Fósforo

O fósforo é encontrado no organismo na forma de fosfato (PO_4), e 85% desse mineral estão presentes no osso[9]. A hiperfosfatemia leva à redução das concentrações de calcitriol e, consequentemente, da absorção intestinal de cálcio. Isso cria um estado de hipocalcemia, que, por sua vez, estimula a produção de PTH. As concentrações elevadas de PTH, como citado anteriormente no texto, estimula a reabsorção óssea para liberação de íons cálcio para o fluido extracelular[9,15,54]. Os alimentos como carnes, pescados, ovos, produtos lácteos, leguminosas e oleaginosas são fonte de fósforo orgânico, que apresenta absorção intestinal de 30% a 60%. Porém, atualmente, existe preocupação com o consumo de fósforo inorgânico, que apresenta absorção de 90% no organismo e está relacionado com aumento das concentrações séricas de fósforo. Esse fósforo alimentar está presente nos produtos industrializados que possuem aditivos alimentares à base de fósforo, tais como: refrigerantes à base de cola, cerveja, embutidos, *fast-foods*, biscoitos, salgadinhos, queijos processados, cereais matinais e produtos instantâneos (*flan*, café, tortas, molhos)[62-65]. Na França, o consumo de fósforo inorgânico corresponde a 100 mg/dia[9]. Nos Estados Unidos, no início dos anos 1990 o consumo de fósforo inorgânico era de 500 mg/dia, e atualmente essa ingestão pode ultrapassar o valor de 1.000 mg/dia[65,66]. A recomendação de ingestão de fósforo para mulheres acima de 31 anos é de 700 mg/dia[67]. Com o aumento do consumo de produtos industrializados, torna-se cada vez mais fácil ultrapassar as recomendações de ingestão desse mineral, o que pode ser prejudicial para a saúde óssea (Tabela 30.4).

Tabela 30.4. Valores de Ingestão Dietética de Referência (IDR) para minerais para mulheres acima de 31 anos

Nutriente	Faixa etária	Recomendação de ingestão de minerais		
		Necessidade Média Estimada (EAR)	Ingestão Dietética Recomendada (RDA)	Nível máximo de ingestão (UL)
Fósforo (mg/dia)	> 31 anos	580	700	4g/dia (> 70 anos: 3g/dia)
Zinco (mg/dia)		6,8	8	40
Magnésio (mg/dia)		265	320	350
Cobre (µg/dia)		700	900	10.000
Selênio (µg/dia)		45	55	400

Fonte: *Dietary Reference Intakes* (DRI)[52,67,81].

Zinco

O zinco é um elemento-traço muito abundante no organismo; 30% dele estão presentes no osso[8]. Esse elemento-traço apresenta função de cofator enzimático de ativação da síntese do DNA, RNA e de enzimas de proteossíntese[68]. Assim, pode ser encontrado como cofator de enzimas do metabolismo ósseo, como a fosfatase alcalina e a anidrase carbônica[8].

No processo de remodelação óssea, o zinco está relacionado com o estímulo da atividade osteoblástica e, consequentemente, com a síntese de colágeno[68]. Além disso, o zinco favorece a mineralização dos osteócitos durante a formação da matriz óssea[69]. Por outro lado, esse elemento-traço tem o papel de inibir a reabsorção óssea realizada pelos osteoclastos[68].

Estudo sobre o estado nutricional do zinco, em adultos saudáveis, mostrou correlação negativa entre a ingestão de zinco e os marcadores urinários de reabsorção óssea, piridinolina e deoxipiridinolina. No entanto, esses mesmos autores não encontraram nenhuma associação entre o zinco e os marcadores de formação óssea[70].

Mulheres pós-menopausadas com osteoporose podem apresentar concentração sérica de zinco menor que as mulheres com massa óssea normal ou osteopenia[71,72]. Outro estudo encontrou que a deficiência de zinco parece intensificar os efeitos negativos do estado de hiperparatireoidismo fisiológico na senilidade[73], como o aumento da perda da massa óssea e de sua fragilidade.

As principais fontes alimentares de zinco são as carnes vermelhas, cereais integrais, mariscos, crustáceos e legumes[52]. Os valores de recomendação de ingestão estão expostos na Tabela 30.4.

Magnésio

O magnésio tem importante papel como cofator de mais de 300 funções enzimáticas, estando envolvido no metabolismo energético, na síntese da $1,25(OH)_2D_3$ e dos hormônios calcitróficos. Sabe-se que cerca de 50% a 60% desse mineral estão presentes nos ossos[9,74].

Esse mineral está envolvido na regulação da secreção de PTH via ligação com o receptor sensível ao cálcio[75]. A deficiência de magnésio pode levar ao aumento na produção de citocinas e de radicais livres, à ativação de NF-kβ e ao aumento da reabsorção óssea[76].

As concentrações de magnésio nas células vermelhas do sangue se encontram mais reduzidas em mulheres pós-menopausadas com osteoporose[77]. Estudo de curta duração sobre suplementação de magnésio em mulheres na pós-menopausa mostrou redução das concentrações séricas de PTH intacto e das concentrações urinárias de deoxipiridinolina e aumento das concentrações séricas de osteocalcina[76].

O consumo inadequado de magnésio é frequente em todas as faixas etárias, porém no indivíduo idoso a perda da eficiência das funções gastrointestinais e renais pode auxiliar no desenvolvimento de um quadro de deficiência desse mineral. Estima-se que as mulheres apresentem ingestão média de magnésio que corresponde a 68% do RDA[74].

O magnésio é um mineral importante para a manutenção da integridade óssea, por reduzir o tamanho do cristal de hidroxiapatita, evitando a formação de cristais maiores que proporcionam características frágeis ao osso[74].

Vegetais verdes folhosos, grãos integrais, nozes, carnes, amidos e leite são fontes alimentares do magnésio[67]. Os valores de recomendação de ingestão estão expostos na Tabela 30.4.

Outros minerais e elementos-traço e a saúde óssea

Vários outros elementos também são necessários para garantir a formação e a mineralização da matriz óssea, a formação das ligações cruzadas de colágenos e a formação de hormônios esteroides[75].

O manganês é um importante elemento osteotrópico, que, além de estar envolvido na síntese da matriz óssea, parece ter efeito na calcificação e na integridade óssea. O estrógeno possui efeito inibitório de ação direta sobre a reabsorção óssea, que possivelmente é mediado pela deposição de manganês[68]. Estudos com mulheres pós-menopausadas mostrou associação positiva entre a concentração sérica de manganês e a DMO e, por outro lado, verificou associação negativa entre a concentração sérica de manganês e o número de fraturas nas mulheres[78]. As fontes alimentares que contêm esse mineral são nozes, legumes, chá e cereais integrais[52]. Para mulheres acima de 31 anos, o valor de AI é de 1,8 mg/dia e a UL é 11 mg/dia[52].

A ingestão de sódio, por sua vez, está relacionada com a calciúria e também com maior redução da DMO. Na literatura, existem poucos dados sobre a relação entre o sódio e o risco de fratura[75]. A recomendação de consumo de sódio para mulheres varia de acordo com a faixa etária. Os valores de AI e de UL para mulheres acima de 31 anos estão expostos na Tabela 30.5.

O boro tem papel no metabolismo de cálcio, no crescimento e na manutenção óssea. Esse elemento tem efeito positivo sobre a remodelação óssea, aumentando a resistência óssea. Está envolvido na produção de $1,25(OH)_2D_3$, testosterona e 17β-estradiol. A deficiência desse elemento está relacionada com prejuízos no crescimento e desenvolvimento ósseo[68]. O boro está presente em alimentos como bebidas e produtos à base de frutas, batata, legumes, leite, abacate, amendoim e pasta de amendoim[52]. O valor de RDA para o boro não está determinado, e o valor de UL recomendado é de 20 mg/dia para mulheres acima de 31 anos[52].

O cobre é outro importante elemento protetor ósseo. Assim como o zinco, apresenta funções como cofator enzimático. O cobre ativa a oxidase lisil, que induz a formação de ligações cruzadas de lisina em colágenos e elastina. Como cofator de todas as enzimas antioxidantes, o cobre remove os radicais livres ósseos provenientes da atividade osteoclástica[68]. Além disso, estudo *in vitro* mostrou que o cobre inibe diretamente a reabsorção óssea[79]. A homeostase do balanço orgânico de cobre é essencial para o crescimento ósseo durante a infância, assim como para a qualidade óssea durante o envelhecimento[68]. As fontes alimentares do cobre são frutos do mar, vísceras, nozes, sementes, cereais, farelo de trigo, produtos integrais e produtos à base de cacau[52].

O selênio parece ter efeito benéfico na homeostase óssea[68]. Estudos experimentais com camundongos indicam que a deficiência de selênio leva ao aumento da reabsorção óssea e traz prejuízos para a microarquitetura óssea[80]. O selênio está presente em alimentos como vísceras, frutos do mar e vegetais (depende do conteúdo de selênio do solo)[81].

Os valores de recomendação de ingestão para o cobre e o selênio estão expostos na Tabela 30.4.

O flúor é outro elemento incorporado ao osso, presente na forma de fluoroapatita, e tem efeito estimulador da atividade osteoblástica, favorecendo o aumento da DMO. A alta exposição ao flúor está relacionada com a osteosclerose, que é caracterizada pela presença de osso mais denso e, ao mesmo tempo, mais quebradiço, ocorrendo aumento do risco de fratura[75]. A água fluoretada, chás, peixes marinhos e produtos dentais fluoretados são as principais fontes de flúor[67].

A toxicidade pelo alumínio está associada com prejuízos na deposição de cálcio, fósforo e magnésio[75]. Estudo experimental com animal mostrou perda da DMO pela toxicidade de alumínio[82].

No entanto, os estudos mostram a necessidade de mais evidências para se estabelecer o papel da suplementação desses elementos especificamente para a saúde óssea.

Tabela 30.5. Valores de Ingestão Dietética de Referência (IDR) para sódio para mulheres acima de 31 anos

Faixa etária	Ingestão adequada (AI)	Quantidade correspondente ao consumo diário de sal* (AI)	Nível máximo de ingestão (UL)	Quantidade correspondente ao consumo diário de sal* (UL)
	(g de sódio/dia)	(g de sal/dia)	(g de sódio/dia)	(g de sal/dia)
31-50 anos	1,5	4	2,3	6
51-70 anos	1,3	3		
> 70 anos	1,2	3		

* Considerando que 1g de cloreto de sódio contém 400 mg de sódio. Fonte: *Dietary Reference Intakes* (DRI)[83].

CONSIDERAÇÕES FINAIS

Muitos são os nutrientes que contribuem para manutenção da saúde óssea na fase da vida da mulher. As dietas com maior quantidade de proteína de origem animal não apresentam efeitos negativos para a saúde óssea. Pelo contrário, as dietas com menor quantidade de proteína estão relacionadas com aumento do paratormônio, o que pode ter impacto negativo no tecido ósseo em longo prazo. Além disso, o consumo insuficiente de proteína pode agravar a depleção da massa muscular, podendo aumentar o risco de fraturas ósseas. Assim, a quantidade e a qualidade de proteína na dieta são importantes para a saúde óssea. Dessa forma, durante o envelhecimento, a mulher idosa pode ter perda da eficiência das funções gastrointestinais e renais. Esse fato pode auxiliar no desenvolvimento de um quadro de deficiência de micronutrientes. Os minerais e elementos-traço são constituintes da matriz inorgânica óssea e apresentam funções metabólicas importantes relacionadas com a integridade óssea. Assim, a adequação da ingestão de micronutrientes também é necessária para a manutenção da homeostase do metabolismo ósseo durante o período de envelhecimento reprodutivo da mulher. É importante compreender que os nutrientes atuam em conjunto, e não isoladamente, e também estão envolvidos na regulação de outros sistemas do organismo. Portanto, o profissional de nutrição tem papel essencial na promoção de uma alimentação saudável que garanta o consumo adequado de nutrientes e, consequentemente, permita o bom desenvolvimento e a boa manutenção da saúde óssea.

REFERÊNCIAS

1. Soules MR, Sherman S, Parrott E, Rebar R, Santoro N, Utian W, et al. Executive summary: Stages of Reproductive Aging Workshop (STRAW) Park City, Utah, July, 2001. Menopause. 2001;8(6):402-7.

2. Cunha DC, Salgado Neto J, Halbe HW. Fases e biológicas da mulher. In: Halbe HW. Tratado de ginecologia. 3ª ed. São Paulo: Roca; 2000. v. 2, cap. 36, p. 339-42.

3. World Health Organization. WHO Scientific Group on Research on the Menopause in the 1990s. Research on the menopause: report of a WHO scientific group. WHO Technical Report Series. Geneva: World Health Organization; 1994. 107p.

4. Brasil. Ministério da Saúde. Manual de Atenção à Mulher no Climatério e Menopausa. Secretaria de Atenção à Saúde. Departamento de Ações Programáticas Estratégicas. Brasília: Editora do Ministério da Saúde; 2008. 192p.

5. Management of osteoporosis in postmenopausal women: 2010 position statement of The North American Menopause Society. Menopause. 2010;17(1):25-54.

6. NIH Consensus Development Panel on Osteoporosis Prevention, Diagnosis, and Therapy. Osteoporosis prevention, diagnosis, and therapy. JAMA. 2001;285(6):785-95.

7. World Health Organization. Assessment of fracture risk and its application to screening for postmenopausal osteoporosis. WHO Technical Report Series. Geneva: World Health Organization; 1994. 843p.

8. Heaney RP. Dairy and bone health. J Am Coll Nutr. 2009;28 Suppl 1:82S-90S.

9. Peters BS, Martini LA. Nutritional aspects of the prevention and treatment of osteoporosis. Arq Bras Endocrinol Metabol. 2010;54(2):179-85.

10. Aaseth J, Boivin G, Andersen O. Osteoporosis and trace elements – an overview. J Trace Elem Med Biol. 2012;26(2-3):149-52.

11. Bonjour JP. Dietary protein: an essential nutrient for bone health. J Am Coll Nutr. 2005;24(6 Suppl):526S-36S.

12. Genaro PS, Martini LA. Effect of protein intake on bone and muscle mass in the elderly. Nutr Rev. 2010;68(10):616-23.

13. Kierszembaum AL. Histologia e biologia celular: uma introdução à patologia. Rio de Janeiro: Elsevier; 2004.

14. Heaney RP, Layman DK. Amount and type of protein influences bone health. Am J Clin Nutr. 2008;87(5):1567S-70S.

15. O'Connell MB, Stamm PL. Calcium prevention and treatment of osteoporosis. Clin Rev Bone Miner Metab. 2004;2(4):357-71.

16. Seeman E. Modeling and remodeling the cellular machinery responsible for the gain and loss of bone's material and structural strength. In: Bilezikian JP, Raisz LG, Martin TJ. Principles of bone biology. 3rd ed. San Diego, USA: Academic Press of Elsevier; 2008. chapter 1, p. 3-28.

17. Morgan EF, Bouxsein ML. Biomechacins of bone and age-related fractures. In: Bilezikian JP, Raisz LG, Martin TJ. Principles of bone biology. 3rd ed. San Diego, USA: Academic Press of Elsevier; 2008. chapter 2, p. 29-51.

18. Fenton TR, Tough SC, Lyon AW, Eliasziw M, Hanley DA. Causal assessment of dietary acid load and bone disease: a systematic review & meta-analysis applying Hill's epidemiologic criteria for causality. Nutr J. 2011;10:41.

19. Kerstetter JE, Kenny AM, Insogna KL. Dietary protein and skeletal health: a review of recent human research. Curr Opin Lipidol. 2011;22(1):16-20.

20. Kerstetter JE, O'Brien KO, Insogna KL. Dietary protein, calcium metabolism, and skeletal homeostasis revisited. Am J Clin Nutr. 2003;78(3 Suppl):584S-92S.

21. Kerstetter JE, O'Brien KO, Caseria DM, Wall DE, Insogna KL. The impact of dietary protein on calcium absorption and kinetic measures of bone turnover in women. J Clin Endocrinol Metab. 2005;90(1):26-31.

22. Fenton TR, Lyon AW, Eliasziw M, Tough SC, Hanley DA. Meta-analysis of the effect of the acid-ash hypothesis of osteoporosis on calcium balance. J Bone Miner Res. 2009;24(11):1835-40.

23. Thorpe MP, Evans EM. Dietary protein and bone health: harmonizing conflicting theories. Nutr Rev. 2011;69(4):215-30.

24. Hunt JR, Johnson LK, Roughead ZKF. Dietary protein and calcium interactto influence calcium retention: a controlled feeding study. Am J Clin Nutr. 2009;89:1357-65.

25. Jajoo R, Song L, Rasmussen H, Harris SS, Dawson-Hughes B. Dietary acid-base balance, bone resorption, and calcium excretion. J Am Coll Nutr. 2006;25(3):224-30.

26. Maalouf NM, Moe OW, Adams-Huet B, Sakhaee K. Hypercalciuria associated with high dietary protein intake is not due to acid load. J Clin Endocrinol Metab. 2011;96(12):3733-40.

27. Sarkis KS, Pinheiro Mde M, Szejnfeld VL, Martini LA. High bone density and bone health. Endocrinol Nutr. 2012;59(3):207-14.

28. Dawson-Hughes B, Harris SS, Rasmussen H, Song L, Dallal GE. Effect of dietary protein supplements on calcium excretion in healthy older men and women. J Clin Endocrinol Metab. 2004;89(3):1169-73.

29. Zhu K, Meng X, Kerr DA, Devine A, Solah V, Binns CW, et al. The effects of a two-year randomized, controlled trial of whey protein supplementation on bone structure, IGF-1, and urinary calcium excretion in older postmenopausal women. J Bone Miner Res. 2011;26(9):2298-306.

30. Munger RG, Cerhan JR, Chiu BC. Prospective study of dietary protein intake and risk of hip fracture in postmenopausal women. Am J Clin Nutr. 1999;69(1):147-52.

31. Hannan MT, Tucker KL, Dawson-Hughes B, Cupples LA, Felson DT, Kiel DP. Effect of dietary protein on bone loss in elderly men and women: the Framingham Osteoporosis Study. J Bone Miner Res. 2000;15(12):2504-12.

32. Dietary Reference Intakes. Dietary Reference Intakes for Energy, Carbohydrate. Fiber, Fat, Fatty Acids, Cholesterol, Protein, and Amino Acids (2002/2005). National Academy of Sciences. Institute of Medicine. Food and Nutrition Board, 2002. Disponível em: <www.nap.edu>. Acesso em: 1° nov. 2011.

33. Gaffney-Stomberg E, Insogna KL, Rodriguez NR, Kerstetter JE. Increasing dietary protein requirements in elderly people for optimal muscle and bone health. J Am Geriatr Soc. 2009;57(6):1073-9.

34. World Health Organization. Protein and Amino Acid Requirements in Human Nutrition. Protein and amino acid requirements in human nutrition: report of a joint FAO/WHO/UNU expert consultation. Geneva: World Health Organization; 2007. 265p. (WHO technical report series n° 935).

35. Cao JJ, Nielsen FH. Acid diet (high-meat protein) effects on calcium metabolism and bone health. Curr Opin Clin Nutr Metab Care. 2010;13(6):698-702.

36. Pereira PM, Vicente AF. Meat nutritional composition and nutritive role in the human diet. Meat Sci. 2013;93(3):586-92.

37. Aoe S, Koyama T, Toba Y, Itabashi A, Takada Y. A controlled trial of the effect of milk basic protein (MBP) supplementation on bone metabolism in healthy menopausal women. Osteoporos Int. 2005;16(12):2123-8.

38. Cornish J, Callon KE, Naot D, Palmano KP, Banovic T, Bava U, et al. Lactoferrin is a potent regulator of bone cell activity and increases bone formation in vivo. Endocrinology. 2004;145(9):4366-74.

39. Cornish J, Naot D. Lactoferrin as an effector molecule in the skeleton. Biometals. 2010;23(3):425-30.

40. Narva M, Halleen J, Väänänen K, Korpela R. Effects of Lactobacillus helveticus fermented milk on bone cells in vitro. Life Sci. 2004;75(14):1727-34.

41. Uenishi K, Ishida H, Toba Y, Aoe S, Itabashi A, Takada Y. Milk basic protein increases bone mineral density and improves bone metabolism in healthy young women. Osteoporos Int. 2007;18(3):385-90.

42. Pesquisa de Orçamentos Familiares 2008-2009. Análise do consumo alimentar pessoal no Brasil / IBGE, Coordenação de Trabalho e Rendimento. Rio de Janeiro: IBGE; 2011.150p.

43. Pires CV, Oliveira MGA, Rosa JC, Costa NMB. Qualidade nutricional e escore químico de amino-ácidos de diferentes fontes proteicas. Ciênc Tecnol Aliment. 2006;26(1):179-87.

44. Cintra RMGC, Magalhães CO, Garcia RR, Mello R, Padilha A, Kusai C, et al. Avaliação da qualidade da proteína de arroz e feijão e de dieta da região sudeste do Brasil. Alim Nutr. 2007;18(3):283-9.

45. Food and Agriculture Organization. Dietary protein quality evaluation in human nutrition: report of an FAO Expert Consultation. Auckland: Food and Agriculture Organization of the United Nations; 2011. 57p.

46. Paula FJA, Rosen CJ. Vitamin D safety and requirements. Arch Biochem Biophys. 2012;523:64-72.

47. Nieves JW, Barrett-Connor E, Siris ES, Zion M, Barlas S, Chen YT. Calcium and vitamin D intake influence bone mass, but not short-term fracture risk, in Caucasian postmenopausal women from the National Osteoporosis Risk Assessment (NORA) study. Osteoporos Int. 2008;19(5):673-9.

48. Bischoff-Ferrari HA, Willett WC, Wong JB, Giovannucci E, Dietrich T, Dawson-Hughes B. Fracture prevention with vitamin D supplementation: a meta-analysis of randomized controlled trials. JAMA. 2005;293(18):2257-64.

49. Dietary Reference Intakes. Dietary Reference Intakes for Calcium and Vitamin D. National Academy of Sciences. Institute of Medicine. Food and Nutrition Boar, 2011. Disponível em: <www.iom.edu/vitamind>. Acesso em: 13 mar. 2012.

50. Ross AC, Manson JE, Abrams SA, Aloia JF, Brannon PM, Clinton SK, et al. The 2011 report on dietary reference intakes for calcium and vitamin D from the Institute of Medicine: what clinicians need to know. J Clin Endocrinol Metab. 2011;96(1):53-8.

51. Bonjour JP, Guéguen L, Palacios C, Shearer MJ, Weaver CM. Minerals and vitamins in bone health: the potential value of dietary enhancement. Br J Nutr. 2009;101(11):1581-96.

52. Dietary Reference Intakes. Dietary Reference Intakes for Vitamin A, Vitamina K, Arsenic, Chromium, Iodine, Iron, Manganese, Molybdenum, Nickel, Silicon, Vanadium, and Zinc. National Academy of Sciences. Institute of Medicine. Food and Nutrition Board, 2001. Disponível em: <www.nap.edu>. Acesso em: 1º nov. 2011.

53. Heaney RP. Calcium in the prevention and treatment of osteoporosis. J Intern Med. 1992;231(2):169-80.

54. Pinheiro MM, Schuch NJ, Genaro PS, Ciconelli RM, Ferraz MB, Martini LA. Nutrient intakes related to osteoporotic fractures in men and women--the Brazilian Osteoporosis Study (BRAZOS). Nutr J. 2009;8:6.

55. Heaney RP. Calcium, dairy products and osteoporosis. J Am Coll Nutr. 2000;19(2 Suppl):83S-99S.

56. Michaëlsson K, Bergström R, Holmberg L, Mallmin H, Wolk A, Ljunghall S. A high dietary calcium intake is needed for a positive effect on bone density in Swedish postmenopausal women. Osteoporos Int. 1997;7(2):155-61.

57. Nakamura K, Saito T, Yoshihara A, Ishikawa M, Tsuchiya Y, Oshiki R, et al. Low calcium intake is associated with increased bone resorption in postmenopausal Japanese women: Yokogoshi Study. Public Health Nutr. 2009;12(12):2366-70.

58. Nakamura K, Oyama M, Saito T, Oshiki R, Kobayashi R, Nishiwaki T, et al. Nutritional and biochemical parameters associated with 6-year change in bone mineral density in community-dwelling Japanese women aged 69 years and older: The Muramatsu Study. Nutrition. 2012;28(4):357-61.

59. Padovani RM, Amaya-Farfán J, Colugnati FAB, Domene SMA. Dietary reference intakes: aplicabilidade das tabelas em estudos nutricionais. Rev Nutr. 2006;19(6):741-60.

60. Rizzoli R. Nutrition: its role in bone health. Best Pract Res Clin Endocrinol Metab. 2008;22(5):813-29.

61. Bolland MJ, Barber PA, Doughty RN, Mason B, Horne A, Ames R, et al. Vascular events in healthy older women receiving calcium supplementation: randomised controlled trial. BMJ. 2008;336(7638):262-6.

62. Uribarri J, Calvo MS. Hidden sources of phosphorus in the typical American diet: does it matter in nephrology? Semin Dial. 2003;16(3):186-8.

63. Uribarri J. Phosphorus homeostasis in normal health and in chronic kidney disease patients with special emphasis on dietary phosphorus intake. Semin Dial. 2007;20(4):295-301.

64. Noori N, Kalantar-Zadeh K, Kovesdy CP, Bross R, Benner D, Kopple JD. Association of dietary phosphorus intake and phosphorus to protein ratio with mortality in hemodialysis patients. Clin J Am Soc Nephrol. 2010;5(4):683-92.

65. Sullivan CM, Leon JB, Sehgal AR. Phosphorus-containing food additives and the accuracy of nutrient databases: implications for renal patients. J Ren Nutr. 2007;17(5):350-4.

66. Calvo MS. Dietary considerations to prevent loss of bone and renal function. Nutrition. 2000;16(7-8):564-6.

67. Dietary Reference Intakes. Dietary Reference Intakes for Calcium, Phosphorus, Magnesium, Vitamin D, and Fluoride. National Academy of Sciences. Institute of Medicine. Food and Nutrition Board, 1997. Disponível em: <www.nap.edu>. Acesso em: 1º nov. 2011.

68. Zofková I, Nemcikova P, Matucha P. Trace elements and bone health. Clin Chem Lab Med. 2013;51(8):1555-61.

69. Saltman PD, Strause LG. The role of trace minerals in osteoporosis. J Am Coll Nutr. 1993;12(4):384-9.

70. Hill T, Meunier N, Andriollo-Sanchez M, Ciarapica D, Hininger-Favier I, Polito A, et al. The relationship between the zinc nutritive status and biochemical markers of bone turnover in older European adults: the ZENITH study. Eur J Clin Nutr. 2005;59 Suppl 2:S73-8.

71. Arikan DC, Coskun A, Ozer A, Kilinc M, Atalay F, Arikan T. Plasma selenium, zinc, copper and lipid levels in postmenopausal Turkish women and their relation with osteoporosis. Biol Trace Elem Res. 2011;144(1-3):407-17.

72. Gür A, Colpan L, Nas K, Cevik R, Saraç J, Erdoğan F, et al. The role of trace minerals in the pathogenesis of postmenopausal osteoporosis and a new effect of calcitonin. J Bone Miner Metab. 2002;20(1):39-43.

73. Atik OS, Uslu MM, Eksioglu F, Satana T. Etiology of senile osteoporosis: a hypothesis. Clin Orthop Relat Res. 2006;443:25-7.

74. Rude RK, Singer FR, Gruber HE. Skeletal and hormonal effects of magnesium deficiency. J Am Coll Nutr. 2009;28(2):131-41.

75. Schulman RC, Weiss AJ, Mechanick JI. Nutrition, bone, and aging: an integrative physiology approach. Curr Osteoporos Rep. 2011;9(4):184-95.

76. Aydin H, Deyneli O, Yavuz D, Gözü H, Mutlu N, Kaygusuz I, et al. Short-term oral magnesium supplementation suppresses bone turnover in postmenopausal osteoporotic women. Biol Trace Elem Res. 2010;133(2):136-43.

77. Odabasi E, Turan M, Aydin A, Akay C, Kutlu M. Magnesium, zinc, copper, manganese, and selenium levels in postmenopausal women with osteoporosis. Can magnesium play a key role in osteoporosis? Ann Acad Med Singapore. 2008;37(7):564-7.

78. Nemcikova P, Spevackova V, Cejchanova M, Hill M, Zofkova I. Relationship of serum manganese and copper levels to bonedensity and quality in postmenopausal women. A pilot study. Osteol Bull. 2009;14:97-100.

79. Li BB, Yu SF. [In vitro study of the effects of copper ion on osteoclastic resorption in various dental mineralized tissues]. Zhonghua Kou Qiang Yi Xue Za Zhi. 2007;42(2):110-3.

80. Cao JJ, Gregoire BR, Zeng H. Selenium deficiency decreases antioxidative capacity and is detrimental to bone microarchitecture in mice. J Nutr. 2012;142(8):1526-31.

81. Dietary Reference Intakes. Dietary Reference Intakes for Vitamin C, Vitamin E, Selenium, and Carotenoids. National Academy of Sciences. Institute of Medicine. Food and Nutrition Board, 2000. Disponível em: <www.nap.edu>. Acesso em: 1º nov. 2011.

82. Li X, Hu C, Zhu Y, Sun H, Li Y, Zhang Z. Effects of aluminum exposure on bone mineral density, mineral, and trace elements in rats. Biol Trace Elem Res. 2011;143(1):378-85.

83. Dietary Reference Intakes. Dietary Reference Intakes for Water, Potassium, Sodium, Chloride, and Sulfate. National Academy of Sciences. Institute of Medicine. Food and Nutrition Board, 2004. Disponível em: <www.nap.edu>. Acesso em: 1º nov. 2011.

31

COMPOSTOS BIOATIVOS E O ENVELHECIMENTO REPRODUTIVO DA MULHER: QUAL SEU PAPEL NA INFLAMAÇÃO E NO ESTRESSE OXIDATIVO?

Anderson Marliere Navarro

Flávia Giolo de Carvalho

Roberta de Souza Santos

INTRODUÇÃO

A alimentação está diretamente relacionada com a manutenção da saúde, tanto pelos nutrientes contidos nos alimentos como pela presença de compostos denominados "bioativos", os quais são capazes de exercer efeitos benéficos ao organismo que vão além de nutrir. Tais compostos bioativos presentes naturalmente nos alimentos são alvo de estudos em virtude de seus benefícios, relatados na literatura, relacionados principalmente com a prevenção de doenças ocasionadas pelo desequilíbrio nas defesas inflamatórias e oxidativas do organismo. Visto que durante o envelhecimento reprodutivo da mulher ocorrem diversas desordens metabólicas em decorrência das alterações hormonais, que favorecem o desenvolvimento de um quadro pró-inflamatório e o aumento do estresse oxidativo, o consumo de alimentos que contenham compostos bioativos com ação anti-inflamatória e antioxidante poderia auxiliar na prevenção e no tratamento dessas alterações metabólicas e, consequentemente, propiciar melhor qualidade de vida às mulheres nessa fase da vida.

COMPOSTOS BIOATIVOS

A alimentação diária fornece, além dos macro e micronutrientes essenciais, outros compostos químicos, presentes principalmente em frutas e hortaliças, que exercem potente atividade biológica. Esses compostos são denominados bioativos. Eles não são indispensáveis tampouco sintetizados pelo organismo humano, no entanto exercem benefícios ao organismo que vão além do efeito de nutrir[1]. Esses compostos, também denominados ingredientes funcionais, são substâncias produzidas por plantas e, geralmente, estão relacionados com os sistemas de defesa do vegetal contra a radiação ultravioleta ou as agressões de insetos ou, ainda, agentes patogênicos, e compõem os famigerados alimentos funcionais[2].

No Brasil, o Ministério da Saúde, por meio da Agência Nacional de Vigilância Sanitária (Anvisa), regulamentou os alimentos funcionais por meio das seguintes resoluções:

- Anvisa/MS nº 16/99[3], que trata de Procedimentos para Registro de Alimentos e ou Novos Ingredientes, cuja característica é não se necessitar de um Padrão de Identidade e Qualidade (PIQ) para registrar um alimento. Permite o registro de novos produtos sem histórico de consumo no país e também novas formas de comercialização para produtos já consumidos.

- Anvisa/MS n° 17/99[4], que aprova o Regulamento Técnico que estabelece as Diretrizes Básicas para Avaliação de Risco e Segurança de Alimentos, com base em estudos e evidências científicas, se o produto é seguro sob o ponto de risco à saúde ou não.
- Anvisa/MS n° 19/99[5], que aprova o Regulamento Técnico que estabelece as Diretrizes Básicas para a Análise e Comprovação de Propriedades Funcionais e/ou de Saúde, alegadas em rotulagem de alimentos.

Os critérios estabelecidos para determinação de um alimento funcional estão descritos na literatura, tais como: exercer ação metabólica ou fisiológica que contribua para a saúde física e para a redução de morbidades crônicas; pertencer à alimentação usual dos comensais; ter seus efeitos benéficos obtidos em quantidades que não apresentem efeito tóxico, perdurando mesmo após a suspensão de sua ingestão; não serem destinados ao tratamento ou cura de doenças[6].

Atualmente, diversos fatores contribuem para a importância que vem sendo dada a esses compostos, por exemplo, a adoção de hábitos saudáveis visando melhorar a qualidade da vida dos consumidores[7]. E as pesquisas relacionadas a eles estão ganhando mais força no mundo acadêmico tendo em vista o crescente aparecimento de doenças crônicas como a obesidade, a aterosclerose, a hipertensão, a osteoporose, o diabetes e o câncer, uma vez que estas se relacionam, muitas vezes, a hábitos alimentares inapropriados[8].

Como visto anteriormente, os componentes denominados funcionais devem apresentar propriedades benéficas, além das funções nutricionais básicas inerentes à sua composição química. Eles estão presentes nos alimentos consumidos diariamente em dietas convencionais, no entanto esses componentes atuam em alvos fisiológicos específicos e demonstram capacidade de regular funções corporais, por exemplo, a ação antioxidante e a modulação da expressão de genes que codificam proteínas envolvidas em mecanismos de defesa. Dessa forma, tais compostos podem auxiliar na proteção contra doenças crônicas não transmissíveis como as supracitadas[7].

Em geral, tais compostos são encontrados em dietas ricas em vegetais, tais como as da população mediterrânea contemporânea e asiática. O efeito protetor dos compostos sobre as doenças crônicas não transmissíveis parece não se reproduzir pela sua ingestão isolada, ou na forma de suplementos. Em estudos clínicos em que a dieta foi suplementada com betacaroteno, vitamina C ou vitamina E, por exemplo, essas substâncias, isoladas da matriz "alimento", não foram eficazes na diminuição do risco às doenças crônicas não transmissíveis (DCNT), o que indica que existem fatores como a biodisponibilidade e a ação sinérgica, entre outros, que também atuam nesse processo. Desse modo, apesar de a ciência dos alimentos funcionais ser bastante estudada e sua relevância clínica evidenciada, mais investimentos científicos são necessários para o melhor esclarecimento dos seus princípios ativos e/ou efeitos funcionais[6].

ENVELHECIMENTO REPRODUTIVO DA MULHER: INFLAMAÇÃO E ESTRESSE

Diversos estudos têm demonstrado que modificações fisiológicas ocorrem nas mulheres durante o envelhecimento e acentuam-se com a menopausa, sendo as principais delas a diminuição dos hormônios sexuais femininos, o aumento da adiposidade, a diminuição da massa magra e a diminuição do gasto energético de repouso. É provável que a diminuição da massa magra, tecido metabolicamente ativo, reduza as necessidades energéticas no repouso e que isso, associado à diminuição da prática de atividades físicas, sem redução proporcional da ingestão calórica, propicie o acúmulo de gordura corporal[9]. A condição de hipoestrogenismo pode influenciar também a elevação dos níveis de glicemia, colesterol e triglicérides, além de comprometer o metabolismo de carboidratos, podendo resultar em intolerância glicídica e hiperinsulinemia[10].

Tanto o acúmulo quanto a redistribuição de gordura corporal podem ser modulados pela ação da leptina no cérebro. A atuação diminuída de seus receptores no hipotálamo consequentemente reduz a saciedade, resultando em maior ingestão de alimentos e maior ganho de massa corpórea[11]. Além disso, o acúmulo de gordura na região central está relacionado com o desenvolvimento da resistência à insulina e da síndrome metabólica (hiperinsulinemia, dislipidemia, intolerância à glicose e hipertensão)[11], e isso, associado ao processo natural de envelhecimento, favorece o aumento do estresse oxidativo metabólico[12].

Inflamação

Atualmente, sabe-se que a adiposidade intra-abdominal está associada ao desenvolvimento de atividade inflamatória subclínica[13]. O estado de inflamação crônica subclínica provoca lesão tissular por meio da ativação do sistema imune inato, e esta ativação a longo prazo pode resultar em posterior manifestação de doenças crônicas não transmissíveis (aterosclerose, hipertensão arterial, resistência insulínica, entre outras)[14]. O mecanismo pelo qual os mediadores pró-inflamatórios induzem o aparecimento de tais doenças está envolvido com a produção de citocinas, redução da atividade insulínica, mobilização de gorduras, disfunção endotelial e estresse oxidativo[13].

Entre essas citocinas, há exacerbação da síntese de diversas adipocinas pelo tecido adiposo com o processo inflamatório, entre elas, a enzima óxido nítrico sintase induzível (iNOS), a proteína C reativa, o fator de transformação do crescimento-beta (TGF-β), a proteína quimiotática para monócitos (MCP-1), a molécula de adesão intracelular solúvel (sICAM), o angiotensinogênio, o inibidor-1 do ativador do plasminogênio (PAI-1), o fator de necrose tumoral-alfa (TNF-α), a interleucina-6 (IL-6) e a leptina[14,15]. Por outro lado, há redução da concentração plasmática de adiponectina, a qual apresenta ação anti-inflamatória. É verificada forte correlação entre a redução plasmática de adiponectina e o aumento da resistência periférica à ação da insulina. Com a redução da gordura corporal, há aumento na concentração de adiponectina, em resposta à diminuição da inflamação, e consequentemente diminuição da resistência periférica à ação da insulina.

Ainda dentre as adipocinas, destacam-se o TNF-α e a interleucina-6 (IL- 6) como principais fatores envolvidos no desencadeamento do processo inflamatório. A produção de adipocinas é proporcional aos depósitos de gordura corporal, e nos casos de excesso de peso, comum em mulheres pós-menopausadas, ocorre aumento de sua expressão, contribuindo para a exacerbação e a perpetuação do processo inflamatório crônico[16].

O TNF-α é uma citocina que atua diretamente no adipócito, promovendo apoptose celular e inibição da lipogênese, via inibição da expressão da enzima lipase lipoproteica (LLP), do GLUT-4 e da acetil Co-A sintetase, bem como aumento da lipólise, auxiliando na regulação do acúmulo de gordura no tecido adiposo[14].

Autores evidenciam correlação inversa entre o TNF-α e o metabolismo de glicose em indivíduos obesos, pois o TNF-α suprime a sinalização da insulina e, consequentemente, reduz a fosforilação do substrato-1 do receptor de insulina e a atividade quinase do receptor de insulina. Tais sinalizações podem resultar na redução de síntese e translocação do transportador de glicose (GLUT-4) para a membrana e, consequentemente, reduzir a captação de glicose pelas células mediada pela ação da insulina, ocasionando a resistência a ela[17,18].

Segundo Medeiros e cols.[19], o hipoestrogenismo, associado ao processo natural de envelhecimento, pode resultar no aumento da liberação de IL-6 e de TNF-α, assim como ocasionar hiper-responsividade das células do organismo a essas citocinas, por causa do aumento do número de receptores e cofatores facilitadores da ação dessas citocinas, o que pode levar à maior tendência ao estado pró-inflamatório.

Estresse oxidativo

Como visto anteriormente, as alterações hormonais características do período de pós-menopausa favorecem o acúmulo de gordura abdominal, e este, associado ao processo normal de envelhecimento, favorece o aumento do estresse oxidativo metabólico, resultante do desequilíbrio entre a produção de espécies reativas de oxigênio (ROS) e a sua eliminação[12]. O metabolismo humano tem enzimas antioxidantes que protegem as células aeróbicas e demais estruturas de injúrias oxidativas causadas pelas ROS, entre elas estão a superóxido dismutase, catalase e glutationa peroxidase, mas, nos casos de estresse exacerbado, elas podem não ser eficazes em sua neutralização[20].

Todos os componentes celulares são suscetíveis à ação do estresse oxidativo, sendo a membrana celular um dos mais atingidos em decorrência da peroxidação lipídica, que provoca alterações em sua estrutura e na permeabilidade, resultando em expansão do líquido intracelular e risco de ruptura da célula. Além disso, ocorre perda da seletividade na troca iônica, liberação do conteúdo de organelas celulares e formação de produtos citotóxicos como o malondialdeído (MDA) e de substâncias reativas ao ácido tiobarbitúrico (TBARS), ocasionando morte celular[21].

Na peroxidação lipídica, as ROS atacam ácidos graxos poli-insaturados presentes nos fosfolipídeos das membranas celulares, desintegrando-os e permitindo a entrada dessas espécies nas estruturas intracelulares. A fosfolipase, ativada pelas espécies tóxicas, desintegra os fosfolipídeos, provocando a liberação de ácidos graxos não saturados[20]. Como consequência desse processo, podem ocorrer mutações do DNA (ácido desoxirribonucleico), oxidação dos lipídeos insaturados e indução de fagocitose das partículas de LDL (lipoproteína de baixa densidade) contendo colesterol oxidado, resultando em aterosclerose, instabilidade de placas ateromatosas já instaladas e manifestações clínicas da doença cardiovascular[21].

De acordo com Trevisan e cols.[9], o próprio envelhecimento fisiológico pode resultar na redução da atividade de enzimas antioxidantes, assim como no aumento da peroxidação lipídica. Esse desequilíbrio entre pró- e antioxidantes está também associado às alterações fisiológicas decorrentes do período da pós-menopausa, o que sugere a relação entre tais fatores e o hipoestrogenismo. Para Strehlow e cols.[22], tal efeito está relacionado à capacidade do estradiol em aumentar a expressão da enzima superóxido dismutase *in vitro* e *in vivo*, devido à ativação do receptor do estradiol.

O estudo realizado por Bednarek-Tupikowska e cols.[23] detectou uma correlação negativa entre as concentrações de estradiol endógeno e a formação de lipoperóxidos no soro, levantando-se a hipótese de que o estradiol pode modular a ação das enzimas antioxidantes celulares. Outro estudo, realizado por Naziroğlu e cols.[24], avaliou o efeito da reposição hormonal sobre o estresse oxidativo em mulheres pós-menopausadas e constatou diminuição nos níveis de TBARS e aumento nos níveis de glutationa peroxidase, corroborando a hipótese sugerida.

Diante das alterações metabólicas associadas às alterações hormonais que são recorrentes nas mulheres na fase da pós-menopausa, tais como aumento do processo inflamatório e estresse oxidativo, é necessário que se busquem alternativas em alimentos que auxiliem tanto no tratamento dessas adversidades quando em sua prevenção, minimizando os efeitos deletérios do envelhecimento reprodutivo.

INGESTÃO DE COMPOSTOS BIOATIVOS DURANTE O ENVELHECIMENTO DA MULHER: QUAIS OS BENEFÍCIOS?

Os compostos bioativos de ação anti-inflamatória e antioxidantes encontrados nos alimentos podem ser utilizados objetivando um potente efeito preventivo contra o aumento da produção de citocinas pró-inflamatórias e o desequilíbrio na produção de espécies reativas, contribuindo, assim, para a prevenção e o tratamento das desordens metabólicas decorrentes do envelhecimento, melhorando a qualidade de vida dessas mulheres. Na abordagem do envelhecimento reprodutivo da mulher, merecem destaque os fitoesteróis (isoflavonas e lignanas) e o resveratrol. É importante ressaltar que a melhora na resposta inflamatória e no estresse oxidativo depende de alguns fatores, tais como a possível interação entre diversos compostos químicos da dieta e as diferenças individuais relacionadas à constituição genética de cada um, os quais podem influenciar em todas as etapas envolvidas na biodisponibilidade de cada composto bioativo.

Fitoesteróis

Os fitoesteróis, também denominados de fitoestrógenos, são hormônios presentes em plantas que apresentam semelhança estrutural aos hormônios estrógenos humanos. Esses compostos, quando adicionados à alimentação, são absorvidos e reconhecidos por receptores alfa e beta de estrógenos em seres humanos, podendo exercer ação antiestrogênica quando competem com o estrógeno endógeno[25].

Os fitoesteróis competem com o estradiol pelos receptores alfa e beta de estrógenos. Quando os fitoesteróis se ligam a esses receptores, ocasionam redução da ativação de genes de crescimento celular, por meio da inibição da transcrição de genes responsáveis pelo crescimento e desenvolvimento celular, do fator de crescimento-alfa (TGF-α), do fator de crescimento epidérmico, do fator de crescimento semelhante à insulina, da proteína "ras" (oncogene), entre outros. Portanto, eles inibem a proliferação celular exacerbada, exercendo então a atividade antiestrogênica e anticarcinogênica, auxiliando na prevenção do câncer, por exemplo, de mama[8].

A literatura descreve diversos tipos de fitoesteróis. Destacaremos aqui as isoflavonas e as lignanas.

Isoflavonas

As isoflavonas são as formas mais comuns e com maior ação estrogênica dos fitoestrógenos, possuindo estrutura química semelhante à dos fitoestrógenos, tais como o 17-β-estradiol. Destacam-se a genisteína, a daidzeína e a gliciteína. Trata-se de compostos não esteroides que se ligam fracamente aos receptores estrogênicos e apresentam ação seletiva, ou seja, exibem atividade estrogênica em alguns tecidos e antiestrogênica em outros[26]. São encontradas predominantemente em leguminosas e na soja[27], podendo ser encontradas também no amendoim, semente de linhaça e ervilhas.

Como já visto anteriormente, diversos estudos demonstraram que o hipoestrogenismo, característico do climatério na mulher, leva a alterações fisiológicas e clínicas, como fogachos, sudorese noturna, labilidade emocional, osteoporose, entre outras. Para diminuir tal sintomatologia, tem-se recorrido à terapia de reposição hormonal (TRH), no entanto, apesar de seus benefícios, a TRH já foi associada a algumas respostas desfavoráveis, como aumento do risco relativo de tromboembolismo e de neoplasias hormônio-dependentes[28].

Sendo assim, vias alternativas que aliviem o quadro deletério do climatério têm sido procuradas e estudadas, e uma delas é a ingestão de isoflavonas. Contudo, deve-se ressaltar que há autores que contestam a ação protetora desse composto bioativo, alegando que dietas ricas em isoflavonas poderiam levar à proliferação de lesões pré-malignas e ao aumento do risco de câncer de mama, pelo fato de esses fitoestrógenos competirem pelos mesmos sítios de ligação dos estrógenos endógenos e por reduzirem os níveis de 17-α-hidroxiestrona, que é um estimulador do câncer de mama[28]. No estudo de Piovesan e cols.[28], as isoflavonas não mostraram efeitos significativos na proliferação mamária quando ratas adultas foram tratadas com 100 mg/kg de peso/dia com isoflavona por 60 dias.

Além disso, a dieta rica em soja (que contém quantidade considerável de isoflavonas) parece favorecer também o sistema cardiovascular pelo seu efeito protetor sobre o perfil lipídico. Em um estudo clínico randomizado, duplo-cego e placebo-controlado, em que 50 mulheres pós-menopausadas foram divididas em grupo placebo e grupo isoflavona (receberam 60 mg de isoflavona/dia por seis meses), não foram observadas variações na pressão arterial e houve diminuição significativa nos valores médios de LDL-colesterol, elevação no HDL-colesterol e pequena diminuição no colesterol total no grupo isoflavona ao longo do estudo[26]. Entretanto, mais estudos são necessários para confirmar os efeitos benéficos da isoflavona sobre o perfil lipídico de mulheres climatéricas, indicando a dose ideal de ingestão e o período em que deve ser consumida.

Lignanas

As lignanas são substâncias compostas por anéis difenólicos e estão presentes naturalmente em plantas, principalmente em sementes e óleo de cereais como linhaça, soja, gergelim e quinoa, assim como em diversos legumes e frutas. Alguns tipos de chá, café e vinho também apresentam quantidades significativas[29].

Após a ingestão, as lignanas são absorvidas, metabolizadas pelas bactérias colônicas e convertidas em enterodiol e enterolactona, substâncias metabolicamente ativas em humanos, e excretadas na urina[30]. A determinação das concentrações plasmáticas e urinárias desses compostos é considerada um bom biomarcador para avaliar o efeito da ingestão desses alimentos fontes de lignanas[31].

Bhathena e Velasquez[32] evidenciam que o consumo de fitoestrógenos pode influenciar favoravelmente a homeostase da glicose, a secreção de insulina e o metabolismo lipídico, por meio da inibição da captação de glicose na membrana borda em escova da parede intestinal, evitando a progressão do processo inflamatório sistêmico.

Estudos sugerem que altas concentrações de enterolactona no plasma estão associadas à diminuição no risco de problemas coronários[33,34]. As lignanas podem interferir no metabolismo de colesterol, pois podem modular a atuação das enzimas 7-α-hidroxilase e acetil-CoA transferase, reduzindo a concentração de colesterol sérico[35]. Ainda, sua ação antioxidante inibe a peroxidação de ácidos graxos poli-insaturados *in vitro* e, consequentemente, reduz a oxidação de LDL-colesterol[33].

Um estudo realizado com mulheres canadenses pós-menopausadas analisou a ingestão de fitoestrógenos por meio de diários alimentares e observou que as mulheres que ingeriam maior quantidade de lignanas apresentaram maior nível sérico de enterolactona e melhor perfil metabólico, incluindo maior sensibilidade à insulina e menor adiposidade[36].

Rhee e Brunt[37] investigaram o efeito da suplementação de 40g de linhaça durante o período de 12 semanas e constataram a redução significativa de TBARS e no teste de resistência à insulina (HOMA-IR), estando essas alterações relacionadas à ingestão de lignanas provenientes da linhaça.

Resveratrol

O resveratrol (trans-3,5,4'-triidroxiestilbeno) é composto por dois anéis fenólicos unidos por uma dupla ligação. Podem ser encontradas duas isoformas: trans-resveratrol e cis-resveratrol, sendo o trans-resveratrol a forma mais estável, a qual é encontrada na casca de uvas, vinhos tintos e maçã[38].

Nas plantas, o resveratrol é uma fitoalexina sintetizada em resposta ao estresse ambiental, infecções bacterianas, radiações UV, variações de temperatura e exposição a agentes tóxicos[39].

Apresenta ação antioxidante devida à sua estrutura química, uma vez que apresenta radicais hidroxila em posição favorável para a captação de radicais livres, inibindo peroxidações lipídicas catalisadas por metais[40]. Ademais, o resveratrol diminui a atividade de diversas enzimas envolvidas na produção de espécies reativas, como a NADPH oxidase, a xantina ou hipoxantina oxidase, a mieloperoxidase e as lipoxigenases[41,42].

Esse composto bioativo apresenta também a capacidade de induzir a produção de antioxidantes celulares, como a glutationa e outras enzimas relacionadas à eliminação de espécies reativas, superóxido dismutase, a catalase, a glutationa peroxidase e a glutationa-s-transferase[41,43,44].

A ação anti-inflamatória do resveratrol está relacionada à sua capacidade de inibir a expressão de citocinas pró-inflamatórias, como IL-6 e TNF-α, e de suprimir a ativação dos fatores de transcrição, como o NF-κappa B (NF-kB) e a proteína ativadora-1 (AP-1). O resveratrol também inibe *in vitro* a expressão gênica das enzimas ciclo-oxigenase-2 (COX-2), da enzima óxido nítrico sintase induzível (iNOS) e das moléculas de adesão de superfície celular, como a molécula-1 de adesão intercelular (ICAM-1), a molécula-1 de adesão de leucócitos endotelial (ELAM-1) e a molécula-1 de adesão celular vascular (VCAM-1), as quais estão relacionadas à indução do processo inflamatório. Dessa forma, pode-se afirmar que o resveratrol inibe a cascata pró-inflamatória[38].

CONSIDERAÇÕES FINAIS

Em geral, mulheres climatéricas tendem a ganhar peso com o avanço da idade e com a instalação do estado de hipoestrogenismo progressivo. Com isso, diversas doenças crônicas não transmissíveis são também instaladas, como é o caso do *diabetes mellitus* tipo 2, hipertensão arterial e dislipidemias, entre outras, as quais se associam a quadros pró-inflamatórios e de estresse oxidativo. Como forma de prevenir ou, ainda, tratar esse quadro, tem-se estimulado a ingestão de compostos bioativos, que, além de seu papel nutritivo, trazem consigo diversos benefícios metabólicos. Dentre os compostos, destacamos neste capítulo os fitoestrógenos (isoflavonas e lignanas) e o resveratrol, os quais parecem modular tanto a inflamação quanto o estresse oxidativo recorrentes nessa fase, por seu poder antioxidante e anti-inflamatório. No entanto, mais pesquisas são necessárias para que se possa afirmar o seu papel exclusivamente benéfico para essas mulheres, bem como a dose e o tempo de ingestão ideais para que tais benefícios possam ser observados.

REFERÊNCIAS

1. Carratu E, Sanzini E. Sostanze biologicamente attive presenti negli alimenti di origine vegetable. Ann Ist Super Sanit. 2005;41(1):7-16.
2. Manach C, Scalbert A, Morand C, Rémésy C, Jiménez L. Polyphenols: food sources and bioavailability. Am J Clin Nutr. 2004;79(5):727-47.
3. Brasil. Anvisa – Agência Nacional de Vigilância Sanitária. Resolução RDC no 16, de 30 de abril de 1999. Aprova o Regulamento Técnico de Procedimentos para registro de alimentos e ou novos ingredientes. Brasília; 1999.
4. Brasil. Anvisa – Agência Nacional de Vigilância Sanitária. Resolução RDC no 17, de 30 de abril de 1999. Aprova o Regulamento Técnico que Estabelece as Diretrizes Básicas para avaliação de risco e segurança dos alimentos. Brasília; 1999.
5. Brasil. Anvisa – Agência Nacional de Vigilância Sanitária. Resolução RDC no 18, de 30 de abril de 1999. Aprova o regulamento técnico que estabelece as diretrizes básicas para análise e comprovação de propriedades funcionais e/ou de saúde alegadas em rotulagem de alimentos. Brasília; 1999.
6. Padilha PC, Pinheiro RL. O papel dos alimentos funcionais na prevenção e controle do câncer de mama. Rev Bras Cancerol. 2004;50(3):251-60.
7. Moraes FP, Colla LM. Alimentos funcionais e nutracêuticos: definições, legislação e benefícios à saúde. Rev Eletr Farm. 2006;3(2):99-122.
8. Cintra DE, Ropelle ER, Pauli JR. Obesidade e diabetes: fisiopatologia e sinalização celular. São Paulo: Sarvier; 2011.
9. Trevisan M, Browne R, Ram M, Muti P, Freudenheim J, Carosella AM, et al. Correlates of markers of oxidative status in the general population. Am J Epidemiol. 2001;154(4):348-56.
10. Heidari R, Sadeghi M, Talaei M, Rabiei K, Mohammadifard N, Sarrafzadegan N. Metabolic syndrome in menopausal transition: Isfahan Healthy Heart Program, a population based study. Diabetol Metab Syndr. 2010;2:59.
11. Kimura M, Irahara M, Yasui T, Saito S, Tezuka M, Yamano S, et al. The obesity in bilateral ovariectomized rats is related to a decrease in the expression of leptin receptors in the brain. Biochem Biophys Res Commun. 2002;290(4):1349-53.
12. Sanches IC, et al. Doença cardiovascular na mulher. Integração. 2006;44:41-8.
13. Lahoz C, Mostaza JM. [Atherosclerosis as a systemic disease]. Rev Esp Cardiol. 2007;60(2):184-95.
14. Hermsdorff HHM, Monteiro JBR. Gordura visceral, subcutânea ou intramuscular: onde está o problema? Arq Bras Endocrinol Metab. 2004;48(6):803-11.

15. Shah A, Mehta N, Reilly MP. Adipose inflammation, insulin resistance, and cardiovascular disease. JPEN J Parenter Enteral Nutr. 2008;32(6):638-44.

16. Rexrode KM, Pradhan A, Manson JE, Buring JE, Ridker PM. Relationship of total and abdominal adiposity with CRP and IL-6 in women. Ann Epidemiol. 2003;13(10):674-82.

17. Rajala MW, Scherer PE. Minireview: The adipocyte – at the crossroads of energy homeostasis, inflammation, and atherosclerosis. Endocrinology. 2003;144(9):3765-73.

18. Smith U. Impaired ('diabetic') insulin signaling and action occur in fat cells long before glucose intolerance – is insulin resistance initiated in the adipose tissue? Int J Obes Relat Metab Disord. 2002;26(7):897-904.

19. Medeiros SF, Maitelli A, Nince APB. Efeitos da terapia hormonal na menopausa sobre o sistema imune. Rev Bras Ginecol Obstet. 2007;29(11):593-601.

20. Barreiros ALBS, David JM, David JP. Estresse oxidativo: relação entre geração de espécies reativas e defesa do organismo. Quim Nova. 2006;29(1):113-23.

21. van der Linde NA, Sijbrands EJ, Boomsma F, van den Meiracker AH. Effect of low-density lipoprotein cholesterol on angiotensin II sensitivity: a randomized trial with fluvastatin. Hypertension. 2006;47(6):1125-30.

22. Strehlow K, Rotter S, Wassmann S, Adam O, Grohé C, Laufs K, et al. Modulation of antioxidant enzyme expression and function by estrogen. Circ Res. 2003;93(2):170-7.

23. Bednarek-Tupikowska G, Tupikowski K, Bidzińska B, Bohdanowicz-Pawlak A, Antonowicz-Juchniewicz J, Kosowska B, et al. Serum lipid peroxides and total antioxidant status in postmenopausal women on hormone replacement therapy. Gynecol Endocrinol. 2004;19(2):57-63.

24. Naziroğlu M, Simsçek M, Simsçek H, Aydilek N, Ozcan Z, Atilgan R. The effects of hormone replacement therapy combined with vitamins C and E on antioxidants levels and lipid profiles in postmenopausal women with Type 2 diabetes. Clin Chim Acta. 2004;344(1-2):63-71.

25. Vega-Gálvez A, Miranda M, Vergara J, Uribe E, Puente L, Martínez EA. Nutrition facts and functional potential of quinoa (Chenopodium quinoa willd.), an ancient Andean grain: a review. J Sci Food Agric. 2010;90(15):2541-7.

26. Nahás EAP, Nahás Neto J, De Luca LA, Traiman P, Pontes A, Dalben I. Efeitos da isoflavona sobre os sintomas climatéricos e o perfil lipídico na mulher em menopausa. Rev Bras Ginecol Obstet. 2003;25(5):337-43.

27. Genovese MI, Lajolo FM. Determinação de isoflavonas em derivados de soja. Ciênc Tecnol Aliment. 2001;21(1):86-93.

28. Piovesan AC, Soares Jr. JM, Mosquette R, Simões MJ, Simões RS, Baracat EC. Estudo morfológico e molecular da mama de ratas castradas tratadas com isoflavona ou estrogênios. Rev Bras Ginecol Obstet. 2005;27(4):204-9.

29. Peñalvo JL, Adlercreutz H, Uehara M, Ristimaki A, Watanabe S. Lignan content of selected foods from Japan. J Agric Food Chem. 2008;56(2):401-9.

30. Hallund J, Ravn-Haren G, Bügel S, Tholstrup T, Tetens I. A lignan complex isolated from flaxseed does not affect plasma lipid concentrations or antioxidant capacity in healthy postmenopausal women. J Nutr. 2006;136(1):112-6.

31. Cederroth CR, Nef S. Soy, phytoestrogens and metabolism: a review. Mol Cell Endocrinol. 2009;304(1-2):30-42.

32. Bhathena SJ, Velasquez MT. Beneficial role of dietary phytoestrogens in obesity and diabetes. Am J Clin Nutr. 2002;76(6):1191-201.

33. Prasad K. Secoisolariciresinol diglucoside from flaxseed delays the development of type 2 diabetes in Zucker rat. J Lab Clin Med. 2001;138(1):32-9.

34. Horner NK, Kristal AR, Prunty J, Skor HE, Potter JD, Lampe JW. Dietary determinants of plasma enterolactone. Cancer Epidemiol Biomarkers Prev. 2002;11(1):121-6.

35. Tarpila S, Aro A, Salminen I, Tarpila A, Kleemola P, Akkila J, et al. The effect of flaxseed supplementation in processed foods on serum fatty acids and enterolactone. Eur J Clin Nutr. 2002;56(2):157-65.

36. Morisset AS, Lemieux S, Veilleux A, Bergeron J, John Weisnagel S, Tchernof A. Impact of a lignan-rich diet on adiposity and insulin sensitivity in post-menopausal women. Br J Nutr. 2009;102(2):195-200.

37. Rhee Y, Brunt A. Flaxseed supplementation improved insulin resistance in obese glucose intolerant people: a randomized crossover design. Nutr J. 2011;10:44-50.

38. Rahman I, Biswas SK, Kirkham PA. Regulation of inflammation and redox signaling by dietary polyphenols. Biochem Pharmacol. 2006;72(11):1439-52.

39. Wu JM, Wang ZR, Hsieh TC, Bruder JL, Zou JG, Huang YZ. Mechanism of cardioprotection by resveratrol, a phenolic antioxidant present in red wine (Review). Int J Mol Med. 2001;8(1):3-17.

40. Stojanović S, Sprinz H, Brede O. Efficiency and mechanism of the antioxidant action of trans-resveratrol and its analogues in the radical liposome oxidation. Arch Biochem Biophys. 2001;391(1):79-89.

41. Cao Z, Li Y. Potent induction of cellular antioxidants and phase 2 enzymes by resveratrol in cardiomyocytes: protection against oxidative and electrophilic injury. Eur J Pharmacol. 2004;489(1-2):39-48.

42. Cavallaro A, Ainis T, Bottari C, Fimiani V. Effect of resveratrol on some activities of isolated and in whole blood human neutrophils. Physiol Res. 2003;52(5):555-62.

43. Yen GC, Duh PD, Lin CW. Effects of resveratrol and 4-hexylresorcinol on hydrogen peroxide-induced oxidative DNA damage in human lymphocytes. Free Radic Res. 2003;37(5):509-14.

44. Brito PM, Mariano A, Almeida LM, Dinis TC. Resveratrol affords protection against peroxynitrite-mediated endothelial cell death: a role for intracellular glutathione. Chem Biol Interact. 2006;164(3):157-66.

32

ALIMENTAÇÃO ENTERAL MANIPULADA E INDUSTRIALIZADA NO DOMICÍLIO

Ana Paula Lança Bento
Cristiana Cortes de Oliveira
Alceu Afonso Jordão Júnior

INTRODUÇÃO

A nutrição enteral é considerada hoje parte do tratamento médico em pacientes hospitalizados ou no domicílio, possibilitando a manutenção ou recuperação do estado nutricional dos pacientes que a recebem, diminuindo a mortalidade e morbidade deles[1,2].

Segundo a Resolução RCD n° 63, da Agência Nacional de Vigilância Sanitária do Ministério da Saúde, de 06/07/2000, a nutrição enteral é definida como:

> "[...] alimento para fins especiais, com ingestão controlada de nutrientes, na forma isolada ou combinada, de composição definida ou estimada, especialmente formulada e elaborada para uso por sondas ou via oral, industrializada ou não, utilizada exclusivamente ou parcialmente para substituir ou completar a alimentação oral em pacientes desnutridos ou não, conforme suas necessidades nutricionais, em regime hospitalar, ambulatorial ou domiciliar, visando a síntese ou manutenção dos tecidos, órgãos ou sistemas"[3].

A indicação desse tipo de terapia em ambiente domiciliar apresenta alta prevalência em vários países no mundo todo[4,5]. Vários fatores estão relacionados, como o envelhecimento da população e o aumento de doenças crônicas[6,7].

O custo é um importante aspecto a ser considerado nesse processo, tanto no momento da alta hospitalar quanto na manutenção dessa terapia no domicílio, pois o sistema de saúde não dispõe de recursos financeiros suficientes para manutenção da terapia instituída no hospital. Dessa forma, a utilização de alimentos no preparo de dietas enterais deve ser reconsiderada, devendo seguir criteriosos procedimentos de higiene.

Para que haja sucesso no uso da terapia nutricional domiciliar (TND), é necessário o treinamento dos cuidadores antes da alta hospitalar. As informações necessárias podem estar dispostas na forma de manual, escrito de forma simples e objetiva.

NUTRIÇÃO ENTERAL DOMICILIAR

A indicação da nutrição enteral domiciliar vem aumentando nos últimos anos devido a vários fatores. Dentre eles, destaca-se o aumento da prevalência de doenças crônicas na população, especialmente nos idosos, que correspondem à maioria dos pacientes em uso de nutrição enteral domiciliar[6,7].

Segundo dados obtidos na Pesquisa Nacional de Amostras de Domicílios (PNAD – 2012), os idosos correspondem hoje a 12,1% da população ou 25,85 milhões de indivíduos. O aumento do número de idosos é uma tendência que já se observa há bastante tempo, e no ano de 2001 a população idosa correspondia a 9%. A previsão para o ano de 2020 é que haja 32 milhões de pessoas idosas, o que corresponderá a 15% da população brasileira[7-9].

Aliado a esse importante fator, ressalta-se também a busca dos sistemas de saúde por redução de custos e pela humanização da assistência em saúde, permitindo ao paciente retornar para a sua casa e receber o tratamento em um ambiente familiar, confortável e seguro[10,11].

O valor médio pago por internação hospitalar no Sistema Único de Saúde (SUS) no ano de 2010 foi de R$ 945,66, segundo dados dos Indicadores e Dados Básicos (IDB)[12]. Considerando o tempo médio de hospitalização de 5,63 dias[13], o custo diário seria de R$ 168,00. Para o Departamento de Atenção Básica e da Coordenação Geral de Gestão Hospitalar, a implantação da Atenção Domiciliar no SUS contribuiria para a redução de até 80% nos custos[14].

Custos bem inferiores aos citados acima foram encontrados no trabalho de Mesquita e cols.[15], que identificaram custo de R$ 52,72 para atendimento domiciliar de pacientes que tiveram acidente vascular cerebral e de R$ 65,13 para pacientes com neoplasia. Outros autores identificaram também custos inferiores para a TND quando comparada com hospitalização e internação em clínica de repouso[16-19].

Para a Sociedade Brasileira de Nutrição Enteral e Parenteral[20], a TND apresenta custo significativamente menor quando comparada à terapia nutricional hospitalar, com grau de evidência D (opinião desprovida de avaliação crítica, com base em consensos, estudos fisiológicos ou modelos animais).

A questão do custo torna-se ainda mais importante quando se observa a prevalência da nutrição enteral domiciliar. Estima-se que essa prevalência seja: nos Estados Unidos, de 460 pacientes/milhão de habitantes; na Inglaterra, de 280 pacientes/milhão de habitantes; na Espanha, de 74,6 pacientes/milhão de habitantes[4]. No Brasil ainda não há estudos nacionais que permitam estimar essa prevalência. No entanto, alguns estudos regionais têm sido publicados na literatura científica; dentre eles, destaca-se o caso do Distrito Federal, onde a prevalência é de 176 pacientes/milhão de habitantes[5].

Pode-se verificar, dessa forma, que grande número de pessoas depende dessa terapia, geralmente por período prolongado, e o custo apresenta-se novamente como um obstáculo para a manutenção da terapia nutricional no domicílio, pois o custeio do tratamento domiciliar passa então do hospital para a família. Os municípios também têm importante papel, pois devem contribuir com a assistência a esses pacientes em seus domicílios, no entanto eles não disponibilizam de verbas suficientes para manter todos os pacientes que necessitam dessa terapia em uso de dieta enteral industrializada. Por esse motivo, ainda é muito comum o uso de dietas enterais manipuladas, preparadas principalmente com alimentos *in natura*, no domicílio[21].

Assim, as dietas enterais manipuladas devem ser reconsideradas como importantes para a manutenção da TND, pois podem ser preparadas com alimentos geralmente utilizados pela família, apresentando, assim, uma solução para o alto custo das dietas enterais industrializadas. Além desse importante fator, esse tipo de dieta também tem outros atributos vantajosos, como a sua qualidade nutricional e o seu conteúdo de substâncias bioativas como os polifenóis, os glicosinolatos e os carotenoides, que podem agir como antioxidantes, estimulação do sistema imune, redução da agregação plaquetária, modulação do metabolismo hormonal e redução da pressão sanguínea[22,23].

A alimentação satisfaz também a necessidade psicossocial, pois o paciente deixa de desfrutar do prazer de sentir o sabor dos alimentos e o ato de se alimentar não corresponde mais a um momento de integração e troca de afetos, mas representa tensão, angústia e discriminação[24]. A dieta enteral manipulada, especialmente quando formulada com alimentos que o paciente gostava de consumir, pode representar afetividade e cuidado tanto para o paciente quanto para os familiares.

Esse importante aspecto pode ser observado no trabalho de Bento[25], que identificou, nas falas de cuidadores, que eles tinham dúvidas sobre a qualidade da dieta enteral industrializada e também demonstravam necessidade de preparar uma "sopa" com "alimentos fortes" para o paciente, especialmente com aqueles que eles gostavam de consumir.

As dietas enterais são excelentes meios de cultura para microrganismos, pois são ricas em nutrientes, pH em torno de 7 e elevada atividade de água, características que favorecem a multiplicação de microrganismos[26].

A contaminação das dietas enterais ocorre principalmente por falta de higiene adequada durante o preparo, especialmente das mãos e de utensílios e equipamentos utilizados[27,28]. O liquidificador usado no preparo, com má higienização e desinfecção, parece ser o principal foco de contaminação[29].

A administração de dietas enterais eventualmente contaminadas por diferentes microrganismos pode causar distúrbios gastrointestinais como náuseas, vômitos ou diarreia. Altos níveis de contaminação, como 10^3 a 10^9 bacilos Gram-negativos/ml, têm sido relacionados também com sepse, pneumonia e infecção do trato urinário[30].

Vários estudos têm demonstrado que tanto as dietas enterais industrializadas quanto as manipuladas apresentam alto nível de contaminação[27,29,31-36]. Sendo assim, o preparo, o armazenamento e a distribuição das dietas enterais devem seguir cuidados e procedimentos criteriosos, como os estabelecidos nas Boas Práticas de Fabricação[37] e no sistema de Análise de Perigos e Pontos Críticos de Controle (APPCC), principalmente com o objetivo de controlar as possíveis fontes de contaminação das formulações[30,38].

Entende-se, portanto, que a orientação de uma dieta enteral, seja ela industrializada ou manipulada, deve ser transmitida ao cuidador (pessoa que faz ou não parte da família, responsável por cuidar do paciente, no que diz respeito a alimentação, medicamentos e higiene pessoal) com clareza, estando essas informações, de preferência, escritas na forma de um manual de boas práticas.

Além disso, o atendimento domiciliar desses pacientes deve ser realizado por uma equipe multiprofissional especializada, pois permite um relacionamento mais concreto da equipe com os usuários e possibilita verificar o contexto de vida desses pacientes, proporcionando a adoção de condutas mais apropriadas para os cuidados[39,40].

A atuação do nutricionista na equipe é de grande importância, pois é esse o profissional capacitado para a prescrição de dietas enterais, adequadas às necessidades energéticas e nutricionais do paciente. O acompanhamento nutricional do paciente é fundamental para que ele apresente evolução adequada do estado nutricional, pois a desnutrição contribui para a piora do quadro clínico, como infecções[1].

DIETA ENTERAL MANIPULADA

As dietas enterais manipuladas são preparadas principalmente com alimentos *in natura*. As fontes de nutrientes que vão compor a dieta enteral manipulada podem variar bastante, dependendo do tipo de ingrediente que será colocado na formulação. A escolha dos alimentos depende não só das necessidades nutricionais do paciente, mas também do hábito alimentar familiar e principalmente do orçamento disponível. Pode-se escolher os alimentos de acordo com as diferentes fontes de macronutrientes, vitaminas e minerais[41].

É fundamental que a dieta elaborada seja testada anteriormente à sua prescrição, especialmente com o objetivo de averiguar a homogeneidade, viscosidade e fluidez, a fim de que a dieta não provoque obstrução da sonda, complicação que pode causar a interrupção da administração da dieta e de medicamentos e, consequentemente, a necessidade de troca da sonda, o que implica maior risco de contaminação, desconforto ao paciente e aumento do custo do tratamento[42].

Com base nesse problema, os autores Menegassi e cols.[43] e Henriques e Rosado[44] testaram experimentalmente diversas concentrações de soluto em dietas enterais manipuladas e encontraram as proporções de 25% e 21% de soluto (peso/volume), respectivamente, como sendo as mais adequadas.

Trabalhos têm sido desenvolvidos na tentativa de definir formulações que possam ser empregadas com segurança na prática clínica[25,42,44-46].

Entre os estudos que foram publicados na literatura científica em base de dados disponíveis para acesso *online*, poucos realizaram análise laboratorial de macro e micronutrientes, um fator limitante quando se considera a grande variabilidade dos dados disponíveis em tabelas de composição de alimentos e também a interação entre vários nutrientes quando colocados em uma mesma preparação. Assim, por se tratar de um fator importante, serão abordadas neste capítulo as receitas elaboradas por Bento[25], as quais apresentam os atributos citados anteriormente.

O autor supracitado desenvolveu em seu trabalho dois tipos de dietas enterais manipuladas, sendo uma delas com composição nutricional padrão (normoglicídica, normoproteica, normolipídica) e outra para pacientes com *diabetes mellitus*. Objetivou-se planejar formulações de dietas que contivessem 2.000 kcal em 2.000 ml de dieta pronta (Tabela 32.1).

As dietas formuladas foram compostas principalmente por alimentos *in natura*, sendo a maioria deles comuns ao hábito alimentar da população brasileira. Ambas foram compostas por alimentos semelhantes, com exceção do açúcar e do extrato de soja, que foram utilizados somente na dieta enteral manipulada padrão (DEMp), da maltodextrina e do suco de laranja, utilizados somente na dieta enteral manipulada para diabetes (DEMd).

O preparo das dietas formuladas envolveu os seguintes passos, conforme ilustra a Figura 32.1:

1. Cozinhar em uma mesma panela os alimentos crus (arroz, carne moída, cebola, cenoura) com o feijão previamente cozido;
2. Colocar os alimentos cozidos no liquidificador, juntar ½ porção do leite e todos os demais ingredientes da receita e bater por 4 minutos;
3. Colocar a outra metade do leite e bater por mais 3 minutos;
4. Coar em peneira fina três vezes;
5. Acondicionar na parte superior da geladeira;
6. O suco de laranja deverá ser ofertado em horários alternados com a dieta, sendo fracionado pelo menos em duas refeições

Tabela 32.1. Formulações experimentais: dieta enteral manipulada padrão (DEMp) e dieta enteral manipulada para diabetes (DEMd) em gramas/mililitros e medidas caseiras

Alimentos	DEMp		DEMd	
	Quantidade (g/ml)	Medida caseira	Quantidade (g/ml)	Medida caseira
Leite desnatado	1.350	9ª	1.350	9ª
Açúcar refinado	120	5ᵇ	-	-
Maltodextrina	-	-	80	4ᵇ
Arroz cru	40	2ᵇ	40	2ᵇ
Feijão cozido	100	4ᵇ	125	5ᵇ
Carne moída crua	140	4ᵇ	140	4ᵇ
Cenoura crua picada	140	7ᵇ	140	7ᵇ
Cebola picada	40	3ᵇ	40	3ᵇ
Óleo de soja	24	3ᵇ	24	3ᵇ
Óleo de canola	16	2ᵇ	24	3ᵇ
Suplemento alimentar	30	2ᵇ	45	3ᵇ
Extrato de soja	22	1,5ᵇ	-	-
Suco de laranja	-	-	300	2ª

ª Copo americano; ᵇ Colher de sopa.

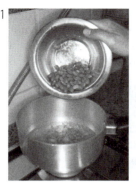 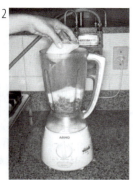 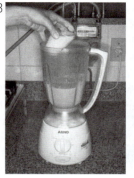 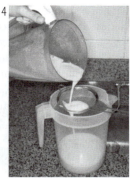

Figura 32.1. Preparo da dieta enteral manipulada. Fonte: Manual do paciente em terapia nutricional enteral domiciliar, 2010.

A DEMp apresentou volume final de 1.880 ml e a DEMd, de 1.920 ml, sem considerar o volume do suco de laranja. Dessa forma, a densidade energética obtida foi de 1,2 kcal/ml e de 0,9 kcal/ml. As formulações apresentaram-se homogêneas e estáveis, com pH levemente ácido (DEMp – 6,2 e DEMd – 5,93), osmolalidade hipertônica (DEMp – 60,3 mOsm/kg) e levemente hipertônica (DEMd – 441 mOsm/kg). Ambas apresentaram fluidez compatível com o gotejamento gravitacional (DEMp – 21 minutos e DEMd – 10 minutos).

Com relação à composição nutricional das dietas enterais formuladas, pode-se observar que elas atendem à recomendação da maioria dos nutrientes avaliados, conforme estabelecido pelas recomendações nutricionais conhecidas como *Dietary Reference Intakes* (DRI), para homens com idade acima de 51 anos. Todos os resultados, com exceção do lipídio, apresentaram diferença estatística em relação ao recomendado (Tabela 32.2).

Tabela 32.2. Análise da composição nutricional das dietas enterais manipuladas e comparação com a recomendação nutricional

Nutrientes	Recomendação DRI (RDA/AI/AMDR)	DEMp	DEMd
Calorias	2.000 kcal	2.256[a#]	1.724[b#]
Carboidratos	130g 45% a 65%	225,4[a#] 40%	105,02[b#] 24,4%
Proteína	56g 10% a 35%	100,8[a#] 17,8%	101[a#] (23,3%)
Lipídios	20% a 35%	44,4[a] 17,7%	18,58[b#] (10%)
Fibras alimentares	30	16,8[a#]	20,3[b#]
Vitamina C	90 mg	73,32[a#]	173,1[b#]
Ferro	8 mg	12,27[a#]	14,23[b#]
Cálcio	1.200 mg	1057[a#]	1276[b#]
Magnésio	420 mg	328,2[a#]	362,26[b#]
Zinco	11 mg	23,12[a#]	24,21[b#]

Letras diferentes na mesma linha indicam diferença estatística no teste de Tukey (p < 0,05). # indica diferença estatística no teste de Tukey (p < 0,05) em relação à recomendação.

É importante destacar que a variação na oferta de nutrientes é comum também na alimentação via oral e que dificilmente um dia alimentar atende à recomendação de todos os nutrientes. Por esse motivo, o não atendimento de alguns nutrientes em relação ao recomendado não diminui a qualidade das formulações planejadas. Para reforçar esses achados, é possível citar os resultados da Pesquisa de Orçamentos Familiares (POF)[47], que verificou que a alimentação do brasileiro se mostrou insuficiente em fibras, piridoxina, cobalamina, vitamina D, vitamina E, cálcio e magnésio.

Foi proposta também uma lista de substituições para alguns dos itens utilizados nas formulações: arroz, carne moída, cenoura e leite de vaca (Tabela 32.3). As opções propostas promoveram pequenas alterações na composição nutricional, segundo avaliado pela Tabela Brasileira de Composição de Alimentos (TACO)[48]. Além disso, apresentaram características adequadas quanto à fluidez, homogeneidade, viscosidade e estabilidade.

O preparo dessa dieta deve respeitar criteriosos procedimentos de higiene, que serão abordados ainda neste capítulo.

Tabela 32.3. Alimentos substitutos para DEMp e DEMd

Alimento (quantidade)	Alimento substituto (quantidade)
Arroz cru (2 colheres de sopa cheias)	Macarrão cru (4 colheres de sopa cheias)
Carne moída crua (4 colheres de sopa cheias)	Peito de frango cru picado (4 colheres de sopa cheias) Ovo de galinha cozido (2 unidades)
Cenoura crua (7 colheres de sopa cheias)	Chuchu cru picado (14 colheres de sopa) Abóbora moranga crua picada (7 colheres de sopa cheias) Abobrinha crua picada (7 colheres de sopa cheias) Beterraba cozida picada (7 colheres de sopa cheias) Vagem crua picada (7 colheres de sopa rasas)
Leite de vaca (9 copos americanos)	Extrato de soja em pó (9 colheres de sopa cheias) Leite de soja pronto para beber (9 copos americanos cheios) Leite de soja em pó suplementado (9 colheres de sopa cheias) Leite de vaca com baixo teor de lactose (9 copos americanos)

DIETA ENTERAL INDUSTRIALIZADA

A dieta enteral industrializada é uma dieta pronta, vendida comercialmente nas versões em pó, sendo este diluído em água, ou líquida, pronta para ser administrada. Assim como toda dieta enteral, essa também é nutricionalmente completa, ou seja, fornece todos os nutrientes necessários para recuperação ou manutenção do estado nutricional do paciente que a recebe. Além da fórmula-padrão, existem também produtos direcionados para situações metabólicas específicas, por exemplo, em casos de alterações das funções renais ou hepáticas[49-51].

O esquema de administração da dieta enteral industrializada deve ser planejado pelo nutricionista, seguindo as necessidades calóricas e nutricionais de cada indivíduo e levando em consideração as condições específicas de cada quadro clínico em questão. Além disso, a pessoa responsável em preparar ou porcionar a dieta deve seguir corretamente a prescrição dietética, objetivando a adequada oferta de calorias e nutrientes de que o indivíduo necessita.

Assim como em qualquer esquema alimentar, a dieta enteral industrializada também exige boas condições de higiene em seu preparo e armazenamento, ou seja, ela deve ser preparada ou porcionada em local livre de sujidades e utilizando utensílios limpos e higienizados, evitando contaminações[7]. No caso da dieta em pó, esta deve ser preparada (diluída em água) imediatamente antes de sua administração. Já a dieta líquida deve ser porcionada no frasco, em cada horário a ser administrada, e o restante da dieta deve ser acondicionado na parte superior da geladeira, em recipiente fechado, evitando possíveis contaminações. Como a dieta enteral líquida deve ser armazenada em baixas temperaturas, quando ela for administrada, a temperatura da alimentação deve atingir a temperatura ambiente. Para isso, a dieta enteral deve permanecer em banho-maria até que atinja a temperatura desejada[51].

MANUAL DO PACIENTE EM TERAPIA NUTRICIONAL ENTERAL DOMICILIAR

A transição do paciente do hospital para o domicílio é um esforço da equipe multidisciplinar, do paciente e de sua família. As orientações são extensas e complexas, por isso deve ser levada em conta a capacidade do paciente e de sua família em cumprir, tolerar e lidar com a terapia nutricional, além de o domicílio ser um ambiente seguro e ter condições sanitárias favoráveis.

O período pós-hospitalização imediato é o mais crítico para o cuidador, o qual frequentemente relata preocupação, dúvidas e ansiedade com relação ao tratamento, além da necessidade de reorganização dos afazeres domésticos e sobrecarga de trabalho[52].

Segundo Rodrigues e Almeida[53], é alta a porcentagem de cuidadores que referem necessidade de treinamento no momento após a chegada do paciente no domicílio (55%) e 15 dias após a implantação da assistência domiciliar (45%). Para Silver e Wellman[54], essa porcentagem é ainda maior, cerca de 75%.

A falta de treinamento formal gera cuidadores despreparados para lidar com os aspectos técnicos, físicos e emocionais do cuidado domiciliar e, por consequência, adiciona estresse e sobrecarga a eles. Além disso, pode resultar em erros e contribuir para o desenvolvimento de complicações e piora da condição de saúde e nutricional do paciente[54].

Dessa maneira, é fundamental que o cuidador seja educado para lidar com a TNED, o que pode ser feito com a ajuda de materiais educativos, em sessões individuais e em grupo. Existem vários itens que são críticos na educação e treinamento de cuidadores, como:

- Boas práticas de higiene do ambiente, utensílios, manipulador e preparo e armazenamento da dieta enteral;
- Boas práticas de higiene no cuidado com o paciente;
- Volume de dieta a ser infundido e horários de administração;
- Método de administração (em bolo, contínuo com bomba de infusão ou intermitente);
- Posicionamento do paciente durante a administração da dieta;
- Volume de água utilizada para lavagem da sonda;
- Checagem do volume residual gástrico anterior à administração da dieta;
- Maneira de administrar as medicações.

O manual de boas práticas é uma ferramenta educacional importante, pois descreve com detalhes e ilustra com fotos e desenhos essas informações técnicas, podendo ser levado para o domicílio para consulta do cuidador sempre que necessário.

Abaixo serão destacados alguns dos pontos trabalhados no manual escrito durante a elaboração da dissertação de mestrado de Bento[25].

Higiene pessoal e ambiental

A dieta enteral, seja ela industrializada ou artesanal, pode ser contaminada por microrganismos que causam doenças nos indivíduos que a recebem, entre elas desconforto abdominal, diarreia, vômito e até infecção intestinal grave. As formas de contaminação incluem contato do alimento com o ambiente de preparo ou os utensílios e equipamentos sujos, a higiene incorreta das mãos da pessoa que prepara a alimentação ou, então, o contato do alimento cru com o cozido. Para que a contaminação não ocorra, a família deve adotar alguns cuidados no preparo da dieta a ser administrada, como:

- Proteger o alimento ou a dieta pronta de poeira, sujidades e animais domésticos;
- Proteger os cabelos com toucas;
- Ter as unhas curtas, limpas e sem esmalte;
- Não utilizar acessórios como anéis ou alianças, pulseiras, colares, brincos e relógios no preparo da dieta;
- Manter as mãos sempre limpas durante o preparo da dieta;
- Higienizar a cozinha, os utensílios e os equipamentos antes de iniciar o preparo da dieta;
- Cozinhar bem os alimentos;
- Evitar contato entre alimentos crus e cozidos;
- Usar sempre água fervida ou filtrada no preparo da dieta.

Deve-se dar atenção especial à higienização do liquidificador, que, além da ser desinfetado com solução de cloro a 200 ppm (diluir 1 colher de sopa de água sanitária em 1 litro de água) por 15 minutos, deverá ser desinfetado com água fervente por mais 15 minutos.

Com relação aos frascos e equipos utilizados para administrar a dieta enteral, é recomendada a troca diária deles, porém, se precisarem ser reutilizados, eles devem ser lavados com água e detergente e enxaguados abundantemente em água corrente. Posteriormente, deve ser realizada a desinfecção em solução clorada por 7 horas e deixá-los secar ao ar livre. Depois de realizada a higienização dos frascos e equipos, eles devem ser guardados na geladeira até serem reutilizados[55].

Administração da dieta enteral domiciliar

Para a administração da dieta enteral domiciliar ao paciente de forma segura, alguns cuidados devem ser adotados, começando com o posicionamento dele, que deve se encontrar inclinado a uma elevação de 30 a 45 graus, antes de se iniciar o gotejamento da dieta. Ao término da administração da alimentação, deve-se lavar a sonda com o auxílio da seringa, injetando 50 ml de água mineral ou fervida, limpando os resíduos que ficaram nela. O gotejamento deve ser lento, aproximadamente 1 hora, evitando intercorrências de náuseas, vômitos e diarreia. Após a administração da dieta, o paciente deve ser mantido na posição inclinada por cerca de 30 minutos, evitando-se que haja regurgitação, vômitos ou aspiração dela para o pulmão, conforme ilustra a figura 32.2[51].

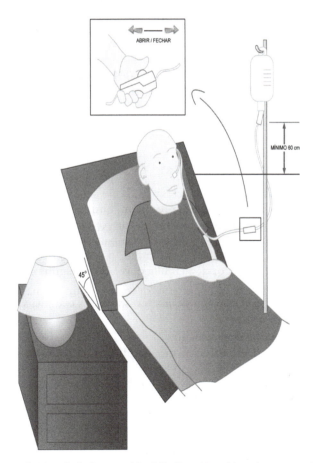

Figura 32.2. Cuidados na administração da dieta enteral domiciliar. Fonte: Manual do paciente em terapia nutricional enteral domiciliar, 2010.

Administração de medicamentos por sonda

Os medicamentos devem ser administrados com o auxílio da seringa e, sempre que possível, deve-se dar preferência aos medicamentos líquidos. Caso o medicamento se apresente na forma de compridos ou cápsulas, o conteúdo deve ser macerado e diluído em água para facilitar sua administração. Assim como a dieta, os medicamentos devem ser administrados lentamente e, posteriormente, a sonda deve ser lavada com 50 ml de água filtrada ou fervida, evitando-se sua obstrução[51].

A obstrução da sonda pode acontecer com frequência, e a lavagem inadequada dela é uma possível causa para que isso ocorra. Caso isso seja verificado, deve-se injetar lentamente cerca de 50 ml de água fervida e morna com o auxílio da seringa. Se a sonda continuar obstruída, o paciente deve ser levado à Unidade de Saúde para que outros procedimentos sejam adotados pela equipe de enfermagem ou a troca da sonda seja realizada[51].

Outro ponto importante é com relação aos horários de administração da dieta, pois em muitos casos ela não é ofertada nos horários predeterminados. Sendo assim, a dieta deve ser administrada assim que possível e com intervalos de 3 horas entre as dietas seguintes. Todos os horários prescritos devem ser administrados, mesmo que sejam diferentes dos horários determinados pelo nutricionista[51].

Intercorrências na administração da dieta: diarreia

A diarreia é uma intercorrência comum observada em pacientes com uso de TNE e é caracterizada pela ocorrência de três ou mais evacuações líquidas no dia. As possíveis causas podem ser o rápido gotejamento da dieta, administração de dietas geladas, más condições de higiene no preparo e conservação delas ou uso de alguns medicamentos que alteram a função intestinal, como os antibióticos[51].

Em casos de diarreia, algumas medidas devem ser tomadas, como diminuir pela metade o volume de dieta administrada em cada horário, realizar administração lenta e com temperatura adequada (temperatura ambiente), além de incluir sucos obstipantes na hidratação. Assim que o quadro diarreico melhorar, o esquema alimentar deve ser novamente seguido como prescrito inicialmente, porém, se não houver melhora, o paciente deve ser levado a alguma Unidade de Saúde para avaliação médica[51].

Intercorrências na administração da dieta: constipação intestinal

A constipação é outra intercorrência que também pode ser observada em pacientes acamados e em uso de TNE, porém com menos frequência que a diarreia. Nesses casos, devem ser administrados sucos laxativos, como de laranja, mamão e ameixa, na hidratação e aumentar o volume total de líquidos administrados no dia. Caso não ocorra melhora, o paciente deve ser levado a Unidade de Saúde para avaliação médica[51].

Em casos de saída acidental da sonda, o paciente deve ser levado a uma Unidade de Saúde para que ela seja repassada, pois sem ela a alimentação, a hidratação e os medicamentos não podem ser administrados[51].

CONSIDERAÇÕES FINAIS

O uso de dietas enterais manipuladas é muito comum no Brasil, por motivos econômicos e culturais. Elas devem ser reconsideradas como uma ferramenta importante para a manutenção dessa terapia no domicílio, especialmente por sua qualidade nutricional, composição de substâncias com efeitos bioativos e capacidade de manter o valor psicossocial da alimentação. É evidente a necessidade de treinamento dos familiares para lidar com a terapia em domicílio. As informações necessárias para o preparo e manipulação da dieta e da terapia podem estar disponíveis na forma de um manual, escrito de forma simples e acessível, para ser consultado pelo cuidador sempre que necessário. Além disso, é fundamental a manutenção do contato da equipe de terapia nutricional com o paciente e cuidador para o sucesso da TND.

REFERÊNCIAS

1. Assis MCS, Silva SMR, Leães DM, Novello CL, Silveira CRM, Mello ED, et al. Nutrição enteral: diferenças entre volume, calorias e proteínas prescritos e administrados em adultos. Rev Bras Ter Intensiva. 2010;22(4):346-50.

2. Campanella LCA, Silveira BM, Rosário-Neto O, Silva AA. Terapia nutricional enteral: a dieta prescrita é realmente infundida? Saúde Soc. 2006;15(2):103-7.

3. Brasil. Ministério da Saúde. Secretaria de Vigilância Sanitária. Resolução RDC nº 63, de 06 de julho de 2000. Aprova o regulamento técnico para fixar os requisitos mínimos exigidos para a terapia de nutrição enteral. Diário Oficial da União da República Federativa do Brasil; 2000.

4. Villares JMM. La práctica de la nutrición artificial domiciliaria en Europa. Nutr Hosp. 2004;19(2):59-67.

5. Salomon Zaban AL, Garbi Novaes MR. Demographic, epidemiological and nutritional profile of elders using home enteral nutritional therapy in Distrito Federal, Brazil. Invest Clin. 2009;50(3):347-57.

6. DeLegge MH. Enteral access in home care. JPEN J Parenter Enteral Nutr. 2006;30(1 Suppl):S13-20.

7. Duarte YAO, Diogo MJE. Atendimento domiciliar: um enfoque gerontológico. São Paulo: Atheneu; 2005.

8. Brasil. Ministério do Planejamento, Orçamento e Gestão. Instituto Brasileiro de Geografia e Estatística – IBGE. Pesquisa Nacional de Orçamento Familiar. Síntese de Indicadores Sociais. Uma análise das condições de vida da população brasileira. 2012.

9. IBGE: população brasileira envelhece em ritmo acelerado. Disponível em: <http://saladeimprensa. ibge.gov.br/noticias?view=noticia&id=1&busca=1&idnoticia=1272>. Acesso em: 1º dez. 2013.

10. Shronts EP, et al. Bases da terapia nutricional domiciliar. In: Waitzberg DL. Nutrição oral, enteral e parenteral na prática Clínica. São Paulo: Atheneu; 2001. p. 949-63.

11. Breton JO, Ruesca PB, Laborda SG, Nogueras EF. Evaluación de um programma de nutrición enteral domiciliaria. Nutr Hosp. 2002;49(6):179-84.

12. Brasil. Ministério do Planejamento, Orçamento e Gestão. Instituto Brasileiro de Geografia e Estatística. Indicadores e Dados Básicos (IDB) Brasil 2011. E.11 Valor médio pago por internação hospitalar no SUS (AIH). Disponível em: <http://tabnet.datasus.gov.br/cgi/tabcgi.exe?idb2011/e11. def>. Acesso em: 1º dez. 2013.

13. Martins M, Blais R, Leite IC. Mortalidade hospitalar e tempo de permanência: comparação entre hospitais públicos e privados na região de Ribeirão Preto, São Paulo, Brasil. Cad Saude Publica. 2004;20(Supl 2):268-82.

14. Melhor em Casa. A segurança do hospital no conforto do seu lar. Disponível em: <http://portalsaude.saude.gov.br/portalsaude/index.cfm?portal=pagina.visualizarArea&codArea=364>. Acesso em: 1º dez. 2013.

15. Mesquita SRAM, Anselmi ML, Santos CB, Hayashida M. Programa interdisciplinar de internação domiciliar de Marília-SP: custos de recursos materiais consumidos. Rev Latino-am Enfermagem. 2005;13(4):555-61.

16. Bourdette DN, Prochazka AV, Mitchell W, Licari P, Burks J. Health care costs of veterans with multiple sclerosis: implications for the rehabilitation of MS. VA Multiple Sclerosis Rehabilitation Study Group. Arch Phys Med Rehabil. 1993;74(1):26-31.

17. Oterino de la Fuente D, Ridao M, Peiró S, Marchan C. [Hospital at home and conventional hospitalization. An economic evaluation]. Med Clin (Barc). 1997;109(6):207-11.

18. Baxter YC, Dias MC, Maculevicius J, Cecconello I, Cotteleng B, Waitzberg DL. Economic study in surgical patients of a new model of nutrition therapy integrating hospital and home vs the conventional hospital model. J Parent Ent Nutr. 2005;29(1):96-105.

19. Elia M, Stratton RJ. A cost-utility analysis in patients receiving enteral tube feeding at home and in nursing homes. Clin Nutr. 2008;27(3):416-23.

20. Sociedade Brasileira de Nutrição Enteral e Parenteral. Terapia Nutricional Domiciliar. Rev Assoc Med Bras. 2012;58(4):408-11.

21. Domene SMA, Galeazzi MAM. Prescrição e uso de formulados para nutrição enteral pelos Serviços de Nutrição Hospitalares do município de Campinas (SP). Rev Nutr. 1997;10(2):114-9.

22. Horst MA, Lajolo E. Biodisponibilidade de compostos bioativos de alimentos. In: Cozzolino SMF. Biodisponibilidade de nutrientes. 2ª ed. São Paulo: Manole; 2007. p. 697-735.

23. Carratu E, Sanzini E. Sostanze biologicamente attive presenti negli alimenti di origine vegetable. Ann Ist Super Sanit. 2005;41(1):7-16.

24. Barbosa JAG, Freitas MIF. Representações sociais sobre a alimentação por sonda obtidas de pacientes adultos hospitalizados. Rev Latino-Am Enfermagem. 2005;13(2):235-42.

25. Bento APL. Elaboração de dietas enterais manipuladas, análise de sua composição nutricional e qualidade microbiológica [dissertação]. Ribeirão Preto: Universidade de São Paulo; 2010.

26. Costa GP, Silva MLT, Ferrini MT, Bottoni A, Moreira Jr. JC, Coppini LZ, et al. Estudo comparativo da contaminação microbiana das dietas enterais em sistema aberto e fechado. Rev Bras Nutr Clin. 1998;13:180-8.

27. Patchell CJ, Anderton A, Holden C, MacDonald A, George R, Booth I. Reducing bacterial contamination of enteral feeds. Arch Dis Child. 1998;78(2):66-8.

28. Wagner DR, Elmore MF, Knoll DM. Evaluation of "closed" vs "open" systems for the delivery of peptide-based enteral diets. JPEN J Parenter Enteral Nutr. 1994;18(5):453-7.

29. Oliviera MH, Bonelli R, Aidoo KE, Batista CR. Microbiological quality of reconstituted enteral formulations used in hospitals. Nutrition. 2000;16(9):729-33.

30. Okuma T, Nakamura M, Totake H, Fukunaga Y. Microbial contamination of enteral feeding formulas and diarrhea. Nutrition. 2000;16(9):719-22.

31. Sullivan MM, Sorreda-Esguerra P, Santos EE, Platon BG, Castro CG, Idrisalman ER, et al. Bacterial contamination of blenderized whole food and commercial enteral tube feedings in the Philippines. J Hosp Infect. 2001;49(4):268-73.

32. Lima ARC, Barros LM, Rosa MS, Cardonha AMS, Dantas MAM. Avaliação microbiológica de dietas enterais manipuladas em um hospital. Acta Cir Bras. 2005;20(Supl 1):27-30.

33. Medina JM, Nascimento GGF, Oliveira MRM. Contaminação microbiológica de dietas enterais. Rev Bras Nutr Clin. 2008;23(4):262-9.

34. Santos MIS, Tondo EC. Determinação de perigos e pontos críticos de controle para implantação de sistema de análise de perigos e pontos críticos de controle em lactário. Rev Nutr. 2000;13(3):211-22.

35. Carvalho-Filho EV, Aquino JS, Donato NR, Sousa PPR, Silva JA. Monitoramento físico-químico e microbiológica de dietas enterais em unidade hospitalar pública da região Nordeste do Brasil. Alim Nutr. 2008;19(2):145-51.

36. Anderton A, Nwoguh CE, McKune I, Morrison L, Greig M, Clark B. A comparative study of the numbers of bacteria present in enteral feeds prepared and administered in hospital and the home. J Hosp Infect. 1993;23(1):43-9.

37. Portaria CVS nº 5, de 9 de abril de 2013. Regulamento técnico de boas práticas para estabelecimentos comerciais de alimentos e para serviços de alimentação.

38. Simon MISS, Freimüller S, Tondo EC, Ribeiro AS, Drehmer M. Qualidade microbiológica e temperatura de dietas enterais antes e após implantação do sistema de análise de perigos e pontos críticos de controle. Rev Nutr. 2007;20(2):139-48.

39. Feuerwerker LCM, Merhy EE. A contribuição da atenção domiciliar para a configuração de redes substitutivas de saúde: desinstitucionalização e transformação de práticas. Rev Panam Salud Publica. 2008;24(3):181-7.

40. Ribeiro AG, Cotta RMM, Silva LS, Ribeiro SMR, Dias CMGC, Mitre SM, et al. Hipertensão arterial e orientação domiciliar: o papel estratégico da saúde da família. Rev Nutr. 2012;25(2):271-82.

41. Bento APL. Dietas enterais manipuladas na assistência nutricional domiciliar. In: Vieira MNC, Japur CC, Vannucchi H. Gestão de qualidade na produção de refeições. Rio de Janeiro: Guanabara Koogan; 2012. p. 167-76. (Série Nutrição e Metabolismo)

42. Von Atzingen MC, Garbelotti ML, Araújo RFC, Soares RM, Silva MEMP. Composição centesimal e teor de minerais de dietas enterais artesanais. RBTA. 2007;1(2):37-47.

43. Menegassi B, Sant'Ana LS, Coelho JC, Martins OA, Pinto JPAN, Braga Costa TM, et al. Características físico-químicas e qualidade nutricional de dietas enterais não industrializadas. Alim Nutr. 2007;18(2):127-32.

44. Henriques GS, Rosado GP. Formulação de dietas enterais artesanais e determinação da osmolalidade pelo método crioscópico. Rev Nutr. 1999;12(3):225-32.

45. Araújo EM, Menezes HC. Formulações com alimentos convencionais para nutrição enteral ou oral. Rev Ciênc Tecnol Aliment. 2006;26(3):533-8.

46. Silva APA. Avaliação da composição de nutrição enteral não industrializada em hospital pediátrico. Rev Bras Nutr Clin. 2005;20(3):107-10.

47. Brasil. Ministério do Planejamento, Orçamento e Gestão. Instituto Brasileiro de Geografia e Estatística. Pesquisa de Orçamentos Familiares 2008-2009. Despesas, rendimentos e condições de vida. Rio de Janeiro; 2010.

48. Núcleo de Estudos e Pesquisas em Alimentação (NEPA). Universidade Estadual Paulista (Unicamp). Tabela Brasileira de Composição de Alimentos (TACO) – versão II. Campinas; 2006. 105p.

49. Waitzberg DL. Nutrição oral, enteral e parenteral na prática clínica. 4ª ed. São Paulo: Atheneu; 2009.

50. Cuppari L. Guias de Medicina Ambulatorial e Hospitalar Unifesp/Escola Paulista de Medicina. Guia de Nutrição: Nutrição Clínica do Adulto. 2ª ed. São Paulo: Manole; 2005.

51. Bento APL, Jordão AA, Garcia RWD. Manual do paciente em terapia nutricional enteral domiciliar. Disponível em: <http://www.crn8.org.br/audiovisual/publicacoes/2011/manual-do-paciente/Manual-do-paciente-em-terapia-nutricional-enteral-domiciliar.pdf>. Acesso em: 1º dez. 2013.

52. Cruz ICF, Barros SRTP, Ferreira HC. Enfermagem em home care. Enf Atual. 2001;1(4):35-8.

53. Rodrigues MR, Almeida RT. Papel do responsável pelos cuidados à saúde do paciente no domicílio – um estudo de caso. Acta Paul Enferm. 2005;18(1):20-4.

54. Silver HJ, Wellman NS. Family caregiver training is needed to improve outcomes for older adults using home care technologies. J Am Diet Assoc. 2002;102(6):831-6.

55. Anderton A, Nwoguh CE, McKune I, Morrison L, Greig M, Clark B. A comparative study of the numbers of bacteria present in enteral feeds prepared and administered in hospital and the home. J Hosp Infect. 1993;23(1):43-9.

ÍNDICE REMISSIVO

A

Abordagem nutricional no transplante de medula óssea, 235
  avaliação nutricional do paciente adulto submetido ao TMO, 236
  avaliação nutricional do paciente pediátrico submetido ao TMO, 238
  dieta para pacientes neutropênicos, 244
  introdução, 235
  necessidades nutricionais do paciente adulto submetido ao TMO, 238
  necessidades nutricionais do paciente pediátrico submetido AO TMO, 239
  suplementação de glutamina no TMO, 242
  terapia nutricional nas complicações pós-transplante, 242
    doença do enxerto contra hospedeiro (DECH), 242
    doença hepática venoclusiva, 242
  terapia nutricional no TMO, 240
Acompanhamento nutricional no pré e pós-operatório de cirurgia bariátrica, 251
  acompanhamento nutricional, 252
    pós-operatório, 255
      dieta do pós-operatório imediato, 256
      dieta do pós-operatório intermediário, 256
      dieta do pós-operatório tardio, 256
      intolerâncias alimentares, 257
      monitoramento do estado nutricional, 258
      recomendações de ingestão, 258
    pré-operatório, 252
  complicações nutricionais e metabólicas, 261
    deficiência de tiamina, 261
    deficiências nutricionais, 262
      ácido fólico, 263
      cálcio e vitamina D, 263

ferro, 263
macronutrientes, 263
vitamina B12, 263
reganho de peso, 264
síndrome de *dumping*, 262
indicações cirúrgicas, 251
introdução, 251
técnicas cirúrgicas, 252
Algoritmo de intervenção nutricional de acordo com a classificação do estado nutricional, obtida por meio da ASG-PPP, o tipo de neoplasia e o tipo de tratamento antineoplásico, 304
Alimentação e nutrição em cuidados paliativos, 321
avaliação e acompanhamento nutricional, 322
caso clínico, 334
citrulinemia tipo II, 334
cuidado paliativo e caquexia, 325
ferramentas utilizadas para avaliação da capacidade funcional e de sintomas em cuidados paliativos, 325
interações droga-nutrientes em cuidados paliativos, 330
recomendações nutricionais, 327
terapia nutricional no manejo dos sintomas, 328
terapia nutricional oral, enteral e parenteral, 329
terapia nutricional: particularidades nos cuidados paliativos, 326
Alimentação enteral manipulada e industrializada no domicílio, 487
dieta enteral industrializada, 492
dieta enteral manipulada, 489
introdução, 487
manual do paciente em terapia nutricional enteral domiciliar, 492
administração da dieta enteral domiciliar, 494
administração de medicamentos por sonda, 495
higiene pessoal e ambiental, 493
intercorrências na administração da dieta: constipação intestinal, 495
intercorrências na administração da dieta: diarreia, 495
nutrição enteral domiciliar, 487
Alimentação hospitalar: do planejamento à distribuição, 3
cálculo nutricional da dieta hospitalar, 10
cozinhas experimentais, 12
dieta hospitalar, 3
fichas técnicas de preparação, 9
introdução, 3
manual de dietas hospitalares, 12
planejamento e execução de cardápios das dietas hospitalares, 5
dimensionamento da área física, 6
equipamentos e mão de obra, 7
gestão de materiais, 6
satisfação dos comensais, 9
seleção de gêneros alimentícios e técnicas de preparo, 5
sistema de distribuição de refeições e seleção dos materiais, 8
tempo de permanência hospitalar, 9
porcionamento, 11

Alimentos fonte de fósforo e proteína, 457

Alimentos permitidos na dieta pastosa, 256

Alimentos ricos em nutrientes indutores, protetores ou terapêuticos para a doença não alcoólica do fígado gorduroso, 392

Alimentos substitutos para DEMp e DEMd, 492

Alterações na composição corporal em homens adultos saudáveis, 146

Análise da composição nutricional das dietas enterais manipuladas e comparação com a recomendação nutricional, 491

Análise sensorial das preparações realizadas no segundo encontro, 205

Atenção nutricional ambulatorial em esteatose hepática não alcoólica, 383
  avaliação bioquímica, 388
    avaliação antropométrica, 389
    avaliação da ingestão alimentar, 391
  avaliação nutricional, 387
    história clínica, 387
  dietoterapia, 394
  fisiopatologia, 383
  introdução, 383
  prevalência, 386

Atenção nutricional ambulatorial na síndrome urêmica, 423
  aplicações práticas do tratamento nutricional da doença renal crônica na fase pré-diálise, 444
  avaliação do estado nutricional na fase pré-diálise, 426
    antropometria e composição corporal, 426
    avaliação e monitoramento de acidose metabólica na DRC, 433
      bicarbonato plasmático, 433
    avaliação e monitoramento de anemia na DRC, 432
      ferritina plasmática, 433
      ferro plasmático, 433
      hemograma, 432
      saturação da transferrina, 433
    avaliação e monitoramento de distúrbio ósseo-mineral na DRC, 434
      cálcio total plasmático, 434
      fósforo plasmático, 434
      hormônio da paratireoide (PTH), 435
      vitamina D, 435
    avaliação e monitoramento do estado nutricional, perfil lipídico e outros nutrientes, 436
      ácido úrico plasmático, 438
      albumina plasmática, 436
      colesterol total, 436
      glicose plasmática de jejum, 436
      hemoglobina glicada (HbA1c), 436
      lipoproteína de alta densidade (HDL-colesterol), 437
      lipoproteína de baixa densidade (LDL-colesterol), 437
      potássio plasmático, 438
      sódio plasmático, 438
      triglicerídeos, 437
    diagnóstico, progressão e classificação da doença renal crônica, 431
      creatinina plasmática, 431

depuração ou *clearance* de creatinina, 431

proteinúria ou albuminúria, 431

parâmetros bioquímicos, 429

doença renal crônica: definição, epidemiologia e estadiamento, 423

tratamento nutricional da doença renal crônica na fase pré-diálise, 439

energia, 439

lipídeos, 439

minerais, 442

proteínas e fósforo, 440

sódio e líquidos, 442

vitaminas, 443

Atenção nutricional ambulatorial, 339

Atenção nutricional ao paciente hospitalizado, 77

Atenção nutricional em pacientes com câncer, 301

avaliação nutricional, 303

antropometria, 304

consumo alimentar, 304

exames laboratoriais, 304

cirurgia, 309

desnutrição e caquexia associada ao câncer, 301

imunomoduladores, 312

indicações de terapia nutricional, 309

introdução, 301

recomendações nutricionais, 310

sobreviventes de câncer, 311

suplementos vitamínicos e minerais, 311

tratamento antineoplásico, 306

quimioterapia, 306

radioterapia, 307

triagem nutricional, 303

Atenção nutricional intra-hospitalar, 98

Atendimento nutricional ao paciente hospitalizado, 97

atendimento nutricional ao paciente hospitalizado, 98

atendimento nutricional, 101

avaliação e diagnóstico do estado nutricional, 101

educação nutricional intra-hospitalar, 102

história alimentar e nutricional, 101

orientação dietoterápica de alta, 102

prescrição e evolução dietoterápica, 102

resumo da alta hospitalar, 102

registro de atividades no prontuário, 102

triagem nutricional, 99

atendimento nutricional de vigilância, 100

atendimento nutricional integral, 99

atendimento nutricional parcial, 100

avaliação e diagnóstico do estado nutricional, 108

avaliação antropométrica, 108

composição corporal, 113

estatura, 112

índice de Quetelet ou índice de massa corporal (IMC), 113

peso, 108

história alimentar e nutricional, 103

diagnóstico do consumo alimentar, 105

introdução, 97

Atribuições do nutricionista em ambulatórios e consultórios definidas na Resolução nº 380/2005 do Conselho Federal de Nutricionistas, 342

Avaliação do estado nutricional em pacientes obesos, 171

anamnese, 173

avaliação da composição corporal, 175

avaliação do consumo alimentar, 173

avaliação do estado nutricional, 172

avaliação laboratorial, 178

exame físico, 181

introdução, 171

Avaliação do estado nutricional, 129

Avaliação laboratorial de anemias, 125

Avaliação Subjetiva Global – Produzida Pelo Paciente (ASG-PPP), 323

Avaliação Subjetiva Global (ASG), 322

Avaliação subjetiva global do estado nutricional, 89

B

Benefícios do exercício

aeróbio, 413

combinado, 415

de força, 414

Boas práticas de higiene alimentar para pacientes imunocomprometidos, 245

C

Cálculo da necessidade energética para pacientes oncológicos, 191

Cálculo da perda de peso e perda de excesso de peso após a cirurgia bariátrica, 260

Caminho envolvido na evolução da desordem do metabolismo mineral ósseo no curso inicial da doença renal crônica, 454

Características principais da albumina, pré-albumina, transferrina e proteínas totais, 121

Cartão de automonitoramento do peso, 354

Categorização das fórmulas enterais, 221

Causas secundárias a serem consideradas no diagnóstico de NASH ou NAFLD, 387

Certificação de qualidade na alimentação hospitalar, 27

introdução, 27

suporte teórico, 27

qualidade de produtos e serviços, 27

qualidade e os serviços de nutrição hospitalares, 32

qualidade e os serviços de saúde hospitalares, 29

acreditação hospitalar, 30

certificação baseada em normas ISO, 31

obstáculos, 32

programa de controle da qualidade hospitalar (CQH), 31

Ciclo com os principais passos envolvidos no consumo alimentar de pacientes hospitalizados, 23

Classificação da área gordurosa do braço, 117

Classificação da compleição óssea, 110

Classificação de porções de alimentos de acordo com a quantidade de potássio, 443

Classificação do estado nutricional

de acordo com a adequação de peso, 111

de acordo com o IMC, 391

de adultos segundo o IMC, 113

de idosos segundo o IMC, 113

pela CTL, 122

segundo a adequação da CMB, 116

segundo a adequação da PCT, 119

segundo a área muscular do braço corrigida, 117

segundo adequação da CB, 116

Classificação do índice de creatinina altura, 124

Classificação do risco nutricional de acordo com a localização do tumor e do tipo de tratamento antineoplásico, 303

Classificação dos graus de edema, 129

Classificação dos níveis de atividade física de acordo com as categorias de estilo de vida, 189

Complicações nutricionais associadas ao tratamento

cirúrgico, 309

radioterápico, 308

Complicações nutricionais decorrentes da cirurgia bariátrica, 261

Composição dietética para tratamento e prevenção das dislipidemias, 408

Composição mineral média de dietas hospitalares orais (geral, branda e pastosa), 22

Composição nutricional

de cada esquema alimentar, 380

do plano alimentar para reintrodução por via oral na síndrome do intestino curto, 231

Compostos aromáticos e suas definições, 211

Compostos bioativos e o envelhecimento reprodutivo da mulher: qual seu papel na inflamação e no estresse oxidativo?, 477

compostos bioativos, 477

envelhecimento reprodutivo da mulher: inflamação e estresse, 478

estresse oxidativo, 479

inflamação, 479

ingestão de compostos bioativos durante o envelhecimento

introdução, 477

Comprimento

da perna (estatura menos estatura sentado), 159

do braço, 157

do tronco (estatura do acrômio menos comprimento da perna), 158

Concentração de álcool nas bebidas, 387

Consequências clínicas da síndrome do intestino curto, 227

Cortes de alimentos realizados manualmente ou por máquinas programadas, 210

Cozinha dietética, 199

Critérios

de indicação da terapia nutricional no paciente oncológico adulto, 310

de Qualidade da Atenção em Nutrição Clínica (QNC), 59

de Qualidade do Serviço de Alimentação (QSA), 60

para diagnóstico de subnutrição energético-proteica em pacientes com DRC não dialítica, 426

Cronograma do plano alimentar para a reintrodução por via oral na síndrome do intestino curto, 230

Cuidado nutricional no transplante renal, 287

alterações do metabolismo do cálcio, fósforo e vitamina D, 293

cuidado nutricional no período pós-transplante renal, 294

desnutrição energético-proteica, 290

diabetes mellitus PÓS-TXR, 292

dislipidemia, 292

hipertensão arterial sistêmica, 291

hiperuricemia, 293

introdução, 287

nefropatia crônica do enxerto, 293

período pós-transplante renal, 290

período pré-transplante renal, 288

recomendações nutricionais pós-transplante renal, 294

resistência à insulina, 292

sobrepeso e obesidade, 290

transplante renal, 287

Cuidados específicos com a alimentação durante a neutropenia, 246

Cuidados na administração da dieta enteral domiciliar, 494

da mulher: quais os benefícios?, 480

fitoesteróis, 481

isoflavonas, 481

lignanas, 482

resveratrol, 482

D

Dados da avaliação nutricional realizada em paciente com citrulinemia tipo II, no Hospital das Clínicas da Faculdade de Medicina de Ribeirão Preto, São Paulo, em 2011, 335

Derivação gástrica em Y de Roux, 252

Descrição da análise sensorial e percepções relatadas pelos pacientes, 201

Diagnóstico nutricional, 137

Dieta de evolução para DECH aguda, 243

Distribuicão do consumo de carboidratos (a), lipídios (b) e proteínas (c) do paciente com citrulinemia tipo II, antes e depois da contagem de carboidratos, 336

E

Efeitos colaterais da TARV e as principais recomendações para minimizá-los, 279-280

Elaboração de protocolos de atenção nutricional hospitalar, 79

tópicos para elaboração dos protocolos, 79

atenção nutricional ao paciente hospitalizado, 82

caracterização da enfermaria, 80

embasamento teórico, 80

diretrizes dietoterápicas para o tratamento dessas doenças, 80

fisiopatologia, 80

implicações das doenças no consumo alimentar e no estado nutricional, 80

tratamento medicamentoso e interação droga-nutriente, 81

Equação
de Ireton-Jones, 191
para cálculo da área gordurosa do braço, 117
para cálculo da área muscular do braço corrigida, 116
para determinação da adequação da circunferência do braço, 116
para determinação da adequação da circunferência muscular do braço, 116
para determinação da adequação da PCT, 119
para o cálculo da circunferência muscular do braço, 116
para o cálculo da CTL, 122

Equações
da bioimpedância elétrica para cálculo de massa magra, 149
para cálculo do gasto energético basal, em quilocalorias por dia, para homens e mulheres de acordo com a faixa etária, 189
para cálculo do gasto energético total, recomendadas pela *Dietary Reference Intakes*, 190
para estimar a porcentagem de gordura corporal, 429
para estimativa de massa livre de gordura (kg) para ambos os sexos propostas por Baumgartner e cols., 160
para estimativa de massa livre de gordura (kg) para o sexo feminino propostas por Bracco e cols., 159
para estimativa de porcentagem de gordura corporal para ambos os sexos propostas por Baumgartner e cols., 160

Equivalência do teor de fósforo para unidade de fósforo, 458
Equivalentes calóricos obtidos pela oxidação dos substratos in vivo, 186

Escala
de Avaliação de Sintomas de Edmonton (ESAS), 326
de *Performance*: ECOG, 326
de *Performance*: Karnofsky, 326

Especificação de ervas secas e sua utilização em finalizações de pratos do cotidiano, 209
Especificação de especiarias no cozimento dos alimentos, 209
Especificidades de natureza econômica e organizacional, 32
Esquema baseado em Ferrannini (1988) e Weissman e cols. (1999) de aparelho de calorimetria indireta, 187
Esquema simplificado de produção de dietas especiais e de progressão a partir de uma matriz básica, 17
Esquema sobre requisitos básicos de gerenciamento sustentável, adaptado de Wang e cols., 43
Esquemas alimentares utilizados pela equipe de Nutrição do Hospital das Clínicas de Ribeirão Preto, 368-371
Estadiamento da doença renal crônica, 425
Estágios da caquexia, 302

Estimativa
da porcentagem de gordura corporal pelo somatório das pregas cutâneas (bíceps, tríceps, subescapular e suprailíaca) para homens e mulheres de diferentes idades, 120
de excesso de peso proveniente do edema, 109
de peso atual ajustado por edema, 427
de peso de ascite para hepatopatas, 109

Estimativas das necessidades energéticas em pacientes hospitalizados: abordagem e métodos, 185
água duplamente marcada (ADM), 188
calorimetria indireta circulatória ou princípio de fick, 187
calorimetria indireta, 186
equações preditivas, 188

equação recomendada pela FAO/WHO/UNU, 189
nível de atividade física (NAF), 189
equações da *Dietary Reference Intakes*, 190
equações para patologias específicas, 191
paciente com doença hepática, 191
paciente com doença renal crônica, 191
paciente com pancreatite, 191
paciente crítico, 191
paciente oncológico, 191
paciente queimado, 192
Harris e Benedict, 188
qual método escolher?, 192
qual peso utilizar?, 192
gasto energético basal, 185
gasto energético de repouso (GER), 186
impedância bioelétrica (BIA), 188
pletismografia, 187
sensores de calor e movimento, 188
Estratégias nutricionais na hiperfosfatemia da doença renal crônica, 453
adesão ao tratamento e novas perspectivas, 456
autoajuste da dose do quelante de fósforo, 458
questionário de frequência alimentar para diálise, 457
tabela de contagem de fósforo, 459
controle da hiperfosfatemia, 455
fontes alimentares, 456
terapia nutricional, 456
distúrbio mineral e ósseo da doença renal crônica (DMO-DRC), 453
hiperfosfatemia na doença renal crônica, 454
níveis séricos de fósforo, 455
hiperparatireoidismo secundário da doença renal crônica, 454
quelantes de fósforo, 459
Estrutura do atendimento nutricional integral, 102
Etapas do planejamento da qualidade, 29
Etapas para a construção de um sistema de monitoramento da qualidade do atendimento nutricional ambulatorial, 361
Evolução dietoterápica, 132
Exame físico nutricional, 126-129
Exames bioquímicos a serem avaliados na NAFLD ou NASH, 389
Exames laboratoriais, 179
para avaliação do estado nutricional, 180
relevantes na avaliação nutricional no período pré-operatório da cirurgia bariátrica, 253
Exemplos
de atendimento nutricional de vigilância, 100
de atendimento nutricional integral, 100
de atendimento nutricional parcial, 100

F

Fluxograma

da construção de indicadores para a QANH, 54

de direcionamento da conduta nutricional, 233

Formulações experimentais: dieta enteral manipulada padrão (DEMp) e dieta enteral manipulada para diabetes (DEMd) em gramas/mililitros e medidas caseiras, 490

Fórmulas para cálculo da estimativa do equivalente proteico do aparecimento de nitrogênio (PNA), 441

Fórmulas utilizadas para cálculo das necessidades energéticas em pacientes queimados, 193

Frequência de avaliação da TFG de acordo com os diferentes estágios da DRC, 432

Fundamentos de moléstias infecciosas e nutrição, 269

  cólera, 269

  dengue, 270

  esquistossomose, 271

  febre amarela, 272

  hantavirose, 272

  hepatites, 276

  HIV/AIDS, 277

  leishmaniose, 275

  leptospirose, 273

  malária, 273

  meningite, 274

  tuberculose, 274

G

Gasto energético basal (fórmula de Harris-Benedict) e fator atividade, 104

Gestão de alimentação e nutrição hospitalar, 1

Gestão de ambulatórios de nutrição, 341

  ambulatórios de nutrição, 341

  ambulatórios em hospitais, 342

  avaliação da qualidade do serviço pelo usuário, 358

  discussões dos casos clínicos, 357

  discussões sobre gestão do ambulatório, 357

  monitoramento do atendimento, 359

  planejamento e organização, 343

    estrutura do atendimento, 344

      agendamento, 346

      alta ambulatorial, 348

      periodicidade, 345

      tempo de tratamento, 345

      tipo de consulta, 346

        consulta de reavaliação, 348

        consulta de retorno, 347

        primeira consulta – caso novo, 347

      tratamento nutricional, 349

        orientação nutricional, 354

        primeira consulta (C1), 349

        reavaliação (C5, C10, C15), 349

        retornos (consultas intermediárias: C2, C3, C4, C6, C7...), 349

    estrutura física do serviço, 344

recursos humanos, 343
tipo de atendimento, 343
protocolos de atendimento nutricional, 356
fichas de atendimento e manual de preenchimento, 357
qualidade no atendimento, 357
Gravidade da perda de peso relativa ao tempo, 112

H

História alimentar e nutricional, 106, 137

I

Indicadores de qualidade da atenção alimentar e nutricional hospitalar, 51
construção dos indicadores, 57
indicadores da qualidade da atenção nutricional hospitalar (QSA E QNC), 62
Indicadores de Qualidade de Atenção em Nutrição Clínica (QNC) e de QSA, 58
Ingestão energética e de macronutrientes e níveis de amônia plasmática do paciente com citrulinemia tipo II, antes e depois da contagem de carboidratos, 336
Instrumento de registro de adesão às orientações propostas, 355
Interpretação
do resultado de balanço nitrogenado, 123
dos resultados para o escore, 168
Intervalos razoáveis de monitorização do nível plasmático
de cálcio, 434
de PTH, 435
Intervenções dietéticas para estimular a ingestão alimentar, 216
Itens de orientação para acreditação da assistência nutricional, 34

J

Justificativa e considerações dos critérios
da QNC, 54-56
da QSA, 56-57

L

Listas de substituição para cada esquema alimentar, 372-379

M

Malnutrition Screening Tool, 92
Malnutrition Universal Screening Tool, 88
Mecanismos que levam à desnutrição no idoso, 145
Medicamentos
e interações com o estado nutricional, 331
utilizados no tratamento da TB, possíveis interações com a alimentação e recomendações para
minimizá-las, 273
Métodos de avaliação do consumo alimentar, 175
Miniavaliação
nutricional reduzida, 91
nutricional, 90

N

Níveis urinários que definem proteinúria e albuminúria, 432

Novos recursos para avaliação da composição corporal de pacientes hospitalizados, 155
- ângulo de fase, 160
- bioimpedância segmentar, 156
- diagnóstico de lipodistrofia, 162
- dinamometria manual ou hand *grip*, 163
  - instruções para o uso do hand *grip*, 163
  - valores de referência, 165
- estimativas de peso e estatura, 165
  - fórmulas existentes para a estimativa de peso, 166
  - fórmulas existentes para estimativa de estatura, 166
- introdução, 155
- novas fórmulas para cálculo de IMC, 167

Número de casos das doenças infecciosas mais prevalentes nos anos de 2005 a 2011, 270

Nutrição em unidades hospitalares especiais, 225

Nutrição, exercício físico e alterações metabólicas na síndrome da imunodeficiência adquirida, 403
- aids e exercício físico, 411
  - benefícios do exercício aeróbio em PVHA, 413
  - benefícios do exercício combinado em PVHA, 414
  - benefícios do exercício de força em PVHA, 414
  - benefícios gerais do exercício físico, 412
  - programa de treinamento físico para PVHA, 413
- alterações metabólicas ósseas, 409
- contraindicações para a prática de exercícios físicos, 415
- diagnóstico da síndrome da lipodistrofia do HIV, 406
- introdução: AIDS – história natural da doença e o tratamento com a terapia antirretroviral, 403
- síndrome da lipodistrofia do HIV, 405
  - alterações metabólicas, 406
  - alterações morfológicas, 405
- tratamento da síndrome da lipodistrofia do HIV, 406
  - tratamento farmacológico, 408
  - tratamento não medicamentoso, 407
    - carboidratos, 407
    - gorduras, 407
    - outras substâncias, 408
    - proteínas, 408

Nutrientes e o local de absorção no trato digestivo, 228

O

Obesidade: enfrentamento das dificuldades na abordagem nutricional ambulatorial, 363
- causas do sobrepeso/obesidade, 364
- dificuldades de adesão ao tratamento: visão do profissional, 365
- epidemiologia da obesidade no Brasil e no mundo, 364
- intervenções nutricionais em ambulatórios, 366
- introdução, 363
- protocolos de orientação nutricional, 367

sistema único de saúde, 365

Objetivos do cuidado nutricional no período pós-transplante renal, 294

Organograma representativo das influências que o estado nutricional recebe da ingestão alimentar e necessidades nutricionais e suas consequências, 172

Orientações de estilo de vida saudável direcionadas à prevenção do câncer, 312

Orientações dietéticas

no pós-operatório tardio, 257

para o pós-operatório imediato de cirurgia bariátrica, 256

Orientações dietoterápicas de alta, 134

Orientações nutricionais para minimizar os efeitos colaterais mais comuns da quimioterapia e da radioterapia, 308

P

Painel dos aspectos avaliados na primeira etapa de análise dos resultados, 53

Parâmetros hematológicos em condições clínicas específicas, 124

Particularidades da atenção nutricional no envelhecimento, 141

avaliação do estado nutricional, 148

avaliação antropométrica, 148

avaliação bioquímica, 150

avaliação clínica, 150

fatores que influenciam a ingestão alimentar e o estado nutricional, 141

alterações gastrointestinais, 142

alterações na composição corporal, 145

alterações sensoriais e gustativas, 141

desidratação, 146

dificuldades na mastigação e deglutição, 142

doença crônica e estado nutricional, 144

fatores sociais e ingestão alimentar, 143

gasto energético e controle do peso, 143

hormônios e controle do apetite, 143

medicamentos e o estado nutricional, 146

particularidades da avaliação nutricional, 148

avaliação do consumo alimentar, 148

qualidade de vida, 151

Particularidades do atendimento nutricional especializado de pacientes com doenças raras – descrição da abordagem nutricional em citrulinemia tipo II, 333

Percentis (P) da força da dinamometria nas mãos direitas e esquerdas estratificadas por idade e sexo em adultos de Niterói, Rio de Janeiro, Brasil, 165

Perda de excesso de peso e modificações do IMC nos procedimentos cirúrgicos (%média), 261

Periodicidade recomendada de monitorização do nível plasmático de hemoglobina, 433

Poder de doçura dos edulcorantes em relação à sacarose, 202

Posição para aferição da dinamometria manual (*hand grip*), 164

Posicionamento de eletrodos

na perna, 159

no tronco, 159

no braço, 158

Potencial emetogênico dos agentes antineoplásicos

via intravenosa, 307

via oral, 307

Preparo da dieta enteral manipulada, 491

Primeira parte da NRS 2002, 86

Principais complicações relacionadas à TNE, 222

Principais contraindicações para o uso de terapia nutricional enteral, 219

Principais efeitos colaterais de medicamentos que influenciam a ingestão alimentar e o estado nutricional do idoso, 147

Principais equações utilizadas para estimar TFG em adultos, 424

Principais indicações para o uso de terapia nutricional enteral, 219

Principais manifestações clínicas da síndrome urêmica, 425

Principais quelantes de fósforo e suas características, 460

Principais sintomas e cuidado nutricional na esquistossomose, 272

Princípios para os padrões relativos de níveis de qualidade, 30

Programas de apoio social à aquisição de gêneros alimentícios para pacientes, 67
   histórico das políticas e programas de segurança alimentar e nutricional no Brasil, 69
   programas de apoio social à aquisição de gêneros alimentícios, 72

Proporção estimada de peso de membros amputados, 111

Proposta de periodicidade e obrigatoriedade de ações do nutricionista nos diferentes níveis de atendimento nutricional, 101

Proposta de um modelo de triagem para definição da complexidade do atendimento nutricional, 94

Protocolo de atenção nutricional e de avaliação do consumo alimentar, 350

Protocolo de atendimento nutricional no período pós-operatório do Centro de Cirurgia Bariátrica do HCFMRP-USP, Ribeirão Preto, 259

Protocolo de atendimento nutricional no período pré-operatório do Centro de Cirurgia Bariátrica do HCFMRP-USP, Ribeirão Preto, 254

Q

Quadro-resumo sobre avaliação nutricional do paciente submetido ao TMO, 237

Qualidade da atenção nutricional hospitalar, medida em porcentagem de QNC e de QSA, 61

Qualidade de dietas hospitalares, 17
   aspectos sensoriais, 22
   nutricional, 18
   perfil de nutrientes, 19
     energia e macronutrientes, 19
     vitaminas e minerais, 20
   segurança alimentar, 18

Quantidade de calorias do plano alimentar para reintrodução por via oral na síndrome do intestino curto, 231

Quantidade de fibras do plano alimentar para reintrodução por via oral na síndrome do intestino curto, 232

Quantidade de macronutrientes do plano alimentar para reintrodução por via oral na síndrome do intestino curto, 232

Quantidades relativas de nutrientes em uma dieta saudável, 396

R

Recomendação
   de ingestão proteica para mulheres acima de 31 anos, 466

para realização de exame de bioimpedância elétrica, 114

Recomendações

de energia para paciente hepatopata, 191

de ingestão de vitamina E de acordo com Dietary Reference Intakes (DRI), 397

diárias de energia e nutrientes para pacientes na fase pré-diálise, 444

Recomendações nutricionais

de acordo com a pirâmide nutricional para pacientes após derivação gástrica em Y de Roux, 258

para o paciente adulto submetido ao TMO, 239

para o paciente oncológico adulto, 311

para o período pós-transplante renal, 296

para o período pré-transplante renal, 289

para paciente pediátrico submetido ao TMO, 240

Recomendações para a prescrição proteica de acordo com o estado nutricional, a taxa de filtração glomerular e a presença de proteinúria, 445

Recomendações para controle dietético das principais alterações de micronutrientes associadas à DRC na fase pré-diálise, 447

Recomendações para tratamento nutricional das principais comorbidades associadas à DRC na fase pré-diálise, 446

Relação dos principais métodos para avaliação da composição corporal, os compartimentos corporais respectivamente avaliados, princípios para utilização e suas respectivas vantagens e desvantagens, 176-177

Requisitos a serem considerados na cadeia produtiva para aquisição de alimentos – compras sustentáveis, 41

Resumo de alta nutricional, 134

S

Saúde óssea e aspectos dietéticos no período de envelhecimento reprodutivo feminino, 463

aspectos dietéticos na manutenção da saúde óssea, 464

cálcio, 468

fósforo, 470

magnésio, 471

outros minerais e elementos-traço e a saúde óssea, 471

proteína, 464

vitamina D, 467

vitamina K, 468

zinco, 470

doença óssea no período de envelhecimento reprodutivo: osteoporose, 463

envelhecimento reprodutivo feminino, 463

Segunda parte da NRS 2002, 87

Simplified Nutritional Appetite Questionnaire (SNAQ), 93

Sistema de Classificação de adultos infectados pelo HIV, 404

Sucos adoçados com diferentes concentrações de sacarose e edulcorantes, 201

Sugestões para aumentar a densidade calórica das preparações, 217

Suplementos nutricionais e nutrição enteral, 215

benefícios da TNE, 221

complicações da TNE, 222

desnutrição nos hospitais, 215

equipe multidisciplinar de terapia nutricional, 222

escolha da fórmula para TNE, 220

manejo nutricional do paciente em TN após alta hospitalar, 223

padronização de dietas hospitalares, 217

recomendações nutricionais para adultos em TNE, 220

suplementação nutricional via oral, 218

técnicas de administração, 220

terapia nutricional enteral, 219

terapia nutricional via oral, 216

terapia nutricional, 216

triagem nutricional, 215

vias de acesso, 220

Sustentabilidade em unidade de alimentação e nutrição hospitalar, 37

aspectos de regulação sanitária, 42

cardápio sustentável – operacionalização da seleção dos alimentos ao planejamento do cardápio, 41

produção de alimentos e o impacto ambiental, 40

segurança alimentar, qualidade da alimentação e o cardápio na produção de refeições hospitalares, 39

sugestões de ações sustentáveis durante o processo produtivo, 43

sustentabilidade e a produção de refeições, 38

T

Tabela de estimativa de peso ideal considerando a altura e a compleição óssea, 110

Terapia antirretroviral, interações com alimentos, possíveis reações adversas e recomendações para minimizar a interação com o alimento e as reações adversas, 278

Tratamento dietético na síndrome do intestino curto, 227

síndrome do intestino curto, 227

tratamento dietético na SIC, 228

fase de adaptação, 230

fase de manutenção, 230

fase de reintrodução via oral, 229

Triagem nutricional, 85

discussão, 93

escolha do instrumento, 86

ferramentas mais citadas em publicações científicas, 86

MNA-SF, 89

MNA, 88

MST, 92

MUST, 87

SGA, 88

SNAQ, 92

U

Unidade metabólica, 200

V

Valores de circunferência da cintura associados com risco de complicações metabólicas decorrentes da obesidade, 117

Valores de Ingestão Dietética de Referência (IDR) para cálcio para mulheres acima de 31 anos, 469

Valores de Ingestão Dietética de Referência (IDR) para minerais para mulheres acima de 31 anos, 470

Valores de Ingestão Dietética de Referência (IDR) para sódio para mulheres acima de 31 anos, 472

Valores de Ingestão Dietética de Referência (IDR) para vitamina D para mulheres acima de 31 anos, 468

Valores de referência da antropometria do braço para adultos, 119

Valores de referência para ângulos de fase, 161

Valores de referência para percentuais de gordura corpórea, 115

Valores de referência para RCQ associados ao risco de desenvolvimento de doenças associadas à obesidade, 118

Valores recomendados e frequência de avaliação dos níveis de fósforo (P) nos diferentes estágios da DRC, 455

Valorização da alimentação hospitalar: emprego de estratégias para melhorar a educação nutricional, 197

atividades de alimentação e nutrição desenvolvidas na unidade metabólica, 200

atividades realizadas com pacientes obesos hospitalizados, 200

análise sensorial: uso de edulcorantes e percepção do gosto doce, 201

dinâmica: elaboração de receitas e preparações, 202

dinâmicas de grupo, 200

atividades realizadas com pacientes subnutridos/síndrome do intestino curto, 203

elaboração de folder explicativo sobre TCM, 205

laboratório dietético de ações criativas: uso de gordura de coco, 203

descrição da unidade metabólica do hospital das clínicas da faculdade de medicina de ribeirão preto (UME-HCFMRP), 199

gastronomia hospitalar, 207

Vantagens e desvantagens dos métodos para avaliação da ingestão alimentar, 393

Vias metabólicas que influenciam o *pool* de ácidos graxos livres hepáticos, 386